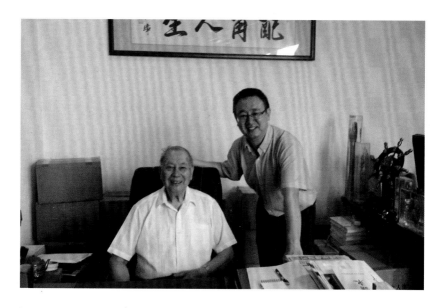

李义凯教授与导师钟世镇院士合影

//////// 作者简介 \\\\\\\

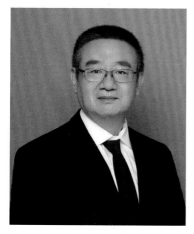

李义凯，首届岐黄学者，二级教授，广东省名中医，主任医师，博士（后）研究生导师。现为南方医科大学中医药学院中医骨伤科教研室主任，香港大学和香港中文大学兼职教授。1979年入伍，1985年毕业于空军军医学校，1995年毕业于上海中医药大学，获医学博士学位。1997年第一军医大学临床解剖学博士后出站。出版专著6部，主持国家自然科学基金课题8项。主编全国高等医学院校教材和"十四五"规划教材4本。历任中华中医药学会推拿分会副主任委员、中华中医药学会针刀分会副主任委员和《颈腰痛杂志》副主委等学术职务。

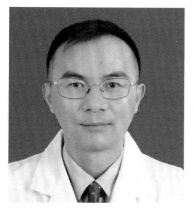

陈荣庄，主任中医师，硕士研究生，师从国医大师韦贵康。中华中医药学会针刀分会委员，广东省针灸学会手法专业委员会副主任委员，广东省中医药学会中医外治法专业委员会副主任委员，广东省中医药学会针刀医学专业委员会常务委员，东莞市中医药学会中医外治法专业委员会副主任委员，东莞市康复医学会青年专业委员会副主任委员。参编《林氏正骨推拿指南》等著作。

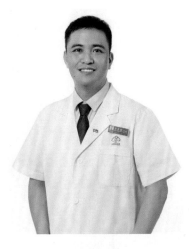

容英潮，男，副主任医师，江门市容英潮劳模创新工作室负责人、江门市蓬江区中西医结合医院微创疼痛康复中心主任，师从岐黄学者李义凯教授及王全贵教授。现任中华中医药学会疼痛分会委员，广东省中医药学会针刀医学专业委员会常委，江门市中医药学会康复专业委员会副主任委员，北京全贵医学微创技术研究院岭南分院负责人。获2019年江门市劳动模范称号及广东省中医药学会第八届理事会先进委员。任《汉英人体骨骼肌解剖图谱》副主编，参编《舒筋利节——针刀疗法临床图解》。对于运用针刀、正骨理伤手法及微创手术治疗颈肩腰腿痛疾病、骨折脱位及关节僵硬等具有丰富临床经验。

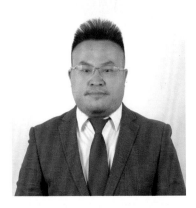

周永富，主任医师，师从首届岐黄学者李义凯教授。中国软组织外科学创始人宣蛰人亲传弟子，河北理工大学校外实践指导老师，中国软组织疼痛学会常委，中华民族医药学会疼痛分会理事，中国针灸学会委员，中国传统医学师承导师，《汉英人体骨骼肌解剖图谱》副主编，主持广州市科研项目多项。从医20余年，熟练运用多流派正骨理筋手法、针灸、针刀和银质针等治疗颈肩腰腿痛疾病和骨折脱位等诸证，并擅长使用经方治疗多种疑难杂症，对肿瘤围手术期及术后调理有较丰富的经验。

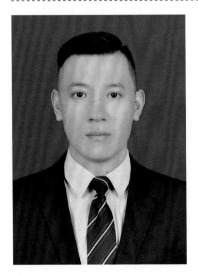

杨俊，南方医科大学附属南方医院创伤骨科副主任医师，毕业于第一军医大学临床解剖学系，医学博士，全军医学博士后。全军优秀专业技术人才岗位津贴获得者，获广东省"南粤优秀研究生""'十一五'科学技术先进个人""个人三等功"等荣誉称号。主持全军、国家、省级基金等8项，第一作者发表中英文学术论著70余篇。现任中国医药教育协会骨科专业委员会委员，全军老年医学专业委员会委员，广东省医学会创伤骨科青年委员会委员，中国医师协会骨科医师分会手外科学组委员，中国整形美容协会脂肪医学分会委员会常务委员，广东省医学会脊柱外科学会青年委员，广东省健康管理学会骨科学专业委员会委员，广东省中西医结合学会骨科微创委员会委员，广东省康复医学会脊柱脊髓分会委员，广州抗癌协会脊柱肿瘤专业委员会委员。

RUAN ZU ZHI TONG DE
JI CHU YU LIN CHUANG

（第二版）

软组织痛的
基础与临床

◆ 主　编　李义凯

◆ 副主编　陈荣庄　容英潮

　　　　　周永富　杨　俊

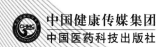

中国健康传媒集团

中国医药科技出版社

图书在版编目（CIP）数据

软组织痛的基础与临床/李义凯主编.—北京：中国医药科技出版社，2024.9（2025.2重印）.

ISBN 978-7-5214-4058-4

Ⅰ.①软… Ⅱ.①李… Ⅲ.①软组织损伤–疼痛–诊疗 Ⅳ.①R686

中国国家版本馆CIP数据核字（2023）第138816号

美术编辑 陈君杞
版式设计 友全图文

出版 **中国健康传媒集团** | 中国医药科技出版社
地址 北京市海淀区文慧园北路甲 22 号
邮编 100082
电话 发行：010-62227427 邮购：010-62236938
网址 www.cmstp.com
规格 787×1092 mm $^1/_{16}$
印张 61 $^3/_4$
字数 1384 千字
版次 2024 年 9 月第 1 版
印次 2025 年 2 月第 2 次印刷
印刷 天津市银博印刷集团有限公司
经销 全国各地新华书店
书号 ISBN 978-7-5214-4058-4
定价 **298.00 元**

获取新书信息、投稿、为图书纠错，请扫码联系我们。

内容提要

　　本书是一本比较全面、系统和深入地介绍软组织痛性疾病的应用基础与临床的专业性著作，也是一部为临床以治疗颈肩腰腿痛为主的软组织痛性疾病相关专业的医生提供临床解剖学和病理学基础以及临床诊治相关知识的专业性书籍。全书共52章130多万字，附录解剖图片300余幅。图文并茂地描述了全身软组织痛性疾病的临床及其应用基础，特别是与临床诊治相关的解剖学基础。

　　本书介绍了软组织痛学科在中国的发展历程、现状、存在问题和矛盾等。针对运动系统软组织痛性疾病临床发病率高、治疗棘手的现状，着重描述了全身各部软组织痛性疾病的解剖学发病基础以及与临床诊治过程相关的解剖学要点。对与解剖学密切相关的枕下、骶髂关节、肘和肩等部位的软组织痛性疾病及相关的核心概念，如寰枢椎及骶髂关节半脱位、易与劳损性疾病相混淆的强直性脊柱炎和骶管注射药物配方等临床诊治及相关基础等问题，结合作者本人及其研究团队的研究结果，配以解剖学图片，进行了全面和系统的介绍。对以解剖学为基础的全身规律性软组织压痛点的体表定位、临床应用广泛的非甾体类抗炎药的合理使用及不良反应也做了较为详细和客观的介绍。对临床争议较大的针刀治疗扳机指、桡骨茎突狭窄性腱鞘炎和腰椎间盘突出症的应用解剖学基础进行了客观的分析，并对临床治疗软组织痛性疾病应用较多的脊柱推拿手法的基础研究进展进行了介绍。

　　本书适合广大骨科、针灸科、推拿科、疼痛科、正骨科、风湿科及理疗康复科等相关临床专科医师、本科生和研究生等各类人员阅读参考。

编 委 会

主　　编　李义凯

副 主 编　陈荣庄　容英潮　周永富　杨俊

编　　者　陈肇辉　大连大学附属中山医院

　　　　　张　勇　海军青岛特勤疗养中心

　　　　　张晓刚　白求恩国际和平医院

　　　　　金　斌　安徽省儿童医院

　　　　　鞠晓伟　联勤保障部队第九八九医院

　　　　　陈庭瑞　河南省驻马店市中心医院

　　　　　肖　亮　河南大学第一附属医院

　　　　　童飞飞　湖北六七二中西医结合骨科医院

　　　　　梅　凌　湖北省武汉市中医医院

　　　　　杨　波　上海市中西医结合医院

　　　　　袁仕国　海南省中医院

　　　　　秦庆广　海南省人民医院

　　　　　张　佩　湖南省湘潭市第一人民医院

　　　　　岳永彬　山东省临沂市人民医院

　　　　　欧阳洁　山东省邹平市中医院

　　　　　李　丽　青岛滨海学院附属医院

　　　　　温优良　赣南医学院康复学院

　　　　　黄　颖　赣南医学院康复学院

　　　　　林蔚莘　厦门市中医院

　　　　　景亚军　福建医科大学附属第一医院

　　　　　张　磊　四川西南医科大学附属中医医院

徐　准　湖南南华大学附属第一医院

刘天明　湖南省宜章县中医医院

李建敏　广西壮族自治区民族医院（广西医科大学附属民族医院）

陈太均　贵州省遵义市高等医药专科学校

徐燕笑　江苏省苏州市吴江区北厍社区卫生服务中心

胡冠宇　南方医科大学第三附属医院

袁　锋　广东省中医院

林楚华　广东省中医院

陈奕历　广东省中医院

祁　冀　广东省中医院

李军朋　广州华新骨科医院

王华军　暨南大学附属第一医院

杨先文　武警广东省总队医院

徐海涛　南部战区空军医院

李　嘉　广东省人民医院

蓝文锐　广州市荔湾中心医院

苏尚贤　广东省江门市新会区中医院

李　定　广州中医药大学第一附属医院

武　凯　广州中医药大学第一附属医院

黄学成　广州中医药大学深圳医院（福田）

霍少川　广州中医药大学深圳医院（福田）

李嵩鹏　广州中医药大学惠州医院

张少群　深圳市中医院

张志凌　深圳龙城医院

张文均　深圳平乐正骨医院

王国林　深圳市罗湖区中医院

邹宇聪　佛山市第五人民医院

陈润祺　肇庆市中医院

王宗帅　清远市中医院

陈庄荣　东莞企石医院

叶淦湖　东莞石龙叶淦湖中西医结合诊所

黄庆军　东莞石龙善弘健康管理咨询中心

容英潮　江门市蓬江区中西医结合医院（白石正骨医院）

陈乐乐　江门市蓬江区中西医结合医院（白石正骨医院）

李建有　江门市蓬江区中西医结合医院（白石正骨医院）

梁兴森　广州体育学院运动医学康复中心

王　傅　仲恺农业工程学院

邱桂春　广州市医疗保障局

杜春晓　广州医科大学附属第一医院

付小勇　广州市正骨医院

刘　凯　广州市正骨医院

叶永亮　广州市正骨医院

万　磊　广州市正骨医院

尚如国　广州市正骨医院

潘长卿　广州市正骨医院

周永富　南方医科大学第五附属医院

詹仓侨　台湾恒元中医診所

白秀美　台湾恒元中医診所

朱洪民　香港执业中医师

张英琦　香港静雅医疗

冯沃君　香港执业中医师

傅渊源　香港执业中医师

何杰光　香港执业中医师

胡永祥　香港执业中医师

梁善浩　香港执业中医师

曾广南　香港执业中医师

李义凯　南方医科大学中医药学院

陈　超　南方医科大学中医药学院

李乃奇　南方医科大学中医药学院

谌祖江　南方医科大学中医药学院

刘高峰　南方医科大学中医药学院

曲姗姗　南方医科大学中医药学院

李俊桦　南方医科大学中医药学院

郑　圣　南方医科大学中医药学院

薛　凡　南方医科大学中医药学院

王　宁　南方医科大学中医药学院

冯梓誉　南方医科大学中医药学院

廖立青　南方医科大学中医药学院

张兆聪　南方医科大学中医药学院

张圣科　南方医科大学中医药学院

杨　晗　南方医科大学中医药学院

钟伟兴　南方医科大学中医药学院

彭伟杰　南方医科大学中医药学院

古瑞宾　南方医科大学中医药学院

何祉杰　南方医科大学中医药学院

杨　俊　南方医科大学南方医院

周　游　南方医科大学南方医院

樊　涛　南方医科大学珠江医院

高彦平　南方医科大学第三附属医院

刘　丹　南方医科大学第三附属医院

朱　可　南方医科大学第三附属医院

张　璇　南方医科大学第三附属医院

鲍　曼　南方医科大学第三附属医院

校　　对　郑圣　王宁　刘丹　冯子誉　周游　彭伟杰　古瑞宾
　　　　　张兆聪　张璇　鲍曼　杨晗　张圣科　何祉杰
图片制作　曲姗姗　廖立青　朱可　刘高峰

序一

"落其实者思其树，饮其流者怀其源。"李义凯在其主编的这部新著中，首先恳切地感谢了这个学术领域中的奠基人和老前辈们，动情地对杨克勤、冯天有、宣蛰人、张万福、王福根、朱汉章、石印玉、石关桐等老师们，无论是宫墙外望，还是衣钵真传，都表达了门墙桃李间珍贵的深情，体现了饮水思源，数典忆祖。

"请君莫奏前朝曲，听唱新翻杨柳枝。"颈肩腰腿痛性疾病的病因复杂，由于受到时代和研究手段的限制，人们对一些软组织痛性疾病的概念还存在一些模糊认识。要提高理论依据和应用效益，需要与时俱进，充分运用现代科学技术加以研究。这部新著，以解剖学为基础，剖析了各类软组织痛的治疗手段，涉及手术疗法和非手术疗法。当前，从传统的髓核摘除术到侵入性的射频消融、胶原酶注射和封闭、骶管注射穿刺、推拿牵引疗法等，已被广泛地用于软组织痛性疾病的治疗。社会现实表明，相对于手术和药物，患者更喜欢接受物理性的推拿按摩、牵引、外敷、熏蒸以及针灸等相对安全、舒适的中医外治疗法。但无论采用上述何种疗法，在认识疾病和诊治疾病的过程中，解剖学仍是医生们必备的医学知识。经络穴位和针灸推拿等，在中医治疗软组织痛方面，具有重要的作用，但在选穴，特别是头颈部有危险的穴位确定时，应用解剖学知识显得更为重要。就以近年较为普及的针刀疗法来说，虽说是针，其实是用小巧玲珑的刀，刺入病变深部切割松解，因此更需要解剖学知识的支持。

"长江后浪推前浪，世上新人超旧人。"忆往昔，1995年李义凯曾在我们这里，进行博士后科研工作，课题是脊柱推拿手法作用机制以及软组织痛相关解剖学基础。出站后，他带领了一个奋发和谐的团队，对相关领域进行了深入、系统的研究，先后出版了《脊柱推拿的基础与临床》和《中国脊柱推拿手法全书》等有影响的著作，我都曾经为之作序。近年，他获得多个国家科研基金的资助，发表了多篇SCI和核心期刊收录的论文。这次在他带领下的写作小组，历经数载，完成了《软组织痛的基础与临床》这部著作，对软组织痛领域存在的问题，在临床解剖学理论和应用效益上，有所前进，对软组织痛专业的发展，能起到推动作用，欣之为序。

中国工程院资深院士

南方医科大学教授　**钟世镇**

2011年2月于广州

序二

躯干四肢的疼痛是极为常见的临床病症和患者就医的原因。现代科学的发展，不断提新的诊断技术、手段，从骨骼、软骨、脊髓、神经等方面找到产生疼痛的客观实证，如：椎间盘突出、脊椎滑脱、关节退化、软骨挫伤、脊髓水肿、脊髓改变等，从而更明确了治疗的针对性，取得了更好的疗效。然而，长期以来，究竟是什么原因导致疼痛仍存疑惑，主要表现为腰腿痛的腰椎间盘突出症多被认为是由突出的椎间盘压迫神经根而呈现的症状，而有的学者认为并非如此，乃广泛或特定部位的软组织紧张或痉挛，炎症或变性所致，用相应的软组织松解手术确实取得了清除或缓解疼痛的良好效果，并认为即使是手术剔除突出的髓核，其实是手术入路过程中松解了软组织而产生的效果。尽管这只是一家之说，还是对为什么疼痛提出了完全不同的有客观临床依据的见解。影像学的新技术也说明CT或MRI图像显示有椎间盘突出者可能没有任何临床症状。在临床工作中曾遇到腰腿痛病例影像学提示腰椎滑脱，按常规体格检查，查压痛部位而行局部按压，查关节活动等而行抬腿、屈髋等；意外的是检查后患者腰腿痛症状竟全部消失，病症就此缓解。非手术治疗后临床症状消失而影像学之骨或软骨的改变依然如故则几乎是每个临床医生共同的经验。凡此种种，说明软组织因素是产生临床症状的重要原因。

缓解疼痛的非手术治疗方法大多属于中医药范畴。传统的中医学用经络壅滞，气血不通解释产生疼痛的原因，即已为人们熟悉的"不通则痛"。治疗后，气血经络通畅则"通则不痛"。当前的现实生活中，社会的医学语言已完全不同以往，是完全现代医学化的，人们不再说"肝胃气病"，而说"萎缩性胃炎，肠化+"。以肢体疼痛为主要临床表现的疼痛，传统中医学多称为"某某风"，如颈背痛就是虎项风，肩痛称为漏肩风，臀腿痛为坐臀风等，现代再这么称已经不习惯且不易被接受，人们多接受颈椎病、肩周炎、坐骨神经痛等命名。这标志着也要求用相应的现代科学原理解释疾病和症状的发生、发展和何以取得临床疗效。

正是在这样的背景下，李义凯教授在临床实践中广泛采用中、西医各种非手术治疗方法，勇于实践，认真思索，发挥既善于临床，又有扎实基础知识，尤其是临床解剖学方面的丰富积累的优势，从软组织与疼痛的关系这个新的视角，以软组织痛为关键词广泛搜集近年的成果和进展，在自己的实践中探索、提高、归纳而撰成本书，内容丰富，有非常实际的参考价值。书中的有些篇章如关于非甾体类消炎镇痛药的介绍和评价说明作者以解决实际临床问题为基点，有相当的广度和深度，在同类著作中是极为难得的。

李义凯教授多年来笔耕不辍，且始终围绕临床这一基本点，诚为中青年医务人员中的佼佼者。在这代人的努力下，困扰社会的肢体疼痛必定会有新的更完善的认识和治疗上的突破。

国家名中医

上海中医药大学教授　石印玉

2011年2月

再版前言

不承想，当年《软组织痛的基础与临床》一书出版之后，与我的第一本专著《脊柱推拿的基础与临床》一样，成为学科的热销书。但毕竟已经出版十二年了，在这科技进步日新月异、突飞猛进的时代，十年里的研究成果足以使学科焕然一新，为学科注入新知识和新技术。"路虽远，行则将至，事虽难，做则必成。"一直以来，我们团队不忘初心，在"守正"基础上，发扬王清任精神，秉承以临床解剖学为根基开展软组织痛临床诊疗的学术思想，锲而不舍地在软组织痛的基础与临床和脊柱推拿领域辛勤地耕耘，在8项国家自然科学基金和岐黄学者等研究项目的资助下，研究团队对颈、肩、腰、腿痛等软组织疼痛性疾病的基础与临床以及脊柱推拿领域进行了深入和广泛的系列研究，获取了许多新的知识。多年来，依托我的博士后导师钟世镇院士的临床解剖学研究所开展研究，积累了丰富及有价值的解剖学图片资料，而这些解剖学资料则为本次修订中替换和增加新的解剖图片提供了支持。

六十年一甲子，两万多个日日夜夜，漫长而又短暂。1979年底我参军服役于吐鲁番大河沿新疆空军后勤部油料转运站。1981年考入空军军医学校（现吉林医药学院）开始接受正规的医学院校教育的同时，也受到了张万福教授的关于软组织痛的启蒙。1988年初调入空军乌鲁木齐医院软伤科后，在李建新主任的指导下开始系统学习软组织痛的诊疗知识。期间，有幸得到了软组织痛学科的先驱，也是新医正骨的创始人冯天有教授和小针刀创始人朱汉章老师的亲自指导，并亲身体验。1990年考取上海中医药大学石印玉老师的硕士和博士研究生后，开始系统地学习中医骨伤科知识。在这期间，结识了软组织外科的创始人宣蛰人老师和王福根教授，由此对软组织痛的基本诊疗方法有了更为直观的了解。1995年有幸成为第一军医大学（现南方医科大学）第一位博士后，在钟世镇老师的指导下开始以临床解剖学为基础进行脊柱推拿和软组织痛的系统研究。近三十年的时光足以改变一个人的人生，缔造出属于自己的事业。在大师们的悉心指导下，通过以解剖学为基础的临床实践和经验积累，逐步形成了自己的系列科研方向和临床精准诊断与治疗的学术思想。

软组织痛所涉及的学科和专业十分广泛，相关理论基础有些已非常明确，但有些仍处于假说，甚至是"胡说"的阶段。治疗方法包括开放式手术、微创、射频、臭氧、针灸、理疗、药物（内服和外用以及中药和西药）、五花八门的新式针具（刀）和推拿正（整）骨等。我们应该清醒地认识到软组织损伤性疾病属于常见病，一般不会危及生命，诊治多不难，甚至相当一部分具有自愈性。对此类疾病的治疗应在精准诊断的基础上，本着安全有效的原则进行，尽可能避免使用一些缺乏理论基础支持，标新立异，有风险的所谓新疗法。正确的诊疗是建立在非常熟悉系统解剖学和病理解剖学知识之上，并不断吸取国内外各家所长，把成熟和行之有效的疗法融入自己的临床工作当中，逐步形成自己的诊疗风格和特色。学科的进步和发展，需要不断注入新的知识，更新观念。因而，本次修订，在吸收新知识和新成果的基础上更新并增加了一些章节，以满足学科进步的需求，促进学科的发展，服务民众。

在本书即将付梓之际，我由衷地感谢国家自然科学基金委员会、国家中医药管理局中医药传承与创新"百千万"人才工程（岐黄工程）、深圳市"医疗卫生三名工程"项目对本研究团队的持续资助。

首届岐黄学者

南方医科大学二级教授　李义凯

2024 年 8 月 8 日于广州

第一版前言

20世纪80年代初在大学时期我开始接受张万福老师的损伤性软组织痛概念的启蒙教育。毕业后在空军乌鲁木齐医院（现中国人民解放军第四七四医院）软伤科工作期间，在李建新主任的指导下，较为系统地学习了冯天有教授和王福根教授以及宣蛰人主任的软组织痛理论及诊疗方法，并跟随朱汉章老师学习了针刀疗法，初步感受到了这些独特和神奇的疗法。特别是能有机会面对面地向这4位大师学习，聆听他们的教诲，在他们亲自辅导下学习这些独门绝技，逐步培养了自己诊治损伤性软组织痛疾病的基本功。

1990年在导师石印玉和石关桐老师的教导下开始逐步培养自己的科研能力和素养，并初步具备了进行独立科研的能力。1995年更有幸在钟世镇院士的指导下，开始独立和系统地开展博士后科研工作，使自己有机会把一些以往临床工作中积累下来的、但没有条件解决的许多临床疑惑问题，特别是相关的临床解剖学等基础问题解决了。

经过多年的发展，软组织痛诊疗事业在中国已经取得长足的进步，以其简便、实用、高效的优点，对人民的健康事业作出了重要的贡献。但在发展中仍存在许多问题。一是学科的某些基本概念模糊。长期以来，颈椎病、肩周炎、错缝和脊柱相关病等诊断术语深入人心。但随着研究水平的提高，逐渐认识到以往对这些疾病认识的局限性。如椎动脉型颈椎病和交感神经型颈椎病以及肩周炎等诊断术语开始逐渐被临床抛弃，取而代之的是更为精确的诊断名词和术语。二是诊断水平不高，对引起颈肩腰腿痛的病因认识不够。提起软组织痛，就认为是劳损性的颈肩腰腿痛性疾病。实际上，虽然劳损性颈肩腰腿痛性疾病占大多数，但引起颈肩腰腿痛的疾病有很多，涉及劳损、损伤、结缔组织、内分泌、肿瘤、老年、内科、外科和妇科等多个学科的疾病。很多诸如强直性脊柱炎的患者常被误诊为腰肌劳损、腰椎间盘突出症或骶髂关节半脱位（错缝）而被误治。三是涉及学科的常用诊治方法或手段缺乏相应的基础研究而显得缺少理论基础的支持。如棘突偏歪的意义、骶管注射的配方（其内常加入中药注射液和长效激素等药物）、针刀治疗的解剖学基础、穴位与相关解剖学之间的关系、非甾体类药物的错误使用以及常用脊柱推拿手法的作用机制等。造成上述问题的原因主要是知识面窄、缺乏医学功底，特别是相关的解剖学基础。这就需要临床医生具备深厚的医学知识背景，了解学科的新进展，才能做出正确的诊断，并在此基础上选择适当的治疗方法。

从20世纪90年代开始，本研究团队对枕下、骶髂关节、肩肘关节、膝关节等处的软组织痛性疾病，针刀治疗扳机指和桡骨茎突狭窄性腱鞘炎以及腰椎间盘突出症的解剖学基础，脊柱推拿手法作用机制，骶管注射药物的合理配伍以及强直性脊柱炎的诊疗等专题进行了较为深入和系统的研究。在这些研究成果的基础上，查阅相关文献，组织编写人员策划撰写内容，历时5年，完成本著作的编写。希望本书能为我国从事软组织痛专业的同行们提供有益的参考。但由于本人的水平所限以及认识不足，书中难免有疏漏，甚至是谬误之处，望同道们给予批评指正。

在本书的图片制作过程中，得到了师兄徐达传教授，李泽宇、刘畅和吴坤成等同门师弟的无私帮助，在此表示深深的感谢；同时感谢国家自然科学基金委员会的资助。

李义凯

2010年12月31日于广州

目录

第一章 **软组织痛概述** ··· **1**

　　第一节　软组织和软组织痛的定义 ··· 1

　　第二节　软组织痛的历史与现状 ·· 5

第二章 **软组织痛的病因及病理** ·· **15**

　　第一节　软组织痛的病因 ·· 15

　　第二节　软组织痛的理论或假说 ··· 20

　　第三节　疼痛的相关概念 ·· 30

第三章 **软组织痛的诊断和鉴别诊断** ································· **35**

　　第一节　概述 ··· 35

　　第二节　问诊 ··· 36

　　第三节　触诊和叩诊 ·· 37

　　第四节　注重解剖学在诊断中的重要性 ······································ 38

　　第五节　注意与患者年龄特征的关系 ··· 39

　　第六节　性别与软组织痛的关系 ··· 40

　　第七节　影像学检查 ·· 40

　　第八节　实验室检查 ·· 41

　　第九节　诊断思维 ··· 42

第四章 **软组织痛的治疗** ··· **45**

　　第一节　软组织痛的治疗概述 ··· 45

　　第二节　软组织痛的治疗方法 ··· 51

　　　　附："银质针"治疗致死亡病例 ·· 67

第五章 **非甾体类抗炎药的历史、现状及其副作用的预防** ········· **69**

　　第一节　非甾体类抗炎药的历史、发展及现状 ···························· 69

第二节 非甾体类抗炎药的副作用及其预防 ·········· 74

第六章 **非甾体类药物在软组织痛中的应用**·········· **82**

第一节 历史与概述 ·········· 82

第二节 NSAIDs的分类及代表药物 ·········· 84

第三节 NSAIDs的作用机制 ·········· 88

第四节 NSAIDs在临床的应用 ·········· 89

第五节 NSAIDs的副作用 ·········· 91

第六节 NSAIDs临床应用的思考 ·········· 97

第七章 **氨基葡萄糖治疗骨关节炎的概况**·········· **101**

第一节 概述 ·········· 101

第二节 研究概况 ·········· 102

第三节 盐酸氨基葡萄糖和硫酸氨基葡萄糖 ·········· 103

第四节 口服盐酸氨基葡萄糖的药代动力学 ·········· 103

第五节 氨基糖盐在外植体细胞和组织中的生物效应 ·········· 104

第六节 氨基葡萄糖在骨关节炎动物模型中的体内研究 ·········· 105

第七节 氨基糖盐与临床骨关节炎的治疗 ·········· 105

第八节 临床应用的氨基糖盐剂型 ·········· 106

第九节 研究前景：氨基葡萄糖盐和骨关节炎管理及新功效 ·········· 106

第八章 **软组织生物力学**·········· **109**

第一节 关节软骨 ·········· 110

第二节 软骨生物力学 ·········· 114

第三节 椎间盘 ·········· 119

第四节 韧带 ·········· 128

第五节 肌腱 ·········· 132

第九章 **骨骼肌的生理与生物力学**·········· **138**

第一节 概述 ·········· 138

第二节 骨骼肌的组织学 ·········· 141

第三节 肌腱的附着 ·········· 143

第四节 肌梭及腱器官 ·········· 144

第五节 骨骼肌收缩和能量学 ·········· 148

第六节 体育锻炼对骨骼肌的影响 ·········· 151

第七节 骨骼肌的力学性质 ·········· 155

附：常用术语 ·········· 161

| 第十章 | **软组织常见压痛点** | **164** |

	第一节　概述	164
	第二节　头颈部软组织压痛点	165
	第三节　肩、胸、背部软组织压痛点	167
	第四节　上臂、肘、前臂及手部软组织压痛点	169
	第五节　腰部软组织压痛点	171
	第六节　臀部及股部软组织压痛点	172
	第七节　膝部、小腿及足部软组织压痛点	173

| 第十一章 | **肌筋膜痛和纤维肌痛综合征** | **177** |

| | 第一节　肌筋膜痛 | 177 |
| | 第二节　纤维肌痛综合征 | 185 |

| 第十二章 | **骨质疏松症、肌少症及腰背肌退变的临床意义** | **194** |

	第一节　骨质疏松症	194
	第二节　肌少症	202
	第三节　骨质疏松性椎体骨折风险与背伸肌退变	209
	第四节　腰肌与腰椎疾患的关系	214

| 第十三章 | **椎动脉型颈椎病** | **221** |

	第一节　椎动脉与椎动脉型颈椎病	221
	第二节　大脑动脉环及临床意义	226
	第三节　椎动脉病变的检测及临床意义	229
	第四节　椎动脉型颈椎病的临床思考	232
	第五节　后循环缺血	237
	第六节　颈椎病研究的历史沿革	239
	第七节　国内颈椎病误诊的文献计量学分析	243

| 第十四章 | **寰枕后膜挛缩症的临床思考** | **250** |

	第一节　寰枕后膜挛缩症的临床概述	250
	第二节　寰枕后膜相关临床解剖学进展	251
	第三节　寰枕后膜挛缩症的临床思考	253
	附：针刀之现状	254

| 第十五章 | **颅颈交界区疾患** | **259** |

| | 第一节　颅颈交界区的解剖及生物力学 | 259 |
| | 第二节　颅颈交界区畸形 | 262 |

第十六章　寰枢关节半脱位···**271**

  第一节　概述 ·································· 271

  第二节　关于寰枢关节半脱位的学术争论 ················ 272

  第三节　寰枢关节的解剖及生理功能 ·················· 274

  第四节　寰枢关节半脱位的病因及病理 ················· 275

  第五节　寰枢关节半脱位的命名及分型 ················· 277

  第六节　寰枢关节半脱位的诊断 ···················· 279

  第七节　小儿寰枢关节半脱位 ····················· 281

  第八节　手法治疗寰枢关节半脱位探析 ················· 283

第十七章　后纵韧带骨化症、弥漫性特发性骨肥厚症和骨嗜酸性肉芽肿··········**287**

  第一节　后纵韧带骨化症 ························ 287

  第二节　弥漫性特发性骨肥厚症 ···················· 290

  第三节　骨嗜酸性肉芽肿 ························ 294

第十八章　枕下痛·······························**300**

  第一节　枕下部相关解剖学 ······················ 301

  第二节　枕下痛的病因及病理 ····················· 307

  第三节　枕下痛的临床诊治现状 ···················· 311

  第四节　枕下痛的诊断 ························· 314

  第五节　枕下痛的治疗 ························· 315

第十九章　肩周炎的历史与现状·····················**318**

  第一节　概述 ······························ 318

  第二节　肩周炎的历史 ························· 319

  第三节　肩关节的解剖与功能 ····················· 321

  第四节　肩部软组织损伤性疾病 ···················· 322

  第五节　肩部软组织痛的诊断及鉴别诊断 ··············· 332

  第六节　临床思考 ··························· 332

第二十章　肩胛上神经及肩胛背神经卡压综合征············**339**

  第一节　肩胛上神经卡压综合征 ···················· 339

  第二节　肩胛背神经卡压综合征 ···················· 350

第二十一章　肩背部肌筋膜痛·······················**357**

  第一节　斜方肌筋膜炎 ························· 357

  第二节　肩胛提肌筋膜炎 ························ 363

第三节　菱形肌筋膜炎 ··· 366

第四节　大圆肌筋膜炎 ··· 369

第五节　小圆肌筋膜炎 ··· 372

第六节　冈下肌筋膜炎 ··· 374

第二十二章　肱骨外上髁炎 ·· **380**

第一节　概述 ·· 380

第二节　解剖 ·· 381

第三节　病因病理 ··· 381

第四节　临床表现 ··· 384

第五节　诊断及鉴别诊断 ··· 385

第六节　治疗 ·· 385

第七节　预防 ·· 388

第二十三章　桡骨头半脱位 ·· **390**

第一节　概述 ·· 390

第二节　发生机制 ··· 391

第三节　诊断 ·· 393

第四节　治疗 ·· 394

第二十四章　肘管的解剖与肘管综合征 ································ **397**

第一节　概述 ·· 397

第二节　应用解剖 ··· 398

第三节　病因和病理 ·· 401

第四节　临床表现 ··· 404

第五节　诊断及鉴别诊断 ··· 404

第六节　治疗 ·· 406

第七节　预后 ·· 408

第二十五章　骨间背神经卡压综合征 ···································· **411**

第一节　概述 ·· 411

第二节　解剖 ·· 412

第三节　病因病理 ··· 415

第四节　临床表现 ··· 417

第五节　诊断及鉴别诊断 ··· 418

第六节　治疗 ·· 420

附：相关神经解剖 ··· 420

第二十六章　腕关节三角纤维软骨复合体损伤 **425**

第一节　概述 425

第二节　解剖及生物力学 426

第三节　病因及病理 431

第四节　临床表现 432

第五节　诊断及鉴别诊断 433

第六节　治疗 434

第二十七章　尺管与尺管综合征 **438**

第一节　概述 438

第二节　尺管的解剖 438

第三节　病因 441

第四节　病理 442

第五节　临床表现 443

第六节　诊断 444

第七节　治疗 445

第八节　预后 447

第二十八章　腕手部腱鞘炎的解剖与临床 **449**

第一节　桡骨狭窄性腱鞘炎 449

第二节　针刀治疗扳机指存在的问题 455

第二十九章　胸椎小关节紊乱症 **461**

第一节　概述 461

第二节　解剖 462

第三节　病因病理 463

第四节　临床表现 465

第五节　诊断依据 465

第六节　分型 466

第七节　治疗 468

第三十章　腰椎间盘的退变与突出 **472**

第一节　对腰椎间盘突出的认识 472

第二节　椎间盘的组织学、解剖学和生理学 474

第三节　椎间盘退变 478

第四节　腰椎间盘突出症的相关概念 481

第三十一章　常见腰痛的基础与临床·································· **486**

  第一节　概述 ·························· 486

  第二节　棘上和棘间韧带损伤 ·········· 487

  第三节　腰椎棘间滑囊炎 ·············· 492

  第四节　急性腰扭伤 ·················· 493

  第五节　骨质疏松性腰痛 ·············· 497

  第六节　腰椎骨关节炎 ················ 500

  第七节　第三腰椎横突综合征 ·········· 507

  第八节　对"腰肌劳损"的再认识 ······ 510

  第九节　"low back pain"的译法 ······ 512

第三十二章　盘源性腰痛······································ **517**

  第一节　概述 ·························· 517

  第二节　发病机制 ···················· 518

  第三节　临床表现 ···················· 523

  第四节　诊断 ························· 523

  第五节　治疗 ························· 525

  第六节　问题与展望 ·················· 527

第三十三章　腰椎管狭窄症、腰椎滑脱与不稳、骶部硬膜外囊肿和脊髓栓系

     综合征··· **531**

  第一节　腰椎管狭窄症 ················ 531

  第二节　腰椎滑脱及腰椎不稳 ·········· 538

  第三节　骶部硬膜外囊肿 ·············· 547

  第四节　脊髓栓系综合征 ·············· 553

第三十四章　腰椎牵引疗法的临床应用···························· **558**

  第一节　概述 ·························· 558

  第二节　腰椎牵引的临床应用 ·········· 559

  第三节　腰椎牵引的生理效应 ·········· 560

  第四节　腰椎牵引的分类 ·············· 563

  第五节　腰椎牵引的副作用 ············ 564

  第六节　影响腰椎牵引生理效应的因素 ·· 568

第三十五章　骶管及骶管注射疗法································ **574**

  第一节　概述 ·························· 574

  第二节　骶管注射的历史和现状 ········ 575

第三节　骶管注射的适应证和禁忌证 ………………………………… 576

第四节　骶管的临床解剖学 …………………………………………… 578

第五节　骶管注射的药物组成和配方 ………………………………… 582

第六节　骶管注射的操作 ……………………………………………… 586

第七节　骶骨注射疗法的机制 ………………………………………… 588

第八节　骶管注射疗法存在的问题 …………………………………… 590

第三十六章　骶管注射的并发症…………………………………………**594**

第一节　概述 …………………………………………………………… 594

第二节　骶管注射所致各种并发症及发生率 ………………………… 594

第三节　骶管注射疗法的并发症 ……………………………………… 596

第四节　讨论 …………………………………………………………… 600

第五节　骶管注射的临床思考 ………………………………………… 602

第三十七章　针刀治疗腰椎间盘突出症的现状及临床思考…………**606**

第一节　概述 …………………………………………………………… 606

第二节　针刀治疗腰椎间盘突出症的机制 …………………………… 607

第三节　适应证、禁忌证及注意事项 ………………………………… 611

第四节　针刀操作 ……………………………………………………… 611

第五节　基础和临床研究与临床思考 ………………………………… 615

第三十八章　臀上皮神经损伤……………………………………………**623**

第一节　概述 …………………………………………………………… 623

第二节　解剖学基础及研究 …………………………………………… 624

第三节　病因病理 ……………………………………………………… 628

第四节　临床表现 ……………………………………………………… 630

第五节　诊断及鉴别诊断 ……………………………………………… 631

第六节　治疗 …………………………………………………………… 632

第三十九章　对骶髂关节错位的临床思考……………………………**639**

第一节　概述 …………………………………………………………… 639

第二节　骶髂关节的解剖 ……………………………………………… 640

第三节　骶髂关节的生物力学 ………………………………………… 642

第四节　骶髂关节半脱位 ……………………………………………… 645

第五节　骶髂关节半脱位的临床思考 ………………………………… 647

第六节　骶髂关节常见疾病：强直性脊柱炎和致密性髂骨炎 ……… 650

第七节　基于文献计量学分析骶髂关节错位的历史沿革 …………… 652

第八节　基于文献计量学的骶髂关节半脱位影像学诊断标准的探讨 ……………658

第四十章　强直性脊柱炎的早期诊断 ……………………… **665**

第一节　强直性脊柱炎误诊分析与对策 …………………… 665

第二节　强直性脊柱炎早期诊断的临床思考 …………… 668

第三节　影像学检查 ……………………………………… 670

第四节　骶髂关节物理检查在强直性脊柱炎诊断中的应用 ………… 675

第五节　风湿五项在强直性脊柱炎诊断中的价值 ………… 675

第六节　强直性脊柱炎的早期临床特征 ………………… 677

第七节　强直性脊柱炎两种临床诊断标准的比较 ………… 677

第四十一章　发育性髋关节发育不良、髋关节撞击综合征和股骨颈疝凹 …………**681**

第一节　发育性髋关节发育不良 ………………………… 681

第二节　髋关节撞击综合征 ……………………………… 687

第三节　股骨颈疝凹 ……………………………………… 693

第四十二章　股外侧皮神经卡压综合征 …………………… **697**

第一节　概述 ……………………………………………… 697

第二节　解剖结构特点 …………………………………… 698

第三节　发病机制 ………………………………………… 702

第四节　临床表现 ………………………………………… 704

第五节　诊断及鉴别诊断 ………………………………… 704

第六节　治疗 ……………………………………………… 705

第四十三章　髌骨软骨软化症 …………………………… **709**

第一节　概述 ……………………………………………… 709

第二节　解剖生理 ………………………………………… 710

第三节　髌骨软骨软化症的病因病理 …………………… 712

第四节　临床表现 ………………………………………… 716

第五节　诊断 ……………………………………………… 718

第六节　治疗 ……………………………………………… 720

第四十四章　半月板损伤的基础与临床 …………………… **723**

第一节　概述 ……………………………………………… 723

第二节　解剖 ……………………………………………… 724

第三节　半月板的功能 …………………………………… 729

第四节　半月板的损伤机制 ……………………………… 729

第五节　临床表现和诊断 ··· 732

第六节　治疗 ··· 733

附：盘状半月板 ··· 740

第四十五章　滑膜皱襞综合征 ··· 745

第一节　概述 ··· 745

第二节　组织胚胎学 ··· 746

第三节　解剖 ··· 747

第四节　病因病理 ··· 749

第五节　临床表现 ··· 751

第六节　诊断及鉴别诊断 ··· 751

第七节　治疗 ··· 754

附：其他滑膜病变 ··· 755

第四十六章　膝关节软组织痛的解剖与临床 ····························· 759

第一节　概述 ··· 759

第二节　膝关节的解剖及生理 ··· 759

第三节　膝关节软组织痛的诊断 ··· 765

第四节　引起膝痛的常见病变 ··· 767

第四十七章　踝关节扭伤 ··· 774

第一节　概述 ··· 774

第二节　踝关节的解剖特点 ··· 775

第三节　踝关节扭伤的发生机制及病理 ····································· 776

第四节　治疗 ··· 779

第五节　存在问题 ··· 784

附一：踝关节扭伤所致腓总神经麻痹 ······································· 786

附二：慢性踝关节不稳定 ··· 788

附三：距骨骨软骨损伤 ··· 789

第四十八章　跟痛症 ··· 791

第一节　概述 ··· 791

第二节　引起跟痛症的常见疾病 ··· 792

第三节　跟痛症与跟骨骨刺的关系 ··· 796

第四节　跟痛症的病理机制 ··· 797

第五节　分型 ··· 798

第六节　治疗 ··· 799

第四十九章　跖痛症 ··· **803**

　　第一节　概述 ·· 803

　　第二节　解剖及生物力学 ······································· 803

　　第三节　病因及病理 ··· 804

　　第四节　分型与临床表现 ······································· 806

　　第五节　诊断 ·· 807

　　第六节　治疗 ·· 808

第五十章　拇外翻 ··· **811**

　　第一节　概述 ·· 811

　　第二节　病因病理 ··· 812

　　第三节　诊断 ·· 817

　　第四节　治疗 ·· 818

　　第五节　预防 ·· 822

第五十一章　扁平足 ·· **824**

　　第一节　概述 ·· 824

　　第二节　足的解剖及生理 ······································· 825

　　第三节　病因 ·· 830

　　第四节　病理 ·· 831

　　第五节　临床表现 ··· 834

　　第六节　诊断 ·· 835

　　第七节　治疗 ·· 837

　　第八节　预防 ·· 841

第五十二章　手法治疗的生物力学 ······························ **844**

　　第一节　概述 ·· 844

　　第二节　关节运动和载荷的性质及测量 ························· 845

　　第三节　推拿手法的操作 ······································· 849

　　第四节　松动术 ··· 850

　　第五节　患者对松动力的反应 ··································· 852

　　第六节　手法 ·· 859

　　第七节　脊柱推拿基础研究的新思路：计算机模拟与可视化技术 ··· 868

　　第八节　结论 ·· 872

彩图 ·· **876**

第一章 软组织痛概述

软组织痛是一门涉及面广，整体性不是很强，但专科治疗特色明显的临床医学学科，它是一组包含软组织损伤或劳损以及结缔组织病等多学科疾患所致的临床常见症候群。引起软组织痛的病因很多，主要是软组织损伤性疾病，如颈椎病、肩周炎和腰椎间盘突出症等，但类风湿关节炎、强直性脊柱炎、高尿酸血症以及肌筋膜痛等疾病也是引发软组织痛的常见病因，且没有受到足够的重视。软组织专科定义至今还没有明确，诊断多靠临床检查，治疗更具特色。相对临床其他学科，软组织痛的理论基础薄弱。本专业内相互间的理论或假说有些互相对立，不同学者之间缺少沟通与合作。虽然临床上的治疗方法众多，但哪种疗法更好以及治疗机制的科学阐述都缺少理论基础、解剖形态学、对照统计和随访结论及多中心等研究的支持。临床治疗和诊断术语的随意性较大，缺乏客观性，也缺少规范化和权威性的诊疗标准。随着老年性和心理及精神性软组织痛患者的增多，软组织痛专业将面临更大的挑战。相信随着科技的发展和基础研究的深入，有关软组织痛类疾病的诊疗将会出现突破。

第一节 软组织和软组织痛的定义

一、软组织的定义

软组织是一个很大的概念。就目前而言，所谓的软组织定义仍是含糊不清。按照高级汉语词典的定义，软组织是指身体的柔软组织。医学上是指肌肉、纤维和韧带等组织。

在一些介绍软组织损伤的专著中对所介绍的软组织概念的定义也不一致。以往有关软组织方面的专著，影响比较大的如冯天有的《中西医结合治疗软组织损伤》（1977年，人民卫生出版社），并没有具体定义何谓软组织，只是介绍了软组织损伤的范畴（全身关节及其附近的肌肉、肌腱、韧带、骨膜、筋膜、神经、血管等，尤以颈、肩、腰、臀部多见）。李含文编著的《软伤诊疗学》（1987年，人民体育出版社）指出，人体除骨骼、内脏和感觉器官外，其他组织都属于软组织。在董亦明、宋一同主编的《软组织损伤学》（1990年，人民卫生出版社）中，也没有专门介绍何谓软组织，只是介绍了软组织损伤（皮肤、皮下组织、筋膜、肌腱、肌肉、韧带、滑膜、关节囊等软组织及一部分软骨和周围神经、血管的损伤）。张万福在其《软组织损伤学》（1993年，天津科学技术出版社）一书中指出，软组织是指除骨骼以外的许多相似细胞和细胞间质结合而成的各类组织，其所提及的软组织是与骨科有关的纤维组织，包括皮下组织、肌肉、肌腱、韧带、滑膜、关节囊和滑液囊等，但不包括皮肤、淋巴管、神经与血管组织。符仲华等在《浮针疗法速治软组织伤痛》一书中所指的软组织主要指皮肤、肌肉、韧带、筋膜、腱鞘、血管、周围神经、滑囊、关节囊、骨膜和脂肪组织以及椎间盘纤维环、关节软骨等结构［在其新著《浮针医学纲要》（2016年，人民卫生出版社）中对软组织进行了更为详细的介绍］。宣蛰人在其《宣蛰人软组织外科学》（2002年，文汇出版社）中也没有具体介绍软组织的定义，只是在软组织外科学概论中论述了软组织外科学是以椎管外骨骼肌、筋膜、关节囊、滑膜、椎管外脂肪或椎管内脂肪等人体运动系统的软组织损伤引起的疼痛和相关征象的疾病为其研究和治疗的对象。张立生和刘小立主编的《现代疼痛学》（1993年，河北科学技术出版社）虽然提及软组织损伤，但没有介绍何谓软组织，只是介绍软组织损伤通常是指皮肤、皮下组织、筋膜、肌肉、肌腱、韧带、滑膜、关节囊等柔软组织以及一部分软骨、周围神经和血管的损伤。至于其他很多著作虽然都谈及如何治疗软组织损伤或软组织痛，但都没有介绍何谓软组织以及软组织的确切定义。

综上所述，虽然这些著作的作者都谈及软组织，目的是突出所介绍的治疗软组织损伤或疼痛的特色疗法。但在这些专著中所谈及的软组织定义并不统一。然而这些著作所介绍的软组织多是指包括肌肉、肌腱、筋膜、腱鞘、韧带、神经、血管和关节周围等在内的组织结构。实际上在绝大多数专著中所介绍的软组织就是运动系统的软组织，即人体运动系统皮肤以下、骨骼之外的肌肉、韧带、筋膜、肌腱、腱膜、滑膜、脂肪、关节囊和软骨等组织，有些还包括了周围神经和血管等组织结构。我们回顾解剖学有关骨的定义时可以发现："骨是由骨质、骨膜、骨髓和神经、血管等构成。"这就说明了实质上本章节有关软组织的定义也包含了骨结构的一部分，两者关系密切。而在临床上软组织损伤和骨科这两个科室所诊治的疾病是互有交叉和涵盖的，而不是绝然分开的。

二、软组织痛的定义

软组织痛所涉及的内容很广。因为凡是可以引起软组织痛的疾病都在其讨论之列，包括软组织损伤、劳损和退变，结缔组织病，内分泌及代谢性疾病，肿瘤，结核和内脏病变，甚至是中枢神经系统的病变等，这些疾病都可以引起软组织痛。由此引出很多临床表现、诊断、鉴别诊断、治疗和预后等方面的问题与争论。

外科学所涉及的疾病大致分为五类：损伤、感染、肿瘤、畸形和其他性质的疾病。外科学不但包括上述疾病的诊断、预防以及治疗方面的知识和技能，而且还要研究疾病的发生和发展规律。目前临床所诊治的软组织痛基本属于外科学中的运动系统慢性损伤、颈肩腰腿痛以及非化脓性关节炎的范畴。

纵观软组织痛的发展史和现状，我们可以发现：软组织痛实际上是一门涉及面广和整体性不是很强，但专科治疗特色明显的临床医学学科。本学科涉及范围很广，包括了脊柱骨科、创伤骨科、中医伤科、神经科、康复科、麻醉、疼痛科、理疗科、推拿科、针灸科、内分泌及代谢、肿瘤学、老年科、心理学、传染病学、营养、免疫、妇科、风湿科以及理化因素所致的疾病。

整理国内有关软组织专著所介绍的内容发现，这些著作和期刊杂志所论述的软组织损伤或软组织痛，主要为一些软组织劳损性或退变性的颈肩腰腿痛疾病。

如以下所示：

1.颈椎病、颈源性头痛、寰枢关节半脱位、肩周炎、网球肘、腕管综合征、腱鞘炎等。

2.腰椎间盘突出症、腰椎管狭窄、第三腰椎横突综合征、腰肌劳损、腰椎小关节紊乱症、滑膜嵌顿、臀上皮神经损伤等。

3.梨状肌综合征，髌下脂肪垫劳损，膝关节内、外侧副韧带和半月板损伤及膝骨关节炎等。

4.颈部、肩胛部或背部的肌肉劳损、肌筋膜痛等。

5.结缔组织类疾病，如强直性脊柱炎、类风湿关节炎以及贝赫切特综合征等。

6.内分泌性或代谢性疾患，如高尿酸血症、痛风和骨质疏松症等。

而实际上，可引起颈肩腰腿痛的疾病很多，涉及几乎人体的全部组织结构和系统。

归纳起来如下：

1.运动系统软组织的创伤、劳损和退变，如颈椎病、肩周炎和腰椎间盘突出症等。

2.骨关节的创伤、劳损和退变等。

3.结缔组织病，如强直性脊柱炎、类风湿关节炎、贝赫切特综合征和红斑狼疮等。

4.内分泌或代谢性疾病，如老年性骨质疏松症、高尿酸血症和痛风等。

5.先天发育性疾病或解剖结构明显畸形等，如脊髓栓系综合征、寰枕融合以及颅底凹陷等。

6.一些内脏疾病，如心脏病、肾病、妇科病、血液病等。

7.感染性疾病，如带状疱疹、感染性关节炎以及结核等。

8.良性和恶性肿瘤及纤维肌痛综合征等。

从上面的论述我们可以看出，引起软组织痛症状的病因有很多，劳损、退变或损伤性软组织痛占有相当的比例，但只是其中的一大类。

三、软组织痛与软组织损伤的关系

以"软组织损伤""软组织劳损"及"软组织疼痛"为检索词，查阅中国学术期刊网 – 维普期刊数据库（1989 年至 2020 年底）发现，"软组织损伤"共有记录 6369 条，"软组织劳损"共有记录 80 条，而"软组织疼痛"则共有记录 365 条。仔细分析"软组织损伤"文献发现，其中有很多是软组织创伤性的损伤，并非劳损性，而这类损伤许多是需要急诊手术治疗的。为了不与其相混淆，是否应该将诸如颈椎病、肩周炎及腰椎间盘突出症这类疾病，称为退行性或劳损性软组织损伤？

大多数专业书籍都是以软组织损伤命名，很少以软组织痛或劳损性软组织痛来命名，但实际上记录软组织损伤的文献报道多是介绍劳损性及退行性软组织痛诊疗方面的相关内容。

大多数有关软组织损伤的专著对软组织损伤的定义为：系指人体运动系统皮肤以下、骨骼之外的肌肉、韧带、筋膜、肌腱、滑膜、脂肪、关节囊等组织以及周围神经、血管的不同情况的损伤。这些组织受到外来或内在的不同致伤因素的作用，造成组织破坏和组织生理功能紊乱而产生损伤。一些专著也将其范围扩大，如李含文的《软伤诊疗学》将皮肤、肌肉、肌腱、腱鞘、韧带、滑膜、滑囊、骨膜、软骨、骨骺、脊髓、周围神经、周围血管等列入软组织伤病的范畴，认为这与中医学所说的伤筋有类似之处。多数软组织损伤一般是受外来应力的作用，当应力达到一定的强度时诱发损伤，产生临床症状。一般将软组织损伤分为急性损伤和慢性积累性损伤两大类。有关软组织损伤病因和分类的国内文献报道也不尽相同，例如在董亦明和宋一同的《软组织损伤学》中分为急性机械性损伤、慢性机械性损伤、物理性损伤、化学性损伤和咬蛰伤；张万福的《软组织损伤学》分为损伤型、劳损型和风寒型。

国外一些人认为软组织损伤是除外骨折，累及肢体关节和肌肉的损伤，一般认为扭伤、挫伤和脱位属于软组织损伤，有些作者把滑囊炎也列入软组织损伤之列 ["Soft tissue injuries are those injuries (excluding fractures) affecting the joints and muscles of the limbs. Sprains, strains and dislocations are considered soft tissue injuries, with some authorities also including bruising."]。

软组织痛所涉及的内容要比软组织损伤的内容大得多。因为众多疾病都可以引起软组织疼痛，包括软组织损伤、退变、劳损、结缔组织病、内分泌及代谢性疾病、肿瘤、结核以及内脏疾病，甚至是中枢神经系统的疾病等。不同疾病的病理变化过程和结果都不尽相同，其中就包括了软组织损伤，但所引发的软组织痛这个症状都是共同的。这就带来了临床诊断、鉴别诊断、治疗以及预后等方面的困难。这需要本专业医生具有扎实的医学基本功和深厚的医学知识背景。软组织损伤所引起的软组织痛是指人体运动系统皮肤以下、骨骼之外的肌肉、韧带、筋膜、肌腱、腱膜、滑膜、脂肪、关节囊等组织以及周围神经、血管的各种损伤或疾患所引起的疼痛，分为急性疼痛和慢性疼痛。按照目前国内的分类，习惯将急慢性软组织损伤性疼痛的分期时间定为2周，但国外认为2周的时间太短，应为3个月较为合理，作为研究6个月可能更为合适。

四、软组织痛与骨结构的关系

我们时刻都不能忘记人体是一个整体，不能将"软"和"硬"截然分开，对立起来。从解剖结构上来讲，两者密切相关，且相互包含。从解剖学骨的定义来看，骨是由骨质、骨膜、骨髓和神经、血管等构成。其中就包含了属于软组织结构的骨膜、神经和血管。从动力学来分析运动系统，其中骨起杠杆作用，关节是枢纽，骨骼肌为动力部分。骨骼肌附着于骨，收缩时牵拉骨，通过骨连接产生运动。由此看来，属于软组织的骨骼肌是动力器官，而属于硬组织的骨是骨骼肌被动牵拉的部分，最后两者还需要属于软、硬两个组织的骨连接（纤维结缔组织、软骨和骨）的参与，才能完成某个动作。在神经系统支配下的骨骼肌则是运动的主动部分。只有两者同时正常存在，相互协调，才能完成人体的正常生理运动功能。另外，骨连接的一些重要结构，如关节囊、关节软骨、关节的辅助结构（韧带、关节盘和关节盂唇等）都属于软组织，而同时又是构成骨连接的重要组成部分。从发病机制和病理过程来看，属于骨结构病变所引发的软组织疼痛性疾病也很常见。而软组织结构的严重和长期病变也可影响到骨结构。从诊断上来讲，即使是属于传统上软组织损伤范畴的颈椎病、肩周炎和腰椎间盘突出症等诸多常见疾病，仍需与"硬性"的骨疾病进行鉴别诊断。如在治疗上，推拿治疗颈椎和腰椎疾病时，也需要理筋手法和治骨手法的结合；即便是被许多人称之为准备手法、治疗手法和结束手法中的准备和结束手法，通过分析手法的实质和治疗目的也可以看出，所谓的准备手法和结束手法主要是针对软组织进行治疗的，并非只是为了治疗手法而进行的准备。而所谓的治疗手法或治骨手法也并非完全是针对骨和骨连接，使其复位或改善其咬合关系的。猛然地转动骨关节，必然牵拉到相应节段的肌肉、肌腱和关节囊，甚至神经根和硬膜囊，以及影响脑脊液等软组织，使其内包括各种感受器在内的神经结构受到牵拉刺激。由此看来，这些治骨手法的力学作用和治疗作用也是双重性的，两者不能截然分开对待。

第二节　软组织痛的历史与现状

一、软组织痛的历史

在中国现代软组织痛学科的出现、发展和进步的历史上，一些重要的历史人物和学术团体起着非常重要的作用，如宣蛰人、冯天有以及南京军区腰腿痛协作组的医疗专家等。这些专家的临床工作和研究极大地推动了软组织痛以及相关知识在中国的发展、传播、普及和提高。从20世纪60年代开始，宣蛰人即进行包括手术在内的软组织痛的临床研究。到了20世纪70年代，宣蛰人等人就在辽宁和云南等地开始讲授和传播软组织外科学的知识。经过数十年的潜心研究，宣蛰人突破了对软组织痛的传统认识，创立了软组织无菌性炎症致痛学说，挖掘出软组织一系列规律性压痛点，以及提出了椎管内外病变的诊断、鉴别诊断和独特的治疗手段，如压痛点强刺激、银质针及软组织松解术等，这些都对以后本学科的发展产生了巨大的影响，并为以后其他一些疗法的创立提供了理论基础及研究思路。宣老呕心沥血所著的《宣蛰人软组织外科学》是为后人留下的宝贵的精神和物质财富。

20世纪70年代另一个在本学科影响很大的人物就是冯天有。20世纪60年代末期，冯天有师从民间医生罗有明学习中医正骨手法。在学习、整理、分析传统中医手法的基础上，提出了"筋出槽、骨错缝"的病理基础以及脊柱内外平衡的观点。创立了包括颈椎和腰椎在内的经典脊柱旋转复位手法，由此新医正骨疗法被广泛地认识，并在中国各地全面得到普及。冯天有出版的专著《中西医结合治疗软组织损伤》以及在各地举办的新医正骨学习班和讲座的影响都非常大。这些推广和努力改变了长期以来医学界，特别是西医对中医手法的传统偏见，为学科的发展壮大奠定了基础；同时也提出了对一些软组织损伤性疾病的独特认识及观点。一些手法和其他治疗方法在临床上治疗软组织损伤性疾病有着神奇的疗效，常被病人形容为"抬着进来，走着出去"，可见其疗效的快捷。而其创立的脊柱旋转复位手法至今还深深地影响着中国的脊柱推拿，而后在其基础之上出现众多改进或新创立的颈、胸、腰椎扳、推或旋转手法。

宣蛰人创立的软组织疼痛研究会对中国软组织痛学科的发展起到了很大的普及和推动作用，至今已召开9次全国性的学术会议，并在全国各地举办过数十期的软组织痛学习班。这些工作均起到了继承、发展和壮大软组织痛学科，并扩大学会在国内外影响的作用。在南京军区腰腿痛协作组创办的《颈肩腰腿痛防治通讯》基础之上发展起来的《颈腰痛杂志》，对我国的劳损性和退行性软组织痛性疾病诊治知识和技术的传播、普及和提高都作出了巨大的贡献。

与软组织痛相关的，且影响较大的书籍有：《骨折、脱位与软组织损伤》（1975）、冯天有的《中西医结合治疗软组织损伤》（1977）、李含文的《软伤诊疗学》（1987）、陆一农的《颈肩腰腿痛病案集》（1988）、张增俭的《新法按摩治疗软组织损伤》（1988）、董亦明及宋一同的《软组织损伤学》（1990）、张万福的《软组织损伤学》（1993）、宣蛰人的《软组织外科理论与实践》（1994）、孙呈祥的《软组织损伤治疗学》（1988）、冯天有的《中西医结合治疗软组织损伤的临床研究》（2002）、宣蛰人的《宣蛰人软组织外科学》（2002）和李义凯的《软组织痛的基础与临床》（2011）等。

二、软组织痛的现状

（一）临床研究众多，缺少基础研究

临床报告治疗软组织痛的文献众多。以中国学术期刊全文数据库（1989—2020）检索

的结果来分析，发现"软组织挫伤"共有记录568条，"软组织无菌性炎症"共有记录530条。占软组织痛比例最大的几种颈肩腰腿痛疾病，如颈椎病共有记录34079条，肩周炎共有记录9238条，腰椎间盘突出症共有记录44476条，坐骨神经痛共有记录3415条，腰痛共有记录15512条等，其中多是介绍临床经验的文献报告。与软组织痛或损伤相关的基础研究，如解剖形态学、生物力学以及病理学研究相当少。即使是国内最早研究软组织痛的几个先驱之一宣蛰人在其200多万字的巨著《宣蛰人软组织外科学》中，虽然内有第17章的无菌性炎症致痛学说指导下的椎管外软组织损害性头、颈、背、肩、臂、腰、骶、臀、腿痛的发病机制和第18章椎管外软组织损害性头、颈、背、肩、臂、腰、骶、臀、腿痛的病理发展过程这两章内容来探讨软组织损害性疼痛的发病机制和病理，但这只是根据临床现象和有关治疗结果来推论得出的结论，实际的病理学研究很少，也只有3页的文字和图片内容来介绍软组织外科的病理，所提及的相关参考文献仅为数篇。

目前国内外对软组织损伤的治疗取得较满意的疗效，对应不同程度的软组织损伤，有不同的临床治疗方案。但是不恰当的治疗方法会带来严重的并发症。按照切开与否，分为手术和非手术疗法。手术主要是各种脊柱手术，针对颈椎病、腰椎间盘突出症、腰椎滑脱或椎管狭窄等一类脊椎疾病；而以往宣蛰人创立的软组织松解术目前仍在开展或使用的单位不多，争论也较大。非手术疗法主要有推拿按摩、封闭、水针、扳机点注射、干针、针刺、针刀、艾灸、埋线、热敷、理疗、火罐（走罐）和药物治疗等。按照用药与否，分为药物治疗和非药物治疗。药物治疗又分为中药和西药；按照给药途径又分为外用、口服、注射，以及皮肤、鼻腔和肛门给药等。西药所使用的多是非甾体抗炎制剂，如消炎痛、阿司匹林和布洛芬等；而中药多是活血化瘀、理气止痛和祛风湿等药物。注射疗法多是采用局部注射，如痛点封闭、扳机点注射、骶管封闭或注射、水针疗法和其他注射疗法等。所使用的药物多为局麻药、糖皮质激素、维生素B族、中药注射液和其他。针灸的方法就更多了，治疗的范围更广。近年来，特色针具层出不穷，仅就针刀治疗腱鞘炎来看，所使用的刀具就有20多种。至于推拿按摩治疗软组织痛就更具特色，因其安全舒适而深受患者的欢迎，也最具影响力，拥有广泛的群众基础。据文献记载，推拿手法有300种之多。推拿手法中的按摩类以及脊柱推拿手法极具特色。

临床虽然有很多治疗软组织痛的疗法，但有扎实的理论基础或基础研究以及解剖形态学支持的并不多。关于推拿、银质针、针刀以及埋线等疗法的机制的研究很少。临床研究缺乏对照或缺乏统计学以及随访的结果，这些都是造成很多疗法可信度不高和争论较多的原因。

文献回顾即可发现，软组织痛被人为地划分为了两大类：一是软组织损伤性疾病（实际上是退行性或劳损性软组织痛）；二是风湿性疾病（结缔组织病）。这样造成的弊病就是使得从事软组织损伤性疾病诊疗的医生不熟悉风湿性疾病的诊断和治疗；而从事风湿性疾病诊疗的医生不熟悉软组织损伤性疾病的诊断和治疗。而在临床实际工作当中，这两类疾病常常掺杂于这两个专科的门诊之中。因此需要改变这种现状，软组织损伤性疾病专业的医生应熟悉结缔组织病；而风湿科医生应掌握软组织损伤性疾病的基本病理变化和诊治，以减少误诊和误治的发生，造福患者。

（二）相关的理论基础

自从国内提出软组织疾病（软组织痛、软组织劳损和损伤）的概念后，随之也就提出了相应的假说和理论。影响最大的莫过于宣蛰人的软组织无菌性炎症致痛学说和冯天有的"筋出槽、骨错缝"学说（病损部位微细解剖位置发生了变化）。虽然以后还有其他作者在此基础之上提出这样或那样的假说或推测，但都无法超越这二位学者提出的理论和假说。以"软组织无菌性炎症"为检索词，在中国学术期刊全文数据库（1989—2020）检索含有本检索词的文献，共计530条。"筋出槽"文献63条，"错缝"文献588条，"骨错缝"文献为144条。而"半脱位"的内容则更多。这些理论和假说对软组织损伤性疾病的诊治具有很大的影响。其他一些理论或假说，如国外Chiropractic的理论核心：半脱位的概念，也随着对外交流的扩大而逐渐进入到我们的视野。其他一些术语，如滑膜嵌顿、压痛点、扳机点、粘连、卡压、复位和松解等，也是我们所熟知的内容。但即使是在本学科内，某些相互间的理论或假说却互相对立，缺少相互间的沟通、合作和融合。能否将"subluxation"翻译为错缝？半脱位是否等同于错缝？在涉及学科核心概念的问题上也是有不同的看法和争论。

随着针刀疗法的普及，针刀的"慢性软组织损伤的动态平衡失调理论、骨质增生理论、经络实质的认识、闭合性手术理论"四大基础理论，以及粘连和挛缩致病假说也随之出现。如寰枕后膜挛缩所致的枕部疼痛或眩晕等，也不时见于文献报告和相关的书籍当中。但相关的解剖学和病理学等学科的研究支持却不多，基础研究亟待加强。

（三）相关的杂志

改革开放后，国内相关的专业期刊杂志不断涌现。在国内报道软组织痛或软组织损伤、劳损或与之相关内容的杂志主要为《颈腰痛杂志》《按摩与导引》《中医正骨》《中国骨伤》《中国疼痛医学杂志》《中国中医骨伤科杂志》《中国康复医学杂志》《中华骨科杂志》《中国脊柱脊髓杂志》《中华外科杂志》以及一些针灸、中医或中西医结合与一些康复类的杂志。这些期刊杂志在传播软组织痛的理论知识和治疗手段等方面起到了非常重要的作用，也是很多临床医生获取相关知识和再学习的重要途径和渠道。

相关的国外期刊主要有《JMPT》（Journal Manipulative and Physiological Therapeutics）、《SPINE》《CLINICAL ANATOMY》《PAIN》和《HEADACHE》等杂志。

（四）中医学各科与软组织痛的关系

中国的历史和文化悠久，中医学在中国有着巨大的影响力和广泛的群众基础。软组织损伤在中医学中被称为"伤筋"。《说文解字》释筋："肉之力也。从肉从力从竹。竹，物之多筋者。"主要是指肌肉的力量，在功能上表现为两方面：一是固定关节和骨架结构；二是通过肌纤维的伸缩而带动关节进行活动。《素问·痿论》云："宗筋主束骨而利机关也。"《素问·五脏生成论》曰："诸筋者皆属于节。"即与骨节部分紧密连接的组织结构谓之筋。清代已把伤筋分为"筋强""筋柔""筋歪""筋断"等，其分类相当精细。患者出现软组织痛症状时多会想起或寻求中医诊治，如推拿按摩、针灸、火罐等。这就给这些传统疗法诊治软组织痛提供了生存和发展的空间及土壤。这从众多推拿按摩以及中医药治疗引起软组织痛最主要的颈肩腰腿痛的文章和著作中得到验证。

介绍软组织痛的专著多是中医伤科、针灸和推拿等传统学科。而多数有关疼痛学的著作很少谈及软组织痛一词，虽然两者所治疗的疾病很多都是相同的。一般所谓的正统医学学科也很少关注软组织痛，对软组织痛的病因、病理、诊断、鉴别诊断以及治疗很少提及。对此类疾病，如腰椎间盘突出症和颈椎病的治疗，正规的西医学科选择的就是手术和非手术疗法（牵引、理疗和药物等），很少会主动选择或推荐患者寻求这些简、便、廉、验的中医学治疗方法。国外更是将传统医学的内容列入补充疗法或替代疗法之列。

大多数推拿或手法著作或论文在谈及软组织损伤或软组织痛时，都认为软组织损伤是临床发病率高，严重影响人类身体健康的常见病症。药物治疗对此类疾病虽然有一定的疗效，但由于其价格较高，治疗时间长，且有一定的副作用，患者往往难以坚持治疗。而传统的中医推拿疗法对此类疾病能够起到十分明显的效果，它不但避免了药物对人体的副作用，而且有见效快、痛苦小、简便易行、价廉实用等优点。故多数软组织痛或损伤的患者更愿求助于传统的中医推拿按摩治疗，而不是药物或手术治疗。就目前而言，软组织痛与中医伤科的关系最为密切。此外，所谓的正统医学对诸如腰肌劳损、落枕、坐骨神经痛等疾患重视程度不够，处理过于简单化，这也是患者寻求中医治疗的原因之一。

罗敏和廖品东在2001年时对推拿按摩临床科研热点和《按摩与导引》10年载文及作者统计分析后发现，按摩作为一种治疗方法，其适应证极其广泛，大量的报道集中于运动系统，特别是脊柱疾病和肩周炎等。10年来按摩的热点集中于脊柱疾病（28%）、骨伤科疾病（24%）和内、儿科疾病。最多的是颈椎病和腰椎间盘突出症。这是由于推拿本身可以直接触摸筋骨、放松肌肉、运动关节、整复异位，能活血化瘀，故广泛用于各种筋伤之症和骨伤后的康复。

据统计，推拿所治疗的疾病有256种之多，其中运动系统疾病最多，其次是神经等系统疾病。关于适应证，相关的文献相差很大，排名前8位的依次为：腰椎间盘突出症、颈椎病、肩周炎、腹泻、头痛、急性腰扭伤、中风后遗症和失眠。这再次证明近年来推拿研究的热点的确集中于运动、神经和消化系统疾病，特别是腰椎间盘突出症、颈椎病和肩周炎等，其文章几乎涉及到病因、病理、诊断、治疗、康复等各个环节，还有国内外研究动态，既有深度，又有广度，这可能与我国已进入人口老龄化，这些疾病发病率高，而推拿又有独特的疗效有关。

不过许多推拿相关文章还是缺少对照组，缺乏疗效评价指标。临床设计与观察也不太合理，如几个试验因素相混、统计的绝对数较小、数据处理欠严谨，致使这类文章（研究）的可比性、可靠性与重复性较差。而实验研究文献则更少，涉及面也很窄，并缺乏连续性。

针灸疗法也广泛应用于治疗软组织损伤或软组织痛。传统的针刺疗法对肌筋膜痛具有很好的疗效。温针、浮针、平衡针、电针以及特效穴位的应用等，对软组织痛都具有很好的临床疗效。灸法，如热敏灸、隔姜灸和隔药饼灸等在治疗软组织痛方面很有特色。火罐、中药热敷和熏蒸等也是临床常用、深受患者欢迎的传统治疗方法和手段。

不管喜欢与否，不可否认的是40余年来针刀疗法的普及、推广、影响和治疗范围在逐渐扩大，这是不争的事实。由朱汉章所创立的小针刀疗法在治疗某些顽固性或慢性软组织疼痛性疾病方面具有一定的疗效，如狭窄性腱鞘炎、网球肘和脊柱附件部的顽固性压痛点等。但由于针刀操作所带来的损伤报道逐年增多，使得有关针刀疗法的争论成为学科的热点。争论的焦点在于针刀的科学性、理论基础、从业人员的素质以及操作的安全性和可靠性等方面。

三、软组织痛的发展趋势

（一）加强相关的基础和应用基础研究

相对其他学科来讲，软组织痛的相关基础研究就显得非常薄弱了。无论是解剖学、病理学、影像学、电生理、生物力学以及与其他学科的交叉研究都少之又少。如果我们想要加强本学科的学术地位，扩大学科的影响，获得更多的理解、支持和关注，就必须加强相关的基础和应用基础研究。外界对于本学科质疑最多的就是本学科对疾病的病理过程和治疗机制的阐述。目前对解剖学在本学科中重要性的认识还不够。解剖学定位和知识对于明确诊断和安全有效的治疗都非常重要。本学科常用的封闭疗法和骶管注射等的作用机制至今也没有完全明确；以及手法治疗的确切治疗机制和适应证等。推拿按摩、针灸、小针刀、软组织松解术、银质针、理疗、扳机点注射等方面都存在很多疑问和有待解决的问题。我们不能还满足"筋出槽""骨错缝""无菌性炎症""复位"和"松解"等原有的理论基础，要在继承原有成果的基础上，发展和创新。如果再不加强基础领域的相关研究，科学地阐明发病机制和治疗机制，那么本学科的生存空间就会越来越小，甚至有消亡的可能。

（二）加强诊断和治疗方法的规范化

本学科另一个薄弱环节是诊断和鉴别诊断的水平较低。比如我们经常听到的一些术语，"寰枢椎半脱位""骶髂关节错缝""寰枕后膜挛缩"以及手法治疗中的"复位"效果的评价等，都是缺乏客观依据的诊断或学科术语。这些已经成为本学科才能听懂和交流的"行话"。在上述提及的这些术语当中医生的主观性太强，很多疾病的诊断或确诊都是靠医生触诊时的感觉确定的。如骶髂关节半脱位（错缝）的诊断并不依赖X线片上的表现，而触诊时的发现才是诊断最主要的依据，如双侧髂后上棘不等高、治疗后两侧等高等，都是诊断骶髂关节有无半脱位（错位）以及半脱位（错缝）类型的主要诊断依据。诊断的客观性因此受到质疑。近些年出现频率较多的"寰枕后膜挛缩""颈源性头痛（眩晕）""半脱位、错缝"以及椎动脉型颈椎病与后循环缺血的关系等，这些疾病的实质是什么？是否是几种或一组疾病所共有的症候群？像骶髂关节半脱位的诊断就是值得商榷的。因为从解剖上来讲，骶髂关节非常稳定，不易发生移位，其周围有很多肌肉、韧带和筋膜等软组织性结构，如何与诸如强直性脊柱炎、致密性髂骨炎以及椎管内病变或臀部一些肌肉、筋膜的病变相鉴别，是一项非常重要的研究课题。就目前的现状而言，社会培训多以"新、奇、特"等短平快疗法吸引学员，传授的内容随意性强，缺乏基础研究的支持和科学的理论依据，如颅骨和骨盆整形以及针刀和银质针培训等方面，使得原本就概念不清的相关学科更加混乱。

（三）肌筋膜痛和纤维肌痛综合征逐渐受到应有的重视

对于很多医学生或临床医生来讲，人体最大的器官是肝脏，而不是骨骼肌。在解剖学的学习中，骨骼肌一直都不是解剖学老师重点教授和被学生所重视的内容。实际上，骨骼肌在人体分布十分广泛，约占体重的40%，是人体最大的器官。每一块骨骼肌，不论大小如何，都具有一定的形态、结构、位置和辅助装置，并有丰富的血管、淋巴管分布和一定的神经支配，所以每一块骨骼肌可看作是一个器官。分布于每块骨骼肌内外的肌筋膜很容易在内外致病因素的作用下发生病变，导致疼痛症状的发生。而源于骨骼肌及其筋膜的疼痛或牵涉痛往往被临床医生所忽视，造成漏诊和误诊，以至于误治。因此，骨骼肌或肌筋膜痛以及其在软组织痛中的作用需要重新定位，要加以重视。

至于纤维肌痛综合征则是个较新的概念，以往将本病称为纤维组织炎。现在认为本病主要是由中枢神经系统对一般伤害感受的神经感觉放大所致，而非特异性地来自肌肉病变。本病特征为弥漫性、全身性疼痛和软组织有多个固定或有规律的解剖部位的压痛点。有作者比较了纤维肌痛综合征、肌筋膜痛和慢性软组织损害之间的异同后，得出的结论是纤维肌痛综合征可基本覆盖肌筋膜疼痛综合征概念，而慢性软组织损害的学说与纤维肌痛综合征、肌筋膜疼痛综合征的概念相比，在诊断和治疗方面更完善，更具有临床指导意义，慢性软组织损害的学说是先进而准确的。这些新的发现和新的概念将改变我们对软组织痛多个方面的很多传统认识，也必将对软组织痛的治疗产生积极的影响。

（四）结缔组织类疾病在软组织痛中的比例凸现

以往在软组织痛或软组织损伤疾病的诊断和治疗中对结缔组织及风湿类疾病重视不够。软组织痛和软组织损伤类著作也很少介绍这类疾病。临床专科医生在遇到此类疾病的时候也不是很熟悉，多将这些疾病误认为是骨关节的错缝或软组织劳损类的疾患，从而造成误诊和误治，延误最佳治疗时机，甚至造成患者的病残。有研究发现，强直性脊柱炎的平均每篇文章被引次数为16.23次。美国、德国和荷兰的H指数和被引次数均明显高于其他国家，H指数均为51，被引频次分别为11468、10132和9494次，分别占被引总次数的25.61%、22.63%和21.21%；中国虽然发文量最多，但是被引频次和H指数仅排在第6位（被引6478次，H指数为31）。运用VOSviewer软件分析发现，关键词主要集中于"发病机制相关""遗传相关""康复相关""诊治相关"和"疾病相关"5个族群。2009—2018年强直性脊柱炎有关文献发文量以中国、土耳其和美国最多。虽然中国的发文数量目前领先，但是文献质量与西方国家还存在差距。作者在一项有关骶髂关节半脱位的临床研究中发现，在符合骶髂关节半脱位诊断标准的患者中，很多是强直性脊柱炎。在平时的临床工作中我们也发现，甚至一些骶髂关节在X线片已表现为完全融合，脊柱完全强直的病例，还没有被怀疑是强直性脊柱炎。此外，强直性脊柱炎和类风湿关节炎患者有许多周围关节病变的症状或体征，一些强直性脊柱炎患者可以表现为臀部或腰部肌肉的酸痛，常被误认为是腰骶部的软组织损伤或劳损。贝赫切特综合征等一些很难做出鉴别诊断的结缔组织疾病也常常混杂在软组织痛之中。而这类疾病和传统的软组织痛疾病的治疗截然不同。例如对于腰椎间盘突出症患者，休息是主要的治疗方法之一，运动会加重病情；而强直性脊柱炎患者则需要多动，运动是其治疗方法之一，休息会加重病情，过多休息而不运动甚至会致残。随着人们对此类疾病认识的不断提高以及实验室诊断水平和技术的加强，有关软组织痛疾病的诊断和治疗必将提升至一个新的高度。

（五）老年性软组织痛的发病率逐年增加

随着中国老龄化社会的到来，老年性软组织痛的发病率会逐年增加。其病因、发生、病理、诊断、治疗以及预后等，都与年轻患者有着本质上的不同。老年性软组织痛的发生与其老化和退变，特别是骨质疏松有很大的关系，在诊断和治疗上有特殊之处。所造成的骨质疏松性软组织痛除了要消除其疼痛症状外，还要在其急性症状缓解之后，治疗其骨质疏松。恶性肿瘤所导致的软组织痛很可能是老年患者就诊的主要原因，也是本专业临床医生值得重视的一个问题。由于骨质疏松症是一个世界性的难题，全世界投入了大量的资金，花大力气在此领域进行深入的研究。因此，每隔一段时间就会出现新的概念和治疗方法，特别是药物治疗。这就需要我们加强学习，不断更新观念，提高我们的诊疗水平。

（六）高尿酸血症所致的"肌筋膜炎"越来越多

高尿酸血症检出率日益增加，现已成为仅次于糖尿病的第二大代谢性疾病。目前我国高尿酸血症的患病率已高达13.3%，患者超过1.8亿人，直接威胁着国民的健康。痛风与高尿酸血症的发病与性别、年龄、遗传、种族、地域、肥胖以及饮食习惯、生活方式等因素密切相关。研究提示慢性病的发生与高水平的尿酸值有关。高尿酸血症的主要症状就是肌筋膜痛以及骨骼肌的疲劳感。而痛风则可发生在全身各处，主要是关节。有研究发现，无症状高尿酸血症患者的关节超声阳性率高，可出现双轨征、痛风石等特征性改变，甚至出现骨侵蚀改变。这表明，即使没有症状，但其尿酸盐结晶已经形成。

综观国内外有关软组织损伤的基础和临床状况，我们可以发现，国内的临床诊治手段非常丰富，并有着广泛的社会基础和众多推崇者，患者基数也相当大。相比之下，国外却没有这么广泛的人群，但其基础研究相当深入，特别是在肌肉和筋膜疼痛以及脊柱推拿等方面进行了大量的基础和临床研究，在此领域已大大领先我们。由于认识上的局限性，我们对颈肩腰部的软组织痛大多冠以"颈椎病""肩周炎"及"腰肌劳损"等使患者深信不疑的诊断术语。而有趣的是，国外文献却很少看到颈椎病和肩周炎这两个诊断术语。

相信随着现代科学技术的快速发展和医学诊疗水平的提高，将会不断涌现出新的理论和假说以及相应的治疗方法和技术，如微创和新的药物等，并将运用于临床软组织痛的治疗当中。而相关基础研究的深入，将使软组织痛专业的基础理论得到加强，也将服务于临床，造福广大的软组织痛患者。

参考文献

［1］冯天有.中西医结合治疗软组织损伤［M］.北京：人民卫生出版社，1977.

［2］董亦明，宋一同.软组织损伤学［M］.北京：人民卫生出版社，1990.

［3］张万福.软组织损伤学［M］.天津：天津科学技术出版社，1993.

［4］李含文.软伤诊疗学［M］.北京：人民体育出版社，1987.

［5］孙呈祥.软组织损伤治疗学［M］.上海：上海中医学院出版社，1988.

［6］冯天有.中西医结合治疗软组织损伤的临床研究［M］.北京：中国科学技术出版社，2002.

［7］王伯珉，吕小龙.软组织损伤的临床治疗［J］.创伤外科杂志，2020，22（9）：718-721.

［8］赵刚.四肢软组织损伤评估与救治的几个重要问题［J］.创伤外科杂志，2020，22（1）：5-9.

［9］郑灿华.慢性难治性软组织痛的病因分析与治疗对策［J］.临床医药文献杂志，2017，4（47）：9299，9302.

［10］宣蛰人.宣蛰人软组织外科学［M］.上海：文汇出版社，2009.

［11］符仲华.浮针疗法速治软组织伤痛［M］.北京：人民军医出版社，2003.

［12］符仲华.浮针医学纲要［M］.北京：人民卫生出版社，2016.

［13］康国华，傅春梅.常见软组织损伤推拿治疗图解［M］.上海：上海中医药大学出版社，2002.

［14］赵俊，张立生.疼痛治疗学［M］.北京：华夏出版社，1994.

［15］倪家骧，樊碧发，薛富善.临床疼痛治疗技术［M］.北京：科学技术出版社，2003.

［16］张立生，刘小立.现代疼痛学［M］.石家庄：河北科学技术出版社，2000.

［17］李志宏，阮源.514名飞行人员软组织损伤性疾病谱分析［J］.临床医药文献电子杂志，2019，6（66）：26，29.

［18］罗敏，廖品东.近10年推拿按摩临床科研热点分析［J］.中国中医药信息杂志，2001，8（10）：88-89.

［19］李义凯，叶淦湖.中国脊柱推拿手法全书［M］.北京：军事医学科学出版社，2005.

［20］蔡明华.治疗软组织损伤的针灸工具运用［J］.浙江中西医结合杂志，2002，12

（9）：581.

［21］Siegfried Mense, David G Simons, I Jon Russell.肌痛［M］.郭传友，主译.北京：人民卫生出版社，2005.

［22］皮凤娟，张庆莲，唐中尧.中医药治疗软组织损伤研究进展［J］.中医研究，2020，33（9）：70-72.

［23］李义凯，钟世镇.能这样治疗狭窄性腱鞘炎吗？［J］.颈腰痛杂志，2007，28（1）：13-15.

［24］梁善皓，叶淦湖，陈焕亮，等.骶髂关节半脱位的临床研究［J］.中国康复医学杂志，2007，22（2）：172-173.

［25］曾庆馀.强直性脊柱炎和其他血清学阴性脊柱关节病［M］.北京：华夏出版社，1994.

［26］李义凯.脊柱推拿的基础与临床［M］.2版.北京：军事医学科学出版社，2015.

［27］温长路.中医药论文问题剖析［N］.中国中医药报，2006-06-28（5）.

［28］叶衍庆.腰背肌肉剥离后脊柱的病理生理改变——呼吁如何解决术后潜在并发症的治疗问题［J］.中华骨科杂志，1982，2（3）：170-176.

［29］宣蛰人.软组织松解术两病例的再报告——答叶衍庆教授的《呼吁》一文［J］.中华骨科杂志，1983，3（1）：46-52.

（李义凯，周永富）

第二章　软组织痛的病因及病理

　　引起软组织痛的病因很多，涉及多个医学领域和学科。常见的病因是劳损类或退变性的颈肩腰腿痛疾病，少数是结缔组织疾病和骨质疏松等，甚至是肿瘤所致。软组织痛的病理变化非常复杂，许多病理尚不是十分明了。目前，软组织损伤性痛的病理核心是"筋出槽、骨错缝"、半脱位、滑膜嵌顿、无菌性炎症、压痛点、扳机点、粘连、挛缩及卡压等学说。在此基础上提出了相应的复位和松解等治疗方法。冯天有创立新医正骨，其所提出最核心的理论基础是"筋出槽、骨错缝"，也就是病损部位微细解剖位置发生了变化。宣蛰人提出的无菌性炎症学说极大地推动了我国软组织损伤事业的发展，并由此创立了一系列行之有效的治疗方法，包括推拿手法和针法等。相对而言，国内软组织痛的临床研究和观察要远远多于相应的基础研究。引发软组织痛的病理涉及神经生理学、病理学、内分泌学、免疫学、老年医学以及遗传学等学科的内容，研究领域相当广泛和复杂。

　　就目前而言，有关软组织痛的病因和病理机制还没有得到十分明确的阐述。大多数著作及论文是介绍软组织损伤或软组织劳损的病因和病理机制的。我们从回顾软组织损伤的病理假说入手，来重点探讨有关软组织损伤性痛的病因和病理疼痛机制，并系统介绍可引起软组织痛的常见病因及发生疼痛的病理机制。在此首先介绍可引起软组织痛的病因，而后是介绍可引起软组织痛的病理，最后介绍一些有关疼痛方面的术语和定义。

第一节　软组织痛的病因

　　第一章中我们介绍过可引起软组织痛的疾病有很多。主要为常见的软组织劳损性或退行性的颈肩腰腿痛疾病（以颈椎病、肩周炎和腰椎间盘突出症为代表疾病）、创伤或运动损伤类疾病、结缔组织类疾病、骨质疏松、内分泌或代谢类疾病、感染类疾病、肿瘤、内科、妇科以及神经精神类疾病等。下面就导致软组织痛的病因加以汇总和介绍。

一、引起软组织损伤性痛的病因

（一）损伤

超过一定能量的外力作用于人体组织结构所造成的软组织损伤，如急性骨骼肌损伤和踝关节扭伤等。外力作用可分为直接外力和间接外力损伤。直接外力是外力直接作用于损伤的局部，造成被作用部位组织的挤压、碾挫和撕、拉伤等；间接外力损伤多是发生在外力直接作用部位以外的软组织损伤。由于运动系统软组织（除骨骼肌外）多属于贫血管性结构，一旦损伤，则自我修复的能力有限，易产生慢性软组织痛。

（二）劳损

也称积累性损伤。这种积累性劳损可引起软组织的持久性组织病变，造成诸如网球肘、腱鞘炎和肌筋膜炎等病变。这类损伤的能量很小，不会造成软组织的即刻损伤。但由于长期反复的牵拉等作用力作用于局部，使得局部肌肉、韧带或肌腱等组织结构长期处于满负荷的紧张状态，由此产生局部病理变化而出现疼痛症状。由于属于贫血管性结构等因素，一旦肌腱、椎间盘、韧带和软骨等出现损伤，则病变很难自愈。这类损伤主要是反复长期的工作、体育锻炼或运动姿势，致使某块肌肉或某条肌腱、韧带长期处于被牵张或牵拉状态，或经过经常性的摩擦，或人体运动系统的解剖结构长期处于某种不良的体位姿势，造成这些组织结构的炎性变，出现无菌性炎症，进而出现疼痛症状。

（三）退变

软组织内普遍含有以纤维形式存在的生物大分子结构——胶原。随着年龄的增长，软组织内的成分发生改变，如水的总含量减少以及胶原纤丝的直径随之增粗。伴随着老化和退变，组织的刚度也不可避免地下降，造成不同年龄段不同软组织痛的发病率也各不相同。随着老化，加之在损伤和劳损的作用下，软组织结构产生退行性病变，出现疼痛症状。

（四）风、寒、湿

指组织受风、寒、湿侵袭后而引起的软组织病变，如受凉而引起的软组织性颈、肩、腰、腿痛等疾病。特别是肌筋膜，极易受寒冷的刺激而发生肌筋膜炎。

（五）其他原因

如内分泌因素在冻结肩发病中的作用以及手术导致的局部软组织粘连性或瘢痕性疼痛等。随着社会富裕程度的提高，高尿酸血症所导致的肌筋膜痛患者也越来越多。

二、可引起软组织痛的风湿类或结缔组织类疾病

（一）强直性脊柱炎

强直性脊柱炎（ankylosing spondylitis，AS）的发病与基因组成、感染因子和免疫反应功能障碍等因素相关。研究证实，人类白细胞抗原（HLA）–B27基因与AS存在极强的相关性，并已被纳入国际脊柱关节炎评估协会（ASAS）推荐的中轴型脊柱关节炎诊断标准中；此外，其他易感基因如肿瘤坏死因子–α、低分子量蛋白酶、内质网氨基酸肽酶–1、白细胞介

素-23/白细胞介素-17等相关基因在AS的发病中也发挥重要作用。但本病的发生主要与遗传易感因素HLA-B27强相关，其他还有环境因素，如与克雷伯菌和内分泌中的性激素等有关联。多数学者认为AS与多种遗传免疫信息网络的异常有关，会引起一些免疫学指标的异常改变。流行病学研究表明，世界上不论什么地方、什么种族，AS均与B27阳性密切相关，90%左右的AS患者HLA-B27呈阳性；B27阳性患者家族的AS又有明显的家族聚集性。克雷伯菌感染可能是AS的触发因素；而发病年龄和性别也是一个主要因素，AS在青春期后的青年发病率猛增，40岁以后发病又较少见。近年来，随着对肠道微生物研究的不断深入，发现肠道菌群与AS的发生、发展存在密切联系。

（二）类风湿关节炎

类风湿关节炎（rheumatoid arthritis，RA）是以破坏性与对称性关节病变、关节滑膜炎为特征的慢性自身免疫性疾病，以关节畸形、晨僵及手足腕踝、颞颌关节炎等症状为主，不仅会降低患者的运动功能，还会累及呼吸、肾脏、心脏等系统，使得患者的生活、工作受到严重的影响。若是患者的病情得不到及时有效的控制，会引发干燥综合征、心包炎、贫血、坏死性脉管炎等并发症，威胁其生命安全。目前，医疗领域对RA的发病机制尚处于研究阶段，但也有人认为遗传、环境均是引发RA的主要因素，与此同时该病患者的滑膜组织以及滑膜液内均存在较多的免疫细胞与免疫分子等物质，说明RA的发生可能与这类物质的活化或释放具有相关性，或是在上述物质的作用下加快患者病情的进展速度。

RA发病率在不同性别、年龄、地区和种族之间有差别。RA的发病原因与机制至今仍不清楚，现多认为该病属于自身免疫性疾病，可能与感染、遗传、内分泌及免疫等因素有关，并最后归结为个体免疫功能的异常。大量研究证实，自身反应性T细胞在RA的发病机制中起主要作用。RA的发病和分布不具有典型的传染性疾病的流行病学特征。但这并不能除外感染是RA诱因的可能性，因为感染因子可能通过介导自身免疫反应而引起携带某种基因的易感个体患病。其中对EB病毒的研究最多，其他病毒还有细小病毒、流感病毒等。至今为止发现的与RA最为相关的细菌是结核分枝杆菌。RA具有复合遗传病和免疫学异常的特征，提示遗传及免疫因素与RA的发生和发展有着密切的关系。此外，围绝经期女性RA的发病率明显高于同龄的男性和老年女性，说明内分泌中的性激素因素发挥着某种作用。其他还与寒冷、潮湿、疲劳、外伤和吸烟等因素有关。总的来说，RA的发生可能是如下三种因素共同作用的结果：①糖皮质激素的轻度减少，引起正常免疫功能受损；②雄激素相对减少；③感染因素。

（三）其他

风湿热（rheumatic fever，RF）是一种咽喉部感染A组乙型溶血性链球菌后反复发作的急性或慢性的全身结缔组织炎症。RF初发年龄通常为5~14岁，男女比例相当，在3岁以下婴幼儿中罕见。风湿热并非链球菌直接感染引起，因为风湿热常在感染后2~3周起病，但链球菌咽部感染是风湿热发病的必需条件，根治链球菌感染是治疗风湿热必不可少的措施。

针对初发链球菌感染，为消除链球菌感染灶，《风湿热诊断及治疗指南》（2011年）推荐体质量<27 kg者给予苄星青霉素60万U，体质量>27 kg者给予120万U，qd，连用2~4周。系统性红斑狼疮（systemic lupus erythematosus，SLE）是一种主要累及中青年女性的自身免疫性疾病，临床表现复杂多样，可累及多器官、系统。对SLE病因、诊断与治疗的研究一直是该领域的热点。其病因可能与遗传、环境、免疫和性激素等多种因素的相互作用而造成的机体免疫功能紊乱有关。近来研究发现，mRNA的表达失调与SLE的发生密切相关。感染在系统性红斑狼疮中很常见，是SLE患者发病和死亡的重要原因。SLE患者的感染部位分布广泛，感染类型及病原体与普通人群相似。最常见的感染部位是肺部，其次是上呼吸道、泌尿系、皮肤及软组织等。遗传因素、免疫缺陷及皮质类固醇或免疫抑制剂的使用使某些SLE患者易发生感染，且免疫抑制治疗可能重新激活感染或使狼疮恶化。贝赫切特综合征则是以微血管炎为病理基础，反复作用、累及多系统的自身免疫性疾病。

三、肌筋膜痛的病因

（一）肌筋膜痛

造成肌筋膜痛的原因有很多，如退变和劳损、不良体位、撞击、发育异常、过度负荷、不良姿势、身体不平衡、过度或过少运动、环境刺激以及感染等因素。以上病因造成肌结构的结构失衡、姿势性压迫和肌肉的过度收缩。如过度后伸或频繁旋转头颈可使颈夹肌劳损并出现扳机点，并使之慢性化。当身处寒冷环境中或颈部暴露在冷风中时，就有可能激活劳损颈肌内的潜在性扳机点，而产生疼痛。车祸的撞击力是造成颈肌扳机点形成的一个常见原因。不良姿势，如坐位时保持上半身紧张的体位、不合适的办公桌椅（如坐椅无硬靠背）、不正确的发力、重复性运动负荷、键盘过高、偏头颈固定电话、疲劳驾驶。未经训练的一些动作也是造成肌筋膜痛的主要原因之一，如过多的右手投篮易使左侧斜方肌产生疲劳。在急性上呼吸道感染的前驱阶段，肩胛提肌在其通常能忍受的压力下被激活成为扳机点。

频繁的反复运动会使肌肉超负荷而激活扳机点，如流水线上的工作以及演奏艺术家的工作。重复性劳损引起扳机点性疼痛常被忽视，易误诊误治。磨牙症和情绪紧张可相互影响，而使咀嚼肌和颈肌超负荷，从而使扳机点持久化，造成头面部疼痛；紧领扣或者领带会使胸锁乳突肌受压而产生疼痛。

与肌筋膜综合征相关的营养元素包括水溶性维生素B_1、B_6、B_{12}，叶酸，维生素C及一些微量元素如钙、铁、钾。在扳机点患者群体中有非常高比例的患者存在一种或多种维生素不足或缺乏。维生素B_1不足增加了对于肌筋膜扳机点的易感性，可能出现夜间腓肠肌疼痛性痉挛；一些心理性因素，如焦虑和抑郁等可导致肌筋膜扳机点的慢性迁延；高尿酸血症或者痛风时，肌筋膜扳机点会加重，这点易被临床所忽略。

一些慢性疾病、慢性感染和侵袭，如病毒性疾病（尤其是单纯疱疹）、慢性细菌感染和寄生虫感染可使肌筋膜扳机点慢性化，但原因不清。其他因素还有过敏性鼻炎、睡眠不佳和神经疾病等。

（二）纤维肌痛综合征

纤维肌痛综合征（fibromyalgia syndrome，FMS）是一种临床常见又饱受争议的慢性肌肉疼痛性疾病。以往认为本病属于神经官能症，现在认为本病的病因为外源性的因素。但确切病因不清，可能主要与中枢神经系统对感觉信号的神经化学处理过程异常有关。即中枢神经系统对一般伤害感受的神经感觉放大所致，而非特异性地来自肌肉病变。本病主要表现为周身肌肉疼痛、疲劳及睡眠障碍，常伴有焦虑、抑郁、认知障碍和情绪障碍，也常伴发雷诺综合征、肠易激综合征与心理疾病。其相关的病因及诱因可能为风湿类疾病、精神类疾病、神经免疫紊乱及感染等。研究表明FMS更容易发生在女性，同时与年龄超过50岁、肥胖、生活水平及文化教育水平低下有关。有研究也发现体质量指数（BMI）与FMS疼痛程度、疲劳程度呈正相关。FMS的病因与发病机制尚不明确，涉及中枢神经系统（CNS）、自主神经系统、神经递质、激素分泌、免疫系统、遗传学、精神病学，与失眠、内分泌疾病、自主神经功能异常、类风湿关节炎、系统性红斑狼疮和甲状腺功能低下等疾病有关。

四、痛风的病因

痛风的生化基础是高尿酸血症，也就是血清中的尿酸水平明显升高。其病因可分为原发性和继发性两类。原发性也叫特发性，病因有酶及代谢缺陷使得尿酸产生过多；另外是原因不明性的，多是遗传因素所致，表现为原因不明的肾脏清除率降低和原因不明的尿酸产生过多。继发性病因有一些酶的缺乏使得尿酸产生增加、一些疾病或术后使得核酸转换增加、嘌呤原料增加（饮食因素的酒精和高嘌呤饮食等），伴有肾脏清除率降低、ATP降解过多，如酒精过量等。研究表明，痛风患者引起关节炎发作的诱因依次为过度疲劳、进食高嘌呤食物、酗酒、受凉感冒、关节外伤及过度运动等。

近年来，痛风患病年龄有逐年降低的趋势。女性发病基本在绝经后。大多数痛风患者有家族史，其近亲中15%~25%有高尿酸血症，患者发病年龄越小有家族史者比例越高，可达20%~50%。主要是由嘌呤催化酶缺陷使尿酸生成过多所致；不同地区和不同环境痛风患病率不同，可能与膳食结构和生活方式密切相关。此外，痛风与酒精的摄入有关，啤酒和葡萄酒含较多的嘌呤；海鲜食品摄入过多是诱发痛风的因素之一。研究表明，肥胖、高血压、高血脂、糖耐量异常和高胰岛素血症与痛风有密切关系。

青年时期体质量增加是痛风的危险因素，青年时期体质量增加越多，痛风发生的危险性就越大，这可能与体内内分泌紊乱或酮生成过多抑制尿酸排泄有关。冠心病、高血压和糖尿病患者中17%有高尿酸血症，并与血压和胆固醇水平呈现正相关，高尿酸血症患者常伴有上述因素。但也有研究显示，痛风患者中的帕金森病比例较低。

五、骨质疏松症的病因

骨质疏松症的病因分为原发性和继发性两类，原发性因素有遗传因素、生活方式（缺乏钙饮食或导致钙丢失的高蛋白饮食和摄入过多的咖啡因等）、活动减少的废用性吸收、酗酒、妇科因素（初潮延迟、月经周期紊乱和子宫切除等）、营养和摄入食物异常（钙摄入少、厌食和贪食等）、内分泌因素（雌激素缺乏、甲状旁腺激素增多、降钙素和维生素 D_3 减少等）。继发性因素包括糖皮质激素诱发的骨质疏松症、原发性甲状旁腺功能亢进症和风湿性疾病所致的骨质疏松症等。

1994 年世界卫生组织（WHO）提出的定义为，骨质疏松症是一种以骨量低下、骨微结构损坏、骨脆性增加、易发生骨折为特征的全身性骨病。2001 年美国国立卫生院（NIH）提出的定义为，骨质疏松症是以骨强度下降、骨折风险性增加为特征的骨骼系统疾病。骨强度反映骨密度和骨质量，骨质量包括骨的转化、骨的结构、骨的矿化、骨的有机质、骨的损害程度及骨的力学性能等。两个定义提法有些不同，实质内容并无明显矛盾，均强调该病的结局是骨折风险增加。原发性骨质疏松症又分为绝经后骨质疏松症（Ⅰ型），一般发生在女性绝经后 5~10 年内；老年骨质疏松症（Ⅱ型），一般指 70 岁以后发生的骨质疏松；特发性骨质疏松症，主要发生在青少年，病因未明。继发性骨质疏松症指由任何影响骨代谢的疾病和（或）药物及其他明确病因导致的骨质疏松症。

六、内脏痛及其他疼痛的病因

内脏痛的原因有很多，主要是由内脏（特别是腹腔器官）和壁层（腹膜或胸膜）的病变所致。如空腔脏器的平滑肌痉挛，胃肠或泌尿生殖系统的挛缩，内脏结构的突然异常膨胀、牵拉或撕裂等，实质性脏器如肝、脾的被膜迅速异常扩张，局部缺血的迅速发展，最敏感的是心脏，空腔脏器里的炎症，内脏结构的化学或机械刺激所致的黏膜发炎，肠系膜、系带或血管的牵拉、压迫或扭转，内脏如胰腺或心肌的坏死等。临床上将内脏痛分为真性内脏痛、内脏牵涉痛及壁性痛三类。妇科引起疼痛性的疾病有：炎症、慢性盆腔炎、盆腔淤血综合征、妇科肿瘤、围绝经期综合征。其他病因包括血栓闭塞性脉管炎及癌性痛等。

第二节　软组织痛的理论或假说

一、软组织损伤性痛的理论及假说

肌肉、肌腱、关节及骨骼均有丰富的伤害感受器。在正常情况下，这些结构的敏感性依次为：骨膜的阈值最低，其次为韧带、关节纤维结构、肌腱、筋膜和肌肉。炎症可使这些结构的痛阈显著降低，特别是关节和骨骼，包括骨膜和网状骨质。静止时，肌肉急性局部缺血不会引起疼痛，但在较强烈运动时，疼痛会进行性加重。从目前看，所有有关软组织损伤性疼痛的理论或假说都基本源于冯天有和宣蛰人的学说。虽然其他有一些看起来比较新的说法，但从根本上来讲都无法超越上述二位专家的学说。

（一）冯天有的理论

冯天有在软组织损伤的临床研究中，通过反复实践，不断总结，在软组织损伤发病机制上提出了新的观点。他提出软组织因受到跌、扑、闪、扭、冲撞、碾压而引起的闭合性损伤，常导致局部软组织发生解剖位置的微细变化，这是一系列临床表现的病理基础。这种解剖位置的微细变化引起局部无菌性炎症反应或慢性组织变性、增生与粘连等组织形态学变化，从而导致功能障碍。这类软组织损伤可发生在全身各关节及其附近的肌肉、肌腱、韧带、骨膜、筋膜、神经和血管等，而尤以颈、肩、腰、臀部多见。在上述组织中某一部分的解剖学位置异常的同时，常牵涉和波及邻近组织与器官，引起一系列继发的组织形态学变化及功能障碍。因此，应着重指出的是，尽早地发现和纠正组织损伤部位的解剖学位置的变化，恢复病变部位的解剖形态，同时治疗无菌性炎症，可使病损部位尽快恢复，疾病即可治愈。

冯天有认为，单个（或多个）脊椎的轻度位移，造成脊柱内外平衡的破坏或失调，是损伤性脊柱疾病的主要病理改变。他在学习罗有名老太太的正骨手法时发现，只要拨正偏歪的棘突，患者的症状就会减轻或消失。通过刻苦的学习和细致的观察，他从中得到启示：腰椎（颈椎）疾病和棘突的位置变化有一定的关系。他认为腰椎间盘突出症是患椎解剖位置的微细变化破坏了脊柱的正常（或代偿）内外平衡关系，椎间盘髓核突出压迫了神经根，即产生腰腿痛。医生检查时，在患处可触及到患椎棘突的偏歪和棘突间隙及棘间韧带的病理改变，并且可有压痛、放射痛和腰部功能障碍；髓核突出压迫神经根可造成患肢功能障碍及相应的腱反射改变，如皮肤感觉和肌力减退及肌萎缩等临床表现。

由于解剖特点等方面的差异，不同脊柱节段棘突偏歪也各不相同。例如胸椎的单个椎体移位是以单纯后仰或仰旋为主，同时椎体的移位还可造成关节突关节的错缝或半脱位，以及肋椎关节、肋横突关节错缝或半脱位，压迫肋间神经或胸脊神经后支引起疼痛。久之，因自然复位不完全或治疗不当，这些错位关节的关节囊及椎间组织，可发生无菌性炎症。

肌肉损伤时常发生在肌腹和腱腹交界处或骨骼附着处，多可触压到局限性肌纤维隆起、弥漫性钝厚或呈条索状变硬、挛缩、弹性降低等变化，同时可伴有压痛和酸胀感。在临床上，臀中肌、梨状肌和肩背部肌肉受损较为常见。

肌腱损伤多发生在腱腹相交处或发生在骨附着点（腱起止端）。有时暴力损伤可造成撕脱骨折，伤后局部有明显的疼痛或压痛，伴有肿胀、灼热。严重撕裂时可出现局部畸形（凹陷或膨隆），产生严重的功能障碍。

关节和韧带损伤：任何关节（可动或微动关节）突然发生超出生理范围的活动时，就可能使关节错位（或半脱位、脱位）及造成其周围的关节囊韧带发生损伤。韧带损伤也分为扭伤（韧带组织学的完整性尚存）和撕裂（韧带的完整性全部或一部分受到破坏）。

韧带扭伤时，局部可表现为疼痛、触压痛，严重者可有肿胀。在未撕裂时所附着之关节很坚固，仅表现为部分功能障碍，即"其病在筋，屈不能伸"。韧带撕裂多发生于韧带中段或起止端，造成撕脱性骨折或局部骨膜下出血，表现为局部明显的疼痛、肿胀和触压痛，并可触及条索样剥离或弥漫性钝厚，所附着之关节失去正常稳定性，可被拉开或松动，被动运动可有异常活动（超出生理范围），并影响其生理功能。

神经或血管的损伤：在闭合性软组织损伤中，常因不协调的运动牵拉或直接外力，使浅表神经在行径中轻度移位或挫伤。使伴随的表浅静脉破裂出血，造成严重疼痛、局部肿胀、灼热及皮下淤血。

（二）宣蛰人的理论

宣蛰人认为软组织外科学的形成"是医学发展结果，是西医骨科和中医伤科发展到一定阶段时，其部分内容结合的产物，它不仅仅是一种治疗方法，而是一种医学上的全新认识，是一个理论体系"。"软组织外科学是从基础和临床角度，研究由骨骼肌、筋膜、韧带、关节囊、骨膜等运动系统软组织损害引起疼痛、相关征象及治痛的临床分支新学科"。"是以椎管外骨骼肌、筋膜、韧带、关节囊、滑膜、椎管外脂肪或椎管内脂肪等人体运动系统的软组织损害（旧称软组织劳损）引起的疼痛和相关征象的疾病为研究对象，以椎管外或椎管内（外）软组织松解外科手术或椎管外密集型压痛点银质针针刺和椎管外手法治疗等非手术疗法为治痛手段（完全有别于镇痛手段）的一门新的临床分支学科"。

从20世纪60年代初起，宣蛰人对全身软组织损害性疼痛做了系统性的临床研究，提出所有的椎管内外软组织损害性疼痛都存在局部无菌性炎症，且经光学显微镜和电子显微镜观察验证，明确地指出引起腰骶臀腿痛或头颈背肩部痛的发病机制，不是神经根或神经干受慢性机械性压迫所致，而是软组织损害部位存在无菌性炎症的病理变化，其化学性刺激作用于椎管内或椎管外神经末梢才引起疼痛，从而提出了软组织无菌性炎症致痛学说。此无菌性炎症有别于化脓性炎症，因为这关系到采用何种治疗方法。

宣蛰人认为软组织损害性疼痛的原发因素有急性损伤后遗（局部）、慢性劳损形成（局部）和未知因素（全身）等，其造成骨骼肌、筋膜、韧带、关节囊、骨膜、脂肪等软组织骨骼附着处的无菌性炎症反应，同时软组织骨骼附着处的神经末梢受到无菌性炎症反应的化学性刺激而导致疼痛症状的出现。疼痛还会造成早期的继发因素，即反射性（保护性）肌痉挛的出现。由此产生以下的病理变化：

1.牵拉性软组织劳损，加重了原有的肌肉、筋膜等软组织骨骼附着处的病理变化，出现炎性粘连或炎性纤维组织增生，进一步刺激神经末梢。

2.骨骼肌和筋膜出现缩短和增粗的形态改变，但本身无病理变化。

3.软组织骨骼附着处的小血管因疼痛发生痉挛，其周围结缔组织的炎症反应变为炎性粘连或炎性纤维组织增生。

4.持续性肌痉挛导致肌肉本身的血供不足，均会产生新陈代谢障碍和营养障碍。

5.机体动力性平衡受到破坏，发生对侧及上、下肌群的补偿性肌痉挛（即对应补偿调节和系列补偿调节）。

6.特定部位出现有规律的压痛点（区），滑动按压时除会引出局限痛外还可引起肢体的传导征象。

7.所谓的椎-基底动脉供血紊乱，自主神经功能紊乱，眼、耳、鼻、咽喉或口腔等功能失调以及循环系统、呼吸系统、神经系统、消化系统、泌尿生殖系统或运动系统等功能紊乱。

上述这些病理变化可反过来加重疼痛。如果病情发展进入持续性恶性循环，则造成晚期继发因素：肌挛缩的初期。具体病理变化如下：

1.骨骼肌、筋膜或其他软组织本身出现轻度的单纯组织变性和挛缩。

2.骨骼肌附着处与其他软组织骨骼附着处出现重度的炎性组织变性和挛缩。

3.上述变性挛缩的软组织均会产生不同程度的机械性压迫作用，引起血管和神经重度的压迫征象。

（三）其他理论和假说

以往提及较多的是"松则不痛，痛则不松"，强调因痛造成的痉挛及恶性循环在软组织疼痛中的重要病理作用。以往有不少文献报道都提及诸如有关寰枕筋膜挛缩和寰枕后膜挛缩致病的假说，认为寰枕后膜挛缩可导致许多临床症状。此外还有肌肉粘连等假说，认为软组织的损伤过程实质上是软组织发生变性、渗出、增生、修复，形成粘连、瘢痕及钙化等病理过程，也是人体的动态平衡失调的过程。在此过程中，机体会出现疼痛、局部压痛、硬结条索状物和活动受限等临床表现。吴爱民强调触诊在软组织损伤病理检查中的重要性。他总结了软组织损伤的十大变构形态特征，即软组织的肿胀、痉挛、畸形、断裂和剥离，体表温度异常，硬块，结节，弹响和摩擦音，关节僵硬和肌萎缩等。此外，还有其他一些假说，如小针刀治疗软组织损伤的理论基础是动态平衡失调，其病理基础是软组织粘连、瘢痕和挛缩等。认为动态平衡失调在人体内的表现形式是错综复杂的，动是一个比较抽象的概念。软组织损伤三大病理因素——粘连、瘢痕和挛缩形成动态平衡失调。但其还是无法超越冯天有和宣蛰人的理论或假说。但有关半脱位、错缝和错位的实质，骨骼肌性软组织痛在本学科中的地位，压痛点和扳机点的病理改变，针刀和银质针所谓松解的解剖和病理形态学基础及由此带来的损伤，触诊与影像学的矛盾等都是需要迫切解决的学科难题。传统的颈椎病和肩周炎，特别是椎动脉型颈椎病和颈源性头痛（头晕）的病因和病理也开始受到质疑。

二、结缔组织病所致软组织痛的病理

（一）强直性脊柱炎（AS）

本病病理性标志和早期表现之一为骶髂关节炎。早期病变为最终侵蚀关节的软骨下肉芽组织。它逐渐由纤维软骨再生而替代，最后代之骨化。脊柱初期病变包括椎间盘和椎体边缘连接处的炎性肉芽组织。AS所致软组织痛的主要临床特点是表现在附丽点处的病变和由此导致的疼痛。所谓的附丽点处病变就是肌腱或韧带在骨骼附着点处的炎症，这是AS的特征性病理改变，且越来越受到重视。AS的标志是骶髂关节炎，而骶髂关节的典型病变为非典型性的非特异性滑膜炎。其病理改变为滑膜血流增加、血管通透性增高、软骨及软骨下组织破坏和修复。这是由于AS病理过程中的抗体激活补体所引起的炎症反应，造成细胞死亡、组织损伤，产生包括软组织痛在内的骶髂关节和腰骶部的疼痛。这些患者常被误诊为"腰肌劳损""纤维织炎"及"腰椎间盘突出症"等。在肌腱末端处，即肌腱和韧带骨附着处可出现无菌性炎症，这也是本病的另一个病理特点。活检组织在镜下可见淋巴细胞和单核细胞浸润的肉芽组织，小血管增生和纤维化。本病多累及脊柱和骨盆等中轴骨，少数可表现在外周关节部，如跟腱在跟骨附着处，后期在肌腱末端有新骨形成。HLA-B27阴性的AS患者，其症状相对较轻。最新研究发现，免疫细胞辅助性T细胞17（Th17）水平是AS患者预后不良的影响因素，Th17细胞水平越高，AS患者预后越差。

（二）类风湿关节炎（RA）

对感染因子、HLA-DRB1、Ⅱ型固有淋巴样细胞（ILC2）、T细胞受体、细胞黏附因子、致炎因子以及HLA-BR1结合肽的研究为认识RA的发病机制提供了大量实验依据。在RA易感性强的个体，抗原经抗原呈递细胞呈递并激活T细胞诱发自身免疫反应，最终导致RA的发生。ILC2通过分泌IL-13抑制RA患者疾病活动。RA的显著特点是滑膜血管增生、炎性细胞浸润和血管翳的形成。炎性细胞的浸润，则进一步导致滑膜、软骨乃至软骨下骨组织的破坏。RA的临床症状及体征与这些病理改变密切相关。这些致病因子的病理改变首先累及构成关节的软组织——滑膜，由此导致RA性软组织痛。

（三）其他

急性风湿热是在一定遗传背景上由A组B型溶血性链球菌感染后所诱发的免疫反应性疾病。急性风湿热的基本病理改变是风湿小体，其病变主要发生在结缔组织胶原纤维，全身器官均可受累。病变初期结缔组织纤维发生黏液样变性，胶原纤维呈局灶性肿胀，结缔组织中蛋白聚糖（主要为氨基多糖）增多。继而肿胀的胶原纤维断裂、崩解成为无结构的颗粒状物，与基质中的氨基多糖混合在一起，加上免疫球蛋白及纤维蛋白沉积，形成类似纤维蛋白的纤维素样变性，并有非特异性炎性细胞浸润和浆液渗出。由于病变集中在关节的滑膜等处，故常造成包括患者膝关节在内的关节积液和疼痛。

系统性红斑狼疮的关节病变是该病最常见的一种首发症状，也是疾病活动的表现之一。主要表现为关节疼痛或关节炎。主要病理改变就是滑膜细胞增生、滑膜表面纤维蛋白渗出、小血管及周围血管炎性细胞浸润。血管壁有类纤维素样坏死，血管腔闭塞及血管周围纤维化。

贝赫切特综合征的组织病理学及血清学无特异性表现，早期病变为表皮和小血管周围单核细胞浸润,后期被中性白细胞和浆细胞代替。尽管存在典型的血管炎,但血管纤维样坏死并不常见。

三、肌及其筋膜痛的病理

(一)肌筋膜痛

局部伤害感受器致敏可导致肌筋膜上的扳机点剧烈压痛。肌筋膜痛与内源性物质如缓激肽、前列腺素 E 和 5-HT 有关,这些物质都可使伤害性感受器致敏而产生疼痛。由于没有采用电生理的方法来研究肌筋膜痛,目前只是注重临床上通过触摸或按压来寻找痉挛或紧张的肌束或痛性肌结节,因此临床上一直很难正确理解肌筋膜痛和扳机点的确切病理机制。传统上一直认为肌筋膜上的压痛点是由众多高度异常微小活动点(active loci)所组成的。这些活动点使得受累骨骼肌的肌节,即肌小节发生扭曲。最后形成紧张性或痉挛性的结节以及紧张性的条索状物。目前有关肌筋膜痛的研究集中在两个方面:一是肌肉电生理研究;二是肌肉及其筋膜的病理研究。MRI 所示软组织对比度好,并能准确地反映病理变化,是肌肉损伤首选的影像学检查方法,但不一定是研究肌筋膜痛的首选方法。另外,研究也发现肌筋膜痛也与中枢神经系统(CNS)关系密切,进一步的病理机制需要深入的研究。病理学研究的明确结论提示肌肉痛点的变化与缺血和代谢障碍有关。其中的能量危机假说认为,肌节的持续收缩会挤压毛细血管网,造成局部严重的能量危机,因此局部严重的低氧及组织能量危机可刺激神经血管反应物质的产生,从而致敏局部伤害感受器。肌肉痛点的病理学研究还存在大量具有争议的问题,其结果不能完全解释临床的症状,这一领域有待进一步探索。在此领域国外的研究报道很多,国内宣蛰人对此进行了数十年的临床研究。

(二)纤维肌痛综合征

纤维肌痛综合征是一种非关节性风湿疾病,在多点上伴有骨骼肌的疼痛和僵硬,并且在压痛点的特定解剖部位上有压痛加重。压痛点可出现在肌肉和其他组织,包括肌腱的附着点和骨膜;同时少数还可能伴有放射痛、抽搐反应和周围组织的紧张性束带的压痛点。本病属于弥漫性变异疼痛的类型,其特征是通过指压检查可发现全身有 18 个成对(9 对)解剖位置上的软组织压痛点。本病主要是与中枢神经系统(CNS)对感觉信号的神经化学处理过程异常有关,造成对一般伤害感受的神经感觉放大,致使患者的痛阈下降而出现痛觉,而非特异性地来自肌肉本身的病变。围绕纤维肌痛综合征究竟是 CNS 还是周围神经系统(PNS)因素导致的发病,多年来进行了很多研究。但到目前为止,还没有发现令人信服的 PNS 发病机制的组织学证据。因此,研究重点转向了 CNS。研究内容包括:疼痛感受的神经化学机制,神经内分泌功能,自主神经系统和神经感觉功能,一些生化物质如血清素、P 物质、生长激素、神经生长因子,降钙素基因以及 CNS 功能影像学等研究。本病与抑郁关系密切,但因果关系还在研究之中,目前还无法确定。另外,还有研究认为患者骨骼肌某种形式的解剖变异或能量代谢缺陷也是其病理机制之一，但尚有争论。

四、痛风

痛风的主要病理学特征是在尿酸浓度逐渐升高的条件下单钠尿酸盐（monosodium urate，MSU）结晶的慢性沉积。研究表明，血清尿酸盐浓度增加不仅会造成MSU结晶的沉积，导致关节内和关节周围的疼痛性炎症发作，还与糖尿病、心血管疾病、高血压、慢性肾脏病等疾病的发病率密切相关。近几年的流行病学资料表明，痛风及高尿酸血症的患病率处于逐渐升高的趋势，其中欧美地区成人的痛风患病率为0.68%~3.9%，美国的高尿酸血症患病率达20.2%；中国部分地区的痛风患病率已达到1.57%~2.6%，高尿酸血症患病率达6.4%~21.04%；痛风的患病率还具有男性高于女性、女性绝经后升高等特点。病理性高尿酸血症指血清尿酸浓度高于408 μmol/L，高于此浓度时在生理pH值和温度下体外可形成单钠尿酸盐结晶。在饮食因素（暴饮暴食等）、饮酒、抑制尿酸排泄和促进尿酸生成的药物（维生素B_{12}、胰岛素等）、创伤等因素作用下，出现嘌呤吸收过多或嘌呤生物合成增加或尿酸排泄障碍。上述结果使得尿酸浓度过高，超过了尿酸溶解度而呈过饱和状态，从而使尿酸钠微晶体沉积在软骨、滑膜及周围的软组织之中，多形核白细胞吞噬晶体后释放多种炎性介质而造成关节损伤疼痛。急性痛风性关节炎发作时也可无血尿酸水平的升高，某些大量痛风结石沉积的患者，往往并没有急性痛风性关节炎发作史。在应用降低尿酸药物治疗时，血尿酸水平降低反而可诱发急性发作。对急性发作有特效的秋水仙碱，并不影响尿酸的代谢。尿酸钠晶体的沉积为何造成如此突发的关节炎，在尿酸钠晶体持续存在的情况下为何急性发作可自行缓解，这些问题促使人们对血尿酸水平、尿酸钠沉积与痛风性关节炎急性发作之间关系进行研究，但至今确切的发病机制还不十分清楚。

尿酸盐结晶沉积于动脉壁，损伤动脉内膜，因而较正常血尿酸者发生动脉硬化的机会多；痛风患者中高甘油三酯血症常见且常伴有低密度脂蛋白胆固醇升高；痛风和高脂血症都有一定的遗传性。因此，它们之间可能存在某些遗传性或获得性的共同缺陷。血尿酸浓度与胰岛素抵抗有密切的关系，胰岛素抵抗特别是伴有高甘油三酯血症的胰岛素抵抗是高尿酸血症的一个特征。过高的血尿酸可直接损伤胰岛B细胞，进而诱发糖尿病。另外还有一些危险因素本身就是发生高尿酸血症的原因，如长期高血压使肾小球缺氧，乳酸生成增多，与尿酸竞争排泄；糖尿病并发酮症酸中毒时，有机酸竞争性地使肾小球分泌尿酸减少导致高尿酸血症。

血清尿酸盐浓度的升高与环境因素及遗传因素相关。环境因素包括摄入啤酒、肉类和海鲜等富含嘌呤的食物，摄入会增加嘌呤核苷酸降解的果糖，自身的体质量指数（BMI）过高以及有利尿药物服用史，最终导致尿酸产生过剩。遗传因素对血清尿酸盐浓度变化的影响大于环境因素，主要是相关易感基因的单核苷酸多态性（single nucleotide polymorphism，SNP）影响肾脏和肠道中尿酸盐转运蛋白的功能，造成尿酸排泄不足。尿酸盐转运蛋白主要位于肾脏和肠道，负责调节人的血清尿酸水平，如近端小管细胞的基底外侧膜中的

GLUT9蛋白和顶端膜中的URAT1介导肾尿酸重吸收。部分尿酸盐转运蛋白的多态性变体会增加血清尿酸盐水平和痛风的风险，这些蛋白的基因多态性研究和药物相关性研究对于痛风的个体化高效治疗有重要意义。大量研究表明，尿酸盐转运蛋白的多态性与尿酸稳态密切相关，以GLUT9、URAT1、NPT1和ABCG2最为重要。这些蛋白在不同人群中呈差异性表达，并且与痛风药物的反应机制密切相关。在未来诊疗中，这些研究结果可以帮助评估高尿酸血症患者有无治疗必要，并帮助痛风患者制订个体化高效的治疗方案。通过激活BCRP增强肠道对尿酸的清除来治疗高尿酸血症可能是一种可行方案。

五、骨质疏松症

骨质疏松症（OP）常见的临床表现是疼痛、身高缩短及脊柱变形、骨折。患者出现疼痛，主要表现为腰背疼痛或周身骨骼疼痛，严重时翻身、起坐和行走困难，可伴肌痉挛，甚至活动受限。身高缩短和驼背、脊柱变形和伸展受限是多次发生压缩性椎体骨折的结果。约20%患者出现骨折，常见部位为胸椎、腰椎、髋部、肱骨近端、桡骨、尺骨远端等。胶原蛋白不仅能提高骨骼的韧性，而且还起到黏附钙的重要作用，也就起到了提高骨密度的效果。人体骨骼主要由1/3的胶原蛋白和2/3的钙盐两部分构成。胶原蛋白与钙之间的关系就像水泥与沙子的关系，胶原蛋白是水泥，钙是沙子。有水泥，沙子才能凝固为一体，否则就会成为一盘散沙。30岁后，人体合成胶原蛋白的能力降低，流失大于人体合成，胶原蛋白不足，钙就无法黏固在骨骼中，由此形成了骨质疏松。女性在绝经期后胶原蛋白和钙的流失速度更快，加速了骨质疏松的发生。胶原蛋白也是关节软骨的重要组成成分，同样随着年龄增长，胶原蛋白合成能力也随之降低，软骨弹性降低、脆性增加、磨损加剧，各种骨关节病就随之发生。关节软骨主要由胶原蛋白（95%）、蛋白多糖和软骨细胞等构成。胶原蛋白网状结构是关节软骨的框架，蛋白多糖等其他成分作为填充物存在其中，增加了关节软骨的强度。胶原蛋白流失加剧，网状结构松弛甚至发生断裂，使得蛋白多糖等成分流失加速，关节软骨退行性变随之发生，造成骨与骨之间的摩擦，引发关节疼痛。

有关骨质疏松引起腰痛机制的传统观点：现有的绝大多数有关骨质疏松的专著均认为，"疼痛是骨质疏松症最常见、最主要的症状"。但都未提供确切的，发生疼痛的依据。他们描述：①疼痛主要局限在脊柱两侧的腰背部，有时可表现为腰骶痛、腰臀痛、腰髋痛、股后痛，疼痛一般不超过膝关节；②疼痛最初发生在从静息状态转为运动状态时，以后逐渐发展为持续性，较长时间采取同一姿势可加重疼痛。然而有一部分严重骨质疏松的患者却无腰痛，因此骨质疏松与腰痛的关联机制并不清楚。另外，OP患者做任何躯干活动，腰背肌都在进行持续的收缩，超负荷使肌肉内血液循环量减少，从而导致肌肉疲劳、痉挛、疼痛的发生。随着骨质疏松程度的不断加重，腰背痛症状也持续存在。

目前认为，骨质疏松引起腰痛的机制至少有以下4种：①骨小梁破坏，骨的感觉神经受激惹。骨的痛觉神经广泛分布于骨膜上，当骨密度降低、骨小梁正常结构遇到破坏时，骨强度明显下降，骨板支持力不足以保护骨的痛觉神经，塌陷或断裂的骨小梁可能激惹神经，产生疼痛。②骨折。骨质疏松导致骨力学性能下降，在轻微外伤或没有外伤的情况下即可出现椎体压缩性骨折、楔形或鱼嘴样变形，从而引起疼痛。由此继发的腰椎退变可能累及脊髓或神经根，引起麻木、乏力或腰腿痛。③肌痛。骨质疏松患者的负重能力不及健康人的35%，因此患者躯体活动时腰背肌必然处于高度紧张状态，以维持腰椎的稳定性。久之，肌肉疲劳，收缩力减弱，新陈代谢减少，从而出现肌肉及肌膜性腰背痛。④尾椎不完全骨折。老年人尾椎不全骨折并不少见，OP患者在未受外伤的情况下也可发生。

以上各种学说较为零乱，很难统一，文献中也缺乏系统性的实验为各种学说提供有力的证据。随着对OP的逐渐重视，人们发现越来越多的临床事实对传统的认识构成了挑战。研究发现骨密度与OP引起的病理性骨折以及楔形变并不是想象中的线性关系。令人意外的是，随着年龄的增长，尤其是65岁以后，椎体骨折的发生率增加，而腰痛的发生率却逐渐下降。有研究提示，45~65岁妇女的骨密度值增高反而提示更可能出现腰痛，而锻炼对腰痛有保护作用。

目前，多认为OP性软组织痛主要是由快速骨量丢失和病变所导致的骨折所引起；其次是由OP导致的微骨折或脊柱侧弯或椎体后突压迫神经所致。总的说来，与OP有关的疼痛可能是骨结构的破坏或组织受压使伤害性感受器受直接刺激所致，也可能来源于组织损伤时所释放的化学物质的直接作用。此外，尽管骨组织的某些区域对于疼痛刺激敏感性较差，但在机械压力作用下邻近关节的形状发生改变也可使距离较远的伤害性感受器受到刺激而引发疼痛。但OP时相当一部分患者出现严重的腰背部及臀肌痛，其原因可能是腰背肌痉挛。而在这些患者的腰臀部均可触摸到非常明显的压痛点，而这些压痛点的出现仅用微骨折理论是无法解释的。胶原蛋白和钙的丢失对肌肉和筋膜等软组织痛有何影响，尚无研究讨论。OP的一个主要特征，骨组织微细结构破坏与腰痛的关系还需要更多的研究证实。要明确地阐明OP与腰痛的确切机制还要进行大量的临床和实验研究。

六、内脏痛及牵涉痛

内脏痛（visceral pain）是最常见的疼痛现象。它以性质模糊、定位不确定为特点而与躯体痛有明显的差别。这种特点的形成原因为何？其产生的机制又如何？是神经学中长期悬而未解的难题。

内脏痛是由内脏器官障碍所引起的。这些障碍包括由于阻塞或肿瘤所导致的扩张、缺血、炎症及肠系膜的牵拉等。这些病变能够引起联合症状，例如恶心、发热、不适和疼痛。内脏痛是由感觉传入神经刺激内脏器官活动的结果，常被描述具有以下五种临床特征：第一，并非所有的内脏器官都能引起内脏痛，因为并不是所有的内脏都分布有感受器，或者可能是因为缺乏适当的伤害性刺激；第二，内脏痛并不总是与损伤有关，因此内脏痛具有非结构的或者是功能的特性；第三，内脏痛往往牵涉到体壁，这可以用内脏和躯体传入的中枢会聚来解释；第四，内脏痛是弥散性的，很少局限于某一个部位，可能是因为内脏只有相对较少的外周传入神经纤维末梢，因而在脊髓内的内脏传入纤维呈现出一种从头到尾侧呈树枝状的代偿性分布；第五，内脏痛往往伴有明显的运动和自主神经反射活动，这些活动被认为是机体对外界警觉系统的一种反应。与内脏痛有关的神经介质包括：5-羟色胺（5-HT）、缓激肽（BK）、腺苷、速激肽、P物质、其他介质（组胺、白细胞介素-1、生长抑素和血管活性肽等）。

内脏痛主要是由内脏（特别是腹部器官）和壁层（腹膜或胸膜）的病变所致。以往认为左右内脏器官的刺激唯独由自主神经——交感神经和副交感神经支配，没有痛觉。从而否定了刺激内脏引起疼痛的可能性，除非刺激扩展超出了这唯独由内脏神经支配的区域，并影响到脊神经传入成分。现在认为对内脏感觉迟钝的误解是由于缺乏考虑"适当的刺激"，这些适当刺激包括了本章病因中所介绍的内容。现已证明，除中枢神经系统外，其他组织及器官均有伤害感受器。内脏和皮肤或深部组织对伤害的感受有明显的不同。但内脏痛机制复杂，在脊髓和脑内有大量与内脏痛有关的核团，如脊髓背角、孤束核、臂旁核、中脑导水管周围灰质、延髓头端腹内侧区等。此外，脑内还有大量与内脏痛相关的传导通路，如上行传递通路、下行调节通路、迷走神经通路等。近来有研究显示，小胶质细胞可介导神经可塑性改变，在疼痛的产生和维持中起重要作用。其可通过复杂的神经元-小胶质细胞交互作用网络调控神经元的兴奋性，进而影响痛觉信号的传递过程。

慢性内脏痛（chronic visceral pain，CVP）是一种源于内脏器官的疼痛感觉，有别于躯体痛，目前其病理机制尚未完全阐明，治疗方法有限。近年来研究表明，肠道菌群在CVP的发生、发展中起着非常重要的作用。此外，女性和男性的疼痛感受不同，疼痛的患病率和严重程度也存在性别差异，这在临床研究和动物实验中均得到证实。性激素参与疼痛传播并调节内脏疼痛敏感性。有研究发现血清雌激素水平与内脏疼痛敏感性密切相关。

牵涉痛（referred pain，RP）是许多疾病的一种常见症状。早在1893年Head就曾较系统地研究了内脏器官疾患时在体表产生的牵涉痛的区域，即Head's区。对于牵涉痛的机制目前还不很清楚，有关牵涉痛机制的几种假说为会聚投射学说、会聚易化学说和周围神经分支学说。应激灶理论认为仅躯体样结构，如皮肤、肌肉和腹膜是疼痛刺激的根源。虽然内脏有感觉神经支配，感觉冲动可能由这些器官而引起，其本身不会引起任何痛觉，但可进入脊髓，通过这些进入的冲动在同一节段的经常投递建立一个"应激灶"，降低该通路的躯体感受刺激阈，引起相应节段的皮肤痛觉过敏及牵涉痛，称作"内脏运动反射"。用应激灶理论可以解释肠系膜或壁层腹膜的脊神经末梢发炎引起腹膜——皮肤和腹膜——肌肉反射是通过疾病的炎症诱发的。但这一理论不能解释心绞痛的牵涉痛，因为该过程没有炎症病变，而且不直接与肋间神经接触。而"会聚——投射"理论认为，牵涉痛是通过会聚同样神经元的内脏传入纤维与皮肤感觉伤害性纤维在感觉通路的某点上——脊髓丘脑和皮质水平，该系统的纤维是支配牵涉痛的皮区。

第三节 疼痛的相关概念

一、伤害感受器

肌肉、筋膜和肌腱的伤害刺激会产生不同程度的深部痛，且不易定位。肌痛是由于兴奋了无髓的C传入纤维，这些纤维对机械性刺激的反应阈值较高，疼痛物质和肌萎缩时供血不足也是兴奋C纤维的常见因素。除了肌张力感受器外，75%骨骼肌的感觉神经支配来自肌筋膜中的游离神经末梢。这些神经末梢走行于肌纤维和血管壁之间，属于细髓的Aδ和无髓的C纤维。这些神经末梢在失去髓鞘后其终末支再走行1μm，分布范围为25μm×200μm，这些传入神经为肌伤害感受器。肌肉和关节的痛觉感受器位置较深，属于多型痛感受器，主要感受肌腱、关节和骨膜的伤害性刺激。由此产生的痛觉是一种持续广泛的钝痛，与皮肤痛觉相比更接近于内脏痛。该感受器的特点是对肌肉长度或张力的改变并不敏感，但用力挤压肌肉，缺血时的肌收缩，肌肉内注射高渗盐水或于供应肌肉的动脉内注射缓激肽、5-羟色胺、组胺及钾离子等，则可使其兴奋。

关节通常有两种类型的神经分布：一种是由神经干直接发出的关节支；另一种是"附属"神经，即由分布于关节周围及附近肌肉的神经发出的短支到达关节。大多数粗、中直径的A传入纤维以囊包感受器形式终止；大多数的细髓Aδ和无髓的C纤维以游离神经末梢的形式分布在关节囊，关节血管的外膜、脂肪囊及韧带处，并形成广泛的神经丛。关节痛属躯体深在性疼痛，为一种钝痛。对于正常关节，只有在过强运动时才使关节产生疼痛，而对有炎症的关节来讲，轻微的运动就会导致疼痛。

在躯体深在性疼痛中，骨膜的痛阈最低，轻微的刺激即可引起疼痛，骨膜有细髓Aδ和无髓的C纤维分布，其终支形成一个丰富的神经丛供应骨膜。而骨干和骨髓主要接受血管舒张纤维，这些纤维是伴随着Haversian管中的血管走行，通常不产生疼痛。

深在痛具有迟钝的性质，虽然比皮肤痛的可定区域性差，但可以避免关节、肌肉和骨骼的进一步损害。有害刺激的持续时间、强度和组织深度对疼痛的分布及程度有显著影响。刺激皮下组织如浅筋膜、表浅的肌腱、关节、韧带、骨膜和骨等所引出的疼痛呈局限性。而来自相同结构的深部或腹肌的疼痛则很弥散，往往牵涉到远处的皮肤表面。就椎间盘而言，其本身既无神经末梢，又无神经纤维。一般认为激发疼痛冲动的是纤细的游离神经末梢，它存在于纤维环及前、后纵韧带的最表面。这些疼痛纤维也出现在脊椎骨膜、硬膜、关节突关节面、黄韧带表面、棘间韧带及胸腰筋膜上。有时，一侧的神经可以横过中线参与对侧窦椎神经。研究证实，用刺激性物质，如高渗盐水注入椎间盘时，会产生剧烈的弥漫性腰痛；注入关节突关节间隙时，疼痛出现在背、骶髂关节、臀及其下外侧至大转子等部；注入棘间韧带、棘上韧带或黄韧带时，只感到局部轻微的刺激；注入到L_1韧带后可诱发肾绞痛、同侧睾丸回缩以及相应一侧下腹壁深部触痛和肌紧张。

二、疼痛的基本术语及概念

1.痛觉　痛觉是一种伴随实质性或潜在性组织损伤或者用表达这样损伤的语言所描述的不愉快的感觉和情感体验。疼痛常伴有不愉快的情绪活动和防卫反应，是许多疾病的一种症状，是就诊的重要原因，但痛觉的中枢神经机制尚不完全清楚。

2.急性疼痛　急性疼痛是一种复杂的令人不愉快的感觉、知觉和情绪上的感受，并伴有某些自主的、生理学的及情绪上的行为反应。急性疼痛均由皮肤、深部结构、内脏的损伤和（或）疾病、肌肉或内脏的功能异常产生有害刺激而诱发。

3.慢性疼痛　慢性疼痛是指疼痛持续时间或间歇性持续3个月以上。是由躯体结构或内脏的慢性病理过程，持续乃至永久的外周和（或）中枢神经系统的部分功能障碍所致；而大多数可能是由心理因素或环境因素，或两者同时引起的。

4.内脏痛　是指内脏本身受到刺激时所产生的疼痛，主要是脏层的胸、腹膜包被的脏器受到刺激，如膨胀、牵拉、炎症、缺血、组织损伤和化学物质等产生的痛觉，是一种钝痛。

5.体腔壁痛　也属于内脏痛，是由于体腔壁浆膜受到刺激而产生的疼痛。

6.牵涉痛　内脏疾病往往引起体表部分发生疼痛或痛觉过敏，即为牵涉痛。发生牵涉痛的部位与真正发生痛觉的患病内脏部位有一定的解剖关系，它们都受同一脊髓节段的后根神经所支配。

7.局部痛　局部痛是指病变所在部位的局限性疼痛，多为感受器或神经末梢受刺激而引起，如体表痛、深部痛和内脏痛等，其中体表痛的性质以快速痛，即锐痛为主；深部痛（如关节炎）和内脏痛则多为延迟痛，即钝痛。

8.放射痛　周围神经干、神经根或中枢神经系统的感觉传导通路遭受某种病变刺激时，疼痛可沿着受累神经向末梢方向传导，以致远离病变的部位，即其分布区产生疼痛，称为放射痛。

9.扩散痛　某神经的一个分支受损时，疼痛除向该支分布区放射外，尚可扩及同一神经另外分支，甚至邻近脊髓节段的其他神经所支配区域。

10.神经痛　是指沿着周围神经通路及其分布区疼痛为主要特征的一种临床综合征，是由周围神经根、神经节、神经丛、神经干或其分支的原发性或继发性损害而起。主要是由累及神经的病变或疾病所致。

11.深部痛　是由皮下结缔组织、肌肉、肌腱、关节囊、滑膜及骨膜等的伤害感受器受到刺激产生的钝痛，定位不明确，伴有局部肌肉反射性收缩，严重者伴有呕吐、出汗、脉缓和低血压等。

12.原发性痛觉过敏　是指痛觉过敏发生在损伤区内，此时痛阈降低，不很强烈的刺激也成为致痛刺激。这是炎性灶组织遇到破坏的结果。

13.会聚现象　脊髓后角内有些神经元既对皮肤来的冲动发生反应，也对内脏神经中的C纤维发生应答。因而尽管周围感觉神经元有感受各种不同性质刺激的相对特异性，但在中枢感觉传导通路的各个水平均可出现不同性质刺激诱发的传入冲动或起源于不同部位的传入冲动聚合至同一种神经元的现象，称作异觉会聚或异位会聚。

14.聚合－投射学说 某些内脏传入纤维与体表传入纤维聚合在一起共同终止于脊髓后角的同一神经元上，这是皮节性牵涉痛的神经解剖学基础。由于后根中的痛觉传入纤维多于脊髓丘脑束的纤维，因此，必然是几根痛觉纤维聚合在一根脊髓丘脑束纤维上。当来自内脏的大量冲动激活此神经元时，按"经验"作出了痛觉冲动来自皮肤的错误判断，感到皮肤痛。

15.会聚投射学说（convergence－projection theory） 此学说是由Ruch在1947年提出。依据这个理论，牵涉痛的产生是皮肤和内脏伤害性感受传入在脊髓及脊髓以上水平会聚的结果，大脑皮层的感觉分辨区对内脏疼痛的空间不能准确定位。因此内脏冲动的中枢投射往往同时反映在体表区。神经元在脊髓、丘脑、皮质等部位会聚是该学说的基础。根据此学说的原理，由于牵涉痛的发生是由中枢机制引起，不依赖于躯体的传入神经，故一些学者应用局部麻醉剂阻滞牵涉区域却无法消除或缓解牵涉痛。脊髓损伤，肢体感觉完全丧失的患者也可发生牵涉痛，但此学说却无法解释另一些学者进行局部麻醉试验得出相反结论，另外也不能解释牵涉区的痛觉过敏。

16.会聚易化学说（convergence－facilate theory） 此学说认为皮肤和内脏伤害性感受传入在脊髓会聚，内脏疼痛性输入在脊髓产生一个"激动灶"，易化正常来自躯体结构的信息，从而产生牵涉痛。内脏器官产生炎症时可导致脊髓背角神经元的中枢敏化，此时内脏和躯体输入信号出现易化，这一过程与刺激躯体时的中枢敏化机制相似，可能在牵涉痛觉过敏现象中起着重要作用。用此学说可以解释牵涉区继发性痛觉过敏现象，但无法解释应用局部麻醉剂阻滞牵涉区域无法消除或缓解牵涉痛的现象。

17.周围神经分支学说（peripheral nerve－branching theory） Sinclair在1948年曾经提出，人的脊神经背根神经节（DRG）细胞轴突可能具有多个分支，分别支配内脏器官和躯体结构，并认为这就是牵涉痛产生的基础。这一设想被称为周围神经分支学说（又称轴突分支学说）。发生在脊神经节部位躯体和内脏感觉传入的会聚，有力地支持了这一学说。此学说近年来得到较多的研究。该学说对牵涉痛的解释有三种方式：①中枢误认机制：来自内脏及躯体的痛觉传入冲动经不同分支到达同一个脊神经背根神经节细胞，再传向中枢，因大脑皮层对痛觉的传入发生错误的综合而引起牵涉痛；②外周化学机制：来自内脏的痛觉冲动可经侧支逆行至分布于相应节段皮肤的神经末梢，在局部释放代谢产物刺激感觉神经末梢，引起皮肤痛觉；③连锁阶梯效应：DRG中的两个或两个以上的感觉神经元轴突的分支借助它们的互相重叠分布于同一区域的分支，由于神经活性物质的释放，产生第三区域的牵涉痛。

参考文献

［1］张万福.软组织损伤学［M］.天津：天津科学技术出版社，1993：2.

［2］张波，雷恩哲.针灸推拿治疗运动性软组织损伤的研究进展［J］.医学理论与实践，2020，33（11）：1756-1758.

［3］董亦明.软组织损伤学［M］.北京：人民卫生出版社，1990：1.

［4］王德满.高尿酸血症与代谢综合征关系研究进展［J］.吉林医学，2020，41（10）：2500-2502.

［5］胡国强.试论手法在软组织损伤治疗中的松、顺、动［J］.按摩与康复医学，2006，22（4）：15-16.

［6］曾庆馀.强直性脊柱炎和其他血清阴性脊柱关节病［M］.北京：华夏出版社，1994：18-19.

［7］Siegfried Mense，David G Simons，I Jon Russell.肌痛［M］.郭传友，主译.北京：人民卫生出版社，2005：240.

［8］施桂英.关节炎概要［M］.北京：中国医药科技出版社，2000：300-304.

［9］乔林，熊英，徐克惠.绝经后骨质疏松概述［J］.实用妇产科杂志，2020，36（7）：481-484.

［10］赵胜利，袁伟权，陈柏龄.骨质疏松症相关预测指标［J］.中华骨质疏松和骨矿盐疾病杂志，2020，13（5）：464-472.

［11］张洪然，杨冬晗，张文龙，等.饮酒对骨质疏松症发生的影响［J］.中华骨质疏松和骨矿盐疾病杂志，2020，13（4）：374-380.

［12］宋学文，谢兴文，黄晋，等.浅析鲁菲尼小体在颈性眩晕中的作用［J］.颈腰痛杂志，2020，41（6）：757-759.

［13］吴爱民.论软组织损伤的变构形态［J］.按摩与康复医学，1994，5（2）：11-12.

［14］朱汉章.针刀医学在慢性软组织损伤疾病病因病理学方面的新理论［J］.中国针灸，1995（S2）：47-51.

［15］毕胜，王福根.人体软组织痛点的病理学研究进展［J］.中国疼痛医学杂志，1998，4（3）：181-184.

［16］潘贤峰，李季，李东书.类风湿性关节炎患者感染因素及免疫球蛋白表达意义探究［J］.当代医学，2020，26（30）：39-41.

［17］李鑫，吴刚，沈晖，等.Ⅱ型固有淋巴样细胞（ILC2）通过分泌IL-13减缓类风湿性关节炎患者的发病进程［J］.细胞与分子免疫学杂志，2020，36（9）：815-820.

［18］周婷婷，闫梦真，余捷，等.类风湿性关节炎疼痛机制［J］.生命的化学，2020，40（7）：1114-1120.

［19］韩宇飞，高明利，刘东武.类风湿性关节炎的发病机制研究进展综述［J］.中国

卫生标准管理，2021，12（1）：162-165.

［20］方乐，董少梅，张祖雯，等.强直性脊柱炎患者外周血免疫细胞Th17水平与预后的相关性分析［J］.临床医学研究与实践，2021，6（1）：11-14.

［21］刁峻峰，赵有为，邹前，等.痛风中尿酸异常发生机制的研究进展［J］.吉林医药学院学报，2021，42（1）：56-58.

［22］姬志祥，蓝常贡.尿酸盐转运蛋白在痛风中的多态性和治疗相关性［J］.中国组织工程研究，2021，25（8）1290-1298.

［23］乔林，熊英，徐克惠.绝经后骨质疏松概述［J］.实用妇产科杂志，2020，36（7）：481-484.

［24］邱欣彤，史英武，曹鹏，等.内脏痛的中枢传递与调控机制的研究进展［J］.神经解剖学杂志，2020，36（1）：89-93.

［25］盛淑婷，魏子白，杨长青.肠道菌群与慢性内脏痛的相关性研究［J］.胃肠病学和肝病学杂志，2019，28（6）：705-707.

［26］林梦娟，余保平，于红刚，等.小胶质细胞在内脏痛中的作用及机制探讨［J］.临床内科杂志，2017，34（9）：647-648.

（李义凯，周永富）

第三章 软组织痛的诊断和鉴别诊断

诸多疾病均可引起软组织痛，包括恶性肿瘤，故软组织痛的鉴别诊断非常重要。诊断主要依靠病史、临床专科检查，特别是以解剖形态学为基础的触诊和叩诊，以及必要、恰当的医学影像学和实验室检查及相关科室的会诊。诊断时要注意辨清是良性还是恶性病变所引起的疼痛，是感染性还是劳损性病变或结缔组织病变、代谢性病变，是椎管内还是椎管外病变，是单纯性劳损还是骨关节结构的损伤等。首先要初步判断是哪一组织结构的损伤或病变，做出初步诊断。如不能明确诊断，是否需要进行辅助检查？要注意患者年龄和性别的发病特点以及解剖学知识在诊断中的重要性。要重视压痛和叩击痛以及静止痛和机械痛的诊断价值。要提高对肌筋膜痛、结缔组织病、高尿酸血症及肿瘤的认识及诊断水平。

第一节　概　述

软组织有其解剖学特点：一是所占人体组织结构的比重大；二是结构复杂多样；三是软组织结构的深浅不一；四是影像学检查困难等。这些决定了软组织痛诊断的复杂性和困难性。在有关软组织损伤的专著中多是介绍损伤性软组织痛的检查、诊断和鉴别诊断。详细地介绍其他病因引起的软组织痛的诊断和鉴别诊断的内容并不多。且在相关专著中多是介绍触诊内容，而对影像学、实验室和其他辅助诊断技术的介绍并不是很重视。实际上有关软组织痛的临床工作要涉及相当多的学科，最多的是中医伤科、骨科（尤其是脊柱外科）、推拿科、针灸科、康复科、疼痛科、风湿科，还有老年科、内分泌科以及肿瘤科等。由于软组织痛的病因和病理上的复杂性，使得引发软组织痛的疾病不是那么容易被诊断清楚。软组织痛的检查有其学科特点，需要非常仔细地进行诊断和鉴别诊断，特别是医生结合局部解剖学知识仔细地进行触诊检查，这是有别于其他学科最重要的一点。这就需要本学科的医生具有很好的医学知识背景（解剖学、病理学及诊断学等）和相关专业的专科知识，以及准确运用辅助检查手段（X线、CT、MRI和实验室检查等）来明确诊断的能力。改变以往本专业的医生仅是简单地或过度倚重触摸做出诊断的现状及印象。

在前面章节我们介绍过与软组织痛相关的疾病种类大致有：常见的劳损类或退行性的颈肩腰腿痛疾病，创伤或运动损伤类疾病，风湿或结缔组织类疾病，骨质疏松所致的疼痛，代谢类疾病所致的疼痛，感染类疾病、肿瘤、内科或妇科疾病和心理疾病等所引起的软组织痛。也有人将软组织损伤归纳为6大类：先天性疾患（第三腰椎横突综合征和发育性椎管狭窄症等）、退行性疾患（腰椎间盘突出症和肥大性脊柱炎）、外伤性疾患（急性和慢性劳损性损伤）、炎症性疾患（结核、RA和AS等）、肿瘤性疾患（良性和恶性肿瘤）、其他疾患（如痛风和骨质疏松症等）。要从这么多学科的疾病中区分具体是哪一类和哪一组织结构的病变，则需要临床医生具备相当的相关学科知识背景和专业知识。所谓的相关学科有大体解剖学、局部解剖学、病理学、生物力学、诊断学、影像学，以及必要的实验室知识、相关的中医学知识和相当的外语功底（需要了解国外相关专业的学科进展和诸如Chiropractic等国外传统医学的状况等）。这就需要临床医生不断学习，通过不同的渠道来获取相关专业知识，提高自己的诊断和鉴别诊断的能力和水平。

第二节 问 诊

在诊断过程中，问诊这一环节非常重要。需要医生耐心细致地询问病史。因为很多疾病通过详细的问诊即可做出基本的诊断。但在问诊过程中我们要注意问诊的技巧和细节，也需要我们有针对性地问诊。例如绝大多数患者并不理解"间歇性跛行"这一专业术语的含义。如果我们询问患者有无间歇性跛行，那多数无法得到准确的答案。而是要用患者能听得懂间歇性跛行含义的语言来问诊，这样才能了解患者有无间歇性跛行。有无休息后或静止痛和劳累后疼痛加重的现象也是问诊的重要内容，因为休息后疼痛缓解，多是劳损或损伤性疾病；休息后疼痛加重，多是结缔组织病或其他疾病所致。强直性脊柱炎和少数第三腰椎横突综合征的患者多有休息后痛，表现为睡懒觉时或快到天亮时出现腰部酸痛或起床后腰部酸痛或僵硬，活动后疼痛缓解或消失。而类风湿关节炎的患者多具有在晨起时出现指间关节酸胀不适或僵硬疼痛，活动后缓解的特征。腰椎间盘突出症和其他一些肌筋膜痛等患者往往在劳累后疼痛加重，如有较长距离的行走；或工作和运动后出现疼痛或疼痛症状加重的现象。此外还要询问患者有无夜间痛，如果患者有夜间剧烈疼痛或疼痛难耐严重影响睡眠，则很可能是肿瘤或恶性病变或严重的感染性疾病，多数是恶性肿瘤。恶性肿瘤发展很快，一旦出现症状，则多为中晚期。所以对有夜间剧痛，特别是使用强止痛剂而仍无法入睡的患者，需要立即进行深入的检查，以尽早地明确诊断，以免延误治疗。需要指出的是冻结肩以及严重的肩袖损伤或钙化性冈上肌肌腱炎的患者在早期也会有剧烈的夜间痛，但服用止痛剂或经封闭后多会缓解。此外在问诊中还要详细询问疼痛的部位、持续时间，是持续性疼痛还是间歇性疼痛，有无放射痛，放射痛至何处，疼痛与天气变化有无关系，过去史和家族史等。如AS早期就是以晨僵为主，并没有明显的疼痛症状，但症状反复，且相当部分患者还有家族史。这些对于诊断AS都具有重要的参考价值。AS是一种与人类白细胞表面抗原（HLA）–B27相关、病因不明的慢性炎症性疾病。早期一般仅表现为慢性腰背痛，主要累及骶髂关节和中轴骨。但作者经多年研究发现，许多本病的早期患者是以下肢关节疼痛，包括跟腱炎为首发症状，特别是青少年以及儿童患者最为明显，这点需要注意。

第三节　触诊和叩诊

触诊和叩诊在软组织痛的诊断中非常重要。无论是我国传统医学中的中医伤科学和推拿学还是国外传统医学的Chiropractic都非常注重触诊在诊断疾病中的重要性。在中医伤科学中触诊就是触摸法，即用手指细心触摸伤处，也就是"手摸心会"。通过摸法即可摸清楚患者有无筋强、筋柔、筋歪、筋正、筋断和筋走等情况。而Chiropractic则需要摸清楚脊椎关节有无半脱位。通过触诊的浮髌试验即可明确有无关节肿胀和积液（血）等。在治疗定位时，完全依靠触诊的判断。如行脊椎定点旋转手法之前先要摸清是哪一棘突（少数是横突）偏歪，依此来判断手法作用的节段和手法推扳的方向。本文重点介绍在我国软组织损伤界影响最大的两种检查方法，即冯天有和宣蛰人的检查方法。

一、冯天有的检查方法

冯天有在软组织损伤的临床研究中，通过反复实践，不断总结，在发病机制上提出了新的观点，将这些认识再转过来指导临床实践，就提出了新的诊断方法。除了重点了解病史外，以医生凭借临床知识和一双手在患者体表触摸到相应病变软组织或骨突的解剖位置及形态的变化为主要的诊断方法。如脊柱损伤时的棘突偏歪，高隆或凹陷以及相邻棘突间隙的变化等；因受伤部位及相邻组织水肿、淤血、僵硬、挛缩、增生和瘢痕等变化多能在软组织中触到相应的瘢痕、核、块等。把病史、局部体征以及辅助检查结合起来，不但要看到致病因素、机体先天缺陷、临床症状和体征的一面，还要看到机体对抗疾病，修复、适应、代偿的另一面，进行综合分析，做出较明确的诊断。其中最著名的就是脊柱棘突的双拇指触诊法、单拇指触诊法以及肩周炎和臀上皮神经损伤的触诊检查方法等。这些理论和诊断手法在国内的影响很大，成为指导手法操作的理论基础，但随着研究和认识的深入，也出现了一些深层次的讨论和争议。

二、宣蛰人的检查方法

宣蛰人在软组织损害性压痛点的触诊检查等领域做了大量具有开创性的工作。他从1954年起就开始对椎管外软组织损害性压痛点进行研究。并自1962年起在椎管外软组织松解手术中发掘出一系列有规律的人体特定部位的压痛点及其分布规律。他认为全身的椎体外软组织损害的特定部位必有规律性压痛点。这类软组织损害的压痛点分布在枕外隆突、枕骨上项线和项平面、颞骨乳突、颈椎棘突、颈椎横突、颈椎后关节和胸骨颈静脉切迹的软组织附着处；胸锁乳突肌胸骨和锁骨附着处、前斜角肌第1肋骨附着处、斜方肌肩胛冈上缘–肩峰内缘–锁骨外1/3段附着处、提肩胛肌、小菱形肌、大菱形肌、冈上肌、冈下肌、大圆肌、小圆肌、三角肌后1/3部、肱三头肌长头和肩胛下肌的肩胛骨附着处；胸小肌、肱二头肌短头和喙肱肌在喙突的附着处；胸椎棘突、胸椎椎板和胸椎后关节的软组织附着处；肱骨内（外）上髁、腰椎棘突和横突、第12肋下缘、髂嵴、腰椎椎板、腰椎后关节、腰部深层肌、臀中肌、臀小肌和髌尖粗面等。这些压痛点是椎管外颈背肩部软组织损害诊断和治疗的关键所在。宣蛰人提出的无菌性炎症致痛学说指导下的椎管外软组织损害性头、颈、背、肩、臂、腰、骶、臀、腿痛的发病机制和病理发展过程等理论对以后本专业的影响很大。他还介绍了专门的检查手法和手势以及注意事项。这些研究和发现对推动中国软组织痛学科的发展做出了巨大的贡献。

三、叩击痛的重要性

除了要注重一般性的触诊检查，特别是压痛点外，作者提出还需要注重叩诊以及叩击痛的重要性和临床价值。一般来讲有压痛而无叩击痛说明病变表浅，例如患者主诉背部正中疼痛，屈伸活动时加重，如检查时发现T_5棘突有明显压痛，而无明显的叩击痛，说明该患者很可能是T_5棘突炎、局部滑囊炎或棘上韧带损伤。而有叩击痛而无明显的压痛则说明病变深在，患者可能有诸如椎间盘、椎管内结构或椎体的病变或损伤。年轻者腰骶部叩击痛，特别是骶髂关节和骶骨部的叩击痛多是AS或其他骶髂关节病变，多是前者。如果叩击时舒服者多是劳损或肌筋膜炎，特别是沿着脊柱正中或两旁叩击舒服者多为肌肉劳损或退行性变。基本可以排除骨折脱位、感染和肿瘤病变。此外，还要注意肋脊角处有无叩击痛。此处如有叩击痛，则表明肾脏可能有病变，如肾结石、肾炎或肾肿瘤、结核等。

第四节　注重解剖学在诊断中的重要性

诊断时要注重与局部解剖学的关系。医学中1/3以上的名词来源于解剖学，故人体解剖学是学习基础医学和临床医学各学科的先修科。在确定某一软组织结构病变的诊断时，前提就是要明确这一软组织的解剖学名称，不然无法做出准确的诊断。解剖学中所记述的器官形态、构造、大小、位置以及血管和神经的分支、分布等，一般均属于正常形态或类型，在统计学上占多数。有些结构与正常形态或类型不尽相同，但与正常值比较接近，差别并不显著，称为变异。如果超出一般变异范围，属于罕见类型，在统计学上出现率极低，甚至影响正常生理功能者，则称为异常或畸形。某一局部解剖结构和运动生理学以及生物力学等方面的特殊性，构成了局部软组织痛的基础。例如，第3腰椎横突位于腰椎前凸的中心，承受较大的应力，故易出现局部劳损或损伤，导致第3腰椎横突综合征的发生；棘上韧带细长而坚，上起C_7棘突尖部，向下止于骶中嵴和L_4或L_5棘突，全程与胸腰椎棘突尖和棘间韧带后缘紧密愈合，解剖学研究证实95%以上的棘上韧带止于L_3和L_4棘突，止于L_5棘突的只占5%，也就是说L_5、S_1间和其下无棘上韧带。当极度弯腰等活动时，腰骶段的棘间韧带所承受的牵拉力要比上腰段大得多。加之这一部位处于脊柱活动与稳定的交界处。因此，易发生$L_5 \sim S_1$棘间韧带的损伤或劳损，而导致局部软组织痛的发生；人体活动较多的部位需要骨骼肌频繁地收缩和舒张以满足人体活动功能的需要，由此造成了诸如胸锁乳突肌、上斜方肌、枕下小肌群、旋后肌、臀中肌和阔筋膜张肌等肌肉筋膜的损伤性疼痛。人体一些关节由于组织结构和功能的复杂，一旦出现软组织痛，很难区分具体是哪一组织结构所产生的疼痛。但如果很熟悉局部解剖结构，结合具体疾病的病理变化，则很容易发现痛点，依此做出诊断。例如肩周炎的痛点主要集中在喙突、喙突与小结节之间、结节间沟、肩峰下、冈下肌附着点、天宗穴、肩胛上角、三边孔及四边孔等处。像临床常见病网球肘的3个有规律压痛点，检查者需要结合局部解剖学知识才能确定。同时在旋后肌损伤和桡神经深支卡压损伤性痛的鉴别诊断时更需要解剖学知识来判断。然而关于骶椎腰化、腰椎骶化、骶椎隐裂、假关节和横突肥大等解剖学变异是否引起软组织疼痛，以往多认为不会引起明显的临床症状。但由于近些年MRI的广泛应用和临床医生认识的提高，发现有这些解剖学变异或畸形的患者，常伴有脊髓、硬膜囊以及神经根的变异或畸形，如脊髓栓系综合征，从而引发疼痛。

【附】各脊椎与其他结构之间的体表解剖关系

C_1横突：最长，乳突下一横指处；

C_6横突：环状软骨平面；

C_2棘突：最宽大，枕骨下第一个能触及的棘突；

C_7棘突：突起最明显，从C_2棘突沿项韧带向下触摸，$C_{3\sim6}$棘突均不易触及，至下端明显突起的棘突多为C_7棘突；

T_3棘突：肩胛冈平面；

T_7棘突：肩胛骨下角平面；

T_9：胸骨体与剑突交界处平面；

L_2：第10肋骨最低点平面；

$L_{4\sim5}$棘突尖：两髂嵴水平连线。

第五节　注意与患者年龄特征的关系

软组织痛有一明显的特征，即年龄与疾病的关系。如4岁以下儿童易发生桡骨小头半脱位（牵拉肘），而5岁以后则极少发生；11~18岁喜爱跑跳运动的青少年易发生胫骨结节骨骺炎，而18岁以后则不再发生。强直性脊柱炎和类风湿关节炎发病年龄不同，前者的发病年龄较早，多见于青少年，国外统计发病高峰为20~30岁，基本在40岁以前发病，50岁以后发病者不到5%。虽然RA所有年龄阶段的人群均可患病，但其发病高峰年龄在40~60岁。随着年龄的增长其患病率也随之提高，如年龄在65岁以上的男性和女性的患病率分别达到2%和5%。男性痛风的发病年龄多在40~50岁，女性多数在绝经后。目前发现，

20~39岁年龄段易出现高尿酸血症。而在40~59岁年龄段，高尿酸血症易与冠心病相关的一组疾病（高脂血症、高血压、肥胖和糖尿病等）相伴出现。原发性骨质疏松症主要见于老年女性。60岁以上妇女半数以上患有骨质疏松症。研究显示，骨质疏松所致骨折，女性从45岁到85岁增加了8倍，男性则增加了5倍。青少年腰痛与中年或老年腰痛的发病原因有着很大的差别，青少年腰痛多见于肌肉筋膜损伤或强直性脊柱炎；中年腰痛多见于腰椎间盘突出症及劳损；而老年性腰痛多见于腰椎管内病变，如椎管狭窄症或肿瘤等。致密性髂骨炎通常见于生育期的经产妇，而AS多见于未婚、未育的青年女性。如果患者夜间痛剧烈，使用药物无法止痛，应考虑肿瘤，老年患者多为转移癌，而年轻患者多为原发癌。年轻患者的膝关节痛多为髌骨软骨症，而老年患者的膝关节痛多为退行性骨关节炎。50岁左右出现肩关节痛和活动障碍多为冻结肩或肩袖损伤等。

第六节　性别与软组织痛的关系

性别在软组织痛的诊断和鉴别诊断中有着重要的意义。拿痛风和高尿酸血症来讲，在人的一生当中，血尿酸的浓度与体重和血压一样有其变化规律。在青春期之前都很低，青春期后男性血尿酸升高较为明显。女性绝经后，由于雌激素水平明显降低，肾脏对尿酸的排泄减少，男女血尿酸水平又再次接近。因此，男性痛风发病比例（95%）高于女性（5%），但绝经后女性与男性发病比例又大致相同。流行病学研究发现，男性高尿酸血症发病率为25.8%，女性为15%，而男性高尿酸血症人群中痛风发病率为11.5%，女性为3%。致密性髂骨炎通常见于生育期的经产妇。原发性骨质疏松症以绝经后妇女多见。

同样，性别与RA的发病也有很大关系，女性患者为男性的2~3倍。以往认为强直性脊柱炎多见于男性，男女之比为（10~4）∶1，但由于女性AS患者症状较轻，很多女性患者因此未得到诊断，因此男女比例应该很接近。由于解剖结构上的差异，加之劳动特点，特别是经常照顾小孩的老年女性，桡骨茎突狭窄性腱鞘炎的发病率远远高于男性。与弥漫性结缔组织病相关的关节炎，如系统性红斑狼疮（SLE）多见于15~40岁的女性，男女患病比例大约在1∶（5~9）。女性系统性硬化症的发病率是男性的3~4倍。足拇指外翻99%见于女性。由于雌性激素的影响，年轻女性腱鞘囊肿的发病率要远远高于年轻男性。

第七节　影像学检查

目前影像学检查的方法有X线、CT和MRI等。一般来说，X线和CT这些影像学检查手段对单纯性的软组织损伤诊断价值不大，像肩周炎、网球肘和腱鞘炎等。影像学检查对其只是具有鉴别意义，诊断多靠临床检查和病史。对于软组织损伤专业，一直以来很注重X线片在诊断和治疗依据中的作用。例如在颈椎病和一些半脱位（最多的是寰枢椎、颈椎关节突关节、腰椎关节突关节和骶髂关节等）的诊断中，X线片起着非常重要的作用。诸如很多文献报道都是将齿突与两侧块距离不等宽作为寰枢关节半脱位非常重要的客观诊断依据（相对来讲，这比手摸确诊又进了一步）。很多文献认为像颈椎曲度的改变（曲度减小、变直、消失和反张等）在颈部疾病的诊断中起着重要的作用。而脊椎的棘突在有关软组织疾病的手法治疗中起着更为重要的作用，特别是在颈椎和腰椎疾病的诊治过程中。X线正位片上很容易判断某一节段的棘突有无偏歪和向哪一方向偏歪，据此行手法治疗，施术就有了依据。但实际上，X线片可能也只是在鉴别诊断中起着一定的作用，如判断有无骨折脱位、骨关节结构有无破坏、骨质有无疏松以及有无骨肿瘤等。想要了解椎管内结构以及关节和软组织结构，那么CT和MRI是很好的检查手段。特别是后者，对软组织结构，如韧带、滑囊、肌肉及肌腱等具有很好的分辨率。但由于检查费用较高，如果全部运用这些检查手段则不现实。但在一些疾病的早期诊断中提倡使用这些检查手段，以提高早期诊断率，利于治疗。如X线等无法明确诊断，但临床高度怀疑AS者以及怀疑有椎管内肿瘤等情况下。特别是AS，CT检查骨质硬化、骨质侵蚀检出率相对较高，与MRI相比具有明显差异，但MRI能够更好地显示患者的病变信息，有利于为临床医师提供更多的参考。B超也用于软组织损伤的检查，如腰椎间盘突出症和检查半月板等部位，但检查结果受检查者的技术水平，特别是局部解剖学水平的限制和制约。近几年，肌骨超声运用得越来越广泛。

　　临床上腰椎管狭窄症没有明确的分型标准，常根据CT扫描结果将腰椎管狭窄症分为三型：Ⅰ型为中心椎管狭窄，多由腰椎间盘突出及黄韧带肥厚造成；Ⅱ型为侧椎管狭窄，也叫神经根管狭窄，包括入口区狭窄、侧隐窝狭窄及出口区狭窄；Ⅲ型为混合型，即Ⅰ、Ⅱ型并存，发生率最高，可达64.83%。

第八节　实验室检查

　　实验室检查在软组织痛的诊断和鉴别诊断中具有非常重要的作用。在良性和恶性病变、感染性和劳损性病变、结缔组织病和劳损性病变以及内分泌或代谢性疾病和劳损性病变的鉴别诊断中都起着不可替代的作用。实验室检查是在病史采集和体格检查的基础上，为了验证自己初步诊断或印象的准确性，而要做的一些有针对性的检查项目。其目的有二：一是估计可以得到阳性结果以进一步支持初步诊断；二是估计可能得到阴性结果以作为否定其他可能性的证据。但要避免进行漫无目的的实验室检查。

　　有关软组织痛的实验室检查主要项目有常规检查、急性时相反应物、免疫和其他生化项目等。血常规三系中出现一系或几系异常对诊断软组织痛有帮助。白细胞总数和中性粒细胞增高，伴有局部红、肿、热、痛等应考虑为感染性疾病。年轻女性关节炎或肌肉酸痛，伴皮疹及白细胞和（或）血小板降低，应怀疑SLE。AS或RA常伴有血红蛋白减少和血小板明显增高。年轻女性尿蛋白增多，伴发热、关节和肌肉酸痛及光过敏者，应高度怀疑SLE。

　　虽然急性时相反应物中的ESR和CRP为非特异性指标，但对了解病情、诊断、鉴别诊断和判断疾病活动及预后都很有帮助。AS和RA在活动期时这两项指标都可增高。SLE时ESR可增快，而CRP多正常。而劳损性或损伤性疾病，如颈椎病、肩周炎、腰椎间盘突出症以及肌筋膜炎等都不会出现这两项指标升高的现象。有人比较了活动期组与静止期组的实验室检查指标（白细胞、中性粒细胞、血小板、ESR、CRP和免疫球蛋白），并与AS活动性指标（BASDAI）进行相关性分析。研究发现，活动期组血小板、ESR、CRP和IgA异常率高于静止期组。活动期患者CRP和IgA高于静止期患者。CRP和IgA与疾病活动性相关，可以作为AS活动期评价指标。同时也研究了ESR和CRP判定AS病情活动性的价值。发现脊柱组ESR和CRP中位数为25.3mm/1h和11.1mg/L，外周关节组为30.0mm/1h和15.0mg/L，两组间ESR和CRP呈正相关。ESR、CRP和两种病情活动评价指标无相关性，对判定AS病情活动性价值不大。

免疫和其他生化项目中的抗"O"对风湿热诊断有支持意义，而对软组织痛的其他疾病价值不大。RF见于70%左右的RA患者和许多其他疾病的患者，故其不是诊断RA的特异性指标。也就是说RF阳性有利于支持RA的诊断，而RF阴性也不能排除RA。血清抗核抗体阳性率在SLE患者高达90%，在RA患者中约为15%，而在软组织损伤性疾病中为阴性。HLA-B27为一遗传标志，我国正常人群的阳性率在5%~7%，在AS患者中则为90%以上，赖特综合征患者有70%~90%为阳性。HLA-B27阳性对幼年发病的AS有诊断意义，因为这有利于与幼年发病的RA相鉴别。与RF相似，HLA-B27阳性结果可能支持AS的诊断，其阴性结果也不能排除AS，因为大约5%~10%的AS患者HLA-B27为阴性。因此，HLA-B27阳性不等于就是AS；同样，HLA-B27阴性不等于就不是AS。诊断的关键是要结合临床及影像学等检查结果而定，而骶髂关节的影像学改变是诊断的金标准。

对于关节痛及其他软组织痛的患者需要检查其血尿酸水平，以确定患者是否为高尿酸血症或痛风。高尿酸血症者常有肌肉酸痛或肌肉疲劳感，只有发生了痛风才会出现单一或多个关节的急性发作性的剧烈疼痛。

第九节　诊断思维

软组织痛的诊断主要是依靠细致地询问病史和详细的临床触诊检查及必要的辅助检查。对患者病变局部进行的触诊，应该是以解剖形态学为基础的。触诊时应该结合局部解剖学知识，判断发生病变的部位和组织结构，基本即可做出大致明确的诊断。例如在对肩部常见的7~8个压痛点和腰臀部规律性压痛点进行常规检查后，即可初步判断导致这些肩部和腰部软组织痛病变的具体结构和性质。临床医生需要熟练地掌握骨科常用的特殊物理检查方法，如臂丛牵拉试验、撞击试验、握拳尺偏试验、直腿抬高试验（及加强试验）、仰卧挺腹试验、4字试验、骶髂关节和骶骨的叩击痛检查、骨盆挤压和分离试验、研磨试验和挺髋试验等。这些特殊检查方法对于我们判断疾病的发生部位和性质有着无法替代的作用。有时诊断不明，需要对患者进行必要和适当的医学影像学检查，如X线、CT和

MRI等检查，以协助诊断，确定是骨关节病变还是软组织病变以及是否为椎管内或椎管外病变等。对一时无法区分是否有结缔组织病变或感染性等病变，则需要进行恰当的实验室检查，如血常规、ESR、CRP、HLA-B27、尿酸以及抗核抗体或一些免疫学和酶学检查等项目。另外在诊断不明时需要注意的一点就是有时相关科室的会诊对明确诊断也是非常重要的。

由于良性病变和恶性病变在治疗和预后上具有巨大差异，因此在软组织痛的诊断时首先要辨别清楚造成疼痛的病变是良性还是恶性病变。由于恶性病变所致的疼痛有其明显的临床特征，所以只要临床医生在诊疗过程中时刻警惕此类病变，一般来讲此类疾病是不易被漏诊和误诊的。在软组织痛的诊疗过程中，另一个应该注意的是需要鉴别是感染性或结缔组织病变还是劳损性病变，因为感染性或结缔组织病变与劳损性病变无论是在病因和治疗上还是在预后等方面都有很大的不同，需要在软组织痛的诊断中时刻注意，严加区分，以免贻误感染性或结缔组织病变的早期治疗。例如AS患者应多运动，而腰椎间盘突出症患者则应多卧床休息。如果一位AS患者被误诊为腰椎间盘突出症而要求其严格地卧床休息，那么患者的腰椎强直则发展得非常快。这类教训在临床上已是屡见不鲜。区分是内分泌性或代谢性疾病还是劳损性疾病，对于软组织痛治疗方法的选择和预后也有非常重要的作用。对已经明确是软组织损伤性痛的病例，我们也需要辨别清楚患者究竟是椎管内还是椎管外病变，是单纯性劳损病变还是骨关节结构损伤性病变等，这些对于选择治疗方法等方面非常重要。在上述要点一一辨别清楚之后，我们可以对疾病做出初步诊断，初步判断具体是哪一组织结构的损伤或病变，从而制订初步的治疗方案。

总之，在软组织痛的诊断和鉴别诊断中，需要考虑诊断要点中所介绍的8个方面的内容。除此之外，还要学习和掌握有关软组织痛疾病的诊断技巧和方法。同时我们也要学习新的知识和理论，近些年来有关软组织损伤、结缔组织病、肌筋膜痛和代谢性疾病的理论和实践都得到了快速的发展。例如对脊髓栓系综合征、枕寰枢部畸形、干燥症、纤维肌痛综合征以及躯体障碍等疾病认识的不断深入，使得以往很多传统的认识、诊断、鉴别诊断以及治疗等，可能都会随之发生很大的改变。各个疾病的诊断和鉴别诊断见各个具体章节。本章仅是从大的方面简要地介绍软组织痛的诊断和鉴别诊断要点。

参考文献

［1］赵定麟，李家顺，李国栋.下腰痛［M］.上海：上海科学技术出版社，1990.

［2］曾庆馀.强直性脊柱炎和其他血清阴性脊柱关节病［M］.北京：华夏出版社，1994：8-9.

［3］Siegfried Mense，David G Simons，I Jon Russell.肌痛［M］.郭传友，主译.北京：人民卫生出版社，2005：240.

［4］施桂英.关节炎概要［M］.北京：中国医药科技出版社，2005：300-304.

［5］黄英.研究免疫指标检测在类风湿性关节炎诊断的作用［J］.临床医药文献电子

杂志，2020，7（21）：148-148，152.

［6］马新美，候娜莉，张华.类风湿性关节炎诊断中抗-CCP抗体、ANA、HMGB1的诊断特异性与敏感性探讨［J］.国际医药卫生导报，2020，26（22）：3484-3486.

［7］帖振昱，赵证才.类风湿性关节炎血清早期诊断指标的应用进展［J］.现代医学与健康研究（电子版），2020，4（12）：110-113.

［8］程晓光，李娜.绝经后骨质疏松的影像学表现及诊断标准［J］.实用妇产科杂志，2020，36（7）：484-487.

［9］程晓光.骨质疏松的影像学与骨密度诊断专家共识［J］.中国骨质疏松杂志，2020，26（9）：1249-1256.

［10］陈兴才，孔存青，徐林，等.骨质疏松性少肌性肥胖综合征的诊断、治疗及相关影响因素［J］.中国组织工程研究，2020，24（11）：1777-1782.

［11］赵征，黄烽.强直性脊柱炎的早期精准诊断策略［J］.中华内科杂志，2020，59（7）：559-562.

［12］张硅.强直性脊柱炎骶髂关节病变应用MRI与CT诊断价值研究［J］.现代医用影像学，2020，29（5）：912-913.

［13］杜琳.强直性脊柱炎诊断及治疗新进展［J］.中华实用诊断与治疗杂志，2019，33（7）：629-631.

［14］洪燕燕，张彦红，李莉，等.HLA-B27、CRP、ESR、RF以及Ig联合检测对强直性脊柱炎的诊断价值［J］.宁夏医学杂志，2019，41（2）：160-162.

［15］陈润祺，于成福，杨先文，等.致密性髂骨炎与性别、发病年龄因素的相关性研究（附212例病例分析）［J］.中国中医骨伤科杂志，2014，22（5）：28-30.

［16］王庆文，曾庆馀，肖征宇.早期骶髂关节炎和致密性髂骨炎的鉴别（附33例临床分析）［J］.中国实用内科杂志，2006，26（2）：130-132.

［17］唐义锋，王陈，汪立刚，等.隐性脊髓栓系综合征的研究进展［J］.中国临床神经外科杂志，2018，23（4）：289-291.

［18］陶谦，梁培盛.干燥综合征诊断标准的演进［J］.口腔疾病防治，2019，27（5）：273-279.

（李义凯，周永富）

第四章　软组织痛的治疗

　　就软组织痛的治疗方法而言，临床上不外乎手术和非手术疗法，以及介于手术与非手术之间的介入等疗法。其中非手术疗法是治疗软组织痛的主要方式，只有很少一部分软组织痛的患者接受手术治疗。非手术治疗有物理疗法和药物疗法。前者也包括中医的针灸、推拿和火罐等疗法，后者主要是中药和西药两大部分。运用中医学理论来指导软组织痛的治疗是本学科的特色之一。推拿、封闭、针灸和药物治疗是比较传统的治疗手段，特别是推拿、膏药、封闭和针灸占有重要的地位。肌筋膜扳机点注射疗法也值得参考。不管喜欢与否，经过几十年的推广，各类针具，包括针刀、类针刀及新针具已成为治疗软组织痛常用的所谓特色疗法。药物主要有非甾体类抗炎药、肾上腺糖皮质激素、抗抑郁药、局麻药、免疫抑制剂和降尿酸类药等。药物对软组织痛具有良好的疗效，但有些药物可影响中枢神经系统。抗焦虑药物并不适用于所有的疼痛症状，使用时必须考虑药物对缓解疼痛、松弛肌肉、睡眠、抑郁、抗炎等方面的影响和各种毒副作用。安全合理用药是近年临床关注的重点。软组织痛的治疗也随着有关软组织痛理论的深入而发生着变化。

第一节　软组织痛的治疗概述

一、软组织损伤性痛

　　目前绝大多数相关专著都是介绍软组织损伤性痛的，所介绍的内容丰富，治疗方法众多。推拿按摩、封闭、针灸、理疗和药物疗法（中药和西药）等在软组织损伤性痛的治疗中起着重要的作用。治疗软组织损伤的代表性人物和著作包括：冯天有的《中西医结合治疗软组织损伤》、宣蛰人的《宣蛰人软组织外科学》、朱汉章的《小针刀疗法》、段俊峰和魏征的《脊椎病因治疗学》及李义凯的《软组织痛的基础与临床》等。这些专著和人物对中国软组织损伤性痛治疗方面的影响巨大。主要表现在这些专家创立了学说或假说及其相应的一些独特的治疗方法，如冯天有创立的颈椎和腰椎旋转复位手法，肩部常见疾病、梨状肌及臀上皮神经损伤的分筋理筋手法等；宣蛰人的软组织松解术、压痛点强刺激推拿和密集型压痛点银质针针刺疗法；朱汉章的小针刀疗法；一些专家针对软组织损伤性疾病所创立的独特推拿手法和针法等。封闭疗法在软组织损伤性痛的治疗中也起着重要的作用。

像局部痛点封闭、硬膜外封闭和肌筋膜扳机点注射等都是临床应用较为普遍的注射疗法，所使用的药物多为局麻药和糖皮质激素等。骶管注射也是常用的治疗腰腿痛的方法，基本用药就是局麻药加肾上腺糖皮质激素，也有使用中药和其他药物的，如双氯芬酸、布洛芬、吲哚美辛等。中药主要是外用药，如各类的狗皮膏、其他膏药和药膏以及各种消炎止痛喷剂等。内服中药主要是根据辨证施治来用药。其他还有休息、制动、牵引、固定、支架、射频、介入、手术及近几年出现的自体血小板浓缩等治疗手段。中医传统的按摩手法在软组织损伤性痛的治疗中因其安全、有效、舒适等优点，而有着巨大的市场和众多的推崇者。中医治疗方法包括：中药内服法、中药外敷法、手法按摩法和针刺穴位法等。

二、风湿性痛

对这类疾病疼痛的治疗多是依赖药物，主要是西药。种类包括非甾体类抗炎药、肾上腺皮质激素、改善病情抗风湿药和免疫抑制剂等。运动也是治疗强直性脊柱炎（AS）和类风湿关节炎（RA）的主要手段之一。对于RA治疗的主要目的在于减轻炎症反应，抑制病变的发展和不可逆的骨质破坏，尽可能保护关节和肌肉的功能，达到病情的完全缓解。经过几十年的临床研究，以往很多传统的治疗RA的方案和方法可能已经过时或被改进。例如现在的治疗强调早期在使用非甾体抗风湿药的基础上联合应用DMARDs药物（病变缓解性抗风湿药，即二线或慢作用抗风湿药），最好在发病3个月内应用，争取在滑膜炎早期阶段控制病情。临床实践表明，给予DMARDs药物的时间越早，患者的预后就越好。联合用药的效果远远好于单一药物治疗，但不主张两种DMARDs同时使用。一般来讲DMARDs首选为柳氮磺吡啶，在无明显效果时换用甲氨蝶呤等。激素可以小剂量（泼尼松片5mg）使用，但要严格把握适应证。而功能锻炼也是治疗中绝对不可忽略的重要一环。有研究显示，来氟米特的不良反应发生率为26%~80%，常见的不良反应为胃肠道反应、皮肤反应、肝脏损害、间质性肺炎等。其中，肝损害不良反应发生率为2.2%~19%，并具有生殖毒性。因此，来氟米特应用早期需密切防范间质性肺病的发生，尤其是男性、既往有间质性肺病史、甲氨蝶呤暴露史、使用来氟米特负荷剂量及肾病综合征患者。鉴于来氟米特不良反应涉及多个系统，严重时可导致死亡，应加强上市后风险管理。

AS的治疗主要是非甾体类抗炎药物和柳氮磺吡啶联合用药。虽然非甾体类药物种类繁多，但对AS的疗效却大致相同，都是控制早期和晚期AS症状的首选。消炎痛对缓解AS的疼痛症状疗效最为明显，但同时所造成的不良反应也较多，主要是对消化道的刺激。如果患者年轻且无禁忌证，消炎痛可以作为首选药物。一般是晚饭后一次顿服50mg或栓剂塞入肛门。由于柳氮磺吡啶可以改善患者的疼痛和僵硬症状，特别是改善AS患者外周关节的滑膜炎，目前已广泛使用。但对其是否能改变脊柱关节病变至今尚无结论。所以对已经发生竹节样改变的患者不提倡使用柳氮磺吡啶，本药起效较慢，一般是在服药后4~6周。使用时是从小剂量开始（0.25g，3次/日），以后每周递增0.25g，至1.0g，2次/日，不再增加。以每日总量2g，维持1~3年。如果再增加剂量，虽然疗效增加，但不良反应也随之明显增多，故柳氮磺吡啶每日2g是有效而安全性较好的剂量。此外还使用甲氨蝶呤和糖皮质激素，但都疗效有限。而功能锻炼是AS治疗中不亚于任何药物疗效的重要手段。通过活动关节，避免出现僵直挛缩，防止肌萎缩，恢复关节功能，所谓以动防残，其作用十分重要。

国际脊柱关节炎评价协会和欧洲抗风湿病联盟联合制订的治疗指南中亦强调了运动康复疗法是AS治疗的重要组成部分。然而，各种运动康复疗法的干预形式和内容在AS临床应用效果方面有待深入探讨。AS患者维生素D缺乏明显，年龄和AS病情活动度是影响维生素D水平的主要因素，血清25-OHD水平与AS疾病活动度呈负相关。有研究发现，不治疗的AS患者几乎均有骶髂关节与脊柱影像学进展。DMARDs联合用药可有效控制大部分AS患者的临床症状、降低炎症指标、延缓骶髂关节与脊柱影像学进展，同时无严重药物相关不良反应。肠道菌群很可能是强直性脊柱炎的肠道触发因素。肠道菌群通过引起肠道通透性增加、HLA-B27的分子模拟和肠黏膜免疫等机制促进强直性脊柱炎的发生、发展。因此，以肠道菌群为靶点的治疗手段备受关注。研究证实，CRP通过与受体CD32、CD64结合，上调各种炎症因子水平和促进MMPs的产生，加重AS的炎症破坏。CRP在AS中不仅是炎症标识因子，还可能参与了AS的发生、发展。因此，CRP和ESR是判断疗效的指标之一。

中药也是RA和AS常用的治疗方法之一，外用和内服的方剂均有很多，但临床使用需要通过辨证论治进行个性化治疗。AS的中医辨证分型最常见的有阳虚型、阴虚型、寒湿型、湿热型、寒热错杂型、阴寒型、血瘀型、痰浊痹阻型、风胜型等，但随着对该病（包括RA）病理机制研究的深入，中西医结合治疗水平的提高，中医分型也趋于简单化。

具有一定前景的SLE治疗新药根据作用靶点不同分为靶向B细胞、Ⅰ型IFN通路、Janus激酶-信号转导与转录激活因子通路、炎症因子等相关的药物。

三、肌筋膜痛

治疗肌筋膜痛的方法有很多，主要有药物（非甾体类抗炎药）、热敷和冷敷、各类针具、扳机点注射、喷雾治疗、放松术、牵拉术和中医传统的按摩术及近年来不断涌入的西方手法等。但国内由于对肌筋膜痛的认识有限，很多典型的肌筋膜痛患者都被诊断为其他疾病，治疗都是按照软组织损伤的治疗方法进行的。对于急性肌筋膜痛，扳机点注射是一简便、安全、速效的治疗方法。注射之前的触摸、针刺时的针感和注射技巧以及熟悉注射部位的解剖结构是非常重要的。不同部位的注射需要不同的技巧，有着不同的注意事项。治疗后的热敷和电刺激等治疗也非常重要。肉毒杆菌毒素A注射扳机点也常被用于肌筋膜痛的治疗，但要求小剂量和注射精确，以避免不必要的运动终板损害。同时我们也应该看到肌筋膜痛是一种自限性疾病，可以自愈。因此没有必要采用过激的治疗手段。许多肌筋膜痛患者都可能尝试使用过不同的药物来缓解其疼痛。不同的药物有各自不同的治疗作用，对于肌筋膜痛则没有现成的可以对号入座的药物。对某一患者有良效的药物，或许对另一患者无效。又因其作用对于不同的患者可能效果截然相反，临床上有时会采用一些独特的综合疗法，来改变其神经递质和治疗结缔组织的异常。作为一名专科医生应该采取必要的治疗手段来有效地减轻患者的症状。火罐、针灸、熏蒸、按摩和中药的内服、外用都会有很好的效果，但都需要进行严格的临床对照研究，以筛选出有效的治疗方法和疗法组合。此外，许多疾病也可引起继发性的肌筋膜痛，如高尿酸血症、红斑狼疮、纤维肌痛综合征和骨质疏松等，在这种情况下，需要针对病因进行治疗，而不是单单针对继发症状的肌筋膜痛。

四、高尿酸血症和痛风性软组织痛

痛风以及高尿酸血症的治疗是综合性的，主要包括饮食控制、培养良好的生活习惯以及遵循分期治疗的原则。由于高嘌呤饮食可使血尿酸升高，诱发痛风，而诸如动物内脏及水产品中的鱼、虾、蟹等都含有高嘌呤，故饮食中要控制这类食物过多的摄入，但要达到无嘌呤饮食是不可能的。急性期由于疼痛严重，要尽早用药、大量饮水及休息。一般急性期不提倡使用促进尿酸排泄的药物，因为血中尿酸水平下降，可使关节内痛风石表面溶解，形成不溶性晶体，加重炎症反应或引起转移性痛风性关节炎发作。但近年来对此有所改变，主张抗炎止痛与排尿酸同时进行。痛风急性期治疗的经典药物是秋水仙碱，其机制可能是通过抑制中性粒细胞趋化，抑制其浸润和吞噬，阻止其分泌细胞因子，从而减轻尿酸晶体引起的炎症反应。但是秋水仙碱缓解症状所需剂量一般接近中毒剂量，易导致胃肠道反应显著。由于秋水仙碱治疗痛风的急性症状有特效，故还可用于鉴别急性痛风症状与其他晶体性关节炎。此外急性期还可使用非甾体类抗炎镇痛药，常用的有塞来昔布和扶他林（双氯芬酸钠）等。由于此类药物疗效肯定，不良反应少，品种多，也可以作为治疗痛风的首选药物。对于秋水仙碱和非甾体类药治疗无效或症状较重的患者，可以选用肾上腺皮质激素，如泼尼松等。间歇或慢性期的治疗目的是降低血尿酸水平，预防急性发作，防止痛风石形成，保护肾功能。

早在19世纪Mahomed就发现血尿酸水平与血压升高有关。近几十年来，人们已逐渐认识到尿酸与高血压、心脑血管疾病、糖尿病、代谢综合征等疾病的发生、发展密切相关。多年来的实验和临床研究发现，尿酸也是肾脏疾病进展的独立危险因素，其危险性甚至高过蛋白尿。高尿酸血症与慢性肾脏疾病、高血压等密切相关。及时有效地给予患者降尿酸治疗是减少体内尿酸盐沉积、降低痛风发生风险、减轻肾脏损伤、减少其他合并症发生的关键。西药是高尿酸血症的主要治疗手段，但近年来随着临床对中医药应用的逐渐重视，也出现了各类有效的降尿酸中药治疗方法。根据药物的不同作用靶点可以将西药分为四大类，包括尿酸生成抑制剂（别嘌呤、非布司他及托匹司他等）、促尿酸排泄剂（丙磺舒和苯溴马隆）、加速尿酸溶解类药（拉布立酶）和兼具抑制尿酸生成与促进尿酸排泄作用的药物。而在中药治疗方面则主要根据患者具体情况辨证施治。使用促进尿酸排泄剂的应用原则是先从小剂量开始，以后逐渐加量，特别是苯溴马隆，以避免大量尿酸盐沉积到肾小球及间质，引起急性尿酸性肾病；同时也可避免血尿酸水平急剧下降而诱发痛风性关节炎。除此之外，还要严格忌酒、多饮水、多食碱性食物、避免过劳和剧烈运动等。

五、骨质疏松性软组织痛

骨质疏松性软组织痛并不完全等同于OP的治疗。因为有研究将发生髋部骨质疏松性骨折的患者与正常人按照年龄匹配进行了回顾性研究，发现前者腰痛的发生率反而只有后者的一半，这与他们研究前设想的完全相反。流行病学调查发现，OP引起的骨折以胸段最多，它可以由突发的局限性疼痛而发现，但大多数患者并没有明显的疼痛，而是由偶然原因摄X线片发现的。更令人意外的是，随着年龄的增长，尤其是65岁以后椎体骨折的发生率增加，但腰痛的发生率却逐渐下降。有人针对发生椎体骨折的老年人设计了横断面研究，发现腰痛与椎体骨折没有显著的相关性。所以对骨质疏松性软组织痛的治疗分为两部分：一是治疗骨质疏松的药物，包括骨吸收抑制剂、骨形成促进剂及地舒单抗；二是直接针对局部疼痛的治疗手段。治疗骨质疏松的药物有很多，如钙剂、维生素D类、雌激素替代治疗、选择性雌激素受体调节剂、降钙素、二膦盐酸类、氟化物、类固醇类化合物、甲状旁腺素和中药等。控制及缓解急性疼痛症状较好的方法有应用降钙素和局部痛点治疗，严重疼痛使用密固达。降钙素的作用机制是通过抑制破骨细胞受体的活性，减少骨中钙的释放，同时不断地摄入血浆中的钙，使血钙下降，达到抑制骨自溶的目的。目前使用的剂型有注射剂和鼻用制剂两种，如鲑鱼降钙素注射液及鼻喷剂。多中心自身对照研究的结论是鲑鱼降钙素治疗骨质疏松性腰背痛快速、有效。综合目前文献看，对老年原发性骨质疏松性软组织痛的治疗多是采用降钙素配合多种疗法的联合治疗，如对局部痛点的封闭、理疗、按摩、中药熏蒸、外敷和针灸，并配合非甾体类的抗炎制剂等。有研究显示，经皮雌激素治疗后骨髓脂肪细胞体积和数量显著减少，提示雌激素可以抑制间充质干细胞向骨髓脂肪细胞分化。有研究探讨了经皮椎体后凸成形术（percutaneous kyphoplasty，PKP）治疗骨质疏松性椎体压缩性骨折（osteoporotic vertebral compression fracture，OVCF）术后残余腰背痛的危险因素。发现术前骨密度T值<-2.5 SD、骨水泥渗漏、合并筋膜损伤、骨水泥分布不满意、Kummell病、骨折椎体数>2个是PKP术后残余腰背痛的独立危险因素。围术期应针对危险因素采取合理有效措施以降低残余腰背痛的发生率。也有作者认为骨质疏松性椎体压缩性骨折PKP术后残余痛与骨水泥未弥散至术前骨折线和骨水泥分布不均有关。

骨骼的感觉神经主要分布在骨膜。OP病人由于椎弓板退变、受损和骨折，刺激骨膜或邻近组织的感觉神经末梢，导致传导性痛。经皮穴位电刺激（TEAS）通过闸门控制，抑制疼痛感觉传导至中枢，达到镇痛效果。其可能通过抑制疼痛因子的释放，或通过闸门控制，抑制疼痛因子引起的痛觉刺激传导发挥镇痛作用；或降低疼痛因子的表达，减少神经细胞的损伤，缓解肌肉疲劳，增强机体抵抗力，从而缓解疼痛；或通过调节影响骨代谢稳定的疼痛因子，维持OP病人骨代谢平衡，从而减轻疼痛。但用于OP的镇痛机制尚不清楚，后续可从OP其他影响因素、疼痛相关因子入手研究。

OP伴发的疼痛是由于骨小梁结构被破坏产生骨痛，进而血供减少，使附着在骨骼周围的肌肉软组织缺氧、疲劳、水肿、痉挛而产生肌源性疼痛，其特征是痛点不固定，时轻时重，钝痛为主，并有向脊柱两侧扩散的趋势。OP痛的康复干预手段主要集中在艾灸、针刺、低频脉冲电磁场及运动疗法，其中灸法及运动疗法为临床所重点关注的干预手段。灸法利用透热的物理效应，高热量的灸法产生深层温热，可促进组织代谢，改善血液循环，增加局部软组织的弹性，从而减轻疼痛。运动锻炼同样被认为是缓解OP慢性腰背痛的有效方法，在国内外已成为共识，其在缓解疼痛和提高生活质量方面具有独特的优势，并且其在提高骨密度方面的作用值得进一步研究。

生活方式好（与伴侣居住、已婚、经常运动、饮茶）患者的疼痛评分低于生活方式差患者（独居或与子女居住、未婚或丧偶、偶尔运动），营养评价分数高的患者疼痛评分低于营养评价分数低的患者，不良生活习惯及营养状况均会促进OP疼痛的发生，例如大量吸烟、饮酒和运动及日照的缺乏，影响机体对钙、钠、磷元素的吸收与利用，影响机体骨骼健康，加速机体骨质的退化，导致OP患病率高，疼痛程度也随之增加。阻抗力量训练能够提升OP患者的骨密度，缓解疼痛，提高患者关节及平衡功能，提高生活质量。

临床实践表明，胸腰椎OP性骨折中实施复方骨肽注射液联合唑来膦酸治疗可缓解患者疼痛程度，提高骨密度，改善患者骨代谢指标，提高临床治疗效果。

六、内脏痛及其他

这类疼痛主要是针对原发病进行治疗，以此使所产生的疼痛随之消失或缓解。至于带状疱疹、不宁腿综合征、生长痛和反射性交感神经营养不良等疾病所引发的软组织痛，可根据各自疾病的病理特点进行有针对性的治疗。带状疱疹的两大特征是疼痛和皮肤疱疹，但在其病理过程中大约70%患者首先出现疼痛，而后出现皮肤疱疹；大约15%患者疼痛和皮肤疱疹同时发生。疼痛和皮肤疱疹均与受累神经分布相一致。对其治疗在急性期要早期给予抗病毒药物（阿昔洛韦、利巴韦林、阿糖腺苷和干扰素等），以阻断病毒的扩散，缓解疼痛，较少并发症，还可使用糖皮质激素和神经阻滞治疗。同时还要注意病变局部处理，治疗原则是消炎、干燥、收敛和防止感染等，可使用2%龙胆紫液或酚炉甘石剂等。不宁腿综合征主要表现为双下肢难以形容的感觉异常，患者被迫活动双下肢以减轻痛苦，常在夜间休息时加重。本病的发病机制和病理生理尚未完全明确，但多巴胺类药物治疗有良效。多巴胺激动药不良反应少，已成为治疗该病的主要药物。阿片类、抗惊厥药和钙剂等也是常用的治疗药物。此外，本病患者血清铁转移至脑中枢发生障碍，部分患者可通过补充铁剂来治疗。针灸、熏洗和推拿按摩等也是行之有效的治疗方法。不宁腿综合征在慢性肾脏病患者中非常普遍，常可导致患者失眠、生活质量下降以及增加高血压、心血管疾病的发生。普通针刺方法与其他穴位刺激疗法的选穴主要集中在下肢，取穴组方有规律可循，不同的干预方法取穴组方大致相同。以足三里、三阴交、阳陵泉、承山为主要选穴，足三里、三阴交配伍支持度最高。

生长痛也是临床常见的小儿病症，文献报道的最高发生率为33.6%，本病为原因不明的短暂性能自行缓解的肢体疼痛，且不影响儿童正常发育。一般来说无需特殊处理或治疗，缺钙、缺锌者可多进食含钙、锌较多的食物，症状严重且频发者可适当口服非甾体类抗炎药数日。但近年来的随访研究发现，许多生长痛的患儿最后多发展为结缔组织病，其中以强直性脊柱炎居多。这就提醒我们要改变对生长痛的认识。反射性交感神经营养不良的致病机制仍不十分清楚，故至今无特异性的治疗方法。目前常用的治疗方法有交感神经阻滞、区域静脉交感神经阻滞、交感神经切除术、药物治疗、痛点注射、硬膜外阻滞、针灸、中药、对症治疗及心理治疗等。

第二节　软组织痛的治疗方法

一、手法治疗

手法在软组织痛的治疗中起着重要的作用，主要适用于软组织损伤性痛、肌及其筋膜痛的治疗，也是这些病痛的主要治疗方法之一。对于AS和RA等风湿性疼痛，手法治疗主要是用于缓解疼痛和防止关节功能障碍。而OP性软组织痛主要是采用按摩手法，不适合暴力的牵、拉、压、拽等脊柱推拿和重手法。手法主要分为两类，一类是传统的按摩手法，主要是使用传统中医的推拿按摩类手法来治疗软组织损伤，专著有康国华、傅春梅主编的《常见软组织损伤推拿治疗图解》和孙呈祥主编的《软组织损伤治疗学》等。这些按摩手法也见于俞大方和严隽陶等在不同时期主编的《推拿学》教材和专著当中。第二类是以特异性脊柱推拿手法为主的治疗手法，如冯天有主编的《中西医结合治疗软组织损伤》，段俊峰、魏征主编的《脊椎病因治疗学》和许多冠以正骨等名称的著作都介绍了以脊柱推拿为主的治疗软组织性痛特异性或独创性手法。脊柱推拿手法可参阅李义凯主编的《中国脊柱推拿手法全书》。按摩手法在治疗软组织损伤性痛或肌筋膜痛等方面有着重要的作用。如按揉、点按、分筋理筋、镇定和深部肌肉按摩等手法对缓解和治疗软组织痛都具有很好的疗效。具体某一种引起软组织痛的疾病需要哪一种有针对性的治疗手法我们将在各论中加以介绍。

二、针灸

针灸疗法在治疗软组织痛方面和推拿疗法一样具有重要的作用和地位，且历史悠久、影响面大、群众基础好。针灸疗法适用于几乎所有的软组织痛疾病，方法多种多样，针具也五花八门，中国古代即有"九针"。发展到现代，针具的种类更是多达数十种。简单统计下，有梅花针、皮针、火针、头针、耳针、长针、毫针、芒针、浮针、腹针、脊针、微针、椎针、三棱针、银质针、温银针、锋勾针、项针、磁针、小宽针和刃针等，还有近几年出现的颊针等。

临床软组织损伤选穴规律有以下特点：其一是以痛点的位置为主决定取穴，亦较多人用，如以痛为腧法；其二是依据受伤的经络，若局部取穴困难，则循经远端取穴；其三是特定理论指导下的远端取穴，如平衡针理论、董氏奇穴理论、腕踝针等，多以专病专治和疼痛部位相对应的专穴治疗为主；其四是在传统经络理论指导下的特殊穴位的应用，如八会穴的筋会、八脉交会穴、郄穴等。许多文献多是以临床报道为主，而对不同的取穴方法之间的疗效对比的研究以及机制的探讨的文献不多，尤其设有客观观察指标的更少，这是值得我们关注的方面。临床上，选穴规律只是针灸治疗的第一步，使用的针具、联合治疗方法都对针灸治疗软组织损伤的临床疗效有很大的影响。

针刀疗法的影响力逐渐扩大和普及，也是目前争论较多的一种疗法。在小针刀基础之上出现的类针刀技术更是层出不穷，是近30年来的一个热点。查阅相关文献发现，仅治疗狭窄性腱鞘炎的针刀种类大致包括：微型针刀、镰状针刀、虹膜刀、改良克氏针、自制钩刀、输液器排气针切割、20ml注射器针头、自制M型针刀、针头挑拨、锋钩针、条切法、小弯刀、自制小针刀、改良针刀、钩针刀、自制微针刀、微型凹刃刀、小宽针、钩刀针、注射针刀、斜刃小针刀、镰状手术刀和尖刀等。针刀治疗腰椎间盘突出症的争论最大，因其病变位于椎管内，针刀操作进入椎管内所引起的疑问也最多。针灸的用法和一些特效穴位也很有特色，如腰三针、项七针、靳三针、平衡针、肩三针、九针疗法以及腰痛穴、腰扭伤穴、落枕穴和阿是穴等。针灸在治疗软组织痛时也常常与药物、推拿、理疗和封闭等疗法配合使用，以提高疗效。但针灸临床现状也存在不少忧虑，治疗范围也在减少。目前国内针灸临床研究与国际水平的差距主要反映在方法学上，论文报告不全面、不严谨也是一个主要问题。目前高等院校针灸教材中介绍的针灸治疗病症的辨证与中医内科学基本相同，没有体现针灸自身特点，与临床实践脱节。此外，一些所谓的特效穴位或针法还需要通过进一步的多中心临床研究来验证。这些现象也同样出现在其他针具，包括银质针和内热针等疗法当中，但其安全性值得注意。近年曾发生过银质针治疗后死亡的事件。一位70岁的老年女性在行银质针治疗后死亡，尸检双肺切面见大量细小泡沫状液体；双肺门动、静脉及支气管管腔通畅。镜下弥漫性肺水肿，肺间质大量血管内见空脂肪栓子（苏丹Ⅲ脂肪染色呈阳性）。法医鉴定分析认为死者符合腰骶部广泛"银质针"针刺致软组织损伤及应激，最终因肺脂肪栓塞死亡（彩图4-1，后附病例）。许多针刺疗法的理论基础是松解粘连，实际上凡是刺入体内的疗法或多或少都有创伤，可造成局部出血，继而发生粘连。我们研究发现，目前常用的几种针（刀）具刺入体内后，都会造成局部的损伤出血。如果再经长时间的加热（电热或灸等），加之金属针具的损伤等会造成局部脂肪的溶解，进而则可发生脂肪栓塞。

针刀作用机制不明，相关基础研究甚少，盲视操作增加潜在风险。针刀的微创性意味着施术视野的缩小，加之深层次解剖的复杂性及不当操作后果的严重性，这对安全施术提高了要求。施术者需有详细解剖知识储备，熟练掌握针刀技术，这对基层普及无疑增加了难度。针刀操作的标准未定，往往"各行其道"，虽然丰富了针刀技术内容，使各家各展其长，但规则未定，不利于推广普及。需在取穴选点、不同搭配选项中体悟主线与个体化的有机统一；临床报道疗效虽佳，但研究质量待商榷。部分治疗方案设计不完善，结论缺乏深刻说服性，有经验总结但缺乏循证医学支持。

三、封闭治疗

名称有注射疗法、神经阻滞疗法、镇痛疗法、神经封闭疗法等，中医也叫水针疗法。通常讲凡是用注射器向病变组织，或向与病变组织相关的部位注入封闭药物，来治疗疾病的方法，都称为封闭疗法，包括局部封闭、骶管注射及扳机点注射等。用于封闭疗法的药物称为封闭液。常用的封闭液主要是局麻药和糖皮质激素，也有使用中药注射液和其他药物来进行封闭治疗。

（一）封闭疗法的作用机制

封闭疗法的作用机制随着病变部位及封闭液组成的不同而异，可能的作用机制有以下三个方面：

1.消除或减轻局部的炎症反应及疼痛，进而促进局部肿胀的消散和吸收。

2.消除原发病灶的疼痛刺激，阻止其病理反应的发生。

3.通过糖皮质激素的抗炎作用，防止局部软组织粘连、纤维化及骨化。

（二）封闭疗法的适应证

1.急、慢性软组织劳损性疾病　如急、慢性（肌）筋膜炎，跖筋膜炎，滑囊炎，软组织扭、挫伤，创伤性滑膜炎和肩周炎等。

2.骨-纤维管压迫综合征　如肱二头肌长头肌腱炎、扳机指、桡骨茎突狭窄性腱鞘炎、腕管和踝管综合征。

3.脊椎退行性病变　如腰椎管狭窄症、腰椎间盘突出症和颈椎病等。

4.其他疾患　如AS、RA、骨囊肿和腱鞘囊肿等。

（三）封闭疗法的禁忌证

1.结核、化脓性炎症、恶性肿瘤、高血压和严重心脏病等患者，不宜采用激素封闭治疗。

2.对盐酸普鲁卡因或其他封闭液过敏者，不宜采用盐酸普鲁卡因或引起过敏的药物封闭。

3.除诊断性治疗外，对诊断不明确者，最好不用或慎用封闭。

4.患有全身性严重疾患（如血友病、消化性溃疡、严重心脏病），精神失常的患者，不宜采用。

5.局部皮肤有擦伤、感染或表皮糜烂的患者，不可应用封闭疗法。

（四）常用软组织痛的封闭方法

1.腱鞘内封闭法　将封闭液注入腱鞘内的方法，如狭窄性腱鞘炎可行腱鞘内封闭。

2.肌腱、韧带起止点和骨膜等部位的封闭法　将封闭液直接注入病变局部的方法，如棘突炎、滑囊炎、喙突炎和肱骨外上髁炎等可采用本法。

3.关节腔封闭法　将封闭液注入关节腔的方法，如骨关节炎、RA和AS的骶髂关节部等。

4.扳机点注射　将少量的封闭液通过反复提插注入某块病变的肌肉及其筋膜当中的方法。

5.椎管内封闭法　将封闭液注入硬膜外腔或蛛网膜下隙的方法，如腰椎管狭窄症、腰椎间盘突出症、颈椎病等，但需有必要的急救设备、操作经验和相当的解剖学知识方可应用。

6.其他部位的封闭法　如在骨囊肿的囊腔和腱鞘囊肿等部位的封闭。

（五）封闭疗法的注意事项

1.封闭时最好采取坐位或卧位，如果注射量较大，应在注射后给予患者卧位休息观察20~30分钟，以防局麻药注入后血管扩张，血压下降或因患者晕针而跌倒致伤。

2.严格掌握无菌操作的原则，消毒要认真，无菌区要足够大。特别是骶管注射、关节腔封闭及腱鞘内封闭时更要细致认真，必要时操作者还需戴消毒手套，在封闭部位铺上无菌孔巾。

3.封闭疗法的关键是找准封闭部位，所以封闭前要仔细检查患者，用手指仔细按压寻找压痛点和病变部位或解剖定位标志，确定封闭点或穿刺点的范围、深度、方向以及与周围组织的关系等，然后方可进行穿刺操作。

4.在肌腱或韧带附着部位等致密组织结构封闭时，注药阻力较大，故针头与针筒必须捻紧，以免封闭液从两者之间喷出。

5.封闭前一定要检查好药名、规格、剂型、浓度及纯洁度，并核对患者，避免弄错。如盐酸普鲁卡因液中有絮状沉淀，则不可使用。所使用的局麻药，特别是激素的浓度不可过高或过量，以免出现毒副作用。操作者一定要熟悉注射部位的局部解剖。

6.各种封闭疗法的疗程、次数不可过多和过频，间隔时间不可过短。一般2次封闭后无效果就要仔细检查诊断是否有误，适应证是否合适等。

在软组织痛治疗过程中，目前多采用的是酰胺类中的利多卡因和短效酯类的普鲁卡因，个别还有使用布比卡因。相对而言，糖皮质激素所使用的种类就很多了。纵观相关文献有倍他米松、地塞米松、泼尼松龙、曲安奈德等，这些长或短效的混悬液和非混悬液在治疗软组织痛的使用中，并没有规律可循。但在头颈部的封闭中最好不要用混悬液，以免阻塞视网膜血管造成失明。颈总动脉鞘膜封闭治疗椎动脉型颈椎病和高位硬膜外封闭治疗交感型颈椎病等，此类疗法越来越少见于临床报道。

四、中药

之所以将中药单独列出是因为中药的外用、内服等疗法在国内软组织痛治疗当中具有重要的影响。就国内大多数患者来讲，出现颈肩腰腿痛都会想到贴几副膏药来治疗或缓解疼痛，例如市售最多的外用药就是伤湿止痛膏等。

（一）外用药

外用药物是中医治疗软组织痛的主要疗法之一。目前临床治疗软组织痛的外用药大致可分为敷贴药、搽擦药、熏洗药、湿敷药和热熨药等。

1. 敷贴药　是将药物直接敷贴在损伤局部，使药力发挥作用。常用的有药膏、膏药、药散三种。药膏又称为敷药或软膏，是将药粉碾成细末，然后加饴糖、蜜、油、水、鲜草药汁、酒、醋或凡士林等，调匀如厚糊状，摊在棉垫或桑皮纸上。为了减少药物对皮肤的刺激和换药时容易取下，可在药膏上加一张极薄的棉纸。药膏除了药物的作用外，还取其硬结时有固定和保护伤处的作用。饴糖与药物之比为3：1，膏药较厚治疗效果较好，中药外敷治疗软组织损伤药物厚度以0.5cm为宜。一般2~4天换一次。膏药古称薄贴，是将药物浸于植物油（香油）中，通过加热熬炼，再加入铅丹（黄丹或东丹），经过"下丹收膏"制成膏药（黑膏药）。膏药制成之后还要浸泡于水缸中数天，再藏于地窖阴暗处以去火毒。黑膏药不仅临床应用广泛，而且疗效显著，易被患者接受。目前临床研究较侧重于黑膏药基质的改进和剂型的完善。黑膏药在我国已有1600年的发展历史，但因其生产时对操作工人身体有害、环境污染大以及中药在高温油炸浓缩时有效成分遭破坏以及使用时污染衣物可能造成铅中毒危险等缺陷，现已被中药橡皮膏所替代。药散又称为掺药，是将药物碾成极细的粉末，使用时可直接加在敷药上。

2. 搽擦药　可直接涂搽于伤痛处或在施行理筋手法时配合外用，一般可分为酒剂、油膏与油剂。

3. 熏洗湿敷药　熏洗是中药治疗软组织痛的特色疗法之一，也是一种行之有效的治疗手段，分为热敷、熏洗和湿敷洗涤三种。热敷是将药物置于锅或盆中加水煮沸后，先用热气熏蒸患处，候温水稍减后用药水浸洗患处的一种方法。可每日2次，每次15~30分钟。对于软组织痛来讲洗方很多，可根据不同情况加以选用。湿敷洗涤多是用于创口或感染伤口，很少用于软组织痛的治疗。

4. 热熨药　热熨法是一种热疗的方法。是选用温经驱寒、行气活血止痛的药物，加热后用布包裹热熨患处，以借助其热力作用于局部，适用于不易外洗的腰背躯体之软组织痛。主要有坎离砂、熨药和其他如粗盐等。坎离砂是用铁砂加热后与醋水煎成的药汁搅拌后制成的。临用时加醋少许拌匀置布袋中，数分钟内会自然发热。目前有许多热敷贴等市场商品化的产品。熨药又称为腾药，是将药置于布袋中，扎好袋口放在锅中经蒸汽加热后熨患处，适用于风寒湿肿痛症。

中药外用药多以"活血化瘀、消肿止痛"为原则，广泛应用在软组织损伤的治疗中，具有很好的疗效。但是仍然存在着许多需要改进的地方，如易脱落、污染衣物、气味较大、对皮肤有刺激、不易保存和过敏等，故应加强药膏剂型的改良和药理机制研究。

（二）中药内服

根据病因以及辨证的不同，治疗软组织痛所使用的方剂差别很大。虽然很多用药基本上是遵循三期辨证用药的原则，但由于引起软组织痛的病因和病理等都有很大的不同，因此在具体使用上还是有很大的差异，体现中医用药个性化的治疗特色。中医学认为腰椎间盘突出症属于"痹症"，主要病因病机是肾气虚弱，风寒湿邪乘虚而入，结于筋脉肌骨不散，加之劳伤过度，扭闪挫跌，复致筋脉受损，经络瘀阻，不通则痛。后期又多伴有肝肾亏虚、气血不足之象。临床最常见的证型为气滞血瘀和肝肾亏虚两型。

有文献研究发现中药外用治疗腰椎间盘突出症以祛风、散寒、除湿为主，兼顾补血活血、温肾固本。处方选药的用药规律分4类：祛风湿药、活血化瘀药、解表药和补虚药。由于腰椎间盘突出症证型的多样性，准确辨证是临床疗效的保证。分期与分型相结合进行论治是治疗本病的特色。腰椎管狭窄症病因与先天肾气不足、慢性劳损和感受风寒湿邪有关。病机是肾气不足、风寒湿邪阻络、气滞血瘀、营卫不通。针对上述病因病机，内治法主要是采用行气活血、和营止痛、舒筋活络、补气养血、补养脾胃、补益肝肾和温经活络等法。对于AS的病因多认为是肾虚督空和肝肾不足，加之感受外邪，内外合邪是形成本病的病机。但目前AS的辨证分型尚不统一，总的是两种分型法：一是以证候分型；二是以病程结合证候分型。中药对AS的治疗仍停留在宏观临床疗效观察阶段，缺乏从西医学、免疫学和分子生物学等角度观察中药作用机制的报道，从而降低了中药疗效的可信度；同时，临床研究仍存在疗效评价标准不统一、样本量小、缺乏中长期的筛选跟踪随访等问题。肝肾阴虚是RA发病的内在基础，瘀血是主要的病理因素，病位在于筋骨，据此确立养阴清热、宣痹通络的主要治疗方法。有研究发现，近80种治疗RA的方剂，均具有消肿镇痛和改善关节功能的作用。中药对RA的治疗研究较广泛，但诊断标准和疗效评估标准等方面有一些差异。总之，目前中药治疗软组织痛仍局限于模糊概念，缺少科学的、权威的和定量的客观标准。远期疗效有待加强，临床分型也没有统一规范化。当务之急是找到科学的、严谨的实验研究及临床观察方法，以明确其治疗机制，规范中药的临床应用。

五、西药

西药治疗软组织痛的疗效确切。用于治疗软组织痛的西药种类有很多，此处仅是概要性地介绍一些。主要有阿片类镇痛药（吗啡、可待因、哌替啶等）、非甾体类的镇痛药物（阿司匹林、对乙酰氨基酚、吲哚美辛等）、神经精神类安定药（抗抑郁药、抗焦虑药、神经安定药及碳酸锂等）、解痉药（阿托品、6542、地西泮等）、局麻药（普鲁卡因、利多卡因、布比卡因、丁卡因等）、柳氮磺吡啶、别嘌醇、秋水仙碱、甲氨蝶呤、环磷酰胺等。近年来针对性很强的单抗和特效药物，如强直性脊柱炎、类风湿关节炎以及骨质疏松症治疗药物是进展最快的领域。

阿片类镇痛药的特点是具有很好的镇痛作用，但其副作用及对患者的危害限制着这类药物的临床运用，因而主要用于中度和重度疼痛的治疗。非甾体类镇痛药物除了具有轻度与中度的镇痛作用外，还兼有抗炎、抗风湿、解热等作用，故又称为解热镇痛药。这类药物主要有氨基酚衍生物与非类固醇抗炎药两种。前者解热镇痛作用较明显，但缺乏抗炎、抗风湿的作用；后者具有明显的抗炎、抗风湿作用，解热镇痛效果较好。尽管这类药物的化学结构不同，作用机制也不完全一样，副作用也有差别，但其主要作用点都是在神经末梢，而不是在中枢神经系统。此类药物应用范围广，是专科治疗的常用和习惯首选用药。神经精神类安定药的抗抑郁药、抗焦虑药、神经安定药及碳酸锂等在急性和慢性疼痛治疗中具有治疗作用，特别是三环类抗抑郁药丙米嗪可减轻慢性疼痛患者的症状。局麻药是疼痛治疗中各种神经阻滞疗法的常用药物。局麻药物按照化学结构分为脂类局麻药（普鲁卡因、丁卡因）和酰胺类局麻药（利多卡因、布比卡因）；按照作用时效的长短，又将局麻药分为短效局麻药（普鲁卡因）、中效局麻药（利多卡因）和长效局麻药（布比卡因）。

（一）局麻药

多以脂类、酰胺类或以短效、中效和长效予以分类。目前多数书中所介绍的使用量和最大安全量均是指健康成年人而言，临床应用时应以患者的病情和注射部位的不同而区别对待。

1.普鲁卡因　为短效脂类局麻药，在疼痛治疗中主要用于痛点注射。其盐酸盐水溶液不稳定，不易长久保存或高压消毒，故易变质。脂溶性和蛋白结合率均较低，因而麻醉效能较低，作用时间较短，弥散功能较差，起效时间慢。体内代谢速度快，消除半衰期短。临床常用浓度为0.25%~1%，起效时间为1~5分钟，作用时效为45~60分钟。成人一次最大剂量为1g。

2.利多卡因　为酰胺类中效局麻药，是疼痛治疗中最常用的局麻药。该药性能稳定，可耐受高压消毒和较长时间保存。近似生理盐水的PH值。组织弥散性强，起效快，麻醉效能是普鲁卡因的4倍。血液吸收后对中枢神经有抑制作用。当血药浓度达5mg/ml以上，可出现毒性症状，甚至引起惊厥。使用浓度为痛点注射0.2%~2%，1%浓度可维持无痛120分钟左右，加上肾上腺素可延长3~4倍。硬膜外阻滞用0.5%可阻断交感神经，1%可阻断知觉，2%可阻断运动。最大安全剂量为200~400mg，或7mg/kg，肝脏损害或肝血流低下者可使其分解延迟，应严格控制使用量。利多卡因等酰胺类局麻药较少引起变态反应，此与脂类局麻药有所不同。

3.布比卡因　属酰胺类的长效药，也是国内疼痛治疗常用的局麻药之一。该药性能稳定，可耐重复高压灭菌。该药脂溶性高，麻醉效能强，作用时效长，起效时间较短。对运动神经的阻滞与药物浓度有关，浓度在0.125%~0.5%时对感觉神经阻滞好，但几乎无肌松作用，该浓度范围适于疼痛治疗。0.75%浓度有较好的运动神经阻滞作用。该药超量或误入血管内产生毒性反应的特点为，心脏毒性症状发生较早，循环虚脱与惊厥多同时发生，且易引起严重室性心律失常，复苏困难。因此，成人一次或4小时内用量不应大于150mg。疼痛治疗严禁高浓度。

局麻药的不良反应，可分为局部和全身不良反应。全身反应除高敏性与变态反应外，多与用药剂量有关。

1.接触性不良反应 由于局麻药浓度过高或与神经接触时间过长造成神经损害，而软组织受损不会造成严重后果。

（1）组织毒性：常用局麻药并无毒性，如皮下或皮内注射高渗量的局麻药，可引起暂时性水肿。

（2）神经毒性：导致神经组织损害的浓度多需大于最低麻醉浓度的数倍。直接将局麻药注入神经或神经束内，则可引起神经功能或结构的改变。这除与药物有关外，还与注入神经内的物理因素如压力过高有关。另外，与局麻药pH过低或局麻药溶液对血管或红细胞的不良作用，引起血管炎或血管内血栓导致神经组织缺血缺氧有关。

（3）细胞毒性：应用大剂量丙胺卡因时其代谢产物的蓄积，可使血红蛋白转化，引起紫绀，血液呈棕色。其他常用浓度的局麻药对红细胞的完整性无影响；高浓度溶液则会影响其跨膜离子输送系统，甚至达一定浓度可引起红细胞溶解。

2.全身性不良反应

（1）高敏反应：应用小剂量局麻药，患者即发生毒性反应，应考虑为高敏反应。除给予治疗外，应立即停止给药。

（2）变态反应：变态反应发生率仅占局麻药不良反应的2%，真正的变态反应罕见。临床上应将变态反应、毒性反应和血管收缩药反应严加区别。脂类局麻药引起的变态反应较酰胺类多见。临床上对有变态反应的病人进行结膜试验、皮内注射试验、嗜碱性粒细胞脱粒试验。而以实验室试管内进行的试验较准确，皮内注射假阳性率较高，即使阴性也可发生高敏反应，故其结果仅供参考。

（3）中毒反应：血药浓度骤然升高（高于$4\sim6\mu g/ml$），可引起头痛、头晕、耳鸣、口唇麻木、视力模糊、复视、嗜睡、语言不清、神经错乱、肌肉震颤和惊厥。效能强的布比卡因等血药浓度达2g/ml，即可出现毒性症状。

局麻药引起的惊厥是全身强直性阵挛性惊厥，可造成呼吸困难、CO_2蓄积与低氧血症。加之局麻药此时对心血管的抑制，脑血流减少，而影响脑功能。局麻药作用于大脑边缘系统、海马及杏仁核是发生惊厥的原因。如血药浓度继续升高，可使大脑易化神经元的释放和抑制性通路同时受到抑制，使全部中枢神经系统处于抑制状态。惊厥的发生尚与$PaCO_2$升高、呼吸性碱中毒、高热、低温以及药物的相互作用有关。

不同的局麻药其心血管毒性浓度与中枢神经毒性浓度之间存在差异，利多卡因存在较宽的幅度，而布比卡因则幅度较窄。因此，心脏毒性多在中枢毒性之后发生，布比卡因引起的心搏停止较难复苏。临床不容忽视的是，中枢毒性造成的窒息低氧血症对心脏的有害影响。

3.毒性反应的预防和治疗 中毒反应的主要原因为意外血管内注药，或单位时间内用药量过大，使血药浓度突然超过阈值。因此，毒性反应的预防主要是降低局麻药的血药浓度和提高机体的耐受性。合理选择用药浓度以减少用药总量，避免意外血管内注药。在用药过程中，一旦发现病人有毒性反应症状或体征，首先应立即停止用药，并保证病人呼吸道通畅。轻者无需处理可很快恢复。重者应给予面罩吸氧或人工呼吸，控制惊厥发作可静注硫喷妥钠1~2mg/kg，或地西泮0.1~0.2mg/kg。临床以硫喷妥钠为常用，它起效快，作用时间短，恢复也快。如需气管插管可用短效肌松药如司考林或卡肌宁等；合并循环抑制者，应开放静脉通道输液，并加强适量血管活性药，以维持循环稳定。

（二）肾上腺糖皮质激素

临床多以口服、静滴、肌注和硬膜外注射等方式给药。推测炎性因子在软组织痛的发生中具有重要作用，因而要使用皮质类固醇，一般是在有急性疼痛症状和体征时才使用。硬膜外给药可减少皮质类固醇的全身性副作用，且可将药物直接注射到炎症部位或附近，但这仅是推测，还没有相关研究。对皮质类固醇治疗神经根炎症腰痛的机制尚不清楚。

有关皮质类固醇硬膜外给药治疗软组织痛的研究结果分为两类，即有效和无效（认为其疗效与单纯的生理盐水或麻醉剂相同）。但统计分析表明，皮质类固醇缓解疼痛的效果明显优于安慰剂，临床疼痛的平均缓解率为10%~15%。通过减轻神经根的炎症，可使一部分患者避免手术。到目前为止，尚无研究比较皮质类固醇硬膜外注射与全身给药（口服或肌肉注射）治疗腰痛的效果。由于样本数少，一些研究尚无法显示皮质类固醇的疗效优于安慰剂。短时间使用皮质类固醇最常见的副作用是患者易出现所谓的"皮质类固醇性精神病"，患者表现为动作不协调、有欣快感和异常动作。口服皮质类固醇是高效抗炎药物，可短期用药，然后迅速地减少用量。但是有造成股骨头缺血性坏死的危险，虽然很少发生，但后果严重。这类药物无论口服、局部用药或全身用药，都可影响许多器官和系统的功能。对口服类固醇类药物治疗软组织痛的疗效，还未进行过前瞻性双盲形式的研究。

（三）非甾体抗炎药

临床证实非甾体抗炎药（NSAIDs），如diflunisal，naproxican sodium和piroxicican等治疗腰痛的效果优于安慰剂，主要是用于急性腰痛。研究证实此类药物对坐骨神经痛无治疗作用；在治疗腰痛方面各种NSAIDs的疗效差异不大。其副作用主要是胃肠道刺激和出血，老年患者更易发生且严重。另外是肾功能损害，主要是因为抑制前列腺素的合成。此外，尚有对肝、骨髓、血小板和神经精神系统的一些毒副作用。大多数损伤为可逆性，但也有不可逆的。ketorolac针剂曾在急诊科广泛使用，但研究证实其对急性创伤性骨骼肌痛的效果并不比口服布洛芬的效果好。由于注射剂价格高，一些人主张仅在不能口服或口服不能耐受时使用

（四）肌松药

疼痛治疗中，肌松药不应成为常规用药。大多数肌肉痉挛患者是继发于原发性病变，如突出的椎间盘。如果控制住继发于突出椎间盘的疼痛，则肌肉痉挛也随之缓解。偶尔肌肉痉挛很严重，则需要一些治疗。此时可使用肌安宁、美索巴莫和胺苯环康烯等抗炎药

物。虽然已有研究证实氯苯氨丁酸在治疗腰痛中作用不大，但其无明显的毒副作用，这类药物对大多数患者有镇静作用。其他副作用包括头痛、头晕、恶心、口干和视力模糊等。虽然对肌松剂的使用尚有争议，但其在临床上被广泛应用于治疗急性腰痛。争论的部分原因是许多这类药物具有成瘾性和相对较多的副作用。与止痛药或NSAIDs合用时，是否会增加疗效仍无法肯定。研究发现似乎有几种肌松剂对急性腰痛有治疗作用。而各种肌肉松弛剂的疗效基本相同。但在治疗慢性腰痛方面的文献甚少，无法总结其对慢性腰痛的治疗效果。许多研究都以椎旁肌痉挛作为观察指标，但其对肌痉挛的临床判断标准和定位尚有不同的意见，因而很难对研究结果做全面分析。

（五）抗抑郁类药物

此类药物主要用于治疗慢性痛。一般认为慢性痛患者或多或少伴有抑郁症状，所以可使用抗抑郁药以提高疗效，但抗抑郁药的作用似乎只能解决一些表面问题。许多抗抑郁药具有镇静作用，因而有时在治疗慢性痛时，只是单纯地改善了患者的睡眠。由于安定属于生理抑制剂，而疼痛患者常伴有抑郁症状，对有抑郁症状的患者使用安定，可加重患者的症状，故对疼痛患者不应使用安定。如果焦虑症状明显，可服用苯巴比妥类镇静剂，以减轻症状。对慢性痛体征不明显者，可给予抗抑郁药物，以缓解某些抑郁症状。临床研究表明：与安慰剂相比，三环类抗抑郁药物（阿米替林、丙米嗪和多塞平）缓解疼痛的作用明显。虽然有一些研究，但抗抑郁药治疗疼痛的疗效仍不能肯定。由于副作用的影响，许多患者退出了研究，因而影响到研究的准确性。

（六）生物制剂

改善患者的临床症状，控制其炎症进展，降低患者疾病活动度，预防关节变性，提高患者生活质量是风湿免疫治疗的主要治疗目标。2018年中国类风湿关节炎诊疗指南推荐，使用单一传统合成DMARDs治疗未达标时，可使用一种传统合成DMARDs联合一种生物制剂进行治疗。生物制剂是指用微生物及其代谢产物的有效抗原成分，动物（或人）血液、组织等加工形成的一种生物制品。人肿瘤坏死因子α（TNF-α）是引起风湿免疫疾病的最根本影响因子，益赛普是一种肿瘤坏死因子-α抑制剂，通过对TNF-α进行阻断，而起到治疗作用。益赛普通过先进的DNA技术，将人体可溶性Ⅱ型TNF受体与IGGI的Fc段结合，形成亲和度非常高的蛋白质，通过可溶性、膜型TNF能直接进入人体，且作用于淋巴毒素-α，与之结合，从而能很好地阻断炎症因子的释放，控制炎症进展，达到治疗关节炎症的效果。研究显示，益赛普治疗AS能明显减轻患者关节痛，改善关节功能，且安全性较高。经益赛普治疗后可通过抑制破骨细胞活性，增加成骨细胞的活性，改变以骨吸收为主的高转换状态，可预防AS骨质疏松的发生。但益赛普疗程过短不利于AS病情控制，临床上不应过早停药。

英夫利昔是美国食品药品监督管理局在1998年批准的第一个生物治疗药物，其作用机制包括3个方面，诱导T细胞凋亡、拮抗肿瘤坏死因子-α活性及对免疫细胞的细胞毒性作用。利妥昔单抗单药治疗以延缓或预防RA的发生、发展是目前最新的研究方向。虽然针对许多炎性因子通路（如IL-17、IL-23等）的生物制剂的临床有效性尚未得到已有临床试验的证实，但不排除其在不同的RA发展阶段可能产生的作用。

目前临床用于治疗RA的生物制剂主要有：①肿瘤坏死因子-α（TNF-α）抑制剂，包括依那西普、英夫利昔单抗以及阿达木；②白细胞介素-6（IL-6）抑制剂托珠单抗；③IL-1受体拮抗剂阿那白滞素；④B细胞清除剂利妥昔单抗；⑤T细胞抑制剂阿巴西普；⑥新型生物制剂，如JAK酶抑制剂、脾酪氨酸激酶抑制剂等。尽管目前批准的5种TNF-α抑制剂的生化和药理特性存在差异，但它们在疗效和安全性方面似乎并无临床意义上的差异，临床上更多的是考虑医生用药习惯、患者顺应性及其经济承受能力等。但已有的药物均表现出显著的不良反应，如感染、癌症风险增加、心血管疾病、间质性肺病和衰弱等。

（七）其他

目前甲钴胺联合硫辛酸治疗似乎已成为临床的标配，用于许多神经性和疼痛性疾病的治疗。硫辛酸为天然维生素，具有较强的抗氧化效果，且水溶性、脂溶性较强，硫辛酸注射液属于一种酶素物质，存在于线粒体中，可由生物体自身合成，静脉滴注后可促进细胞线粒体内葡萄糖组分的转化，还可清除NO自由基、氢氧自由基，减少体内自由基对神经功能的损伤，此外硫辛酸可增加钠离子、钾离子活性，对神经传导速度进行改善，促进神经元生长，改善周围神经血供。

自体富血小板血浆中的血小板成分在经过一系列刺激后可产生多种生长因子，并且相互作用，而促进急、慢性创面快速愈合；在肌腱病治疗中对急性损伤修复近期效果显著，但对慢性肌腱、韧带损伤及周围神经损伤等方面的研究相对较少，其疗效缺乏大量动物实验及临床试验支持，仍需进一步探索研究。

六、理疗、牵引、埋线、制动和功能锻炼

（一）理疗

理疗以其安全舒适等优势在治疗软组织痛性疾病方面很受欢迎。由于理疗可以促进无菌性炎症的消退，故可用来缓解或消除疼痛，也符合中医治疗伤筋的基本原则，即"筋喜热而恶寒"。主要用于治疗软组织劳损性痛，如肌筋膜痛、落枕、颈椎病、肩周炎及腰椎间盘突出症等。理疗种类繁多，如超短波、电疗、（远）红外线、蜡疗、电磁波辐射、TDP神灯、中频电、热疗和冷敷等。药物或离子导入等也是治疗软组织痛的常用方法，但使用时要注意不要烫伤患者。

（二）牵引

由于牵引具有降低椎间盘内压力、改善关节咬合以及降低肌张力的作用，故牵引疗法广泛应用于颈椎和腰椎疾病当中，特别是对有根性痛者，如神经根型颈椎病和腰椎间盘突

出症有较好的疗效。由于颈椎骨骼和关节结构的特点，颈椎牵引的效果要好于腰椎。颈椎牵引时要注意牵引的力度、时间和角度这三要素或体位因素。牵引的方式和种类多样，有悬吊牵引、自身体重牵引、颌枕带牵引、各式恢复颈椎曲度的牵引枕、成角牵引等。同时还有牵引下的各种按摩和正骨手法等。腰椎牵引的力量远远大于颈椎，主要方式是骨盆带牵引。无论是颈椎还是腰椎牵引，多数采用机械牵引。少数是推拿时的手法牵引，但持续时间不如机械牵引。后续又研发出了三维牵引床和悬吊牵引床等。临床很少单独使用牵引疗法，多是配合推拿按摩和药物等疗法使用。

（三）埋线

20世纪60年代兴起的穴位埋线疗法是针灸治疗模式的一次创新，指通过在穴位内埋置羊肠线的方式代替传统的针灸刺激，即利用羊肠线（异体蛋白）对穴位的持续刺激作用治疗疾病，以获得长效的方法。埋线的刺激可长达2周，患者不必每日来院。方法有切埋法、割埋法和结扎法等。但有关穴位埋线的治疗机制等论述较少。埋线疗法在治疗慢性软组织痛方面具有较好的疗效。文献报道可以治疗的软组织痛疾病有各型颈椎病、腰椎间盘突出症、网球肘、肌筋膜炎、软组织损伤、腰肌劳损、AS、RA和OP等。但总的看来，埋线疗法主要还是用于治疗内科和妇科等疾病。

（四）制动

制动作为一种治疗手段，在临床上广泛应用于创伤、运动损伤、神经损伤及全身多器官广泛损伤之中。对于缓解疼痛、加速创伤愈合、机体康复等起到了一定的作用。制动是临床治疗中传统的保护性治疗措施，包括卧床休息和局部固定。在软组织痛的制动中主要是局部制动，如石膏托、夹板、局部敷药后包扎和悬吊等。局部制动可以减轻局部应力和负荷，有益于减轻局部炎性反应，缓解疼痛，促进损伤组织的愈合。但制动本身会产生负面效应，越来越多的人已逐渐认识到制动的副作用，并对此开展了研究。制动的副作用涉及骨、软骨、韧带、皮肤和肌肉等。如有研究显示即使是4周的制动，也可使比目鱼肌和腓肠肌出现显著性萎缩。关节固定2周以上均可造成肌萎缩和肌力减退（每周降低10%），制动可加速肌腱基质的分解和韧带的退变等。这不仅影响疾病的康复过程，而且会增加合并症，影响临床疗效。"凡是急性疾病均应卧床休息"是临床常见的认识误区。运动是康复治疗的基本手段，也是防止制动副作用的主要方法。但是运动过度会造成机体强烈应激，影响组织的修复和愈合过程。需要正确地处理这一对矛盾。

制动对人体组织结构的影响是明显的，合理使用制动，制动后正确制订康复计划，对提高康复疗效，尽早恢复病人的肢体功能有重要的意义，因此，制动对于软组织损伤的修复至关重要。但临床应减少制动时间，制动的时间不可太久，一般1~2周即可。解除制动后，甚至在制动期间也要注意锻炼。在软组织痛的治疗中强调的是局部制动，而非全身制动。RA和AS一般不需要制动，而其他急性软组织痛性疾病一般都需要制动，如肩周炎早期、腰椎间盘突出症和颈椎病的剧烈疼痛时等。中医学的动静结合理论对于指导软组织损伤性疼痛的治疗非常有益，而传统的夹板、中药外敷后的包扎和悬吊等固定方式都是行之有效的治疗方法和手段，需要加以发扬光大和深入研究。

（五）功能锻炼

积极的功能锻炼对保持肢体和关节的功能非常有益，特别是对AS和RA患者。很多AS和RA患者和医生都片面地把希望寄托在药物治疗上，对功能锻炼不予重视，或急于求成，进行过度的功能锻炼而加重病情。AS和RA患者进行功能锻炼是通过活动关节，避免出现僵直、挛缩，防止肌肉萎缩，恢复关节功能，做到以动防残。因此功能锻炼非常重要，其作用甚至等同于药物治疗。但在进行锻炼时要注意系统和持久。例如对AS患者来讲，需要从头颈到胸廓到腰骶等全方位进行锻炼，不可偏一。至于制动和功能锻炼的关系，已经在上段进行了讨论。研究显示，活动对改善韧带的结构和功能有帮助。中国传统的太极拳和五禽戏等功能锻炼方法都非常适合软组织痛患者。肌肉牵拉术和按摩等对恢复肌肉的弹性，减少和预防肌筋膜痛的发生，都具有重要的意义。这些都需要临床医生在治疗的同时指导患者有目的、有计划地进行锻炼。

七、介入

作为治疗腰椎间盘突出症的一种较为成熟的治疗手段，胶原酶已广泛运用于临床。但有关其适应证和禁忌证、盘内还是盘外注射等问题还需要进一步地明确。特别是由于其毒副作用等，导致目前临床很少使用本疗法。椎间盘突出后，在神经根受压的同时，还释放大量化学介质，故疼痛压迫与炎症并存学说已取代了单纯机械压迫学说。所以在胶原酶化学溶解术时应重视椎间盘源性炎症的治疗。在开展胶原酶治疗时应注意仔细操作，避免严重并发症的发生。胶原酶治疗可能造成的并发症包括：胶原酶误入蛛网膜下隙而出现剧痛和抽搐等，硬膜外腔感染，溶解期盘内压增加、髓核再脱出引起马尾神经综合征，神经根损伤和截瘫（主要由胶原酶误入蛛网膜下隙而损伤脊髓所致）。

臭氧是一种强氧化剂，于1839年由德国化学家Schonbein命名。长期以来它广泛应用于人们的日常生活中。尽管存在不同的学术观点，臭氧疗法作为一种治疗手段仍应用于临床医疗实践。臭氧治疗椎间盘突出症源于20世纪90年代欧洲国家，国内于2000年首次应用，其后该疗法在国内迅速展开。除此之外，臭氧疗法尚应用于病毒性肝炎疼痛和溃疡等方面的治疗。臭氧治疗软组织痛目前主要集中在经皮穿刺臭氧盘内注射治疗腰椎间盘突出症和关节腔内注射治疗膝骨关节炎等。臭氧治疗腰椎间盘突出症以其方法简单、疗效确切、损伤更小的优点，在临床广泛使用。臭氧不仅能够氧化髓核组织内的蛋白多糖，使髓核萎缩，同时臭氧的抗炎、镇痛作用能缓解症状，目前尚未发现严重的并发症，但少数可有胸闷、呼吸困难、角膜刺激等类似臭氧致使呼吸道过敏的症状。但医用臭氧尚不被传统西方医学接受，原因主要是臭氧生成技术上尚未解决的难题（剂量、浓度难以精确调控）限制了臭氧的研究和应用；以及尚缺乏基础研究支持，不能合理解释其作用效应，从循证医学角度看，其未进行严格科学研究。对臭氧的正确认识尚需假以时日。

射频靶点治疗腰椎间盘突出症是一种高效、安全、微创的治疗方法。通过射频汽化对颈、腰椎间盘突出症患者实施髓核成形术。临床表明，髓核成形术创伤小、安全，对颈椎间盘突出症疗效较好，但治疗腰椎间盘突出症疗效欠稳定。对于严格选择的病例，椎间盘内电热疗法可在一定程度上缓解疼痛。而盘内射频热凝治疗已经被证实无效。研究发现，射频消融髓核成形术后1周、1年、2年腰痛评分逐渐降低，说明减轻患者的疼痛是肯定的，但平均改善率和主观满意度优良率逐渐降低，远期疗效还不能肯定，有待进一步证实。

八、手术治疗

手术治疗颈椎病、腰椎间盘突出症以及椎管狭窄症等疾病所致软组织痛已得到广泛应用，疗效确切。经典的髓核摘除术治疗腰椎间盘突出症已经有80余年的历史，大量文献报道此方法具有良好效果。随着骨科新理论、新技术的出现，从简单的微创手术，到复杂的人工椎间盘置换，腰椎间盘突出症的治疗呈现"百花齐放"的局面。但也因此出现了一些争议，如究竟应该怎么看待常规髓核摘除术后影像学上出现的一些解剖学改变？是否所有的椎间盘突出症手术都需要融合？如何正确掌握各种手术的适应证？如何评价各种手术的治疗效果？建议读者参考侯树勋《客观评价各种治疗腰椎间盘突出症手术的疗效》一文。虽然传统经典腰椎间盘切除手术存在一些不同程度的问题，但这些问题并没有影响其满意的疗效。目前仍是最简单、最经济、最有效的治疗手段。

用于治疗肌筋膜痛的手术很少，且争论较大。以往也只有宣蛰人的软组织松解术较多地运用于临床，而近30年来鲜有这方面的报道。手术也趋向于微创和其他一些小型化的治疗方式。如关节镜手术是治疗关节内软骨、半月板、韧带及滑膜病损的重要手段之一，操作也越来越成熟。由于其具有手术创伤小、治疗精确、有利于术后早期康复等优点，关节镜已经越来越受到广大患者和临床医生的重视，成为本领域推广最快的现代手术技术之一。胶原酶髓核溶解术治疗腰椎间盘突出症是疼痛科常用的治疗方法，但是其治疗机制和临床效果并没有得到深入研究和科学的评价。椎间孔镜下突出髓核摘除术与射频消融术治疗腰椎间盘突出症的效果差异不大。两种方法在治疗过程中各有优缺点，临床上应该把握好适应证，结合实际情况选择治疗方案。近年来颈椎内窥镜、3D打印技术、显微镜等新技术及设备也逐渐应用到颈椎病手术治疗的研究之中，为颈椎病的治疗提供了新的选择和希望。

此外，体外冲击波和高能震波治疗技术也广泛应用于软骨组织慢性损伤性疾病。

参考文献

［1］周晓宁，许金海，王国栋，等.骶管注射治疗腰椎间盘突出症疗效因素的研究进展［J］.世界中西医结合杂志，2020，15（1）：189-192.

［2］陈坚，温干军，刘红，等.肌筋膜疼痛综合征扳机点的形成机制和病理特点及治疗的研究进展［J］.中医正骨，2019，31（1）：36-37.

［3］林业武，陈美雄，景亚军，等.温和灸对肌筋膜痛大鼠扳机点骨骼肌病理形态的影响及其作用机制［J］.山东医药，2018，58（44）：18-21.

［4］辛大伟，张灿，汤样华，等.强直性脊柱炎的中医治疗进展［J］.中外医学研究，2020，18（7）：181-183.

［5］田好超，李哲，张宏军.针灸治疗强直性脊柱炎研究现状［J］.辽宁中医药大学学报，2020，22（2）：153-156.

［6］袁兴东，周鹃，刘志军，等.来氟米特不良反应风险分析［J］.海峡药学，2021，33（2）：202-205.

［7］徐海东，刘振陶，曹盛楠，等.感染与强直性脊柱炎的相关性［J］.中国病原生物学杂志，2020，15（10）：1237-1239.

［8］许甜甜，沈炳香，李向阳，等.强直性脊柱炎的中药使用规律浅析［J］.风湿病与关节炎，2020，9（4）：20-23.

［9］李爱夏，吴佳莹，陈双琴，等.强直性脊柱炎患者生物制剂注射过程中的问题探讨［J］.中国基层医药，2019，26（12）：1492-1494.

［10］许海艳，况南珍，张瑜娟，等.类风湿性关节炎治疗方法的研究进展［J］.南昌大学学报：医学版，2020，60（5）：97-102.

［11］赵艳红，金晨，周彩虹，等.抗类风湿性关节炎滑膜增生和滑膜血管新生中药的研究进展［J］.江西中医药大学学报，2020，32（2）：113-116.

［12］杨念生.系统性红斑狼疮药物治疗发展趋势［J］.协和医学杂志，2020，11（3）：247-251.

［13］李梦涛，曾小峰.系统性红斑狼疮：推进早期诊断，达标治疗，改善长期预后［J］.中华内科杂志，2020，59（3）：169-171.

［14］李萍，孙敏.益赛普联合柳氮磺吡啶治疗强直性脊柱炎的疗效及对血清中IL-1和TNF-α的影响［J］.当代医学，2021，27（8）：12-14.

［15］王倩，戴生明.《2019年欧洲抗风湿病联盟干燥综合征局部与系统性治疗推荐》解读［J］.中华临床免疫和变态反应杂志，2020，14（3）：179-182.

［16］曹晓宇，徐东，赵岩.干燥综合征的治疗［J］.现代实用医学，2019，31（8）：993-994.

［17］孙呈祥.软组织损伤治疗学［M］.上海：上海中医学院出版社，1988.

［18］车向东，李茂山，张战峰.PKP术治疗骨质疏松性胸腰椎压缩性骨折残余腰背疼痛的危险因素分析［J］.颈腰痛杂志，2021，42（1）：63-65，69.

［19］徐道明，许华宁，徐帅，等.原发性骨质疏松症慢性疼痛的康复治疗进展［J］.中国骨质疏松杂志，2020，26（8）：1197-1200.

［20］赵胜利，袁伟权，陈柏龄.骨质疏松症相关预测指标［J］.中华骨质疏松和骨矿盐疾病杂志，2020，13（5）：464-470.

［21］王补青.生活方式及营养状况对老年骨质疏松患者疼痛的影响［J］.中国药物与

临床，2020，20（4）：540-542.

[22] 岳剑宁.中国骨质疏松症现况及其相关慢性疼痛的社区层面诊治方法 [J].中国全科医学，2020，23（18）：2223-2228.

[23] 王灿祥，胡玉英.不安腿综合征中西医研究进展 [J].湖南中医杂志，2020，36（2）：147-149.

[24] 刘晨菲，耿丽娟，张永志，等.不安腿综合征与抑郁情绪关系的研究进展 [J].临床荟萃，2020，35（10）：952-956.

[25] 陈泽林，赵雪，郭扬，等.中医针灸标准化关键问题研究 [J].世界中医药，2020，15（7）：990-996.

[26] 陈碧玮，陈少宗.针灸拓展技术的安全性与伦理学问题 [J].中华中医药杂志，2020，35（3）：1556-1559.

[27] 陈利芳，金晓飞，李茹.温针灸操作技术发展现状及问题分析 [J].中华中医药杂志，2018，33（9）：3768-3771.

[28] 《中国针灸》编辑部.从"干针"看针灸发展的过去与未来——"干针"折射的针灸发展问题研讨会议纪要 [J].中国针灸，2017，37（3）：335-336.

[29] 李辰，刘炜宏.针灸流派研究的现状与问题 [J].中国针灸，2015，35（5）：501-50.

[30] 宋光芬.谈针灸治疗中存在的医院感染问题及对策 [J].西部中医药，2015，28（3）：73-74.

[31] 陈财发.封闭治疗对骨科门诊急慢性疼痛的临床效果 [J].中外医学研究，2019，17（10）：24-25.

[32] 任伟根.曲安奈德封闭液治疗软组织疼痛的临床研究 [J].中国医药指南，2018，16（16）：95-96.

[33] 刘金成，刘志斌.颈椎病手术治疗的研究进展 [J].临床医学进展，2020，10（3）：244-251.

[34] 贺石生，方凡夫.颈椎病牵引治疗专家共识 [J].中国脊柱脊髓杂志，2020，30（12）：1136-1143.

[35] 刘永，翟明玉.针刀治疗神经根型颈椎病研究概述 [J].中医药临床杂志，2020，32（4）：791-795.

[36] 黄景慧，袁海龙，王梦真.不同中西药物对急性软组织损伤的治疗作用研究 [J].药品评价，2020，17（2）：3-4，42.

[37] 周楠，曹欢，笔雪艳，等.中药传统剂型——黑膏药的研究进展 [J].中国药品标准，2018，19（6）：433-436.

[38] 陈美珠，黄霖，郑湘宏，等.急性软组织损伤外敷中药药物厚度的研究 [J].中国中医药科技，2005，12（4）：246-247.

[39] 杨迎宾，何泽民.腰椎间盘突出症中药治疗机理研究进展 [J].世界最新医学信

息文摘（电子版），2016，16（81）：146-147.

　[40] 胡馨宇，王爱国，王琳珏，等.腰椎间盘突出症中药外治用药频次分析 [J].山西中医学院学报，2016，17（2）：9-11.

　[41] 张世民.经皮脊柱内镜减压术治疗腰椎管狭窄症面临的问题 [J].中国骨伤，2021，34（1）：5-8.

　[42] 张泽敏，王晶，于子龙，等.自体富血小板血浆促进软组织损伤修复的研究进展 [J].中华损伤与修复杂志（电子版）2020，15（5）：411-414.

　[43] 徐德睿，杨利丽，张郡，等.老年腰椎管狭窄症微创介入治疗进展 [J].国际老年医学杂志，2020，41（2）：133-136.

　[44] 徐佳隆，吴建军.退行性腰椎管狭窄症的治疗研究进展 [J].局解手术学杂志，2020，29（10）：843-847.

　[45] 黄登承，王志科，曹学伟.体外冲击波疗法治疗中老年膝骨关节炎短期疗效对比的荟萃分析 [J].中国组织工程研究，2021，25（9）：1471-1476.

　[46] 李艳，黄兆民.制动对骨骼肌的影响及机制 [J].中国康复理论与实践，2006，12（12）：1024-1025.

　[47] 徐立岩，马剑雄，王颖，等.关节制动对大鼠膝关节软骨缺损修复的影响 [J].中国组织工程研究，2016，20（37）：5496-5503.

　[48] 王文轩，张福洲，靳秀丽，等.臭氧消融术与保守治疗腰椎间盘突出症的Meta分析 [J].实用医学影像杂志，2019，20（2）：129-132.

　[49] 李智斐，李嘉琅，张翼升，等.医用臭氧治疗腰椎间盘突出症的作用机制及应用进展 [J].中医正骨，2018，30（10）：59-61，63.

　[50] 黄锦益，邓军.射频热凝术治疗腰椎间盘突出症的研究进展 [J].医药前沿，2020，10（25）：7-9.

　[51] 赵森明.胶原酶治疗腰椎间盘突出症是应该放弃，还是继续深入研究？[J].中华疼痛学杂志，2020，16（4）：241-242.

　[52] 王作伟，陈赞，吴浩，等.椎间孔镜技术安全性的解剖学研究 [J].中国临床神经外科杂志，2020，25（7）：451-453.

　[53] 侯树勋.客观评价各种治疗腰椎间盘突出症手术的疗效 [J].中国脊柱脊髓杂志，2006，16（4）：250-251.

附：“银质针”治疗致死亡病例

　　死者为70余岁老年女性，体型肥胖。因腰椎间盘突出至某门诊部就诊，予“银质针”治疗。治疗两小时许，死者诉头晕，并躺在诊所长凳上，呼120急救，被某医院接回救治。当时患者仍有意识，诉腰痛，途中医生发现其血压升高（具体不详）。到医院后于15:34出现心脏骤停，立即抢救，但于16:50左右抢救无效，宣告临床死亡。死者既往有高血压病史20余年，监测并服药，否认其他病史。

尸检见腰骶部软组织肿胀，腰背部自臀上见数十个针刺孔，针孔周围及皮下脂肪出血，深部肌肉组织内大量出血（彩图4-1），无脊髓损伤。双肺切面见大量细小泡沫状液体；双肺门动、静脉及支气管管腔通畅。镜下弥漫性肺水肿，肺间质大量血管内见空脂肪栓子（苏丹Ⅲ脂肪染色呈阳性）。另外发现心脏、脾脏、甲状腺及肝脏的部分血管内也有脂肪栓子形成。

综上，患者腰骶部广泛多发大量针刺孔，针刺孔对应皮下脂肪小片状出血及肌肉组织内大量出血，上述软组织损伤虽然体表损伤较轻微，但皮下损伤（大量出血）较重；另外死者双肺各叶肺间质大量血管内脂肪栓塞。分析认为其肺脂肪栓塞的原因符合"银质针"治疗创伤及应激所致。在排除其他致死性疾病的基础上（尸检排除了大脑、心脏等重要脏器的致死性基础疾病），分析认为死者符合腰骶部广泛"银质针"针刺致软组织损伤及应激，最终因肺脂肪栓塞死亡。脂肪栓塞是由循环血流中出现的脂滴阻塞于小血管所致，主要影响肺和神经系统。脂肪细胞破裂，游离出的脂滴经破裂的小静脉进入血流而引起脂肪栓塞，脂肪栓塞的后果取决于脂滴的大小和量的多少，以及全身受累的程度。

本患者因腰痛治疗不当而丧命，希望本病例能对同道们起到警示作用。许多针刺方法的理论基础都是松解粘连，实际上凡是刺入体内的疗法或多或少都有创伤，可造成局部出血，继而发生粘连。我们研究发现，目前常用的几种针（刀）具刺入体内后，都会造成局部的损伤出血。如果再经长时间的加热（电热或灸等），加之金属针具的损伤等会造成局部脂肪的溶解。如果针刺伤及较大的静脉，由于静脉内是负压，出血和溶解的脂肪就会进入静脉内，随着循环到肺，由此造成肺等重要脏器的栓塞。脂肪栓塞的后果，取决于栓塞部位及脂滴数量的多少。少量脂滴入血，可被巨噬细胞吞噬吸收，或由血中脂酶分解清除，无不良后果。若大量脂滴（9~20g）短期内进入肺循环，使75%的肺循环面积受阻时，可引起窒息，甚至因急性右心衰竭死亡。

（李义凯，周永富）

第五章 非甾体类抗炎药的历史、现状及其副作用的预防

第一节 非甾体类抗炎药的历史、发展及现状

在Medline上搜索截止至2020年发表的文章，筛选出与阿司匹林和非甾体类抗炎药（NSAIDs）相关的文献进行整理分析。NSAIDs被运用于缓解疼痛、发热和炎症治疗的历史已有3500余年，目前仍是临床使用最多的药物之一，也是西医学史上最悠久和最成功的药物之一。阿司匹林是一种百年老药。从100多年前开始，阿司匹林就一直作为解热镇痛药用于临床，作用机制是通过抑制前列腺素以及其他能使痛觉对机械性刺激或化学性刺激敏感的物质合成，而起到镇痛作用；同时它通过抑制下丘脑前列腺素合成和释放，使下丘脑的体温调节中枢感受神经元恢复正常反应，因而它还有解热作用。但随着科技的发展，比阿司匹林更有效、副作用更小的其他非甾体类抗炎药不断被研发出来，阿司匹林在解热镇痛方面的应用逐渐被取代。因阿司匹林具有不可逆地抑制血小板聚集的功能，其在心血管疾病的预防中也起着重要作用。最新研究显示，本类药物还有防治肿瘤的作用。然而，NSAIDs存在严重的副作用，不可忽略由此所引发的并发症和死亡。

一、非甾体类抗炎药的历史与发展

最早的记载人类利用含有阿司匹林样复合物成分的药物如桃金娘和柳树皮治疗疾病的文献可追溯到古埃及时代。艾伯斯伯比介绍了用柳树皮治疗关节僵硬疼痛。在埃及学医多年的希波克拉底也记录了咀嚼苦柳叶子可以减轻疼痛，并且推荐此方法给分娩的孕妇使用。后来的古希腊医师也推荐使用柳树皮来缓解疼痛、发热以及炎症，尤其是内层的树皮。1763年英国牛津的爱德华·斯通利用"每4小时服用加有1g柳树皮粉末的水"的方法成功治愈了50例发热的病人，并第一次科学地描述了柳树皮的效用。

1828年Johann Andreas Buchner首次从柳树皮中分离出水杨苷。这个名字来源于它的原植物——青钢柳。后来在杨柳目植物中也发现了水杨苷。1838年Raffaelle Piria把水杨苷改名为水杨酸，发现某些绣线菊类灌木植物也有这种成分，并且发现水杨酸有强大的治疗功能，因此很快就成为百灵药，尽管它会造成严重的胃痛、出血和腹泻。1853年，法国药剂

师Charles Frederic Gerhardt发现减轻水杨酸胃副作用的方法。1587年，Hammond Kolbe发现了如何合成水杨酸，继而到1874年水杨酸的生产就进入规模化了。1886年拜尔公司开始提炼非那西丁。非那西丁是第一个被真正推向市场的镇痛药。尽管非那西丁因副作用曾经被禁止使用，但是现在又允许限制性地利用。

1899年德国化学家Felix Hoffmann重新研究并完善了Gerhardt发明的配方，最终研究出乙酰水杨酸。他让自己正遭受关节炎疼痛的父亲尝试了这种药的疗效，并进行动物实验。随后，其疗效在德国Deasconess医院得到了肯定。世界上第一个真正的人工合成药物——乙酰水杨酸在1899年3月6日获得了专利，并被命名为阿司匹林。阿司匹林的英文Aspirin的"A"来自于"acetyl"（乙酰），"spir"来自于"Spiraea ulmaria"（绣线菊属植物），而"in"是当时药物命名常用的尾词。之后Hoffmann在尝试生产可待因的过程中，生产出一种吗啡的乙酰化物质，命名为海洛因（heroin）。1913年海洛因因成瘾性等问题而停产。

拜尔公司积极地把药物推荐给超过30000名医生，宣称阿司匹林"可以减轻不可忍受的身体的疼痛"。从1911年起就可以在药店买到粉末状的阿司匹林，1915年又生产出了较便宜的片状阿司匹林。1940年，拜尔阿司匹林的年销售额将近1亿马克；1990年，拜尔阿司匹林的销售额接近8亿马克；而现在估计其年销售额接近20亿欧元。阿司匹林基金会宣称每年阿司匹林的生产量接近3500吨，相当于超过1千亿片阿司匹林标准片剂。自从阿司匹林申请专利以来已经售出1万亿片。

阿司匹林的医药辉煌之路被Douthwaite和Lintott在1938年发表在《柳叶刀》上的一篇文章打断了，他们用刚性内窥镜发现了阿司匹林诱导的胃溃疡。然而，阿司匹林副作用的出现很快就被一个意想不到的医疗效果所掩盖，那就是抑制血小板聚集。20世纪40年代末，Lawrence L. Craven发现切除扁桃体后咀嚼阿司匹林口香糖的小孩出血会增多。Craven推测阿司匹林可以预防心血管疾病，并开始每天给超重的平时缺少运动的中年男性以及不久前发作过心脏病的病人服用一片阿司匹林。据称治愈了8000名病人并且没有发现一名心肌梗死或中风。之后，Craven推荐阿司匹林是一种"防止冠状动脉栓塞安全有效的药物"。1968年O'Brian发现阿司匹林可以抑制人类血小板聚集，而1976年系统性的数据表明阿司匹林的使用与心肌梗死和中风的减少有关系。但到20世纪80年代，美国食品药品监督管理局（FDA）才赞成Craven医生的观点。

二、获诺贝尔奖的合成模式

虽然阿司匹林镇痛、退热以及抗炎的药效在20世纪初之前已经被大家所熟知，但它的作用模式直到20世纪70年代还是个谜。1935年瑞士生理学家Ulf von Euler和英国药理学家M.W. Goldblatt分别独立地从精液中分离出前列腺素。1957年Bergst I. Samuelsson纯化了天然提取物，Bengt Ingemar Samuelsson分离出了少量的前列腺素E_1和前列腺素$F_{1\alpha}$。到1962年，Bengt I. Samuelsson和Samuelsson已经分离并确定出6种不同的前列腺素。他们发现前列腺素的快速代谢发生在局部，与受伤或生病后造成炎症的许多过程有关，影响血管的收缩和舒张、调节子宫的收缩、促进凝血。同一种前列腺素会在不同的部位发挥不同的作用，而功能相反的前列腺素通常会同时发挥作用。Bengt I. Samuelsson和Samuelsson继续阐明了身体内的必需脂肪酸是如何生成前列腺素的。

20世纪60年代初期，David van Dorp和Henk Vonkeman阐明了如何利用必需脂肪酸前体合成前列腺素。1971年John Robert Vane表示阿司匹林样的复合物作用原理是抑制前列腺素的生成。由于这个发现，Bengt I. Samuelsson和Samuelsson共同分享了1982年的诺贝尔生理学或医学奖。

人类的花生四烯酸是通过磷脂酶A_2从细胞膜的甘油磷脂动员出来的。随后的花生四烯酸的生物转化是由前列腺素G_2/H_2合成酶催化的，同时经过环氧合酶（COX）的作用形成了结构有序的前列腺素G_2（PGG_2）和前列腺素H_2（PGH_2）。其他组织特异性前列腺素合酶继续把PGH_2转化为其他种类的前列腺素以及血栓噁烷，它们在不同的组织中发挥不同的作用。John Vane和其他研究者发现，阿司匹林通过阻断COX酶参加反应来抑制花生四烯酸合成前列腺素H_2而产生镇痛、解热以及抗炎的药效，所以服用阿司匹林会导致胃黏膜的损伤以及出血倾向。

三、非甾体类抗炎药作用机制

1959年John Nicholson与Stuart Adams合成了一种与阿司匹林功能相似的药物，可以解热、镇痛、抗炎，即布洛芬。布洛芬被证明了是一种非常成功的非阿司匹林类NSAIDs。目前市面上有将近50种不同的NSAIDs，它们是全球最常用的药物种类之一。尽管NSAIDs各类药物的结构、药动学以及药效学不一样，但它们最终的作用模式是相同的，都是通过阻断COX酶的作用以达到解热、镇痛和抗炎的功效。然而，阿司匹林与非阿司匹林NSAIDs在抑制COX酶的途径上有根本的区别。阿司匹林非竞争性地抑制COX酶，其乙酰基与COX酶活性中心的丝氨酸残基共价结合，使COX酶永久失活而不能催化花生四烯酸转化为PGH_2。相反，非阿司匹林NSAIDs只在给药间隔的部分时间竞争性可逆地抑制COX酶。这种区别可以从它们对血小板凝集的影响看出来。与炎性细胞不一样，血小板没有细胞核，因此它们不能重新合成COX酶，故阿司匹林可永久抑制血小板的凝集。正因为这个特性，阿司匹林成为强大的心血管保护药。非阿司匹林NSAIDs竞争性可逆地与COX酶结合，它们不能长时间地抑制血小板凝集。

在一些高龄患者心血管疾病的防治过程中，非甾体类抗炎药物的应用非常广泛。有研究表明，服用非甾体类抗炎药物治疗，能够有效降低患者肠腺瘤的发病率及术后的复发率，并且对于皮肤癌、恶性黑色素瘤、膀胱癌、前列腺癌、卵巢癌、子宫内膜癌、食管癌也具有一定的防治作用。所发挥的抗肿瘤作用的大小与患者性别、体重、年龄、治疗疗程、用药剂量、所应用药物的种类也有着非常密切的联系。肿瘤患者长期服用非甾体类抗炎药物，能够有效降低患者术后复发率，改善其预后效果，从而起到延长患者生存时间的作用，但是其具体的治疗效果还与患者的服药时间、肿瘤的临床分期以及原发性肿瘤

COX-2 的表达水平有着密切的联系。非甾体类抗炎药在抗肿瘤过程中的主要作用是抑制 COX-2 的生成、修复和保护 DNA 损伤、诱导肿瘤细胞凋亡及增强肿瘤细胞对化疗药物的敏感性。

四、COX-2 假说

自从 1989 年 Phillip Needleman 鉴别出一个环氧合酶同工酶 COX-2，人们就建议根据对 NSAIDs 敏感性的不同，把 COX 酶分成不同亚型。COX-1 存在于人体的几乎所有组织中，其调节着人体正常的生理过程，如维持胃黏膜的完整性、肾功能以及血小板的凝集。而 COX-2 正常生理状态下很难被检测到，但在造成炎症反应和疼痛的炎症介质或外伤影响下 COX-2 会选择性地上调数量。如果这个 "COX-1 是好的，COX-2 是坏的" 假设是正确的，那么 COX-2 选择性 NSAIDs 会成为一种没有胃肠道或其他副作用的解热、镇痛、抗炎药。

20 世纪 90 年代初期，放射晶体学阐明了 COX-3 的立体结构。COX-3 构型上是一个狭长的通道，在末端有一个弯曲。COX 同工酶之间都有薄膜连接，并且可以内化邻近的由于薄膜损伤而释放出来的花生四烯酸。花生四烯酸在 COX 酶存在时处于高水平，其经过 PGG_2 转化为 PGH_2。PGH_2 是其他细胞以及组织特异性终端酶的底物。比如当 PGI_2 合酶存在时，PGH_2 能转化成环前列腺素；当血栓噁烷合酶存在时，PGH_2 能转化为血噁烷；当谷胱氨肽转移酶存在时，PGH_2 能转化为 PGE_2。

大多数的非阿司匹林 NSAIDs 都是通过在 COX-1 和 COX-2 异构酶的 120 位点处连接精氨酸残基来组织花生四烯酸进入催化位点，进而抑制前列环素、PGI_2 以及血栓噁烷的合成。NSAIDs 与 120 位点的精氨酸残基结合是可逆性竞争，其对 COX 抑制的程度和持续时间是由药物的半衰期和浓度决定的。COX-1 和 COX-2 有相同的精氨酸 120 位点，但 523 位点就不一样。在 COX-1 内 523 位点被一个巨大的异亮氨基酸分子所占领，而在 COX-2 内 523 位点被一个较小的缬氨酸分子占领，但还留出了一点空间，也就是侧边袋状结构。正是这个侧边袋状结构为 COX-2 选择性 NSAIDs 提供了靶点。也就是说，具有刚性延展结构的可以连接侧边袋状结构的 NSAIDs 进入并阻断 COX-2，而构型狭小的 COX-1 则不能。同样，COX-2 选择性 NSAIDs 共价结合 COX-2 侧边袋状结构是不可逆的，如此就能持久地抑制花生四烯酸进入催化位点。

五、其他 NSAIDs 对阿司匹林的干扰

阿司匹林的有利药效可能会被同时服用的其他 NSAIDs 削减，如布洛芬和萘普生。在一组试验中，患者在服用阿司匹林的前 2 个小时或后 2 个小时服用布洛芬。在服用布洛芬之前，血清中的血栓噁烷 B_2 水平和血小板凝集被阿司匹林最大程度地抑制了。相反，每天服用阿司匹林前服用布洛芬阻断了阿司匹林对血清血栓噁烷 B_2 生成和血小板凝集的抑制作用。同样的情况发生在每天多次服用布洛芬时。在服用阿司匹林之前或之后服用罗非昔布、对乙酰氨基酚或双氯芬酸不会影响阿司匹林的药效。萘普生也有相似的影响效果。在服用阿司匹林之前

的2小时服用单剂量的萘普生，结果发现阿司匹林的抗血小板功能被干扰了。

六、小结

NSAIDs是西医药史上最古老、最成功的药物之一。NSAIDs通过抑制前列腺素的合成能有效地缓解疼痛、发热以及炎症。由于阿司匹林能够不可逆地抑制血小板功能，其对心血管的二级预防以及某些病人的一级预防都有效。另外，NSAIDs也可能抑制结直肠癌的发生。NSAIDs主要用于轻微到中等的躯体器官疼痛，可能对于炎性疾病如风湿性关节炎特别有效。NSAIDs的功效会因人因病而异，若一种NSAIDs无效，不同化学成分的NSAIDs替代药物是一个合理选择。NSAIDs可能会导致消化道溃疡，其又可能造成溃疡出血、穿孔以及梗阻。COX-2选择性NSAIDs和高剂量的非选择性NSAIDs可能会造成严重的心血管疾病，尤其是心肌梗死，也会导致高血压、急性肾衰竭和使心衰加重。为预防心血管疾病而服用低剂量的阿司匹林可能会消除COX-2选择性NSAIDs的胃肠道保护作用。同样，阿司匹林的功效可能会被同时服用的如布洛芬或萘普生等非选择性NSAIDs所削弱。服用NSAIDs时，医生一定要考虑到胃肠道和心血管疾病的风险。

参考文献

[1]Jones R. Nonsteroidal anti-inflammatory drug prescribing：past，present，and future［J］. American Journal of Medicine，2001，110（1A）：45-75.

[2]Jack D B. One hundred years of aspirin［J］. Lancet，1997，350（9075）：437-439.

[3]李志强，孙林海，董婉晴.阿司匹林不耐受的研究进展［J］.实用心脑肺血管病杂志，2021，29（1）：1-5.

[4]周颖，靳继德.阿司匹林生物学新作用及其对间充质干细胞功能影响的研究进展［J］.中国医药生物技术，2021，16（1）：68-72.

[5]左丽，唐碧雨，吴斌，等.127例阿司匹林哮喘文献分析及风险控制建议［J］.医药界，2020（18）：176-177.

[6]贾希希，李剑勇.新型非甾体抗炎药物阿司匹林丁香酚酯的研究进展［J］.中国兽药杂志，2020，54（10）：69-75.

[7]严晨强，黄河.阿司匹林抗肿瘤研究进展［J］.武警医学，2020，31（10）：903-908.

[8]王进强，廖建秀，迟晓莉.非甾体类抗炎药抗肿瘤作用及机制的临床研究进展［J］.2016，14（9）：14-15，

[9]施仲伟.阿司匹林在心血管疾病预防中的应用现状［J］.中华消化杂志，2020，40（5）：292-295.

[10]郑刚.阿司匹林对多种疾病作用效果的证据更新和解读［J］.世界临床药物，2020，41（1）：21-24.

[11]王俊英，杨蕊华，张小平，等.风湿热92例临床研究分析［J］.中国药物与临床，

2020，20（24）：4097-4099.

第二节　非甾体类抗炎药的副作用及其预防

　　讨论非甾体类抗炎药（NSAIDs）的副作用、预防副作用的策略和前景。NSAIDs可引起胃肠道溃疡、严重的心血管病、高血压、急性肾衰竭、心衰加重等。有胃、十二指肠溃疡风险的病人可服用伴有质子泵抑制剂、米索前列醇和（或）选择性抑制COX-2的NSAIDs。有心血管疾病风险的病人可以服用萘普生以及质子泵抑制剂或米索前列醇，但最好避免同服两种以上NSAIDs。NSAIDs的副作用可以通过限制剂量和疗程以及进行独立评价和个性化治疗来预防。应予最短的疗程和最低的有效剂量，同时必须考虑到每个病人的胃肠道和心血管疾病等风险。临床上，NSAIDs广泛运用于缓解疼痛、发热以及炎症。然而，NSAIDs存在严重的副作用，其引起的相关发病率及死亡率是不可忽视的。其中的许多副作用也许可以通过仔细考虑病人个体的危险因素以及后续充分的预防措施来避免。本文对NSAIDs的副作用、预防策略及发展前景等，介绍如下。

一、NSAIDs引起的胃肠道毒性

　　NSAIDs由于严重的不良反应，其应用受到限制，其中最普遍的是胃肠道损害。NSAIDs相关的胃肠道损害可以分为3类：①症状如烧心、消化不良、恶心以及腹痛是最常见的，在服用NSAIDs的患者中发生率为15%~40%，导致10%的患者需要更换或停止使用NSAIDs；②自愈性的胃黏膜浅表损伤，如侵蚀性和无症状性溃疡，发病率为5%~20%；③威胁生命的严重胃肠道溃疡综合征，如穿孔等，长期使用NSAIDs的患者发病率为1%~2%，与此相关的死亡率为10%~15%。

　　引起NSAIDs相关胃肠道溃疡的主要原因是其抑制胃的COX-1，减少了黏膜的血流，造成黏膜局部缺血坏死。NSAIDs还会损害特异的前列腺素依赖性屏障。当这种保护由于NSAIDs抑制胃肠道的COX-1而被削弱，来自胃酸的第二波损伤就更容易造成胃壁更深组织的溃疡、出血甚至穿孔。预防NSAIDs胃损害的方法：①维持胃壁的完整性以及黏膜的产生，如使用COX-2选择性NSAIDs以及同时服用前列腺素类似物；②抑制胃酸的分泌，如同时服用H_2受体抑制剂或质子泵抑制剂（PPI）。

表5-1　美国胃肠病学学院认定引起NSAIDs溃疡的五种最终的危险因素

引起NSAIDs溃疡的额外危险因素	危险度提高倍数
胃肠道疾病患者	4~5倍
年龄超过60岁	5~6倍
高剂量的NSAIDs	10倍
同时使用糖皮质激素	4~5倍
同时使用抗凝血药物	10~15倍

众多研究已阐明引起NSAIDs溃疡发生的额外危险因素。如要识别需进行胃溃疡防御的患者，推荐对危险因素进行评定。危险因素及风险度见表5-1。根据NSAIDs带来的胃肠道副作用大小对药物进行排序。不同的研究对NSAIDs有不同的排序。在某一研究中，引起胃肠道并发症由重到轻的NSAIDs的排序为：消炎痛、萘普生、双氯芬酸、吡罗西康、布洛芬、美洛昔康。阿司匹林是心脑血管疾病常用的一级和二级预防药物，具有良好的抗血小板聚集作用，但部分患者服用阿司匹林后引起或加重消化道症状或呼吸道症状，导致患者不愿服用该药物，这种现象被称为阿司匹林不耐受。目前关于阿司匹林不耐受的影响因素和机制尚不完全明确，而明确其影响因素及机制有助于改善心脑血管疾病患者的一级预防和二级预防，降低心脑血管疾病的发生率、致残率、复发率和死亡率。

二、幽门螺杆菌感染与NSAIDs

幽门螺杆菌感染和NSAIDs的使用可能会表现为独立但有产生协同作用的危险因素。幽门螺杆菌阳性并服用NSAIDs的人群患胃溃疡危险度增高的可能原因有：由炎症引起的胃黏膜屏障损伤、胃酸分泌增加、被细菌感染的黏膜更容易凋亡、胃部对NSAIDs的适应性降低。

对于是否在进行NSAIDs治疗之前或期间完全清除幽门螺杆菌就能降低胃、十二指肠溃疡患病率还没有肯定的答案，研究结果往往是不一致的。幽门螺杆菌在非服用NSAIDs患者和长期服用NSAIDs患者中扮演着不同的角色。对于非服用NSAIDs患者，幽门螺杆菌增加了患溃疡的危险性，然而长期服用NSAIDs的患者发生溃疡与是否感染幽门螺杆菌没有关系。流行病学研究发现，在接受NSAIDs治疗的第一个月发生胃溃疡的概率明显升高。这些受幽门螺杆菌影响的患者可能会中断NSAIDs的治疗，而剩下的那些患者无论他们是否感染了幽门螺杆菌都可以忍受长期的NSAIDs治疗。因此，对幽门螺杆菌的彻底治疗不会影响长期服用NSAIDs的患者患溃疡的概率。然而，对于没有或很少使用NSAIDs的患者来说，在进行NSAIDs治疗之前彻底的幽门螺杆菌治疗可以降低胃溃疡的发生率。

现在普遍推荐需要服用NSAIDs的患者进行幽门螺杆菌检测治疗。如果没有临床症状、无溃疡史、也没有正在服用NSAIDs，医生对患者进行长期NSAIDs治疗之前应该先考虑幽门螺杆菌的检查。幽门螺杆菌彻底治疗可能会降低NSAIDs溃疡的发病率。"先检查，后治疗"的方法可能对幽门螺杆菌感染高发人群是有效的。

三、NSAIDs胃、十二指肠损害的预防

回顾使用NSAIDs的患者是如何保护胃肠道的时候，有两点要作出区分。首先，保护的效果是根据以下几个方面判定的：主观症状的预防、内窥镜下溃疡、严重的NSAIDs溃疡并发症。对如消化不良和腹痛等主观症状的预防与临床实践有着较大的关系，因为它影响了超过40%正在服用NSAIDs的患者，也影响了他们继续服用NSAIDs。大部分出现主观症状的服用NSAIDs的患者都没有从内窥镜检查出胃、十二指肠损伤，但58%有生命威胁的

NSAIDs溃疡患者都没有前驱症状。有症状的服用NSAIDs的患者应该做内窥镜检查。临床上保护胃肠道的策略是针对严重的NSAIDs溃疡并发症，因为这些并发症与重症疾病、死亡率以及医疗花费有相当大的关系。然而，没有一种保护措施可以完全消除发生内窥镜下溃疡的风险，有人提出可能正是残留的溃疡引起穿孔和出血。如果是这样的话，预防内窥镜下溃疡进而预防胃、十二指肠损害的推论可能就是错误的。其次需要作出区分的是NSAIDs溃疡的一级和二级预防。一级预防是关于所有开始进行NSAIDs治疗患者的NSAIDs溃疡预防，或者对正在进行NSAIDs治疗的没发生过NSAIDs溃疡患者的预防。二级预防是防止有NSAIDs溃疡史的患者复发NSAIDs溃疡。有NSAIDs溃疡史的患者被看作是高风险人群。

四、NSAIDs 溃疡的一级预防

NSAIDs引起的局部内源性前列腺素合成障碍可以通过服用前列腺素E类似药物解决。同时服用米索前列醇可以降低内窥镜下NSAIDs溃疡以及严重的NSAID溃疡并发症，但米索前列醇易导致腹泻及腹部不适，同时米索前列醇的疗效以及副作用都与剂量相关。2002年Cochrane经系统评价后认为：各种剂量的米索前列醇都能明显地降低NSAIDs所引起的内窥镜下溃疡的发生率。

NSAIDs诱发胃、十二指肠损伤的部分原因是胃内部的低pH，提高胃内的pH就可以降低发生胃、十二指肠溃疡的风险。胃酸的产生可以由PPIs以及H_2受体拮抗剂（H_2RAs）来阻断。PPIs有更好的耐受性，但药效不如高剂量的米索前列醇。PPIs对预防内窥镜下NSAIDs溃疡比H2RAs更有效。

五、NSAIDs 溃疡的二级预防

二级预防的目标是防止有胃、十二指肠溃疡史并需要继续NSAIDs治疗的患者再次发生NSAIDs溃疡。先前的胃、十二指肠溃疡史是NSAIDs溃疡复发有力的预警因素，在重新或继续进行NSAIDs治疗之前应该认真地评估替代疗法。

首次治疗成功之后接着使用NSAIDs的患者，其6个月之后的内窥镜下溃疡复发率非常高，达到73%。尽管每天服用20mg奥美拉唑比每天服用2次150mg雷尼替丁或每天服用2次200μg米索前列醇的效果明显更好，其6个月的内窥镜下溃疡复发率始终偏高。服用COX-2选择性和非选择性NSAIDs的患者有溃疡史的概率相似。需要继续NSAIDs治疗并有溃疡出血复发高危风险的患者，可能联合服用一种COX-2选择性NSAIDs和一种PPI的效果会比较好。

六、阿司匹林溃疡的二级预防

每天服用75~325mg阿司匹林已被证实在心血管疾病的二级预防以及某些患者的一级预防中有效。然而，服用低剂量阿司匹林的患者出现消化道大出血的风险会有所升高。

阿司匹林的普遍使用，特别是心血管疾病的一级预防，可能是造成目前溃疡出血的主要原因。

感染幽门螺杆菌并由于服用低剂量阿司匹林导致出血性溃疡的患者，进行幽门螺杆菌的根治治疗后，服用PPI可能有较好的效果。氯吡格雷曾被推荐为出现严重消化道并发症患者的阿司匹林替代药。

七、NSAIDs 诱导的心血管损害

血管内的COX-1和COX-2在血栓形成中发挥着重要的作用。激活的血小板产生COX-1依赖性血栓素TXA_2，它是前血栓形成的血小板激动剂和血管收缩剂。附近的内皮细胞和平滑肌细胞产生COX-2依赖性前列腺素I_2（PGI_2），特别是在细胞损伤后。PGI_2是一种抗血栓形成的血小板抑制剂和血管扩张剂，其调节活化血小板与血管内膜之间的相互作用。COX-2选择性NSAIDs可借其不可逆转地与COX-2共价结合的作用，强烈削弱抗血栓形成的前列腺素的合成，但因为缺乏对COX-1的抑制作用，从而打破了稳态，有利于血栓形成和血管收缩。正常情况下，非选择性NSAIDs将不会对血管内稳态有很大影响。在与血小板活化有关的临床症状中，任何抑制COX（尤其是COX-2）的NSAIDs，均可增加心血管疾病的风险。

由于较高的心血管疾病风险（尤其是心肌梗死），2004年9月30日，Merck Sharp和Dohme将COX-2选择性NSAIDs罗非昔布（万络）撤出了市场。FDA总结出增加严重心血管疾病风险可能是所有NSAIDs共有的副作用，包括COX-2选择性和非选择性NSAIDs（除阿司匹林）。

八、NSAIDs 诱导的心衰恶化

第一次心衰的发生与NSAIDs的使用无关，但NSAIDs可能会引起心衰的恶化。对于心衰的患者，NSAIDs的使用会引起全身血管的收缩，造成后负荷的增加，同时心收缩力和心输出量进一步降低。进一步的心衰与抗利尿激素、血管紧张素Ⅱ和去甲肾上腺素分泌的增加有关。随之发生的肾缺血可能会导致水潴留和低钠血症，进而造成更严重的心衰和增加急性肾衰竭的风险。

九、NSAIDs 诱导的高血压

高血压患者的肾素-血管紧张素系统以及交感神经系统的活性可能会提高，继而肾脏会释放扩张血管的前列腺素，其可以局部发挥作用降低肾缺血的程度。当这种代偿性的反应被NSAIDs所抑制，肾脏及全身的血管压力升高，导致血压平均升高3~6mmHg。这种影响对于盐敏感以及摄入过多盐分的患者最明显，而对服用钙通道阻滞剂的患者最不明显。

十、NSAIDs 诱导的急性肾衰竭和肾损害

正常情况下，肾性前列腺素的合成率是较低的，而在调节肾的血流中也不起重要作用。肾性 PGI_2 和 PGE_2 释放增多的原因有肾小球疾病、肾功能不全、高钙血症，以及如心衰、肝硬化和循环血量减少等。在这些状况下，肾性血管扩张因子前列腺素通过降低入球小动脉血压以及拮抗血管紧张素 II 和去甲肾上腺素引起的血管收缩，从而维持血流量以及肾小球的滤过。此时 NSAIDs 抑制前列腺素的合成会导致可逆性的肾缺血、肾小球滤过压和滤过率的降低以及急性肾衰竭。NSAIDs 所致的肾脏损害还与以下疾病有关：急性间质性肾炎、膜性肾病、由微小病变引起的肾病综合征。NSAIDs 的肾脏安全性主要在于抑制前列腺素，影响其对肾脏有效血流量的调节。因此，对于肾脏灌流有下降或下降趋势者，如心功能不全、低蛋白血症、老年人等，需要慎重用药。而根本的病理生理学机制尚不明了。NSAIDs 所致肾脏损害的典型表现：血尿、脓尿、白细胞管型、蛋白尿、急性肾功能不全。一般在停药数周至数月后肾功能可恢复。因为再次给药会引起急性肾衰竭的复发，所以应避免继续服用 NSAIDs。

十一、其他

阿司匹林哮喘（AIA）可由多种 NSAIDs 诱发，以重度哮喘发作为主，病死率高，各年龄段均可发生，其发生与给药途径关系不大，患者多有哮喘病史，常合并鼻窦炎、鼻息肉，部分有过敏性鼻炎病史，也有无哮喘史 AIA 患者。临床需提高对 AIA 的认识，用药前应询问 AIA 史并记录，对于 AIA 患者应禁止使用 NSAIDs，如必须使用，可在有抢救条件下尝试脱敏。NSAIDs 还有肝损害、变态反应、中枢神经系统反应和血液系统反应。几乎所有的 NSAIDs 均可致肝脏损害，从轻度的肝酶升高到严重的肝细胞坏死。同时部分药物可致再生障碍性贫血及粒细胞减少。使用 NSAIDs 患者发生变态反应的危险度为未用 NSAIDs 者的 2 倍。

十二、未来的发展

通常大多数的细胞都是通过 COX-1 作用于花生四烯酸来合成前列腺素的。花生四烯酸转化为环内过氧化物（PGH_2），进而 PGH_2 在另外的前列腺合酶的催化下转化为其他前列腺素：如 PGD_2 参与睡眠的调节以及过敏反应；PGF_2 参与子宫的收缩；PGI_2 参与血管的扩张、血小板的抑制、胃部的保护；PGE_2 参与疼痛、炎症、发热、胃部保护；TXA_2 参与血管的收缩、血小板的聚集。

当发生组织损伤时，COX-2 的活性增加，进而加快了 PGH_2 通过 PGE_2 合酶（PGES）向 PGE_2 的转化。阿司匹林以及其他非选择性 NSAIDs 通过阻断 COX-1 和 COX-2 发挥作用。造成炎症的 PGE_2 的合成主要依赖于 COX-2，而保护胃部的 PGE_2 的合成主要依赖于 COX-1。

COX-2选择性NSAIDs仍然在早期干扰了前列腺素的合成旁路以及抑制了其他COX-2依赖性前列腺素，结果提高了患心血管疾病的风险。

对抗炎更具体的靶位应该从前列腺素合成旁路的COX酶中寻找。有研究发现PGES的不同构型。胞质中的PGES能优先与COX-1结合，把PGH_2转化为保护消化道的PGE_2，然而，两种细胞膜上的PGES中的一种（mPGES-1）能与COX-2结合，把PGH_2转化为PGE_2。某些机制还在研究中，特别是阻断mPGES-1的机制。不去抑制维持正常前列腺素水平的酶，而去抑制mPGES-1，可能可以控制引起炎症的PGE_2水平，发挥镇痛、退热以及抗炎的功能，而不会伴有心血管以及消化道疾病的发生。如果需要额外的NSAIDs治疗，与一种PPI或800μg米索前列醇同时服用萘普生是一个较好的选择（表5-2）。萘普生应在服用阿司匹林两个小时后再服用。患心血管疾病和胃肠道疾病，有高风险者应该避免NSAIDs治疗。

表5-2　根据患者胃肠道（GI）和心血管（CV）的风险开出NSAIDs的准则

	低 GI 风险 （无危险因素）	中 GI 风险 （1或2个危险因素）	高 GI 风险 （超过2个危险因素）
低 GI 风险 高 CV 风险	非选择性 NSAIDs 萘普生 +PPI	COX-2/NSAIDs+PPI 萘普生 +PPI	COX-2+PPI 不可服用 NSAIDs

GI危险因素包括：溃疡史、年龄超过60岁、高剂量NSAIDs同时服用糖皮质激素、抗凝血剂、阿司匹林、血小板抑制剂、血清素重摄取抑制剂、幽门螺杆菌感染、糖尿病、心衰及类风湿关节炎。

十三、小结

NSAIDs可能会导致消化道溃疡。有胃、十二指肠溃疡病史者在NSAIDs治疗前应进行幽门螺杆菌检查，如果有幽门螺杆菌感染，应先治疗幽门螺杆菌感染。对于没有溃疡病史服用NSAIDs的无临床症状者，医生在对其实施长期NSAIDs治疗前应先对病人进行幽门螺杆菌检查。这种"先检查，后治疗"的方法可能对幽门螺杆菌感染的高危病人最有效。COX-2选择性NSAIDs和高剂量的非选择性NSAIDs（可能除了萘普生以外）可能会造成严重的心血管疾病，尤其是心肌梗死。NSAIDs的使用可能也会导致高血压、急性肾衰竭、先前存在的心衰恶化。心血管疾病的一级和二级预防同时服用低剂量的阿司匹林可能会消除COX-2选择性NSAIDs的胃肠道保护作用。相反，阿司匹林的功效可能会被同时服用的布洛芬或萘普生的非选择性NSAIDs所削弱。当给每个病人开具NSAIDs时，医生应把胃肠道和心血管疾病等风险考虑周全。NSAIDs治疗的核心格言：医生应在最短的治疗期内予以最低有效剂量。

参考文献

［1］陈贤峰，王抒.非甾体类抗炎药物与心力衰竭风险的研究进展［J］.世界临床药物，2020，41（7）：551-554.

［2］Thiéfin G, Schwalm MS. Underutilization of gastroprotective drugs in patients receiving non-steroidal anti-inflammatory drugs［J］. Digestive & Liver Disease Official Journal of the Italian Society of Gastroenterology & the Italian Association for the Study of the Liver, 2011, 43（3）: 209-214.

［3］Richy F, Bruyere O, Ethgen O, et al. Time dependent risk of gastrointestinal complications induced by non-steroidal anti-inflammatory drug use: a consensus statement using a meta-analytic approach［J］. Annals of the Rheumatic Diseases, 2004, 63（7）: 759-766.

［4］金超琼，吕宾.非甾体抗炎药相关消化道出血及防治［J］.临床内科杂志，2020，37（4）：250-252.

［5］陈圆圆.非甾体类抗炎药造成消化道不良反应的危险因素分析［J］.中国社区医师，2020，36（14）：6-7.

［6］Papatheodoridis GV, Sougioultzis S, Archimandritis AJ. Effects of Helicobacter pylori and nonsteroidal anti-inflammatory drugs on peptic ulcer disease: a systematic review［J］. Clinical Gastroenterology & Hepatology, 2006, 4（2）: 130-142.

［7］de Leest HTJI, Steen KSS, Lems WF, et al. Eradication of helicobacter pylori does not reduce the incidence of gastroduodenal ulcers in patients on long-term NSAID treatment: double-blind, randomized, placebo-controlled trial［J］. Helicobacter, 2007, 12（5）: 477–485.

［8］王洪军.非甾体抗炎药相关性上消化道出血临床及胃镜特征分析［J］.现代医学与健康研究，2020，4（22）：85-86.

［9］陆盛菊，金天淑.老年非甾体抗炎药相关消化性溃疡的临床特征及影响因素［J］.中国老年学杂志，2020，40（3）：539-542.

［10］Chan FK, To KF, Wu JC, et al. Eradication of Helicobacter pylori and risk of peptic ulcers in patients starting long-term treatment with non-steroidal anti-inflammatory drugs: a randomised trial［J］. Lancet, 2002, 359（9300）: 9-13.

［11］Rostom A, Dube C, Wells G, et al. Prevention of NSAID-induced gastroduodenal ulcers［J］. Cochrane Database of Systematic Reviews, 2003（4）: CD002296.

［12］Vonkeman HE, Brouwers JR, Ma VDL. Understanding the NSAID related risk of vascular events［J］. Bmj, 2006, 332（7546）: 895-898.

［13］Aw TJ, Haas SJ, Liew D, et al. Meta-analysis of cyclooxygenase-2 inhibitors and their effects on blood pressure［J］. Archives of Internal Medicine, 2005, 165（5）: 490-496.

［14］Stix G. Better ways to target pain［J］.Scientific American, 2007, 296（1）: 84-88.

［15］Scholich K，Geisslinger G. Is mPGES-1 a promising target for pain therapy?［J］. Trends in Pharmacological Sciences，2006，27（8）：399-401.

［16］Chan FK. Primer：managing NSAID-induced ulcer complications—balancing gastrointestinal and cardiovascular risks［J］. Nat Clin Pract Gastroenterol Hepatol，2006，3（3）：563-573.

［17］高榕荫，刘斐烨，徐巍.205例肿瘤内科住院患者非甾体抗炎药的临床应用合理性和安全性分析［J］.中国医院用药评价与分析，2020，20（8）：996-1000.

（李义凯，周永富）

第六章 非甾体类药物在软组织痛中的应用

  非甾体类抗炎药物在软组织痛的治疗中起着重要的作用，本类药物种类较多，选择余地大，疗效确切，安全性较高。但是在长期使用中易出现以胃肠道和心血管系统为主的不良反应。专科医生应熟悉此类常用药物的名称和药理特点以及用药的基本原则，有选择性地加以使用。在软组织损伤性痛时服用本药的时间很短，且剂量较小，其毒副作用相对就少；而对于AS、RA和OA等需要长期服用本类药物的患者，需要认真考虑NSAIDs的副作用。

第一节 历史与概述

  非甾体类抗炎药（non-steroidal anti-inflammatory drugs，NSAIDs）是一大类非皮质激素结构，具有解热、镇痛、抗炎和抗风湿作用的药物。这样命名是为了把它们与具有抗炎作用的糖皮质激素和非麻醉阿片类镇痛剂区分开来。NSAIDs在化学结构上虽属不同类别，但都可抑制体内前列腺素（prostaglandin，PG）的生物合成，目前认为这是它们共同作用的基础。NSAIDs有以下三点共同作用：第一是解热作用，这点在软组织痛治疗中的用处不大。第二是镇痛作用，由于NSAIDs仅有中等程度镇痛作用，对各种严重创伤性疼痛及内脏平滑肌绞痛无效。对临床常见的慢性钝痛，如头痛、牙痛、神经痛、骨骼肌痛及关节痛等具有良好的镇痛效果，其镇痛部位主要在外周。由于不产生欣快感与成瘾性，故临床广泛应用；第三是抗炎作用，大多数NSAIDs都有抗炎作用，对控制风湿热和类风湿关节炎（RA）以及强直性脊柱炎（AS）有肯定的疗效，但不能根治，也不能阻断疾病发展和并发症的发生。本类药物的作用机制在于抑制合成PG所需要的环氧合酶（cyclo-oxygenase，COX）。

  以阿司匹林为代表的NSAIDs，具有神奇的、源远流长的历史。可追溯到公元前约460年至377年希波克拉底曾经使用柳树皮来治疗骨骼肌痛；1763年英国传教士Edmand Stone第一次比较科学地描述将柳树叶煎液作为一种抗炎药；1828年德国慕尼黑药学教授Johann Buchner提取出柳树皮中的有效成分水杨苷，次年Hermann Kolbe完成了鉴定及合成其化学结构的工作，1874年水杨酸开始生产。鉴于水杨酸的胃肠道刺激性和不适的口感，1897年德国拜耳公司（Bayer）的化学家Hoffmann成功合成了乙酰水杨酸（acetylsalicylic acid）；随后拜耳公司的首席药理学家Heinrich Dresser通过自身试验和随后的动物实验证明乙酰水杨酸具有良好的抗炎和镇痛作用，并于1899年注册了商品名阿司匹林（Aspirin），这是历史上第一个非甾体类解热镇痛抗炎药。此后的100多年来，阿司匹林深受医生和患者的青睐，作为NSAIDs的原形药并成为药物史上的一棵"常青树"。1949年美国食品药品监督管理局（FDA）批准了第一个开始使用NSAIDs名称的"保泰松"，但由于其有严重的骨髓抑制等不良反应而被弃用。1950年英国布茨药厂（Boots Company）从数百个化合物中筛选出一种NSAIDs——布洛芬，从而开创了NSAIDs的发展新纪元，形成了"洛芬类""芬酸类"等一大批药物。1971年英国学者John R.Vane发现了阿司匹林的解热镇痛机制，即阿司匹林抑制了COX，从而抑制了花生四烯酸（AA）转化为PG，而PG的增加正是炎症发热的病理基础。由于这个发现阐明了以阿司匹林为代表的NSAIDs的分子作用机制，对该类药物的进一步研究具有重要的意义，因此John R.Vane在1982年荣获了诺贝尔生理学或医学奖。1991年对COX两种同工酶，即COX-Ⅰ与COX-Ⅱ各自的生理或病理功能进行了研究。同年Herschman和Simmono用分子克隆实验方法证实了这两种异构同工酶的存在，而且证实它们是由不同的基因编码组成的，即COX-Ⅰ为构建酶（生理酶），COX-Ⅱ为诱导酶（病理酶），进一步阐明了NSAIDs的作用机制与不良反应的原因。1980年出现了COX-Ⅱ选择性抑制剂美洛昔康，20世纪90年代以来涌现出COX-Ⅱ特异性抑制剂，如罗非昔布、塞来昔布和伐地考昔。

1899年阿司匹林的问世开创了人类使用合成抗炎药物的历史。100多年来，以其为代表相继开发的一大批具有独特药理作用的同类抗炎药物，极大地丰富了NSAIDs资源，在临床上占有重要治疗地位，成为一个不可或缺的药品。由于以阿司匹林为代表的NSAIDs解热镇痛抗炎作用较为优越，加之该类药物长期使用不具有成瘾性，耐受性好，且价格便宜，因此在临床上广泛用于治疗各种软组织疼痛，如OA、RA、AS和多种免疫功能紊乱性的炎症性疾病所致的疼痛以及劳损性的肩背痛、腰腿痛、头颈痛和肌痛等。此外，NSAIDs还广泛应用于牙痛、妇女痛经和术后镇痛。小剂量阿司匹林用于预防心脑血管病等。研究发现，COX-Ⅱ抑制剂塞来昔布对肿瘤还有潜在的预防和治疗作用。NSAIDs有广泛的临床用途，这使其成为全世界范围内使用最广泛的药物种类之一。

抽样统计结果显示，全球每天大约有3000万人在使用NSAIDs来缓解症状，直接和间接耗资达1494亿美元。仅在美国，每天5人中就有1人使用一种此类非处方药。同样，在国内NSAIDs的销量仅次于抗感染药，位居第二。据保守估计我国每年至少有500万OA患者和420万RA患者在服用NSAIDs。在荷兰，据1987年统计数据，约有10%的患者服用非阿司匹林的NSAIDs。至1998年，NSAIDs已达到美国药品消耗排序的第8位。目前常用的NSAIDs包括：阿司匹林、吲哚美辛（商品名：消炎痛）、萘普生、布洛芬（商品名：芬必得）、美洛昔康（商品名：莫比可）、尼美舒利（商品名：普威）、塞来昔布（商品名：西乐葆）、醋氯芬酸肠溶片、双氯芬酸（又称双氯灭痛，商品名：扶他林、代芬、英太青等）。

治疗软组织和关节的慢性疼痛是世纪性和世界性难题。就全世界范围来看，软组织损伤、OA、RA以及AS已成为常见病和多发病。有数据显示，OA和RA患者占世界人口的10%，其中半数以上患者是60岁以上的老年人。以中国为例，RA患病率为0.35%，65岁以上的老人可达2.5%，OA患病率为10%，而软组织损伤性痛的患病率更高。由于软组织损伤、OA、RA和AS等疾病发病时多伴有明显的疼痛，给患者带来痛苦，这一点对老年患者尤为严重。见于AS、RA和OA所带来的"5D"，即痛苦（Discomfort）、残疾（Disability）、死亡（Death）、经济损失（Dollar Lost）和药物不良反应（Drug Reactions）极为严重，WHO自2000年启动了一项为期十年的"关节炎计划"，总目标是减少患者的痛苦，使关节破坏减少25%，以提高全球肌肉与骨骼疾病患者的健康水平，改善生活质量，从而降低对国民经济的负担。在这项计划中，NSAIDs的地位无可取代。

第二节　NSAIDs 的分类及代表药物

NSAIDs和其他药物一样既可治病又可致病。尽管如此，人类离不开赖以治病的药物，并不断探索疗效更好和不良反应更少的药物。自1899年阿司匹林问世以来，已有100余种NSAIDs用于临床，成为治疗AS、RA、OA和各种由轻到中度疼痛的一线用药，其中不少已成为非处方药。NSAIDs分类方法很多。

一、按化学结构分类

常用的NSAIDs有8类：①水杨酸类，品种繁多，代表药物是阿司匹林；②丙酸类，代表药物是布洛芬和萘普生；③苯乙酸类，代表药物是双氯芬酸；④吲哚乙酸类，代表药物是吲哚美辛；⑤吡咯乙酸类，代表药物是托美丁；⑥吡唑酮类，代表药物是保泰松；⑦昔康类，代表药物是吡罗昔康；⑧昔布类，代表药物包括塞来昔布和罗非昔布等。此外，还有一些药物未能归入这8类，如尼美舒利和萘丁美酮等。NSAIDs按化学结构可分为水杨酸类、苯胺类、吡唑酮类及其他有机酸等4类。

二、按半衰期分类

按照其半衰期长短可分为长效药物和短效药物，前者代表药物是吡罗昔康和萘丁美酮等；后者代表药物为布洛芬和双氯芬酸钠等。半衰期短的抗炎药仅0.25~4h，如阿司匹林、双氯芬酸和布洛芬，这些药物如无剂型改变，需3~4次/d服用；半衰期在14h左右的如萘普生和塞来昔布，需2次/d用药；超过20h的长半衰期的药物如萘丁美酮和美洛昔康只需服用1次/d。如果短半衰期的药物仅服1~2次/d，则难以达到治疗效果；反之，如果长半衰期药物每天几次使用则会导致药物蓄积性中毒。

三、按对COX的抑制分类

目前更为临床医师推崇的是根据NSAIDs对COX的选择性不同进行分类。NSAIDs对COX-Ⅱ的抑制作用为其治疗作用的基础，而对COX-Ⅰ的作用为其不良反应的原因，因而药物对COX的选择性即成为对药物评价的一种重要因素。根据NSAIDs对COX-Ⅱ和COX-Ⅰ的抑制力大小，将COX抑制剂分为3类：

1.COX-Ⅰ选择性抑制剂　代表药物是小剂量阿司匹林。COX-Ⅰ特异性抑制剂只抑制COX-Ⅰ，不抑制COX-Ⅱ，这也是当前以该品成功地预防心脑血管病变的依据。

2.COX非特异性抑制剂　本类药物对COX-Ⅰ和COX-Ⅱ的抑制作用相当，虽有抗炎止痛的作用，但因有严重而高发的不良反应，现临床已很少使用或不用（如保泰松）。与前者相比，双氯芬酸和布洛芬等的疗效与其相当，而不良反应明显较少。这类药物包括：大剂量阿司匹林、保泰松、吲哚美辛、吡罗昔康、布洛芬、萘普生、伊索昔康（isoxicam）、美洛昔康（meloxicam）、替洛西康（tenoxicam）、异丁昔康（ibupoxicam）、安吡昔康（ampiroxicam）、屈昔康（droxicam）、舒多昔康（sudoxicam）、替昔康（tesicam）、氯诺昔康（lornoxicam）和依托度酸（etodolac）等。

3.COX-Ⅱ选择性抑制剂　代表药物包括塞来昔布、罗非昔布、伐地昔布（valdecoxib，Bextra）、帕瑞昔布（parecoxib，Dynastat）、依托昔布（etoricoxib，Arcoxia）和鲁米昔布（lumiracoxib，Prexige）。这类药物上市于20世纪80年代，临床证实其疗效和安全性均较好，有很好的胃肠、肝和肾安全性。对COX-Ⅱ有较高选择性抑制作用的药物，又分为以美洛昔康和尼美舒利为代表的COX-Ⅱ选择性抑制剂（或称COX-Ⅱ倾向性抑制剂）和以塞来昔布和罗非昔布为代表的COX-Ⅱ特异性抑制剂（或称COX-Ⅱ高选择性抑制剂）。COX-Ⅱ倾向性抑制剂对COX-Ⅱ的抑制作用比COX-Ⅰ强13~20倍。美洛昔康、萘丁美酮、依托度酸和尼美舒利（nimesulide）属于此类。COX-Ⅱ特异性抑制剂在治疗剂量只抑制COX-Ⅱ，不抑制COX-Ⅰ，对COX-Ⅱ的抑制性比对COX-Ⅰ的抑制性大100~300倍。塞来昔布和罗非昔布属于此类。

四、几种具有代表性的 NSAIDs

1.阿司匹林　又称乙酰水杨酸。口服后，小部分在胃、大部分在小肠吸收。0.5~2小时血药浓度达峰值。肝对本药的代谢能力有限，因而长期大量用此药进行风湿热和RA治疗时，为保证用药的有效性与安全性，剂量应渐增，并对患者用药后的反应及血药浓度进行监测；据此确定给药剂量及间隔时间，并在治疗过程中经常调整剂量。服用剂量较大时，尿液pH的变化对水杨酸盐排泄量的影响很大，在碱性尿时可排出85%；而在酸性尿时仅5%。故同时服用碳酸氢钠可促进其排泄，降低其血药浓度。阿司匹林有较强的解热镇痛作用，常与其他解热镇痛药配成复方，用于头痛、牙痛、肌筋膜痛、神经痛以及感冒发热等。其抗炎、抗风湿作用也较强，可使急性风湿热患者于24~48小时内退热，关节红、肿及剧痛缓解，血沉下降，患者主观感觉好转。由于控制急性风湿热的疗效迅速而确实，故也可用于鉴别诊断。对RA也可迅速镇痛，消退关节炎症，减轻关节损伤，目前仍是首选药物之一。用于抗风湿最好用至最大耐受剂量，一般成人每日3~5g，分4次于饭后口服。本药短期服用副作用少，长期大量应用则有不良反应。主要不良反应有胃肠道反应、凝血障碍、过敏反应、水杨酸反应以及瑞夷综合征等。

2.布洛芬 具有良好的抗炎解热及镇痛作用。口服吸收迅速，1~2小时血浆浓度达峰值。血浆蛋白结合率为99%，可缓慢地进入滑膜腔，并保持高浓度，故常用于治疗RA和风湿性关节炎。99%以代谢物形式自尿排出。其胃肠道反应较轻，易于耐受。但长期服用仍要注意。偶有视物模糊及中毒性弱视，出现时应立即停药。

3.消炎痛 为人工合成的吲哚衍生物。对AS和OA有效。口服吸收迅速而完全，3小时血药浓度达峰值。本药是最强的PG合成酶抑制药之一，有显著的抗炎及解热作用，对炎性痛有明显的镇痛效果。但不良反应多，故仅用于其他药物耐受镇痛不显著的病例。对急性风湿热、AS及RA的疗效与保泰松相似，约2/3患者可得到明显的缓解。如果连用2~4周仍不见效，应改用其他药。但是本药不良反应较多，约30%~50%患者用治疗量后发生不良反应，约20%患者必须停药。大多数反应与剂量过大有关，如胃肠道反应，25%~50%患者有前额痛或眩晕等，其他还有粒细胞减少等造血系统的反应，以及过敏反应，如皮疹或严重哮喘等。

4.双氯芬酸 可抑制PG合成酶而具有抗炎、解热及镇痛作用。与其他解热、镇痛、抗炎药相比并无优点，但是在芬酸类中抗炎的作用最强，副作用更小，但偶可使肝功能异常，白细胞减少。主要用于风湿性关节炎和RA。研究显示，双氯芬酸为治疗RA的较佳方案，在经济许可的情况下，若偏重考虑药物安全性，塞来昔布也是一个较佳选择。双氯芬酸钠乳膏外观性状良好，质量稳定，且双氯芬酸钠乳膏的累积渗透量与时间呈良好的线性关系，安全可靠。

5.尼美舒利 属于COX-2选择性抑制剂，商品名为美舒宁。该药最初是由瑞士Helsinn公司开发。1985年由Roche公司在意大利首次上市。本品减少激活的中性粒细胞产生超氧阴离子，清除已形成的次氯酸，抑制蛋白水解酶的活性，起到强大的抗炎和消肿作用。对呼吸道结缔组织及软骨组织作用更明显。通过抑制磷酸二酯酶IV型而抑制嗜碱性细胞释放组胺，不会促使白三烯的合成，因而不会像阿司匹林等NSAIDs引起变态反应，导致支气管痉挛，故可安全用于哮喘病人。然而，在1998年下半年至1999年初，一些国家先后收到与尼美舒利有关的不良反应报告，特别是出现严重肝毒性的报告。尼美舒利致严重肝损害的发生率大约为0.1/100000。芬兰于1997年上市尼美舒利后，收到不良事件报告109份（66份为肝脏毒性反应），其中1例死亡。出于对肝毒性的担心，Aventis Pharma公司（安万特制药公司）和芬兰国家医药管理局停止尼美舒利在芬兰的供应与销售。随着芬兰的暂停，西班牙药物安全管理委员会也开始对尼美舒利进行审查，并认为使用该药比其他NSAIDs更能增加包括肝损害在内的风险。该国有关资料显示，平均每销售100万盒尼美舒利就发生9.37例相关的肝损害报道。因此，西班牙当局于2002年6月5日暂停尼美舒利的使用。土耳其管理当局也于2002年5月将其从市场撤出。另外，爱尔兰、葡萄牙、印度和泰国等国对尼美舒利的使用也采取了极为审慎的态度。

6.美洛昔康 也属于COX-II选择性抑制剂，这是一种烯醇酰胺类的NSAIDs，商品名为莫比可（mobic），由勃林格英格翰（Boehriinger Ingelheim）公司生产。研究证明美洛昔康在现今应用的NSAIDs中疗效更优，也更安全。美洛昔康的大规模国际安全评价研究——比较OA患者对COX-2选择性抑制剂美洛昔康和双氯芬酸的耐受性的研究，是一项大规模、双盲、随机、国际性、前瞻性的试验。总计有9323例患者接受治疗（7.5mg美洛昔康组4653例，100mg缓释双氯芬酸组4688例）。结果显示两者疗效相似，美洛昔康组患者不良反应显著少于双氯芬酸组。另有文献报道，与未服用COX-Ⅱ抑制药的同类患者相比，服用美洛昔康用于治疗RA的同时伴有冠心病的患者心律失常的发生率更低，并且对心肌缺血有较好的耐受。1996年9月美洛昔康上市以来，已许可上市国家65个以上，销售3亿片，服药患者百万余例。2000年6月该药获FDA批准，用于缓解OA症状。《英国药典》2000年版已收载该药。勃林格英格翰公司于2004年8月宣布，FDA批准其美洛昔康片治疗RA。目前我国已广泛使用。美洛昔康对COX-Ⅱ的抑制性呈剂量依赖性，仅服7.5mg/d时较少抑制COX-Ⅰ，超过15mg/d时就同时抑制COX-Ⅰ，因此安全范围小。该药治疗OA和RA的初始治疗剂量均为7.5mg/d，部分患者接受15mg美洛昔康治疗可获得更佳疗效，而22.5mg美洛昔康则与严重的胃肠道不良反应存在相关性。因此，建议日剂量不超过15mg。同其他非甾体抗炎药物类似，美洛昔康也可能导致严重胃肠道不良反应。建议在使用过程中给予适时的关注。

7.罗非昔布　为COX-Ⅱ特异性抑制剂。本产品是美国默克公司研制的COX-Ⅱ抑制剂，商品名为万络。1990年5月20日获FDA批准，同年6月在美国上市。2001年起该药在中国上市。本品为口服有效的选择性COX-Ⅱ抑制剂，主要用于缓解OA症状和体征，缓解疼痛及原发性痛经，疗效与剂量有关。罗非昔布是一种新型非甾体抗炎药，是环氧化酶抑制剂的代表性药物，服用罗非昔布会增加患心脏病或中风的危险。虽然罗非昔布曾由于心血管安全风险而撤市，但其优异的镇痛抗炎活性仍然具有很大的研究价值和广阔的应用前景。

8.塞来昔布　该产品是美国西尔（Searle）公司和辉瑞（Phizer）公司联合推出的第一个特异性COX-2抑制剂（商品名西乐葆）。1998年年底经FDA批准上市用于OA和RA的治疗。该药与罗非昔布具有相似的临床作用，并且于1999年12月还获准用于治疗一种罕见病，被称为家族性腺瘤性息肉病（familial adenomatous polyposis，FAP）。2000年1月10日，法玛西亚（Pharmacia）公司和辉瑞公司联合宣布塞来昔布在中国市场正式上市。一项塞来昔布长期治疗关节炎安全性研究，对塞来昔布与布洛芬和双氯芬酸进行了比较，发现有症状的溃疡病及与溃疡相关的并发症发生率，塞来昔布低于后两者。但是没有进一步观察长期的结果，对死亡病例没有进行分析，也未讨论心血管事件的问题。

9.醋氯芬酸肠溶片　为非甾体抗炎药，具有抗炎、镇痛作用。主要成分为醋氯芬酸，其化学名为2-［（2，6-二氯苯基）氨基］苯乙酰氧基乙酸。作用机制可能主要是通过抑制环氧合酶活性，从而减少前列腺素合成。本品口服吸收迅速且十分完全，生物利用度几乎达100%，血药浓度达峰时间为用药后1.25至3小时，与食物同服达峰时间延长，但食物不影响其吸收程度。本品蛋白结合率>99.7%。可透入滑膜液，透入浓度可达血浆药物浓度的60%，分布容积约30L。本品平均血浆消除半衰期为4~4.3小时，清除速率约为5L/h，有约

2/3药物以羟基化代谢物结合形式通过尿液排泄，排泄的原型药物仅占药物剂量的1%。不良反应主要为胃肠道不良反应，包括消化不良（7.5%）、腹痛（6.2%）、恶心和腹泻。相似的非甾体抗炎药如阿司匹林、双氯芬酸等引起哮喘、支气管痉挛、急性鼻炎者禁用；患有或者怀疑患有胃、十二指肠溃疡者，或有胃、十二指肠溃疡复发史者，胃肠道出血或者其他出血或凝血功能障碍者禁用；患有严重心衰，肝、肾功能不全者禁用；妊娠后3个月期间的孕妇禁用。

第三节　NSAIDs 的作用机制

阿司匹林问世后人们一直在研究其抗炎机制，直到1971年发现阿司匹林抑制豚鼠肺匀浆的COX，并观察到阿司匹林对PG的形成存在剂量相关的抑制作用。自此抗炎药通过抑制COX，阻断花生四烯酸转化为PG而发挥抗炎作用，以及因COX受抑制的同时引发的药物不良反应的假说被普遍接受。

多年来人们对NSAIDs的作用机制进行了大量的研究，一致认为：NSAIDs主要是通过抑制PG和COX，阻止花生四烯酸转化为PG而发挥镇痛消炎和解热作用。20世纪90年代初的研究发现：COX有两种同工酶，即COX-Ⅰ和COX-Ⅱ。COX-Ⅰ是生理性酶，主要表达在胃肠、肾脏和血小板，在体内维持内环境的稳定，如保护胃黏膜层、抑制胃酸分泌、调节肾血流动力学和水、电解质平衡，从而维持胃黏膜的完整，维护正常的肾功能和血小板凝血机制。而COX-Ⅱ是病理性酶（诱导酶），主要存在于巨噬细胞和滑膜细胞内，仅在炎症、疼痛或有丝分裂原刺激时产生。在细胞因子和内毒素等诱导下产生的PG引起炎症、疼痛和发热反应。在COX-Ⅱ的作用下，PG作为致痛物质大量产生，并最终导致炎症反应加剧。因此推测，NSAIDs的胃肠与肾脏不良反应与抑制COX-Ⅰ有关，而其临床疗效则是抑制COX-Ⅱ所致。上述结果不难解释为什么传统的NSAIDs在解热镇痛的同时往往伴随着胃肠道刺激和对肾脏的不良反应。即传统的NSAIDs因同时抑制了两种COX，故在临床上疗效与不良反应并存。自此，对NSAIDs的新一轮研究拉开了序幕，那就是寻找对COX-Ⅱ有选择性抑制作用的新一代解热镇痛抗炎药，这样的NSAIDs势必会有更高的选择性和更少的胃肠道刺激等不良反应。为减少胃肠黏膜受损，增加胃肠安全性，一种新的只抑制COX-Ⅱ，不抑制或极少抑制COX-Ⅰ的选择性COX-Ⅱ抑制剂昔布类药（塞来昔布和罗非昔布）于1999年在美国上市。COX-Ⅱ抑制剂既具有抗炎作用，又减少了胃肠道不良反应。我国于2001年也有了相同的产品。

一般认为NSAIDs通过抑制COX-Ⅱ产生抗炎镇痛等治疗作用，抑制COX-Ⅰ产生胃肠道和肾脏等部位的不良反应；而选择性COX-Ⅱ抑制剂在保证相应的治疗作用的前提下，减少了胃肠道方面的不良反应。但是，随着对COX研究的进展，越来越多的证据显示两种COX在生理和病理功能上有很大重叠：人们发现COX-Ⅰ不仅是结构酶，也是诱导酶；而COX-Ⅱ不仅是诱导酶，也是结构酶。因而，不断有基础研究和临床研究表明COX-Ⅱ选择性抑制剂会造成尿钠和尿量减少、急性尿潴留，可能影响骨骼修复。由于各种NSAIDs的作用特点不尽相同，因此其临床疗效也存在着显著差异。如阿司匹林对COX–Ⅰ的抑制作用非常强，使得它在抗炎的同时，具有极强的抗凝作用，目前已被广泛用于防治血栓性疾病；又如对乙酰氨基酚只能抑制PG在脑中的合成，而不能抑制PG在外周的合成，因此它的中枢解热镇痛作用十分强，但抗炎作用相对较弱，临床多用于解热镇痛。为了弥补传统NSAIDs易导致严重副作用这一缺陷，近年来兴起了研究COX–Ⅱ选择性抑制剂的热潮。从理论上来说，COX–Ⅱ选择性抑制剂只抑制"有害"的COX–Ⅱ而不抑制"有益"的COX–Ⅰ，应用于临床具有抗炎疗效而没有副作用，是一类理想的抗炎镇痛药。然而进一步深入研究发现，其实COX–Ⅱ和COX–Ⅰ在参与炎症和维持生理功能方面有很多交叉作用。因此绝对地将COX–Ⅱ划为"有害"和将COX–Ⅰ划为"有益"是不恰当的。临床应用中也证实，COX–Ⅱ选择性抑制剂同样存在发生延迟溃疡愈合、加重血栓性事件等副作用的可能性。更值得提出的是，虽然COX–Ⅱ选择性抑制剂的抗炎镇痛疗效与传统的NSAIDs相当，但是，相对而言这类药物的解热作用较弱，临床的适用范围主要为各种风湿性关节炎的抗炎镇痛治疗。

在软组织及关节的炎症中，重要的炎症因子主要有PG和白三烯，它们均可促进白细胞趋化，增加血管通透性，促进组织红肿。此外，PG还可以使痛觉神经末梢增敏，产生疼痛。大多数组织中的磷脂都含有花生四烯酸。磷脂经磷脂酶A作用，产生游离花生四烯酸。花生四烯酸经过脂氧合酶作用，产生白三烯。同时花生四烯酸经过COX作用催化加入氧分子，形成PG；环氧合酶分子也有内过氧化物合酶活性，可以催化PG的15–过氧化氢基还原，形成15–羟化物PGH，PGH在异构酶作用下生成PGE，进一步在血栓素合成酶作用下生成血栓素A（TXA）和血栓素B（TXB）。而NSAIDs主要是通过抑制COX、阻断PG和TXA的产生而起到抗炎、镇痛、退热、抗血小板聚集等作用。除此之外，NSAIDs的作用机制还包括：解除氧化酶酸化区耦联，从血浆蛋白里置换出内源性抗炎多肽，抑制溶酶体酶释放，抑制补体活化，拮抗激酶活性及其产生，抑制氧自由基生成，抑制白细胞聚集和黏附等。

第四节　NSAIDs 在临床的应用

NSAIDs因其可迅速而有效地发挥抗炎、止痛和解热的独特作用而在临床上有广泛用途，主要用途如下。

1.各种炎性关节炎　抗炎药对OA、RA、AS、银屑病关节炎、赖特综合征或反应性关节炎、其他血清阴性脊柱关节病、肠病性关节炎、幼年特发性关节炎、风湿热及贝赫切特综合征关节炎等疾病均有缓解症状的作用，又称症状性治疗。为了控制一些疾病的病情发展，如AS和RA，除抗炎药外，还应合并使用其他改善病情的药物。

2.痛风性关节炎　痛风性关节炎急性发作时的关节红、肿、热、痛和活动受限应及早予以对症处理。目前是将NSAIDs作为首选，常用的有双氯芬酸、布洛芬、萘普生、塞来昔布及依托考昔等。这些药物能在24~72h内控制症状，达到完全缓解，而不良反应发生率明显低于秋水仙碱。

3.软组织损伤性疾病 这是临床一组最常见的疾病，如肩周炎、网球肘、颈椎病、腱鞘炎、腰椎间盘突出症、肌筋膜炎以及软组织的拉伤、扭伤、挫伤等，适于选用NSAIDs。对于单发的这类病变采用外用剂型不仅疗效好，还可避免全身治疗的不良反应。

4.癌性痛 NSAIDs已成为癌性痛三阶梯治疗中第一阶梯的治疗药物，可缓解疼痛并推迟依赖性药物的应用。

5.发热 NSAIDs可作为各种疾病伴发热时的辅助退热药物，仅为症状性治疗，应同时寻找发热原因进行其他相应治疗。

6.预防血栓病变 目前以小剂量阿司匹林（如75~150mg/d）预防心、脑血管血栓病变的疗效已得到公认。

7.抗肿瘤作用 临床观察发现，长期使用抗炎药的患者肠癌发生率低。有报告将塞来昔布和罗非昔布用于防治癌性疾病，如结直肠腺瘤样息肉、肠癌和肺癌等有一定疗效。但是，长期用药引发的心脑血管事件使人们对该治疗提出质疑。近年来的研究发现，非甾体类抗炎药具有显著降低食管腺癌或鳞癌发生风险的作用。非甾体类抗炎药作为COX抑制剂，可抑制其同工酶COX-1和COX-2，抑制花生四烯酸向前列腺素的转化过程，且主要与抑制COX-2相关。很多研究表明COX-2在肝癌发生中起重要作用，COX-2特异性抑制剂能够有效抑制肝癌的增殖和侵袭迁移。这些发现为肝癌的防治提供了新的思路。阿司匹林等非甾体类抗炎药与乳腺癌的防治有密切联系，NSAIDs主要通过抑制体内环氧合酶活性影响前列腺素的合成从而发挥抗乳腺癌作用，但其对乳腺癌的发病率、死亡率、复发和转移的影响程度尚存在争论。长期服用阿司匹林使高乳腺癌风险患者获益的同时也增加了溃疡、出血等的发生风险，因此如何进行风险获益分析也成为一个重要问题。NSAIDs作为癌症防治的新方向，有足够的证据支持其在一些癌症预防和复发中的作用。有研究表明，为患者开展非甾体类抗炎药物治疗，能够有效降低患者肠腺瘤的发病率及术后的复发率，此外其对皮肤癌、恶性黑色素瘤、膀胱癌、前列腺癌、卵巢癌、子宫内膜癌、食管癌也具有一定的防治作用。从目前关于NSAIDs的基础和临床研究来看，NSAIDs镇痛作用可靠，不良反应少，其在减轻围术期炎症反应，调控围术期应激反应，提高患者免疫功能及抑制肿瘤转移复发方面的作用表明，在恶性肿瘤根治性手术患者围术期应用NSAIDs，可能在一定程度上抑制肿瘤的转移复发，给肿瘤患者带来良好的预后，目前机制研究主要集中在非甾体类抗炎药在抗肿瘤过程中抑制COX-2的生成、修复和保护DNA、诱导肿瘤细胞凋亡以及增强肿瘤细胞对化疗药物的敏感性等四个方面。

8.其他 常见的一些疼痛如牙痛、月经痛、紧张型头痛以及术后痛等。

第五节　NSAIDs 的副作用

目前临床应用最广泛的抗炎镇痛药是以阿司匹林、对乙酰氨基酚和布洛芬等为代表的 NSAIDs。由于这些药物用途广泛，现已成为处方药和非处方药中用量最大的药物之一。据美国 FDA 统计，药物长期或大量应用产生的不良反应有 1/3 是 NSAIDs 引起的。NSAIDs 药品的使用是一把"双刃剑"。在发挥治疗效果的同时，其不良反应也更多地浮出水面，如胃肠道反应、肾衰竭、肝炎、贫血以及其他方面的严重不良反应。

一、消化道损伤

NSAIDs 常见的不良反应中，胃肠道反应占首位，是最为常见的严重不良反应。胃肠道反应有黏膜溃疡、出血、穿孔、肠梗阻等。由于 NSAIDs 抑制了 PG 的合成，因此在产生抗炎作用的同时，也造成了对胃肠道的副作用，出现上腹痛、恶心、呕吐、胃肠道溃疡及出血，甚至穿孔等。传统 NSAIDs 对上、下消化道均可造成损伤。流行病学调查显示，服用传统 NSAIDs 的患者，约 2%~4% 可有明显的胃肠道并发症，1%~8% 在开始用药后 1 年内，因 NSAIDs 相关溃疡和穿孔住院，约 20% 的长期用药者可出现穿孔，NSAIDs 可使穿孔并发症发生率增加 4~6 倍，老年人穿孔及其他并发症发生和相关死亡约 25% 与 NSAIDs 有关。2004 年上海的一项回顾性流行病学调查研究结果表明，服用传统 NSAIDs 超过 6 个月的患者所发生的不良反应中，有 66% 集中在胃肠道，仅 1.8% 为高血压，1.2%~1.7% 为浮肿。有资料显示：美国有 1400 万 OA 患者长期服用 NSAIDs，每年由 NSAIDs 引起的胃肠道损害人数占 2%~3%，死于胃肠道损害并发症者至少有 2000 人，英国每年约有 200 人死于因服用 NSAIDs 而造成的胃肠道副作用。在长期口服 NSAIDs 的患者中，大约有 10%~25% 的患者发生消化性溃疡，其中有 <1% 的患者出现严重的并发症如出血或穿孔。健康人服用吲哚美辛 150mg/d，胃肠道出血量增加 4 倍，长期用药可致胃肠道功能减退，甚至胃黏膜侵蚀变性、剥落，严重者可并发出血和穿孔，长期口服小剂量阿司匹林是老年患者上消化道出血的主要原因之一。研究发现，使用传统 NSAIDs 1 周时，50%~70% 患者会发生相关小肠炎症，另外小肠失血程度与传统 NSAIDs 引起的肠道炎症程度具有明显相关性，每天失血 4~9ml 很常见。因此研究者认为，传统 NSAIDs 相关肠病会导致贫血和低蛋白血症，甚至会因发生穿孔及肠道狭窄而不得不手术治疗。

随着诊断新技术的出现，传统 NSAIDs 造成的小肠损伤也逐渐被重视。研究显示，传统 NSAIDs 可造成不可逆的小肠损伤——小肠多发狭窄。手术摘取的小肠标本显示有隔膜形成，隔膜外壁呈现圆周样"涟漪"结构，这种隔膜只有 2~3 毫米厚，放射检查未能发现，停药后不能吸收溶解，只能通过手术和肠镜才能治疗。胶囊内镜技术的出现，使无创检查小肠成为可能。2005 年的一项研究使用了无线胶囊内镜技术，评估了短期服用传统 NSAIDs 对下消化道造成的损伤。结果显示，服用双氯芬酸 2 周即可引起小肠损伤。该研究共纳入

40名健康志愿者，先进行胶囊内镜及钙卫蛋白（小肠的炎性标志物）基线测定，然后口服缓释双氯芬酸75mg，bid，合用奥美拉唑，共14天，然后再进行胶囊内镜及钙卫蛋白测定。结果显示，30名（75%）受试者钙卫蛋白浓度增加超过正常上限，27名（68%）受试者胶囊内镜显示小肠有病理损伤。该研究为传统NSAIDs可造成小肠损伤提供了直接的证据。

　　总的来说，传统NSAIDs造成的胃肠损伤可概括为"一早二高三危害"。一早，即早期发生，服用双氯芬酸仅2周，即造成68%~75%的健康人小肠损伤；二高，即发生率高，胃肠道不耐受发生率高达50%，镜下溃疡发生率为15%~25%；三危害，即不了解、症状隐匿、后果严重。危害之一为不了解：服用NSAIDs1周以上的患者中，约75%不知道或不关心与传统NSAIDs有关的消化道并发症；危害之二为症状隐匿：消化道并发症症状隐匿，但后果严重，81%传统NSAIDs引起的严重消化道并发症没有预兆，如抢救不及时，可能导致死亡；危害之三为后果严重：1997年美国的一项统计数据显示，传统NSAIDs消化道并发症的死亡人数与HIV死亡人数相当。同时，治疗传统NSAIDs所致的胃肠道不良反应，也给社会造成了比较重的经济负担。据统计，美国每年花费在NSAIDs上的费用有25亿美元，但另外还有40亿花费在与NSAIDs相关的胃肠病的治疗和预防上。另一项统计表明，在≥65岁人群中，每年花费在与NSAIDs相关的急性胃肠功能紊乱上的费用，估计高达50亿美元。自1899年第一个NSAIDs阿司匹林诞生以后，近100年中陆续上市了很多种NSAIDs，但都没有能显著解决消化道的损伤问题。直至1999年第一个COX-2选择性抑制剂塞来昔布问世，大量临床数据证明，它显著减少了传统NSAIDs的胃肠道损伤。研究表明，塞来昔布的消化道安全性（包括症状性溃疡、胃肠道出血、血红蛋白减少、因胃肠道不耐受而停药等指标）显著优于传统NSAIDs。塞来昔布对下消化道的安全性得到了胶囊内镜研究的证实。另一项荟萃分析显示：服用塞来昔布的患者镜下溃疡发生率较服用传统NSAIDs者降低71%，塞来昔布组严重上消化道事件（治疗24周内穿孔、出血和梗阻）发生率较传统NSAIDs组降低45%。在随机双盲安慰剂对照研究中，356名基线胶囊内镜检查正常的健康者分别服用塞来昔布、萘普生联合奥美拉唑和安慰剂共2周，再接受胶囊内镜检查。结果显示，塞来昔布组小肠黏膜损伤数目显著低于萘普生组，与安慰剂组绝对数值差异很小，但也差异显著。此外还有研究表明，服用塞来昔布的患者消化不良、腹痛与恶心的累积发生率比服用双氯芬酸者低37%。与传统的NSAIDs相比，塞来昔布还可显著降低ICU住院率、输血发生率、因消化道并发症而就诊次数、因上消化道并发症而看专家门诊次数。从患者服药依从性看，塞来昔布也显著优于传统NSAIDs。以上这些指标的改善，也从另一角度显示了塞来昔布的消化道安全性优势。

　　总之，消化道损伤是传统NSAIDs的百年难题。COX-Ⅱ选择性抑制剂的问世，显著降低了消化道损伤的发生率，提高了患者的依从性和耐受性，减轻了社会经济的负担。

二、NSAIDs 心血管风险

　　NSAIDs还可使心血管病变的风险增加。如COX-Ⅱ抑制剂万络因在临床试验中发现心血管风险增加而在全球被召回的事件发生后，NSAIDs 的心血管安全性引起了人们极大的关注。NSAIDs 可造成血压的轻度升高，荟萃分析发现，服用 NSAIDs 的患者平均血压升高 5mmHg，原有高血压的患者血压升高更显著；萘普生和吲哚美辛升高血压的作用最显著；COX-Ⅱ选择性抑制剂亦存在类似副作用，而舒林酸和阿司匹林则无此作用。NSAIDs 并不增加新发慢性充血性心力衰竭，而与其复发高度相关（危险性增加 10 倍）。因此服用 NSAIDs 的患者必须严密监测血压和心功能情况。

2004 年 9 月 30 日，默沙东制药公司主动宣布从全球撤回万络，其起因源于 2600 例结肠息肉而无任何心血管疾病的患者，接受罗非昔布（25mg/d）为期 3 年的预防性观察后发现，疗程超过 18 个月后，心肌梗死或卒中的发生率在罗非昔布组为 3.5%，在安慰剂组为 1.5%。结论认定罗非昔布引发心血管事件的相对危险性增加。2004 年 12 月 17 日美国 FDA 发出紧急声明暂停塞来昔布（西乐葆）的临床试验。

目前很多证据表明小剂量阿司匹林在预防和治疗急性冠脉综合征和卒中的重要性，一个值得关注的问题是选择性 COX-Ⅱ抑制剂可能与心肌梗死的危险性增加有关。大多数非选择性的 NSAIDs（不包括小剂量阿司匹林）能同时抑制 COX-Ⅰ和 COX-Ⅱ，保持致栓和抗栓两种作用的平衡，而选择性 COX-Ⅱ抑制剂可能通过干扰 PG 的合成，使抗栓作用降低，平衡破坏，发生血栓的可能性增加。

在万络的胃肠道安全性研究中发现：罗非昔布组的心肌梗死发生率为 0.4%，而使用萘普生的对照组仅为 0.1%；历时 3 年的罗非昔布预防腺癌性息肉的研究显示，罗非昔布组患者 18 个月后发生心脑血管事件的危险为安慰剂组的 2 倍。但是并非所有的 COX-2 选择性抑制剂均有增加急性冠脉综合征的风险。2003 年 White 等发表于 American Journal of Cardiology 的荟萃分析，包括了 15 项塞来昔布的随机对照的临床试验，涉及 3000 例患者，治疗时间最长达 1 年（4 到 52 周）。该分析采用了最为公认的心血管安全性试验的终点——抗血小板研究者协会（APTC）终点。APTC 终点包括非致死性心梗、非致死性卒中和心血管源性死亡三方面。该终点考虑到独立终点（中风、卒中和心梗）具有内在关联，用这些终点中的任何一个评估其风险时，应该考虑它们的综合影响，以保证对于一种药品的心血管风险进行正确、全面的评估。结果显示，与传统 NSAIDs 或安慰剂相比，塞来昔布不增加严重心血管事件的总发生风险。塞来昔布的一项囊括更多项随机对照试验的荟萃分析，研究时间从 2 周到 1 年，再次显示在使用 1 年内，塞来昔布的心血管安全性与传统 NSAIDs 相似。专家委员会最终对 COX-Ⅱ抑制剂的利益风险比进行了评估，以 31∶1 的投票结果支持继续使用塞来昔布。2004 年 12 月，辉瑞公司发出警告，提醒医生在开处方时要注意西乐葆可能给患者带来的风险，但辉瑞公司还没有拟定召回计划。12 月 20 日，辉瑞公司停止有关西乐葆的广告宣传。2004 年 12 月 21 日美国国立卫生研究院（NIH）报告的一项阿尔茨海默病预防研究显示，老年患者服用辉瑞公司的西乐葆 40mg/d，最长达 3 年，未发现心血管风险增加。这些结果与西乐葆 10 年来积累的、超过 40000 例患者的大量科学证据保持一致。

2004 年底，FDA 综合各方面信息对 NSAIDs 提出使用警告：与安慰剂相比，长期使用非选择性 COX 抑制药奈普芬也可能增加心血管不良反应。医生针对患者在选用选择性 COX-2

抑制药物时应权衡该类药物的危险效益比，患者应严格按照药品使用说明合理用药，若疗程超过10d，应征询医生的意见。

三、NSAIDs 其他不良反应

据中国药学会网站（www.cpha.org.cn）2002年4月25日报道，芬兰国家医药管理局（NAM）于2002年3月18日停止了尼美舒利在芬兰的经销、销售和供应，主要原因是出于对其严重的肝、肾毒性反应的担忧。此类药物主要通过抑制COX-Ⅱ，继而抑制炎症性PG的合成，对抗炎症反应，并缓解炎症引起的发热、疼痛等症状。然而由于此类NSAIDs也同时抑制COX-Ⅰ，最终可引起胃肠损害、凝血障碍和肾脏毒性等严重副作用。肾损害占3%~5%（轻者水肿、蛋白尿，重者肾衰竭），最常见的表现是外周水肿，其他毒性表现包括急性肾功能下降、高钾血症、间质性肾炎和肾乳头坏死。其中慢性肾乳头坏死是止痛剂肾病的病理表现，长期每日使用两种或者更多止痛剂加上咖啡因或者可待因与止痛剂肾病有关，最常见的是阿司匹林和乙酰氨基酚联用。如果早期发现，肾损害通常是可逆的。NSAIDs可抑制PG合成，使肾血管收缩，减少肾脏血流量，降低肾小球滤过率，减少钠、钾排泄，发生水肿和血压升高以及间质性肾炎等。澳大利亚药物不良反应咨询委员会于1999年10月至2000年4月收到919份塞来昔布的可疑不良反应，其中9例为急性肾功能衰竭或使慢性肾功能衰竭加重。另有资料报道，两种昔布类药上市后在美国引起肾功能衰竭的有264例，其中以老年人和女性居多。

NSAIDs的肝损伤占1%~5%，肝毒性最常见的是转氨酶升高，也有淤胆型肝损伤或淤胆肝细胞混合型肝损伤，甚至出现致命性肝衰竭。如果及时停药，通常在几天到几周内好转。在治疗剂量下，能导致1%患者出现肝脏轻度受损的生化异常。而非选择性和选择性COX-Ⅱ抑制剂似乎对肝脏、肾脏的影响是相似的。

听力障碍（主要由水杨酸类所致）占5%~10%，其他一些不良反应发生率虽不高，但性质严重，如过敏反应、哮喘、骨髓抑制或血细胞减少、精神病变及精神异常。常见的不良反应有过敏性鼻炎、血管炎、无菌性脑膜炎及药物狼疮等。有报道一例30岁男性患者，因肌筋膜炎，给予西乐葆200mg/d口服，服药3d，患者腹部出现数处鲜红色斑片样皮损，立即停药，随后出现大面积斑丘疹及疱疹，经诊断为重症多形性红斑药疹。

2005年2月16日至18日，在美国关节咨询委员会与药物安全及不良反应管理委员会联合会议上，在FDA批准的3个选择性COX-Ⅱ抑制剂（塞来昔布、罗非昔布、伐地昔布）中，塞来昔布被认为是安全性最好、风险最小的药物。但不少与会专家表示，应当对选择性COX-Ⅱ抑制剂做出更为深入的安全性评价。2005年4月7日，FDA在总结现有资料的基础之上，再次发出警告：包括阿司匹林在内的NSAIDs都存在典型的心血管不良反应，并且对NSAIDs药品包装提出修改和增加有关不良反应的说明及禁忌证。而且在经过近两个月的论证和调研工作，权衡伐地昔布风险效益比之后，FDA要求辉瑞撤销该药。至此，伐地昔布在美国市场下架，FDA考虑对该药物的进一步处理。

四、NSAIDs 不良反应的预防

NSAIDs在发挥巨大疗效的同时，其多系统不良反应同样不容忽视，其发展史正是一部充满欣喜与惊恐、成功与失败并存的历史，也是一部是非争论不休的历史。使用NSAIDs的患者中约1/3发生持续的药物相关不良反应，10%患者需停药，NSAIDs的使用也增加了患者住院和死亡风险。尤其是传统NSAIDs对胃肠道的损伤最多见，这也是为什么要开发COX-Ⅱ抑制剂的原因。随着NSAIDs使用的增多，其不良反应病例也在增加。所以，这类药物的安全使用问题也越来越受到临床医生、药师、患者和社会的关注。特别是默沙东制药公司于2004年9月30日宣布了主动从全球市场撤回万络。2005年4月7日，FDA公布关于NSAIDs的新安全措施，宣布了上市的NSAIDs都必须在其说明书上注明："具有增加心血管事件和胃肠道出血危险"的警告，这使NSAIDs安全用药成为目前医药界的热点问题。

关于NSAIDs不良反应的预防，应做到以下几点。

1.严格掌握适应证，防止滥用。在使用NSAIDs处方药时，应遵照医嘱，合理使用该类药品，尽量避免不必要的大剂量、长期应用，以最大限度地降低和避免不良反应的发生，在使用非处方药时应该仔细阅读药物说明书，严格按照说明书的使用剂量和疗程用药。一旦出现药品不良反应要立即停药，进行治疗。

2.高危人群应禁用或慎用NSAIDs。对活动性消化性溃疡和进行期胃肠道出血者，对NSAIDs过敏者，严重肝、肾功能不全者，有心肌梗死史或脑卒中史者，及孕妇和哺乳期妇女禁用；对有出血症病史、胃肠道疾病、接受抗凝血剂治疗的患者，以及高血压、动脉硬化或服用利尿剂、糖皮质激素等患者，应慎用NSAIDs。

3.重视患者个体的差异性。个体差异性表现在多方面。如同一疾病的不同患者对同一药品的疗效和不良反应可明显不同，不同疾病而有相同临床表现的患者可能从同一药品受益；同一疾病接受同一品牌药物治疗的不同患者可能出现：甲有效且无不良反应，乙有效但有明显不良反应，丙无效也无不良反应，以及丁无效且有不良反应。NSAIDs的疗效和耐受性在患者中的个体差异性很大，对于不同的患者应该使用不同的药物（但应特别注意避免两种药物合用），应摸索不同的有效剂量。老人、儿童应用小剂量，尤其老年人必须详细了解其病史及用药史，以便制订合理的用药方案。对于特殊人群应个体化给药，如儿童因为大脑和心血管还比较脆弱，应避免或减量使用NSAIDs。对于60岁以上的老年人，其胃肠道的耐受性差，肝、肾功能减退，又是心血管疾病的高危人群，应该在医生的严格指导下使用NSAIDs。儿童和老年人不宜使用COX-Ⅱ选择性抑制剂，避免两种或多种NSAIDs合用，因为会导致不良反应的叠加。对于有消化性溃疡，又必须使用消炎镇痛药的患者，应联合用药，加用胃黏膜保护剂以减少NSAIDs对胃肠道的损害，临床上主要采用抑酸剂、质子泵抑制剂作为防治溃疡的药物。鉴于患者个体的差异性及疾病表现的多样性，医生在给患者开药前，应充分了解患者的病情，做到因人因病不同而给患者选择合适的药品、剂型、剂量和疗程。

4. NSAIDs选择和应用的原则：①针对不同疾病合理选用药物，每种NSAIDs作用各有偏重，应依据病情及药物的作用强度、起效时间及安全性加以选择。如RA患者炎性表现突出、受累关节多，多需长期用药，应选安全性高的药物，如尼美舒利、美洛昔康，以及COX-Ⅱ选择性抑制剂，如塞来昔布，或应用对胃肠道刺激小的前体型药物，如洛索洛芬钠和非酸类药物萘丁美酮等。而OA患者一般炎性表现轻、受累关节少，可以选择作用快的药物，如对乙酰氨基酚或外用剂型，同时注意应用小剂量、避免长时间使用。②判断有无使用禁忌证，需详细了解病史，注意有无伴发疾病以尽量避免和减少各种危险因素对用药的影响。③安全性监测，长期应用NSAIDs的患者监测药物的不良反应尤为重要，应在治疗前及治疗期间定期检查血、尿常规，大便潜血和肝、肾功能，一旦出现血小板下降、大便潜血阳性、肝酶升高或肌酐清除率下降等应立即停药，同时应避免其他因素对胃肠道的刺激。

5. 对NSAIDs临床应用的建议：①医生开具处方时，应充分考虑患者可能发生心血管或其他与NSAIDs相关的风险。②治疗时使用最小有效剂量和最短疗程。疗程超过10d，应咨询医生。③非选择性的NSAIDs，如阿司匹林或萘普生等，胃肠道风险较高，但具有一定的心血管保护作用；而COX-Ⅱ选择性抑制剂在降低胃肠道风险的同时，肾脏毒性和心血管不良事件的相对危险性增加，适用于那些有胃肠道出血风险的患者，以及对非选择性的NSAIDs不耐受或使用后疗效不佳的患者。因此，医生应根据患者的具体情况综合考虑药物的风险、效益来选择药物，尽量减少不良反应的发生，合理使用，保证患者用药安全、有效。

6. NSAIDs用药应受到监测，设立不良反应预警机制。一类是进行事前预警，以指导同类药物的认真合理使用，最大程度降低风险；一类是某个药品出现大量严重不良反应后，采取紧急措施。另外对国外发出的相关药品预警信息要高度关注，采取必要措施。

此外，还需强调的是，特别注意一药多名，避免重复用药。同一化学结构的抗炎药的命名（通用名），因生产者不同而给以不同的商品名。以双氯芬酸为例，其商品名有扶他林、英太青、戴芬、迪克乐克和双氯灭痛等。因此，临床医师应掌握所用药物的通用名和商品名，避免误将同一化学成分而具有不同商品名的药物同时应用而引发超剂量毒性反应。对于所有处方类NSAIDs建议标签增加心血管不良反应、频发甚至可能致死的消化道出血不良反应。建议患者应当在一定的用药指导下使用该类药物，关注风险效益比和用药中潜在的不良反应；对于非处方类NSAIDs，从已有资料来看，低剂量使用与增加心血管不良反应风险并无相关性。因此，对用于短期急性镇痛的非处方NSAIDs不采取销售限制，但同时为了保证该类药物的安全使用，应当在标签上注明更为专业的不良反应信息，在用药前应当征询医生建议，在没有医生具体方案的情况下，强烈建议限制剂量和疗程。

7. 在临床上，如果选择药物治疗解除患者的病痛，都应做到合理用药。合理用药应包括：所选择的药物是针对诊断之疾病所需的，必须以安全和有效为前提，并适当兼顾价格。为了达到合理使用抗炎药，医师应重视掌握互相关联、缺一不可的因素，即认识药物本身的双重性，迄今为止"没有无不良反应的药物"，"药物既能治病也能致病"。因此，医师不仅要了解药物的适应证、用法、用量和禁忌证，还应掌握药物的毒副作用，做好患者治疗前后的随访观察。发挥医师执业的决策性：具有医学、药学知识和全心全意为民众服务品德的医师，应对每例求治者做到正确诊断和合理治疗，从而帮助患者达到治愈疾病或减轻病痛的目的。既懂药物特性又了解患者病情的医师，理所当然也应在两者之间发挥桥梁和决策作用，为患者选择最佳药物治疗，绝不受其他因素干扰。鉴于抗炎药的疗效和不良反应均无法事先预测，因此医师应对受试者做好随访观察，最大限度地取药物之利，避免或降低药物之弊。

有研究分析了非甾体抗炎药的不良反应情况。对发生非甾体抗炎药不良反应的患者进行回顾性分析，观察比较不同性别、年龄患者发生非甾体抗炎药不良反应情况，统计发生非甾体抗炎药不良反应的不同给药途径、不良反应类型、服用药物分布。结果显示，年龄在26~60岁的患者服用非甾体抗炎药不良反应发生率为71.67%，高于年龄≥61岁患者的20%，年龄≥61岁患者不良反应发生率高于年龄11~25岁患者的6.67%，年龄11~25岁的患者不良反应发生率高于年龄≤10岁患者的1.67%；男性患者服用非甾体抗炎药不良反应发生率高于女性，不同年龄段男性和女性患者服用非甾体抗炎药不良反应发生率比较，差异无统计学意义。服用非甾体抗炎药常见不良反应发生率从高到低依次为，腹胀腹泻、消化不良>恶心呕吐>轻微出血>肝、肾功能损伤>过敏、皮疹>消化道出血、溃疡>神经损伤>心律失常=妊娠期反应。不同药物不良反应发生率从高到低依次为，对乙酰氨基酚>塞来昔布>双氯芬酸钠>阿司匹林>尼美舒利>布洛芬>氨基比林>美洛昔康。不同给药途径服用非甾体抗炎药发生不良反应发生率从高到低依次为，口服>静脉滴注>肌内注射>直肠给药>局部用药>关节内用药。因此，非甾体抗炎药在应用过程中有一定可能出现不良反应，临床应用要注意合理用药，避免不良反应的发生。

第六节　NSAIDs 临床应用的思考

最早问世的阿司匹林及其后的保泰松和吲哚美辛都有很好的抗炎、止痛和解热作用。它们之间的疗效相当，但同样都有较高及严重的不良反应，如听力障碍、骨髓抑制、胃肠、肝及肾的损伤。因此，这些高效和高毒性药物，已不符合临床需求。与前者对比，20世纪70~80年代上市的一些药物，如双氯芬酸、布洛芬、美洛昔康和依托度酸等的疗效与前者相当，而不良反应则比前者显著降低，因此这些高效和低不良反应药物在临床长期受到青睐。新的昔布类的疗效未超过以往药物，短疗程溃疡发生率较低为其优势，但长疗程和大剂量所引发的心血管危险性增加，提醒人们要避免高危人群和掌握用药剂量及疗程。

传统的NSAIDs和COX-Ⅱ选择性抑制剂广泛应用于抗炎镇痛中，都发挥着举足轻重的作用。然而，由于其本身作用机制的约束，这两类药物或多或少都存在着一些不尽如人意之处。目前有关这两类药物的深入研究和改进工作仍在积极进行之中。研究者把目光集中于传统NSAIDs的复方用药上。通过对各种传统NSAIDs的作用机制和药代动力学等药物特征的研究分析，专家们尝试将可能有协同疗效的不同NSAIDs成分组合成新的药物剂型，并通过临床研究进一步证实其实用性和安全性。目前为止，在美国等发达国家中已有固定剂量组合的复方抗炎镇痛药广泛用于临床，并获得较好的评价。印度的RANBAXY跨国医药公司已成功地制成复方抗炎镇痛药——保施泰。主要成分为布洛芬（400mg）和对乙酰氨基酚（325mg），这两种成分都属于传统的NSAIDs。与其他NSAIDs比较，布洛芬和对乙酰氨基酚的药物安全性都相对较好。因此，早已广泛地被各国列为非处方药。在我国，此两种成分也列于第一批国家非处方药物目录中。对乙酰氨基酚属于非那西丁的代谢产物，它主要在神经中枢抑制PG的合成。因此，具有迅速起效的解热镇痛作用；同时由于它不抑制PG在外周的合成，故极少引起消化道等严重副作用。临床研究显示，相对来说布洛芬是副作用最小的传统NSADs之一。保施泰联合了布洛芬和对乙酰氨基酚的各自优点，能同时通过中枢和外周两个途径抑制炎症性PG的释放，因此它具有均衡强效的抗炎镇痛作用，而且起效时间更快。

对于选择性COX–Ⅱ抑制剂，所有的研究似乎都强调了一个问题：这一类具有高度选择性的药物在避免了传统非甾体类抗炎药胃肠道不良反应的同时，却引发了危险更大的心血管不良反应。对此，我们应当以科学的态度来对待，从目前掌握的资料来看，在不良反应研究中我们只选用了部分传统NSAIDs和选择性COX–Ⅱ抑制剂进行对照。另外，我们并没有对传统NSAIDs做详尽的心血管不良反应方面的研究，因此我们不能做出"选择性COX–Ⅱ抑制剂胃肠耐受优于现有传统NSAIDs"或者"传统NSAIDs无心血管不良反应"的论断。在选择性COX–Ⅱ抑制剂的使用上，我们应当综合患者的病情、是否具有某些并发症等因素进行给药方案的制订，同时考虑该类药物对具体患者的危险效益比，尽量使用最小有效量，密切监视疗程中是否出现不良反应的先兆。一旦出现不良反应先兆或不良反应，立即停药并辅以相应的解救方案。

选择性COX–Ⅱ抑制剂心血管不良反应的出现，从某种意义上提示我们：体内或许存在着与COX有关的平衡，这种平衡的破坏，势必会影响到机体的稳态，从而出现相应的不良反应。对选择性COX–Ⅱ抑制剂的研究应当考虑以下几个方面：①探索选择性COX–Ⅱ抑制剂引发心血管不良反应的机制；②考察传统NSAIDs是否也具有类似的不良反应；③设计科学合理的NSAIDs药效学评价指标；④明确现有NSAIDs的治疗窗。只有尽可能多地完成以上研究，我们才能扬长避短，在充分发挥出NSAIDs优势的同时避免其不良反应，达成该类药物的安全合理使用。时至今日，NSAIDs的有效性和安全性一度受到了严峻的考验。首先PGI_2/TXA_2平衡学说受到挑战，特异性COX–Ⅱ抑制剂是否优于非特异性COX–Ⅱ抑制剂？其次目前有人提出COX–Ⅰ和COX–Ⅱ外还存在COX–Ⅲ，但COX–Ⅲ的生理病理学意义如何？再次，有人认为开发脂氧合酶（LOX）/COX双效抑制剂是今后发展方向。其理论依据是在花生四烯酸代谢过程中，除COX外，另一重要酶系是5–LOX，只有同时抑制这两种酶才能既减少炎症介质PG，又能减少白三烯，从而避免产生心血管事件。目前已研发出第一个双效抑制剂利克屹龙（licofelone），初步试验认为其治疗OA的效果与萘普生和塞来昔布相当，且耐受性很好。双氯芬酸和布洛芬作为对照组与塞来昔布组进行对比，发生溃疡风险的荟萃分析结果显示：2组无统计学差异性。可见，问世已40余年的双氯芬酸和布洛芬均以其至今无法超越的疗效和安全性在抗炎药领域占有重要地位。上述问题均有待更多循证资料加以解决，NSAIDs的前景依然光明。

"罗非昔布事件"教训非常深刻，在其一波三折的背后，我们不难看出，药物的售后调研工作是新药开发过程之中一个非常重要的环节，这需要所有研发人员、使用者（医患双方）以客观公正的态度来评价药物的两重性——治疗作用与不良反应；另一方面，如何评价选择性COX-Ⅱ抑制剂所致心血管不良反应的危害性、研究其产生机制及影响因素，已成为当务之急。NSAIDs也是一把双刃剑，临床医师应了解并合理地应用，要学会取其利、防其弊，权衡利弊——正确评价NSAIDs的不良反应。如何正确评价NSAIDs在临床的应用价值及其确实存在的不良反应，对每一位临床医师而言都是无法回避的问题和挑战。

NSAIDs是一类不含甾体结构而具有抗炎、解热、镇痛、抗凝作用的药物，其临床应用十分广泛，占全球处方量的7.7%，主要用于缓解各类疼痛及预防心脑血管疾病等。NSAIDs是当前临床中的一种常见镇痛药物，但是在长期的用药过程中普遍有报道指出，用药后不良反应发生率较高。主要是带来消化道、心血管、肾脏等多系统和器官的不良反应，其中以消化道不良反应最为常见。不良反应如溃疡、消化道出血、肾功能衰竭、心脏病发作和卒中风险增加等。绝大多数NSAIDs会增加心力衰竭风险，特别是有心血管疾病史的患者。据统计，全球NSAIDs相关胃肠道事件导致的住院病例数量高达65万例/年，死亡例数达16.5万例/年。因此，NSAIDs相关胃肠道损伤的防治是亟待重视的临床问题。近年来有不少研究指出非甾体类药物对骨折愈合会产生一定的副作用，不利于骨折愈合，这引起了临床医生的注意，镇痛、异位骨化等治疗方法可能会发生改变。其副作用包括延缓骨折患者的骨折愈合时间、降低骨折愈合强度，甚至导致骨折不愈合现象。因此应对NSAIDs的用药机制进行研究，寻找其用药过程中所致不良反应的原因，从而针对其用药提出监护措施。目前欧美国家针对NSAIDs心血管不良反应已出台了一系列防治指南或专家共识，但我国针对这一领域的研究尚处于起步阶段。

参考文献

［1］杨浩，吴爱国.非甾体抗炎药防治乳腺癌的研究进展［J］.医学综述，2020，26（19）：3832-3836，3842.

［2］金超琼，吕宾.非甾体抗炎药相关消化道出血及防治［J］.临床内科杂志，2020，37（4）：250-252.

［3］曾德浩，闫雪，廖小红，等.非甾体抗炎药的不良反应情况分析与研究［J］.中国实用医药，2020，15（24）：137-139.

［4］奥东塔娜.非甾体抗炎药的心血管不良反应及用药监护［J］.中国当代医药，2020，27（21）：26-29.

［5］郑金鑫.非甾体类药物对骨折患者愈合恢复的研究进展［J］.中国处方药，2020，

18（4）：21-22.

　　［6］杨怀祖.前列腺素E在疼痛中的作用［J］.医学信息，2014，27（1）：473.

　　［7］陈静，王朝坤.孔德九，等.COX-2在食管癌中的研究进展［J］.食管疾病，2020，2（2）：102-106.

　　［8］赵晓瑾，朱佳斌，尚发军.COX-2与肝癌关系研究的新进展［J］.海南医学，2020，31（16）：2129-2132.

　　［9］刘雁，邓子煜，汪利民，等.三种非甾体抗炎药治疗类风湿关节炎的成本-效果分析［J］.实用全科医学，2006，4（1）：99-100.

　　［10］戴生明.应质疑非甾体抗炎药对强直性脊柱炎放射学进展的抑制作用［J］.中华风湿病学杂志，2018，22（6）：361-364.

　　［11］邢帅，高延征，高坤，等.非甾体类抗炎药治疗强直性脊柱炎的研究现状及展望［J］.风湿病与关节炎，2015，4（3）：60-63，68.

　　［12］王振刚.非甾体抗炎药治疗强直性脊柱炎的再认识［J］.中国医刊，2013，48（7）：1-3.

　　［13］赵延斌.从罗非昔布事件谈非甾体抗炎药物的安全性［J］.中国药师，2006，9（7）：658-659.

　　［14］李芹，王睿，陈骕.高选择性COX-2抑制剂罗非昔布撤市分析［J］.中国临床药理学与治疗学，2005，10（3）：259-264.

　　［15］李梦涛，曾小峰.非甾体类抗炎药的过去、现在与将来［J］.继续医学教育，2006，20（28）：24-29.

　　［16］施桂英.非甾体抗炎药的合理应用［J］.临床药物治疗杂志，2006，4（4）：12-16.

　　［17］施桂英.对COX-1和COX-2的再认识［J］.中华风湿病学杂志，2000，4（4）：197-198.

　　［18］赵晓军，刘影.双氯芬酸钠乳膏处方的优化及体外释放度考察［J］.锦州医科大学学报，2021，42（1）：10-13.

　　［19］斯璐露，朱小春.依托考昔与秋水仙碱缓解痛风急性发作的疗效对照研究［J］.数理医药学杂志，2021，34（1）：81-83.

（李义凯，周永富）

第七章 氨基葡萄糖治疗骨关节炎的概况

研究表明，口服氨基葡萄糖可能具有缓解骨关节炎疼痛和功能障碍的效果。但是，在临床试验中，口服氨基葡萄糖的效果是否超过安慰剂仍存在广泛的争议。关于其可能的作用机制，目前也没有充分的证据支持。在临床实践中，治疗骨关节炎时常常是将氨基葡萄糖与其他治疗方法，例如非甾体抗炎药联合应用。本章旨在回顾关于氨基葡萄糖与骨关节炎相关的基本作用机制和临床使用情况，以期为临床用药提供参考。

第一节 概 述

骨关节炎（osteoarthritis，OA）是一种以关节肿痛并伴有不同程度功能障碍的退行性疾病，多发于中年以后，女性多于男性。本病不同程度地影响中老年患者的生活质量。根据国际风湿病协会（International League Against Rheumatism，IL-AR）和世界卫生组织（WHO）的倡议，目前治疗OA的药物分为非特异性和特异性两大类。非特异性药物主要包括口服非阿片类止痛药（中枢镇痛药）、非甾体抗炎药和关节腔内注射糖皮质激素等。这类药物主要是抗炎、止痛，即症状改善药，不能缓解病情，若使用不当，甚至会加重病情。特异性药物是近30年开发用于治疗OA的氨基葡萄糖（glucosamine，GlcN）药物，也称慢作用药。这种药物能阻止或减缓骨关节炎的病理过程，抑制相关因素引发的损伤和关节软骨退行性变。虽然目前还没有任何药物被归类为病情改善药，但大量的关于氨基葡萄糖的临床试验结果表明，这种药物可能既能改善骨关节炎患者的症状，又能保护关节软骨，因此，它被视为治疗骨关节炎的理想药物。

氨基葡萄糖已被广泛用于缓解骨关节炎患者的疼痛与功能障碍，尤其是在美国，它是销售量很大的膳食补充剂。氨基葡萄糖具有重建关节软骨和润滑关节的作用，因此在健身和竞技体育界引起了极大的关注。尽管人们对于其疗效、安全性及作用机制仍存在疑问，但它仍被广泛运用，特别是在缓解疼痛、改善关节活动及保护软骨方面。Jason Theodosakis 的报道"关节炎治疗"和"关节炎治疗：能停止、逆转甚至治疗骨关节炎的医学奇迹"，引起人们对口服氨基葡萄糖作为有效治疗骨关节炎药物的兴趣。报道称口服氨基葡萄糖具有缓解疼痛和延缓骨关节炎发展的作用，催生了因骨关节炎等疾病的氨基葡萄糖市场（单独或与其他成分如硫酸软骨素联合使用），并且已经发展为一个价值万亿美元的产业。

盐酸氨基葡萄糖的主要成分是 2-氨基-2-脱氧-葡萄糖盐酸盐，是人体软骨基质中合成蛋白聚糖过程中所需的重要成分，可促进关节软骨基质中胶原的合成，刺激软骨细胞产生正常多聚体，提高软骨细胞的修复能力，抑制损伤软骨酶。可以明显改善骨关节患者关节压痛、行走痛、晨僵和静息痛等症状，具有很好的耐受性和安全性，近年来在骨关节炎的治疗中应用越来越广泛。该药安全性好，不良反应轻微，说明书中注明的不良反应包括：罕见轻度的胃肠道不适，如恶心、便秘、腹胀和腹泻；有些可出现过敏反应，包括皮疹、瘙痒、皮肤红斑；罕见头晕及水肿。

第二节　研究概况

由于氨基葡萄糖备受欢迎且具有潜在的疗效，医学专家进行了大量有关其细胞作用机制、动物和人体的药代动力学及临床疗效等的研究。大多数氨基葡萄糖的活性研究是在体外关节组织内进行的。发现葡萄糖依赖改变了 O-糖基化细胞内信使成分的活动，包括增强了 O-N-乙酰氨基葡萄糖因子如 IRS、GS、PDX-1、eNOS 和 Spl 的活动。然而，人体药代动力学研究（表 7-1）表明，氨基葡萄糖按推荐给药剂量（1500mg/d）服用后的最大浓度约为 $10\mu m$；这表明高浓度的氨基葡萄糖在体外的作用与经体内肝脏代谢的药物作用无生理相关性。由于 O 型糖基化的信使因子只在超生理浓度时出现，这个机制也与氨基葡萄糖在关节组织中的作用无关。

表 7-1　氨基葡萄糖药代动力学：人体研究

剂型	单剂量 [mg/（kg·d）]	受试者人数	途径	给药天数	最大浓度	血清/血浆检测
盐酸氨基葡萄糖	7	40	口服	21	$3\sim4\mu m$	HPLC
硫酸氨基葡萄糖	20	20	口服	1	$12\mu m$	LC/MS/MS
硫酸氨基葡萄糖	20	12	口服	$1\sim3$	$9\mu m$	LC/MS/MS
硫酸氨基葡萄糖	20	12	口服	14	$7\mu m$	LC/MS/MS
硫酸氨基葡萄糖	10	22	口服	1	$2\mu m$	LC/MS/MS
硫酸氨基葡萄糖	20	12	口服	1	$10\mu m$	LC/MS/MS
硫酸氨基葡萄糖	20	18	口服	1	$11\mu m$	LC/MS/MS

葡萄糖和氨基葡萄糖促进软骨细胞运转所需的细胞外浓度（Km）大约是 $350\mu m$。事实上，在使用浓度为 $50\mu m$（存在 $5500\mu m$ 葡萄糖中）的外源性氨基葡萄糖的研究中，只有 5% 的外源性氨基葡萄糖被细胞吸收，并通过激活高能尿苷磷酸化酶的糖基转移酶得以利用。因此，需要基于软骨细胞摄取机制、血糖浓度，以及葡萄糖转运介导细胞摄取葡萄糖的活动，评估那些浓度小于 $50\mu m$ 的氨基葡萄糖的功效。此外，应考虑身体内部的环境，如肠膜、肝脏和肾脏，它们比关节组织消耗更多的口服单糖（这些组织可利用葡萄糖转运蛋白-2 转运约 $17000\mu m$ 葡萄糖和 $800\mu m$ 氨基葡萄糖）。因此，我们需要客观评估氨基葡

萄糖在细胞内的潜在作用机制，重点是影响关节的临床相关剂量和治疗的相关浓度。

第三节　盐酸氨基葡萄糖和硫酸氨基葡萄糖

氨基葡萄糖使用中的一个重要但常常引起混淆的是市售的各种口服氨基葡萄糖化合物的成分。例如，有研究认为硫酸氨基葡萄糖优于氢氧化物氨基葡萄糖。然而，在这两种剂型中，唯一的有机成分是氨基葡萄糖（$C_6H_{13}NO_5$），其化学和结构式相同，唯一的区别在于盐的属性，包括中和氨基葡萄糖氨基上的质子。盐酸氨基葡萄糖是氯化盐（化学成分：[$GlcNH3^+$]·Cl^-），而硫酸氨基葡萄糖则是硫酸和氯化盐的混合物（化学成分：[$GlcNH3^+$]$_2$·$2Na^+$·SO_4^{2-}·$2Cl^-$）。当盐酸氨基葡萄糖进入人体胃部时，被完全分解成氨基糖（GlcN）和盐酸（HCl）；同样，硫酸氨基葡萄糖被分解成氨基糖（GlcN）、盐酸（HCl）、硫酸钠（Na_2SO_4）和硫酸（H_2SO_4）。换言之，在每种剂型里，经口服吸收的有机物只是氨基糖本身，而生成的盐和酸不同。氨基糖被认为是两种剂型的有效成分。一些研究已经对各种氨基葡萄糖的优点进行了解释，其中硫酸氨基葡萄糖优于盐酸氨基葡萄糖的一个理由是，血液循环中的硫酸阴离子可能"促进"硫酸软骨素的合成。然而这个假设是有误的，因为实际上，测量到的软骨细胞中硫酸转运的Km大约是16mM，这个浓度大约是血清硫酸浓度0.3mM的50倍。这意味着摄取1.5g氨基葡萄糖需要增加血清硫酸浓度至50倍左右，这似乎是不可能的。氨基葡萄糖经肝脏代谢为较小的分子，最终成为二氧化碳、水和尿素。吸收的药物约10%从粪便排出，20%~30%通过尿液排出，近70%的氨基葡萄糖以CO_2的形式呼出，8%~10%存留在组织中。静脉输注和肌肉注射药代动力学与口服类似。在将来的研究计划中，准确确定盐酸氨基葡萄糖和硫酸氨基葡萄糖的化学结构对于研究它们的药代动力学特性非常重要。这两种氨基葡萄糖在胃酸中都会完全解离，并且在小肠中以氨基葡萄糖原形吸收。它们能够迅速与血浆中的 α 球蛋白和 β 球蛋白结合，结合的氨基葡萄糖会在8小时左右达到峰值，而且具有70小时的消除半衰期。

第四节　口服盐酸氨基葡萄糖的药代动力学

在此选择性地回顾定量口服经临床验证的氨基葡萄糖剂型的药代动力学。检索词："盐酸氨基葡萄糖""硫酸氨基葡萄糖""骨关节炎""疗法""人""马""药代动力学"。在马的实验中，普遍认为其最大浓度（2小时）大约是10μm。在表7-1所列的体外研究中，几乎完全是在含有25.00μm竞争葡萄糖的培养基中完成的，只有很小比例的氨基葡萄糖添加到细胞和外植体培养才有可能进入细胞。在其中1个马的实验中，直接比较氨基葡萄糖的硫酸和氯盐的最大浓度，发现其基本是一致的。在人类试验里，最大浓度确定为出现在摄取后的1~4小时。重要的是，在6个人体试验中，盐酸的平均最大浓度值与一个盐酸盐的结果相符合。其中的4个人体试验（总量为62例）在基本条件相同（健康志愿者一次口服硫酸氨基葡萄糖的剂量为20mg/kg）的情况下被分在独立的实验室。在这4个结果中，最大浓度分别为12、9、10和11μm，非常地相似。值得注意的是，在非健康者，即骨关节炎患者的一组试验中，其平均最大浓度为7μm，与文献中人体的最大浓度约10μm，非常一致。实际上，任何运用未经证实的动物模型（表7-2）的研究，似乎不可能得出有关氨基葡萄糖在人体潜在作用的信息。

表7-2　氨基葡萄糖的药代动力学：动物研究

剂型	一次剂量 mg/（kg·d）	动物	给药途径	给药天数	最大浓度（μm）	血清/血浆检查
盐酸氨基葡萄糖	350	大象	静脉注射、腹腔注射或口服	1	105±89	液相色谱
盐酸氨基葡萄糖	1600	几内亚猪	口服	—	1400	—
盐酸氨基葡萄糖、硫酸软骨素和抗坏血酸锰的组合	375	兔	口服	—	5170	—
盐酸氨基葡萄糖	100	兔	口服	—	<45	—
盐酸氨基葡萄糖、硫酸软骨素的组合	214	狗	静脉注射或口服	—	42	—
盐酸氨基葡萄糖	20	马	静脉注射或ng	1	50或1	液相谱/质谱/质谱
硫酸氨基葡萄糖	20	马	静脉注射或ng	1	50或1	液相谱/质谱/质谱
盐酸氨基葡萄糖	20	马	静脉注射或ng	1	300或1	FACE
盐酸氨基葡萄糖	125	马	静脉注射或ng	1	60	液相色谱

第五节　氨基糖盐在外植体细胞和组织中的生物效应

体外研究介绍了与生理密切联系的浓度影响。首先，在这些研究中，取自人体的骨关节炎软骨细胞在硫酸氨基葡萄糖浓度0.2μm至200μm的范围内培养。在这些环境中，蛋白聚糖核心蛋白的信使核糖核酸（mRNA）和蛋白水平的增加与基质金属蛋白酶（MMP）-3产生和活力的减低同时并存。发现浓度在10μm和在其之上有明显的影响。另外，当盐酸氨基葡萄糖约1μm用在马的软骨细胞和滑膜细胞时，发现有降低两种细胞的白介素（IL）-1水平、刺激铂族元素产生的作用。由于抑制前列腺素合成酶的途径被认为与氨基糖盐的高浓度有相似的效应，未来研究的重点应在细胞外的氨基糖盐可能影响这个途径的机制。在一些人体研究中，尽管使用了超生理浓度，也显示了基因表达的改变或前列腺素炎症因子如诱导型一氧化氮合酶（iNOS）、内皮型一氧化氮合酶（eNOS）、环氧合酶2和前列腺素E（PGE）的分泌。这些作用包括阻止U型纤溶酶原激活物（u-PA）和基质金属蛋白酶2/9，抑制一氧化碳和硫酸黏多糖（GAG）的释放，抑制eNOS、iNOS、COX-2的基因表达和PGE的分泌，或抑制核因子kB（NFkB）的活力。

第六节　氨基葡萄糖在骨关节炎动物模型中的体内研究

许多文献报道了氨基葡萄糖在动物模型中的作用，包括其与硫酸软骨素的联合使用。这些研究中存在一些给药剂量明显超过人体剂量的情况。通常情况下，在这些动物研究中氨基葡萄糖的最大浓度并没有确定，这使得评估其与人类骨关节炎治疗的相关性变得困难。

有关的动物模型包括兔、鼠和狗。例如，在一个前交叉韧带缺损的急性关节炎的兔子模型中，研究人员持续8周每天定量给予盐酸氨基葡萄糖。然而，在研究的前3周内，并未发现任何具有显著意义的结果。这项研究强调了研究关节特定位点的重要性，并发现其结果与人类临床评估密切相关。此外，还强调了在生物水平效应上需要更多的计量方法。

有趣的是，还有研究支持了韧带损伤后口服氨基葡萄糖能够抑制高骨转换的结论，这再次证明了评估关节多种组织的重要性，而不应仅局限于对软骨的关注。值得一提的是，这些研究可能受到模型自身快速发病的限制，但结果仍然与口服氨基葡萄糖在关节健康中的潜在作用机制相关。另外，还有一项研究采用了木瓜蛋白酶诱导的兔关节损伤模型，发现口服氨基葡萄糖可以增加受损和受限膝部软骨中的多糖含量。尽管这个模型可能与人类骨关节炎无关，但结果仍显示在软骨快速形成介导蛋白聚糖枯竭的条件下，口服氨基葡萄糖对细胞的生物合成活性有明显的作用。类似的结果也得到了小鼠模型的支持，给予氨基葡萄糖100mg/kg口服后，在小鼠膝关节内注射木瓜蛋白酶注射剂，结果显示软骨蛋白多糖含量在2周时显著增加。同时，木瓜蛋白酶注射诱导的血清促炎细胞因子峰值浓度在补充盐酸氨基葡萄糖的组中出现得更早，下降得更快。此外，在这些实验中发现，口服氨基葡萄糖没有改变肠系膜淋巴结淋巴细胞群的百分比，但加速了它们的激活。因此，口服氨基葡萄糖可能通过改变肝脏和肠系膜淋巴结的生理功能，间接改变受损关节的生理状态。综上，这些研究结果表明口服氨基葡萄糖在关节健康和骨关节炎治疗中可能发挥作用，但仍需要进一步的研究来确定其效果和作用机制。

第七节　氨基糖盐与临床骨关节炎的治疗

氨基葡萄糖也许是一种针对骨关节炎的有效临床药物，自20世纪60年代就开始用于临床对照试验，包括口服药、注射剂和各种外用制剂。然而，关于氨基葡萄糖作为骨关节炎的一种疼痛缓解和改善结构制剂的功效，一直饱受争议。Cochrane Collaboration的研究人员更新了他们对氨基葡萄糖在骨关节炎治疗中的系统评价。在盐酸氨基葡萄糖无效时，他们将研究重点转向了硫酸氨基葡萄糖制剂。结果表明，这种氨基葡萄糖制剂在治疗关节炎疼痛和功能障碍方面，比安慰剂有更明显的效果。这些结果与Vald等人的研究相吻合，他们分别考虑了不同的氨基葡萄糖制剂，并且在盐酸氨基葡萄糖缓解疼痛无效的证据足够时，他们报告了使用硫酸氨基葡萄糖的试验的异质性阻止了形成关于其功效的明确结论。

值得注意的是，这种异质性在企业赞助的硫酸氨基葡萄糖试验中表现得尤为明显。因此，尽管有企业赞助的研究报告称硫酸氨基葡萄糖可以延缓骨关节炎的发展，从而延长需要进行关节置换的时间，但非企业赞助的髋关节炎研究并未发现硫酸氨基葡萄糖能带来任何改善症状或结构的好处。

第八节　临床应用的氨基糖盐剂型

对于盐酸氨基葡萄糖能够缓解骨关节炎的疼痛和功能障碍，似乎达成了共识。此外，其毒性似乎较低，作为口服药物亦相对安全。然而，尽管氨基葡萄糖硫酸酯保留了各种生物活性，但它并不是一种天然的口服补充剂，也不是临床环境中的治疗或辅助剂。经常提及的"硫酸氨基葡萄糖"实际上是氨基葡萄糖的硫酸盐，其药理作用与盐酸盐形式的盐酸氨基葡萄糖是相同的。此外，有明确的试验证据表明，在人体内的关节结构中，硫酸盐的生物活性是缺失的。因此，虽然存在硫酸氨基葡萄糖可能比盐酸氨基葡萄糖更具有临床优势的可能性，但目前还没有生物学或其他合理的理由来解释这种假设。关于硫酸氨基葡萄糖比盐酸氨基葡萄糖有更好的治疗效果的结论，几乎完全来源于制药商赞助的专利药物试验的结果，而独立的试验几乎都否定了这一结论。因此，尽管氨基葡萄糖硫酸盐可能为骨关节炎提供潜在的治疗效果，但目前尚无足够的机制原理或独立的证据表明其与氨基葡萄糖盐酸盐有实质性的不同。无论是盐酸氨基葡萄糖还是硫酸氨基葡萄糖，其在治疗骨关节炎方面的疗效和安全性都没有明显的差异。氨基葡萄糖在体外只是存在硫酸、盐酸形式的不同，它们在胃酸的作用下都会完全解离，在小肠中以氨基葡萄糖的原形被吸收，而且一旦被吸收，就与最初的酸根无关，表现出相同的体内活性。

第九节　研究前景：氨基葡萄糖盐和骨关节炎管理及新功效

氨基葡萄糖是一种治疗骨关节炎的药物，目前在国内市场上的商品种类繁多，主要有盐酸氨基葡萄糖和硫酸氨基葡萄糖这两种制剂。然而，目前对氨基葡萄糖的用药剂量、使用频率以及疗程没有统一的规定。此外，高质量的临床研究较少，多为与其他药物或疗法联合的低级别的临床效果观察的研究，例如与非甾体抗炎药、透明质酸钠、针灸、针刀等联合应用。有研究通过查阅文献和药品说明书，对氨基葡萄糖的临床效果进行了分析。结果发现，现有的临床试验和荟萃分析文献的质量普遍较低。在最近几年的临床试验中，氨基葡萄糖多作为辅助药物与其他药物联合使用。当它与非甾体抗炎药联用时，与安慰剂相比疗效显著；而与软骨素联合使用时，与安慰剂相比疗效存在争议。因此，临床在为关节炎患者选择药物治疗时，应当参考氨基葡萄糖当前的循证医学证据。

市售氨基葡萄糖类产品包括以氨基葡萄糖为主要成分的保健食品和药品。国内市场上，氨基葡萄糖类保健食品以氨糖软骨素钙片居多，主要成分为D-氨基葡萄糖盐酸盐（或硫酸盐）、硫酸软骨素和碳酸钙，有增加骨密度、保护关节和预防骨质疏松症等功能。国外市场上，氨基葡萄糖类保健食品多以D-氨基葡萄糖盐酸盐（或硫酸盐）、硫酸软骨素为主要成分，作为一种膳食补充剂备受消费者青睐。同时，市场上还有以氨基葡萄糖为主要成分的药品，用于治疗原发性和继发性骨关节炎等。有些不法商家为了市场占有率和利润最大化，有向此类产品中添加消炎镇痛类药物的可能性，消费者服用此类产品后，虽然疼痛症状明显减轻，但长期服用可能导致身体伤害。添加的消炎镇痛类药物包括双氯芬酸、吡罗昔康、布洛芬、对乙酰氨基酚以及类固醇等。

公共行为模式的分析表明，口服补充剂的消费被认为是有益的，不会因缺乏疗效证据而改变，而有重大毒力的证据时，其消费明显下降。事实上，对于氨基葡萄糖，公布的未能检测出临床疗效的GAIT数据，得到了大量的宣传。然而，数月后其在美国的销售保留不变，没有明显的下降。氨基糖盐被视为体外系统氨基葡萄糖生物合成途径和下游O型糖基化反应的强大调节剂。然而，这些效应是在细胞外浓度达到极高范围时实现的，比其在体内关节液和组织实现这个效应的细胞外浓度高100~1000倍。因此，未来的研究应将目标转向阐明氨基糖盐的作用机制，基于以下几点：①对体外细胞和组织培养系统的标准化；②使用具有良好特性的骨关节炎病理的动物模型；③研究氨基糖盐治疗的相关配方和浓度；④使用关于人类骨关节炎的炎症和疼痛通路的标准指标。

氨基葡萄糖通常口服给药，注射和局部给药应用较少。其常规口服剂量是1500 mg/d，其中90%的剂量可以被人体吸收。但是口服给药的生物利用度相对较低，仅为静脉注射给药的26%。因此，近年来的研究趋势已经转向开发具有更稳定、更强肠道吸收性的D-氨基葡萄糖新剂型和肽前药。D-氨基葡萄糖是人体内天然存在的氨基己糖，也存在于甲壳类动物的外骨骼中。作为糖蛋白和蛋白聚糖的重要组成部分，其具有抗炎、抗肿瘤、抗氧化、抗纤维化和免疫调节等药理作用，可缓解骨关节炎症状，临床上常用于治疗风湿性关节炎和骨关节炎。目前已有大量文献报道有关D-氨基葡萄糖抗肿瘤作用的研究成果，其抗肿瘤的作用机制主要包括抑制癌细胞增殖、诱导癌细胞凋亡和细胞周期阻滞、缓解炎症反应、诱导癌细胞自噬死亡、逆转肿瘤耐药性、抑制肿瘤血管生成、抑制基质金属蛋白酶的表达、调控转录因子以及免疫调节作用等。D-氨基葡萄糖可以调节多种信号通路，在心血管疾病、神经退行性疾病、皮肤病和细菌感染等各种疾病中均能发挥一定的药理作用。

参考文献

［1］韩丽华.盐酸氨基葡萄糖胶囊治疗骨关节炎的现状及进展研究［J］.中国现代药物应用，2020，14（8）：232-233.

［2］楚小燕，袁红梅.盐酸氨基葡萄糖胶囊致脚部水肿2例报告［J］.海峡药学，2020，32（11）：234-235.

［3］苏喆，黄哲甦.D-氨基葡萄糖抗肿瘤作用机制的研究进展［J］.现代药物与临床，2020，35（6）：1268-1274.

［4］黄秀丽，李士明，温晓裕，等.氨基葡萄糖类产品中非法添加物的筛查［J］.食品与药品，2020，22（5）：358-362.

［5］栾曾惠，胡欣.氨基葡萄糖口服制剂的用药方法及有效性［J］.临床药物治疗杂志，2020，18（6）：64-67.

［6］Ng NT，Heesch KC，Brown WJ.Efficacy of a progressive walking program and glucosamine sulphate supplementation on osteoarthritic symptoms of the hip and knee：a feasibility trial［J］.Arthritis Research & Therapy，2010，12（1）：R25.

［7］Naito K，Watari T，Furuhata A，et al.Evaluation of the effect of glucosamine on an experimental rat osteoarthritis model［J］.Life Sciences，2010，86（13）：538-543.

［8］Hsieh SP，Lee CH，Huang GS，et al.Glucosamine sulfate reduces experimental osteoarthritis and nociception in rats：association with changes of mitogen-activated protein kinase in chondrocytes［J］.Osteoarthritis & Cartilage，2010.

［9］Kagita E，Ikeda M，Wakitani S，et al. Effect of monosaccharides composing glycosaminoglycans on type 2 collagen accumulation in a three-dimensional culture of chondrocytes［J］. Journal of Bioscience & Bioengineering，2010，109（1）：51-54.

［10］Lenox CE，Lunn KF. Effects of glucosamine-chondroitin sulfate supplementation on serum fructosamine concentration in healthy dogs［J］.Journal of the American Veterinary Medical Association，2010，236（2）：183-186.

［11］Block JA，Oegema TR，Sandy JD，et al. The effects of oral glucosamine on joint health：is a change in research approach needed?［J］. Osteoarthritis Cartilage，2010，18（1）：5-11.

（李义凯，陈太均，曲姗姗）

第八章　软组织生物力学

运动系统软组织都含有以纤维形式存在的生物大分子结构——胶原。除骨骼肌外的软组织都属贫血管性结构，其自我修复和愈合的能力有限，反复和过度负荷可使其受到损伤。随年龄增长，关节软骨中的胶原纤丝的直径也随之增粗，出现老化和退变，关节软骨的刚度下降。软骨修复的方法不外乎采用合成或生物材料，但效果并不能完全令人信服。椎间盘是一个无血管的纤维软骨样结构，随着年龄的增加，其新陈代谢速度开始减慢，使其生物化学特征和液体成分发生变化。这种随年龄而发生结构和成分上的改变是造成中年盘源性腰痛高发的原因，多达30%的脊柱疾患直接或间接与椎间盘突出有关。韧带是钝性纤维束带样结构，存在功能性材料的差异，包括不同矿化带的纤维软骨，使得韧带在骨骼附着点上的作用应力最小化。韧带本身没有多少拉伸性，主要功能是抵抗拉伸负荷。肌腱是连结肌与骨组织间的结缔组织，呈索状或带状，纤维排列非常有序，呈紧密排列走行，形成较粗大的纤维束。肌腱作用是对抗拉伸，同时也具有很好的柔韧性。肌腱组织中20%是细胞结构，其余80%为基质。在衰老过程中，肌腱的组成可发生变化，特别是胶原成分随着年龄的增加而减少，随之是力学强度、刚度和对抗变形能力的下降。

在人体正常的生理活动中，众多附着在骨骼上非钙化性结缔组织，如关节软骨、椎间盘、韧带和肌腱等组织结构，对于动力性机械负荷的反复作用，都具有与之相应的生物力学功能。其中任何一种结缔组织结构都可构成一种生物复合材料，其内普遍含有以纤维形式存在的生物大分子结构——胶原。这些胶原纤维的构块（building block）是原胶原分子，长约300nm，宽为1.5nm，分子量大约300，000道尔顿（dalton）。原胶原分子被设计成理想的抗拉伸负荷材料的形状，而其分子内的结构组成也受拉伸负荷的影响。然而，当不同软组织表现出它们各自功能的各种应变量时，原胶原分子在一种复合材料中确切的作用，则取决于所施加负荷的性质。在具体介绍各种软组织时，将逐一举例介绍这些生物结构及材料的功能。

一般绝大多数运动系统软组织属贫血管性结构，有些甚至不存在任何血管结构。因此，软组织的自我修复愈合能力非常有限。由于过度的机械性负荷，如反复的劳损和退行性变等，导致这些软组织结构受到损伤，常可严重影响患者的躯体姿势或躯体活动，从而影响患者正常的日常生活。在日常诊疗工作中，我们常可发现这些病变可累及各个年龄段的人群。研究显示，有关软组织方面的医疗器械已经占到整个世界医疗器械市场份额的35%。

第一节　关节软骨

一、一般特性

人体内有三种类型的软骨组织，即弹性软骨、纤维软骨和透明软骨。位于滑膜关节内的透明软骨，通常称为关节软骨。关节软骨是覆盖在终止于滑膜关节内，构成关节端的各骨骼表面上的软组织。关节软骨覆盖于关节骨骺表面，具有很好的弹性及延伸性，能改善软骨下骨的应力分布，承受较大的压力负荷和剪切力。同时，关节软骨具有极好的润滑性，减少了骨间的接触摩擦力。不过，关节软骨高度水合，无血管及淋巴管，自我修复能力较弱。

在这种构造位置上，软骨主要功能是承受通过关节的各种应力的作用，即将关节间各种接触应力减至安全范围之内，以保护软骨下骨，并减少关节间的摩擦，减少关节表面的磨损。关节软骨、软骨细胞分泌物和滑液等一起在健康关节内所产生的摩擦系数之低是任何人造工程装置所无法比拟的。关节软骨是最常见且研究最多的一种透明软骨，是骨骼系统的重要结构之一；其表面光滑、富有弹性，保证了关节的光滑。关节软骨主要作用之一为分散机械应力，为关节活动提供低摩擦表面。与其他多数组织不同，关节软骨不具有血管、神经和淋巴系统等；正常的关节软骨是由软骨细胞组成，包封于细胞外基质内。关节软骨的胞外基质主要由Ⅱ型胶原组成，是影响软骨组织力学性质的关键因素。胶原是关节软骨组织中决定张力的因素，在力学刺激下，通过自身聚集效应，形成定向排列的密集纤维结构以维持软骨组织的稳定性。软骨细胞是关节软骨中唯一存在的细胞类型，占关节软骨体积的2%~10%，可合成和组装胞外基质，依据胶原纤维超微结构和胞外基质，软骨细胞被分布于不同的亚群或区域。

软骨的厚度因其在关节面上所处的位置和所在关节不同，而有所差异。承受较大负荷关节软骨的厚度一般为1.5~3.5mm，髌骨两侧面的软骨厚度则可达5mm以上。年轻人软骨组织的色泽通常是白色或者是白中带蓝的半透明状，随着年龄的增长，关节软骨逐渐变黄、色泽晦暗、浑浊、不透明。正常人体的关节软骨内不含有血管结构。因此，关节软骨内一定存在供应软骨细胞营养的重要通道，以维持其新陈代谢。另外，关节软骨缺乏神经末梢。因此，能察觉到的来自关节内的任何疼痛，很可能是关节内骨质的异常接触或其他结构损害的直接结果。有研究显示，软骨细胞的物质输运主要包括扩散和对流两种方式。在关节软骨的胞外基质内，生物活性分子的扩散和对流输运在组织生理调节和细胞生物学响应中起到极为重要的作用。近年来，关节软骨与软骨下骨的交互作用备受关注，其交互作用在骨关节炎的发生发展中不容忽视。

二、结构和成分

关节软骨是由软骨细胞和大量的细胞外基质组成。细胞外基质含有3种主要成分：水、胶原纤维和蛋白多糖，各自大体所占的比例如表8-1。这些细胞外基质成分的性质以及它们之间的相互作用，决定着这些组织结构的物理和力学性质。

表8-1　成人关节软骨内非细胞成分各自所占比例

成分	湿重（%）
胶原	15~20
基质（ground substance）	3~15
水	65~80
非胶原蛋白和类脂	1
软骨低聚合物基质蛋白（COMP）	极微量

（一）软骨细胞

软骨细胞的作用是合成并维持软骨的细胞外基质成分。通常，软骨细胞的平均直径为 $10~30\mu m$。软骨细胞被包埋在软骨基质的小腔内，这些小腔称软骨陷窝。与绝大多数组织相比，软骨细胞所占组织体积的比例要小得多，只有 1%~10%。有报告指出，软骨细胞的平均密度是 14000 个/mm^3，软骨细胞主要集中在接近关节表面处。软骨细胞的性质随其所距关节表面的位置深浅的不同而有所不同。在正常成人关节软骨中，利用光学显微镜即可观察到4种不同的软骨细胞层。

1.浅表层　位于关节面之下，软骨细胞呈扁平状，排列方向与关节面平行。

2.移行层　本层的软骨细胞呈椭圆形，细胞轴与关节面呈斜行排列。

3.深层　有时也称为增殖层，此层的软骨细胞呈椭圆形或圆形，软骨细胞4~8个一组，形成与关节面垂直排列的柱状结构。

4.钙化层　位于凹凸不平的嗜碱染色线之下，此线也称为潮标（tidemark），表示向软骨的钙化区过度。

移行层和深层内的软骨细胞胞浆较丰富，其内还有发育良好的内质网和高尔基复合体。这些结构的主要功能是参与软骨的合成。关节软骨内的软骨细胞依靠滑液营养，这些营养物质的输送需通过软骨面。因此，软骨的渗透性影响着依赖液体运输的营养物输送。所以，软骨结构的改变，特别是随着年龄的老化和伴随疾病所出现的病理变化，肯定影响着软骨的营养输送通道。

包绕在每个软骨细胞周围的细胞外基质（ECM）也可分为3个不同的区域，即细胞周区、细胞内区和细胞间区。无论是与软骨细胞的相似度，还是其内部的组织结构，这些区域都各不相同。而细胞间区最大，因而它决定着软骨基质的力学性质。

（二）胶原

除水分外，软骨中大量的细胞外基质是由胶原纤维网状结构构成。胶原的构块就是原胶原分子，是由三条多肽链组成，命名为 α 链，呈右手螺旋状垂直盘旋。每条 α 链含有大约1000个氨基。每条链末端上1/3的氨基是由非垂直排列的短小甘氨酸组成，其余是由大量的脯氨酸和羟脯氨酸构成。两者在多肽链的环状结构中都具有一定的刚度。因此，它们对多肽链的三联螺旋构型起着重要的稳定作用。氨基酸的确切排列顺序决定着胶原的类型。

根据三条 α 链的构成，已经对胶原进行了公认的分类。关节软骨含有 Ⅱ 型胶原，即三条完全相同的多肽链中的任何一条都含有一个特殊的羟赖氨酸和联合假体。目前在关节软骨内又发现了其他类型的胶原，分别命名为 Ⅵ、Ⅸ、Ⅹ、Ⅺ和Ⅻ等。这些胶原可能在所有软骨结构中起着非常重要的作用。

胶原纤维须经过一个非常缓慢的成熟过程，在此期间分子间和分子内形成交联。这些交联的形式需要毗邻的分子有一定程度的重叠，这与在胶原纤维上观察到的以64nm为一周期性节段的结果相一致。分子间的交联也可在毗邻分子的氨基间形成。在不成熟软骨中所形成的可还原交联是更为稳定的非还原交联的中间体过程。随着年龄的增长，人体组织内的分子间的共价交联也会随之增加。这些观察结果与成人成熟软骨中的胶原纤维化学稳定性的明显增加是一致的。

（三）胶原的显微结构

关节软骨内胶原纤维的直径和走行随其距关节面深度的不同而各异。在介绍不同深度的软骨细胞时，对各层结构进行了介绍。包括关节面在内的浅表层，其范围是从关节面至下约200μm，其内所含有的胶原纤维直径大约为300μm。在平面图上，我们可以观察到胶原纤丝的排列是与关节面平行的，在任何一个平面上观察，这些胶原纤丝的方向几乎都是相同的。然而，在其下层胶原纤丝的走行却各异。与其下层相比，浅表层的胶原纤丝和纤维束是由几乎无插进的蛋白多糖紧密包联的。位于浅表层表面的一薄层胶原纤丝非常纤细，直径约为5nm，是由非常丰富的蛋白多糖将其连结在一起的。浅表层下面是移行层，其基质含量占所有软骨基质总量的45%，其胶原纤丝的直径在30~60nm不等，纤维束更为稀少。由于含有大量的蛋白多糖，纤丝间的空隙增大。移行层厚度约50μm。虽然有证据表明移行层内的纤丝主要是呈辐射状排列，但更多的还是随机排列。

未钙化层的其余部分是软骨的深层，胶原纤维包绕着细胞柱。因此，其走行近似于与软骨和软骨下骨间的界面相互垂直。在钙化层，包绕在稀疏软骨细胞周围基质内的钙盐沉积增加，其内的胶原纤维呈辐射状排列。本层基质占软骨基质总量的5%~10%。

（四）蛋白多糖

高分子量的结缔组织大分子是碳水化合物和蛋白的复合物。碳水化合物是由多个二糖单位组成，而二糖单位是由一个氨基酸和一个糖醛酸或半乳糖所构成。软骨中存在三种主要的葡糖胺聚糖，即硫酸软骨素（CS）、硫酸角质素（KS）以及透明质酸。不同类型的关节随着年龄的变化，这三种成分的比例也会出现相应的改变。

术语"蛋白多糖"是指以蛋白为核心，在其外侧有大量的葡糖胺聚糖链附着所形成的结缔组织的大分子化合物。软骨蛋白多糖的特征是其具有形成大量多分子聚合物的能力，该多分子聚合物称为"聚合体"，分子量约 5×10^7 道尔顿。聚合体是由一个核心蛋白、连同附着于其上的硫酸软骨素和硫酸角质素链以及O—连接和N—连接的低聚糖所共同形成的。核心蛋白有三个不同的球形区，即G1、G2和G3区。G1区位于核心蛋白和把聚合体与透明质酸连结在一起的氨基端。附着于透明质酸和聚合体G1区的连结蛋白使得透明质酸和聚合体之间的相互作用趋于稳定，这种相互作用使聚合体得以保存在基质中。当软骨内蛋白多糖的含量明显多于透明质酸时，大量的蛋白多糖分子即与一条透明质酸链发生相互作用。关节软骨中还存在其他一些小分子的蛋白多糖，包括双聚糖（biglycan）、脱壳素（decrorin）和纤调素（fibromodulin）。对于其功能，目前尚不清楚，只知道后两种蛋白多糖与胶原原纤维的形成有直接的关系。

由于硫酸角质素和硫酸软骨素分子链上带有负电荷，所以蛋白多糖是多阴离子结构，这种特性决定着蛋白多糖与水的渗透性结合的能力。一般认为，这种复合性电解质凝胶可能就是软骨的渗透系统。凝胶的作用相当于其本身被置于溶液中，溶剂使其稀释的过程。在软骨中，凝胶的稀释过程受网绕在蛋白多糖上的胶原纤维的伸缩度的限制。

蛋白多糖在软骨各层中的分布也是不均匀的。在浅表层，由于几乎没有透明质酸，所以在本层仅有少量的聚合体。相反，浅表层内的蛋白多糖与稠密的胶原纤维非常紧密地聚合在一起。越往下，蛋白多糖的含量就越多，中层和深层组织内蛋白多糖的含量最高。

（五）间质水

由于蛋白多糖的亲水性，水分子可迅速地进入关节软骨。含水量最多的部位是靠近软骨关节面附近，越往下，即朝向软骨下骨方向，水分子逐渐减少。至软骨深层，其水分占总量的65%，软骨细胞内的含水量非常少。研究表明，间隙内的水可存在于两个不同的间隔内，大约30%的间隙水分子与网状胶原结构紧密地结合在一起。其余水分子与蛋白多糖结合，在关节负荷和卸载时可自由地交换。这种水分子交换对润滑关节和维持软骨细胞的生存都至关重要。更为重要的是，组织液中含有可运动的离子，如钙、钠、氢等，这些离子可在软骨中形成流动电位，由此改变软骨细胞的新陈代谢。

三、关节软骨的形态发育

关节软骨的形态发育经历了一个有序的过程，经历软骨雏形形成、初级骨化中心形成，部分软骨向关节软骨方向分化，形成关节软骨，关节软骨逐渐成熟，在关节运动中发挥极其重要的作用。

1.软骨雏形的形成 人类从胚胎第10.5天开始，大部分间充质凝聚物形成，在其中存在骨骼生长模板，这些结构中的间充质干细胞（mesenchymal stem cells，MSC）产生以 I

型胶原为主的ECM。随后，MSC聚集并分化出软骨祖细胞，后者继而分化为圆形的软骨细胞，软骨细胞分泌由Ⅱ型胶原和蛋白多糖组成的不同于间充质细胞的ECM，软骨细胞被包埋于ECM中。MSC不分化成软骨细胞，它们继续生产Ⅰ型胶原蛋白，形成的结构称为软骨膜。软骨膜与软骨组织共同形成一块透明软骨，其外形与将要形成的长骨相似，被称为软骨雏形。

2.关节软骨的形成 在未来关节的部位首先出现压缩扁平状的间充质细胞，这些将关节部位软骨原基中断的细胞区域称为间带，是关节形成的第一征象。之后，间带的中心部位发生关节空腔化，间带及其周围的细胞逐渐形成滑膜关节和关节软骨。

3.关节软骨的成熟 初始关节软骨表现为高度细胞化，出生后增厚且基质含量增多，同时不断横向扩展形成带状结构以覆盖不断生长的长骨。出生后的发育阶段晚期，亚表层区域内软骨细胞停止增殖，与钙化软骨相邻的区域继续增殖。蛋白聚糖4基因可能与出生后关节软骨生长相关。该基因编码多种产物，包括关节润滑剂。出生后关节软骨生长和增厚可能不仅依赖于细胞增殖，细胞的显著增大以及纵向重新排列均可能对其产生影响。目前，关节软骨成熟过程中软骨细胞增殖的模式尚不清楚，人们对关节软骨的发育过程仍未完全了解。因此，我们需要继续研究关节软骨发育过程中的具体环节及其相关的信号通路，从多信号通路网络调控角度去研究关节软骨发育。单条信号通路的精确治疗和多条信号通路综合性干预治疗可能是未来研究的趋势。

第二节 软骨生物力学

一、负荷支架

软骨细胞外基质（ECM）中各种成分间的化学、物理的相互作用构成了正常人体组织的力学性质。例如：由于网状胶原纤维所产生的拉伸应力，其流体静力压保持平衡。因此，在软骨内的蛋白多糖凝胶体的渗透膨胀压（$P_{swelling}$）中存在着一个物理化学性平衡，即使在卸载的关节软骨中，也存在着这种平衡。但是这种平衡可在施加流体静力压（$P_{applied}$）作用于软骨组织时发生变化，结果导致网状胶原内部产生压力差（$\triangle P$），并造成受压组织内的液体流向周围组织。上述改变可用下列公式来表示：

$$\triangle P = P_{applied} + P_{elastic} - P_{swelling}$$

所有这些术语所代表的功能都可能具有时间性。例如，由液体流动所引起的蛋白多糖增加造成的软骨内蛋白多糖的浓缩，使得关节软骨内两种固体成分应力大小发生相对变化。如果压缩负荷持续存在，随着时间的延长，液体流动量逐渐减少，直至流动停止。在此状态下，产生一个新的平衡，用公式表示如下：

$$P'_{swelling} = P'_{applied} + P'_{elastic}$$

所有黏弹性软组织所具有的特征之一是与时间相关的蠕变。如果突然去除施加在软骨上的负荷，则软骨几乎即刻出现一定程度的反弹，然后逐渐恢复至原有的厚度。当水分子被重新吸收回软骨基质时，这种与时间相关的恢复性分子就会产生，直至达到原先卸载时的平衡状态为止。重复负荷时软骨可出现相似的变化，虽然每次负荷作用时软骨恢复的程度取决于所施加负荷的方式和频率。

通过下肢负重大关节传导的合力可产生很大的压力。由于关节软骨所固有的低摩擦性，作用于关节的压力主要是以垂直的方式压迫关节软骨。在抵抗这些压力的过程中，关节软骨内的胶原纤维产生抵抗力以对抗压缩负荷。众所周知，无论是在压力还是在张力的作用下，关节软骨的这种特性对传递由人体组织所产生的各种关节应力都非常重要。在步态周期中的足跟负重着地时，足跟部所产生的合力常可达到体重的5倍，相当于大约3500N。一些特殊情况，如剧烈的体育运动，可造成关节所承受的应力超过10000N。正常行走时，负重大关节内的支持软骨表面所承受的接触压力通常大约为5Mpa。软骨细胞外基质是多元性的双相材料，即由基质间隙中的水分所构成的一个流体相和由胶原-蛋白多糖等有机固体基质所构成的一个固体相。由此所表现的特征为具有渗透性多孔结构的材料。由于基质的这些特征，软骨基质具有可塑性。软骨基质的其他相与基质间隙内的离子有关。

二、生物力学研究

在新鲜尸体上已经进行过许多不同负荷方式和不同负荷量的测试，包括压缩、拉伸、剪切和扭转。本节主要介绍有关压缩和拉伸方面的生物力学研究。

（一）压缩负荷

为了检测关节软骨的压缩负荷情况，目前已经发明了一些特殊的检测方法。最常用的两种检测方法是压痕试验和单轴压迫试验。压痕试验是使用机械压头在关节软骨表面不同部位的位点上进行压迫。而单轴压迫试验是使用压印盘（板）或较大的机械压头对一圆柱状的软骨样本表面进行垂直压迫。单轴压迫试验主要应用于限定性和非限定性状态的测试，限定性状态的测试是使用多孔的压印盘来压迫需要进行检测的圆柱状软骨样本限定面上的位点。

两种检测方法的优缺点如表8-2。然而，在使用力学测试系统检测对于关节软骨表面施加快速负荷的影响时，这两种检测方法会产生相似的效果。许多研究认为加载后的蠕变模量是2Mpa，且可影响软骨的化学性质。正如其名，研究发现蠕变模量包含着软骨的蠕变程度。软骨的蠕变度与糖氨基多糖（glycoaminogly）的总含量密切相关，但与胶原含量的多寡无关。加压-张弛（stress-relaxation）试验已经能够计算出张弛平衡模量或张弛模量（H_A）。本参数表示关节软骨基质内固体成分的内在刚度。关节软骨的诱导刚度典型值见表8-3。表中同时也介绍了关节软骨损害时（从轻微的关节表面的原纤维形成到大体腐蚀）的刚度值。

表8-2 关节软骨压迫试验方法的评价

方法	优点	缺点
压痕法	①对关节软骨的形变和流体研究提供生理性压迫 ②可对整个关节面的性质做简便的评估	①很难将压痕器成直线垂直地压迫正常的关节面 ②在压痕器下产生复合型应力分布，很难确定所测试材料的性质
单轴压迫（限定和非限定）	①由于是单向性的应力，因而可以计算出压迫的刚度 ②检验样本的大小允许控制周围环境介质的不同浓度或对样本进行生物化学培养	界面条件与液体流体和完整关节压迫的刚度有所不同

表8-3 关节软骨的诱导刚度典型值

试验模式	关节面	刚度模量	poisson's值
压痕法	股骨头	1.9~14.4	0.50
2秒蠕变	正常阈值（均值）	7.0~8.7	
线性弹性	损害阈值（均值）	3.1~6.4	
非限定压迫	股骨髁	6.1~14.9	—
0.6秒	股骨头	5.3~19.7	
限定性压迫	髌骨	$0.79 < H_A < 1.91$	—
二相			
压痕法	股骨髁	$0.59 < H_A < 0.70$	$0.07 < v < 0.10$
二相			

表8-3引用的一些研究证实，软骨组织的短暂反应部分取决于试验设备的动力学性能。一些研究人员已经注意到这种缺陷。他们发现在很大负荷作用时，关节软骨的初始弹性刚度以很高的加载率持续增加，而它的测量则由于测试仪器的反应而最终受到限制。一些研究也报道，当施加快速载荷时，关节软骨表现出一个短暂的振动反应，在加载1秒内衰减至一个稳定的蠕变。有研究也强调在使用保湿力学仪器无限定压迫检测关节软骨时的这种反应。软骨出现的初始短暂振动反应可用来松解组织中弹性刚度与黏湿性的耦合。结果表明，软骨的胶原成分在很大程度上影响着软骨的弹性刚度性质；而其湿度是受蛋白多糖含量的影响。对不同软骨样本的研究揭示：软骨的弹性刚度与软骨的厚度（t）呈负相关。如果用K来表示一个弹性角柱体的刚度，A表示横切面的大小，E表示杨氏模量常数，则用公式可表达如下：

$$K = EA/t$$

研究结果表明：正常关节软骨在压迫时所表现的初始弹性模量是相当恒定的，约10Mpa。

（二）张力

在结缔组织中，胶原纤维是主要的抗张力成分。虽然关节的主要功能是承受垂直于关节面的压力，但研究表明，关节软骨中的胶原纤维也具有一定的张力。研究人员已对关节软骨薄片的张力特性进行了研究。当以一个平行于关节面的张力作用在一块哑铃状的软骨标本时，软骨内即可产生非线性变，可将这种反应视为三个连续递进的非线性变节段。在较小应力作用时，关节软骨中的胶原纤维的排列方向趋于与张力的作用方向成一直线。本阶段张力正切模量取决于软骨内胶原纤维的初始方向和软骨内蛋白多糖角质对抗胶原纤维直线化的有效阻力。随着胶原纤维直线化程度的增大，整个胶原纤维的作用应力增加，应力-应变曲线也更显著地反映软骨内胶原纤维的力学性质。因此随着应力的不断增加，直到样本断裂之前，其正切模量也随之增加。在蛋白水解酶中的软骨块培养试验研究证明：上述变化取决于软骨内的两种主要组织结构成分和张力性质之间的关系。

由于软骨浅表层内胶原纤维的主要走行排列决定着软骨的定位，因此，软骨的张力性质也有较大的变异。与垂直排列相比，胶原纤维呈平行排列的关节软骨具有较大的张力刚度和强度。关节软骨浅层的张力强度大，越往下则逐渐减弱。这表明关节软骨的各向异向性和非均匀性特性。

两项有关软骨张力疲劳的研究结果证明，在尸体实验中，人体关节软骨易发生张力疲劳衰竭。以股骨头软骨为试验样本的研究显示：软骨的抗疲劳性随着年龄的增长而不断下降，其下降速度快于以往所推测的速度。这种抗疲劳张力的降低与关节软骨样本中的两种主要固体成分无关。综合以上观察，可用公式表示如下：

$$S = 23 - 0.1a - 1.83\log(N)$$

这里S表示抗疲劳张力，单位是兆帕，a表示年龄，N表示致衰竭的循环次数。

三、软骨老化及其临床特点

老化时关节软骨内的成分发生改变，如总的含水量减少和蛋白多糖的浓度升高。同时，关节内凝聚物的大小和组成也会发生变化，特别是单体内富含硫酸软骨素（CS）的部分减少以及结合区的增加。另外，有研究指出：随着年龄的增长，胶原纤丝的直径也随之增粗。伴随着老化和退变，关节软骨的刚度也不可避免地下降。

骨关节炎是一种累及滑膜关节的退行性病变，本病的发病率随着年龄的增加而增加，在60~70岁年龄段发病率最高。然而，在年轻人群中，由于严重创伤所导致的主要承重关节病变，如膝关节骨关节炎的发病率不断增长。骨关节炎可探及的最早期的一些改变出现在关节软骨。发生退变软骨的特征是从软骨表面至骨质表面逐渐出现的变软和破损。软骨表层内出现小的裂纹，随后胶原纤维暴露并断裂，这种变化可称之为"原纤维形成"（fibrillation）。并不是所有软骨的原纤维形成都可导致进行性的退变发生，但是一些随着年龄增长而出现的力学性能减退则是由关节软骨内疲劳过程所导致的直接后果。骨关节炎其他的一些表现有软骨下骨内的微骨折和关节下囊肿的形成及骨变形。

现已设计出一些在临床研究中测量软骨刚度的装置。其中一种装置可以在关节镜下加以控制，客观地测量关节软骨的刚度，并便于在关节软骨病变早期确定有无软骨变软。如果能证明此类装置的可靠性，那么临床上就有可能评价手术修复软骨的疗效如何。MR成分成像技术使软骨的生化及结构可视化，能发现在普通MR中很难检测到的软骨病变，有利于早期诊断，改善老年群体生存质量。

四、治疗

关节软骨自身的修复能力有限。对于关节软骨的修复，目前已经提出了许多方法。总的来说不外乎采用合成或生物材料。合成材料的优势是提供了一个具有免疫耐受性和可完整承受负荷的组织结构。然而，绝大多数合成方法的聚合性可导致合成材料在体内的内在不稳定性。因此，合成材料的长期效果不佳。传统意义上的生物材料包括自体移植、同种移植和异种移植材料等。无论哪一种移植方法都有缺陷，例如自体移植可造成供体处的后遗症。

其他一些常用的方法有集合成材料与生物移植于一身的强化装置。这种装置依赖从合成材料到人体内固有组织成功的应力传递所造成的组织内生长和再生而发挥作用，这种应力传送需要随着移植后组织再生的不同时间而发生变化。但是由于强化装置内的合成材料在最初使用时的不佳表现，目前的临床报告并不完全令人信服。

由于许多合成材料和移植方法的相继失败以及所存在的种种缺陷，迫使研究人员不得不开拓新的思路。对于采用细胞种植修复的方法来解决一些与结缔组织损伤有关的临床难题，如关节软骨、半月板和韧带损伤的兴趣日益高涨。这些修复方法被统称为组织工程学修复法。经典的组织工程学修复法就是从远离损伤的、未损害部位处，通过活检摘取局部小块组织来分离其内的细胞，其组织来源有自体和异体两种。通过培养，使细胞增殖到一定的数量，然后将这些细胞种植到可吸收的、适宜的三维架构材料内。当这种架构被移植到缺损处时，即可引发生物修复。这种修复方法的潜在优势是可以消除合成材料磨损微粒和修复失败等问题，从而获得完全、有效的修复。另外，这种修复方法的生物学性质可长期确保修复组织的翻转和维修。但是修复成功与否取决于移植细胞是否能以足够的速度合成具有功能性的基质，以平衡可吸收支架材料力学完整性的丧失。此外，这些方法所植入的材料易受人体生理因素的影响。因此，一旦力学传导途径被激活，即可改变移植细胞的反应方式。这些在培养环境下生长的细胞，在被植入体内后将无法预测其将发生的应变。所以了解动态力学应力对组织工程修复中细胞的影响，对于预测在体装置的成功与否至关重要。以往有人提出了在体外培养中，将细胞工程技术应用于细胞移植，有可能使移植装置更加完善。

一些在体和体外研究报告了对采用细胞工程学方法修复承受较大负荷软骨组织的评价。其中一种是将自体培养的软骨细胞注射至移植骨膜的下面，经过数年的观察，一些病例取得了成功。大多数对移植后的研究多是对修复组织进行组织学和生物化学的分析。仅有少数研究评估了修复组织的生物力学完整性。移植前后移植物构筑的完整性是评价移植长期效果的关键指标。

研究证实：甲状旁腺激素（PTH）具有肯定的促进成骨的效能，通过与表达在软骨细胞表面的PTHIR结合，激活胞内的信号通路，抑制软骨细胞的肥大分化，维持其增殖状态；同时可诱导BMSCs向成骨细胞分化。因此PTH在促进骨折愈合与治疗骨质疏松，延缓骨关节炎发展方面有着广阔的前景。但是PTH应用在人OA中作用的分子机制及其临床治疗的最优化的剂量、给药间隔与方式、疗程以及长期毒副作用的随访等研究还有待进一步研讨。

第三节　椎间盘

一、一般特征

椎间盘构成了脊柱中两相邻脊椎间的主要连结。在钩椎关节、关节突关节、脊柱诸韧带和肌肉的引导和限制下，椎间盘可允许脊柱在各个方向上运动。椎间盘的主要力学功能是传递从上半身至骨盆的负荷。这些负荷包括头和躯干以及上半身持重所产生的重量和惯量。另外，在快速负荷作用时，椎间盘起着缓震器的作用。通过测量椎间盘内压力，证实在腰背伸直状态下的坐位和站立位时，作用于椎间盘的负荷相当于两倍体重的重量，如果此时手上再携带20kg的重物，则椎间盘内压相当于3倍体重。在这种体位下，作用于脊柱的大重量负荷方向为轴向，即主要是使椎间盘产生压力。然而在日常活动中，由于脊柱的转动、弯曲和压缩等负荷动作的存在，作用于椎间盘的负荷常为动力性和复合性的。所以，作用于椎间盘的负荷实际上要大得多，并产生额外的压力、张力和剪切力等诸力作用于椎间盘。

脊柱有23个椎间盘，占整个脊柱高度的1/4~1/3。在颅底与寰椎、寰椎与枢椎以及骶尾椎之间没有椎间盘。椎间盘外形呈圆柱体，表面不是很光滑，直径2~4cm，厚度约1cm。从上至下，脊柱各段椎间盘的大小和形状有很大的不同。腰部椎间盘的体积最大，颈部椎间盘最圆。椎间盘高度与椎体高度之比在各段也不尽相同，腰段为1∶3，胸段为1∶5，而在颈部则为2∶5。由于在颈段和腰段，椎间盘所占的比例相对较大，所以脊柱颈段和腰段的活动度较胸段大得多。在颈段和腰段，由于椎间盘前部较后部厚一些，结果造成颈段和腰段的脊柱向前弯曲，即颈椎前凸和腰椎前凸。而在胸段则表现为向后的弯曲，称为胸椎后凸。

椎间盘所承受的负荷量和力学功能取决于椎间盘的解剖及其化学成分，而其解剖和化学成分易受老化和疾病所造成的椎间盘退变的影响。当所施加的负荷量超过椎间盘的承受度时，即可发生椎间盘结构的损伤。一般情况下这种损伤易发生在短暂的，超过其承受量的大负荷作用时。较大负荷的长期反复作用也可造成椎间盘的损害。为了解椎间盘损伤的确切机制，则需要了解正常和大负荷作用下椎间盘组织的力学行为的基本知识。

二、椎间盘的结构和组成

椎间盘是一个无血管的纤维软骨样结构，其中央包含有一个叫作髓核的凝胶样的结构，外周围绕着致密排列的纤维层或纤维板层，叫作纤维环。在髓核和纤维环的上、下分别有软骨性终板与上、下椎体连接。由于兼具随机与整齐排列的纤维网，椎间盘组织的结构表现为各向异性。与关节软骨一样，椎间盘内的细胞是包埋在软骨基质内，其密度为5800个/mm³。椎间盘的大部分是由软骨基质组成，而软骨基质则是由水、胶原纤维和蛋白多糖组成。在椎间盘内的不同部位，其成分所占的比例也有所不同。例如在髓核中，水分的含量最高，而胶原的含量在纤维环中最高（表8-4）。椎间盘的各个组成部分将在下面的章节中加以介绍。

表8-4　成人椎间盘内三种结构中非细胞成分的相对构成

成分	髓核		纤维环		终板	
	湿重（%）	干重（%）	湿重（%）	干重（%）	湿重（%）	干重（%）
胶原	5	25	20	65	28	60
蛋白多糖基质	10~50	3~6	10~20	2~8	5~18	1.5~2
水	80	*	70	*	55	*

*表示无效

（一）髓核

凝胶样的髓核是椎间盘的负荷分布和应力吸收中心。它是由高水合性的蛋白多糖基质和散布其内的少量细胞以及随机排列的疏松胶原纤维结构所组成的。在椭圆形的髓核内，这些细胞呈圆形单个或4~6个一组散布于其中。细胞的平均密度是4000个/mm³。与关节软骨相同，髓核中大多数的胶原是Ⅱ型胶原，但也有少量Ⅳ、Ⅸ和Ⅺ型胶原。从矢状面上看，髓核占椎间盘的25%~50%。除腰椎椎间盘髓核的位置偏后外，脊柱其他节段椎间盘的髓核大都位于椎间盘的中央。

由于髓核富含蛋白多糖，所以髓核借助于渗透作用而具有吸水性，也就是高水合性。可以变扁，但不能被压缩的球形髓核可在各个方向上产生压力。未施加负荷的椎间盘，其内的静压为70kpa，以平衡纤维环和脊柱前、后纵韧带所产生的压力。

（二）纤维环

虽然椎间盘内各自具有显著不同的组织结构，但在髓核和纤维环之间却无明显的界限。髓核在过渡层或内层纤维环处简单地并入纤维环。纤维环外层是由15~25层致密的胶原纤维板层、基质，少量的弹性纤维和细长可拉伸的纤维样细胞（密度为9000个/mm³）构成。其中弹性纤维在纤维环变形后的复原中起着重要的作用。

纤维环的各层呈圆周方向互相结合在一起或分层，但不形成完整的环形结构。对于每层纤维环，其胶原纤维的走行与椎间盘平面呈平均30°的夹角。而邻近的纤维层，其胶原纤维的走行方向正好相反。因此，相邻两纤维层中的胶原纤维走行相互交叉形成120°的角度。这种胶原纤维排列方式对吸收由椎间盘轴向负荷压迫髓核所产生的离心力最为有利。另外，这种胶原纤维走行具有限制脊柱轴向旋转的功能。

纤维环的内层纤维并入椎体的软骨终板，而外层纤维则直接连接于骨，又称为沙比（Sharpey's）纤维或穿通性纤维（这是一种来自骨膜而包埋入骨膜板的纤维）。纤维环外层纤维与骨纤维的连接相当牢固。在外层，纤维环纤维与前、后纵韧带相互连结，从过渡层向外，纤维层逐渐增厚，胶原所占的比例也不断增加。其内所含的胶原类型也不尽相同。例如，内层纤维主要为Ⅰ型胶原，肌腱和纤维软骨也主要是由Ⅰ型胶原组成的，而外层纤维则主要含有Ⅱ型胶原。此外，还有Ⅲ、Ⅴ、Ⅵ、Ⅸ和Ⅺ型的胶原。与胶原含量相反，纤维环从内至外，蛋白多糖和水的含量逐渐地减少。

（三）软骨终板

软骨终板将髓核和部分纤维环与椎体分隔。软骨终板主要是由透明软骨构成，透明软骨缺乏椎间盘纤维环中所特有的纤维结构，所以显得更加透明一些。软骨终板的平均厚度为0.6mm，仅通过一层钙化层分别与上、下椎体松散地连接在一起。在椎间盘的周边，软骨终板与纤维环的纤维层相连，形成纤维环的内1/3。这些纤维层的胶原纤维终止于软骨终板，因此，髓核被这些胶原纤维所包绕。软骨终板内的胶原纤维呈致密状，其走行方向与终板面平行。

在剖面上蛋白多糖和水的排列呈放射状，这表明其在软骨终板中的趋向与其在髓核和纤维环中的趋向一样：其比例在软骨终板中心处最高，而越往四周，则逐渐减小。软骨终板的主要功能是营养椎间盘。一些微小的毛细血管从椎体内延伸至软骨终板，以供应椎间盘所需要的营养。此途径占椎间盘营养的70%，其余30%则是由纤维环外层上的血管所提供。椎间盘的营养状况和生物化学对其力学功能以及生长发育至关重要。因此，即使软骨终板的结构和组成发生很小的障碍，也有可能导致椎间盘的损害。

（四）运动节段（功能单位）

1951年由Junghanns H首次提出运动节段（motion segment）的概念。该概念的引入，使得对椎间盘的损伤机制和生物力学性质进行阐述变得大为简便。一个运动节段，或者说一个脊柱功能单位（FSU）是由两个相邻的椎体及包绕其周围的软组织，如椎间盘、钩椎关节、关节突关节和韧带所构成，每个运动节段都具有6个自由度。其生物力学性质与整条脊柱相似，可以将整条脊柱看作是一系列连结起来的运动单位。

三、椎间盘的生物力学

（一）负荷支架

与关节软骨相似，椎间盘也具有与时间相关的某些特性，如黏弹性，以对负荷率敏感为特点，以及与短暂大负荷和长时间小负荷相关的滞后蠕变及张弛等。椎间盘的力学性质在很大程度上取决于椎间盘内胶原纤维网所固有的黏弹性，但也极易受椎间盘内液流的影响。另外，由于纤维环呈板层状排列，故椎间盘具有各向异性。因此，椎间盘的力学性质是受所施加负荷的方式和方向所影响的。

正如Panjabi和White所强调的那样，把作为整体施加给椎间盘的全部外在负荷与存在于椎间盘结构内部的内在应力区分开来是十分重要的。正常轴向负荷所产生的复合性应力分布于整个椎间盘内。因此，纤维环纤维被呈放射状地向外牵拉至四周。在压缩力作用时，与关节软骨相似，椎间盘内的液体也被压榨排出。由于压缩时水分的丧失，椎间盘内蛋白多糖的含量相对增加。因此，其渗透压增高。而椎间盘内的胶原－蛋白多糖纤维网的张力降低。直至外部负荷平衡时，椎间盘内的液流才会停止。卸载后椎间盘组织重新吸收液体，使得椎间盘的渗透压降低，其胶原纤维网的张力增加。试验研究证实，轴线压迫椎间盘时，髓核内液压是外部施加负荷的1.5倍，张应力则更高，在纤维环后部可达到所施加负荷的5倍。

脊柱在前屈、后伸和侧弯时，一部分椎间盘遭受压缩力的作用，而另一部分则受到张力的作用。同时在压缩侧可伴有纤维环的膨隆，而在受牵拉侧则伴有纤维环的回缩。因此，一部分纤维环纤维遭受牵拉，而其他部分的纤维松弛。脊柱轴向旋转时可产生扭转负荷，因而可使椎间盘内出现剪力。总体上看，作用于人体椎间盘上的单纯剪力并不存在，通常伴有旋转和屈曲。

（二）生物力学研究

椎间盘的力学性质一般是通过对负荷－位移实验研究所取得的椎间盘黏弹性行为特征的评价而获得的。由于研究中很难模仿人体的生理性复合或耦合运动，如弯曲和旋转等，所以这类代表性研究都集中在单轴载荷。实验所使用的标本通常是单个或多个尸体的运动节段。很少有研究针对单个椎间盘或某个椎间盘组织标本进行生物力学研究。

实验标本的性质可用结构、负荷－位移、刚度－柔韧度或材料的其他特征，如应力－应变关系来表示。椎间盘的负荷－位移曲线是黏弹材料所具有的典型的"S"形的非线性曲线。在小负荷作用时，椎间盘几乎不出现任何阻力，仍保持相对的柔韧性（中立区）。较大负荷作用时，椎间盘的刚度增加，阻力增大，表现出很强的稳定性（弹性区）。由于椎间盘的这种黏弹性以及椎间盘结构的各向异性，所以其负荷－位移曲线的相关力学性质与应变率和负荷的作用方向都有很大的关系。另外，在采用单一值来表示椎间盘的力学性质，如刚度和张弛时，非线性的负荷－位移曲线可给实验带来一定的难度。因此，不同实验条件的仪器设备以及不同的实验室资料处理方法等，都可能导致实验所测得的力学性质有很大的差异。这些因素和椎间盘的内在生物学性质的差异以及复杂实验中精确度的局限性，都是造成文献报道的椎间盘力学性质出现较大差异的原因。

为了简明，在此仅介绍实验结果的平均值和总的结论，但是在阐明引用值时，应当牢记这些力学性质会有很大的差异。

（三）运动节段的力学性质

准备用于运动节段力学性质研究的样本，其下位椎体被固定在测试台上，而上位椎体在各种载荷的作用下，可以向各个方向运动，其三维坐标系原点被定在上位椎体的几何中心。设力的作用方向为F，力矩为M，位移为t，旋转为Φ，以明确反映出围绕和沿着相同轴进行正负位移时，各种作用力的力学特征。假设脊柱运动节段正中矢状面是对称的，那么左右侧的剪切力（$\pm F_y$）、左右侧弯（$\pm M_x$）和左右轴向旋转（$\pm M_z$）则是完全相同的。

大多数研究是将所要测试的运动节段固定在万能试验机（universal testing machine）上，然后施加可控制的载荷，同时记录载荷量和样本的变形。通常先施加静力性载荷，随后载荷量以小幅度增加。在测量样本位移之前，应有足够的时间使得运动节段松弛，使其黏滞流体性效应减至最小，此时才能对椎间盘在松弛状态下的弹性进行判断。几乎所有有关脊柱运动节段力学性质的研究都是在腰椎节段上进行的。然而，脊柱的许多力学性质都相差无几，仅仅取决于载荷的方向，而不是脊柱节段。因此，无论是颈椎，还是胸椎或腰椎，其运动节段的力学性质只是根据载荷的方向来取其平均值或值域。与脊柱节段有关的可能的性质差异将单独阐述。

当张应力和压应力作用时，运动节段在负荷-位移曲线的易伸缩中立区（flexible neutral zone）的位移平均仅为0.3mm，而剪切力作用时，其位移为0.8mm。侧弯、前屈、后伸和轴向运动时的活动度为1.7~3.2°。据报道，运动节段的生理活动范围，包括负荷-位移曲线中的中立区和随后出现的线性弹性区。在拉应力、压应力和剪切力作用时的活动范围是0.1~1.9mm，而在侧弯、前屈、后伸和轴向运动时的活动度为1~17°。

一些作者对运动节段不同负荷模型的刚度系数和交互伸缩度（reciprocal flexibility）系数进行了汇总分析。总的来说，在任何负荷方向上，从脊柱的颈段至腰段，其刚度逐渐增加。颈椎的柔韧性好，而腰椎在相对较大负荷作用时，表现出较强的阻力。表8-5汇总了一些研究报道的运动节段的平均刚度值和范围。

表8-5　脊柱运动节段的平均刚度值和范围

负荷方向	名称	平均刚度	刚度范围
$+F_X$	前剪切力	105N/mm	34~183N/mm
$+F_X$	后剪切力	105N/mm	49~189N/mm
$\pm F_r$	侧剪切力	150N/mm	53~385N/mm
$\pm F_z$	张应力	417N/mm	53~1000N/mm
F_z	压应力	1065N/mm	141~2500N/mm
$\pm M_X$	侧弯	1.6Nm/deg	0.01~7.7Nm/deg
$\pm M_y$	屈曲	1.2Nm/deg	0.1~2.2Nm/deg
M_y	伸展	1.2Nm/deg	0.1~2.8Nm/deg
$\pm M_z$	轴向旋转	1.3	0.2~5.0

很明显，脊柱在轴向旋转、前屈、后伸和侧弯时的刚度没有什么差异。同样，在所有方向上，对抗剪切力的阻力也是相同的，运动节段对抗剪切力的能力往往不如其对抗轴向

负荷的能力，其刚度只有压应力作用时的10%。压应力作用时，椎间盘的刚度最大，这很可能是由于椎间盘受压时，髓核压力增高所致。

负荷持续作用于运动节段一定时间后，椎间盘开始发生蠕变。在准静力压缩时，椎间盘的蠕变幅度是同节段骨结构的5~7倍。与无支撑的前屈坐位相比，在以1200N的压缩载荷作用3个小时后，椎间盘的高度减少10%，而矢状径却增加了5%~13%。在人体上也可观察到相似的日常变化。压缩负荷越大，则椎间盘的变性和蠕变就越大。由于液体的流失，在压缩下的蠕变部分明显增多。但是椎间盘的蠕变和恢复等特征也受到纤维环的黏弹性影响。蠕变造成髓核内压力降低，纤维环的应力增高。压缩时椎间盘的刚度增加，而屈曲时的柔韧性增加。因此，椎间盘的负荷情况对其力学特征和抗负荷力都是非常重要的。

Virgin首先介绍了运动节段中椎间盘组织的滞后现象，他注意到下腰椎的滞后现象最为明显，并且随着负荷量增加而越来越明显。当在相同节段进行二次载荷时，滞后现象将会减小。这可能就是在反复负荷或振动负荷时，椎间盘所产生的阻力要明显小于持续或单次负荷时椎间盘所产生的阻力的原因。在运动节段疲劳试验中，对可造成椎间盘损害的反复载荷次数已经进行了广泛的研究。虽然不同的研究和实验结果几乎都没有什么一致性，但总的结论都是：随着载荷量和循环次数的增加，椎间盘损害的危险性也随之增高。而且，循环式轴向压缩载荷可造成椎间盘较明显的损害，而循环式的前屈、后伸和轴向旋转并不会造成任何严重的椎间盘损害，这是因为有周围韧带和肌肉的保护。

（四）椎间盘组织的力学性质

除了对纤维板和软骨终板进行过一些研究外，相对来讲，有关椎间盘组织力学性质的研究寥寥无几。由于纤维环结构的各向异性和非均质性，纤维环的力学性质因所施加的载荷方向和部位不同而有所差异。有实验对单层和多层纤维环样本的力学性质进行了研究。实验时，从纤维环的不同区域切取圆柱状或哑铃状的样本分别进行压缩和拉伸载荷研究。将样本安放在万能试验机上进行检测，以研究其张力性能。纤维环的压缩性能检测是采用单轴限定性压迫或非限定性压迫进行的。

有一个限定性压迫实验例证：实验以0.2Mpa的单轴负荷作用于一个圆柱状的纤维环样本，而后绘制出随时间发生变化的纤维环的高度变化的图形。为了保持纤维环组织内水合作用的稳定，要将实验样本浸泡在生理盐水中。

总的说来，有关纤维环力学性质的研究显示，部位不同，其轴向压缩刚度也有所差异。纤维环刚度由强至弱的排列顺序为：纤维环外层、纤维环后部、纤维环内层和纤维环前部。拉伸刚度由高至低的排列为：纤维环前部和纤维环后部、纤维环外侧部和纤维环外层、纤维环内层。因此，靠近髓核的纤维环中央部是纤维环中最薄弱的部位，而最坚固的部位是椎间盘的前部和后部。Galante对纤维环的纤维走行与张力之间的关系进行了研究。结果发现：在轴向载荷时，纤维环各层最不稳定，而在沿着主要纤维走行方向施加载荷时最为坚固。Setto及其同事对在限定性压迫试验时软骨终板的蠕变进行了研究。他们发现软骨终板的蠕变率明显高于软骨关节的蠕变率。但对软骨终板不同部位的力学性质与其生化成分之间的关系尚未进行过研究。

（五）模型

为了解更多的椎间盘力学性质，特别是椎间盘内的应力和应变情况，研究人员已经提出了各种数学模型。现已广泛运用的双相混合模型，可以用数学公式来表示椎间盘中的固体和液体成分，很适合于预测椎间盘的力学性能。这些模型是根据假设椎间盘为弹性或黏弹性的材料并结合了在其组织间隙内的液体流而提出的。因此，本模型可以用来预测与液流相关的力学性质。所增加的第3或第4相是用来进一步表示椎间盘内生物和化学成分与力学性质之间更为复杂的相互作用。然而，随着模型复杂性的增加，实验性的验证也更加困难。而且，由于假设和简化的内容增加，应注意避免过度简化模型的数学解析式。然而，数学模型对研究椎间盘生物力学性质及了解相关的损伤机制都非常有用，也是必要的研究工具。

（六）临床特征及老化

研究显示椎间盘退变可受多种危险因素影响，细胞衰老是驱动椎间盘退变的关键因素，而炎症反应、氧化应激、线粒体功能障碍、端粒缩短、DNA损伤、营养剥夺、机械负荷异常和表观遗传学改变介导了椎间盘细胞的衰老进程。这些危险因素之间相互交织、互相作用，并通过不同的作用机制引起椎间盘细胞数量减少、表型转化、代谢紊乱，引起细胞外基质减少、微环境失衡，最终导致椎间盘组织结构完整性丧失和椎间盘退变。保持良好的生活作息、控制体重和血糖水平、获得充足营养、减少烟草吸食、调控激素水平、适度锻炼、避免外伤以及严格医疗无菌操作，均将有益于改善椎间盘的退变进程。

椎间盘可承受并分散负荷，同时能制约过多的活动，这是其主要的生物力学功能。许多脊柱损伤都与椎间盘损害有关。例如，多达30%的脊柱疾患直接或间接与椎间盘突出有关。另外，在非髓核突出性的椎间盘破裂或退变时，常伴有腰痛或挥鞭伤。这些病变可导致患者的活动严重受限，这是工业化国家伤残的常见原因。当在椎间盘某点所施加的应力超过其损伤阈值时，短暂的大重量负荷可造成椎间盘结构的不可逆性损害。此时是在应力相对集中的部位出现裂隙，最终导致椎间盘的完全性损害。虽然目前尚不清楚椎间盘的确切负荷耐受量，特别是疲劳性损害时的耐受量。但很明显，椎间盘对负荷的耐受度取决于椎间盘的组织结构和化学成分，而这些组织结构是随着年龄和疾病情况而发生变化的。椎间盘这种随着年龄而发生结构和成分上的改变的特性是造成45~65岁年龄段人群椎间盘性腰部疾患的发病率较18~44岁年龄段高出2倍的原因。另外，一些病变，如骨质疏松和代谢性疾病（例如褐黄病时所出现的椎间盘钙化等），都可影响椎间盘的结构组成。因此也增加了椎间盘对疼痛的敏感性。

随着年龄的增加，椎间盘组织内的新陈代谢的速度开始变得迟缓，使得椎间盘组织的生物化学特性和液体成分发生变化。髓核内的含水量从年轻时的80%多，减少到50多岁的70%。蛋白多糖的浓度以及和水的结合能力也降低，到60岁时降至年轻时的一半。另一方面，髓核中胶原纤维的直径和含量却在增加，同时伴有胶原-蛋白多糖结合物的增加。相对于Ⅱ型胶原，Ⅰ型胶原的含水量逐渐减少。相反，纤维环中胶原纤维的含量和直径都在减小，Ⅰ型胶原和Ⅱ型胶原之比增加。由此，平行排列的纤维逐渐丧失，纤维环与髓核之间的界限消失。纤维环中的水合物和蛋白多糖也在减少。这些改变对纤维环的力学性质以及膨胀压有何影响尚不清楚。纤维软骨终板的老化可导致软骨组织的不规则排列，随着时间的推移，软骨组织逐渐消失，并被骨组织所替代。

所有这些变化都可造成椎间盘生物化学性质的改变并因此累及椎间盘的力学性质，最终削弱椎间盘完成其力学功能的能力。由于椎间盘发生退变，椎间盘变得僵硬，缺乏黏弹性，并伴有蠕变和滞后现象的降低。结果是造成椎间盘对正常负荷的耐受性下降。现已对压迫、拉伸、剪切和轴向旋转作用下整体脊柱节段的载荷耐受量进行了研究。不同脊柱运动节段的负荷耐受情况汇总如表8-6。一般情况下，应力耐受水平是从准静态的、非轴向试验中获得的。因此，无法推断更为复杂的生理状态下的应力耐受情况。然而从表8-6可以得出以下结论：体积较大的腰椎运动节段的应力耐受性要强于体积较小的胸椎和颈椎的运动节段。

表8-6　脊柱各段运动节段在静态或半静态载荷下的平均负荷承受量

节段	压缩（N）	拉伸（N）	剪切（N）	轴向旋转（N/m）
颈椎	1700	1400	20	2
胸椎	2800	2000	150	3
腰椎	5000	2800	150	10

从脊柱运动节段的实验得知，一般单纯的压载不会直接造成椎间盘的破裂。Virgin观察了足以造成纤维环产生永久性变形的大重量载荷对腰椎间盘的影响。实验中并没有发现有髓核样物质突出，腰椎间盘可以承受高达4400N以上的载荷。即使切除纤维环后外侧的部分结构，再给予压缩载荷，也没有髓核的突出。Brown及其同事通过研究发现，轴向载荷压迫时，首先破坏的结构是脊柱的椎体，特别是导致包括软骨终板中央部在内的骨折。如果进一步加载，髓核中的胶冻状物，甚至纤维环部分可突入至椎体。

退变性椎间盘可造成加载时的另一种损伤机制的发生。脱水的髓核无法吸收并向外侧分散负荷。因此，轴向负荷的传导仅是由纤维环完成的。由此造成了软骨终板外层所承受的应力相对大于其中央部。所以，随着椎间盘退变的加剧，很有可能造成软骨终板外层的骨折。

压迫试验证实，椎间盘易受到损害。加载时，椎间盘的损害早于临近椎体的任何结构。正如前述，在椎间盘的不同部分，其力学性质和抗压载的强度也各异，椎间盘的前部和后部是最坚固的部分。据报道，椎间盘前、后部的最大抗压载量是1.4Mpa，而其中央部的最大抗压载量为0.3Mpa。在正常生理负荷条件下，很少有单纯的压缩负荷作用于椎间盘。而在各种负荷条件下，不同的应力均可作用于纤维环局部。脊柱的过度屈伸和侧弯可造成损伤性应力的出现。导致最近软骨终板处的椎间盘结构发生破裂，椎间盘碎片被从椎间隙中挤出。

轴向旋转时椎间盘较椎体产生更大的阻力。Farfan及其同事研究了腰椎运动节段的扭转特征，研究并未发现椎间盘出现放射状裂隙，但却观察到纤维环板层间出现环周状的分离，16°左右的旋转可产生这种损伤。对于发生退变的椎间盘，造成损伤的旋转角度则略小一点，约14.5°即可引起这种损害。造成正常椎间盘纤维断裂的力矩比造成退变性椎间盘纤维断裂力矩高出25%。当旋转载荷超过其承受度时，可观察到靠近软骨终板处的纤维环外层纤维的断裂。这种撕裂可能成为椎间盘后外侧突出的前兆。

椎间盘的外层总是承受最大剪切力作用的部位，一般椎间盘的损害多发生于此。然而，在临床上，单纯的剪切负荷很少造成椎间盘的破裂。同样，单纯的压缩、拉伸或旋转负荷也很少造成椎间盘的损害。临床证据表明，某些复合性运动，如弯曲、拉伸和旋转，极有可能造成椎间盘的破裂。例如，单纯的压缩载荷试验表明，必定是其他一些因素，而非压缩才是造成正常椎间盘急性突出的诱因。据此得出：屈曲加旋转是造成椎间盘损伤的必要条件。同样，必须有耦合运动才能造成椎间盘的破裂，即在屈曲或后伸的基础上，伴有旋转运动。

对椎间盘的疲劳极限仅进行了为数不多的研究。一般是在生理活动范围内，进行相对小幅度的循环载荷，以得出椎间盘的疲劳极限值。通过腰椎运动节段的循环压缩载荷试验发现，以造成软骨终板完全断裂载荷量的80%，频率0.5Hz的试验条件，循环载荷大约100次时即可出现软骨终板的断裂。通过压缩疲劳研究，可以得出：造成椎间盘断裂的循环载荷次数与所施加的循环压缩应力的量值成反比。然而，即使压缩应力小幅度地增加，也会使造成椎间盘破裂所需要的循环载荷次数明显地较少。

由于椎间盘内缺少毛细血管的灌注，因此，椎间盘的修复再生能力有限，即使是进行过多方面的治疗和临床介入。目前对椎间盘假体进行了广泛的研究，以置换无法修复或无法治疗的椎间盘。到目前为止，研究的焦点主要集中在全人工椎间盘，即主要是采用强化纤维类的化合物和细胞种植结构（材料）的生物医学工程。两者相比较，后者具有较好的生物相容性，而前者可更易满足临床所需要的力学性能。但不管如何，在临床使用之前，都还需要对其进行全面和完整的试验验证。

作用在椎间盘上的应力负荷使椎间盘细胞受到压力性应力、拉伸应力、静水压、渗透压以及剪切应力等各种应力刺激，其中髓核主要承受静水压，纤维环主要承受拉伸应力，而作用在软骨终板上的应力则以压力性应力为主。应力负荷在调控椎间盘的生长、增殖和存活中起重要作用，具体到细胞层面，椎间盘各部分细胞的生长和代谢受到应力性质、大小、频率以及持续时间的影响。细胞对机械信号产生感知和应答的步骤主要有：机械耦合、信号传输、信号转导和细胞反应。目前椎间盘细胞对应力的反应机制尚未完全明确。不同模式的应力对髓核细胞的生长发育有不同的影响。一方面，有研究表明应力可以促进椎间盘的发育和成熟：用0~200 kpa、0.1Hz的周期性机械应力处理髓核细胞，发现可以显著提升髓核细胞的增殖、迁移和细胞外基质的表达；对体外培养的人髓核细胞进行0~10Mpa、1Hz、30min×4次的力学加载，发现当应力为2.5Mpa时能显著促进髓核细胞的成熟以及细胞外基质的合成。但另一方面，当对髓核细胞施加的应力>5Mpa时，观察到髓核细胞凋亡率明显增加，细胞外基质合成明显减少，这表明长期过度的力学载荷会导致椎间盘的退变。椎间盘细胞暴露在多种应力载荷下，生长和代谢的改变使细胞外基质成分失衡引起椎间盘退变，并最终导致椎间盘退变性疾病。目前对椎间盘退变的治疗主要为对症治疗和保守治疗或手术治疗，但都不能改变椎间盘退变的进程，也不能恢复椎间盘的生理功能。完整理解应力对椎间盘细胞的调控及其作用机制，有可能从更深层面预防椎间盘退变和治疗椎间盘退变引起的腰痛。

"干细胞Niche"概念由Schofield首次提出，即由细胞外基质和其他能够调控干细胞功能的非细胞物质组成的一个特殊解剖结构。随后，研究发现在皮肤、骨髓、神经和消化系统等各种组织和器官中均存在干细胞Niche。椎间盘的干细胞Niche位于邻近骨板和外层纤维环的软骨膜区，这为内源性修复策略用于治疗退变椎间盘奠定了理论依据，该修复策略旨在促进源自椎间盘干细胞Niche的干/祖细胞增殖分化。虽然椎间盘内源性修复策略用于椎间盘退变治疗的研究已取得一定进展，但仍处于临床前阶段，下一步应着重于体内试验及临床转化研究。

第四节　韧　带

一、一般特征

肌肉骨骼系统中的韧带是联结骨连接中关节骨结构的钝性纤维束带样结构。由于存在功能性材料的差异，包括不同矿化带的纤维软骨，使得韧带在骨骼附着点上的作用应力最小化。韧带的结构是为抵抗拉伸应力而设，而本身却没有太大拉伸性。韧带是由束缚在一起的，呈致密性的纤维束带所组成的，其走行主要是沿着韧带组织的长轴方向排列。钝性韧带的主要功能是稳定关节和引导并限制关节的运动。另外，在运动和改变体位姿势时，韧带还起着发出反射和本体觉的作用。

大体上，韧带分为几种不同的类型。在髋关节和肩关节，一些韧带加强局部关节囊，主要起着稳定关节的作用。另外，关节外韧带，如膝关节的内侧副韧带，和关节内韧带，例如膝关节的前交叉韧带，在引导和限制关节的异常移动方面具有明显的区别。一般来讲，关节外和关节内韧带相对较长，呈索状结构；而关节囊韧带宽阔，呈束带状。不同类型的运动涉及不同的纤维束带。由于膝关节韧带的损伤很常见，像前交叉韧带和内侧副韧带损伤都十分常见，颈椎的后纵韧带骨化是压迫颈脊髓常见的病因，也是致瘫性疾病，故而对这些韧带的组织结构进行过深入的研究，文献也进行了广泛的报道。

二、韧带的结构和组成

除脊柱上的项韧带和黄韧带外，绝大多数的韧带都是由平行排列的胶原纤维所构成。

项韧带和黄韧带含有大量的弹性纤维（几乎占干重的75%）。然而在其他韧带，主要是含有胶原，占干重的70%~80%。正常韧带中含有90%以上的Ⅰ型胶原、不到10%的Ⅲ型胶原以及极少量的Ⅳ型胶原。此外，还有成纤维细胞（3%~6%）、蛋白多糖、水和弹性蛋白等。韧带中的非细胞成分见表8-7。

表8-7　正常韧带中的非细胞成分（%）

成分	湿重（%）	干重（%）
胶原	25~32	70~80
弹性蛋白	1~4	2~9
蛋白多糖	0.3	1
水	60~65	—

胶原和弹性纤维均可影响韧带的力学功能。之前已经介绍过胶原纤维的结构和力学特征。与胶原纤维相反，弹性纤维在相对较小负荷作用时很容易被拉伸至未负荷时长度的200%。在大负荷作用时，可发生弹性纤维的突然断裂。弹性纤维在卸载后组织的恢复原状过程中起着非常重要的作用。然而，由于弹性纤维的最大强度大约只是胶原纤维的1/5，因而，在恢复原状过程中，弹性纤维的功能是减少最大负荷的作用。

弹性纤维主要是由弹性蛋白组成，这是一种由大约830个氨基酸残基组成的疏水性非糖基化蛋白。弹性蛋白分子是由基质中的成纤维细胞所分泌的。而后形成纤丝和网状物。在基质中，弹性蛋白分子被一个接一个地呈交叉状地紧密连接在一起，形成一个广阔的网状结构。在赖氨酸残基间形成的交联机制与胶原蛋白间的交联机制是相同的。弹性蛋白分子与其他大多数蛋白分子不同，由于功能上的需要，弹性蛋白分子的多肽支架可以伸展，类似线圈或蛇管状的结构。由于弹性纤维网呈交叉、随机的线圈样结构，使得这种弹性纤维的网状结构可以拉伸和回缩。在弹性纤维、胶原纤维、纤维束和整条韧带的四周均包绕着由Ⅰ型、Ⅲ型和Ⅳ型胶原纤维构成的鞘膜结构。这些韧带纤维可附着于骨膜或直接附着在骨组织上，即以Sharpey's纤维的形式加入骨骼的胶原当中。

韧带中纤维束的结构排列不如肌腱组织那样有序。大多数索状韧带的纤维几乎都是平行走行。然而有一些纤维则呈交叉排列，贯穿于整条韧带。因此，在沿着纤维长轴加载时，并不是所有的纤维都被拉伸。由此推断，韧带的强度不如肌腱。在扁阔状的韧带中，结构的不同部位，其纤维走行也各异。主要的纤维走行取决于具体部位的功能和活动度。如膝关节的交叉韧带，其纤维排列相当复杂。从股骨到胫骨的附着点，交叉韧带的纤维呈90~180°的扭曲。由此可知，交叉韧带的不同部分起着不同的旋转和屈曲膝关节的作用。

和人体其他组织一样，韧带也具有可塑性。韧带内成纤维细胞的新陈代谢是根据周围环境刺激、功能需求、超微结构的变化以及韧带的物理和化学性能而定。因此，韧带具有肥厚、萎缩和愈合的特性。细致而良好的训练可增加韧带的拉伸强度和刚度，而作用于损伤韧带的可控制的功能性应力可通过增加纤丝的直径来促进其愈合过程。另一方面，由于制动或废用，韧带的结构变得薄弱，力学性能急剧地下降。虽然这种改变不是不可逆的，并且可通过康复锻炼得到一定程度的恢复，但其可持续相当长的一段时间。通过对灵长类动物的研究发现，制动8周后，前交叉韧带的拉伸强度下降到正常时的60%左右。经过5个月的恢复，仅能恢复至原来强度的80%；12个月后，达到原强度的90%。

三、韧带的生物力学性能

和其他结缔组织一样，韧带也表现出与时间和既往负荷相关的黏弹性。影响韧带力学特征的因素有：纤维束的结构排列，胶原、弹性蛋白以及蛋白多糖的相对量，组织间各成分的相互作用等。

韧带的主要功能是抵抗拉伸负荷。因此，韧带的力学性质主要是通过拉伸载荷试验检测。研究通常是采用动物或人体的骨-韧带-骨复合体的解离样本，例如兔的股骨-内侧副韧带-胫骨复合体。试验时将贴有标签的骨骼固定在夹具上，以使作用于韧带上的应力分布相同。例如，利用光电元件或"Ω"形状的应变仪，测量载荷量。而使用位移传感器或光学仪器，如图像维量分析系统来测量韧带的拉伸情况。通过试验，整个骨-韧带-骨复合体可分别表现出载荷-拉伸关系和参数，如刚度、最大载荷、最大拉伸度和断裂时的能量吸收等数据。为获取韧带应力—应变曲线，需了解韧带组织的几何横截面和应变情况。例如，可以利用该曲线通过计算得知韧带组织的模量、最大拉伸强度和最大应变。对于测量韧带横截面的形状和面积，可以采用间接测量法（大体观测）和直接测量法（激光微米测量系统）。利用激光测量的优点是当所要检测的样本围绕其长轴旋转时，也可以测量组织的宽度。

绝大多数韧带在单轴张力作用下产生相似的应力-应变曲线。这个曲线的开始节段呈非线性脚趾状（Ⅰ区），在此区韧带的应变率在逐渐增加，它表明胶原纤维变直。应力—应变的第二个节段是线性段（Ⅱ区），此区纤维束被完全平行地拉成直线；同时，胶原的三联螺旋结构也被拉直。在线性段的末端，纤丝间的联结力开始减弱，出现滑脱，个别纤维开始发生断裂。最后，曲线开始朝向应变轴方向下落（Ⅲ区）。在曲线的最高点，应力达到最大。然后应力减弱，而越来越多的纤维却发生断裂。含有丰富弹性蛋白的韧带，如黄韧带等的应力—应变曲线则完全不同，但与弹性蛋白的应力—应变曲线有相似之处。刚度增加之前，这种韧带已有相当长的拉伸。在转折点上，韧带的刚度陡然增加，此后韧带则突然断裂。

对不同韧带的生物力学性质已经进行过众多的研究，包括研究一些生理因素，如老化和锻炼等对其生物力学性质的影响。许多研究通过对骨-韧带-骨复合体进行单轴拉伸试验，了解韧带组织的应力-应变性能，研究所报道的力学性质有很大的差异。例如，韧带断裂时的最大应变量从5%到40%不等，一项研究报道出现断裂时的应变量甚至高达93%。和其他软组织一样，这些差异与样本的一些因素有关，如年龄、种族和解剖节段等，此外还有试验因素，如试验方法、载荷次数和所使用技术方法的精确性等。由于在活体上测试载荷、韧带的长度以及横截面非常困难，所以有关韧带力学性质的试验研究多在尸体上进行。Tipton 及其同事以麻醉的小鼠为实验动物进行了股骨–内侧副韧带–胫骨复合体单轴载荷–拉伸力学性质的研究，并同尸体研究结果进行了比较。体内研究结果表明，线性刚度和韧带断裂时的最大载荷较体外研究分别下降了 6% 和 4%，而最大拉伸却增高了 12%。体内试验的主要缺陷是在对骨–韧带–骨复合体进行单轴拉伸试验时，几乎所有的韧带都沿着负荷轴的方向同时被拉伸，这在正常生理状况下是不可能出现的，因此，有可能造成试验假象。所以在阐述这些试验结果时，要仔细分析。

四、模型

为研究韧带的力学性质，目前已经提出了各种各样的数学和数字模型。例如，Fung 采用先进的黏弹性理论，对一些软组织发生蠕变所需的时间及既往相关性特征进行了研究。加入理想化的弹性、黏性和可塑性成分，并考虑到各种因素间的相互平行有序而提出了数字模型。计算机三维模拟的全关节模型，如膝关节，使得分析各种韧带性质与韧带功能之间的关系成为可能。另外，在计算机模拟条件下可以提供临床无法观察到的相关数据资料。例如，计算机模拟的前交叉韧带置换有助于确定重建术中最理想的解剖植入点。然而，由于缺乏在活体上的真实资料，所以以模型预测试验的有效性难以确定。

五、韧带老化的临床特点

在最大拉伸负荷作用下，韧带组织发生明显的应变，韧带最常见的损伤是由高频率超强张力性负荷所引起的急性断裂。例如，前交叉韧带和内侧副韧带的损伤占膝关节的所有急性损伤的 77%。韧带的其他损伤因素有反复亚强力负荷所致的过劳性损害。这些损伤造成韧带的微小断裂，继而造成反应性炎症和韧带组织的钙化等。根据运动员急性韧带断裂损伤资料，体育运动，如美式足球、足球和滑冰等很容易造成前交叉韧带和内侧副韧带的损伤。投掷、羽毛球和游泳类运动项目极易造成韧带的劳损性损伤。韧带的张力衰竭既可造成韧带的急性断裂，也可造成韧带的微小断裂。韧带断裂可发生在韧带的附着点处，称为撕脱；也可在韧带内发生实体撕裂，或两者同时发生。韧带撕脱是由缓慢的拉伸负荷而产生；而韧带本身断裂是由快速拉伸负荷所致。由此，一些研究人员得出了损伤方式与牵张速率相关联的结论。这表明，随着应变量的增加，骨–韧带联结组织所承受的压力要大于韧带本身所承受的压力。另有研究证实：韧带断裂的方式与应变量无关，而仅取决于负荷作用下的骨–韧带–骨复合体的成熟状况。Woo 和同事对 1.5 至 15 个月龄的兔子进行分组研究后发现，韧带本身的成熟早于韧带–骨联结处。因此，在发育尚未成熟的动物中，韧带损伤的方式为撕脱；而在发育成熟的动物中，韧带损伤的方式为韧带本身的撕裂。随着成熟和老化，韧带的力学性质也会发生很大的变化。至成熟后期，韧带的强度、力量和造成韧带组织断裂的能量均达到最大，以后开始下降。例如，青年性骨–韧带–骨样本中的前交叉韧带，其强度和最大负荷是老年性样本的 2~3 倍。与成熟的骨–韧带–骨复合体相似，老年性的骨–韧带–骨复合体的断裂也是发生在韧带本身。

六、韧带的愈合和修复

人们早已认识到通过有效的治疗，关节外韧带（如膝关节的内侧副韧带）在损伤后易获得满意的临床疗效，而关节内韧带，如前交叉韧带则不易获得有效的愈合。前交叉韧带断裂后不易愈合的原因是撕裂的断端不整，无新生组织可生长通过断端，即使通过缝线或丝线缝合使得断端对合在一起也无法获得满意的疗效。因此，前交叉韧带的外科修复一般是采用移植的方法来达到断裂韧带的重建。最常用的是自体移植物，如髌韧带或半腱肌肌腱。然而现在也开始使用同种异体或合成的多聚合性材料。在美国，每年大约完成5000例的韧带重建，其中绝大多数是对断裂的前交叉韧带进行重建。重建手术的目的是恢复韧带的正常被动活动以及膝关节的可松弛特征。重建手术是否成功取决于移植物的力学性质、预张及其在膝关节中的位置等。

有关重建韧带的功能性和力学性试验表明，移植物与人体膝关节的结构和力学性质越相近，则重建成功的概率就越高。例如，使用2条植入点和预张性质不同的节段韧带，与一条由单独纤维束带组成的移植物不同，前者可在膝关节屈曲时提供更加稳定的支持。然而，对重建前交叉韧带的众多研究评价显示，手术的成功率并不十分令人满意。通常，韧带置换术后均有较长时间的明显乏力。自体移植1年后，其拉伸强度是移植前的80%，而最大负荷量仅为移植前的50%。重建术后出现的无力部分原因是移植物无法重新产生正常韧带中胶原纤维所具有的应力–应变特征。而且，由于置换术后所产生的异常负荷状态，韧带置换可能也无法达到韧带的正常强度和正常形态，包括胶原纤维直径等。和其他结缔组织一样，韧带的组织工程学研究正在进行。主要目的是用于修复和治愈不可逆性的韧带结构损伤或用于研究环境因素对韧带愈合影响的模型。随着时间的推移，将会出现具有最佳形态学和力学性质的新一代移植物。

第五节 肌 腱

一、一般特征

与韧带组织一样，肌腱也是纤维排列非常有序的结缔组织。肌腱中的纤维一个挨一个地紧密排列走行形成较粗大的纤维束。肌腱是连接肌肉与骨组织的组织结构，呈索状或带状，其横切面的形状呈圆形、卵圆形或呈细长状。肌腱的主要功能是对抗拉伸，但也具有很好的柔韧性。因此，肌腱可围绕着骨骼形成一定的角度或在支持带下面弯曲走行，以改变肌肉的牵拉方向。肌腱是由胶原纤维束组成的，其胶原纤维的走行大多与肌腱的长轴平行。虽然由于有较粗糙的纤维束走行，致使较粗大的肌腱纵轴上常有脊状线存在，但总的来说肌腱表面光滑。胶原纤维束的直径为 $0.02\sim0.20\,\mu m$，聚集形成纤维束后的直径为 $1\sim20\,\mu m$。这些纤维束构成纤维束带，其内的纤维或多或少是沿着肌腱的长轴排列。纤维束带中的胶原纤维是由少量无活性的黏蛋白黏接在一起的。这些纤维是在同一个平面上呈波浪状走行，其波长在 $100\sim300\,\mu m$ 之间。

肌腱所穿过的结缔组织间隙也为血管和神经提供了一条通道。肌腱的血液是由来自邻近肌肉组织中呈纵向排列，相对稀疏的小动脉供应。在筋膜间隙中的这些动脉分支随机地互相交通，并有静脉伴行。从环绕肌腱四周的滑膜鞘和结缔组织间隙中发出的小静脉加强了沿着肌腱纵行排列的动脉网。由于肌腱上的血管网稀疏，所以看起来肌腱的颜色有些白。

分布至肌腱的神经主要是传入神经，尚不清楚有无血管运动功能。特异性的传入感受器，即神经腱末梢，也叫作Golgi腱器，主要存在于靠近肌腱-肌肉的连接处。Golgi腱器长约 $500\,\mu m$，直径约 $100\,\mu m$，是由束状的肌腱纤维所构成的敏感性囊状结构。在肌腱受到牵拉时，这些腱器被激活，开始发出肌触觉反射。这种反射在肌肉收缩时可抑制肌肉出现过度的张力。

二、肌腱的结构与成分

可将肌腱看作是单向性，由纤维加强的结构。肌腱中的纤维组织构块是由原胶原蛋白分子组成的，这些分子使由水合性的蛋白多糖胶质所构成的基质得到加强。肌腱湿重中至少30%是胶原成分。虽然相邻胶原纤维间的应力可通过基质间的剪切力形式传送，并且胶原纤维间还有特殊的横向连接，但一般认为这些胶原纤维是较为独立的结构。肌腱的四周由一些疏松的结缔组织所包绕，即腱鞘。腱鞘的作用是使手指或脚趾部的肌腱在通过腱外组织或滑膜鞘时更容易滑动。腱鞘内含有腱细胞，其生理功能与肌腱上的成纤维细胞相似。在肌腱滑动时的剪切力以及肌肉收缩时所产生的张力均可作用于这两种细胞。通常，肌腱组织结构中的20%是细胞结构，而其余的80%为基质。

肌腱的主要成分是水，占肌腱重量的55%~70%。胶原是其主要的固体成分，占肌腱组织干重的65%~80%。胶原蛋白是一种刚性结构蛋白，为组织提供抗张强度，其中以Ⅰ型胶原为主，约占净重的90%，Ⅲ型胶原含量较少。细胞外基质（extracellular matrix，ECM）及其组成成分对肌腱的发育和健康维持至关重要，肌腱ECM的主要成分是Ⅰ型胶原。肌腱细胞和肌腱干细胞是肌腱组织内的主要细胞类型，占肌腱细胞总数的90%~95%。肌腱细胞是终末分化细胞，呈纺锤形，细胞核细长，细胞质薄。肌腱干细胞位于细胞外基质包绕的平行排列的胶原纤维之间，可向肌腱细胞分化。

三、肌腱的生物力学

（一）负荷支架

肌腱的作用类似一个连接结构，它使肌肉和骨骼连在一起，由此将肌肉的拉力和外部负荷传至骨。在缓慢的共心活动并忽略其惯性作用时，肌肉等长强直收缩时可产生肌腱的最大可承负荷，相当于$0.35 N/mm^2$。例如，根据髌韧带和股四头肌的横截面（分别为$125 mm^2$和$10300 mm^2$）可以估算作用于髌韧带的等长应力为29Mpa。然而，绝大多数的日常活动属于离心运动，惯性起着非常重要的作用。试验研究表明，在这些动力性活动中，作用于肌腱的应力为42~110Mpa，而110Mpa超过了试验所得的肌腱最大拉伸强度值。然而，在绝大多数情况下，人体的肌腱非常粗大，足以应对单一的最大施加负荷，而不会出现肌腱断裂。

据估计，一位健康人士每年可行走100万到150万步。在步行过程中，持续的外部负荷和体重作用于肌肉骨骼系统。肌肉收缩产生行走，而围绕下肢关节的扭转力矩也随之出现。显而易见，任何特殊的肌-腱单位都产生一个周期性的力，该力具有恒定的最大值，且与外部负荷呈和谐比例。由于肌肉所具有的紧张性，骨骼肌总是表现出一定的肌张力，这样使得肌-腱单位即使在肌肉松弛时也保持在紧张状态。另外，由肌腱蠕变所致的任何松弛，都可以通过减少肌肉长度的方式来消除。因此，在活体上对下肢肌腱进行重复的负荷可被概括地分为拉伸和松弛过程，这与在活体上进行的各种行走试验中，跟腱拉伸载荷时所观察的结果相一致。

（二）生物力学研究

在过去的几十年里，对功能性胶原组织的载荷-承受性质已进行了为数众多的生物力学研究，主要集中在对人类和动物肌腱的单轴拉伸试验上。体外试验有许多实际困难，如试验样本的准备、固定方式和局部应变的测试等。然而，在克服这些困难之后，所得到的肌腱应力-应变曲线却是非线性的，即起始段为脚趾区（Ⅰ区），继而在断裂之前为线性区（Ⅱ区），这与韧带的应力-应变曲线非常相似。这类组织结构相互之间有关联，在小应力作用下的Ⅰ区，呈皱褶状的胶原纤维开始逐渐变直，并伴有正切曲线模量的增加。在准静态的试验中可产生一个大约100Mpa的最大拉伸强度（UTS）和一个大约15%的断裂应变。材料的性质完全取决于试验时的拉伸量，弹性模量的大小为1~2Gpa。近来有人对人体肌腱的动力性特征进行了研究。这些研究均强调了这些胶原组织的黏弹质。

一项研究重点对人体肌腱的疲劳特性进行了体外研究。根据中间值，即相当于有50%的纤维断裂或50%的纤维尚未断裂，提出了人体肌腱的线性模型。应力大小与中间疲劳期限的关系产生了一个重要的统计学线性模型，如以下公式所示：

$$S = 101.5 - 14.83 \log(N)$$

这里S代表正常应力，用UTS的百分比表示；N代表造成韧带断裂的载荷循环次数。

从本模型可以推断出一个静态力（static strength）为101.3Mpa，很显然，这些在准静态拉伸试验所获取的数据是在一个标准差之内。这个线性模型也提示其缺乏耐受极限。有人建议做一些考虑体内愈合过程的分析。这种分析能够阐述患者一生当中完整肌腱的状况。这些结果提示一个有限的疲劳不具备明显的耐受极限。为了阐述终生完整肌腱的表现，一些作者认为重塑体内过程之模型十分重要。

四、肌腱老化的临床特点

在老年阶段的衰老过程中，肌腱的组成可发生变化。特别是其胶原成分随着年龄的增加而减少，并伴随着力学强度、刚度和对抗变形的能力下降。

组织的创伤或损伤机制分为两种基本类型。一种是单纯的严重冲击，如对腿部的击打或关节的扭伤，造成骨骼、肌肉、肌腱、韧带甚至神经、血管等组织结构的损伤；另一种损伤是由于小能量的力反复作用于肌腱组织所造成的反复微小创伤，而这种力本身并不会造成肌腱组织的损伤。据统计，仅在美国由于过劳所致的损伤占运动创伤的30%~50%。在运动创伤中，肌腱的损伤很常见。这是由于在日常活动中，大部分牵拉力集中作用在肌-腱-骨单位上的肌腱结构。因此，在肌肉不协调地最大收缩，造成肌-腱-骨单位的快速拉伸时，有可能造成正常肌腱的断裂。

成人肌腱的代谢率较低，尚缺乏血管分布。肌腱内的张力增高，造成肌腱血液灌注的减少。由于长期缺氧，部分肌腱组织出现纤维软骨性的化生。在化生的组织内，软骨细胞可促进钙的沉积，钙的沉积可促进肌腱内孤立骨性结节的形成，这可改变整个肌腱的生物力学性质。

五、肌腱的愈合和修复

和韧带一样，在力作用时，肌腱即可发生塑性变形。研究表明，当活动强度提高时，如体育锻炼期间，肌腱的强度和刚度会增加。相反，如果应力减少至正常水平之下，如应力遮挡和制动，可使肌腱的强度和刚度降低。众所周知，肌腱缺乏血管分布和神经支配。因此，肌腱的愈合能力有限。许多研究均在探讨刺激肌腱愈合的机制。一项体外试验研究了力刺激配合生长因子以激活腱细胞活性，来促进肌腱愈合的能力。有人在细胞培养板的培养基上，将细胞黏附在胶原基质上，而后进行加载。周期性地施加负荷压力以提供盘基的偏转导。结果表明：细胞分化的力学机制和组织中对抗高度拉伸应变的维持机制非常复杂。

肌腱损伤在体育运动及其他剧烈活动中十分常见，肌腱损伤后往往愈合不理想，必然影响患者的运动功能。肌腱自身再生能力较差，自然愈合常形成瘢痕组织，导致机械性能下降，且易再次损伤。肌腱损伤的常规治疗方法包括非手术治疗及手术治疗，但这些治疗方法均疗效有限，不能恢复肌腱的自然结构及机械性能。目前仍没有理想、有效的治疗方法。干细胞治疗可维持肌腱的自我平衡、促进损伤肌腱组织再生，是一项极有前景的治疗手段。但目前尚无干细胞治疗肌腱损伤的最佳方案。

六、结论

1.由于软组织复杂的微细结构，加之随部位和年龄等因素的不同其性质也有所不同，因而，试验方法缺乏统一的标准，进而导致文献报道中相关的生物力学数据结果不一。另外，这些结果缺乏一致性也是由一系列的材料常数所致，这些材料常数使得不同正常软组织各具特征。

2.老化和疾病可造成软组织的生物力学特性发生明显的改变。另外，异常生物力学负荷的作用，如制动等可影响软组织结构的完整性和生物力学性质。

3.利用合成方法来修复软组织，其效果尚不确切。近来出现的细胞工程学和干细胞等方法可能是有前途的，可制造出具有完整力学性质的组织移植物。

参考文献

［1］Z Dvir. Clinical biomechanics［M］.USA：Churchill Livingstone，2000.

［2］陈海涛，倪曲波，陈廖斌.关节软骨的发育及调控［J］.武汉大学学报（医学版），2021，42（2）：333-337.

［3］窦霄云，裴启霖，饶习耘等.关节软骨微环境的物质输运研究进展［J］.重庆医科大学学报，2021，46（3）：263-267.

［4］Everhart JS，Abouljoud MM，Kirven JC，et al. Full thickness cartilage defects are important independentp predictive factors for progression to total knee arthroplasty in older adults with minimal to moderate osteoarthritis：data from the osteoarthritis initiative［J］.J Bone Joint Surg Am，2019，101（1）：56-63.

［5］黄候，范永前.MR技术在软骨成分成像中的研究进展［J］.老年医学与保健，2021，27（2）：433-436.

［6］陈玉书，谢慧峰，张燕红，等.甲状旁腺激素在骨软骨组织中的应用进展［J］.中华关节外科杂志（电子版），2021，15（2）：214-218.

［7］年婷琛，冯剑颖.软骨干细胞标记及诱导分化的研究进展［J］.华西口腔医学杂志，2021，39（1）：108-114.

［8］Lee DA，Dan LB. Compressive strains at physiological frequencies influence the metabolism of chondrocytes seeded in agarose［J］. Journal of Orthopaedic Research Official Publication of the Orthopaedic Research Society，1997，15（2）：181.

［9］金炼驰，赖永洁.软骨寡聚基质蛋白与疾病关系的研究进展［J］.天津医药，2021，49（3）：330-336.

［10］Al-Bari AA，Al Mamun A.Current advances in regulation of bone homeostasis［J］.FASEB Bioadvances，2020，2（11）：668-679.

［11］刘洋，刘浩，孟阳，等.椎间盘内源性修复策略的研究进展［J］.中国修复重建外科杂志，2021，35（5）：636-641.

［12］王超，石志才，李明.应力对椎间盘细胞调控作用的研究进展［J］.中国矫形外科杂志，2021，29（7）：624-627.

[13] Yang MH, Feng CC, Zhang Y, et al. Autophagy protects nucleus pulposus cells from cyclic mechanical tension-induced apoptosis [J]. Int J Mol Med, 2019, 44（2）：750-758.

[14] Palacio-Mancheno PE, Evashwick-Rogler TW, Laudier DM, et al. Hyperosmolarity induces notochordal cell differentiation with aqua-porin3 upregulation and reduced N-cadherin expression [J]. J Orthop Res, 2018, 36（2）：788-798.

[15] Yuan C, Pu LQ, He ZL, et al. BNIP3/Bcl-2-mediated apoptosis induced by cyclic tensile stretch in human cartilage endplate derived stem cells [J]. Exp Ther Med, 2018, 15（1）：235-241.

[16] Panjabi MM, Summers DJ, Pelker RR, et al. Three-dimensional load-displacement curves due to forces on the cervical spine [J]. Journal of Orthopaedic Research Official Publication of the Orthopaedic Research Society, 1986, 4（2）：152-61.

[17] Panjabi MM, Lydon C, Vasavada A, et al. On the understanding of clinical instability [J]. Spine, 1994, 19（23）：2642-50.

[18] 王晨峰，王海滨，卢旭华.椎间盘源性干细胞的基础研究进展 [J].中国脊柱脊髓杂志, 2021, 31（2）：183-188.

[19] 解志锋，刘清，刘冰，等.腰椎间盘疲劳损伤的生物力学特性 [J].中国组织工程研究, 2021, 25（3）：339-343.

[20] 张广智，武作龙，贺学岗，等.细胞衰老与椎间盘退变的相关性研究进展 [J].生命科学研究, 2021, 25（1）：58-63, 94.

[21] 麻华德，许鉴，卢长巍.距腓前韧带损伤诊治的研究进展 [J].中国医学创新, 2021, 18（4）：180-184.

[22] 贺中原，刘希哲，周治宇，等.后纵韧带骨化症发病机制的研究进展 [J].骨科临床与研究杂志, 2021, 6（1）：53-57.

[23] 刘沛东，贺权，张城铭，等.膝前外侧韧带的全球研究现状及趋势：文献计量学及可视化技术分析 [J].中华解剖与临床杂志, 2021, 26（2）：168-176.

[24] 刘大千，刘京松，王晓宇，等.颈椎后纵韧带骨化症治疗策略研究进展 [J].中国脊柱脊髓杂志, 2020, 30（3）：270-277.

[25] 杨志金，唐康来.干细胞促进肌腱损伤修复研究进展 [J].创伤外科杂志, 2021, 23（3）：227-230.

[26] 路明宽，蔡传栋，王伟，等.防肌腱粘连膜制备材料的研究进展 [J].上海交通大学学报（医学版）, 2021, 41（4）：550-553.

[27] Schechtman H, Bader DL. Fatigue damage of human tendons [J]. J Biomech, 2002, 35（3）：347-353.

[28] Hayashi K. Biomechanical studies of the remodeling of knee joint tendons and ligaments [J]. J Biomech, 1996, 29（6）：707-716.

（李义凯，容英潮）

第九章　骨骼肌的生理与生物力学

骨骼肌是构成运动系统的重要组成部分，也是人体中最大的组织和单一器官，约占体重40%。与其他运动系统软组织不同的是骨骼肌有丰富的血液供应。结缔组织膜性结构，即肌筋膜（肌内膜、肌束膜和肌外膜）将肌纤维和肌束结合包绕在一起构成肌。骨骼肌绝大多数通过附着于骨骼上的肌腱牵拉骨骼完成动作。肌和肌腱含有丰富的两种特殊类型的感受器，肌梭和腱器官。前者是一个测定"长度"的器官；后者的作用在于测定肌肉的"张力"，通过神经系统调节反射控制着肌收缩的功能。骨骼肌收缩快而有力，易疲劳；加之在外部包绕着骨骼，处于体表，使得骨骼肌易受外力和病侵而发病。近年来肌筋膜痛和高尿酸血症及结缔组织病所致的肌痛逐渐受到临床的重视。

第一节　概　述

肌肉收缩是运动和行为活动的动力，神经对其精准调控使运动行为自然流畅、精确高超，是保持身体姿势、日常活动和竞技能力的必要条件。肌肉也是人体内最大的代谢、内分泌和免疫调控器官，调节糖、脂和蛋白质代谢，对抗胰岛素抵抗，对保持机体内环境稳态、减少代谢综合征非常重要。瘫痪、制动、疼痛等会导致肌萎缩无力和代谢障碍，有效的运动康复可防治肌萎缩、保持肌肉功能、降低代谢综合征风险和促进功能恢复。

根据肌细胞的结构和收缩特性，可将肌分为三类：骨骼肌、平滑肌和心肌。骨骼肌的活动受躯体神经系统控制，因此其运动是随意的。由于骨骼肌能引起一切随意运动，因而是机体最重要的系统之一，其在执行和完成机体日常生产和生活时的各种各样机能活动中是必不可少的。骨骼肌绝大多数是通过肌腱附着于骨骼上，它的功能与心肌和内脏的平滑肌不同。由于骨骼肌附着于骨骼，它的收缩可使骨骼产生活动，故骨和关节在运动过程中的被动性是完全依赖于骨骼肌。对骨骼肌、心肌和平滑肌这三种肌肉的结构、兴奋性和收缩性等方面进行比较，可以发现，横纹肌（骨骼肌和心肌在显微镜下呈横纹状）与平滑肌在收缩性方面最大的差异是平滑肌的收缩速度慢，为横纹肌的1/10~1/100。此外，骨骼肌与心肌的最显著的差异在于兴奋时细胞膜对离子的通透性，心肌动作电位的持续时间要比骨骼肌长10~100倍。骨骼肌的特点是收缩快而有力，但易于疲劳。

运动系统的主要功能是使人体产生运动，使人体在空间移动及使人体各个部分相互位置发生变动。运动系统是由骨、骨连接（关节）和肌三部分组成的，这三部分约占体重的70%，而其中骨骼肌就占人体体重的40%。骨与骨连接构成人体的杠杆系统——骨架。在神经系统的调控下，肌收缩时牵动骨和骨架产生多种多样的相互作用及有效运动。这种运动是以骨为杠杆，关节为枢纽，肌为动力来实现的。由此也就产生了人体运动，产生各种各样的体育活动和劳动动作。骨骼肌在人体分布广泛，全身大约有骨骼肌500~600块之多，在分析动作中常用到的有75对左右。其他一些肌用于控制面部表情、吞咽和发音等。

骨骼肌是人体中最大的组织和单一器官。不同年龄和性别，骨骼肌占体重的比例不同，成年人骨骼肌占体重的40%（女性35%）左右。四肢肌占全身肌总重的80%，其中下肢肌占50%，上肢肌占30%。人体各部分肌由于功能不一，发达程度也不一样，为了维持身体直立姿势，背部、臀部、大腿前和小腿后部的伸肌和屈肌特别发达。上下肢分工不同，肌肉发达程度及长度也有差异。下肢起支撑和位移作用，故下肢肌都较粗大有力。上肢进行抓握劳动，上肢肌数量较多，较细小灵活。人类由于具有语言、思维和表情活动，所以呼吸肌、喉肌、舌肌和表情肌都较为发达。

骨骼肌系统是由机体随意肌的骨骼肌器官构成，是一种横纹肌组织、结缔组织网架，并有丰富的血管、淋巴管和神经分布的复合物。不同种类动物的肌纤维和不同种类肌纤维的大小是不同的，即使是同一肌中肌纤维的大小也可不同。肌纤维也可由于使用增多而肥大或由于废用而萎缩。由结缔组织将许多骨骼肌细胞结合在一起构成肌。每一个肌细胞的周围都有一层具有丰富毛细血管网的薄层结缔组织，称为肌内膜，肌内膜与肌细胞膜之间有基膜。由数个或数十个，甚至100~150条肌纤维聚集成一级肌束，肌束的外表包有较厚的结缔组织，为肌束膜。几个一级肌束集成较大的二级肌束，再集成更大的三级肌束，肌束越大，肌束膜越厚。若干个肌束由肌外膜包裹着成为肌腹。肌外膜也就是一块肌外表所包的结缔组织，在解剖学上属深筋膜。肌筋膜是对肌内膜、肌束膜和肌外膜的统称。骨骼肌的毛细血管排列成纵向层，在收缩时毛细血管曲折成马鞍形；舒张时毛细血管呈平行排列。肌的结缔组织内有丰富的血管，锻炼可增加肌中血管的形成。在肌束膜内有小动脉和小静脉，肌内膜内则为毛细血管，在肌细胞表面形成梯状血管网。肌内膜内无淋巴管。淋巴管起自肌束膜，大致沿血管分布，经肌外膜离开肌。肌的结缔组织中存在有髓和无髓神经纤维，前者包括形成运动终板的传出神经纤维和起自肌梭的传入神经纤维；后者是分布在血管壁上的植物神经纤维。

通常，骨骼肌的一端是通过肌腱附着于骨骼。在学习骨骼肌的解剖时，应掌握其起点、止点、作用、神经支配及血供这五要素，更为重要的是肌的毗邻关系。很好地了解肌的起、止点对确定肌的功能具有非常重要的意义。肌的活动是受中枢神经系统控制的，而不是肌肉本身。离开神经，任何一块肌都不可能自主活动。一条或多条联合肌构成了肌活动的原动力，即原动肌。当一条通过一个关节以上的肌协助原动肌完成某个动作时，其被称为协同肌。还有一些肌起着固定附近一些关节的作用，以防止原动肌产生不必要的动作，这些肌被称为固定肌。诸如在肢体运动时起着稳定作用以及防止机体失衡的肌肉。同一块肌在不同情况下可以是原动肌或是协同肌，或是拮抗肌，或是固定肌。重力与肌力对抗中也可以作为原动力，如将举起的上臂放下或将重物放下；或作为原动力的对抗力，如举起的上臂或举起重物。原动肌、拮抗肌、协同肌和固定肌都是在神经系统的统一支配下，相互协调又相互配合。为了完成某一动作，就需要其他肌的协同作用，这就叫协同。任何一块肌都不可能不需要其他肌的协同，也不可能随意参加其他肌的活动。例如，握拳运动有如下三个动作：①主要运动肌为指深屈肌、指浅屈肌、拇长屈肌和一些拇指小肌；②协同肌为腕伸肌，它可以防止屈腕；③固定肌是肱二头肌和肱三头肌，这些肌可以稳定肩关节和肘关节。在探讨肌的各种作用时必须要考虑重力对某一体位的影响，此时肌的作用是那些想象中的支持这些动作肌的拮抗肌。因此，在躯干屈曲时，由于有竖脊肌的收缩来调节重力的作用，所以没有阻力参与这个过程，而腹直肌则处于松弛状态。一些肌纤维在一个或多个平面上呈环行肌束排列，如括约肌。肌纤维的排列对肌的运动范围和力量具有相当重要的意义。那些肌纤维细长的肌肉，其运动范围很大，但力量很小。相反，那些肌纤维短粗的肌，力量则非常大，但运动范围就很小。在描述一块肌时，常使用如起点和止点等术语。起点是指肌主要固定或者主要附着点，而止点是可活动的点，这样使得肌力得以发挥。仅有一些小肌的起点是绝对固定的，例如面肌，一端固定在骨上，而另一端附着在可移动的筋膜或皮肤上。体积较大的肌，任意一端均可作为作用端。

通过了解肌的作用，临床医师能够理解骨折和脱位时的各种位移形式以及各种畸形中引起变形的原因。由此，可以针对不同病因，采取正确的治疗方法。应当牢记一些肌的毗邻关系，特别是那些靠近大血管和形成明显体表标志的肌。骨骼肌包绕着骨骼，具有保护人体骨骼结构，免受或减轻外来伤害的作用。加之骨骼肌要完成人体的各种生理动作和姿势，完成各种运动和维持不同工作体位等，因此其本身容易劳损和受到伤害。

骨骼肌命名是根据诸多因素而定。人体肌的数量众多，为了学习方便起见，通常按照肌的形状、肌腹的多少、肌纤维的排列方向和功能进行分类和命名。主要有按肌形状分类命名，如三角肌和大、小菱形肌等；按肌腹和肌头多少分类命名，如股四头肌、肱二头肌和肱三头肌等；按肌纤维排列方向分类命名，如腹直肌、腹横肌、头上斜肌和头下斜肌等；按肌的功能或根据肌的用途分类命名，如指深屈肌、伸肌和拇长展肌等；根据肌所处的位置分类命名，如肱肌、腓骨肌、胫骨肌和尺骨肌等；根据起止点附着部位分类命名，如胸锁乳突肌、胸骨舌骨肌和胸骨甲状肌等；根据肌跨越的关节情况分类命名等。肌的形状各异，位于肢体的肌细长，特别是浅表肌。这些肌包绕着骨骼，构成保护各个关节的重要组成部分。躯干肌多呈扁平或宽阔状，辅助构成胸腔和腹腔壁。因此，可用长、短和阔等形容词来描述骨骼肌的形状。一些肌，如腓骨肌的肌纤维则是呈斜行汇聚，像一支斜竖的羽毛笔，肌的一侧为肌腱，被称为单羽肌。有时这些斜行肌纤维的走行也会发生某些改变，即向中心肌腱的两侧汇聚，这种肌称为双羽肌，如腹直肌。

第二节 骨骼肌的组织学

一、肌的发生

在组织学上将肌分为有横纹结构的横纹肌及无横纹结构的平滑肌。骨骼肌和心肌属于前者，内脏肌则属于后者。在发生学上，肌大部分是由内胚层起源的生肌节发生的，也有一部分是从外胚层发生的。由外胚层起源的都是平滑肌。有关横纹肌，它首先是生肌节中未分化的成肌细胞出现细长伸展，且在其中出现肌原纤维，进而则显示出横纹，并且在出现横纹之前，就已经具有收缩性了。骨骼肌细胞是多核的，在发生过程中，使细胞内的核发生分裂的叫原质团，而把由若干个细胞融合在一起的叫合胞体。骨骼肌是合胞体，心肌和平滑肌不发生多核化。心肌细胞看起来就像是相互融合在一起的，但是当用电子显微镜观察时，可见心肌上有横断肌纤维走行的膜结构，即闰盘，将细胞原生质隔开了。平滑肌的所有细胞都各自被细胞膜包围着，在相邻细胞之间看不到原生质的联系。在发育成熟的机体中，肌纤维发生分裂的情况罕见。肌的生长主要靠肌纤维的肥大，但也有由残存的成肌细胞分裂而形成新的肌纤维。

二、骨骼肌细胞的发生

骨骼肌细胞由来源于中胚层（肌节与间充质）的成肌细胞发育而成。成肌细胞呈梭形或有突起，核椭圆形，位于细胞中央。胞质内虽已有肌原纤维，但因含多量核糖体而呈嗜碱性。随着细胞内肌原纤维的增多，核糖体逐渐减少，细胞质由嗜碱性变为嗜酸性，细胞的形态也逐渐变长。成肌细胞能进行有丝分裂，许多肌细胞相互融合成为一长管状细胞，称作肌管。在一个肌管内有数个乃至几十个细胞核，形似串珠，排列在肌管的中央。肌管周围的成肌细胞可持续附加、融合在肌管上。肌管的细胞质呈嗜酸性。随着肌原纤维的增多，肌管中央的细胞核向周缘移动。这样，肌管便成为骨骼肌细胞。在肌管阶段，有单核细胞附着在它的表面，分化为肌卫星细胞。肌卫星细胞是紧贴在骨骼肌表面的一种扁平有突起的细胞。由于肌卫星细胞有突起，它与骨骼肌细胞之间也未发现有连接结构，因此认为肌卫星细胞是可移动的细胞。肌卫星细胞在幼年时多，成年时较少，它们在骨骼肌表面的分布并不均匀。运动终板周围有较多的肌卫星细胞，称突触周卫星细胞。有人认为肌卫星细胞能限制轴突末梢在肌细胞表面的扩大；还有人认为它们能产生乙酰胆碱酯酶，分解神经末梢释放的乙酰胆碱。卫星细胞的大小和形状差异很大，细胞器含量在每个卫星细胞中也不同，这可能反映不同的活动状态。慢肌细胞较快肌细胞有更多的卫星细胞。多数认为，肌卫星细胞是储备的成肌细胞，是肌组织的干细胞，与骨骼肌的再生有关。病理条件下，卫星细胞的数量增多。肌肉损伤时，卫星细胞可保存下来；肌再生时，它可增殖变成肌母细胞。近年来，卫星细胞作为骨骼肌的干细胞维持骨骼肌激活、增殖、分化及修复和维持骨骼肌的完整性的功能，受到体育科学、运动医学、再生医学及骨骼肌衰减相关疾病治疗等领域的高度重视。

三、骨骼肌纤维

肌纤维是高度专门化的细胞。骨骼肌是由直径10~80μm的大量骨骼肌纤维组成，即由横纹肌纤维构成的。肌纤维细胞膜的表面包着网状的纤维结构。在肌纤维膜内部，纵向地排列着肌纤维，在肌纤维之间充满着肌浆，肌浆约占整个细胞的40%。肌纤维是由细肌丝束，而各肌丝又是由蛋白质的长链状分子束构成。骨骼肌纤维的直径约为20~150μm，但可因肌不同而不一，手指肌的纤维只有数毫米长，而大腿肌纤维则可长达20~30cm。长的肌纤维可由几条短纤维以结缔组织相连而成。不同种类动物的肌纤维和不同种类肌肉的肌纤维的大小是不同的。在同一肌肉中肌纤维的大小也可不同，大部分为具有横纹的肌原纤维。肌纤维是具有收缩性的结构单位。大多数哺乳动物的肌中，肌原纤维占肌纤维体积的75%~80%。肌原纤维几乎纵向地贯穿肌纤维的全长。但作为细胞，肌纤维也具有和其他细胞一样的基础结构。其内质网形成特殊的肌浆网系统，专门协助和调节肌原纤维的收缩活动。肌纤维是一相当长的多核巨细胞，是体内最大的细胞。一般肌纤维中每1mm长的肌纤维段有50~100个细胞核，故一条肌纤维可有几百个或几千个核。

肌纤维膜是指肌纤维的浆膜，浆膜与基底膜和胶原纤维的薄膜紧密地结合在一起，很难分开。肌纤维膜厚约8nm。肌纤维收缩时，肌纤维膜形成许多皱褶，伸展时则平滑。基底膜是一种特别的胶原和糖蛋白复合物，是一个30~50nm厚的可伸缩弹性层。基底膜在肌纤维变性后仍可长时间存在，这种存留下的基底膜提供的"肌纤维膜管"在骨骼肌的再生中起重要作用。

人体骨骼肌纤维的功能、精细结构和代谢特征都不是均一的，可分为"红"和"白"，"慢"和"快"以及"糖酵解"等几种类型。根据线粒体的数量，人体骨骼肌可分为三种类型的肌纤维，即红肌纤维、白肌纤维和中间肌纤维。但多数是分为白肌纤维和红肌纤维两种。红肌纤维又称为Ⅰ型纤维，收缩反应慢，也称为慢收缩纤维，主要执行使姿势持续的任务。心肌细胞属特殊的红肌纤维。两型肌纤维在形态结构和化学成分上都存在差异。白肌纤维又称为Ⅱ型纤维，也称为快缩纤维。白肌纤维收缩较快，主要执行快相的时相动作。以保持姿势为主要功能的肌，含有较多的红肌纤维。从事快速高灵敏动作的肌则以白肌纤维为主。红肌纤维内的肌红蛋白和细胞色素含量丰富，故肌纤维较红；而白肌纤维内肌红蛋白和细胞色素含量较少，则肌纤维较为苍白。红肌纤维较细，其肌原纤维也较细，收缩力弱但持续时间长；白肌纤维较粗，所含肌原纤维也较粗，收缩力较强但持续时间短。红肌纤维内含大量密集的线粒体，聚集在肌膜下，或纵行排列在肌原纤维之间；Z盘宽，肌浆网及横小管发育较差。白肌纤维内线粒体较少，Z盘较窄，但肌浆网及横小管发达，肌浆网的膜密度约为红肌纤维的两倍。有研究显示，持续光照使得小鼠骨骼肌慢肌纤维比例降低，而快肌纤维比例增加。原因可能是持续光照导致小鼠骨骼肌脂质异位沉积，该过程可能与骨骼肌肌纤维重塑有关。

红、白两型肌纤维所含化学物质的差异反映两者糖代谢方式的不同。红肌纤维的糖代谢以有氧氧化为主，肌纤维内丰富的肌红蛋白可储存大量氧，并能促进肌浆内的氧向线粒体内扩散。在肌纤维之间血管丰富，可为代谢提供充足的氧。毛细血管的密度明显地与肌纤维的氧化能力成正比，这有利于骨骼肌进行持续的收缩和抗疲劳。所以上述代谢方式赋予红肌纤维不易疲劳，而能承受长时间连续活动的特性。白肌纤维的糖代谢以无氧酵解为主，肌纤维内糖原含量以及与酵解有关酶的活性较高，可在无氧条件下快速产生ATP，在短时间内爆发出巨大的张力，但随后很快就陷入疲劳。此外，不同肌的毛细血管的发育程度不同，一般红肌比白肌的毛细血管床大。

过去一直认为，肌组织与神经组织一样，在动物个体中一旦形成后，就在整个生命周期中恒定地维持生活状态，无增殖或再生能力，所以这类组织被称为恒定组织。但现在研究发现，这类组织受到损伤时，细胞再生的能力虽然很小，但在一定条件下还是有再生可能的。骨骼肌再生能力很有限，其细胞的有丝分裂甚为少见。在受到轻微损伤时肌细胞残端可以伸长。这时若受伤部位的肌内膜尚存留，肌细胞的残端便能生长进入残留的肌内膜内。受损部位的卫星细胞进行分裂并分化为肌细胞，填补受损部位。研究表明，神经元分泌因子有促进大鼠骨骼肌细胞生长的作用，可能具有治疗失神经肌肉萎缩的作用。

在肌受到较大损伤时，受损部位则由结缔组织填补。骨骼肌再生时，必须有支配其运动的神经纤维的存在，才能完成再生。肌细胞和神经细胞在细胞分化中很少发生替换。一块肌中的细胞数目，在童年一定时期后，即不再增多，但细胞的直径可持续增大，这时肌细胞中的肌原纤维和肌浆增多，经常性运动的肌肉显得粗大，但肌细胞的数目乃至肌原纤维的数量，并不因运动而增多。运动后肌变粗，这是由肌浆增多以及肌纤维间的结缔组织增多所致。

第三节　肌腱的附着

每块肌都是一个器官，主要是由肌组织构成，即由众多肌纤维构成，每条肌纤维为一个肌细胞。肌器官可分为肌腹和肌腱两个部分。肌腹是肌肉的中间部分，也是其主要部分。另一部分是肌腱，也就是纤维结缔组织。多数肌腱是附着于骨骼，附着于少动的或近侧结构的一端为起始腱，附着于多动或远侧部分的一端为抵止腱。肌的起始端常直接附着于骨膜，而不附着于肌腱，但其抵止端则往往是腱性的。某些肌肉具有两个或两个以上的起始点，例如肱二头肌和肱三头肌等，而以一个总腱抵止，这就使肌肉的全部力量集中于一点上；或者一块肌可能有若干个抵止腱，如抵止于手指的那些伸指或屈指肌，它们可把力量分散而同时作用于许多关节。骨骼肌在骨或软骨附着的部位，通过肌腱或腱膜纤维结构的纤维末端形成嵌入（Sharpy's纤维），直接或间接地与骨、软骨、韧带和皮肤相连，或是以附着于骨膜或软骨膜的形式，而不是直接嵌入相关的骨或软骨组织。当肌肉直接与皮肤相连时，肌肉往往以扁平的形状位于皮下，例如面肌就是以纤维束带形式与间隔组织相连。

肌腱使肌便于持重，并使肢体强有力的肌的肥大部分更加接近于机体的中轴。正是由于这种原因，手和脚，特别是手，在结构上既保持着相对的轻巧性，同时又有运动的极大灵活性。肌腱的形状多种多样，从短而粗到长而细，某些肌腱还形成了宽阔的膜，它被称作为腱膜。在某些情况下，有些肌的起止点是可以互换的，例如腹直肌。当一个人仰卧，并做抬高其股部和小腿的运动，这时较大幅度的运动是在两块腹直肌的耻骨端。此时就可以认为腹直肌的起点不在耻骨上。在某些关节周围的肌群中，可以发生一些骨块，即籽骨。籽骨由肌腱骨化而成，通常位于腱止点处，在腱与骨之间，它可以改变肌腱抵止的角度，加大肌的力臂，增大肌的牵引力，形成对肌工作的有利条件。髌骨就是人们所熟悉的籽骨，也是人体最大的籽骨。

肌腱的肌原纤维进入肌内膜，附着在肌细胞表面的基膜上。肌腹中的肌内膜、肌束膜和肌外膜向肌腹两端延伸于纤维性圆束状的肌腱或扁平状腱膜。在肌与腱连接处，肌纤维末端变得扁而尖或成末端扩张。肌腹两端的肌腱是肌附着于骨骼上的部分。肌腱是由肌原纤维束构成，没有收缩能力，但有很大的抵抗张力的能力。腱纤维不是平行排列而是相互交错交织成辫子状。这种结构特征，既可以使肌的力量均匀地作用于肌腱在骨的附着处，又不会因为运动时关节角度发生变化而使肌作用受到影响。肌腱较肌腹要坚韧且较细，含血管较少。成年人的肌腱每平方厘米抗张力强度为661~1265千克，而松弛时抗张力强度每平方厘米为50~44千克。

就其肌腱附着部来讲，某些肌纤维在排列上有相当多的变异。一些肌纤维的走行是与其起止点相平行的，像四边形的肌，如甲状舌骨肌等。纺锤状肌中的肌纤维走行有一定的变异，其肌纤维走行并不是完全平行的，而是有一定的弯曲，以使肌在起始点两端逐渐变细。但纺锤状肌在收缩时，其作用类似于四边形的肌。此外，一些肌的肌纤维呈汇聚性，其起点为扁阔状，而止点则为点状附着或窄带状。这种肌纤维排列方式主要出现在一些三角形的肌上，如颞肌等。一些肌，如四边形或三角形肌，其起点和止点不在同一平面上，而是起点线的平面与止点线的平面相交叉，如耻骨肌。

上述这些肌的辅助结构的产生是与肌的功能密切相关的。这些结构对肌工作形成有利的力学条件。

第四节　肌梭及腱器官

肌和肌腱含有丰富的两种特殊类型的感受器：①肌梭，可以查知肌纤维长度的变化和这种长度变化的速率；②腱器官，能够查知肌收缩或肌牵张期间加载在肌腱上的张力。从这两种感受器发出的信号完全是在意识下水平进行活动的，故不产生任何主观感觉。它们把大量来自肌和肌腱的信息传向脊髓和小脑，借以帮助神经系统来完成它们控制肌收缩的功能。

一、感受器概述

人体的感觉–运动系统与姿势是密切相关的。与视听系统不同的是感觉–运动系统的目的和功能取决于机体的位置、速度、加速度和方向，甚至包括受力等在内的一系列参数。这些参数反馈到神经系统后，用于人体的姿势控制和调节，最终目的是保持平衡和避免伤害。当然，感觉–运动系统的许多参数也可以从视听系统中得到。由于视听系统离大脑最近，传输的时间短，位置高，可以得到的信号较多。但是，一旦失去视听系统，固然感觉–运动系统的功能会受到损害和减弱，但仍然存在。诸如盲人和聋哑人，并不会表现出姿势障碍，而只是不便。由此可见，感觉–运动系统和姿势控制有独立完善的布局。按照机体姿势与运动控制的机制，可将人体的感受–运动系统分为两个系统：第一个系统为感受系统，其信号包括位置、速度、加速度和各种力（压力、拉力、扭矩、重力和离心力）等；第二个系统为工作系统，包括骨骼、肌肉、关节、皮肤，还有血液、体液和体内气体等。人体由工作系统来完成姿势的控制和动作，包括一些很细小的复杂动作。

机体通过各种不同的感受器接收来自外部世界和机体本身的信息。机体本身的信息来源包括体表、深层组织、内脏、血液及脑脊液等。根据这些不同的来源，感受系统又可分为三大系统：第一，外感受系统，包括视、听、皮肤感觉以及一些化学性器官；第二，本体感受系统，包括肌的长度和力度、肢体相对位置以及整个身体的空间位置等感觉；第三，内感受系统，包括感受血压、血糖水平和脑脊液pH值变化等。躯体感觉是指触、压、振动以及痛、温等五种皮肤感觉；前三者和机械刺激皮肤有关，后二者和温度、化学刺激有关。即使是比较简单的骨骼肌运动也需要对其长度和张力做精确的调节。这种调节主要依靠来自肌肉牵张感受器的反馈传入信息。骨骼肌有三类牵张感受器，即肌梭的初级和次级末梢以及腱器官。

二、肌梭及腱器官的传入冲动

每个肌梭包围着3~10个小的梭内肌纤维，附着在周围的梭外骨骼肌纤维鞘上。梭内肌纤维是一种非常细的骨骼肌纤维。但是在这些纤维的中心部分却没有或只有少量的肌纤蛋白和肌凝蛋白丝。所以在其两端发生收缩时，此中心部分不发生收缩。其两端又被细的神经纤维所兴奋。这些纤维的直径平均为5微米，并且远比支配肌梭的感觉神经纤维为细。肌梭位于梭外肌纤维之间，与梭外肌"并联"。每个肌梭由7~10个 γ–运动纤维支配，γ–纤维末梢有两种，一种是终板型，分布于梭的两级；另一种是拖尾型，在核袋及核链纤维均有分布。有些支配梭内肌的神经纤维也同时支配梭外肌，这些纤维为 β–纤维。核袋及核链纤维的中央部由发自 Ⅰ$_a$类纤维的末梢支配，称初级感觉末梢；核链纤维还受次级感觉末梢的支配。γ–传出神经在功能上也分两型，即静态型与动态型。静态型是指受到刺激时，主要使静态牵拉时的肌梭传入冲动增加的那一型；动态型则是指受到刺激时，主要使动态牵拉时肌梭传入冲动增加的那一型。

腱器官位于肌−腱接头部，与梭外肌处于"串联"位置。它由 I_β 类纤维支配。肌收缩时肌梭的感受器放电减少或停止，腱器官的放电相反是最多的。这种反应的特征显然与感受器所处的位置有关。肌梭因其与肌纤维并联，所以当肌收缩时它受到的牵拉减少因而放电减少；腱器官因其与肌纤维串联，故肌收缩时它的放电是增加的。当肌被动地受牵拉时，肌梭及腱器官放电均增加，但研究表明，使腱器官放电增加则需要较强的牵拉。

腱器官虽然对被动牵拉有较高的阈值，但它对肌纤维的主动收缩却异常敏感，刺激单根轴突足以使腱器官的传入放电增加。腱器官的这种特性，也许与它的外周被一层非弹性的结缔组织腱膜包裹有关，所以被动牵拉不易使之兴奋；而当肌主动收缩时，由于肌两端被固定，腱器官被收缩的肌所牵拉而兴奋。由此可见，肌梭是一个测定"长度"的器官，而腱器官的作用在于测定肌肉的"张力"。

支配骨骼肌的传出神经纤维有粗（A类 α 纤维）和细（A类 γ 纤维）两种。α 纤维就是支配肌纤维的运动神经元；γ 纤维（梭运动纤维）则支配肌梭中的梭内纤维。即运动神经元可区分为 α 运动神经元和 γ 运动神经元两种。刺激 γ 纤维，则梭内肌的两端发生收缩，致使中间部的张力感受器被牵拉。据此，即使肌不受牵拉，这时也能向脊髓发放传入冲动，得以引起与牵张反射相同的肌收缩。总之，可以认为 γ 纤维的功能在于调节作为检测器的肌梭的敏感度以及反应范围。肌梭的传入冲动，仅仅当无任何 β−纤维影响时，才与肌肉的拉长程度成比例关系。但事实上这是不可能的，因为中枢神经系统不断地通过 γ−纤维在影响着它。

三、肌梭在运动控制中的作用

（一）肌梭的感受器功能

当梭内纤维两端发生收缩时，将会牵拉中心部分。同样，牵拉整块肌也会牵拉每个梭内纤维的中心部分。肌梭的中心部分是肌梭的感受器区域。肌梭感受器部分接受两种不同类型的感受神经支配：一种是 I_α 类纤维，平均直径17mm，以每秒近100m的速度，从肌梭向脊髓传递感觉信号；另一种是两条 II 类神经纤维，平均直径8mm，以大约30~40m/s速度向中枢神经系统传递信号。

（二）梭内和梭外肌长度变化的意义

有两种方式可使肌梭受到刺激：①牵拉整块肌使梭外纤维被拉长，同时也牵拉了肌梭；②使梭内纤维收缩，但梭外纤维仍保持其正常长度。因为梭内纤维只在靠近其两端的部位发生收缩，因而便牵拉梭内纤维的中心部分，使肌梭发生兴奋。因此，实际上肌梭是作为两类肌纤维（梭外肌与梭内肌）长度的比较器而起作用。当梭外纤维的长度大于梭内纤维的长度时，肌梭便发生兴奋；当梭外纤维的长度短于梭内纤维的长度时，肌梭便发生抑制。在正常情况下，特别是有轻度的 γ 传出纤维兴奋时，肌梭将持续地发放感觉神经冲动。牵拉肌梭可以增加发放的频率，而缩短肌梭则可减少这一发放的频率。因此，肌梭也可被兴奋，也可被抑制。

（三）牵张反射

也称肌梭反射。牵拉肌可使肌梭兴奋，兴奋又转而引起肌的反射性收缩，这一反射包括了动力性成分和静力性成分。

1.动力性牵张反射　是由肌的很强的动力性信号引起的。当肌突然受到牵拉时，一个强信号通过第一类末梢被传向脊髓，但只有牵拉的程度正在增加时，此信号才足够强烈。大多数信号在进入脊髓后，不经过中间神经元而直接到达脊髓前角运动神经元，并引起发出肌梭信号的同一块肌发生反射性收缩。因此，突然牵拉一块肌可以引起该肌发生反射性收缩，这可使肌的长度又返回到其原始长度。

2.静力性牵张反射　在肌被牵拉到新的长度后，虽然动力性牵张反射在几分之一秒的时间内即已过去，但其后较弱的静力性牵张反射则可持续一段时间。这一反射是通过肌梭第一类和第二类末梢传递的连续性静力感受器信号所引起的。静力性牵张反射的意义就在于，只要肌处于适度伸长状态，它就能够持续地引起肌收缩（可长达数小时，但不会达数天）。此种肌收缩反过来又可对抗引起肌过度伸长的力量。

3.负牵张反射　在肌突然缩短时可发生正好相反的效应。故负牵张反射能够对抗肌的缩短，其方式与正牵张反射对抗肌伸长的方式是一样的，因此肌梭反射的作用是维持肌的长度。

研究证实，牵张反射具有以下特征：

1.一切骨骼肌均具有不同程度的牵张反射。

2.引起反射的适宜刺激是牵张，但由于感受器的敏感度高，所以即便是简单的震动都足以引起此反射。敏感者只要把肌拉长1mm，即足以引起肌的反射性收缩。

3.反射是特异的。发生收缩的就是被牵拉的那块肌，如果一块肌有两个头，往往牵拉一头即可引起该肌的收缩。

4.反射的潜伏期极短。

5.反射并不维持到刺激结束之后，即其后发放很短暂，而其他反射有后发放的。

6.反射仅需要在脊髓水平即可完成。

7.伸肌的牵张反射最为明显。一切骨骼肌均有牵张反射，但仅某些反射能在刺激维持期间一直收缩。这些抗地心引力的骨骼肌在生理学上称为"伸肌"，不论它的作用是使关节伸或屈。一般说，突然牵张时，屈肌的牵张反射是短暂的位相性收缩。

四、腱反射

（一）腱器

腱器位于肌腱内，紧靠其附着在肌纤维的部位。通常，每一腱器与平均10~15个肌纤维相串联，而该腱器正是由这一小束肌纤维在肌腱上所产生的张力来刺激的。因此，腱器和肌梭在功能上的主要差别就在于肌梭可以察知肌长度，而腱器可以感知肌张力。

（二）腱反射

是指在中枢神经系统控制下的骨骼肌，如受到外力牵拉使其伸长时，就会引起一种反射，使受到牵拉的同一肌肉发生收缩。腱反射的感受器是肌梭，最常见的腱反射是膝跳反射。当叩击髌韧带时，可短暂拉长股四头肌，因而其中的感受器也被拉长而发生兴奋，兴奋冲动经传入神经传到中枢，就可以引起股四头肌产生一次快速的收缩，使屈曲的膝关节做一次轻快的伸展动作。在反射活动中，从刺激开始到效应器产生反应之间的时间称为反射时。膝跳反射中，从叩击髌韧带到股四头肌收缩之间的时间非常短暂，肉眼几乎分辨不出。据测定，腱反射的反射时总共是25~30ms。牵拉肌肉时，位于深部的感受器末梢便发出冲动，发放频率与施加肌的负荷的对数成正比。当快速牵拉时，立即出现高频率冲动。可是，冲动发放因适度而稳定下来时，冲动频率就与牵拉速度无关了。肌收缩时，施加于肌梭的张力减少，故肌梭发放的冲动也减少或完全被抑制。如果在肌收缩的同时，刺激小纤维，则梭内肌的两极部收缩，于是牵拉了末梢器官，此时肌梭全长虽因收缩而变短，但它也发放了冲动。

（三）腱反射的作用

腱器能够查知肌收缩时作用在肌腱上的张力。此时，由腱器发出的信号传入脊髓引起该肌的反射性效应，但属抑制性作用，与肌梭反射的作用相反。从腱器发出的信号可能是兴奋了抑制性中间神经元，后者又抑制了支配该肌的前角运动神经元。故当肌和肌腱上的张力很大时，腱器所产生的抑制效应可以非常强大，可使整块肌突然舒张。这一效应叫作伸长反应，它是一种保护性机制，防止撕裂肌或从骨附着点上撕脱肌腱。试验中直接用直流电刺激肌肉常可引起同样的破坏效果。但是，腱反射以下述方式作为肌收缩的一部分，与其保护反应同样重要。与牵张反射通过反馈机制控制肌长度一样，腱反射在理论上也可通过反馈机制控制肌张力，即如果肌张力变得过强，来自腱器的抑制作用将使其张力降回较低的水平。相反，如果张力变得过小时，腱器将停止发放冲动，因而丧失其抑制作用而使前角运动神经元重新活跃起来，从而使张力又增加到原来较高的水平。

第五节　骨骼肌收缩和能量学

一、骨骼肌的收缩

（一）骨骼肌的物理特性

骨骼肌有三种主要物理特性，即收缩性、伸展性和黏滞性。

1. **收缩性**　收缩性是肌的一个重要特性。它表现在长度的缩短和张力的变化。肌有两种状态，即静止状态和运动状态。肌在静止状态并不是完全休息放松的，其中少数运动单位还轮流地起作用，使肌肉保持轻微的收缩，即保持一定的紧张度，这对维持人体姿势极为重要。肌在运动状态，参与的运动单位也很多，肌纤维明显缩短，肌周径增粗。肌收缩时肌纤维长度比静止时要缩减1/3到1/2。

2.伸展性和弹性　与橡皮筋相似，肌在受外力作用时可被拉长，这种特性叫伸展性。当外力解除后，被拉长的肌又可缩短，这种特性叫弹性。肌的伸展性在增强肌力和柔韧性方面有重要意义。肌收缩前的长度称为初长。要充分发挥肌力，适宜的初长很重要。初长太短和太长都不利于肌力的发挥。要做好投掷、跳跃和扣球等发力动作，都必须预先适当拉长相关肌肉，使发力肌具有适当的初长，以增加肌收缩力。在发展柔韧性上，加强对抗肌和多关节肌的伸展性练习，增强肌的伸展性，有利于增大关节的运动幅度，改进运动技能。

3.黏滞性　黏滞性是原生质（细胞质和细胞间质）的普遍特性，是其所含胶状物所致。这种特性在肌收缩时产生阻力，要克服这种阻力，需要消耗一定的能量。寒冷时，肌的黏滞性增加，做好准备活动，使体温升高，可减少肌的黏滞阻力，从而加快肌收缩和放松速度，提高肌的工作能力。冬天气温下降，没有充分做好准备活动，肌易被拉伤，主要是由于黏滞性增大，阻碍了快速收缩与放松所致。为了预防肌拉伤，寒冷时应充分做好准备活动。

（二）骨骼肌的收缩过程

收缩是指肌产生力的主动过程。由横桥滑动产生的力平行于肌纤维。肌收缩时对一物体施加的力称为肌张力，而物体对于肌的作用力称为负荷，所以肌张力和负荷是相对抗的力。当肌短缩和移动负荷时，这种肌收缩称为等张收缩，因为负荷对肌来说是保持恒定的，缩短过程中肌张力也保持不变。当肌产生张力而不收缩时，这种收缩称为等长收缩。例如当肌试图移动大大超过肌本身张力的负荷时，就产生这种等长收缩。等张和等长收缩，肌纤维发生的电和化学反应是一样的，即横桥被激活，并产生力作用于细丝。等张收缩时，细丝移动插入粗丝间隙引起肌纤维的缩短；然而等长收缩时，横桥产生力作用于细丝，但无肌纤维缩短。

肌收缩主要是基于肌丝滑动学说。肌的主要收缩或产生张力是由于肌纤蛋白微丝在肌凝蛋白微丝中的滑行运动，同时在这两种微丝之间自发地形成肌纤凝蛋白，这两种微丝的联系一旦形成，以后就必须提供能量才能切断这种联系。当肌收缩时，A带长度不变，主要是I带及H区缩短。这一假说已为生理学界普遍接受，称为"滑丝理论"。

单收缩是指肌对单个刺激发生的机械反应。肌对于单个的动作电位只发生一次收缩与松弛，这称为单收缩和抽搐（twitch）。在肌一端加上适当的负荷，使之缩短时，这种情况称为等张单收缩。将肌两端固定，不允许其缩短时，叫作等长性单收缩。

二、骨骼肌的能量学

（一）肌热和能量更新

一块肌或一个肌纤维束产生的力是由每个肌纤维所产生力的总和构成的。肌愈粗大，其肌纤维横切面之和就愈大，肌力就愈强。粗壮的肌肉，肌力就强。哺乳动物横纹肌的单个横截面积（cm^2）可产生大于40N的力；而变温动物的肌肉仅能产生$30N/cm^2$的力。被激活时，肌细胞内游离钙离子浓度升高，触发肌纤维收缩和增加ATP的分解。在这个过程中，肌代谢率增加100~1000倍。按热力学第一定律（能量不灭定律），肌内被转化的化学能必然相等于机械能（肌做功）和产生热量的总和。如果没有可测量的肌做功（如持续等长收缩），肌内化学能将持续地转变为热能（维持热），产热的速度与收缩的时间和张力成比例关系。这时肌球蛋白横桥进行连续的循环活动，ATP分解产生大量的热量。所以静力性肌活动，如站立等，也会产生疲劳。当举起负荷时，会使肌ATP进一步分解，肌做外力。这外加的代谢，与所做的外功成比例关系。

（二）效率

1mol的ATP水解能够提供约48kJ的能量，但其中仅40%~50%可转变为机械能做功，其余50%~60%在肌收缩开始时和正在收缩时，以热的形式消散。所以在肌原纤维中，有40%~50%的效率发生能量转换。然而，当进行自然的肌活动时，收缩时和收缩后，能量物质的恢复等过程发生在肌原纤维的外面，如离子泵的活动和ATP的再生均伴有大量的热产生，以至总的产热量会更多，而机械效率就下降到原来的20%~30%。做功愈多，能量和氧的消耗也愈多。

（三）能量代谢

肌富含蛋白，但是肌收缩的能源却不是由蛋白质分解而来。收缩时最先发生的反应是ATP分解，此时释放含有高能量的磷酸（每1gATP分子可产热11000cal）。一般认为这是肌收缩的直接能源。由于肌球蛋白和肌动蛋白的反应（结合和分解），横桥每活动一次，需分解1个分子的ATP。ATP分解为ADP，而ADP得到磷酸肌酸（CP）分解所生成的磷酸，又立即转变为ATP。ATP在肌收缩和舒张过程中起着三个作用：第一，ATP分解而释放的能量直接参与横桥的活动；第二，ATP结合至肌球蛋白使横桥和肌动蛋白的连接分开，使横桥能循环发挥作用；第三，ATP分解和释放的能量被肌浆网利用，以积聚钙离子，从而降低肌浆中钙浓度，使肌纤维放松。肌纤维如没有ATP，就不能产生力和活动。

细胞中ATP总量相当少，肌激活时，横桥循环大大提高了ATP的分解速度。如果不能很快地从ADP磷酸化再合成ATP，则肌纤维的ATP含量迅速下降，并可立即停止产生张力。要保持肌张力，ATP合成的速度必须与ATP分解的速度保持相等。能使ADP合成ATP的能源有三个：第一是CP；第二是糖酵解；第三是氧化磷酸化。由CP供能是肌细胞中形成ATP的最快方法。CP包含能和磷酸，1分子CP能使1分子ADP转变为ATP，同时产生肌酸（C）：

$$CP+ADP \longleftrightarrow C+ATP$$

静息肌中，这种反应反向进行，使能量以CP的形式进行储存。静息肌纤维中，CP的浓度经常维持在5倍于ATP的浓度。收缩开始后，ATP浓度下降而ADP浓度上升，促使CP分解来合成ATP。这一反应很有效，以至于收缩开始时，细胞内ATP的实际浓度很少变化，而CP的浓度却很快地下降。如果需要保持较长时间的收缩活动，由于CP储存量有限，肌必须从CP以外的能源得到合成ATP的能量。在中等肌活动中，新合成的ATP大部分是由脂肪酸和少量葡萄糖的氧化磷酸化过程产生的。然而，剧烈运动时，ATP分解十分迅速，由氧化磷酸化过程来补充ATP会受到许多因素的限制。例如：①氧对肌的供应速度；②营养物的可利用度；③代谢过程中酶处理这些营养物的速度。在某些情况下，任何一个因素均可成为限制氧化磷酸化速度的原因。所以，在剧烈运动时，氧化磷酸化能产生ATP的速度，不易与ATP分解的速度保持一致。

因此，当运动量超过最大值的50%时（ATP分解最大速度的50%），葡萄糖开始增加，来供应所需总ATP的重要部分。虽然每个分子葡萄糖酵解仅产生少量ATP，但糖酵解能高速进行。糖酵解不仅能很快产生ATP，且能在无氧条件下进行。糖酵解在无氧条件下会产生乳酸，乳酸可从肌肉内扩散至血管。然而，依赖糖酵解也有缺点，因为这需要大量的葡萄糖，而且产生的ATP量比较少。肌内葡萄糖以糖原形式存在，可使肌在一定程度上不依赖于外源性葡萄糖。在剧烈运动时，肌内糖原含量下降。

总之，在收缩开始时，由CP供能以补充ATP。在中等运动时，由脂肪酸和少量葡萄糖的氧化磷酸化过程供应所需的ATP的大部分。运动强度进一步加强时，愈来愈多的ATP由糖酵解过程来供应。

（四）重复刺激与肌疲劳

用重复刺激使单收缩反复出现，在开始的2~3次，收缩幅度逐渐增大，这叫作阶梯现象。随后收缩幅度逐渐变小，直到不再能收缩。这样获得的曲线叫疲劳曲线。由于某种外部条件（刺激频率高、负荷小、低温）或内部条件（pH值变化）的作用，收缩过程可以缓慢下来。在前一个单收缩的松弛尚未结束时（收缩残留），下一个刺激又已到来。疲劳就是肌收缩幅度的减小以及收缩松弛过程的延缓。

肌疲劳的内因有：①膜的兴奋性降低；②兴奋收缩耦联（动作电位转换为化学反应）效率降低；③将ATP分解所生成的化学能转换为机械能的效率降低；④能源的耗竭；⑤伴随乳酸生成而产生的肌肉内pH值降低所引起的整个代谢过程的延缓（因为酶需要最适合的pH）等。1个葡萄糖分子，在有氧的情况下，通过分解代谢能够产生38个ATP，但是在无氧的状态下，只能产生2个ATP，两者相差19倍。另一方面，由于乳酸生成量多，肌肉可迅速发生疲劳。

第六节　体育锻炼对骨骼肌的影响

一、锻炼对骨骼肌形态结构的影响

（一）肌体积增大

通过锻炼和训练，可以明显地看到肌体积的增大。不同运动项目肌增大部位和程度不一。肢体围度的大小反映肌体积增大程度。肌体积增大多是肌纤维增粗的结果，但也有人认为是由于肌纤维数目增多，但这没有足够的证据证明。肌纤维增粗还包括产生更多的细胞内物质，如线粒体的增多、增大，肌原纤维纵列增多和增粗，肌浆网和T系统相应按比例增大。力量性练习，如举重和投掷可使肌纤维得到最大程度的增粗。这些项目可使快缩肌纤维和慢缩肌纤维都增粗，但往往快缩肌纤维增粗较大。另一方面，耐力性练习，如长跑和自行车运动员的肌纤维增粗不明显，而自行车运动员的快缩肌纤维反而变细了。

部分肌受损后，剩余肌要承担更多的负荷和做功，代偿性使用或超载。这种情况下，肌慢性地过度使用，以至出现肥大。超载肌的氧化能力与肥大呈平行变化，快收缩纤维转变为慢收缩纤维，于是慢收缩纤维数增加。这种运动需要肌进行用力的重复收缩。收缩可以是等长的、等张的或不规则的（既有张力，又有长度变化）。肌力训练的主要结果是增加肌力，肌纤维发生肥大而不是增殖。然而，肥大的肌纤维的氧化酶系统（线粒体）减少。这种训练可降低肌的耐力。以较小的重量重复收缩，进行训练耐力的运动（如骑自行车和游泳等）可增强肌的氧化代谢能力。肌纤维变得更有效地利用脂肪酸和酮来代替血糖和糖原，作为维持长时间活动的主要能源。这些变化的意义是使训练过的肌具有更大的耐力，能进行长时间的工作。这种肌的无氧代谢能力很少变化，调节肌收缩特性的生化成分也很少改变。大多数耐力活动中，肌只需要进行较小幅度的收缩，力小于最大随意收缩肌力的30%。这种活动强度还不足以引起肌增大和收缩特性及肌纤维类型的改变。

肢体固定后，收缩概率减少，用力下降，结果是肌萎缩，氧化酶减少，肌力减弱和耐力减低。这时，慢收缩纤维可能转变为快收缩纤维。

（二）肌纤维中线粒体数目增多、体积增大

在耐力性练习，如长跑和自行车运动中，快缩肌纤维中线粒体数量增加尤为明显。线粒体的增加为肌收缩提供更多能量以适应耐力的需要，没有经过系统耐力训练者快缩肌纤维中线粒体减少，但经过系统的耐力训练，肌纤维中线粒体的数量和体积都有增加。

（三）肌中脂肪减少

一般活动下，肌表面和肌纤维之间有脂肪堆积，肌内的脂肪在肌收缩时会产生摩擦，因而降低了肌收缩效率。通过体育锻炼，特别是长跑等耐力性运动项目，可以减少肌内脂肪，从而提高肌收缩效率。

（四）肌内结缔组织增多

力量性练习可使肌内的结缔组织明显增厚，速度性练习则不那么明显。围绕每根肌纤维周围的肌内膜和肌束膜均增厚。由于肌收缩的反复牵拉，肌腱和韧带中的细胞增殖而变得坚实粗大，从而提高了抗拉能力。系统的锻炼可使运动终板的核在数量上有明显的增多，终板底盘直径相应增大。这对提高肌的活动能力有利。

（五）肌内化学成分变化

长期锻炼，肌组织化学成分可发生变化。如肌中肌糖原、肌球蛋白、肌动蛋白、肌红蛋白和水分等含量都有增加。肌球蛋白和肌动蛋白是肌肉收缩的基本物质，这些物质增多，不仅提高了肌收缩能力，而且还使ATP酶的活性加强，使ATP分解速度加快，及时供给肌能量。肌红蛋白具有与氧结合的作用，肌红蛋白含量增加，则肌内氧的储备量也增加，使肌在耗氧量很大的情况下，仍能继续工作。肌内水分增加，有利于肌内氧化反应的进行，有助于肌力的增长。骨骼肌也是支链氨基酸的主要代谢场所，其代谢产生的分支 α-酮酸，C3、C4和C5酰基肉碱，3-羟基异丁酸以及 β-氨基异丁酸等代谢小分子，具有代谢和信号分子的双重身份，不仅作用于骨骼肌自身，还可进入血液循环，作用于脂肪、心肌、肝脏等组织、器官，调节机体稳态。运动与支链氨基酸代谢关系密切，随着代谢组学的发展，运动与支链氨基酸代谢小分子的研究必将成为新的热点。

（六）肌内毛细血管增多

体力活动可使骨骼肌内毛细血管不论在数量上或是在形态上都有所提升。肌纤维之间的毛细血管平均配布数量在系统训练后增多，其中静力负荷下毛细血管增多数量较动力负荷下要多。静力负荷促使骨骼肌内毛细血管具有明显迂曲的形态及丰富的分支吻合。同时，毛细血管分支处出现局限性的扩张。动力负荷的跑步和游泳训练主要促使毛细血管分支吻合，对毛细血管形态影响不显著。这些变化，改善了肌的血液供应情况，从而提高了肌的工作能力，有利于肌的长时间持续而紧张的活动。

（七）参与活动的肌纤维数量增加

每块肌内的肌纤维在运动时并不全部收缩，只有部分肌纤维对神经冲动产生反应，发生收缩，另一部分不收缩的称为不活动肌纤维。肌纤维之所以不收缩是由于神经控制过程中不使用它们，或是达到运动终板的神经冲动太弱。坚持锻炼可改善神经控制，增强神经冲动的传递，从而使一些不活动的肌纤维能活动起来。一般训练水平的肌只有60%肌纤维参加收缩，训练水平高的肌参加活动的肌纤维可达90%。经常进行锻炼的人肌力较大，就是因为锻炼改善了神经控制过程，使参加收缩的肌纤维数量增加。

（八）锻炼可增强关节的稳定性

锻炼可增强关节周围的肌力，加上肌腱和韧带的增粗，关节软骨的增厚，加大了关节的稳固性。关节稳固性的提高加强了对关节的保护作用，但这往往会减少关节活动幅度。系统的柔韧性练习可以增大关节囊周围肌腱、韧带和肌的伸展性，从而使关节活动幅度增加。所以在进行力量练习时，应配合作一定比例的柔韧性练习，使力量与柔韧素质同时得到相应的提高。

（九）运动和骨骼肌细胞凋亡

细胞凋亡作为一种基因调控的细胞主动死亡运动过程，基本性质为生理性细胞死亡，运动会在一定程度上诱导骨骼肌细胞引发凋亡情况。在运动致使骨骼肌细胞损伤时，不仅造成了细胞坏死，同时也导致细胞凋亡。有研究对骨骼肌凋亡及运动量和运动强度之间的关系进行了研究。借助跑台模型作为主要训练模型，将不同跑台设置为不同运动速度，研究运动训练后大鼠的股四头肌所出现的肌细胞凋亡情况。结果发现运动速度与骨骼肌细胞凋亡情况成正比。有人也发现在游泳运动后，大鼠的骨骼肌凋亡情况明显增加，随着时间的延长逐步降低，但是仍然在第3周的时候，相较对照组大鼠明显增高，且线粒体膜电位也明显较高。同时有相关研究还发现在大鼠慢性力竭训练后，骨骼肌细胞bcl-2表达呈现下降趋势。研究表明主要由于患者体内的内质网、线粒体的损伤引发骨骼肌细胞凋亡。

运动调节线粒体介导骨骼肌细胞凋亡的信号通路就是从生物学细胞分子层面促进/减缓细胞进程。不同的运动强度、运动方式对线粒体介导的细胞凋亡的影响存在差异。适宜的运动强度可使线粒体产生适应性改变，抑制肌细胞凋亡，过大强度运动或促进细胞凋亡。目前运动调节线粒体介导骨骼肌细胞凋亡的直接研究较少，许多问题尚未解决。在现有的研究中，运动仅作为一个变量。运动强度、类型、时间长短等因素对线粒体介导的细胞凋亡的影响都有待进一步深入研究。

二、骨骼肌内血流及其在运动时的调节

（一）肌中血流量

循环系统面对最严峻的情况就是剧烈的体力活动。此时肌内血流量可增加20倍（这比其他组织都多），这是因为体内骨骼肌的量最大。这使一个年轻人在剧烈运动时的心输出量达到正常的5倍，在训练有素的运动员中，能高达7倍。安静时，每分钟每100g骨骼肌的血流量是4~7ml。但是一个训练有素的运动员在剧烈活动时，这个量能加大12~20倍，增加到每分钟每100g肌50~80ml。安静时肌中的毛细血管大约只有12%~20%是开放的。但在剧烈活动时，所有的毛细血管都开放。这使氧和其他营养物质从毛细血管扩散到肌纤维中的距离缩短，且加大了营养物质从血内扩散出来的表面积。

（二）骨骼肌血流的调节

分局部调节和肌血流量的神经控制两个因素。活动时，骨骼肌血流量显著增加，这主要是靠肌内的局部效应，直接作用于小动脉，造成血管扩张。肌活动时局部血流量的增多，可能是几个因素同时作用的结果，其中最重要的是肌组织中溶解的氧减少。活动时肌耗氧非常快，从而使组织液中的氧浓度降低，使得血管扩张。缺氧使一些扩张血管的物质（如腺苷、钾离子、乙酰胆碱、ATP、乳酸和二氧化碳）被释放出来。遗憾的是，目前还不知道这些物质在肌活动时各自所起的作用。除了局部组织调节机制外，骨骼肌还有交感神经纤维分布。但其对肌血流量的作用远远不如局部控制因素，因此并不十分重要。

第七节　骨骼肌的力学性质

一、基本情况

骨骼肌附着在两块或两块以上的骨面。中间跨过一个或数个关节，肌收缩时可牵引它所附着的骨骼运动。在运动过程中，多为一骨的位置相对地固定，另一骨相对地移动。肌在工作时，骨的固定和移动有以下三种情况。

（一）近固定（近侧支撑）与远固定（远侧支撑）

每块肌的附着点可分为起点和止点。起点通常是指靠近身体正中面和头部的（在四肢是近侧附着点）或是指在肌收缩时较固定的点，故又称定点；止点则通常指离正中面较远的附着点（在四肢是远侧的附着点）或是指肌收缩时在移动的一个附着点，故又叫动点。不过定点和动点不是恒定的，当工作条件改变时，两者可互相交换。当定点在近侧时，叫近固定（或近侧支撑）；定点在远侧时，叫远固定（或远侧支撑）。例如，肱肌两端分别固定在肱骨和尺骨上，当定点在上臂（近固定）时，动点在前臂，肱肌收缩可引起前臂的运动，如弯举杠铃。相反，当定点在前臂（远固定）时，动点在上臂，肱肌收缩可引起上臂的运动，如在单杠上做引体向上动作。

（二）上固定（上支撑）与下固定（下支撑）

在分析附着在躯干上的肌的工作时，往往称上固定（上支撑）和下固定（下支撑）。例如腹直肌，它的上端在5~7肋软骨和胸骨剑突上，下端在耻骨上。做仰卧举腿时，腹直肌是在上固定的情况下进行工作的；做仰卧起坐时，腹直肌是在下固定情况下进行工作的。

（三）无固定（无支撑）

无固定（无支撑）是指肌在工作时，它的两端都不固定，这常见于腾空后一些相关运动中。例如，挺身式跳远中的腾空动作。

二、骨骼肌的力学作用

一块肌或一个肌纤维束产生的力量是由每个肌纤维所产生力的总和组成。肌愈是粗大，其肌纤维横切面之和就愈大，肌力就愈强。在研究肌的力学作用时，不能将单个肌看成是一个独立的单位。因为同一块肌的不同部分具有完全不同的作用。神经冲动在不同时间内轮流控制和刺激肌的不同部分。然而我们还是将大多数肌看成一个力学单位。不管怎样，肌纤维是构成肌活动的基本要素。肌合力作用线叫肌拉力线。

对那些肌纤维总是从起点直线走行至止点的肌肉来讲，起点表面的中线至止点表面的中线的连线就是该肌拉力的方向，如图9-1。但如果由于骨突或韧带致使肌或肌腱的走行弯曲，以便肌能在骨突或肌腱上像滑车样地迅速移动，这样肌拉力的方向就是自然曲线的走行。在这种情况下，肌拉力的方向是从止点处的中点走向肌或肌腱弯曲处滑车的中点。通过多个关节或滑车的肌或肌腱就是按照这种方式完成肌拉力的。就其肌拉力的方向而言，可分为两个或多个单位或者是多个单关节肌，如图9-2。例如，指深屈肌腱即通过几个由纤维鞘所形成的滑车样结构。肌拉力的方向在每一个关节上都是不相同的，有的或根据构成关节的各个骨骼的形状而定。然而，具体的牵拉方向是根据关节两端滑车中点间的直线而定（图9-3）。在任何节段上，肌在近端滑车处牵拉的方向不因起点或位置的任何变化而发生改变。

肌对肌腱的牵拉作用：当肌纤维平行或近似平行于肌腱的走行时，整块肌作用在肌腱上。然而，羽状肌只有部分作用力直接作用在肌腱上，由于部分牵拉力的作用使得肌腱容易向一侧倾斜，所以肌腱周围组织的挤压对消除这种趋势就显得非常重要。双羽肌两侧的拉力是平衡的。例如，如果肌纤维是以60°嵌入肌腱（图9-4），那么很容易用作用力的平行四边形法则来确定肌拉力，沿着肌腱方向的拉力相当于肌拉力的一半。

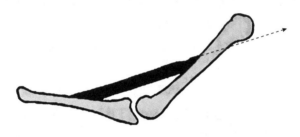

图9-1　肌拉力线示意图（1）

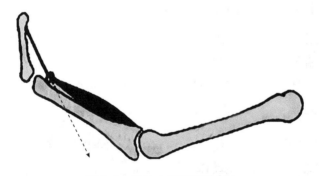

图9-2　肌拉力线示意图（2）

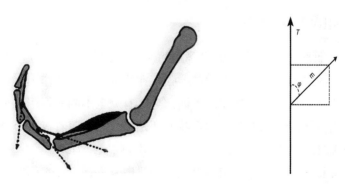

图9-3　肌拉力线示意图（3）　　　　图9-4　肌拉力示意图

m代表肌肉拉力的方向和力量；

t代表与肌腱运动方向相同的力；

φ代表肌纤维嵌入肌腱的角度。

cos φ =t/m, cos 60°=0.5；

0.5=t/m, t=1/2m；

If φ = 72°30′, cos = 1/3；

φ = 41°20′, cos =3/4；

φ = 90°, cos = 0；

φ = 0°, cos =1。

当锐角φ变小时，作用在肌腱牵拉方向上的力增大。在41°左右时，3/4的拉力将被用在肌腱方向上；而在0°时，则为全部的拉力。嵌入角增大时，作用在肌腱上的牵拉力减小。当嵌入角在72°左右时，1/3的肌力将作用在肌腱方向上；而在90°时，作用在肌腱上的拉力为0。

肌力取决于肌纤维数量，这在肌横切面上可以观察到，也就是实际通过生理横切面上所有肌纤维的数量。在那些肌纤维走行与肌腱平行或接近平行的肌中，肌纤维的数量与其解剖横切面上的数量相等。然而在单羽肌和双羽肌中（图9-5），与解剖学的横切面相比，其生理学的横切面可近似于直角。横切面的中心所显示的是长短不一的单根肌纤维，长度从9mm到30.4mm不等。因此，在生理学的横切面上不大可能显示所有肌纤维。有研究对肌力进行了大略的估计，即生理横切面上每平方厘米可产生

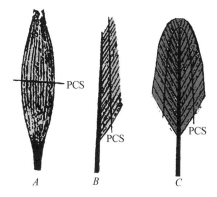

图9-5　单羽肌和双羽肌生理横切面

的肌力，而不是按照肌纤维的数量来计算。德国生理学家Fick估计每平方厘米可产生大约10kg的肌力，这被称作是绝对肌力。这样，一块肌的全部肌力应该是其横切面的平方厘米数乘以10kg。

肌做功：在实际应用中，可用千克来表达肌所做的功。为了计算肌在最佳条件下所能做的功值，就必须了解以下三点：①肌生理横切面面积；②肌最大收缩值；③关节所处的位置。

功=所举起的重量 × 所举起的高度，或者功=拉力 × 距离，拉力=生理横切面面积 × 绝对肌力。

如果一块肌生理横切面的面积是5cm²，那么，它的拉力为5 × 10=50kg。如果距离为5cm，那么该肌所做的功即为50 × 0.05=2.5kg·m。如果能确定该肌生理横切面的面积，再乘以绝对肌力10kg，则能很容易地获知拉力的大小。为了计算出该肌所做功的大小，必须了解该肌对所牵拉关节回缩的确切数值，因为功=拉力 × 距离。但是肌的拉力在收缩过程中并不是恒定的，而是在此过程中不断减弱。其最大收缩力出现在收缩的开始阶段，而后

逐渐减弱，图9-6显示了这种收缩力的变化。

DV表明张力是如何从相当于中立位（M）两倍的最大值（在肌伸展位）降到完全收缩时为零的情况。

ΔADV等于做功图，事实上它的斜边不是直线，而是一个向下凹的曲线。这一三角形的面积与矩形AMM′V的面积相同。

AM即平均肌张力。功=AM×AV。纵坐标表示拉力，单位是牛，横坐标表示做功长度，单位是米。

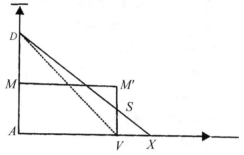

图9-6　肌肉收缩力变化示意图

AMD（纵坐标）=拉力；

AVX（横坐标）=缩短的程度；

AD=肌肉拉力的大小或所处的拮抗位置；

AV=实际肌缩短的长度；

AM=中间位置上的拉力=绝对肌力。

虽然肌运动时其张力是不断变化的，但是结果却与中立位时的收缩相似。事实上，所做功的量比以上所述的量稍大一点，因为即使肌在极度收缩时仍保持一定的张力，以至于最大功的图与ADX相似。我们知道肌的实际极限收缩度为其长度的80%，此时止点处的肌腱已经发生断裂。

梯形ADSV的值与所做功的值十分接近，既然ADSV不比AMM′V大很多，且值很接近，所以可以使用后者代替前者。仅需要肌张力和缩短距离就可以确定肌做的功，所以羽状肌的肌纤维角度和杠杆臂就不予考虑。

图9-7表明了杠杆臂在决定肌所做功的大小时是不重要的。JB和JB¹代表了以J为关节的两个长骨。CD和EF代表相同横截面积的两块肌的牵拉方向，每块肌的肌张力都为1kg。从J到CD和EF的垂线Jc和Je分别为40cm和23cm。静力矩为

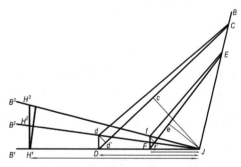

图9-7　杠杆臂在肌肉做功中的作用

1kg×40cm=0.4kg·m和1kg×23cm=0.23kg·m，因此在长骨JB¹上H¹处（距离J点100cm）的第一块肌能举起相对较大的负荷（L），而第二块肌所能承受的负荷暂定为L¹。

如果L×100cm=1kg×40cm，也就是L=0.4kg时，第一块肌就达到平衡。对于第二块肌来说：L¹×100cm=1kg×23cm，则L¹=0.23kg。

假设JB固定，而JB¹在以J点为中心，以纸为平面之上运动，肌CD以1kg的张力收缩5cm，Cd=CD-5cm，JB¹的位置变为JB²，负荷（L）将从H¹被抬升到H²。

如果第二块肌也以1kg的张力收缩5cm，那么Ef=EF-5cm，骨JB¹的位置变为JB³并且重量或负荷（L）将从H¹被抬升到H³。现在的问题是如何证明两个

过程中所做的功是相同的，也就是都为 $1\,kg \times 5\,cm = 0.05\,kg \cdot m$。如果如此，那么 $0.4m \times H^1H^2 = 0.23m \times H^1H^3 = 0.05\,kg \cdot m$。

既然直线 Cd 和 Cd′ 比起弧线 dd′ 来说足够长，那么就可以把这个弧线当作直线。同样，对 EF 来说，弧线 ff′ 也可以看作直线。同样方式，对于直线 JB¹ 我们可以把短弧线 Ff、Dd、H^1H^2 和 H^1H^3 看作直线。$\Delta Ddd'$ 和 $\Delta Fff'$ 的边 Dd′ 和 Ff′ 分别为 5cm。杠杆臂 DJ=60cm，JF=30cm。

$\Delta Ddd'$ 和 ΔDcJ 相似：

因此，Dd=300/40；

且 H^1H^2 : Dd=100 : 60；

H^1H^2 : 300/40=100 : 60；

H^1H^2=300/24；

Ff = 150/23；

H^1H^3 : Ff = 100 : 30；

H^1H^3 : 150/23 = 100 : 30；

H^1H^3 = 1500/69；

因此两个过程中所做的功是 $400 \times 300/24 = 230 \times 1500/69 = 5000$，即均为 $0.05\,kg \cdot m$。

由此可以看出两块肌做功的大小取决于收缩幅度和张力的大小，而不是杠杆臂。在第一块肌，较大负荷移动了一个相对较短的距离。而在第二块肌，一个较小的负荷则移动了一个较长的距离。

羽状肌所做功的大小不是由肌纤维嵌入肌腱止点处的角度所决定，图9-8可以说明这一情况。

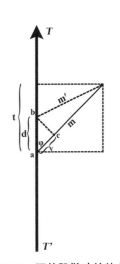

T′T = 肌腱牵拉的方向；

m = 肌纤维收缩前的方向；

m′ = 肌纤维收缩后的方向；

v = 收缩幅度；

φ = 肌纤维止点的角度；

t = 肌腱；

图9-8 羽状肌做功的特点

分力 = m × cos φ = 由肌腱为平衡肌张力所产生的重力；

d = 肌腱被牵拉的距离；

m × v = 肌纤维收缩所做的功；

t × d = 肌腱运动所做的功；

如果认为距离 v 很小，那么线 bc 就可以看作似乎与 ac 垂直。

既然，t= m × cos φ 或 m = t/ cos φ；

那么，m × v = t/ cos φ × d × cos φ = t × d。

如果以上所述对于一个很小的收缩是正确的话，那么对于如此一系列的收缩和由此类推一个较大的收缩也是正确的。

假设 φ = 60°，m = 10kg，v = 5mm，收缩的肌纤维所做的功 = m × v 或 10 × 5kg·mm。

cos φ = 1/2，因此，t = 1/2m = 5kg，d = m × v/t = 2v = 10mm。或者说肌腱所做的功是举起 5kg 的负荷移动了 10mm，并且肌纤维也做了同样大小的功。肌腱上的负荷是肌负荷的一半，但是肌腱负荷所移动的距离是肌缩短长度量的两倍。

如果 φ = 41°20′，那么 cos φ = 3/4，因此，t = 3/4m 且 d = 4/3v，td = mv

比起那些肌纤维与肌腱方向相同的肌纤维，在羽状肌中，有一个十分不好的现象，那就是肌腱完成移动的幅度小于肌收缩的幅度。

三、关节肌的活动

如果现在考虑覆盖在一骨固定而另一骨可动的单关节上的单一肌的活动情况，将发现肌牵拉被分成两部分，一个转动部分和一个摩擦或者说是压力部分，如图 9-9 所示。

DP = 肌起点附着处的固定骨；

DK = 可动骨；

OI = 肌起点到止点的连线；

IM = 肌牵拉的大小和方向。

如果平行四边形由 It 和 Mb 两条到 DK 的垂线构成，那么 It = 转动分力，Ib = 对抗关节的分力。

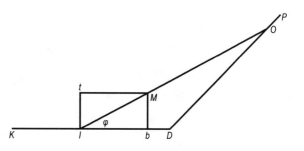

图 9-9　关节肌活动力学示意图

两部分分力的大小是由嵌入点角度 φ 所决定的。这个角度越小旋转分力就越小，当这个角度接近 90° 时，旋转分力最大。

It = IM × sin φ

Ib = IM × cos φ

If φ = 90°，cos φ = 0，sin φ = 1，因此 Ib = 0 且 It = IM；

If φ = 90°，cos φ = 1，sin φ = 0，因此 Ib = IM 且 It = 0。

随着骨 DK 的运动，嵌入角不断变化，因此两部分分力的大小也不断变化。

例如，如果从起点 O 到关节 D 的距离大于从 D 到止点 I 的距离，如肱肌或肱二头肌，在嵌入角为 90° 之前（这是肌做功的最大角度），转动分力是不断增加的，而压力却不断减少。如果运动持续并超过这一点，使肌旋转分力不断减小，压力变为一种使构成关节两骨趋于分离的一种力，并不断增大，如图 9-10 所示。

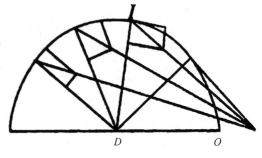

图 9-10　肌旋转分力变化示意图

当骨DK处于嵌入角为41°20′的位置时，压分力=3/4IM，旋转分力=1/4IM，60°时，两部分力相等，90°时，压分力=0，旋转分力=IM，131°21′时，压分力就变成一种牵拉分力=1/4IM，此时旋转分力=3/4IM。

如果从起点O到关节D的距离小于从D到止点I的距离，例如肱桡肌，随着关节屈曲嵌入角逐渐增加，但不可能达到90°，旋转分力不断增加到某一固定值后再慢慢地减小（图9-11）。而压分力开始不断减小后再慢慢增加，并总保持着一个较大的值，且其与关节的方向一致。

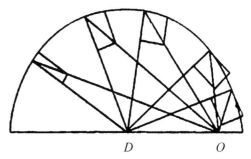

图9-11　肱桡肌旋转分力的变化

四、杠杆原理在骨骼肌中的应用

大多数肌对骨的作用和杠杆原理（图9-12）基本相同。Ⅲ类杠杆运动方式是最普遍的，如肱二头肌、肱肌在前臂骨的运动。杠杆Ⅰ可见于寰枕关节作为类似支点和颈背肌作为杠杆力的一些头部活动中。另一个较为普遍的例子就是通过收缩腓肠肌和比目鱼肌来提升身体高度时脚的运动。这里踝关节作为支点，而来自地面作用于足趾的力作为杠杆力，这就经常被认为是杠杆Ⅱ，虽然不很规范。如果一个人腿朝上用头着地倒立，并在其脚趾跖面施加一重量，这时如果通过腓肠肌的收缩来抬升这一重量的话，就可以获得如Ⅰ所示的杠杆。由于没有认清三种类型杠杆中具有不同的支点和力这一事实，就会带来一些模糊的认识，虽然这三种杠杆有一些共性的基本活动机制。如果支点位于地面上，作用的力也必定直接或间接由地面的反作用而来，或者是由于重力吸引所致，或者就是朝地面向下推的力。如果作用力附着于重量，将不会有杠杆活动，人体也不会表现出Ⅱ类的杠杆形式。

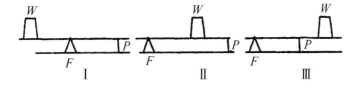

图9-12　杠杆类型示意图

附：常用术语

为了理解人体骨骼肌的运动，就必须熟知骨骼肌的具体构成，彩图9-11是骨骼肌必备知识；其次是人体运动的方位术语。在描述人体运动时，身体各部分位置的变化都以人体标准解剖姿势为基准，并由此定出下列一些常用的解剖学方位及相关肌的术语。

上（superior）：靠近头部的称为上。

下（inferior）：靠近较低处的称为下。

前（anterior）：靠近腹侧的称为前。

后（posterior）：靠近背侧的称为后。

内侧（medialis）：靠近身体正中线的称为内侧。

外侧（lateralis）：远离身体正中线的称为外侧。

近侧（proximalis）：四肢靠近躯干部分称为近侧。

远侧（diatalis）：四肢远离躯干部分称为远侧。

桡侧（radialis）：前臂的外侧称为桡侧。

尺侧（ulnalis）：前臂的内侧称为尺侧。

腓侧（fibularis）：小腿的外侧称为腓侧。

胫侧（tibialis）：小腿的内侧称为胫侧。

浅（superficialis）：靠近皮肤或器官表面的称为浅。

深（profondus）：远离皮肤或器官表面的称为深。

滑车：有2种，一种是覆盖有软骨的槽，位于肌腱通过骨面处；一种是通过肌腱的结缔组织环。肌腱在滑车处改变方向，由于滑车的存在肌腱不至于向旁移位，对肌腱起固定作用。肌腱与滑车间夹有滑液囊。

滑膜囊：为封闭的结缔组织囊，直径由几毫米到几厘米。囊腔呈裂隙状，其中有少许滑液，以增加润滑，减少摩擦，促进运动的灵活性。滑膜囊位于肌与坚硬组织之间（肌下滑膜囊）、腱与坚硬组织之间（腱下滑膜囊）、关节凸面及骨与韧带常受压迫的皮下（皮下滑膜囊）。

肌疲劳感：是一种疲劳无力感，原因尚不明。可能是在乳酸和酪酸等酸性物质的刺激下发生的。肌持续而强烈的收缩将导致疲劳，其原因单纯是由于丧失了收缩的能力以及肌纤维的代谢过程不能持续给肌做同样的功。神经仍可继续维持功能，神经冲动通常也可以由神经肌肉接头到达肌纤维，甚至动作电位也可扩布到整个肌纤维，但是肌收缩却越来越弱，因为肌纤维本身的ATP已耗竭。

挛缩：是一种可逆的持续性收缩，与强直收缩不同，因为没有传导的动作电位。生理学上的挛缩通常是指不伴有动作电位、持续时间长、不扩散的收缩，它是可逆的。如果膜发生持续去极化，将导致挛缩。

肌肥大：若反复进行运动或强烈的肌活动能引起肌纤维变粗，张力增加，造成肌体积增大，这种现象称为肌肥大，也叫作机能性肥大。

参考文献

［1］徐丰彦，张镜如.人体生理学［M］.2版.北京：人民卫生出版社，1989.

［2］郑筱祥.生理系统仿真建模［M］.北京：北京理工大学出版社，2003.

［3］A.C.盖顿.人体生理学基础——正常功能与疾病机理［M］.周佳音，主译.兰州：

甘肃人民出版社，1980.

［4］体育运动学校《运动解剖学》教材编写组.运动解剖学［M］.2版.北京：人民体育出版社，1984.

［5］真岛英信.生理学［M］.姚承禹，等译.北京：人民卫生出版社，1987：53.

［6］蔡明轩，王美辰，徐治成，等.神经细胞分泌因子促进骨骼肌细胞生长［J］.中国组织工程研究，2016，20（42）：6324-6329.

［7］Wang Y，Wehling-Henricks M，Welc SS，et al.Aging of the immune system causes reductions in muscle stem cell populations，promotes their shift to a fibrogenic phenotype，and modulates sarcopenia［J］.FASEB J，2019，33（1）：1415-1427.

［8］袁静.运动和骨骼肌细胞凋亡研究进展［J］.当代体育科技，2018，8（23）：5-6.

［9］谢娇娇，冯燕，姜丹阳，等.运动和衰老介导骨骼肌卫星细胞功能的研究进展［J］.中国预防医学杂志，2020，21（10）：1153-1160.

［10］张玉寒，陈雪飞，张靓.骨骼肌支链氨基酸代谢小分子与运动［J］.生理科学进展，2021，52（2）：139-145.

［11］黄力平，曹龙军，刘畅格，等.运动防治骨骼肌萎缩的关键技术和康复应用研究［J］.中国科技成果，2021，22（5）：25-26，37.

［12］蔺海旗，陈亮，王震，等.运动对线粒体介导骨骼肌细胞凋亡信号通路的影响［J］.中国细胞生物学学报，2021，43（1）：118-124.

（李义凯，周永富）

第十章　软组织常见压痛点

软组织压痛点有其自身特点和分布规律以及各自的解剖结构基础，在软组织疾病的诊断、鉴别诊断、治疗、预后以及疗效评价中有着至关重要的作用。很多情况下压痛点是软组织痛患者的唯一体征和诊断依据，临床软组织压痛点的检查是其他检查方法或手段所无法替代的。熟悉并掌握常见软组织压痛点的分布、解剖基础、临床特点、检查手法和临床意义等内容，对于及时和准确地诊疗软组织痛疾病有重要的临床指导意义。准确、快速地寻找软组织压痛点需要检查者具有很好的局部解剖学知识和检查技巧以及丰富的临床经验。但有关压痛点的基础研究尚处于空白状态。本章介绍了人体常见的软组织压痛点的分布规律、解剖学特点、正确的检查手法及临床意义等内容。

第一节　概　述

由于人体解剖结构和生物力学特点以及不同疾病的病理解剖等因素的影响，不同疾病所致软组织痛点的发生和分布有其自身的特点和规律。例如网球肘的痛点分布在肘外侧，主要见于肱骨外上髁、桡骨头的环状关节面和肱桡关节间隙处；纤维肌痛综合征的痛点多为全身对称性的9对压痛点；手部屈肌腱狭窄性腱鞘炎的压痛点多见于掌骨头所对应的掌面。不同肌肉发生肌筋膜炎时都有着各自特征性的压痛点存在，如旋后肌在手三里、斜方肌在肩井穴以及腘肌在腘窝中央偏下的位置等。对于很多软组织痛性疾病，在临床检查时，医生所能检查和发现到的体征可能就是压痛点。因此，根据患者的主诉，依据局部解剖学知识，准确地进行触诊检查并确定压痛点，对于软组织痛的正确诊断和精确治疗有着重要的临床指导意义。

准确地寻找并确定软组织压痛点的所在部位对正确诊断及合理治疗十分重要，但前提是临床医生需要熟知与软组织压痛点相关的解剖学、病理学和诊断学等学科的知识和正确的检查手法。正确的软组织压痛点触诊检查手法对于准确、方便地查找压痛点以及避免医生自身指节关节的劳损或损伤都至关重要。临床常见的检查手法多为用术者拇指指端或指腹在所要检查的部位上进行仔细的按压触诊，使用最广泛的是宣蛰人所介绍的滑动按压指法。正确的检查手法是：触诊按压时的手势为拇指的指间关节腹面抵在食指的中节指骨上，以拇指的指端或指腹进行垂直按压。这样的手势可以避免因拇指大力长期按压，而使医者拇指指间关节过伸，造成拇指指间关节的劳损或损伤。压痛点的触诊检查应从健侧向病变区逐一触诊，并与对侧作比较以感知两侧的疼痛差异。触诊的检查手法应先轻后重，缓慢进行，不可一开始即以强力按压检查，以避免患者的紧张或肌肉痉挛，从而影响医生判断压痛的深浅和部位。有时为仔细、慎重或疼痛面积较大或痛点较多时，需要多次反复按压才能确定最初的压痛点。检查时，视情况嘱患者取俯卧位、仰卧位、坐位或立位。检查者应按照一定的顺序和步骤或者医生的个人习惯进行按压检查。检查前医生应修剪指甲，避免按压时伤及患者的皮肤。按压时术者的拇指掌指关节、腕关节和肘关节应制动，使上肢成为一个屈曲或伸直为一体的杠杆。在做按压时，术者只能用肩关节的活动来控制按压拇指的移动，而不能利用指间关节、掌指关节、腕关节和肘关节的活动，因为肩关节周围的肌肉大且有力，不易劳损，而前臂及手部的肌肉少且相对肌力较小，易劳损。

本文所介绍的软组织压痛点是指因软组织急、慢性劳损性或损伤性疾病所致的局部病理变化而出现的压痛点，而不包括感染，如局部炎症、内脏疾病、血液疾病和肿瘤等疾病所造成的软组织压痛点。此外，本书所介绍的软组织压痛点与中医学临床常用的"穴位"没有直接的联系，因为本章所介绍的压痛点是以解剖形态学为基础的压痛点，而不是根据穴位而定。但二者之间有一定的联系，如有些压痛点与中医学的"阿是穴"或一些穴位的体表位置相吻合。如肩井穴与斜方肌、手三里与旋后肌、天宗穴与冈下肌、环跳穴与梨状肌等。就目前而言，有关压痛点、阿是穴和激痛点的研究几近空白。仅有很少文献进行过理论探讨。如陈德成等人简述了阿是穴、压痛点和激痛点的概念和发展历史。认为三者皆为疼痛或内脏疾病的反应点，但从理论来源上讲，阿是穴源于经筋理论，压痛点源于软组织肌肉理论，激痛点源于肌筋膜理论；从解剖特点上讲，阿是穴是在经筋、分肉之间，压痛点是在肌肉的骨骼附着处（起止点），激痛点是在神经肌肉的运动点上；从反映病症上讲，阿是穴主要反映软组织病变和内脏病变，压痛点主要反映软组织病变，激痛点主要反映软组织病变和少数内脏病变。阿是穴从广义上说包括所有的痛点和压痛点，当然也包括宣蛰人压痛点和激痛点，可以说压痛点和激痛点是阿是穴的表现形式，使阿是穴更具体化且便于寻找，同时又丰富了阿是穴理论。但两者并不是阿是穴的全部内容。激痛点除压痛点外，还包括进针的肌肉和结节等。

第二节　头颈部软组织压痛点

头颈部的压痛点主要表现在枕骨下项线以下、C₂棘突以上的头颈段。但这些压痛点的发生部位以及临床意义往往被忽视。连接颅底和上颈段的肌肉是人体最易发生劳损及肌筋膜痛的肌肉之一，如胸锁乳突肌的乳突部、上斜方肌的附着处、头夹肌、头后小直肌和头后大直肌。

1.颞部 压痛点局限在颞肌肌腹部（太阳穴及附近），多为颞肌肌筋膜炎。颞肌起自颞窝，当嘱患者做张口或咬牙动作时可明显触及颞肌的收缩。

2.颞下颌关节 由下颌骨的下颌头与颞骨的下颌窝和关节结节构成，关节面覆盖有纤维软骨，关节囊松弛，囊内有纤维软骨构成的关节盘。检查压痛点时嘱患者做张口运动，在耳屏的前方、颧弓的下方可触及下颌头的运动，由此来确定颞颌关节的位置。此部位压痛可见于颞下颌关节功能紊乱或关节劳损等病变。

3.枕骨上项线 枕鳞中央最突出的部分是枕外隆突，由此向两侧延伸至乳突的骨嵴即为枕骨的上项线。其上有斜方肌、颅顶肌、头夹肌、头棘肌和头半棘肌等附着。上项线部位表浅，按压时不需要较大的力量即可确定压痛点。

4.枕骨下项线 位于枕外隆突及枕骨上项线下部。在下项线内侧靠近中线处有头后小直肌附着，外侧部有头后大直肌以及头半棘肌附着。由于这些肌肉的附着点都位于颅底，靠近枕骨大孔处，位置较深，难以触压，故在按压这些肌筋膜压痛点时需要准确定位及较大的压力。

5.咬肌 由于咬肌起自颧弓的下缘和内面，斜向后下止于咬肌粗隆，故在颧弓至下颌角间可以触及咬肌，特别在咬紧牙关以及咀嚼时更易确定本肌的位置。咬肌肌筋膜炎的压痛点多在肌腹部。

6.乳突下 位于耳垂后乳突下的压痛，包括乳突前下部和乳突后下部的压痛，在临床上都是很常见压痛点。此处有寰椎的横突、胸锁乳突肌乳突部、头夹肌、肩胛提肌、头上斜肌、头下斜肌、头外侧直肌和头最长肌等肌的附着。临床常见引发乳突下压痛的是寰椎的横突、胸锁乳突肌和头夹肌等。

7.头后大直肌 位于枕骨下项线与枢椎棘突之间，头后小直肌的外侧。触压定位时以脊柱最上端的棘突（C_2棘突）为标志，其外上部即为头后大直肌。压痛点多见于肌腹部及下项线附着处。

8.头后小直肌 位于枕骨下项线与寰椎后结节之间，头后大直肌的内侧。触压定位时以 C_1 后结节和枕骨下项线为标志，其间即为头后小直肌。由于本肌极短，故按压困难，需要较大的按压力及良好的解剖学知识。压痛点多位于肌腹部，加之 C_1 后结节很难触摸，如果患者肥胖或短颈，则更难按压。

9.胸锁乳突肌 其压痛点多位于其乳突部和肌腹。乳突部压痛点检查见"乳突下"，肌腹部压痛点很常见。由于胸锁乳突肌位于颈侧部，位置表浅，极易触摸，检查胸锁乳突肌肌腹压痛点可用2指或拇指与其余4指的捏持法检查，患者取坐位屈颈。

10.C_2棘突 枢椎棘突是临床上最常用的体表骨性定位标志。由于 C_2 棘突是颈椎各棘突中最宽大的棘突，加之其位于皮下，以及棘突呈分叉状，故极易触摸。同时 C_2 棘突也是很多颈项部肌肉，如头后大直肌、头下斜肌、颈棘肌和颈半棘肌等的附着处，因此本处也是临床较易发生压痛的部位之一。

11.项韧带 颈部的棘上韧带称项韧带。项韧带从棘突尖向后扩展成三角形板状的弹性纤维膜，上缘附着于枕外隆突与枕外嵴，向下至 C_7 棘突与胸椎的棘上韧带相续。项韧带有限制棘突过度前屈的作用，加之其有很多颈项部肌肉的附着，如头后大/小直肌、斜方肌、小菱形肌、头夹肌、颈半棘肌和头棘肌等，故易劳损产生疼痛。检查时患者取坐位，头略前屈，从枕外隆突开始用拇指按压，直至C_7棘突。由于此处表浅，极易触摸并发现有无压痛点。

12.颈椎椎弓板或关节突关节　患者取坐位，头略前屈，颈椎的椎弓板和关节突关节位于棘突旁，因位置较深，检查者需要用力按压方能察觉压痛点。一般是棘突旁为椎弓板，再向外即为关节突关节，关节囊附于关节面周缘。一般$C_{5~6}$或$C_{6~7}$棘突旁压痛多见于颈肌劳损或关节突关节病变以及颈椎间盘突出症等。

13.斜角肌（前、中、后斜角肌）　前斜角肌位于$C_{3~6}$横突的前结节与第1肋之间，作用是上提肋骨和协助呼吸，毗邻臂丛神经。前斜角肌在第1肋上的附着点是压痛的常见部位，但由于第1肋前上方有锁骨遮挡，故此处压痛点的检查需要在锁骨后缘向胸腔方向的第1肋上按压，这样方能触及其附着处。中斜角肌起自$C_{2~6}$横突，止于第1肋前斜角肌之后，功能同前斜角肌，压痛点的按压方法同前斜角肌。后斜角肌起自$C_{5~7}$横突的后结节，止于第2或第3肋。功能同前，按压时应偏向后外侧，但很难触及其在第2肋骨上的附着点。

14.颈根部　位于肩井穴内侧，肩胛上角的内上方，浅面为上斜方肌肌腹，深面为肩胛提肌肌腹。此处压痛点易被忽略，由上述两肌所致的肌筋膜痛，常表现为落枕。上斜方肌位置表浅。其肌束斜向外下方，易触及。用力较小按压时的疼痛多源于上斜方肌，用力按压的疼痛可能来其下的肩胛提肌肌腹。肩胛提肌位于项部两侧，斜方肌的深面，起自上4颈椎的横突，止于肩胛骨的上角。从肩胛骨上角开始沿着肩胛提肌的走行进行按压易发现其肌腹上的压痛点以及紧张的肌腹。

第三节　肩、胸、背部软组织压痛点

肩胛部软组织压痛点分布很有规律，这些压痛点分布于肩前、肩峰下、肩胛区以及冈上窝。肩前部和肩胛区的解剖位置表浅，触压容易，如喙突和天宗穴处的冈下肌等，而肩峰下处的压痛点，如肩峰下滑囊以及冈上肌肌腱的压痛则由于位置较深并覆盖有厚厚的三角肌而较难检查。

1.喙突　这是肩前部，也是肩部最常见的压痛点。此处有胸小肌、喙肱肌及肱二头肌短头腱附着。肱二头肌短头腱偏外，喙肱肌偏内，胸小肌腱位于最内侧，此外还有喙突部滑囊。喙突位于锁骨外下部，肱骨小结节的内侧，位置浅表，极易触摸。但有时易将肱骨小结节误认为是喙突。

2.喙突外　从喙突向外按压，紧邻喙突外侧。此处也是临床常见的肩部压痛点，不过临床对此关注程度不够。此处压痛点位于两个骨性结构之间，即喙突和肱骨小结节之间。此间有喙肱韧带、肩锁韧带、肩胛下肌、腱膜和滑囊等结构。检查者用指尖在两骨性结构之间垂直向后按压即可触及压痛点。位于喙突外上方的喙肩弓是肩部重要的解剖结构。

3.肱骨小结节　位于喙突外侧，是肱骨结节间沟的内侧小骨突，位置表浅，易触及。体表按压时，与喙突的鉴别是肱骨小结节可以随着肩关节前后摆动，而喙突则无。此处压痛多见于腱膜损伤等病变。

4. 肱骨结节间沟　此处压痛多见于肱二头肌长头腱及其腱鞘炎。检查时，患者取坐位或仰卧位，手掌向前，检查者用拇指尖仔细按压。在外侧的大结节与内侧的小结节这两个骨性标志之间，有一个纵向走行的骨沟，即结节间沟。由于肱二头肌长头腱可在沟内滑动，故在检查时可嘱患者屈伸前臂，以便确定结节间沟的位置。

5. 肩峰下　压痛点局限在肱骨大结节的尖顶部为冈上肌腱附着处损伤，压痛点在肩峰前缘下方多为急性肩峰下滑囊炎，Dawbarn征阳性（急性肩峰下滑囊炎时，患肢上臂贴在胸壁侧面，肩峰前缘下方可有触痛，如上臂外展，滑囊移位于肩峰下，触痛消失，即为阳性）。

6. 肩峰角下　此处压痛点的位置较深，表面还覆盖有三角肌的后份，故需要较大的力量按压，方可触及压痛点。检查时患者取坐位，医生摸清患者的肩胛冈，沿肩胛冈向前外方有一转角，此转角即为肩峰角，转过肩峰角为肩峰。在肩峰角下用力按压可触及近似横向走行的肌腱，即冈下肌腱和下方的小圆肌腱。这两条肌腱向外附于肱骨大结节后部，压痛点多位于此。

7. 冈下窝　位于肩胛骨的冈下窝，其中点即天宗穴，也就是冈下窝的冈下肌部，是临床常见的压痛点之一。此处位置表浅，极易定位。压痛点多位于肩胛骨的冈下窝中央或附近的冈下肌的肌腹。可触及紧张的疼痛性肌束。

8. 肩胛骨外侧缘　在肩胛骨外侧缘上2/3的背侧面是小圆肌的附着处，此外也是临床最常见的压痛点。小圆肌纤维向外走行，其腱附于肱骨大结节的后下部。检查时患者取坐位，肩外展，在摸清肩胛下角后，沿着肩胛骨外侧缘向外上方按压，即可寻找到压痛点。

9. 盂下结节　此处为肱三头肌长头腱的附着处。由于此处有三角肌的后份覆盖，加之位置深在，故触摸困难。检查时，患者取坐位或俯卧位，肩关节外展，检查者沿着肩胛骨外侧缘向外上方触摸按压，直至关节盂的下方，从下向上按压即可触及肱三头肌长头腱的附着处。

10. 冈上窝　位于肩胛冈的上方，肩井穴附近，浅层为上斜方肌肌腹，深层的冈上窝内为冈上肌。此处压痛并伴有肌紧张，多为上斜方肌筋膜炎。深压痛为冈上肌筋膜炎。肩胛上切迹处压痛为肩胛上神经卡压征，但此处位置更加深在，是否能触压得到，有疑问。

11. 肩胛上角　沿着肩胛骨内侧缘向上，平肩胛冈以上为肩胛提肌附着处，此外还有局部的滑囊结构。由于表面有中斜方肌覆盖，按压时需要较大的力量方可触及压痛点。

12. 肩胛骨内侧缘　主要为大、小菱形肌的附着处。小菱形肌起自C_7和T_1的棘突、项韧带和棘上韧带，止于肩胛骨内侧缘。大菱形肌起自T_{2-5}棘突和棘上韧带，止于肩胛冈至肩胛下角间的肩胛骨内侧缘。在菱形肌表面有中、下斜方肌覆盖，检查时需要按照各肌纤维的走行，并用一定的按压力才可按压到菱形肌压痛点。

13. 胸椎棘突　胸椎棘突部是临床常见的压痛点，多发生在T_{3-7}段、检查时要分清深、浅压痛和间接性压痛。深压痛和间接性压痛表示病变组织深在，如椎间盘、关节突关节和椎体等。检查时患者多取坐位或俯卧位，双手交叉抱于胸前，低头，屈曲胸椎，以使胸椎棘突更向后凸起，利于检查。检查者用拇指指尖或指腹仔细按压各棘突尖及棘突间隙，以确定压痛点。压痛明显，而叩击痛不明显者是棘突炎或棘上韧带炎的特征，这表明疼痛部位表浅。

14.背部广泛性压痛 这种情况多见于颈背部肌筋膜炎和严重骨质疏松或是高尿酸血症等。

15.第2肋软骨 此处压痛往往被忽视。检查时，在患者体表前正中线扪及胸骨角，与胸骨角侧方连结的是第2肋软骨。第1~7肋的前端都是通过肋软骨与胸骨连结，而第2肋软骨是临床常见的压痛点，有时是第1肋软骨。此处压痛的临床意义包括纤维肌痛综合征的9对压痛点之一、挫伤、肋软骨炎或劳损等。

第四节 上臂、肘、前臂及手部软组织压痛点

上臂软组织压痛较少见，而肘部的软组织压痛点多见于肘外侧，分布有其规律。如网球肘的压痛点主要见于肱骨外上髁、肱桡关节间隙以及桡骨头的环状关节面。肘关节外侧其余两个常见的压痛点见于桡管和旋后肌。肘关节内侧的压痛点少于其外侧，主要分布于尺神经沟和肱骨内上髁下方腕屈肌腱附着处等部位。

1.桡管处 即尺泽穴上方，桡神经在肱骨外上髁近端10cm处出桡神经沟后走行于肱肌和肱桡肌之间，由后向前穿过外侧肌间隔，在肱桡肌与桡侧腕长伸肌之间走行。桡神经在上臂远端处其外侧为肱桡肌和桡侧腕伸肌，内侧为肱二头肌和肱肌，前为上臂深筋膜，后为肱骨和肱桡关节，形成一个骨–纤维–肌的管形结构，即桡管。此处压痛点较表浅，易触及。

2.肱骨外上髁 此处为前臂除拇伸肌外，其余四指伸肌腱的附着处。它是临床肘外侧痛常见的压痛点，临床意义多为肱骨外上髁炎（网球肘）。此压痛点极为细小、敏感。检查时患者取坐位，屈肘90°，需要用棉签或火柴头垂直按压，仔细检查，方可确定真正的压痛点。体表触摸及按压时，肱骨外上髁与桡骨小头环状面这两个骨性标志的区别是：旋转患者的前臂时，检查者手下的骨突无转动则为肱骨外上髁，转动则为桡骨小头环状面。

3.桡骨头环状关节面 检查体位和临床意义同肱骨外上髁，是网球肘常见的3个压痛点之一。压痛点多位于桡骨头环状关节面上，压痛点极小，但敏感。体表按压时与肱骨外上髁的区别就是旋转前臂时，桡骨头环状关节面可随着前臂的旋转而转动，但肱骨外上髁则无转动。

4.肱桡关节间隙 检查体位及临床意义同前，也是网球肘常见的压痛点之一，但也有可能是肱桡关节滑（囊）膜炎。由于肱桡关节间隙狭小，触摸时需要熟知局部解剖知识。检查者的拇指指尖与肱桡关节间隙走行一致，向关节腔方向进行按压，同时拇指屈伸指间关节做向上和向下的按压，以发现关节周缘的压痛点。

5.旋后肌 桡神经深支在桡侧腕短伸肌腱膜覆盖下和桡侧返动脉伴行一同进入旋后肌

浅层的腱膜弓下面，即Frohse腱膜弓。桡神经深支通过全长为5cm旋后肌管后在前臂中上1/3背外侧的桡侧腕长、短伸肌和指总伸肌之间的间隙穿出旋后肌管。旋后肌管入口是桡神经深支常见的卡压部位。此处压痛很常见，临床也常将此压痛点误认为是网球肘。检查时患者取坐位，屈肘，勿使肘关节悬空，以保证患者肘部肌肉放松，利于触摸。

6.肱骨内上髁 此处为前臂屈肌腱的附着处，也是临床较为常见的肘内侧压痛点。按压时嘱患者取坐位或卧位，屈肘90°。压痛点多位于肱骨内上髁最凸起处的下方，腕屈肌腱的附着处。由于此处位置表浅，故易触摸。

7.尺神经沟 肱骨内上髁与尺骨鹰嘴之间形成一沟，即尺神经沟。沟上有深筋膜覆盖，形成一骨性纤维管，尺神经走于其中。尺神经在沟内易受卡压或被沟底粗糙的骨凸磨损而产生疼痛或神经功能障碍。肘部畸形，如肘外翻明显时，尺神经易受牵拉而出现功能障碍。

8.尺骨鹰嘴 尺骨鹰嘴为肘后最明显的骨性凸起，位于皮下，表面无肌肉覆盖，在屈肘时极易触摸。局部有压痛点时多为局部滑囊炎或局部外伤所致。

9.肘关节周围 肘关节广泛性压痛，见于肘关节炎，如创伤性骨关节炎和结缔组织性疾病（RA）以及痛风等所致的关节炎等。

10.桡骨茎突 位于桡骨桡侧的骨凸处，即前臂下端腹侧与背侧皮肤交界的最隆起处。拇长展肌和拇短伸肌腱走行于桡骨茎突的浅沟内，其上有腕背伸肌支持带覆盖。检查时嘱患者握拳尺偏，使桡骨茎突更加凸起，更利于按压检查。桡骨茎突部有压痛者为桡骨茎突狭窄性腱鞘炎（妈妈手）。

11.三角软骨盘（复合体） 在桡骨远端的尺侧，毗邻腕关节处，三角软骨盘起自桡骨尺切迹下缘，止于尺骨茎突根部，为呈三角形的关节盘。三角软骨盘与尺切迹共同构成关节窝，跌倒时手着地易被损伤。检查者在腕关节，尺、桡骨之间偏向桡骨侧按压，即可触及三角软骨盘附着处的压痛点。

12.腕管 腕关节掌侧的腕骨与连接腕骨的腕横韧带形成一个骨-纤维管道，即腕管。其内有正中神经和9条屈肌腱通过。在类风湿关节炎、腱鞘囊肿、痛风、骨折脱位或其他炎症时，均可出现腕管相对狭窄，导致腕内压力增高，而使正中神经受压出现压痛。在腕管中央部按压或叩击时可使原有的手指麻木和疼痛症状加重。

13.尺骨茎突尖 检查时嘱患者做腕的桡偏动作。此处表浅，但压痛点细小，需仔细按压寻找。检查者用指尖在尺骨茎突尖部做仔细的滑动按压，以寻找压痛点。有压痛者，多为腕尺侧副韧带损伤。

14.鼻烟壶 拇指极度背伸、外展时，手腕和手背桡侧，有一尖部朝向拇指的三角形凹陷，称鼻烟壶。跌倒时手掌撑地后鼻烟壶处有明显压痛和肿胀多为腕舟骨骨折。桡侧界为拇长展肌和拇短伸肌腱；尺侧界为拇长伸肌腱；近侧界为桡骨茎突；窝底为舟骨和大多角骨，并有桡动脉分支通过。

15.拇指屈面近侧手指横纹处 此处为拇指的掌指关节水平。屈指肌腱狭窄性腱鞘炎的压痛点多位于此。按压时应在指腹正中央处用指尖按压检查，一般多可在指横纹上下处触及一圆形痛性肿块，此为因病变腱鞘近侧缘卡压而肿胀的肌腱。

16. 第2~5指屈面近侧手指横纹处　此处偏下部位是这些手指的掌指关节水平。屈指肌腱狭窄性腱鞘炎的压痛点多位于此。检查时的注意事项同前拇指的检查。

17. 腕关节　腕关节周围广泛性压痛多见于类风湿关节炎或创伤性骨关节炎以及痛风等。

18. 手指间关节　手指指间关节压痛多见于痛风、挫伤（有外伤史及单个手指发病）或类风湿关节炎（多个手指），多伴有局部肿胀。由于位置浅表，故易触摸到具体疼痛的部位。

第五节　腰部软组织压痛点

腰部软组织压痛点并没有想象得那么多。实际上最常见的压痛点依次为第3腰椎横突尖、$L_{4~5}$或$L_5~S_1$的棘间韧带和竖脊肌在骶骨背侧的附着处及夹脊穴等。除棘突外，腰部其他部位覆盖有厚实的肌肉，故触压时需要较大的力量。在判断病变部位的深浅时，要结合叩击试验。而在急性腰扭伤、盘源性腰痛或关节突关节滑膜嵌顿等一些疼痛剧烈，又严重影响腰部功能的患者中，往往检查不到明显的压痛点。

1. 腰椎各棘突尖部　此处压痛点的存在多见于棘上韧带损伤、棘突部滑囊炎或棘突骨折等。检查时患者取坐位或俯卧位（腹下垫枕，以使腰椎后凸）。

2. 腰椎棘突间　此处压痛多见于棘间韧带损伤，且以$L_3~S_1$棘间压痛点最为多见。这是由于95%以上的棘上韧带止于L_3或L_4，故此节段仅有棘间韧带，而无棘上韧带，造成此处解剖结构较薄弱，加之此处为负重部，多造成棘间韧带的损伤或劳损。检查时，患者取俯卧位，腹下垫枕，以使腰椎前凸曲度消失，利于检查。

3. 肋脊角　即在第11和12肋与竖脊肌外侧缘相交处，此处压痛点多见于肾脏疾病或L_1横突骨折或局部肌筋膜炎等。在此处进行压痛点检查时应与叩击检查相结合，以进一步区分疼痛的来源，因为肋脊角的叩击痛多提示深在的肾脏病变。

4. 第12肋尖　第12肋尖部的压痛点为第12肋尖综合征。检查时患者取坐位或俯卧位或侧卧位。由于第12肋是浮肋，肋尖游离，故检查者用拇指尖沿着第12肋向外下仔细按压方可触及第12肋尖部。

5. 腰部两侧竖脊肌　竖脊肌两侧存在局限性压痛点或较为分散的压痛点，表明有腰部肌筋膜炎。如果在第3腰椎水平一侧或双侧竖脊肌外侧缘可触及一圆形骨突，质硬并有明显的局限性压痛，则为第3腰椎横突综合征。

6. 腰椎棘突旁　腰椎棘突旁有压痛点多见于附着于椎弓板上的竖脊肌或关节囊的病变。如果大力按压，疼痛向患肢放射，多见于腰椎间盘突出症。检查时患者取俯卧位，由于位置深在，需大力按压。

7. 骶部菱形窝　窝内包括L_4至S_3间的皮下组织、棘上韧带、棘间韧带、脂肪组织以及腰背筋膜等结缔组织，两侧还有竖脊肌在骶骨上的附着。这些组织结构都是临床常见的软组织压痛点。检查时患者取俯卧位或腹下垫枕。

8.髂腰韧带 位于L$_5$横突至髂嵴缘的髂腰韧带是连结骨盆与腰椎之间的韧带，此处由于位置深在，难以触及，需要检查者用力按压方可触及压痛点。由于位置很深，且该韧带强大，髂腰韧带是否会出现损伤值得探讨。

第六节　臀部及股部软组织压痛点

骨盆环周围的髂嵴、髂前上棘、耻骨支、耻骨联合、坐骨结节、髂后上棘、骶骨和尾骨等处均可在皮下触及，如果这些部位及其上的软组织有病变性压痛点则极易被发现。髂嵴缘下的臀筋膜、臀上皮神经、臀大肌筋膜、臀中肌、梨状肌以及阔筋膜张肌等处是临床常见的压痛点。

1.髂嵴 髂嵴缘或髂嵴最高点处的压痛点表明有臀筋膜炎或跨越髂嵴的臀上皮神经损伤。一般臀上皮神经在髂嵴中点的内侧份穿出筋膜，压痛点多见于此。由于位置浅表，故极易触摸发现压痛点。

2.髂嵴最高点下外方 此处压痛主要见于臀中肌筋膜炎，在臀中肌的前外侧为阔筋膜张肌。此处是临床常见臀部的压痛点，这些压痛点敏感。检查时患者取俯卧位，由于位置不是很深，故中等程度的按压均可触及这些肌筋膜痛点。

3.髂前上棘 髂前上棘为缝匠肌和阔筋膜张肌的附着点，此处压痛可见于这些肌腱附着点的牵拉伤或劳损等。在髂前上棘内侧1~1.5cm处，股外侧皮神经经腹股沟韧带深面的髂筋膜与腹股沟韧带构成的骨纤维隧道（3cm），在髂前下棘5cm处穿阔筋膜至大腿前外侧部的皮肤。此处是股外侧皮神经最易受卡压或摩擦的地方，也往往被临床所忽略。检查时患者取仰卧位，屈膝、屈髋。在触摸清髂前上棘的骨性标志后，再向下滑动按压即可触及压痛点。

4.骶骨外侧缘 靠近骶骨外侧缘以较小的力量按压即可引发疼痛者，可能是臀大肌筋膜炎。梨状肌起自第2~4骶椎的前面，止于股骨大转子顶部。靠近骶骨外侧缘用力按压引出的疼痛为梨状肌起始处筋膜炎。而在梨状肌肌腹部（环跳穴），由于表面覆盖有厚实的臀大肌，故按压梨状肌压痛点需要较大的按压力。

5.骶尾骨背侧 骶尾骨背侧正中部位置浅表，极易触摸到，只要仔细触摸即可发现压痛点。压痛多为筋膜炎或脂肪组织劳损和骶（尾）骨骨折（有明确的外伤史）等病变，但临床少发。检查时患者取俯卧位或坐位。

6.尾骨尖 此处压痛点多为臀部着地后摔伤所致的骶尾部挫伤。检查时患者取俯卧位，重点按压患者的尾骨尖及其周围部的软组织。

7.腹股沟中点 此处位于大腿根部，为股四头肌和髂腰肌部，同时还有从外向内排列的股神经、股动脉和股静脉走行，深面为髋关节。按压时患者取仰卧位，屈髋。局部有压痛可能为疝气、肌筋膜炎或劳损以及髋关节病变等。

8.耻骨下支 此处为耻骨肌、股薄肌和长收肌等肌的附着处。检查时患者取仰卧位，屈髋并外展，以暴露耻骨下支部。此处压痛多见于局部的急、慢性筋膜炎及骨折（老年女性骨质疏松加外伤）。

9.坐骨结节 股二头肌长头、半腱肌、半膜肌以及内收大肌等均起于坐骨结节。此处压痛多是由过度牵拉或剧烈收缩所致的附着点的撕裂伤导致，少数是局部滑囊炎。此处由于位置较深，触摸较为困难。触压时应首先触摸清楚坐骨结节，而后再用力在附近按压寻找压痛点。

10.收肌管 也叫Hunter管，位于股前内侧中1/3段，长约15cm，呈三棱形间隙。前壁是张于股内侧肌与长收肌、大收肌间的收肌腱板。管内有隐神经、股动脉、股静脉以及周围淋巴管。此处压痛多见于局部肌筋膜炎等。

第七节 膝部、小腿及足部软组织压痛点

膝关节及其周围压痛点主要分布于膝关节的前部、内侧和后部（腘窝）。膝关节退行性骨关节炎患者膝部压痛点主要分布在髌尖、收肌结节、鹅足部和腘窝等膝关节内侧部，其中以髌尖及收肌结节压痛最明显且发生率最高，此2处痛点的疼痛量化评分与其他痛点相比有显著差异。膝关节内侧的疼痛发生率及严重程度都明显高于外侧。

1.髌骨尖 确切地讲，髌尖压痛点多位于髌骨粗面，或者说是髌下脂肪垫在髌骨的附着处。此点是膝关节最常见的压痛点。几乎所有的膝关节疾病都有髌尖压痛点的存在，而原发性的髌尖压痛并不多见。压痛多见于髌下脂肪垫劳损、髌骨软骨软化症和膝关节骨关节炎等膝关节病变。检查时，患者取仰卧位，膝关节伸直。检查者一手将髌骨从上向下推，推至极限时，髌尖翘起。在保持此体位上，检查者用一手拇指对准髌尖的髌韧带下按压。推顶的方向为髌骨的粗面即可发现极为敏感的压痛点。

2.内侧膝关节间隙 此处对应的结构是膝关节的内侧副韧带及内侧半月板。在解剖学上，内侧副韧带与内侧半月板有纤维相互交融连结。由于膝关节的生理性外翻和膝外侧易受暴力影响，内侧副韧带的损伤概率很大。检查时患者取仰卧位，膝关节稍屈曲。此处压痛多见于膝关节内侧副韧带或内侧半月板损伤等。由于此处位置表浅，轻力按压即可发现压痛点，但需要熟悉局部解剖知识。

3.外侧膝关节间隙 此处对应的结构是膝关节的外侧副韧带及外侧半月板。与内侧副韧带和内侧半月板的解剖关系相反，两者的纤维无相互连结。外侧副韧带为条索状坚韧的纤维束。检查时嘱患者取仰卧位，膝关节稍屈曲。压痛多见于膝关节外侧副韧带或外侧半月板损伤以及腱膜损伤或炎症。此处位置表浅，使用较小的按压力即可发现压痛点。

4.髌骨上缘 此处为股四头肌腱的附着点，深面为髌上囊。由于髌上囊与膝关节腔相通，故膝关节发炎时髌上囊也会有同样的炎性改变。髌骨上缘位置表浅，易触摸。检查时

患者取仰卧位，膝关节伸直或屈曲。

5.胫骨粗隆　此处为髌韧带附着处。胫骨粗隆位于胫骨上端与胫骨体交接处的前面，呈三角形凸起。胫骨结节骨骺在11~18岁时出现，一般18岁时骨骺完全闭合。青少年骨骺尚未闭合，是伸膝装置中的薄弱点。剧烈运动时股四头肌强烈收缩，通过髌韧带对胫骨结节骨骺反复牵拉，局部产生慢性损伤而出现疼痛。此部位浅表，位于皮下，触摸极易发现压痛点。

6.腘窝　为膝后的主要结构。此窝呈菱形，上外侧壁为股二头肌；上内侧壁为半腱肌和半膜肌；下内、外侧壁分别为腓肠肌内、外侧头（外侧壁尚有不恒定的跖肌）；窝底有腘斜韧带和腘肌等。除腘肌外，其余四壁的肌腱均位于皮下，易触及。检查时，患者取俯卧位，屈膝以使腘筋膜放松利于检查。腘窝四壁及窝底都是临床常见的膝部压痛点，常见于肌腱膜炎或腘窝囊肿及痛风。

7.收肌结节　收肌结节为股骨内上髁上方的小突起，为股骨大收肌的附着点。是体表的重要骨性标志，在体表易扪及。此处压痛多为大收肌附着点的损伤或慢性炎症等，也是退行性骨关节炎常见的压痛点之一。

8.膝部滑囊炎　膝部是滑囊最多的部位，有的与关节腔相通，有的则独立。急、慢性损伤，劳损或炎症等均可引起这些滑囊的炎性渗出，造成疼痛。常见的膝部滑囊有髌前滑囊、髌下囊、髌上囊、腓肠肌内侧囊、腓肠肌外侧囊、半膜肌囊、鹅趾囊、股二头肌囊、肌囊和腓侧副韧带囊等。在损伤或病变时，这些滑囊分别出现压痛点。由于滑囊分布于膝周，故压痛点多独立。

9.鹅足部　缝匠肌、股薄肌和半腱肌在膝内侧部附着，构成所谓"鹅足"结构。肌腱借滑液鞘与周围组织分开，经骨膜和深入骨皮质的Sharpey's纤维附着于骨。在此附着部位，常见一纤维软骨板。鹅足滑囊位于这些联合腱止点与胫骨内侧副韧带之间，该处肌腱排列紧密，且位置表浅，易扪及压痛点。阳性表示可能有鹅足滑囊炎或鹅足肌腱炎和痛风等病变。

10.膝周广泛性压痛　见于退行性骨关节炎、痛风、风湿热、其他结缔组织病或创伤性骨关节炎等疾病。

11.胫骨前肌　位于小腿的前外侧，胫骨与腓骨之间，足三里穴附近。胫骨前肌起自胫骨外侧髁、胫骨前外侧面的上2/3、骨间膜和小腿前肌间隔及小腿筋膜，止于第1趾骨的基底部和内侧以及第1楔状骨的内侧面和基底部。作用为使足强力地背屈。检查时，在患者的胫骨和腓骨之间的软组织，即在胫骨前肌部上下滑动按压即可触及压痛点。有压痛者多见于肌筋膜炎或胫骨前肌损伤。

12.踝管　内踝后下方与跟骨内侧面之间的深筋膜增厚，形成屈肌支持带（分裂韧带），它与内踝、跟骨内侧面之间共同构成踝管。其间有3个纤维隔，将踝管分隔成4个骨纤维性管。内有胫骨后肌腱、趾长屈肌腱、足拇长屈肌腱、胫后动/静脉及胫神经等。按压时，先摸清内踝尖部，在其下稍微用力做滑动式按压即可触及踝管内结构。此处如有压痛，则有可能为踝管综合征等（类似腕管综合征）。

13.跟腱及跟腱止端 小腿三头肌向下续为人体最粗大的跟腱，止于跟骨结节。在跟腱与皮肤之间有跟皮下囊，在跟腱止端与跟骨之间有跟腱囊。由于跟腱表面没有肌肉覆盖，位于皮下，位置表浅，易在体表扪到跟腱从上至下的走行、止点处情况以及有无压痛点的存在等。有压痛者可能是跟腱炎、滑囊炎、RA、AS、腱膜炎以及痛风等。

14.第5趾骨基底部 此处位于足外侧，外踝的前外侧。在足外侧缘触摸时可触及一骨凸，此即为第5趾骨基底部。此处压痛多见于足外翻扭伤所致的第5趾骨基底部骨折。

15.第1跖趾关节 此处病变多见于局部滑囊炎、拇外翻、痛风性关节炎或关节挫伤等。痛风时，除压痛外，还有局部的红、肿、热等炎性表现。此部位浅表，易扪及痛性结构。

16.足跟 足跟痛是临床常见的病痛。如果压痛点仅局限在足跟部，且只为1个压痛点，那多为跖腱膜炎、跟骨滑囊炎或跟下脂肪垫炎等。如果整个跟骨周缘都有压痛点，可能为跟骨高压症等。由于足跟部覆盖有坚厚、致密的结缔组织，故按压困难，需要较大的压力来按压。

17.跖骨头 主要病变是与跖骨头对应的屈肌腱及其腱鞘炎或骨骺炎。此处位置较为表浅，触摸按压较容易。一般压痛点出现在跖骨头、跖趾关节、屈肌腱及其腱鞘等部位。

18.第3、4跖骨间 此处压痛多见于Morton趾痛症，一般右足多于左足。发病部位多为第3、4跖骨头之间，也可在第4、5趾骨或第1、2趾骨间。于跖骨头之间或趾侧、背侧均有压痛或麻窜感，受累足趾皮肤感觉正常或轻度减弱。严重者相邻趾感觉异常或消失，皮肤干燥无汗，Tinel征可呈阳性，足趾背伸疼痛加重。在第3、4跖骨头趾侧加压，再加横弓挤压，出现典型麻窜痛。

19.踝关节周围压痛 多见于踝关节扭伤、创伤性骨关节炎、痛风、强直性脊柱炎、风湿热以及其他结缔组织病等。由于踝关节周围组织结构均处于皮下，故沿着踝关节周围进行按压即可扪到压痛点，发现并确定病变或损伤结构。

参考文献

［1］杨克勤.骨科手术学［M］.上海：上海科学技术出版社，1983.

［2］严振国.常用穴位解剖基础［J］.上海：上海中医学院出版社，1990.

［3］孟宪荩，刘孔芝，杨立民.新编骨科诊疗手册［M］.南昌：江西科学技术出版社，1997.

［4］胡耀明.人体解剖学标本彩色图谱［M］.广州：广东科技出版社，2005.

［5］徐达传.骨科临床解剖学图谱［M］.济南：山东科学技术出版社，2005.

［6］杨克勤.骨科手册［M］.上海：上海科学技术出版社，1983.

［7］王树寰.手外科学［M］.北京：人民卫生出版社，1978.

［8］李义凯，廖立青.汉英人体骨骼肌解剖图谱［M］.新加坡：玲子传媒出版社，2020.

［9］徐达传.系统解剖学［M］.北京：高等教育出版社，2007.

［10］孙呈祥.软组织损伤治疗学［M］.上海：上海中医药大学出版社，1988.

［11］宣蛰人.软组织外科学［M］.上海：文汇出版社，2002.

［12］徐恩多.局部解剖学［M］.北京：人民卫生出版社，2001.

［13］曾广南，冯沃君，胡永祥，等.膝关节退行性骨关节炎常见压痛点的临床观察［J］.中国中医骨伤科杂志，2007，15（11）：18-20.

［14］冯沃君，曾广南，胡永祥，等.肩部常见软组织压痛点的临床研究［J］.中国康复医学杂志，2009，24（7）：619-621.

［15］辛荣超，李宜，党建军，等.颈源性眩晕病变节段发病率及压痛点分布的临床研究［J］.山西医药杂志，2020，49（23）：3223-3225.

［16］杨延兰，尹佳媛，文世虹.督脉压痛点的研究展望［J］.世界最新医学信息文摘（电子版），2019，19（8）：86-87.

［17］罗亚男，陈洋，陈飚，等.颈椎生理曲度改变与压痛点部位分布的相关性研究［J］.中华中医药杂志，2017，32（11）：5196-5199.

［18］陈德成，杨观虎，王富春，等.试论阿是穴、压痛点和激痛点的关系［J］.中国针灸，2017，37（2）：212-214.

（李义凯，周永富）

第十一章 肌筋膜痛和纤维肌痛综合征

肌筋膜痛及纤维肌痛综合征的国内相关研究文献不多，多数为国外的研究，主要集中在病理组织学和电生理方面。但诸如具体的病因及病理机制，这两种疾病究竟是不同的疾病还是同一种疾病的不同阶段，与国内流行的软组织损伤有何异同，肌筋膜痛与高尿酸血症有何关联等？这些都不十分清楚。由于病因不明，所以目前临床使用的各种疗法的说服力都不强。在治疗上目前尚无根治的方法，多数是对症治疗，如各种物理疗法和中医外治法等，其中以扳机点注射和针灸推拿的疗效较为确切，使用广泛。而银质针和针刀等有创疗法，多缺乏严格的临床对照研究和基础研究，因此缺少理论基础和依据。

第一节 肌筋膜痛

一、概述

肌筋膜痛（myofacial pain）是以肌筋膜扳机点（trigger points，Trps）的存在为其特征的，通常用于描述局限性肌肉疼痛，目前多称为"激痛点"或"触发点"。激痛点局限于肌肉组织，具有远端的牵涉痛、抽搐反应和紧张束带等特征。激痛点的数量可以为一个或更多，人体几乎所有的骨骼肌都可能有激痛点的存在。自从Janet G. Travell等人于1942年首次提出"扳机点"的概念以来，扳机点就经常用于描述肌痛性病损。Janet G. Travell和David Simons对肌筋膜痛进行了深入的临床和基础研究，其专著《Myofasical pain and dysfunction：the trigger point manual》对临床诊治和研究肌筋膜痛具有划时代的指导意义，目前该专著已有中文版。

众多的来自非器质性神经肌纤维的压痛综合征患者，其病因多是肌筋膜痛性扳机点，扳机点的发生与肌肉压痛有密切的关系。现代人生活节奏紧张，体力劳动减少，短暂的超常劳动或长期的超负荷劳动常导致肌肉的过度疲劳，伏案工作或长时间看电视或使用空调以及IT行业者容易发生颈背部肌肉劳损而患此病。本征常累及斜方肌、肩胛提肌、大/小圆肌、胸锁乳突肌、臀中肌和腘肌等。许多人或许没有听说过扳机点，但其实扳机点很常见。一旦发生扳机点则会出现牵涉痛或其他症状。以往对肌筋膜痛有很多不同的称呼，如肌痛综合征、肌筋膜综合征、肌筋膜疼痛综合征、纤维织炎、肌痛症、肌疲劳综合征、肌纤维织炎和风湿性肌痛等，称呼比较混乱。扳机点可嵌压神经、血管和淋巴管从而引起各种临床症状，这些症状常可混淆医师的判断。发生扳机点的患者常被错误地怀疑有神经损伤，导致患者被迫做一些不必要的、昂贵的，甚至是有伤害性的检查。在骨科门诊中因头痛、枕下痛、头晕、颈部不适甚至平衡障碍或腰痛等情况就诊的患者非常常见，其中约有一半以上被其他科室诊断为神经性头痛、骨质增生症和肌肉劳损等，严重影响到了患者的生活质量。多数患者经其他科室治疗无效而就诊，但通常人们对肌筋膜痛的神经生理和病理知之甚少，究竟疲劳多久会导致肌肉疲劳，出现劳损的病理生理机制是什么，是否有肌肉能量提供的减少等问题尚不明确。临床上常用的点按推拿手法、火罐和走罐、干针刺法、水针、点刺和注射等疗法的作用机制如何，各种疗法的最佳适应证以及扳机点相应的解剖学定位在诊疗中的作用等问题也不得而知。这些都严重妨碍了这些简单实用、易于掌握的特色疗法在基层和社区医院的推广和普及。

二、肌筋膜痛的病理

（一）肌筋膜及肌筋膜扳机点

1.肌筋膜　肌筋膜是一层薄薄的，近似半透明的物质，它包裹着骨骼肌组织，使之成为一个整体。一块骨骼肌是由众多骨骼肌纤维构成，肌纤维之间有结缔组织存在，其间有血液供应和神经分布。就其横断面观察时，则可见到整块肌肉的外面包以结缔组织，称之为肌外膜。肌肉内有许多肌束，每一肌束的外面都有纤维组织所形成的被膜包绕，称为肌束膜。每一肌束又由许多平行排列的单根骨骼肌纤维构成，单根肌纤维包裹有少量的结缔组织，称为肌内膜，肌束与肌束之间也有结缔组织存在。肌外膜、肌束膜和肌内膜统称为肌筋膜。肌筋膜包绕着肌纤维、肌束和整块肌肉，继而延续形成肌腱和韧带。肌筋膜的存在决定着骨骼肌的形状并起着支持骨骼肌的作用。在切割新鲜肌肉时会发现肌筋膜的存在，这是包绕在骨骼肌上的一层薄膜，呈致密状。在肌筋膜中有一种被称为基质的物质，这种材料可以以固态、半固态或者液态的形式存在。当这种基质由液态转化为胶质时，肌筋膜变得发紧。如果不经过治疗则很难使这种基质再次转为液态。如果致病因素长期存在，则可以在肌筋膜上出现扳机点。在纤维肌炎和肌筋膜痛综合征时，肌筋膜在其病理机制中起着重要的作用，许多肌筋膜痛的患者都有肌筋膜的变紧和增厚。如果肌筋膜变紧和增厚同时存在，则可引发许多临床症状。当肌筋膜组织增厚、失去弹性时，位于大脑和机体之间的信息发送和传递的能力受到损害。因此，肌筋膜在肌筋膜痛中起着关键性的作用。

2.肌筋膜扳机点　扳机点是发生于身体任何部位的呈条索状的异常痛点，而肌筋膜扳机点是一个存在于受累骨骼肌上能够引发疼痛症状的局限区域。在此部位触摸时通常可触及一个紧张的痛性束带，按压时可引起远处的牵涉痛和交感神经症状。目前把肌筋膜扳机点定义为：在骨骼肌纤维中可触及的紧张性索带上高度局限和易激惹的点。在临床触诊时可触及紧张性肌性索条状物，呈局限性、易激惹及敏感性的压痛点。它的产生多是由肌肉本身或其他组织的损害、积累性劳损或长期姿势不良所引起的长时间的肌肉紧张所致。扳机点是由许多微小活动点（active loci）所组成的。这些活动点使得受累的骨骼肌的肌节，即肌小节发生扭曲。最后形成紧张性或痉挛性的结节以及紧张性的条索状物。出现扳机点后可使骨骼肌的肌力下降并出现局部疼痛不适，有时睡觉经常因半身受压而变得麻木。一般来说，具有自发性疼痛或对运动有反应性压痛的局限性病灶被称为活动性扳机点（active myofascial trigger point），而仅在按压时出现压痛或不舒服的敏感点被称为潜在性扳机点（latent myofascial trigger point）。正常人体的每块肌肉都有可能因某些慢性损伤而引起一个或者多个潜在的扳机点，这些潜在的扳机点仅是在按压时出现局限性的压痛，在某些致病因素的作用下可以变为活动性的扳机点而发病，继而触发牵涉痛和局部的其他症状。潜在的扳机点常处于休眠状态，可表现为隐匿性，持续多年而不出现症状，只有在病理因素作用下才被激活，而出现疼痛。肌筋膜痛的发病年龄包括各个年龄段，主要见于成年人，但也可以发生于青少年。

也有人认为扳机点是变硬筋膜上的疼痛性块结。查体时很容易检查到发生在四肢上的条索状扳机点，对有扳机点的患者来讲，在伸展受累的骨骼肌至总长的2/3时，患者或许会感受到扳机点的存在。有时，受累的骨骼肌可变得非常紧张，使得患者无法察觉到变紧的结块，即使是发紧的条索状物也无法察觉到。有时触摸这些受累的骨骼肌会感到异常坚硬。

许多病因可引起扳机点，如退行性改变、寒冷、潮湿、手术切口、过劳、反复运动、创伤、挫伤、扭伤和关节疾病等。实际上许多老化性疼痛可能就是由扳机点所致，手术切口所引起的扳机点多见于腹部切口。

（二）肌筋膜痛的病理

肌筋膜炎主要是因为寒冷、潮湿或长期的超负荷活动等病理因素的刺激而使肌筋膜及肌组织发生水肿、渗出及纤维化改变，局部组织处于高张力状态，并出现微小的撕裂性损伤，导致纤维样组织增生和挛缩，进而挤压局部的毛细血管和末梢神经而产生临床症状。研究证实，肌筋膜扳机点疼痛是因为运动终板的功能异常所致的一种神经骨骼肌疾病。有研究采用微电极的方法证实了异常肌纤维上的运动终板神经末梢处的乙酰胆碱浓度在休息状态下存在着病理性的增高，其结果为引起肌纤维的后膜持续的去极化，从而产生持续性肌节缩短和肌纤维收缩，因此出现了运动终板处的收缩结节。这种慢性持续性的肌节缩短将大大地增加局部能量的消耗和局部血液循环的减少；局部缺血和低氧可刺激神经、血管反应物质的释放，这些物质使传入神经致敏而引发触发点疼痛。这些物质还可以刺激异常的乙酰胆碱的释放，形成一个正反馈环的恶性刺激，对短缩肌节的点按、牵拉和弹拨等推拿手法可打破这个恶性循环，这也是推拿手法有效的佐证之一。但是如果肌节长期短缩，还会造成受累骨骼肌周围筋膜的挛缩，从而影响肌肉牵张疗法的进行。

人体的每块肌肉都可能发生一个或者多个潜在的压痛点。在以往临床实践和研究中我们也发现，很多腰痛及臀部甚至下肢的疼痛不适是由臀中肌筋膜痛引起的，查体除有患侧臀中肌扳机点明显压痛外一般无其他阳性体征。在病变局部进行手法点按或针刺以及封闭等治疗常可起到立竿见影的效果，这也进一步说明臀中肌筋膜扳机点的存在及其与周围组织疼痛的关系。由于进化使得人类在大多数时间里处于直立状态，头颈部的生理功能要求颈部的解剖结构在满足稳定的基础上，具有相当的灵活性。灵活的代价就是颈椎的骨性结构无法单独完成支撑头部重量的任务，而需要头颈部肌肉来协助加强和稳定头颈部骨关节结构。胸锁乳突肌一侧收缩时可使头向同侧倾斜，而使脸转向对侧，两侧同时收缩可使头后仰。因此在维系头颈部的体位姿势和完成运动功能方面，胸锁乳突肌具有重要的作用。胸锁乳突肌的快慢肌纤维的比例为2∶1。这种构成表明，胸锁乳突肌适合间歇性的负荷，而不适合长时间持续收缩。我们在临床以及流行病学调查中发现，由于人们的生活习惯等原因，胸锁乳突肌和斜方肌筋膜炎的发生率非常高，这些肌源性病变的发生是引起所谓的颈源性头痛的一个重要因素。但在临床上绝大多数此类病人都被错误地诊断为颈椎病、枕大神经痛、神经血管性头痛、紧张性头痛和寰枢椎半脱位等疾病。其疼痛并没有得到明确的诊断和有效的治疗，相反地却被要求接受很多诸如颈椎各种体位的X线片，头颈部CT、MRI和TCD等不必要的检查和花费，以及危险性较高的治疗。

（三）肌筋膜痛点的病理学进展

肌筋膜痛患者存在着广泛性的压痛点或扳机点，对此已有一些研究。对肌筋膜扳机点痛的研究主要集中在两方面，即神经肌肉的电生理和病理组织学。本部分内容主要是来自解放军301医院毕胜教授的资料。

1. 相关病理学研究的历史 对纤维肌痛的肌肉病理研究开始于20世纪50年代末，当时对肌纤维织炎病人肌肉压痛点进行了活检。发现多数活检标本的肌纤维间结缔组织有"异染性物质"（应用甲苯氨蓝染色），而在相同的正常对照组中没有发现异常。推测病理变化源于机械和化学刺激，并以此解释肌肉疼痛。1973年有人对肌纤维织炎病人的斜方肌和股四头肌压痛点进行了活检，描述了与上述相似的发现。10例病人中有8例的肌纤维束间发现了"大量的黏液样非晶态物质"。其他研究也注意到电镜下跨过相邻肌纤维的Z带中"巨大的肌丝"。推测这是黏多糖沉淀的结果，这也许是由创伤等因素所致，可能也是引起慢性疼痛的原因。其他还有斜方肌活检超微结构和组织化学的研究。在斜方肌和三角肌的标本中发现应用NADH黄递酶染色（检验氧化酶活性）发现"虫蚀"肌纤维（提示局灶性的NADH活性丧失），但在股四头肌中没有发现。另外，一半标本中的肌纤维出现了"破碎的红纤维"，此发现与线粒体的异常有关系。

有人于1984年报道了12例纤维肌痛综合征病人斜方肌压痛点活检的结果。在肌纤维中没有出现"虫蚀"的特殊的变化（应用NADH黄递酶染色），Ⅱ型肌纤维（即红肌纤维，收缩慢，不易疲劳）的萎缩，而有肌原纤维的坏死和线粒体等异常。这些变化并没有特殊性，并指出类似的Ⅰ型纤维（白肌纤维，收缩快，易疲劳）的变化可出现在风湿性多肌痛、多发性肌炎和肌营养不良等病变中。Ⅱ型肌纤维萎缩可见于库欣综合征、甲状腺肌病和废用性萎缩。应用特殊的黏蛋白染色，在肌肉标本中并没有发现黏液样物质。这与早期发现相矛盾，作者得出结论：尽管是非特异性，但肌肉的变化也说明纤维肌痛综合征的发病机制可能与肌肉痉挛和缺血有关。以后的对照研究进行了斜方肌的活检，运用了超微结构计数系统和双盲读片技术。尽管线粒体异常和肌纤维间的脂肪沉积在纤维肌痛病人中远多于对照组，但在统计学上并没有显著的意义；而且，"肌原纤维的分离和锯齿状肌纤维膜"均出现于病人和对照组，两者没有明显差异，电镜的所见与临床的特征无关联。因此，这项研究得出的结论是：在病人和对照组之间没有明显的组织学差异。

1986年有人运用穿刺活检技术对压痛点进行了对照研究。应用电子显微镜在纤维肌痛病人中发现连接肌纤维的网状纤维网，而在对照组中没有发现。另外，还发现像纤维收缩样的"橡皮带"样结构，作者推测"橡皮带"可能是肌纤维收缩的开关，最终可导致肌痛及慢性化。以后的研究也发现"虫蚀"纤维和"破碎的红纤维"在病人的斜方肌中出现明显多于对照组，但在其他肌肉没有发现明显差异。如前所述，"虫蚀"纤维出现在肌肉的各种疾病当中，在经验上说是由肌肉缺血引起。"破碎的红纤维"出现在线粒体肌病。作者解释在纤维肌痛压痛区域出现的肌肉变化也许与肌肉缺氧有关。

在对肌纤维痛和慢性肌筋膜痛综合征病人检查中的"橡皮带"情况观测后发现，纤维肌痛病人"橡皮带"的出现比例远高于慢性肌筋膜疼痛综合征的病人。这种现象的机制还不清楚，但在理论上有可能与其发病机制有联系。应用光镜、组织化学和免疫酶学技术对正常和肌筋膜压痛病人的活检组织进行了研究，没有发现肌病的特殊证据，尽管有病人的超微结构出现了一些病理变化：如肌细胞基膜空袖、脂褐质小体和其他变性改变。但这项研究没有进行活检材料的严格评估，如双盲读片和标准计数。以后的对照研究发现光镜下没有明显的组织学变化，应用相机的半自动系统和特殊的软件发现除了Ⅱ型肌纤维面积和平均肌纤维面积的变化系数高于对照组外，肌纤维的组成没有明显差异。纤维肌痛病人每平方毫米的毛细血管数和与毛细血管相关的肌纤维面积低于正常对照组。这可能是病人不活动的结果，也可以反过来解释在纤维肌痛病人中常见的耐力下降的问题。

2. 肌肉代谢和血流的研究　近代的肌肉代谢研究开始于1986年。在对纤维肌痛病人的压痛点活检组织进行生化分析后发现，其存在高能磷酸代谢产物堆积。此外，还进行了无痛胫前肌的活检和斜方肌的活检。结果显示，纤维肌痛病人压痛点的ATP、ADP、AMP和磷酸肌酸含量明显低于对照组。结论：至少在纤维肌痛病人压痛点的高能磷酸代谢产物是异常的。有研究应用多点氧电极对照研究了纤维肌痛病人斜方肌和肱桡肌压痛点的表面组织氧分压情况。皮下组织和肌肉表面的测量都应用了切开皮肤和暴露肌肉的方法，每个区域的多测量产生了一个"组织氧分压直方图"。在正常时应为常态分布曲线，直方图非常态分布曲线被认为是异常的，或者是"回旋下降"或"离散分布"。斜方肌和肱桡肌深部的测量结果在病人组中出现了氧分压异常的直方图，但在对照组中没有出现，并且所有病人的直方图都是"离散分布"形状。由于病人组和对照组在表浅皮下组织的直方图是相同的，作者计算了他们的平均氧分压，发现病人组明显低于对照组。至少在肌肉的激痛点中，这个结论是肯定的。

另有研究发现纤维肌痛综合征病人的氧化酶水平降低，每平方毫米的毛细血管数减少。Ⅱ型肌纤维也减少，可能是因为病人体力活动减少所致。通过对斜方肌注射氙133研究肌纤维质炎病人对氙133的清除率。对照研究后发现病人和对照者的血流没有差异。也有相似研究发现纤维肌痛病人胫前肌运动时的氙133清除率低于对照者，这可能与局部肌肉代谢缺陷相关。

总之，病理学研究的明确结论提示肌肉痛点的变化与缺血和代谢障碍有关，但肌肉痛点的病理学研究还存在大量具有争议的问题，其结果不能完全解释临床的症状，这一领域有待进一步探索。在动物模型方面，打击结合离心运动方式的大鼠肌筋膜痛扳机点模型经过症状、病理组织学、电生理等检验，被研究和使用较多。

三、肌筋膜痛的临床表现

本病多见于成人。发病时，受累的肌肉均有固定的痛点，并且每一痛点都有其规律性的牵涉痛区域，故不同骨骼肌病变所引发的肌筋膜痛都有其各自的临床特征。肌筋膜痛最常见临床表现就是自发性的局部疼痛，有时疼痛会向一定的特定部位放散，如肩胛部的肌筋膜痛多向臂后部放散，而被误诊为神经根型颈椎病；胸锁乳突肌筋膜痛多向枕部或者颞部放散，而多被误诊为枕大神经痛或寰枢椎半脱位等。活动性的扳机点会引发其他一些症状，通常发生在其牵涉痛的区域之内。一旦使用受累的肌肉，则会出现伤痛。当扳机点的阈值很低时，即使在静止状态，也会出现疼痛和其他症状。除非用力按压，否则潜在性的扳机点不会出现疼痛。一旦出现扳机点则可限制受累肌肉的活动，使肌肉运动无力、无法伸至最大长度。如果按压潜在的扳机点，可能在其他的区域出现牵涉痛。在过度拉伸、过劳或受凉时，可激活潜在性的扳机点。伴随扳机点出现的其他症状有：僵硬、肌肉发紧和无力，局部出汗，流涎，平衡障碍，眩晕，恶心，耳鸣，"鸡皮疙瘩"，流涕，膝、踝关节无力或活动不利，关节无力，书写困难，蹒跚步态和头痛等。有时扳机点发生在疼痛区，有时在疼痛区之外。机体上的每一个扳机点都有其特有的牵涉痛类型或者其他症状，这在许多患者身上已经经过仔细的观察并得到了证实，且疼痛类型基本相似。实际上，绝大多数被称为纤维肌痛的特异性疼痛都是由扳机点所致的。

扳机点常可导致其他临床症状。如关节炎的其他症状被完全治愈后，所伴发的扳机点却容易被忽视。如果对继发性的扳机点进行有效的治疗，患者的疼痛症状可明显地减轻。在患者全身的扳机点增多并与牵涉痛的部位重叠时，诊断就较为困难。这种扳机点的扩散，给人的感觉就是病情在发展，但实际上却并非如此。

头晕、耳鸣、平衡障碍等都可由颈部一侧胸锁乳突肌上的扳机点所引发。胸锁乳突肌具有许多生理功能，其中之一就是支持头部。胸锁乳突肌上的感受器传递神经冲动至大脑，以便感知头部和身体在空间所处的位置。当扳机点存在时，感受器无法传送准确的信息，即感受器传至大脑的信息与视觉传至大脑的信息不符。当头部运动改变胸锁乳突肌的信息时（如头的转动、后仰或低头等动作），即可发生头晕。此时可伴有平衡障碍，患者常认为地面和墙壁是倾斜的。患有肌筋膜痛者驾驶时，给人的感觉就像我们驾驶摩托车倾斜着行进时的急转弯一样。同样，胸锁乳突肌出现扳机点时，可引起黑白视觉出现某种类型的改变，就像道路上的树荫一样，造成类似癫痫病样的发作。在注视一些印花样的纺织物如格子图案、条纹图案以及圆点花纹时，会出现头晕。

诊断时要首先排除器质性或其他病变，特别是结缔组织病变所引起的肌筋膜痛。虽然有肌筋膜痛的诊断标准，但可操作性不是很强，阳性和客观性的指标不是很多，故有关肌筋膜痛的诊断具有较大的主观性。诊断多是根据病史和临床表现，结合必要的影像学和实验室检查，对所检查的部位进行精确的解剖学定位，即可做出初步的诊断。

四、肌筋膜痛的治疗和预防

（一）肌筋膜痛的治疗

临床上对真正引起肌筋膜扳机点的原因并不十分清楚，特别是有关发病机制和病理过程等问题还需要进行大量的研究和探索，但多数学者认为扳机点是可以治愈的。治疗上，能做到的是就事论事来有效地治疗患者的疼痛，或尽可能地减少肌筋膜扳机点疼痛的复发。临床常用的肌筋膜痛治疗方法有中西药物的内服和外用、扳机点注射或封闭、推拿按摩、牵拉、针灸、理疗、冷冻喷雾、超声经皮电刺激、生物反馈和肉毒素注射等。在国内应用较多的是中医外治法，如推拿、针灸、中药外敷或熏蒸等。但各种疗法的效果如何，临床上并没有一个明确的比较研究。具体的包括扳机点注射疗法在内的各种疗法将在各个相关章节详细介绍。

肌筋膜痛的特点为整条肌束短缩、痉挛、僵硬，甚至粘连、纤维化和瘢痕形成，其病位在整条肌束，直刺只针其一点，故很难奏效。如何有效疏通痹阻的经脉，成为治疗的关键。有人采用平刺滞针弹拨法治疗颈、肩、背部肌筋膜炎。治疗组根据肌筋膜的长度，选择不锈钢毫针平刺，将针身放平，沿肌束长轴缓慢地通过其痛点、结节或条索（这时肌肉常会急剧收缩），将针向顺时针方向捻转3~5周滞针后用左手弹拨肌束5~8次（此时，肌肉常会突然松弛，疼痛消失，结节和条索消失或变软），再向逆时针方向捻转3~5周后出针，不留针；同时嘱病人双手抱头做屈颈、抬肩活动，使该肌束全屈、全伸3~5次，每天治疗1次，10次为1个疗程。对照组针法为直刺，平补平泻。结果显示，治疗组和对照组痊愈率分别为65.9%和9.1%，一次治疗有效率分别为80.7%和13.6%，两组之间有显著差异。平刺滞针弹拨法的疗效明显优于传统的以痛为腧直刺手法。

如果对扳机点及时有效地进行治疗并避免或纠正慢性刺激病因（使扳机点加重和慢性存在的病因），则可消除扳机点。如果不顾疼痛而继续活动受累的肌肉，特别是在致病因素长期存在时，活动性扳机点可以发展为继发性和邻近的扳机点。如果对引起扳机点的病因进行有针对性的治疗，那么这种病变则是可逆的。对于像"肌筋膜炎治疗后疗效能持续多久？"这种问题的答案主要取决于活动性的扳机点是否得到有效的治疗以及迁延性因素是否被发现。在缺乏迁延性因素的条件下，失活的扳机点并不易被激活。迁延性因素也可看作诱发因素，因为其持续存在将激活扳机点，导致疼痛症状的发生。前面提到过许多机械应激刺激可诱发肌肉的扳机点出现。在急性扳机点中，一个压力刺激导致一个扳机点的发生，而其他因素使其迁延不愈。有时，这些迁延性因素非常重要，消除这些迁延性的致痛因素将使扳机点自然失活。

（二）肌筋膜痛的预防

主要是预防寒冷、潮湿、不良体位姿势、长期超负荷活动和过度劳累等不良刺激。现代社会空调和电脑使用过多以及长时间驾驶等也是值得注意的实际问题。

1.结构性失衡的矫正　肩胛带轴的倾斜对于头、颈、肩臂和背痛的患者具有重要的意义。在查体时，患者裸身直立背对检查者，检查患者是否存在脊柱侧凸。如果患者的棘突位置不易触摸，可以要求患者轻轻前倾以弯曲脊柱。如果患者存在脊柱侧凸，当患者前屈时，医生可以在一侧发现隆起的肋支架。当患者站立时，可以很容易地观察到患者肩胛带轴的倾斜，然而当一侧斜方肌上部张力增加使肩部轮廓变形，会妨碍准确地评估肩部的倾斜。这时可以通过触诊肩胛下角来进行准确的检查。当下肢不等长的检查不确定时，特别是当髋部等高而出现脊柱侧凸时，则要考虑到位于髂骨之间的骶骨倾斜，或者考虑到腰椎的成角畸形。

2.姿势性压迫的矫正　引起姿势性压迫的原因有不合适的家具、不良姿势、不正确的发力、懒于运动以及重复性运动负荷等。在一个不舒适的座位上久坐易使肌肉劳累紧张。正确的坐姿应该是肌肉放松、身体下陷。正确的姿势是靠椅子而不是靠肌肉收缩来维持，椅子应替代这种作用。Travell列举了九种常见的不良座位：对腰部没有支持；扶手太低或者太高；靠背上部太凹；靠背接近垂直；靠背太短，不能对背部提供依靠；造成臀、膝部位弯曲；座椅边缘太高，使腿部血液循环受阻；底座中间太柔软，形成一种水桶效应，即由大腿外侧承担体重而不是由坐骨结节等骨性突起承受重量；一张精美的椅子可能并不合适你使用。一张好的座椅应该是在自身尺寸的基础上精确设计出来的。

3.改变不良姿势　不良姿势是另一种常见的引起慢性肌紧张的原因，并能使肌筋膜的扳机点慢性化。对于姿势不良致使扳机点活动的常见例子是在凳子或者工作台上的非正常姿势，头部因为矫光不良的眼镜而前倾。阅读或者抄写时，材料应放在目力所及的合适位置，避免持续向前倾斜头部，并放松后颈部和上背部的肌肉，矫正站立和坐位时的圆肩姿势可放松腰背部的肌肉，同时放松胸肌的慢性收缩。站立时由脚跟承受体重时，头部像砝码一样往前倾，以致失去正常的颈部和腰部脊柱的生理前凸。消除具有持续影响的姿势，如单侧耳聋、旧伤导致的运动范围受限等，这是消除肌肉紧张的有效方法。其他不良姿势还包括：个人使用资料时位置放置不当，如把文件夹放在一侧，而不使用支撑架；在膝盖上书写；用脖子和肩膀的肌肉夹住电话的听筒等。

五、关于本病的思考

骨骼肌是人体运动的动力源泉，由于其独特的作用机制，极易受到外界病因的损害，造成病变，产生疼痛。某块肌肉长期保持在一种姿势即可产生疲劳，长此以往即可造成肌肉筋膜的慢性劳损及疼痛。但对具体单一肌肉来讲，究竟多久会出现肌肉疲劳？出现劳损的病理生理机制是什么？是否有肌肉能量供应的减少？白肌和红肌的比例与肌肉的劳损有无关联？简便的点按手法与干针刺法、水针点刺和注射这三种疗法的疗效有何差别？这些肌筋膜痛的具体部位在解剖学上有无规律？点按、干针刺法和水针治疗操作过程中的解剖学治疗要点是什么？高尿酸血症与肌筋膜痛的关系，等等。上述问题都妨碍了肌筋膜痛的诊治和这些简单实用、易于掌握的特色疗法在基层和社区医院的推广和普及。本书在以后的章节中重点介绍胸锁乳突肌、斜方肌和臀中肌等几块不同部位且具有代表性的肌筋膜痛，探讨其可能的病理机制和治疗机制，各种疗法的最合适的适应证以及解剖学定位在诊疗中的作用等。近30年来，作者所在的课题组对肌筋膜痛的解剖、病因、病理机制及治疗方法进行了回顾和总结。在此基础上，进一步应用解剖学、病理生理学与临床对照观察结合，多学科交叉研究推拿手法和针刺等实用技术的准确性和安全性，在深层次上阐明肌筋膜痛的病理和治疗机制，进而提高对肌筋膜痛的认识和诊治水平，为传统中医外治法在此领域的应用和发展提供研究与应用的平台，为进一步推广应用提供了实验依据。

第二节　纤维肌痛综合征

一、概述

纤维肌痛综合征（fibromyalgia syndrome，FMS）是一种病因不明的非关节性风湿病。主要表现为全身弥漫性关节、肌肉和骨骼系统的酸痛和僵硬感，并有全身多处特殊部位的对称性压痛点，大多累及女性人群。多年来，医学界对其有许多不同的称呼，如肌纤维组织炎、肌肉风湿症、纤维织炎、慢性风湿、肌痛和压痛点综合征等。其在病理上为机体白色纤维组织无菌性炎症变化所引起的一种临床综合征。筋膜、肌腱、腱鞘、肌膜、韧带、关节囊、骨膜和皮下脂肪组织等软组织均可被累及，其中尤以颈、肩、背及腕等部位的这些软组织最为明显。在天冷、潮湿或过度劳累时疼痛加重，出现僵硬及全身性疲劳。许多患者还伴有焦虑、抑郁、恐惧、烦躁或消极等精神症状。此外，还可有睡眠障碍、精神易波动、头痛、肠道刺激症状、关节区胀痛和麻木感等。有的病人出现类似甲状腺功能减退的症状。检查时在患者体表的特定部位上，即在被称为压痛点的特定解剖结构上有明确的压痛，或按压时疼痛加重，这些压痛点主要出现在肌肉和其他组织上，包括肌腱在骨的附着点。在压痛部位，很少有放射痛、颤搐反应和紧张的条索状物。但以往对此也没有进行过深入的研究。

FMS为常见病，在我国尚无流行病学调查资料可供参考，但从初步资料来看，本病并不少见。美国风湿病协会指出原发性纤维肌痛综合征是最常见的风湿病之一，发病率0.5%~5%。美国有报道此病患者占其总人口的2%，其中女性的发病率数倍于男性。本病约占风湿病门诊的10%~30%。普通门诊病人中有11.4%患FMS，显然比类风湿关节炎的比例高。英国调查资料表明，在因病不能工作的人群中，10.9%是由风湿性疾患所致，其中FMS约占50%。国内2001年有作者发现风湿科门诊中纤维肌痛综合征占4.5%。该病症在运动员中也属多发病和慢性病，约占运动损伤门诊病例的10%，可见FMS是临床的常见病和多发病之一。

　　FMS不是新近提出的，最早是由Edinburgh大学的外科医生William Balfour于1816年提出的。以前一些医生也曾经将本病视为精神性疾病，但是现在必须抛弃这种陈旧、过时的概念。1987年，美国医学会（AMA）承认本病为一独立性的疾病并且是引起劳动力丧失的主要原因。但不幸的是至今，这种较新确认的疾病却被严重地忽视了，绝大多数医生缺乏对本病诊断和治疗的知识。国内对本病的治疗报道较少，可能与临床医师对本病的认识有限及病人多科就诊有关，因此应强调其他各科医师认识本病的重要性。应进一步对本病的病因和病理机制进行探索，以便为能从根本上治疗本病提供基础。

二、病理

　　自18世纪末首次报道本病以来，其病因及发病机制至今尚不清楚，目前多倾向于多因素学说。近年来研究发现FMS与氧化应激、中枢疼痛敏化、转运体蛋白遗传多态性、生物胺含量及功能异常、炎症因子过度释放、肠道菌群紊乱或维生素D缺乏等相关。

　　睡眠因素在FMS中起着关键性的作用，患者可能有睡眠不足或不良睡眠姿势，或许有失眠，或有与睡眠相关的疾病。FMS患者脑电图α波介入到Ⅳ期中，提示患者缺乏熟睡，导致关节肌肉酸沉疼痛，睡后疲乏感。也常有α–δ波异常。在进入深δ水平睡眠时，α波形（唤醒）的侵入可改变患者的睡眠，使之清醒或进入轻睡眠期。机体的康复以及许多神经传递的介质是在δ睡眠期恢复的，所以这类患者不久就遭受睡眠剥夺的折磨。神经介质是通过神经突触传导的电–生物化学物质。它们是载送来往于机体与大脑之间信息的运输工具。也可以说神经介质组成了大脑与机体之间的信息高速公路。

　　FMS也是一种感觉过敏性的综合征。这就意味着FMS患者可有感觉、嗅觉、声音、光线、气味触压觉和温度的异常波动。荧光发出的干扰可刺激患者出现眩晕。FMS患者的感觉神经末梢以及自主神经末梢出现过敏，即神经感受器的末梢在形状上发生变化。由于这个原因，患者会将触压、光线，甚至声音等刺激误认为是痛觉。大脑感知到疼痛是一个危险的信号，它表示机体有异常情况的发生，需要注意。大脑发出指令增强机体防御，一旦这些防御能力发生障碍，患者则会出现焦虑。

三、诊断

　　FMS并不是众多无序病征笼统诊断的统称，它是一个特异性的、慢性非退变性、非进行性和非炎症性的系统性和疼痛性疾病。现在已经掌握了产生这些症状的机制以及可引起这些症状的疾病。FMS之所以叫作综合征，是因为它是表示一组发生在一起的特异性的症状和体征。但不能混淆，不要认为FMS不是一种疾病，认为它仅是一种轻微的病变或者是一种潜在性疾病。像风湿性关节炎、狼疮以及其他一些严重的疾病一样，FMS也是被划为综合征。实验室检查在排除其他疾病时使用，但血液检查对确诊FMS没有太大的帮助。

过去对FMS认识有限，且本病没有器质性病变及脏器损害，实验室检查多正常，无阳性发现。加之女性发病占绝大多数，且病程长、治疗效果不佳，故一直得不到重视。大多数患者痛苦不堪，生活质量极低。因为认识有限，很多患者被误诊为"神经官能症"和"癔病"，或被对本病无认识的医生斥之为无病呻吟，被冠以"诈病"等，而得不到应有的治疗，致使患者备受身心两方面的折磨。FMS发病的中间年龄是29~37岁，但确诊年龄为34~53岁。说明大多数患者在确诊前已有多年的症状。

美国风湿病学院（ACR）1990年制定FMS的诊断标准是：广泛性疼痛，且＞3个月；全身双侧肌肉组织特定部位的18个压痛点中，至少有11个出现压痛。医生以拇指或前两指平放，均匀地按压双侧每一点，压力为$4kg/cm^2$。由于FMS临床表现较多，除以上诊断标准外，Sietsema另加上几条次要标准，即：睡眠障碍；全身疲劳至少3个月；自觉肢端肿胀、麻木或叮咬感；颈或肩痛；慢性头痛；肠易激综合征。根据有无明确致病因素可将FMS区分为原发性和继发或伴发性。

要确诊FMS，就必须确定患者的痛点，即发生在人体的右上、左上、右下和左下四个部分的痛点。这些痛点的疼痛程度起伏不定，或重或轻，经常变化。机体不同部位的痛点是成对出现的。由于痛点成对出现，所以疼痛通常在身体两侧呈对称性分布。在创伤性的FMS的患者中，痛点常围绕着损伤处呈丛状分布，而不是出现在常见的18个痛点上，或者是除这18个痛点外，还有这些围绕损伤点的丛状性分布的痛点。这些丛状痛点也可发生在反复性扭伤、退行性或炎性病变疾病当中，如关节炎等。局部疼痛一般表明合并有其他病变，如肌筋膜痛综合征（MPS）。压痛点通常包括9对，即18个对称性的压痛点，这些压痛点常见于枕下部、颈椎关节突关节、上斜方肌中部、冈上肌起点、第2肋软骨结合处、肱骨外上髁、臀部外上1/4象限、转子间区和髌下脂肪垫等处。

FMS可发生于任何年龄段，但大多数是发生在中年妇女，只有25%的患者是男性。其实FMS最常见的突出症状就是类似流感样的疼痛。除此之外还有其他一些症状，如有时患者会觉得眼部干燥，但也有时眼睛经常性地流泪。如果患者的热调节系统出现障碍，那么患者在起床时会觉得时冷时热，这常常是在夜间膀胱刺激上厕所时才发现。有时会因为很热，需要凉一凉再回到被窝。FMS的另一个症状是痉挛症状，这就会使得靠近皮肤的周围血管发生收缩。由此产生的症状，特别是在冬季，使得机体某些部位，如臀部和股部出现异样的感觉，摸起来有点像块冻肉。或许患者都有过皮肤出现某种斑块以及坚硬的手指甲发生断裂的经历（常常以半月状的形式发生）。如果指甲生长，则指甲有时会发生弯曲。

机体的精神和生理上的完整性和防御功能完全取决于准确重复预先设计好了的动作的能力，但这在FMS的患者中完全被破坏了。正常情况下，神经介质连续地告知骨骼肌应该做什么，所以骨骼肌的动作是被大脑控制的。机体骨骼肌的张力完全在这些神经介质的控制之下。对一个健康人来讲，拿起水杯喝水这个动作是再简单不过了。他们知道应该用多大的力量来抓紧水杯，能够感觉到水杯的重量，并知道采用何种速度准确无误地完成将水杯送到嘴边的动作。然而在FMS患者中由于缺乏正确的神经反馈，拇指在抓握水杯时的力量不足。当腕关节屈曲时，水杯容易脱落，无法干净利落地完成动作。为使机体能够完成日常性的活动，如坐、立和行走等动作，人体的整个骨骼肌就必须要时刻感知肌肉本身的活动，但FMS患者常做不到这点。

约20%的FMS患者可以明确一个扳机点，由此引起最早出现的明显的激惹症。在激惹症出现后，患者的症状加重，并出现新的症状。骨骼肌在保持一定张力的情况下也是在做功。做功时的骨骼肌比静止时需要更多的营养物质和氧气，产生更多的代谢物。这就造成了在肌筋膜上出现急需营养物质和氧气以及积蓄有毒代谢物的部位，即扳机点。

尽管早在1990年美国风湿病学院（ACR）即制定了FMS的诊断标准，但广泛认为在实际临床诊断上这些标准几乎难以满足，故在诊断时不能过于拘泥和机械。FMS症状、体征繁多，易和其他弥漫性软组织疼痛性疾病甚至精神性疾病相混淆，故要详细询问病史、认真查体，做必要的实验室检查，如ESR和CRP等，以免误诊。由于FMS具有神经、精神及躯体症状交叉重叠，相互影响的特点，其疗效评判标准须满足上述各方面要求才能做到全面和科学地评价疗效。

四、治疗

疼痛是FMS患者的核心症状，相较于其他风湿性疾病，本病患者更感痛苦，严重影响生活质量。在治疗上，因为其病因病理不明，故对FMS的治疗方法较多，但疗效不一。虽然2011年中华医学会风湿病学分会发布了《纤维肌痛综合征诊断和治疗指南》，参照国际指南对纤维肌痛综合征定义、诊断、治疗原则等进行规范。但目前对FMS尚无单一治疗或综合治疗方案能够长期缓解其疼痛或其他症状，手术治疗无效。国外对本病的治疗报道较多。治疗上多采取综合措施，首要的是心理治疗，即给患者以安慰与解释，以解除其焦虑和抑郁。其他治疗包括抑制疼痛受体、改善精神症状和保证睡眠时间等。阿米替林、氨苯环庚烯和三环类抑制剂等不仅能改善患者的精神与睡眠，还可激活脑中的5-羟色胺，达到缓解疼痛的作用，若与萘普生合用效果更为理想。但此类药物存在不良反应多、停药后复发率高等缺点。若患者疼痛顽固，可在痛点处行封闭。此外，超短波、推拿按摩和局部湿热敷均有利于局部肌肉松弛，减轻疼痛和改善僵硬状态。

（一）西药治疗

本病的基本病理生理变化为痛觉和睡眠障碍、神经化学变化、血流和肌肉的代谢异常等，因此治疗目的在于缓解疼痛、改善睡眠和增加肌肉的血流量。目前仅有普瑞巴林、度洛西汀和米那普仑被美国、日本等国家批准用于纤维肌痛综合征的治疗，然而临床上单药治疗纤维肌痛并不能有效改善患者所有的症状，因此纤维肌痛的药物联合治疗得到越来越多的关注。常用的抗惊厥药物普瑞巴林（pregabalin）是美国FDA最早批准用于治疗纤维肌痛的药物。普瑞巴林是一种 γ -基丁酸（GABA）结构类似物，生化研究发现普瑞巴林和其类似物加巴喷丁（gabapentin）的主要结合位点是 $\alpha_2-\delta$ 。这是与电压门控钙离子通道有关的调节蛋白，普瑞巴林与 $\alpha_2-\delta$ 结合后可以减少神经末梢钙离子内流，从而减少谷氨酸、去甲肾上腺素（noradrenaline，NA）和 P 物质等兴奋性神经递质的释放，在动物模型中有镇痛、抗焦虑和抗惊厥作用。也有报道称其可以减少脊髓和脑神经中神经递质的释放，从而对纤维肌痛患者有益。非甾体抗炎药（NSAIDs）是一类能够解热镇痛，而且大多数还有抗炎、抗风湿作用的药物。尽管有证据显示 NSAIDs 可以在与三环类抗抑郁药和抗惊厥药物合用时产生协同作用，并且临床上也被用来控制纤维肌痛，但是欧洲风湿病防治联合会（European Union for the Prevention of Rheumatism，EULAR）认为 NSAIDs 对于纤维肌痛的作用较弱。硫辛酸为 B 族维生素，是丙酮酸脱氢酶系和 α-酮戊二酸脱氢酶系的辅酶，可以降低神经组织的脂质氧化水平，抑制蛋白质糖基化作用，抑制醛糖还原酶。临床上目前主要用于治疗糖尿病多发性周围神经病变。研究认为硫辛酸可以通过抑制 T 型钙离子通道而减轻疼痛敏感性，有人认为该机制与普瑞巴林抑制 N 型钙离子通道的机制不同，表明这两种药物在治疗纤维肌痛方面可能有潜在的协同作。

（二）中药治疗

本病属中医学的"痹证""肌痹"范畴，多因情志不舒、忧思郁怒而致肝失条达、气机不畅、肝气郁结所致。辨证分类分析，该病虚证多于实证，有气血亏虚、心肾不足、气滞血瘀、风寒阻络和寒湿侵脾等型。中医学运用辨证施治，在整体功能调整方面具有一定的优势。主要给予疏肝理气解郁、益气养血和交通心肾等治疗。治疗时尤其要注重疏肝理气、活血止痛。祛风散寒、除湿清热、疏经通络是基本治则，后期还常配伍益气养血和滋补肝肾药物，以扶助正气。有报道用养心汤合葛根汤加减治疗 FMS，结果比在平均压痛点数、近期疗效、远期疗效方面均显著优于阿米替林组。也有人用人参养荣汤合四逆散加减治疗 FMS，同时服用阿米替林或阿普哩仑，并给脑力宝、维生素 E、谷维素等，结果 50% 病例显著好转，失眠、全身酸痛强直、乏力等显著改善，抑郁、多虑减轻或消失；同时发现，疗程的长短和疗效呈正相关。此外，还要重视本病失眠的治疗，可以越鞠丸及身痛逐瘀汤加减治疗。

（三）非药物治疗

这类疗法较多，但疗效不定，缺乏严格的临床对照研究。如针灸、热敷、按摩、脊柱推拿、喷雾、牵拉、扳机点注射、局部交感神经阻断、经皮神经刺激、心血管适应训练、肌电图生物反馈训练、矿泉浴、循经走罐、超激光疼痛治疗仪、电麻仪、闪罐法、艾条雀啄灸、脉冲电刺激、放血加拔火罐等。

针灸治疗 FMS 的确切疗效已得到广泛认同。有研究显示，温和灸局部干预能够促进扳机点肌纤维修复，其作用机制与减少扳机点局部炎症细胞因子募集、减轻炎症反应有关。治疗中所使用的针法也很多。有作者用中医学传统配穴针灸与国外广泛采用的"医学针灸"针刺"扳机点"方法对比治疗 FMS，结果发现，总有效率传统针灸组为 97%，针刺"扳机点"组为 91%。半年内跟踪显示，复发率传统针灸组为 23%，针刺"扳机点"组为

91%。其他类似研究也得出针灸组以及针灸结合抗抑郁药组的疗效都显著优于药物组，如与口服谷维素、VitB$_1$、阿咪替林、赛乐特，其治疗机制可能是针刺可改变血浆中疼痛调节物的浓度，如使血小板5-HT浓度下降和血浆5-HT及P物质浓度升高等。临床表明，针灸治疗FMS疗效肯定、确切，见效快，副作用小，但临床研究在中医辨证分型及针灸选穴配方方面缺乏统一标准，多以个人经验为主；均没有报告纳入和排除标准，缺乏科学的、量化的疗效评判标准，故其疗效难以说明问题。临床研究证据等级较低，故系统评价分析显示，针刺在治疗疼痛、失眠、慢性疲劳综合征等方面均为"可能有效"，需进一步纳入更多高质量的研究以增强循证证据。提升针刺治疗FMS相关研究的质量需深入思考以下几个问题：①研究多集中在针刺与药物或其他疗法联用的干预，不能有效避免混杂因素和偏倚，很难获得针刺疗法干预FMS的确切治疗效果；②临床研究设计不规范，在RCT研究的文献中未描述随机分组方法、质量控制等问题；③盲法使用较少，对照组设计欠合理；④疗效评价方法仅限于疼痛积分、证候积分等指标，主要疗效指标不明确，不能获得国际认可。

近些年来，文献报道新型针具治疗肌筋膜痛疗效明显且具有特色，但其临床治疗缺乏统一规范的操作标准、权威的治疗方案及疗效判定标准，治疗机制缺乏共识。今后应在进一步探索研究其发病机制基础上，制定新型针具统一规范的操作标准、权威治疗方案及疗效判定标准，同时展开对新型针具治疗肌筋膜痛机制的有关基础研究。以便为其临床应用提供科举依据。

考虑FMS的发病可能与自主神经功能紊乱、末梢神经兴奋性增强、痛觉敏感及肌肉组织血运障碍有关，导致肌肉紧张痉挛疼痛。在治疗上可采用温热物理疗法，通过多种物理因子的作用，刺激神经末梢感受器，反射性调节自主神经系统，兴奋肾上腺，增强网状内皮系统的功能而发挥治疗作用。其中矿泉浴、矿泥浴和蜡疗等物理疗法均有温热和机械作用，而且矿泉中的一些化学物质可被吸附在皮肤表面形成一层活性薄膜，可改变皮肤和器官的电位；矿泥中某些类激素物质，可调节内分泌系统，使血液中酶活性达正常，低频电疗可使感觉神经兴奋性降低，提高痛阈而发挥镇痛作用。所以温热物理疗法配合小剂量阿米替林，可以很大程度地改善睡眠质量，缓解肌肉痉挛，降低痛觉感受器的敏感性，从而达到镇静、止痛、减少疲乏感的效果。

在FMS的疼痛处理中，应对病人及其家属进行解释，使他们了解到此病不会危及生命，不会造成关节畸形和破坏，消除其紧张情绪，帮助患者改变生活模式。研究发现参与教育治疗方案的病人生活质量明显改善，"自我效能"明显增强，压痛点疼痛明显减少。针对患者发病诱因进行心理开导，尽最大努力消除患者的不良精神情感因素，使其精神振奋；提高生活的乐趣及在社会、家庭中的责任感、使命感。

病人应保持心态平衡，避免紧张、抑郁等不良情绪，合理安排生活，保证充足睡眠。锻炼也是治疗FMS的有效方法，进行小量的有氧运动有助于改善病情，如游泳和散步等。应指导病人进行姿势训练、按摩、伸展和热敷等，以减轻疼痛。锻炼的强度不应超过病人疼痛的耐受度。研究发现，锻炼组和对照组在压痛点数、总肌痛积分、需氧适应上有显著差异，并且发现锻炼组在治疗前后也有类似的改善。锻炼对FMS有确切的短期疗效。

由于对FMS的病理生理尚不明了，缺乏实验室及辅助检查依据，因此对本病的疗效观察尚缺乏统一、客观的标准。目前对FMS的治疗方法较多，疗效不一，至今尚无能长期缓解其疼痛及其他症状的治疗方法。三环类抗抑郁药阿米替林和氨苯庚烯是目前治疗本病的常用药物，但副作用较为明显，如口干、咽痛、便秘、尿潴留、视力模糊、眼压升高等抗胆碱反应较多见。中医药治疗本病已有一些报道，但存在着一些问题，如一些研究缺乏对照组；大部分报道无明确的诊断标准，往往将局限性肌筋膜病与本病混淆；部分报道虽有诊断标准，但不符合要求，或沿用1990年以前的旧标准，或资料不完整、不规范；缺乏中医学对本病的系统认识，尤其缺乏作用机制方面的研究。其他一些治疗方法如电刺激、针灸和按摩等疗效不定，有待进一步研究。

有研究发现受试者疼痛侧肌肉耐疲劳程度下降，受试者疼痛侧肌纤维募集以Ⅱ型肌纤维为主，非疼痛侧肌纤维募集以Ⅰ型肌纤维为主。这提示，腰背肌筋膜痛患者疼痛侧核心肌群肌纤维分布类型的转变与耐疲劳程度下降具有相关性。长期的、反复的肌肉疲劳得不到完全恢复，导致腰背部疼痛患者工作、生活受限，针对腰部核心肌群进行有针对性的耐力训练，有可能防止症状复发。

国外，手法常作为补充替代疗法出现在纤维肌痛综合征的治疗过程中。此疗法仅使用双手对患处乃至全身行推拿按摩和功能训练治疗，以改善机体症状和提高康复率，包括按摩治疗（massage therapy）、反射疗法（reflexology）、手法淋巴疏通疗法（manual lymph drainage therapy）、结缔组织按摩（connective tissue massage）、脊柱推拿（spinal manipulation）、按脊疗法（chiropractic treatment）等。有数据显示，从2007年到2010年期间，梅奥诊所内接受补充替代疗法治疗的患者数量增加了将近一倍。手法治疗成为了纤维肌痛患者最常采用的补充替代疗法。

研究表明，纤维肌痛综合征和肌筋膜痛可能是同一种疾病不同时期的表现，很多肌筋膜痛的患者会逐渐发展到纤维肌痛综合征。国外近几十年已投入大量精力进行研究，在医学文献检索中可发现大量报道，但无论是其诊断还是治疗均进展甚微。而同期国内的文献却不多，且多为缺乏临床对照的治疗经验总结。从以上两种疾病的发病、诊断、治疗标准来看，同国内从事的软组织外科学研究中的慢性颈、肩、背、腰、臀、腿软组织损伤极其相似。有作者对其进行了比较，发现：慢性软组织损害的概念与国外纤维肌痛综合征、肌筋膜痛的概念相比在诊断和治疗方面更完善，更有临床指导意义，尤其是明确提出慢性软组织损伤的诊断，相较用综合征来命名更明确。软组织损害的学说不仅包含了纤维肌痛综合征和肌筋膜疼痛综合征的全部内容，还包含了许多其他病症，很多目前诊断为其他病名的疾病，通过针对软组织损害的治疗，都得到了满意的疗效。因此有必要统一概念，并向国外多介绍慢性软组织损害的学说。如将《宣蛰人软组织外科学》第304页图片中所示压痛点与上述纤维肌痛综合征压痛点进行对照，可发现软组织外科学总结出的35处压痛区、点，不仅有原发压痛区，还有根据临床经验发现的继发压痛区，不仅包含了纤维肌痛综合征和肌筋膜痛中描述的压痛点，更有进一步发展。国外对纤维肌痛综合征患者进行的关节和肌肉检查结果多正常，实验室方面也无异常发现。而数十年前宣蛰人所做的研究已发现椎管内外软组织均存在无菌性炎症。研究发现腰椎间盘突出症患者棘肌的磷脂酶A_2较正常肌肉高3倍。电镜检查示棘肌细胞内线粒体肿胀、数量减少；线粒体内嵴的数量及嵴上颗粒减少；细胞间质内可见幼稚血管网，血管内有红细胞及单核吞噬细胞。以上电镜观察结果支持肌肉的炎症性反应。光镜检查见肌细胞明暗带结构完整，而肌肉本身结构并无变化。说明慢性软组织损害中椎管外软组织无菌性炎症病变是确实存在的。复杂性区域性疼痛综合征（CRPS）和纤维肌痛都是病因不明的慢性疼痛性疾病。研究发现，尽管其具体的机制可能不同，但CRPS和纤维肌痛有共同的病理生理学基础。

参考文献

［1］Borg S，Simons D. Focused review：myofascial points［J］.Arch Phys Med Rehabil，2002（83）：40-49.

［2］Travell JG，Simons DG.Myofascial Pain and Dysfunction：The Trigger Point Manual［M］. Baltimore：Williams & Wiklins，1992.

［3］李义凯.软组织痛的基础与临床［M］.香港：世界医药出版社，2011：121.

［4］Lwama H，Akama Y，The superiority of water-duilted 0.25% to neat 1% lidocaine for trigger point injections inmyofasclal pain syndome：a prospective，randomized，double blinded trial［J］.Anesth Anag，2000，91（2）：408-409.

［5］黄宇琦，徐海涛，高彦平，等.胸锁乳突肌扳机点与老化的相关性研究［J］.中国康复医学杂志，2005，19（2）：100-102.

［6］江亿平.慢性软组织损害的概念与纤维肌痛综合征及肌筋膜疼痛综合征的比较［J］.中国临床康复，2005，9（30）：204-206.

［7］曹磊，陈美雄，徐明奎，等.扳机点温和灸治疗颈肩肌筋膜痛综合征的疗效及对患者血清炎症因子的影响［J］.海南医学，2020，31（5）：604-607.

［8］姜美驰，肖京，饶毅，等.腰背肌筋膜痛综合征核心肌群的表面肌电信号与肌纤维类型的相关性分析［J］.中国骨伤，2019，32（6）：544-548.

［9］陈子锴，江蓉星，刘伟，等.肌筋膜痛综合征的中西医治疗研究进展［J］.黑龙江中医药，2015，44（3）：79-80.

［10］林业武，陈美雄，景亚军，等.温和灸对肌筋膜痛大鼠扳机点骨骼肌病理形态的影响及其作用机制［J］.山东医药，2018，58（44）：18-21.

［11］王莉，袁仕国，刘飞.等.新型针具治疗肌筋膜痛的研究进展［J］.中国疗养医学，2017，26（7）：697-701.

［12］周理，罗和平，李义凯，等.肌筋膜痛扳机点模型与造模方法研究进展［J］.中国运动医学杂志，2016，35（8）：789-792.

［13］吴林纳，杨雪，杨霖轩，等.推拿治疗纤维肌痛综合征近20年文献评述［J］.按

摩与康复医学，2021，12（7）：68-72.

［14］Ten Brink AF，Peters L，Kompouli PI.复杂性区域疼痛综合征和纤维肌痛病人的身体变化及感官敏感度［J］.商澜镨，译.中国疼痛医学杂志，2021，27（3）：166-169.

［15］王小梅，廖丽君，王清秀.纤维肌痛症发病机制的研究进展［J］.同济大学学报（医学版），2020，41（4）：518-522.

［16］Albrecht DS，Forsberg A，Sandstrom A，et al. Brain glial activation in fibromyalgia-A multi-site positron emission tomography investigation［J］. Brain Behav Immun，2019（75）：72-83.

［17］Kutu FC，Ozdolap S，SARIKAYA S. Pro-inflammatory cytokines and oxidized low-density-lipoprotein in patients with fibromyalgia［J］. Arch Rheumatol，2019，34（2）：123-129.

［18］姜泉，肖东莼，张剑勇，等.针刺治疗纤维肌痛综合征现状及思考［J］.世界中西医结合杂志，2020，15（3）：580-584.

［19］刘军军，袁心崧，庞烨等.女性纤维肌痛患者抑郁症状、睡眠质量及认知特征研究［J］.海南医学，2020，31（9）：1128-1131.

［20］焦娟.纤维肌痛综合征诊治进展［J］.临床荟萃，2019，34（4）：293-298.

［21］雍晨，汪悦.中医药治疗纤维肌痛综合征的网状Meta分析［J］.辽宁中医杂志，2019，46（12）：2477-2483.

［22］张哲浩.纤维肌痛综合征临床药物治疗研究进展［J］.临床药物治疗杂志，2018，16（5）：26-30.

［23］刘妍辰，高明利.纤维肌痛综合征的中医外治法研究进展［J］.风湿病与关节炎，2018，7（1）：77-80.

（李义凯，袁仕国，冯子誉，陈奕历，徐燕笑）

第十二章 骨质疏松症、肌少症及腰背肌退变的临床意义

肌少-骨质疏松症是骨质疏松症和肌少症并存的一种老年综合征，随着人口老龄化，骨质疏松性腰背痛、肌少症和椎体压缩性骨折的发病率逐年递增，成为研究的热点。骨质疏松症是以骨量降低、骨组织微结构破坏为特点的骨骼疾病；肌少症是指全身肌量减少、肌强度下降或肌肉生理功能的减退。这二种疾病是与年龄相关的退行性疾病，具有相似的病理生理基础，包括机械因素、遗传学、脂肪浸润和内分泌因素等。肌肉和骨骼、肌少症和骨质疏松症之间互相影响，使老年人的骨脆性增加，肌肉虚弱，导致功能衰退、跌倒、骨折、住院、丧失独立性和死亡风险升高，降低了老年人的生活质量。虽然近年对两者的发病机制进行了大量的研究，但针对"肌少-骨质疏松症"共同靶点的治疗方法和药物依旧缺乏。而有效的运动营养、阳光、干细胞治疗以及一些分子药物可同时对肌肉和骨骼产生积极的影响，从而降低骨质疏松性骨折的风险。近年来学科界对此增加了认识，提高了诊疗水平，新进展和新技术不断出现。骨质疏松症的治疗一定是综合性的，有效的药物必不可少。骨水泥、唑来膦酸钠和鲑鱼降钙素对骨质疏松性腰背痛及骨质疏松压缩性骨折性腰背痛均有很好的疗效。研究肌少-骨质疏松症的发病机制对提高老年人生活质量和身心健康水平有重要的意义。

第一节　骨质疏松症

一、概况

骨质疏松症（osteoporosis，OP）是一种以全身骨量减少，骨组织微结构损坏，骨脆性增加，从而易发生骨折为特征的全身性骨病。近年来，我国OP的发病率呈明显上升趋势，已经成为了一个重要的社会健康问题。根据2018年中国疾病控制中心慢病中心与中华医学会骨质疏松和骨矿盐疾病分会的调查，我国50岁以上人群骨质疏松症患病率为19.2%，其中男性患病率为6.0%，女性患病率则高达32.1%。平均每10位老年人中就将有2~3位OP患者。OP已经成为中老年人群继糖尿病、高血压后又一重要健康问题。

原发性OP是随着年龄增长必然发生的一种生理退行性病变，可分为绝经后骨质疏松（Ⅰ型）和老年骨质疏松（Ⅱ型）。其中绝经后OP是由于机体内雌激素水平下降，成骨细胞和破骨细胞共同维持的骨代谢的动态平衡遭到破坏，导致骨质流失增加，骨微结构破坏，造成骨脆性增加。近年研究发现，雌激素具有明显的抗氧化作用，雌激素缺乏会损害抗氧化系统并导致骨骼中氧化应激水平增加，导致骨吸收增加和骨形成减少，引发OP。而老年OP是指随着年龄增加，人体单位体积骨量低于正常，骨小梁间隙增大，骨基质减少，骨强度降低所造成的骨质疏松。老年OP以骨骼强度下降为特点，易出现低能量创伤骨折，即OP性骨折。髋部骨折是发病率极高的一种，基本呈现逐年增长趋势。该部位骨折手术风险性较高，术后的死亡率以及致残率也不容小觑，被称为"人生的最后一次骨折"。而椎体压缩性骨折是骨质疏松最常见的并发症，发病率约为46.7%。考虑到大量未被发现的椎体骨折，只有三分之一的椎体骨折得到临床诊断，因此椎体骨折的实际发病率可能要高得多。椎体骨折与年龄的增长和OP的发病率直接相关。脊柱的骨密度（BMD）随着年龄的增长而稳步下降，到80岁时，老年女性的轴向骨量几乎减少了一半。50~60岁的中年女性中，椎体骨折的发病率为5%~10%，且逐年上升。发生脊椎骨折的风险与骨密度下降密切相关，每低于平均脊椎骨密度一个标准差，风险就增加约两倍。无论男女，骨密度在40岁后均开始下降，绝经后女性的这一过程迅速加快。这些问题出现的原因包括缺乏锻炼、体重指数低、膳食钙不足、维生素D不足、糖皮质激素药物、吸烟和过量饮酒。有时，椎体压缩性骨折可能是转移性疾病或甲状旁腺功能亢进症等潜在疾病的主要表现。此外，如果患者以前有过骨折，发生脊椎骨折的风险大约是原来的5倍，在最初出现脊椎骨折的绝经后妇女中，有20%的人在一年内发生继发的脊椎骨折。

OP最常见的临床症状为疼痛，尤其是腰背痛。目前OP慢性疼痛的发生机制仍未阐明。近年来，随着对OP慢性疼痛发生发展机制研究的不断深入，发现其与破骨细胞活性、中枢敏化、脊柱畸形、情绪状态等因素关系密切。结合OP和慢性疼痛的发病机制探索骨质疏松症慢性疼痛的机制对于寻找有效缓解OP患者疼痛症状的治疗方法具有积极的指导意义。

二、骨质疏松的危险因素

研究表明，OP的发生与诸多危险因素密切相关，如遗传、性别、年龄、不良生活方式、药物及有关疾病的影响等。有研究显示，体重、BMI、BMD、饮牛奶、补钙、补维生素D、血清钙水平、饮茶、运动锻炼、日光照射及文化水平是我国老年男性罹患OP的保护因素；年龄、身高降低、吸烟、骨折史是危险因素。

（一）遗传因素

骨密度变异中85%以上是由遗传因素所决定的，在目前临床对参与此过程的基因进行的研究中，关于维生素D受体（Vitamin D receptor，VDR）基因的研究最为多见。VDR在骨代谢方面有着重要作用，机制复杂，包括遗传、激素分泌、VDR信号通路等，而VDR信号通路则在其中发挥着极其重要的作用。骨钙素主要由成骨细胞、成牙质细胞以及一些增生的软骨细胞合成，可以反映人体的骨转换功能，其对成骨细胞的活性具有比较好的检测效果，对OP的确诊和预后恢复的随访具有关键性意义。但种族、体型和环境因素也起着决定性作用，所以VDR多态性不一定与骨密度具有关联性。雌激素是一种重要的内源性甾体类激素，具有较强的生物活性，可通过与雌激素受体结合，对男女生殖系统、中枢神经系统、心脑血管系统、胰岛功能和骨代谢等各个方面产生直接影响。一项探讨雌激素和骨标志物与绝经后妇女OP关系的研究发现三者之间关系非常密切，为防治绝经后女性OP可以及早进行雌激素和骨标志物的监测以便发现骨代谢异常。异黄酮治疗对女性雌激素缺乏性骨质流失也是有益处的。雌激素对骨代谢的影响主要是通过作用于靶器官的雌激素受体（estrogen receptor，ER），雌激素与成骨细胞内的受体结合后，促使其分泌骨保护素（OPG）从而阻断RANK与RANKL的结合，减少破骨细胞前体细胞的分化，并且释放细胞因子及生长因子进行"骨修复"，作用于破骨细胞时就会抑制骨吸收。

（二）性别和年龄

老年男性OP性骨折风险、髋部骨折风险均明显低于老年女性。流行病学调查发现，随年龄增长，老年人骨密度逐渐降低，腰椎平均骨密度高于股骨近端部位，且男性骨密度明显高于女性。老年女性髋部骨折患者骨密度T值比男性下降更快、更早。女性进入绝经期后卵巢衰老、雌激素水平显著下降，绝经后妇女平均每年的骨量丢失为1.2%~2%。雌激素能够促进降钙素分泌，抑制破骨细胞，刺激成骨细胞形成，雌激素水平下降后破骨细胞活性增强，成骨速度降低。雌激素水平下降是致使绝经后女性OP发生的主要因素。当缺乏维生素D时，钙含量进一步降低将导致血中甲状旁腺激素水平升高，作用于成骨细胞和破骨细胞，引起骨量减少与BMD减低，这也是引起老年人骨量降低不可忽视的因素之一。老龄化时生理或病理性肌肉萎缩也可以导致慢性痛和各组织、器官功能下降，从而引起一系列肌肉、骨骼疾病。由此可以看出，女性相对男性而言骨量更容易降低，且年龄越大，患OP风险性就越高。

（三）不良的生活方式

如不合理饮食。进入老年阶段时，骨骼中的无机质含量会偏高，蛋白质含量下降，骨骼的柔韧性降低，脆性增加，容易发生骨折，蛋白质的补充就会增加骨骼的柔韧性，蛋白质含量不足时骨小梁会变得稀疏。高蛋白饮食减弱骨周转率并增加BMD，但并不影响骨强度，低蛋白水平会加速骨量丢失，适量的蛋白质摄入对老年人维持骨骼或使骨骼流失最小化非常重要。合理饮食和健康生活方式可长久性预防OP的复发。另一个不良生活方式是嗜酒及吸烟。一项荟萃分析表明饮酒会增加骨密度降低的风险，并且引起男性骨密度降低的风险高于女性。乙醇是一种性腺毒素，过量饮酒或长期嗜酒，可引起男女性腺功能减退，导致女性雌激素以及男性睾酮的减少，加速骨丢失，使骨含量下降；大量饮酒会使人体肝细胞受到损伤，降低肠道对钙、磷的吸收及利用，从而导致维生素D的生成减少。另一方面长期饮酒损害骨细胞活性，导致骨细胞更加脆弱，从而引起骨微结构性能下降。烟草中含有多种化合物，其中绝大部分对人体都有害，其中的尼古丁是含量最大且毒性最强的物质。尼古丁对成骨细胞具有毒性作用，破坏血管内皮，使人体不能有效吸收、利用蛋白质、钙等营养物质；芳香烃能抑制成骨细胞的分化及其功能；烟碱可影响破骨细胞活性，使血钙浓度升高、尿钙排出增加，并且烟碱还可以增进雌激素降解，减少血雌激素含量，造成钙代谢紊乱，进而降低骨密度，导致OP的发生。此外，缺乏运动导致对骨组织的机械刺激减弱，使肌肉强度下降，骨形成减少，从而造成骨量下降。负重体力活动对各个年龄段的骨骼健康都有益，运动时骨骼会在各种力量的作用下受到刺激，成骨细胞为适应外力，会产生多种化学物质，进而提高成骨细胞活性，使骨皮质血流量增加，加速血钙向骨内转运，促进骨形成；同时，运动还可抑制甲状旁腺激素分泌，抑制骨吸收、促进骨合成，并且运动过程中能够促进性激素分泌，提高性激素的含量，显著增加BMD。研究发现运动作为外源性刺激，可作为环境表观遗传调制器，在不影响DNA编码的情况下，直接或间接作用于骨组织细胞，可以增加骨量、提高骨密度、改善骨强度等。

（四）药物及有关疾病的影响

如长期大剂量使用糖皮质激素（GC）可造成一系列严重的不良反应，而GC长期应用更是会导致OP的发生。服用GC后，发生快速的骨质流失，骨折风险在几个月内以剂量依赖的方式增加。长期服用GC者骨折的发生率为30%～50%。继发性OP常见于一些内分泌疾病如糖尿病、甲状旁腺疾病，其他如慢性阻塞性肺疾病、骨肿瘤疾病及血液系统疾病等。糖尿病性骨质疏松（DOP）是糖尿病患者常见的严重并发症之一，表现为骨量丢失、骨质量下降、骨脆性增加等。1型糖尿病女性患者发生髋部骨折的概率比无糖尿病的女性高12.25倍，2型糖尿病女性患者发生髋部骨折的风险比无糖尿病女性高1.70倍。胰岛素样生长因子（IGF）被认为是一种骨合成因子，能够增强成骨细胞活性，促进成骨细胞的数目增多，形成骨基质，同时也抑制破骨细胞的活性，抑制骨吸收，对骨量的维持有重要作用。IGF在糖尿病患者中循环水平较低，因此糖尿病患者可通过刺激IGF而影响骨代谢。

骨骼是恶性肿瘤晚期患者最易受累部位，晚期肿瘤中有30%～70%的病例发生骨转移，且恶性肿瘤骨转移的发病率仍在持续上升。临床发现恶性肿瘤骨转移患者出现骨折的风险显著增高。根据相关研究，恶性肿瘤患者骨转移同时易患OP。由于骨量的过度丢失，致使骨骼脆性增加，易造成骨折，引起骨痛和畸形，给患者带来更大的痛苦。肿瘤转移至骨，可引起骨破坏的途径如下：癌细胞直接破坏骨的矿物性基质，通过间接刺激破骨细胞，加强骨溶解，使骨代谢的动态平衡受到破坏。骨转移常并发疼痛、高钙血症、活动障碍、病理性骨折，甚至瘫痪等，严重影响患者生活质量和预后。

目前公认的OP危险因素分为不可控和可控因素两大类。老龄化、女性绝经、脆性骨折家族史是常见的不可控危险因素。常见的可控因素包括：不健康的生活方式，如过量饮酒、低体力活动等；影响骨代谢的疾病、如风湿免疫性疾病、骨转移癌等；影响骨代谢的药物，如糖皮质激素。这些危险因素均可导致OP的发生，也是OP风险评估工具建立的基础。

近年来，随着骨髓干细胞研究的进一步深入，发现骨髓间充质干细胞（mesenchymal stem cells，MSC）向成骨细胞和脂肪细胞分化紊乱可能是导致OP的重要原因，形成了"骨髓脂肪细胞过剩"导致OP的学说。

三、骨质疏松的药物治疗

OP是一种与增龄相关的代谢性骨病，主要是由成骨细胞介导的骨形成与破骨细胞介导的骨吸收之间的失衡所致。随着OP患病率的逐年递增，如何对其进行防治已经成为重要公共健康问题。OP治疗方案是综合性的，包括药物及营养治疗等，而有效的药物治疗必不可少。目前临床抗OP药物主要分为两大类：一类是促进骨形成剂，如特立帕肽、罗莫珠单抗；另一类是抑制骨吸收剂，如双膦酸盐类药物、雌激素、选择性雌激素受体调节剂、狄诺塞麦等。而钙剂和维生素D是治疗OP的基础药物，运动和日照也是至关重要的。

作为抑制骨吸收药物，双膦酸盐类（bisphosphonates，BPs）为老年OP的首选药物，也是一种骨代谢调节剂，是目前临床上应用最为广泛的抗OP药物。BPs是焦磷酸盐的类似物，根据侧链的含氮量分为不含氮双膦酸盐和含氮双膦酸盐。目前共研制出三代BPs制剂，代表药物有阿仑膦酸钠、唑来膦酸钠和利塞膦酸钠等。因含P-C-P基团，故对骨骼的无机成分羟基磷灰石具有很高的亲和力。BPs对骨代谢较为活跃的骨表面结合力强，通过抑制法尼基焦磷酸合成酶的活性，抑制破骨细胞活性，从而抑制骨吸收。BPs对OP引起的疼痛也有效。

唑来膦酸盐在侧链上含有一个咪唑环，是迄今为止确定的最有效的第三代含氮双膦酸盐（N-BPs），同阿仑膦酸盐和利塞膦酸盐一样，其不仅对破骨细胞具有抑制活性，对成骨细胞系也有积极影响，与上述其他几种BPs不同的是，唑来膦酸盐是通过静脉给药的抗OP药物。有研究证实了其对成骨细胞系活性的积极影响，可通过增强骨髓间充质干细胞的成骨分化，发挥抗OP效应。临床显示，每年接受一次5mg唑来膦酸盐静脉注射可有效地防止OP患者过度骨丢失，并增加BMD，降低骨折风险。最新一项研究还首次证实了唑来膦酸盐对体重也有显著影响，研究表明，唑来膦酸盐可预防与年龄相关的绝经后OP患者脂肪减少。虽然唑来膦酸盐抗OP疗效显著，没有严重的胃肠道副作用，具有良好的安全性，但仍有不良反应，最常见的是流感样症状，如发热、寒战、骨痛和肌痛等，且需警惕N-BPs严重的颌骨坏死（ONJ）副作用。既往有研究显示，ONJ的发生率随着BP治疗时间的延长而增加。

降钙素（calcitonin，CT）是一种钙调节激素，可抑制破骨细胞的增殖并降低破骨细胞的活性，同时缓解OP造成的疼痛。CT是由哺乳动物甲状腺产生和分泌的具有32个氨基酸的多肽，临床上广泛应用于OP伴疼痛患者的治疗。降钙素可用作鼻喷剂、注射剂和直肠栓剂。此类药物主要有：鲑鱼降钙素、益钙宁（elcatonin，EL）和密钙息（miacalcic，MI）。两个最可能的假设解释了降钙素治疗OP疼痛的镇痛机制：降钙素结合受体的直接中枢神经系统作用和使血浆β-内啡肽水平增加。研究表明，降钙素可用作OP骨折继发的急性、严重和顽固性背痛的初始和辅助治疗，因为降钙素具有已知的止痛特性，且对OP椎体压缩性骨折相关的慢性腰背痛有效。

甲状旁腺素类似物（parathyroid hormone analogue，PTHa）可促进骨形成，被广泛应用于OP的预防和治疗。小剂量间断应用PTHa，可刺激成骨细胞活性，促进成骨活动；随着PTHa剂量的增大，上述作用可减弱或逆转。特立帕肽（teriparatide）是重组人甲状旁腺素氨基端1-34活性片段，其生物活性和人甲状旁腺激素相同。

阿巴洛帕肽（abaloparatide）是一种甲状旁腺素相关肽（parathyroid hormone-related peptide，PTHrP）。PTHrP激活甲状旁腺素受体1后可促进间充质干细胞向成骨细胞分化、成熟并抑制成骨细胞凋亡，最终使成骨细胞数量增加，功能增强。在去卵巢（ovariectomized，OVX）大鼠模型中，其能够增加大鼠骨小梁、皮质内和骨膜表面骨形成，而不增加破骨细胞或侵蚀表面，使骨形成标志物水平升高，而不影响血钙水平、骨吸收指标。与其他PTHrP类似，在动物研究中发现阿巴洛帕肽会导致大鼠发生骨肉瘤，且呈剂量依赖性，对一些具有骨肉瘤潜在风险的患者应避免使用。总体而言，阿巴洛帕肽治疗绝经后OP有较好的疗效，不良反应相对较少，临床应用前景较好。

补充雌激素是治疗绝经后OP的措施之一。直接使用雌激素会增加绝经后OP患者发生某些癌症的概率，如乳腺癌和子宫内膜癌等。临床上多采用选择性雌激素受体调节剂（selective estrogen receptor modulators，SERMs）代替雌激素治疗绝经后OP。SERMs与不同亚型的雌激素受体（estrogen recepter，ER）结合后可产生激动或拮抗的效应。盐酸雷诺昔芬（raloxifene ydrochloride，RH）属于SERMs中苯并噻吩类药物，在骨组织中是ER激动剂，可通过多条信号通路抑制破骨细胞活性，在乳腺和子宫组织中则是ER拮抗剂。因此RH在发挥其抗绝经后OP作用时，并不会增加患乳腺癌等的风险。

狄诺塞麦（denosumab）是一种核因子κB受体活化因子配体（RANKL）单克隆抗体类药物。动物研究证明其不仅能增加去卵巢（OVX）食蟹猴股骨颈骨密度（BMD），还能增加骨皮质厚度及骨小梁体积，力学测试的椎体强度也比对照组增加57%。在与双磷酸盐的对照研究中，狄诺塞麦更大程度地抑制骨吸收，增加所有骨骼部位的BMD。最近研究表明，狄诺塞麦不仅可降低骨折风险，还可降低跌倒风险，对OP患者的肌肉功能及质量均有积极影响。尽管狄诺塞麦的作用具有可逆性，停药后骨量会快速流失，但序贯使用双膦酸盐类药物可维持已获得的治疗效果，加之其在降低骨折发生风险方面的巨大获益及患者的耐受性和依从性好，临床应用前景值得期待。

奥当卡替（odanacatib，ODN）是一种选择性组织蛋白酶K（cathepsin K，CTSK）抑制剂。CTSK是一种广泛存在于骨吸收表面、溶酶体、细胞质小泡中的半胱氨酸蛋白酶。CTSK在破骨细胞中高度表达，参与Ⅰ型胶原蛋白和其他骨基质蛋白的降解，促进破骨细胞作用，是骨吸收过程中的一个关键酶。动物研究表明ODN可解偶联骨转换，防止OVX家兔腰椎BMD的丢失，达到阿仑膦酸钠相当的水平，还可剂量依赖性地增加股骨近端、股骨颈和股骨粗隆的BMD；同时ODN还可维持家兔腰椎及股骨中央的骨强度与骨矿物含量的正常关系，对骨小梁、骨皮质部位的骨形成率没有抑制作用。临床研究显示ODN可持续增加绝经后低骨量患者多个部位的BMD。尽管ODN在降低骨折风险及改善BMD方面有巨大优势，但其与心血管事件，特别是中风的风险增加有关，基于收益和风险的总体平衡，研究者决定不再开发ODN用于治疗OP。

罗莫珠单抗（romosozumab）作为骨硬化蛋白（sclerostin）的人源化IgG2单克隆抗体，动物研究表明其能剂量依赖性增加OVX食蟹猴腰椎、股骨等部位的BMD，显著增加骨小梁和骨皮质的骨量及体积。骨硬化蛋白是一种由骨细胞分泌的含有胱氨酸结构的糖蛋白，通过阻止Wnt与受体LRP5/6的相互作用而使关键调控因子P-catenin磷酸化和降解，从而抑制成骨细胞的分化和功能。此外，骨硬化蛋白还可通过RANKL依赖的信号通路促进破骨细胞形成。研究显示，romosozumab治疗组患者新发椎体骨折和临床骨折的风险分别降低73%和36%，并能使患者BMD显著增加。

骨形态发生蛋白9（bone morphogenetic protein 9，BMP9）是TGF-p/BMP超家族成员，主要由肝脏产生，具有多靶点抗OP的作用。BMP9基因敲除小鼠的牙本质和牙齿-牙槽骨复合体缺损，证明了其在骨骼系统中的作用。在OVX小鼠模型中，BMP9通过增加骨形成活性和抑制骨吸收活性，减轻了体内的骨丢失，改善了骨生物力学性能。因此，BMP9作为一种新的骨形成和骨吸收双重调节因子在OP治疗中的潜在应用值得进一步研究。

辛伐他汀（simvastatin，SIM）可抑制内源性胆固醇生成，是临床常用的降血脂药。研究发现，SIM对骨代谢也有调节作用。体外条件下，SIM能够通过刺激hedgehog信号通路调节骨髓间充质干细胞的增殖和相关基因表达，促进其成骨分化。

褪黑素是松果体分泌的吲哚激素，被认为可以调节骨代谢。褪黑素通过激活MT2受体、调节骨代谢指标、抗氧化、调节骨髓间充质干细胞等作用增强成骨细胞分化，通过下调RANKL、上调降钙素分泌来抑制破骨细胞分化。动物实验和人体试验也证明褪黑素可改变骨显微结构、调节骨代谢指标、增加骨密度，且几乎没有严重的不良反应。因此，褪黑素被认为在治疗OP方面有着良好的前景。

锶通过对成骨细胞的促进作用、对破骨细胞的抑制作用以及间充质干细胞的调控发挥其抗OP作用（双重作用）。雷奈酸锶（strontium renalate，SR）是常用的锶盐药物。

有文献对涉及的抗OP中药，包括29种单味中药和7种中药复方进行分析，发现其中起药效作用的成分有中药提取物（醇提物、水提物）、黄酮类、多糖类、皂苷类、挥发油等。认为中药治疗OP效果明显，能够有效改善患者的骨代谢、增加其骨密度，同时改善临床症状。机制是通过促进成骨细胞增殖分化、抑制破骨细胞形成、调节信号通路3个方面发挥抗OP功效。

在肿瘤的治疗过程中不可避免的相关性疾病就是OP，在了解其病因及机制后应在治疗的同时采取及时的骨保护治疗，可有效提高肿瘤患者生活质量。骨转移癌所致的OP，极易引起病理性骨折及疼痛，严重影响了肿瘤患者的生活质量。由于癌症治疗方法，幸存的癌症患者遭受加倍的骨质流失，癌症治疗引起的骨质流失率可能比普通人群高10倍。多数治疗方法并未完全罗列出对骨骼运动系统的保护，肿瘤学中使用的许多方案包含的药物，如果系统地给予这些药物，将对骨骼造成不良影响，导致骨质疏松。目前骨转移癌的治疗包含手术治疗、放射治疗、化疗治疗、内分泌治疗、双磷酸盐治疗、中医药治疗等。目的是为患者改善生存质量，延长生存期。

原发性OP的疗效评价方法多样，临床应用也比较广泛，尤其是骨密度（BMD）与骨转换标记物（bone turnover markers，BTM），两者联合应用已成为OP研究中的常用指标。但是，在实际应用中由于医师的不规范操作、标准的不统一、患者的低依从性，常导致疗效难以有效评估。因此，基于国内外相关研究和指南，有关疗效评价方法的再探讨就显得尤为重要。功能性MRI（MRS、DWI、DCE-MRI）亦可通过检测骨髓脂肪含量、骨髓血流灌注及骨髓代谢状况，从骨髓微循环角度动态观察药物疗效，这为OP研究提供了新视角，有望在OP治疗靶点或疗效早期评估中发挥作用。

四、动物模型

大鼠是构建OP模型普遍采用的动物，在众多的种系中，SD和Wistar大鼠应用最广。运用大鼠建模各有利弊，优势：①经济适用；②方便标准化饲养；③所需建模时间适中；④重复检验度高。不足：①大鼠体内血容量少，不适合多次采血化验；②骨骺闭合周期较人类长，不能完全类比人类；③啮齿动物生命周期与人类生命周期存在显著差异；④无哈弗氏管，不适合皮质骨的研究。小鼠也常用于构建OP的动物模型，优势：①小鼠的基因组已明确，适用于研究相应基因对OP的影响；②SAMP6小鼠遗传稳定，是研究自发性老年OP的最适动物模型；③18~30月龄小鼠适用于模拟老年性OP模型的构建。不足：①不易发生脆性骨折，不适用于对皮质骨的研究；②体积小，增加手术等操作难度。兔子亦是实验室里常用的动物，优势：①单一品种繁殖能力强；②适合长期饲养；③体积相对较大，可于耳缘静脉多次取血化验，血容量相对较足；④骨分化周期与人类相似程度高，6月龄性成熟阶段开始骨骺闭合，重建哈弗氏管明显。不足：①松质骨含量相对较少；②建模时间相对较长。大型动物，如羊的优势在于：①排卵周期与人类相近；②体积较大，可多次多阶段采血化验，取骨组织做活检。不足：①为反刍类动物，消化系统与人类差异较大，不适合口服给药建模；②血、尿液等生化指标及骨组织形态学具有季节规律；③无自然绝经期。斑马鱼是一种新型的脊椎模型生物，近年来广泛运用于人类疾病模型的构建，特别是在人类骨疾病模型的研究中日益凸显优势，不断得到认可和推广。优势：①已完成全基因组测序，与人类基因的相似度高达87%；②基因和蛋白质的序列、功能上具有很高的保守性；③斑马鱼的心血管、血液、消化道、肝脏、肾脏、骨骼系统以及生理功能反应方面与人类有许多共同特点；④饲养成本低，体积小，发育周期短，单次产卵数较高，胚胎体外发育且透明而可视，易获突变体，施药方式易操作，高通量筛选易实现。不足：①实验操作相对复杂，难度较高；②建模的方法未有标准化定义。目前构建OP动物模型的方法多种多样，各有利弊。应当按照自身的实验方向、实验目的、实验设备、技术水平、实验时限等多方面综合考量，选择适合自身的方法和方案。手术去势法是最早、最常用的技术手段，能够模拟绝经后OP的病理特征，但未能模拟雄性动物OP的病理生理状况；同时手术带来的创伤应激对实验动物也是一种不可忽视的损伤，其局限性制约着其发展及推广，但也推动着新兴的方法出现及相应的演化。激素法是在生理性成骨与破骨这一平衡的启迪下逆推衍生而来的，能够研究单一变量的影响。药物法的种类相对较多，对OP预防和治疗有较大的启示作用，但由于药物法建模缺乏统一的量化标准，故其横向及纵向对比的说服力仍有待考证。

第二节　肌少症

肌少症（sarcopenia）多发生于老年人，是一种以全身肌量减少，肌强度和肌力下降及生理功能衰退等为特点的慢性综合征，肌肉质量的下降在下肢最为明显。骨质疏松症（OP）和肌少症是老年群体常见的2种慢性肌肉骨骼系统疾病。随着全球人口老龄化的加剧，OP和肌少症的患病率逐年增加，严重增加老年人跌倒、骨折、住院的风险。OP是以骨量降低、骨组织微结构破坏，导致骨脆性增加，易发生骨折为特征的全身性代谢性骨骼疾病。全身肌肉含量减少和骨量降低是老年人的2个显著特点。青年时期骨量和肌肉含量随年龄的增长而增加，人体骨量在30~40岁达到峰值；随后出现逐渐下降趋势，至70岁骨量减少约30%。绝经后的女性骨量下降尤为快速，绝经后5~7年骨量减少高达20%。肌肉含量比骨量早5~10年达到峰值，成年人25岁即达到高峰；随后肌纤维的数量开始减少，至50岁时肌纤维的数量减少5%，之后每年肌肉含量减少1%~2%，至70岁时人体肌肉含量损失30%~40%；50~60岁时肌肉强度每年下降1.5%，之后每年下降约3%。80岁时肌量已流失约30%，其中肌肉力量和强度的下降速度明显大于肌肉质量。OP会增加跌倒的风险。肌肉和骨骼均起源于间充质干细胞，发育的同源性使两者紧密相关。肌肉与骨骼不仅解剖位置相邻，同时受共同的基因调控，拥有共同的旁分泌、内分泌调节及相似的分子信号调节通路。Binkley等结合肌少症和OP具有相同的病理生理基础，对老年人的生理健康具有相同不良影响等情况，提出肌少-OP（osteosarcopenia）的概念。肌量减少和功能下降，会降低力量，导致活动功能受限，也提高了跌倒和骨折的风险。研究肌肉和骨骼间的相互关系并对肌肉减少及骨量减少进行干预及治疗，可降低跌倒和骨折的风险，可更有效地减少该疾病的致残率、致死率，提高老年人生活质量。目前有关肌少-OP准确的诊断标志物仍不明确，针对肌少-OP共同靶点的治疗药物较少且临床疗效不确切。所以对肌少-OP还没有直接有效的治疗方法，运动营养、干细胞治疗和分子药物等相关研究将成为该病治疗的主要方向。

一、肌少症的诊断标准

欧洲老年肌少症工作组（European Working Group on Sarcopenia in Older People，EWGSOP）于2018年更正了肌少症的共识。该共识强调低肌力是肌少症的关键特征，肌肉含量是其诊断依据，身体机能是评估肌少症严重程度的指标。EWGSOP建议用手握力或坐立实验（chair stand test）测量肌力，使用双能X线吸收法（dual energy X-ray absorptiometry，DXA）或生物电阻抗法（bioimpedance analysis，BIA）测定肌量，用步速、简易体能状况量表（short physical performance battery，SPPB）、起立-行走计时测试（timed up and go test，TUGT）或400m步行测试测定肌肉功能。当患者肌力低下时考虑肌少症可能，低肌力合并肌肉含量低下诊断为肌少症，同时伴有身体机能低下诊断为严重肌少症。国内目前尚无统一的肌少症诊断标准，参考国外的有关标准建议筛查与评估步骤如下：先测量步速，若步速≤0.8m/s，则进一步检测肌量；若步速大于0.8m/s，则进一步检测优势手握力。若优势手握力正常（男性握力>25kg，女性握力>18kg），则无肌少症；若优势手握力减低，则检测肌量。若肌量正常（不低于青年健康人峰值-2SD），则无肌少症；若肌量减低（低于青年健康人峰值-2SD），则诊断为肌少症。目前临床上常使用液体测压计测量优势手握力；肌量的检测首选DXA，也可根据实际情况选择BIA、CT或MRI进行测量。

最近研究表明使用D3肌酸稀释法（D3-creatine dilution method）对尿液中D3肌酐的浓度进行测量，可准确计算肌肉含量，且由此方法计算的肌量与老年人跌倒、骨折和死亡风险密切相关。但仍需要相关研究进行佐证，本法有望成为检测肌肉含量的金标准。

肌少症导致患者四肢纤细、行走困难、平衡功能欠佳及容易跌倒，OP初期无明显的临床表现，严重OP患者可出现骨痛、骨折，以及因椎体压缩出现身高变矮及驼背等临床表现，肌少症和OP两者并存即可诊断为肌少-OP。国内的一项横断面研究表明，年龄>65岁的老年男性和女性肌少-OP的患病率分别为10.4%、15.1%，肌少-OP使老年人容易跌倒且跌倒后脆性骨折的风险明显增加，严重影响老年人的日常活动能力。

二、发病机制

（一）全身因素的调节

1.遗传因素 肌肉和骨骼均起源于间充质干细胞，受共同遗传因素的调控。全基因组关联分析表明α-辅肌动蛋白3（α-actinin 3）、肌细胞增强因子2C、过氧化物酶体增殖物激活受体γ辅活化因子1α和甲基转移酶样蛋白21C等基因同时与骨质流失和肌肉含量的减少密切相关。研究肌肉和骨骼组织中重要的遗传变异将为肌肉和骨骼组织合成及分解代谢的病理生理机制提供新的理论。

2.内分泌调节 同时影响肌肉和骨骼生长、发育的重要内分泌因子包括生长激素（growth hormone，GH）、胰岛素样生长因子-1（insulin-like growth factor 1，IGF-1）、维生素D、糖皮质激素（glucocorticoid，GC）和性激素等。研究表明，基因突变导致GH/IGF信号通路被破坏的小鼠表现为骨密度及肌肉含量的下降。研究表明，>50岁人群血清IGF-1的水平与肌肉含量及手握力呈正相关，同时血清IGF-1的水平越高，脊柱和股骨颈的骨密度越大。维生素D属于脂溶性维生素，补充维生素D可上调骨骼肌中维生素D受体（VDR）的水平、增加VDR活性，从而增强肌力。此外，维生素D可促进肠道对钙的吸收，通过影响Wnt/β-catenin信号通路刺激骨形成和骨矿化，因此补充维生素D对维持肌肉含量、肌肉功能及骨密度具有重要意义。GC同样对骨骼和肌肉的代谢均有影响。GC通过直接影响成骨细胞、破骨细胞和肌细胞的功能，以及间接影响性激素的产生和肠道对钙的吸收，促进骨吸收，抑制骨形成和蛋白质的合成，从而导致OP和肌少症。性激素也是影响骨骼、肌肉质量和功能的重要因素。雌激素可维持骨形成和骨吸收的动态平衡，同时可影响骨髓间充质干细胞向成骨细胞分化；绝经期妇女雌激素水平的急剧下降会加速骨骼年龄依赖性的退化。在内源性睾酮受到抑制的男性中，雄激素的缺乏导致体质量、肌肉含量和肌力的下降；雄激素可调节人体骨骼肌的代谢功能及骨骼肌损伤后的修复。

3. 年龄及其他因素 增龄使人体免疫系统持续低度活化，且低度慢性炎症随着年龄的增长而增加，使老年人处于促炎症反应状态，血清促炎症反应细胞因子肿瘤坏死因子-α（tumor necrosis factor α，TNF-α）、白细胞介素-6（interleukin-6，IL-6）等升高，通过抑制骨形成、促进骨吸收以及抑制肌细胞的增殖和分化而加剧肌肉分解，增加OP和肌少症的患病率。人体内雄激素、雌激素和生长激素水平随着年龄的增长呈逐渐下降趋势，导致骨量和肌肉含量减少。衰老最明显的变化之一是身体成分及组织分布的变化，老年人基础代谢率下降5%~25%，且运动能力降低，导致体质量和体脂含量增加，皮下脂肪浸润至骨骼和肌肉组织内；内脏脂肪作为内分泌器官可分泌炎症因子，负性调控骨骼和肌肉组织的合成代谢。临床研究表明，体脂百分比与全身骨密度及肌肉含量呈负相关。此外，在机体的衰老过程中，营养需求也会发生变化。随着新陈代谢减慢、营养物质吸收水平下降，老年人群逐渐出现营养不良和蛋白质摄入不足，导致肌肉含量和骨量减少。其他因素如某些慢性疾病同时影响肌肉和骨骼的代谢，如糖尿病患者体内晚期糖基化终末产物的堆积可抑制成肌细胞中肌源性基因及骨钙素的表达，从而加剧肌肉和骨质流失。

（二）肌肉、骨骼之间的相互作用

肌肉与骨骼相互影响的机制较复杂，包括机械力学的调控、两者间复杂的内分泌及旁分泌调控。

1. 局部机械力学的调控 骨骼与肌肉间存在机械力学关系。骨组织微结构与骨量主要由肌收缩所产生的机械负荷调节，这种机械负荷作用于骨骼产生的应变对成骨细胞具有重要的刺激作用，可促使成骨细胞不断在原位形成新骨，从而增加骨量。这种刺激一旦减弱，可抑制骨形成、促进骨吸收，导致骨质流失、骨量减少或OP。因此，机械刺激对于保持肌肉、骨骼组织的正常功能至关重要，长期卧床或体力活动水平的下降会导致肌萎缩和骨质流失。

2. 旁分泌调控 随着对肌肉骨骼系统越来越深入的研究，研究人员逐渐认识到骨骼和肌肉组织具有分泌功能，两者均可分泌多种生化因子，分别称为肌源性因子（myokines）和骨源性因子（osteokines），这些因子在肌肉、骨骼相互作用中扮演重要角色。骨组织中的细胞可以分泌多种骨源性因子，包括骨钙素（osteocalcin，OCN）、前列腺素E2（PGE2）、成纤维细胞生长因子-23（FGF23）、核因子κB受体活化因子配体（RANKL）、骨硬化蛋白（sclerostin，SOST）等。骨钙素由成骨细胞合成和分泌，与G蛋白偶联受体C家族6组A

（GPRC6A）结合，通过GPRC6A/AMPK/mTOR/S6激酶途径增加肌肉含量并调节肌肉功能。GRPC6A基因敲除的小鼠肌肉含量下降，而胚胎干细胞磷酸酶（ESP）（抑制骨钙素）基因敲除的小鼠肌肉量增加，均说明骨钙素对肌肉含量和肌肉功能提升有一定的促进作用。骨细胞分泌的PGE2是肌细胞分泌的PGE2的1000倍，骨细胞中过量的PGE2与受损的肌肉相互作用，有助于肌肉的再生和修复。FGF23是由成骨细胞和骨细胞分泌的内分泌因子，血清中高水平的FGF23负向调控1,25-二羟维生素D的合成，并引起心血管疾病，与虚弱、残疾及多种不良后果有关。研究表明，血清较高的FGF23水平与老年人虚弱状态及死亡风险独立相关，但FGF23对骨骼肌的调节作用尚需进一步研究。肌源性因子包括肌生成抑制蛋白、IL-6、鸢尾素、IGF-1、FGF2、IL-15等。肌生成抑制蛋白属于转化生长因子β家族，被激活后作用于生肌决定因子靶基因的调控区域，通过抑制生肌细胞的增殖而抑制肌肉生长。研究表明，肌生成抑制蛋白基因敲除的小鼠骨密度值和骨矿物质含量均增加，但其对骨骼是直接还是间接起作用尚不明确。血清IL-6参与肌肉、骨骼的相互作用。有研究对绝经后骨量减少的妇女给予口服双磷酸盐联合骨化三醇治疗，发现治疗前血清IL-6水平与左手握力和腰椎骨密度均呈显著负相关，治疗6个月后血清IL-6水平下降，腰椎骨密度和左手握力均增加，提示IL-6水平与骨密度和肌强度呈负相关。肌细胞分泌的其他生长因子，尤其是IGF-1和FGF2对肌肉和骨骼都具有促进细胞合成代谢的作用，体内和体外模型表明IGF-1和FGF2局限在骨膜中，刺激成骨细胞生成和骨重塑。

3.骨骼和肌肉共同的信号通路调节 Wnt/β-catenin信号通路、核因子κB（nuclear factor-κB，NF-κB）信号通路等共同参与调节肌细胞与骨骼细胞的代谢过程。

（1）Wnt/β-catenin通路：这是同时调控骨骼和肌代谢的信号通路之一。Wnt配体与细胞表面的低密度脂蛋白受体相关蛋白5/6（LRP5/6）受体结合后，LRP5/6羧基末端被磷酸化，阻止β-联蛋白（β-catenin）降解，大量的β-catenin在细胞质及细胞核内聚积，激活成骨细胞相关基因的表达，调控成骨细胞活性。胚胎期骨骼肌的发育受周围组织信号的调控，Wnt1/3a/4/6/7a/11的表达对骨骼肌生成的诱导、启动和进展至关重要；位于肌纤维基板下的卫星细胞是骨骼肌生长和再生所必需的，一部分卫星干细胞可表达高水平的Wnt受体卷曲蛋白7（frizzled 7，Fzd7），并通过Wnt7a/Fzd7通路发出信号，加速和增强肌肉再生。因此，Wnt信号可调控成骨细胞活性、胚胎时期肌肉生成及再生。

（2）NF-κB通路：NF-κB属于转录因子Rel家族，通常所指的NF-κB是p50/p65复合物，与其抑制蛋白IκB结合存在于细胞质中。当细胞受到刺激时，p50/p65复合物从IκB中解离出来，NF-κB进入细胞核并结合到DNA结合位点调节特定基因表达。NF-κB通路是肌肉中最重要的信号通路之一，其激活导致骨骼肌萎缩。有人认为NF-κB导致肌萎缩可能与TNF-α、IL-6等炎症因子的表达有关，阻断此通路可能成为治疗肌萎缩的重要手段。在骨骼组织中，NF-κB信号通路参与皮质激素诱导的骨细胞凋亡；同时介导RANKL诱导的破骨细胞形成、分化和成熟。这些全身及局部的因素直接或间接影响肌肉骨骼单元，形成肌少-OP，本病可显著增加跌倒及骨折风险，所以早期有效的预防及治疗非常重要。

（3）鸢尾素（Irisin）：这是2012年被 Bruce Spiegelman 教授团队发现并报道的一种新的肌肉因子，可增加骨骼的合成代谢。Irisin 通过"PGC-1α→FNDC5/Irisin→UCP-1通路"增加机体能量消耗、调节能量代谢，通过对骨骼肌细胞线粒体的作用，与肌生成抑制素的拮抗关系以及与Ⅱ型肌球蛋白重链的联系这3个途径对肌少症进行干预；另外，Irisin 通过对成骨细胞分化和破骨细胞形成的调节，以及对皮质组织矿物质密度、骨膜周长、极惯性矩和分形维数等的改变，可能达到治疗 OP 的目的。相关研究表明，运动可增加鸢尾素的分泌，运动后产生的鸢尾素可通过 Wnt/β-catenin 信号通路促进成骨细胞分化，通过 RANKL/RANK 信号通路抑制破骨细胞形成，从而增加骨量。使用小剂量鸢尾素治疗4周可改善小鼠的骨密度、稳定骨小梁结构、维持骨骼的几何形状，类似于运动对骨骼形成的机械负荷的作用。

三、干预及治疗

肌少-OP 的防治对象包括所有的肌肉含量和（或）功能低下伴有骨密度下降的人群。目前有充分的证据表明抗阻运动、补充营养（维生素 D 和钙等）可以预防肌少-OP，但还没有单一的已批准的药物用于治疗该疾病，迄今为止的几种药物疗效有限。缓解肌肉量的下降比挽救肌肉量的减少容易得多。因此，许多研究都建议早期开始任何能够减缓肌肉减少症的生活方式以预防肌少症的发生，而不是在晚期纠正或治疗肌肉量和功能的下降。

（一）预防和改善肌少症的体育活动

肌少症常常伴有行动不便和慢性病风险增加的特征，因此有必要制订干预措施来降低该风险。定期体育活动和锻炼是预防慢性病和减轻老年人行动不便的基础。体育活动应该是一线治疗方案。根据加拿大24小时运动指南的建议，65岁及以上者，除了每日数小时的轻度体力活动（即站立）外，还应参加每周150分钟的中等至剧烈的有氧体力活动及每周至少2次的肌肉强化活动。加拿大的24小时运动指南与美国、英国和其他欧洲国家的指南相似。肌肉强化活动（通常称为重量训练、力量训练或阻力训练）和有氧训练都是有效降低老年人慢性病风险和保持行动能力的运动方式。其中阻力训练可以改善老年人的肌肉力量、质量和功能，对预防和延缓肌少症至关重要。最近有相关研究表明，阻力训练计划可以包括使用阻力机、哑铃、体重训练和阻力带等，并且有调查表明非专业的老年人基本上都认为阻力训练是可接受的，在锻炼过程中能够有愉悦感，这更加支持了使用阻力训练来治疗肌少症。阻力训练本质上与Ⅱ型肌纤维的增殖有关，且这种选择性Ⅱ型肌纤维增殖常伴随着卫星细胞含量的特异性增加，研究表明这种训练可使Ⅱ型肌纤尺寸增加20%~30%。

运动是保持肌量和肌力最有效的干预手段之一，可以改善肌张力和身体平衡，防止跌倒及骨质流失。抗阻运动是有效预防肌少-OP 的方法，在增加肌肉质量和力量方面非常有效，常规锻炼每周至少3次，每次30min，持续至少6个月。力学-生物学刺激假说提出肌肉通过收缩对骨骼产生机械刺激，来调控骨吸收和骨形成，而老年人由于运动量减少，肌萎缩，无法对骨骼产生足够的机械刺激，导致骨骼的新陈代谢转化为废用模式。运动给予骨骼机械刺激，能减轻肌肉质量的损失和功能下降，并保持肌肉蛋白质合成和分解平衡，从而增加机体的肌量和肌力，提高平衡和运动能力。然而，目前尚缺少具体运动形式及蛋白质补充种类等内容对骨骼肌影响的多中心随机对照研究，这可能是未来该方面的研究方向之一。

（二）预防和改善肌少症的营养干预

营养缺乏在老年人中非常普遍，因此运动需与营养补充（维生素D、钙、蛋白质）相结合。营养是组成骨基质、骨矿物质以及肌肉增生所必需的物质，建议老年人日常生活中保持平衡膳食和充足营养。蛋白质对人体生理功能的正常发挥至关重要，尤其是骨骼肌的生长和维持。目前成人蛋白质的推荐膳食摄入量为0.8g/（kg·d）。最新的欧洲临床营养与代谢学会指南建议老年人的蛋白质摄入量在1.0~1.5g/（kg·d）。老年人应该摄入高质量的动物来源的蛋白质，如乳制品、鸡蛋和肉类，与阻力训练相结合会使肌肉增殖，有利于延缓肌少症。运动后60min补充蛋白质可以更有效地促进肌肉生长。在一项针对肌萎缩和蛋白质营养补充的抗阻训练研究中，人们发现，两者的联合干预对延缓肌肉的衰老有显著的作用，具体可表现为该项措施施行后能增加33%的肌力和38%的去脂体重。

（三）抗肌肉生长抑制素抗体治疗

骨骼肌分泌的肌肉生长抑制素可刺激激活素ⅡB型受体，启动细胞内一系列信号转导过程，从而抑制肌肉生长和骨矿物质的增加，因此抗肌肉生长抑制素抗体（anti-myostatin antibody）有望成为治疗肌少-OP的新型药物。一项Ⅱ期临床随机对照研究表明，抗肌肉生长抑制素单克隆抗体LY2495655可以增加瘦体质量，并改善躯体的活动功能，但目前仍需要更多研究证实这些结果。肌肉生长抑制素简称肌抑素，是转化生长因子β家族的成员之一，其主要功能是作为骨骼肌重量的一种负调控因子，主要于骨骼肌中表达。具体来说，肌抑素主要通过调节细胞周期依赖性蛋白激酶抑制剂（p21）的表达水平和激活Smad3，来抑制成肌细胞的增殖分化，进而达到负调控的作用。因此肌抑素可以作为新的靶向药物纳入研究，但在其临床效果和安全性方面还有一些问题需要解决。

（四）重组人生长激素治疗

GH和IGF-1水平的下降与人体的衰老有关，许多的临床随机对照试验已经证明了GH可以有效治疗肌少-OP。使用重组人生长激素（recombinant human growth hormone，rhGH）治疗6个月，发现rhGH可增加老年人的瘦体质量和腰椎骨密度。然而，使用rhGH治疗的患者出现关节炎、水肿、腕管综合征和糖尿病等不良反应的风险明显增加，因此，需要进行更大规模和更长期的临床研究来确定其效果和风险。

（五）抗RANKL单克隆抗体治疗

狄诺塞麦（denosumab）是人源性抗RANKL单克隆抗体，通过抑制RANKL与破骨细胞表面的RANK结合抑制破骨细胞分化，进而抑制骨吸收、提高骨密度。接受狄诺塞麦治疗的患者手握力及瘦体质量明显增加，腰椎骨密度显著提高，其可以提高老年人的平衡功能和身体机能，减少跌倒的风险。目前尚需要进一步双盲随机对照研究证明其效果。

（六）分子药物治疗

1.活性维生素D 目前已经有诸多研究结果表明，血清低水平的维生素D与肌少症的发生密切相关，当血清25羟维生素D（25OHD）水平小于50 nmol /L，即会引起一系列病理改变。维生素D是一种脂溶性维生素，在人体中首先由肝脏羟化为25OHD，随后在肾脏被转化为1,25（OH）2D，而后者是维生素D的活性成分，负责完成维生素D的生理功能。而维生素D最重要的生理功能就是增加钙的重吸收，进而调节钙磷代谢并维持骨骼和肌肉的正常功能。除此之外，1,25（OH）2D还参与上调骨钙蛋白、骨桥蛋白等多种蛋白的表达。其中，骨钙蛋白能够调控肌肉的生长，活性维生素D通过调节成肌细胞中骨钙素和IGF-1的水平，促进成骨细胞的分化。当维生素D缺乏时，Ⅱ型纤维明显萎缩，骨骼肌质量减低、强度下降，肌少症发病率增加，可引起近端肌无力、起身困难和跌倒风险增加等问题。补充维生素D可以增强肌肉力量，但对肌肉质量没有影响，而蛋白质和维生素D的组合可以增强肌肉质量，同时还可以改善爬楼梯等功能。所以老年人补充维生素D对预防OP和肌少症有一定意义。

2.睾酮 主要由睾丸间质细胞合成，后又由肾上腺分泌的雄激素。女性卵巢也可分泌少量睾酮。睾酮能够刺激肌组织摄取氨基酸而合成蛋白质，参与肌肉质量和力量的维持，同时也能明显促进人体骨骼肌肥大。随着年龄增长，骨强度和肌肉功能降低的原因之一即血清睾酮浓度的下降。有研究发现，73～94岁的老年人每增加1岁，其血清睾酮的水平就减少3%。

补充低剂量睾酮可增加肌量并减少脂肪量，而补充大剂量睾酮同时增加肌量和肌力。无论是对男性还是女性，补充睾酮都能增强肌肉力量。老年男性随着睾酮水平的下降，会出现肌萎缩和OP，其原因可能是睾酮水平过低可影响肌组织蛋白的结构和功能，尤其是四肢远端的骨骼肌。既往研究表明，血清睾酮水平较低的老年男性接受睾酮治疗后，其体积骨密度和骨强度显著增加。

虽然血清睾酮水平高可获益，但血清睾酮水平的增加同时增加了前列腺癌和心血管疾病的风险。即便如此，也有研究证实了选择性雄激素受体调节剂（SARM）相关不良反应很轻，具有较好的治疗效果，但其有效性和安全性仍需要大量的试验来证实。由于担心睾酮对心血管等结构的不良影响，睾酮一直被限制使用，目前仍需要进一步的临床研究确定其对肌少-OP的效果及相关不良反应。

3.辅酶Q10 又称泛醌，由一个具有氧化还原活性中心的苯醌环和一个长的聚异戊二烯类脂链组成，来源包括人体内合成和外部摄入，是细胞内部的细胞代谢启动剂和天然抗氧化剂。有人研究了辅酶Q10对D-半乳糖模型雄性小鼠骨微结构和肌原纤维的影响，发现辅酶Q10能够维持肌纤维完整，同时还能增加骨质量。近年来研究表明，辅酶Q10能够调节骨代谢，减少骨质疏松的发生。其机制可能是通过抑制破骨细胞相关免疫球蛋白样受体及一些基因表达来促进骨细胞分化。此外，辅酶Q10还具有抗炎、抗细胞凋亡、清除自由基以及膜稳定作用，这些功能是通过调控NF-κB等信号通路的表达完成的。因此，辅酶Q10可作为临床治疗肌少-OP的一个潜在方向。

4.维生素K（VK）　1929年一种脂溶性维生素，即VK被发现。VK有两种形式，VK_1主要从食物中获得，如绿色蔬菜等，而VK_2主要由肠道细菌在体内合成。现已有诸多研究明确了VK在凝血中的作用，除此之外，越来越多的证据表明VK对骨骼健康及肌肉质量也起着重要的作用。VK干预OP的机制可能涉及促进成骨细胞向骨细胞的转变，同时限制破骨细胞生成。研究发现，VK血浆水平与骨量呈正相关，与骨折风险呈负相关。在骨密度变化和抗骨折疗效方面，适合剂量维生素D（VD）的补充是必要的，但尚不明确最佳VK状态是否会影响抗OP药物的疗效。现阶段关于这一领域的许多研究都存在局限性。因此，补充VK用治OP尚未被各国推荐，但日本除外，在日本VK已被批准用于预防和治疗OP。

（七）干细胞治疗

骨髓间充质干细胞（BMSCs）属于多能干细胞，具有多向分化潜能。有研究建立了小鼠骨骼肌损伤模型，然后将BMSCs移植至损伤部位来观察其作用于骨骼肌损伤的疗效和机制，发现BMSCs对损伤肌肉的恢复速度及效果起到了促进作用。同时，已有多项研究表明，BMSCs可通过影响OPG/RANKL/RANK系统、促进多种生长因子合成等方式，干预骨质疏松症。脂肪组织源性间充质干细胞（AD-MSCs）比BMSCs分离简单、培养容易、增殖快，其在改善骨结构、促进新骨形成和骨骼肌再生方面也有重要作用。

肌少-OP是一种常见的老年综合征，骨骼和肌肉通过各种复杂精细的联系，在生理上互相协助，在病理上互相影响。但目前还缺少针对肌肉和骨骼共同作用靶点的临床疗效确定的新型药物。一些药物已进行临床试验，期待为肌少-OP的药物治疗提供新选择。此外，迫切需要发现肌少-OP的生物标志物，以帮助诊断、进行风险分层评估和治疗该疾病。

第三节　骨质疏松性椎体骨折风险与背伸肌退变

骨质疏松症（OP）是以全身骨量下降，骨组织显微结构发生退变，导致骨强度降低，最终使患者骨折危险性增大为特征的疾病。由于骨量的丢失和脊柱应力的再分布，OP患者容易发生脊柱压缩性骨折而产生畸形，使躯体的重心向前移动，椎旁肌需要更强大的力来维持脊柱正常的姿势，从而导致椎旁肌生理特性的改变。本节主要阐述背肌与骨密度和骨折风险之间的关系、肌肉退变方式及目前检测其退变的主要手段和方法。

一、背肌生理功能

脊柱周围有很多肌肉，要保持脊柱的平衡稳定及其正常的生理曲度，均有赖于椎旁肌和韧带。与脊柱运动相关的肌肉可分为两大组：一组起、止于脊柱骨骼并直接作用于其上，如斜方肌、背阔肌、腰方肌和竖脊肌等；另一组附着于脊柱以外的骨骼部位而间接作用于脊柱，主要为腹肌。它们之间的协同作用可控制脊柱的运动，承受作用于躯干的外力，保证了脊柱的稳定性。肌肉具有等张收缩和等长收缩两种不同收缩方式，这两种不同方式在背部伸肌群中则表现为前者发动和控制脊柱的运动，后者在任何位置（舒适站立和运动极限除外）均要拮抗重力的牵拉而维持躯干的姿势和脊柱正常的曲度。通常各肌肉保持一定的张力，当脊柱进行屈曲运动，各屈肌收缩时，伸肌亦同时协调地维持一定张力（此点已为脊柱屈曲时的屈肌及伸肌肌电图所证实），否则脊柱将屈曲过多，而有向前倾倒之势。当因某种病变或不良姿势造成脊柱长时间的前屈，背部的伸肌群，特别是竖棘肌，为了维持脊柱的平衡，就会持续保持过度的张力和被拉长。肌肉长时间的紧张状态会使肌纤维受损，小血管受压，血供受阻，代谢产物堆积过多而发生无菌性炎症，如此反复，日久即可导致组织变性、增厚及挛缩，并刺激相应的神经而引起慢性腰背痛。骨骼肌损伤、疼痛的病因主要是超过习惯的肌肉工作后引起肌肉收缩蛋白的分解代谢强于合成代谢，导致延迟性肌肉收缩结构的改变或解体，在这样的结构改变的背景条件下后续负荷过大，就可能引起肌肉的急性或慢性劳损、乳酸堆积、肌痉挛或肌肉损伤。而肌肉的这些病理改变则导致肌肉功能出现不同程度的减弱，如肌力下降、肌肉滑动阻滞、弹性降低、收缩能力减弱等。肌肉功能的下降势必引起各层肌肉运动的不协调，又将会使脊柱失稳而加重脊柱的病变。

二、肌肉与骨密度、骨折风险的关系

骨折的发生与骨强度相关。骨强度是骨骼某一局部所能承受的最大外力，当骨骼所承受的应力高于骨强度时，即可发生骨折。美国国立卫生研究院（NIH）给予了骨强度新的定义：骨强度＝骨密度＋骨质量，强调骨强度取决于骨质量与骨密度（BMD）。因此骨强度反映了骨的质和量这两个方面，其中骨密度对骨强度的贡献约为58%~70%。骨密度是反映骨量的主要指标，也是决定骨强度的主要因素之一。由于骨强度的降低，日常生活中的暴力可诱发骨折，增加了骨折的发生率，可见低骨密度与OP性骨折的发生有密切的关系。骨密度是当今OP诊断和骨折危险性评价的最重要指标，其准确性和特异性优于血压对中风和血脂对冠心病的预测。骨密度（骨量）低意味着骨强度的减弱，骨折风险性的增高。骨折是一个过程，不仅仅指连续性中断这一结果，其过程可以瞬间完成，但应力性骨折或疲劳性骨折可以是缓慢发展过程的最终结果。OP性骨折是一种脆性骨折，可以在明显的暴力下突然发生，也可以在并无明显暴力诱因的情况下缓慢发生，特别是椎体的压缩性骨折，更多的是在自身重力的作用下缓慢发生的，并非由明显的暴力引起。OP性骨折常发生在脊椎骨，尤其是胸腰段。脊柱骨折率随骨量减少而明显增高，大多数骨折发生于骨密度最低的部位，根据骨折BMD的阈值，BMD每减少一个标准差，脊椎骨折的相对危险增加近1.5~2.5倍（青年妇女一个标准差约为0.1g/cm²或是平均BMD的10%）。有研究认为局部骨密度对相应区域的骨折风险有更佳的提示能力，如腰椎骨密度能准确预测腰椎骨折风险，腰椎骨密度下降1个标准差，腰椎骨折的相对风险增加1.63倍。轻微的外伤，如扭伤和跌倒等，都可造成OP患者椎体压缩性骨折，急性者常造成患者剧痛、强迫卧床，长期的卧床使机体活动量减少、肢体废用性萎缩，导致骨矿物质丢失增加而引起继发性OP，从而使已发生骨折者再骨折的可能性也随之增加，也使其他部位的骨折发生率增高，形成恶性循环。有研究对40~65岁轻创伤引起桡骨远端骨折的女性患者，采用双能X线BMD仪，测量其L_2~L_4及股骨颈的面积BMD，用肢体定量计算机断层扫描测量无受伤的非惯用侧桡骨远端及非惯用侧胫骨远端的体积BMD，并以同龄但无骨折史的女性作为对照组。结果表明，由轻创伤引起的桡骨远端骨折的患者，其面积BMD和体积BMD均明显低于同年龄对照组。

骨骼作为一个人体的器官，内含有破骨细胞与成骨细胞，破骨细胞不断吸收骨质，成骨细胞不断生成骨质，即骨重建（bone remodelling）。骨质由此循环不断，新旧更替，以维持平衡和适应机体的需要。正常骨量的保持有赖于骨重建的调控，OP正是这一调控失衡的结果。当骨吸收速率超过骨形成速率，骨量丢失到一定程度就会导致OP。在骨重建的调控因素中，生物力学因素非常重要，特别是肌肉收缩所产生的外力因素。加强肌肉的收缩可抑制OP骨组织的吸收，减少骨量丢失，增强骨强度。肌肉通过收缩和舒张对血液循环起着一个"泵"的作用，加速软组织和骨内的血流速度，输送成骨所必需的氧及其他营养物质，为新骨的形成打下基础。另外，丰富的血流环境可加快矿物质沉积和促进钙吸收，在一定程度上对骨量的维持发挥着重要的作用，从而增强了骨的生物力学性能。研究表明，前臂肌持续收缩1分钟，机体的血流量可增加3~4倍。同时肌肉在收缩时，给予了骨一定的机械负荷应力。给骨施加机械应力（压力、引力、张力），对刺激骨形成具有重要的作用（wolff法则）。骨结构与骨量主要由肌肉所产生的机械负荷调节，这种机械负荷作用于骨骼产生的应变对成骨细胞具有重要的刺激作用，可促使成骨细胞不断地在原位形成新骨，从而增加骨量。骨矿物质含量与肌肉运动的强度和频率有关，运动时肌收缩是维持骨骼结构的主要因素。骨的应变式由作用于骨骼的机械力所决定，且这种应力的大小取决于肌收缩而不是身体的重量，肌收缩才是作用于骨上的最大生理应力。而骨结构和骨量正是取决于机械力学中应力的大小，从本质上来说，这种应力是骨吸收和骨形成的生物力学偶联。

肌力对骨密度的影响也不容忽视。肌无力可使成骨细胞活力减少，破骨细胞活力增强。有一项历时27年的随访研究，研究对象为126位男性，随访开始时年龄均为13岁。结果发现静止纵向臂力和上身肌肉耐力是成年骨量的重要决定因素，静止臂力和躯干肌力分别与成人总骨矿物质含量和腰部骨密度有显著关联。40岁时，静止臂力是仅次于体重指数的决定骨矿物质含量的重要因素。研究表明，握力指标与骨密度值呈显著正相关，肌拉力对成骨细胞形成活性和破骨细胞的吸收活性均有提高作用，但与成骨作用比较而言，破骨细胞的重吸收表现出相对抑制。随着年龄增长，骨质的丢失与肌肉强度的降低相平行。肌力训练能促进骨的形成，增加骨的强度，可对抗由于年龄增长导致的骨质丢失。有研究发现，60~79岁的男性经6个月肌力训练后腰椎骨密度均有增高。此外，肌力的强弱也影响着身体的平衡性与稳定性，而在OP性骨折中，跌倒是主要的诱因。研究提出，肌力和身体摇摆性是骨折发生率独立而强大的协同性指标。跌倒是末端骨OP性骨折的危险因素，平衡、肌力和神经肌肉协调性减弱亦可增加老年人跌倒的风险。

预防老年人骨量减少所致跌倒和骨折的最好措施是通过锻炼提高肌力、紧张度和改善肌肉灵活性及肌力的维持。背肌在维持OP患者脊柱骨骼的结构方面有着不可替代的作用。背肌的肌力在很大程度上影响了脊柱前屈时应力的分布情况，强大的肌力能够抗衡屈曲姿势所产生的弯矩，通过防止有害应力的产生，防止椎体骨折的发生。对于OP患者来讲，当背肌发生损伤时，肌力难以对抗躯体前倾趋势而产生不良应力。长期不良负荷（应力）作用于骨使之发生变形，导致OP性骨折，同时增加了脊椎的不稳定性。因此，加强肌肉锻炼，改善肌肉功能，能加速肌肉组织和骨组织的血液供应，促进钙吸收，也增强了对骨的机械负荷应力，增加骨量，改善骨结构，增强骨强度；同时能增强躯体姿势的平衡性与稳定性，减少跌倒的发生率，从而减少OP性骨折的发生。

三、椎体骨质疏松与背肌退变

OP患者的低骨量和骨组织微结构的衰败凋亡是造成骨质退行性变、椎间盘退行性变和胸椎后凸的主要原因，这三者是脊柱退变的主要方式，最终可导致脊柱曲度和力学性质的改变，从而影响背伸肌群的正常功能。

OP时骨吸收增加，骨转换呈负性平衡，导致骨小梁变细，骨小梁数量减少，使剩下的骨小梁负荷加大，发生微骨折。这种微骨折的累积使椎体变形，椎间盘退变及关节突关节增生肥大、内聚和应力不稳，三者共同导致脊柱的力学特性失常，加速脊柱退变。此外，当椎间盘退变时，髓核流态静力学性质逐渐消失，椎间盘所传递的应力由终板中间向外周移动，致使外周终板上的应力高度集中。这种应力的重分布被认为是引发椎间盘退变时椎体结构形态改变的主要原因。对退变椎间盘在OP椎体应力分布中作用的研究表明，椎间盘的退变会导致椎体局部应力应答易在局部集中。因此长时间的OP加上自身体重的因素及其引起的椎体间应力的改变，容易导致椎体压缩性骨折，发生脊柱畸形。正常人体重心与位于脊柱后部的肌肉及韧带等结构构成了一个以椎体为支点的跷板，两侧处于平衡状态。当椎体发生退变后，由于椎体形成了一个向前的角度，椎体退变之上躯体的重心也随之前移，这样就加大了重心到支点的力臂，也就是说，如果要维持这样一个平衡，背肌和韧带将产生更强大的力与之对抗，导致了躯体重心、肌肉负荷、韧带负荷等的改变，从而使局部的应力状态也发生了改变。继发肌群疲劳或痉挛及关节突关节的退变，背肌群退变，毛细血管减少，肌肉持续对抗前屈的张力，因血供减少引起肌痉挛和疼痛。背肌损伤导致肌力下降而加重脊柱的后凸畸形，或导致两侧的椎旁肌力不对称而引起脊柱侧凸畸形，最终因脊椎其他节段的代偿性改变，出现脊柱不同程度的病理性弯曲。

疼痛是OP的一大症状，特别是慢性腰背痛。而OP所致脊柱畸形引起的疼痛更加明显，这种腰痛的特点是向后弯腰或取胸膝位时，减少了背部肌张力和肌肉的压力，可使腰痛减轻。另外，骨量丢失增加，骨小梁破坏增加，骨支撑结构难以承载相应的应力，从而产生腰背痛。而这种持续性的疼痛导致肌反射性抑制、肌痉挛，致使背肌肌力下降。因此躯体长时间的疼痛或损伤引起的肌痉挛和肌力改变，导致腰肌结构和功能的改变，也可形成肌劳损。此外，OP所引起的肌退变，不但可因肌代偿损伤引起，也可由于OP所致疼痛或骨折而长期卧床导致肌失用性萎缩引起。老年OP和功能性肌单位退化丧失，促进了OP的变形，此外体力劳动的减少，影响了肌和骨骼的健康，造成背伸肌或屈肌系统相对于体重不成比例的虚弱，增加了疏松椎骨压缩性骨折的风险。

四、检测肌肉的主要手段

以前检查肌性疾病常用X线、CT和MRI，特别是MRI，运用其信号强度的改变来了解肌损伤的情况，同时也可以显示肌厚度、皮下脂肪与MRI信号比值和肌形态、肌间隙等的动态改变，以了解肌退变的程度。现在超声成为诊断肌性疾病的重要手段，特别是高频超声能清楚地显示肌组织内肌束、肌外膜、神经、筋膜、脂肪等的解剖和病变特征。而多普勒超声可显示肌内血管血流，同时由于其操作简单、价格低廉和无创等特点而越来越受到欢迎。对于肌挫伤、拉伤造成的水肿，超声显示为回声减低或无明显改变，渗血或血肿显示为小强光点或回声弥漫性增强，肌部分性撕裂显示为肌部分连续性中断，并可见低回声裂口，而肌完全撕裂则显示为肌肉完全分离。对患者进行B超诊断是观察患者肌劳损的主要手段之一，肌劳损的病理变化主要是受损组织密度明显增加，主要表现为低回声、无回声或肌纤维紊乱回声的声波。

有研究对肌萎缩患者的双侧大腿中下部内侧、前侧、后侧肌群进行超声检查，观察二维图像特征。对获取的单幅图像做计算机纹理分析。结果显示，萎缩肌肉的二维超声图像与正常肌存在较明显的差异，以进行性肌营养不良最为显著。在二维灰阶成像特点上，萎缩肌分别在肌群的饱满性、肌束膜和深筋膜结缔组织网络样高回声的连续性、肌回声强度及肌样回声分布上表现出饱满性缺失，短线状高回声光斑增多或弥漫性回声增强，网络样回声断续至连续性消失。此外，肌电图也是一种评价肌退变的重要手段，其中肌电信号的均方根（RMS）和中心频率（MDF）是评估肌疲劳的常用指标，已经有人把肌电图用于研究脊柱侧凸患者脊柱融合术前、后椎旁肌功能的变化。但是，临床上肌电图检查多是采用针电极插入肌肉，虽然干扰小、定位性好，却因为有创而不太被患者接受，而表面肌电技术虽然是一种无损伤的实时测量方法，但其记录下来的生物电信号比较微弱，也容易受到干扰。

用Biodex Ⅱ AP型多关节等速测试及康复系统及其提供的腰背部测试附件，测试腰椎间盘突出症患者腰背部峰力矩、相对峰力矩、到达峰力矩的时间、0.2秒的力矩、总功、平均功率和腰背屈/伸比值。结果表明，患者的屈、伸肌力量均显著下降。由此可见，可利用肌力学改变来了解患者肌退变的情况。通过对慢性腰痛患者腰屈伸肌进行等速向心、离心肌力测试，发现腰痛患者存在屈、伸肌力的下降及失衡。

痛点也是一种检测结构障碍的方法，肌损伤常伴有局部的压痛与活动痛。有研究表明，慢性损伤性脊柱疾病的患者在椎旁存在压痛，对有痛点的患者进行治疗可获得一定的疗效。在软组织损伤性颈肩腰腿痛病症中，压痛点的产生是基于机体正、负反馈的作用，因损伤而出现的肌痛会引起肌紧张，而持续性的肌紧张又可引起肌痛。肌痛及肌紧张是两个互为因果关系的因素，两因素互相影响，互相加强，形成恶性循环，导致压痛点的产生。此外，组胺类、多肽类及K^+、H^+、Ca^{2+}累积，也会导致痛点的形成和持续存在。发生器质性变化的肌肉所在部位就是压痛点的部位。临床上有应用压痛点作为诊断疾病的辅助手段，如转移性右下腹痛及在Mc Burney点有显著而固定的压痛和反跳痛是诊断阑尾炎的重要依据；颈肋综合征及前斜角肌综合征时，锁骨上窝和颈外三角区内有典型的压痛点等。同理，可用背肌的压痛点辅助诊断OP。但目前学科界还没有把压痛点作为诊断骨骼肌损伤的指标之一。高频超声的探头可分辨浅表组织、器官的细微解剖结构及病理变化的回声改变，对骨骼肌进行超声扫描可获得清晰的图像。通过对压痛点和非压痛点部位的高频超声形态学的观察，总结出压痛点与OP引起的肌损伤的相关性，可为OP提供简便的辅助诊断方法。

第四节　腰肌与腰椎疾患的关系

一、腰肌与腰椎退行性疾病的关系

腰椎周围的肌肉主要分为前、后两群，前群为腰方肌、腰大肌、腰小肌，后群为竖脊肌、回旋肌、多裂肌、半棘肌及横突间肌等。目前对腰椎椎旁肌的研究主要针对多裂肌、竖脊肌和腰大肌。有研究指出椎旁肌的退变会引起腰椎一系列疾病，如腰痛、退行性腰椎滑脱症和骨质疏松等。椎旁肌对腰椎的稳定有重要作用。大量研究认为，腰肌的退变、萎缩、不对称、脂肪浸润等改变与腰痛息息相关。躯干肌萎缩、退行性改变与脊柱不稳或神经功能退变存在相关性。解剖学上，腰大肌位于腰椎两侧，起于T_{12}~L_5的横突及其椎间盘的侧面，止于股骨小转子，单侧收缩可使躯干侧向弯曲，双侧收缩可使躯干前屈。竖脊肌起于T_9~T_{12}椎体棘突和髂嵴背段内侧，具有伸展脊柱和使脊柱侧旋的作用。多裂肌是人体背侧重要的核心肌群，由骶骨开始延伸至颈椎，具有双侧收缩向后伸展、单侧收缩向同侧弯曲和向对侧旋转的作用。

（一）椎旁肌与非特异性腰痛的关系

非特异性腰痛（nonspecific low back pain，NLBP）定义为非可辨别的、已知特定的腰痛病理状态，这些病理状态包括感染、肿瘤、骨质疏松、强直性脊柱炎、骨折、炎症、神经根综合征或马尾综合征等。NLBP腰背肌纤维中慢肌纤维所占比例明显减少，使得腰背痛患者的腰背肌易疲劳性增加。一般认为，腰背肌的上述病理改变系继发于疼痛和腰背部退行性变，也有人认为是由腰背肌的痉挛和反射性抑制引起。在对NLBP患者进行的疲劳试验中通常可观察到表面肌电图中的平均功率频率（mean power frequency，MPF）和中位频率

（median frequency，MF）下降斜率较正常人大。正常人的腰肌活动是按照一定的节律，而NLBP患者由于疼痛和避免更严重的疼痛的发生，在腰椎灵活性、肌肉运动协调性以及收缩均衡性方面均会发生不同程度改变。在NLBP患者躯干与相关肌肉运动协调性的研究中，发现慢性腰痛患者在进行标准化躯干旋转时，存在竖脊肌、臀大肌、腘绳肌的肌肉募集增加，由此认为NLBP患者躯干和髋关节之间的神经肌肉协调可能出现异常。此外，NLBP患者与正常人群对比，其椎旁肌的肌紧张度显著增高，腰椎各个方向的主动活动度也明显受限，且多裂肌脂肪浸润程度较健康志愿者严重。研究显示，慢性NLBP患者双侧竖脊肌的僵硬程度和疲劳程度高于无症状人群，但与患者的疼痛与功能障碍程度不相关。急性非特异性腰痛患者骶棘肌和多裂肌左侧较右侧粗，而健康志愿者则左右侧平衡，且健康志愿者多裂肌、骶棘肌较急性非特异性腰痛患者粗。

（二）椎旁肌与腰椎间盘突出症的关系

研究发现，慢性神经根病患者中椎间盘突出症与病理水平或低于病理水平的椎旁肌形态改变有关。单节段（L_4、L_5）腰椎间盘突出症患者，患侧较健侧椎旁肌明显萎缩，且同侧多裂肌的脂肪浸润和萎缩增加，其Ⅰ型和Ⅱ型肌纤维直径显著减小。其机制可能是：①炎性因子直接导致椎旁肌萎缩；②椎旁肌去神经萎缩，突出的椎间盘对神经根的慢性压迫导致多裂肌和竖脊肌的萎缩和变性；③疼痛使椎旁肌的运动量减小，肌供血不足而萎缩。由此看出，腰椎间盘突出会加速椎旁肌退变，而椎旁肌的退变会进一步加重腰椎间盘突出的症状。

（三）椎旁肌与退变性脊柱侧凸的关系

与退变性脊柱侧凸的形成和发展相关的因素较多，如椎体、椎间盘、关节、韧带和肌肉等的改变。研究发现，退变性腰椎侧凸患者的椎旁肌体积凸侧小于凹侧，可能是脊柱畸形和神经根压迫所致。患者椎旁肌均存在退变，但凹侧退变程度重于凸侧。腰大肌和椎旁肌脂肪浸润是导致退变性脊柱侧凸的危险因素，浸润程度与侧凸程度相关。凹侧多裂肌的Ⅰ型肌纤维明显减少，而在凸侧未见明显差异，而ⅡB型肌纤维的比例在凹、凸两侧均明显增高。而肌脂的积累可促进Ⅰ型肌纤维与Ⅱ型肌纤维表型的转换，最终导致Ⅰ型及Ⅱ型肌纤维收缩力受损，进而导致肌力下降。炎症反应、胰岛素抵抗、骨骼肌功能缺失导致肌细胞内脂质积累，使得椎旁肌出现脂肪浸润，造成椎旁肌收缩力受损，肌力减退，从而导致双侧腰椎力量不平衡，进一步加重侧凸。研究发现，随着多裂肌不对称性萎缩和脂肪浸润的增加，患者的生活质量显著下降。椎旁肌在退变性脊柱侧凸发生和发展过程中有稳定器的作用，可通过对侧凸腰椎力学环境的代偿和适应，延缓腰椎侧凸的进展，在一定程度上维持腰椎的稳定。保护和改善椎旁肌，尤其是背伸肌群的质量是退变性脊柱侧凸治疗中的重要策略。增强椎旁肌的功能可延缓病情进展并提高患者的生活质量。

（四）椎旁肌与退变性腰椎滑脱症的关系

退变性腰椎滑脱症是指在无明显外伤诱因的情况下，腰椎各椎体之间相互位置的移动，造成脊柱形态的变化，进而导致椎管狭窄，是中老年患者常见的腰椎疾病。多种因素导致了退变性腰椎滑脱症的发病，包括腰椎关节突关节形态、椎间盘退变和椎旁软组织因素。有研究通过T_2加权像对L_3、L_4、L_5椎体下终板层面竖脊肌、腰大肌和多裂肌的横截面积进行测量，发现椎旁肌横截面积减小和脂肪浸润程度增加与腰椎滑脱症的发生密切相关，其中以腰大肌和多裂肌的萎缩退变为主。研究也发现，在退变性腰椎滑脱症患者中存在椎间盘高度的降低和多裂肌萎缩。Panjabi最早提出支配脊柱运动的"三亚系模型"，分别为主动亚系、被动亚系和神经支配亚系。其中稳定脊柱的肌群被称为主动亚系，而椎旁肌是主动亚系的重要组成部分，因此椎旁肌对于脊柱稳定性的维持起着非常重要的作用。椎旁肌退变可使脊柱肌紧张度减低，不能有效地对抗外在负荷，进而引起腰椎稳定性降低，最终导致腰椎滑脱；而退变性腰椎滑脱症患者如果有腰背部不适，势必会减少活动量，从而进一步加重椎旁肌萎缩。但退变性腰椎滑脱与椎旁肌减弱发生的先后顺序目前尚无法证明，对于椎旁肌在退变性腰椎滑脱症发生、发展中的影响缺乏组织学、病理学等直接证据，尚需进一步研究。也有研究指出，退变性腰椎滑脱症患者的所有椎旁肌横截面积比值与腰椎滑移程度无显著相关性。因此，能否通过加强腰背肌的锻炼来提高退变性腰椎滑脱症患者的节段稳定性仍有待进一步的研究。

（五）椎旁肌与退变性腰椎管狭窄症的关系

利用MRI测量$L_{4\sim5}$椎管狭窄症患者椎旁肌的横截面积，通过与对照组比较发现，腰椎管狭窄组椎旁肌的横截面积明显变小，多裂肌脂肪浸润率增大，双侧肌表现出明显的不对称性，患侧椎旁肌较对侧明显减少。研究显示，较多的多裂肌脂肪浸润和较低的腰大肌相对横截面积与较高ODI评分和疼痛干扰评分相关，但不同的肌肉参数与狭窄严重程度或腰腿痛的持续时间及严重程度无关联。因此，椎旁肌横截面积的减少是否为椎管狭窄所导致还有待商榷。但退变性腰椎管狭窄症患者多有神经根压迫。而既往研究表明，神经根损伤可引起其支配的Ⅰ、Ⅱ型肌纤维变细，进而导致肌萎缩的发生。退变性腰椎管狭窄症必然会导致椎旁肌的退变，而椎旁肌的退变必然会导致腰椎失稳，进一步加重椎管狭窄。虽有研究指出，腰背肌锻炼可促进椎管内增生物的降解。但目前仍没有足够的证据来支持运动在退变性椎管狭窄治疗中的积极作用。因此，腰椎管狭窄患者能否通过腰背肌锻炼来缓解临床症状，提高生活质量还有待临床进一步研究证实。

二、腰肌与骨密度及腰椎骨折的关系

（一）腰肌与骨密度的关系

人体肌肉含量与骨密度变化的相关性研究是骨质疏松领域内的一个热点，关于肌肉含量对骨量的影响也有许多新观点。肌力的改变会引起骨强度的变化，也有研究指出随着增龄性改变，肌肉含量（面积）减少与骨量减少有关。即随着年龄的增长，骨密度（BMD）降低，肌肉含量减少，引起肌萎缩，由于椎旁肌是腰椎的重要支撑结构，所以导致脊柱的稳定性下降，加重临床症状。近来，肌肉含量与骨质疏松症（骨密度）相关性研究越来越受到关注。在老年人群中，肌萎缩常与骨质疏松症伴发，主要表现为肌肉含量的减少，包括肌纤维数目减少及肌纤维横截面积缩小，神经支配减少，其中Ⅱ型肌纤维数目和大小的减少与增龄有关的肌萎缩显著相关。有研究认为，骨骼与肌肉在代谢、功能方面共享许多遗传和环境因素，肌肉含量变化与骨形成和骨骼骨量峰值关系密切。肌肉含量和质量的下降将引起肌力减退、行动及平衡能力下降，导致跌倒风险增加，从而增加骨质疏松性骨折风险。

腰大肌和竖脊肌密度是除年龄外对老年女性腰椎骨密度影响最大的因素，且腹部脂肪面积也与腰椎骨密度密切相关。竖脊肌和腰大肌密度随年龄增长而下降，但下降时间和速度不同，女性下降较早，且下降速度较快。腰大肌和椎旁后群肌与骨密度均呈正相关，男性相关性高于女性，右侧高于左侧。

（二）腰肌与骨质疏松的关系

肌肉含量的增加会增加骨密度，减少骨质疏松的发生。对绝经后女性而言，椎旁肌对骨密度具有保护作用，适当的体育锻炼和保持正常的体重有利于预防骨质疏松。故绝经后妇女应适量运动，提高肌肉含量，增加BMD。肌肉衰减综合征，即肌少症可导致诸多不良后果，包括跌倒风险增加、肢体功能下降、身体虚弱甚至死亡等。肌少症的发生通常和年龄有相关性，同时也受到遗传因素及生活方式等因素的影响。肌少症人群较非肌少症人群具有更高的骨质疏松发病率，这可能与骨骼肌关系密切，可从生物力学及生物化学等多方面相互影响。腰椎BMD、股骨颈BMD、髋部BMD和25羟维生素D对肌少症均有良好的预测价值，可作为其临床诊断和病情评估的辅助指标。老年住院患者肌少症及骨质疏松症患病率较高，两者间存在一定的相关性，应做到早预防、早发现、早治疗，以延缓或减少老年住院患者肌少症与骨质疏松症的发生。

（三）腰肌与脊柱骨质疏松性骨折的关系

骨质疏松性椎体骨折（osteoporotic vertebral fracture，OVF）是老年人骨折的常见类型，是骨质疏松症的标志。研究认为，绝经后骨质疏松性骨折与腰大肌的显著改变有关。有研究在排除了年龄和激素影响的基础上，构建了椎旁肌破坏的大鼠模型，发现椎旁肌破坏的大鼠局部BMD和椎体骨强度明显下降，可见椎旁肌对椎体具有重要的保护作用。大量研究表明，躯干肌功能的下降使骨质疏松症患者发生OVF的风险明显增加。OVF患者在骨折后躯干肌横截面积以及脂肪浸润程度发生明显改变，使患者跌倒后发生再骨折的风险明显增加。OVF患者腰背部肌功能下降的同时引起躯干肌矢状位参数改变，患者维持平衡的代偿能力下降，这是引发再骨折的另一危险因素。OVF初次发生后，患者应尽早进行躯干肌功能锻炼，预防椎体再骨折的发生。骨质疏松症患者的躯干肌功能减退主要包括肌量下降及肌肉功能的改变。肌肉与骨骼位置相邻，相互调节，两者之间存在共同的机械感受通路和内分泌因子作用通路，肌肉功能的减退常伴随椎体骨量的下降。同时，躯干肌肌量及功能的减退会引起脊柱负荷的改变，对椎体骨的微结构产生影响，导致OVF的发生，这是导致脊柱矢状面失平衡的一个重要原因。

三、腰肌与腰椎术后功能的关系

（一）腰肌与脊柱骨质疏松性骨折术后功能的关系

肌少症合并脊柱骨折患者术后康复较慢，肢体功能恢复较差，合并肌少症会增加脊柱压缩性骨折患者术后远期（36个月）死亡的风险，故术后应进行合理锻炼和饮食治疗。研究显示，骨质疏松压缩性骨折的部分患者会出现脊柱矢状面失平衡症状，并非伤椎楔形变单一因素所致。且患者通过经皮球囊扩张后凸成形治疗后，失平衡症状会明显改善，提示脊柱骨折后腰痛限制腰背肌力量是导致脊柱矢状面失平衡的一个重要原因。

（二）腰肌与腰椎融合术术后效果的关系

腰椎融合术是治疗腰椎退行性疾病的主要手术方式，其成功与否，对脊柱的长期稳定性有明显影响。自从后路腰椎椎体间融合术（posterior lumbar interbody fusion，PLIF）面世以来，为了提高融合率和脊柱稳定性，椎间融合器和椎弓根钉固定等不断改进，但仍不能保障所有患者完全融合。报道显示，PLIF的融合率为71%~96%，融合率受患者身体及局部因素的影响，腰椎周围的腰大肌（psoas major，PS）、竖脊肌（erector spinae muscle，ES）和多裂肌（multifidus muscle，MF）维持腰部稳定性。研究显示，躯干肌萎缩、退行性改变与脊柱不稳或神经功能障碍存在相关性。功能正常的躯干肌对脊柱融合具有重要意义。

参考文献

［1］罗欣宇，张金梅.骨质疏松知多少［J］.家庭中医药，2021（3）：18-21.

［2］张奕奋，耿倚云，段莉，等.构建骨质疏松动物模型研究进展［J］.生物骨科材料与临床研究，2021，18（2）：62-66.

［3］陈镜，冯正平.骨质疏松症治疗药物研究进展［J］.中国骨质疏松杂志，2021，27（5）：776-780.

［4］李慧慧，康燕，刘蕴玲.骨质疏松危险因素的分析研究［J］.临床医学进展，2021，11（2）：749-754.

［5］叶丹.骨质疏松药物治疗的研究进展［J］.牡丹江医学院学报，2021，42（1）：148-151.

［6］霍伟，陶树清.褪黑素治疗骨质疏松的研究进展［J］.中国骨质疏松杂志，2021，27（1）：148-152.

［7］蔡苗苗，高艳虹.肌少-骨质疏松症的研究进展［J］.上海交通大学学报：医学版，2021，41（5）：678-683.

［8］段亚威，柴昊，安一方，等.原发性骨质疏松症的疗效评价［J］.中华骨质疏松和骨矿盐疾病杂志，2021，14（2）：199-206.

［9］谢青青，李梦兰，周菊，等.双磷酸盐抗骨质疏松症研究进展［J］.西部医学，2021，33（2）：308-312.

［10］郭冰清，蒋涛.铁死亡与骨质疏松症的研究进展［J］.医学综述，2021，27（9）：1701-1706.

［11］牛建明，杜志锋.中医药治疗骨质疏松症的研究进展［J］.老年医学研究，2021，2（2）：53-56.

［12］唐睿，汤光宇，诸静其.骨质疏松症骨髓脂肪的影像学研究进展［J］.中国骨质疏松杂志，2021，27（2）：284-288.

［13］王伟，汤同军，丁骁鹏，等.骨质疏松性椎体压缩性骨折治疗进展研究［J］.江苏科技信息，2021，8：52-55.

［14］张华果，宋咪，徐月，等.老年骨质疏松性骨折再发的研究进展［J］.中国全科医学，2021，24（7）：886-889.

［15］陈思思，郭文斌，段凌燕，等.糖尿病骨质疏松的中医药研究进展［J］.现代中西医结合杂志，2021，30（2）：225-228.

［16］陈周韬，陈光华，吴新诱，等.老年人骨质疏松症合并肌少症治疗的研究进展［J］.中外医疗，2021（9）：196-198.

［17］夏晓妹，杨士鹏，葛若兰，等.中国老年男性骨质疏松症影响因素的Meta分析［J］.中国骨质疏松杂志，2021，27（2）：198-202.

［18］李旭红.骨质疏松症肌少症与维生素K研究新进展［J］.中国药物与临床，2021，21（1）：59-61.

［19］王博深，高子任，张玉龙，等.鸢尾素与肌少症、骨质疏松症关系的研究进展［J］.生理科学进展，2021，52（1）：37-40.

［20］张志宏，邢娜，彭东辉，等.中药抗骨质疏松作用及机制的研究进展［J］.中国药房，2021，32（3）：374-379.

［21］刘薛萍，张文兴.继发性骨质疏松与恶性肿瘤相关性研究进展［J］.消化肿瘤杂志(电子版)，2021，13（1）：11-15.

［22］周静媛，刘肖珩，沈阳，等.骨质疏松症动物模型的构建及实验方法研究进展［J］.生物医学工程研究，2021，40（1）：83-87.

［23］许昊，王培文.老年骨质疏松患者髋部骨折发生及死亡危险因素分析［J］.福建医药杂志，2021，43（1）：136-139.

［24］王华勇，周莉娜，王贞贞，等.鲑鱼降钙素对老年骨质疏松患者腰背疼痛及骨代谢的影响［J］.中国药业，2021，32（3）：60-62.

［25］陈元川，庞坚，詹红生.骨质疏松症慢性疼痛机制的研究进展［J］.医学综述，2020，26（1）：1249-1253，1258.

［26］杨斌，郑明辉，凌杜华，等.腰椎退行性侧凸患者椎旁肌的形态学改变［J］.中国临床解剖学杂志，2021，39（2）：263-268.

［27］周理，邹宇聪，张佩，等.急性非特异性腰痛的腰肌横截面积、脂肪浸润与不对称性及其临床意义［J］.中国疼痛医学杂志，2017，23（2）：148-151.

［28］陈文明，李育刚.腰椎躯干肌横截面积与腰椎后路椎间融合率和融合时间相关性的回顾性研究［J］.颈腰痛杂志，2021，42（3）：305-308.

（李义凯，陈超，袁仕国，张磊，景亚军，邹宇聪，李建敏，张文均，王宗帅）

第十三章 椎动脉型颈椎病

自从第二届颈椎病专题座谈会纪要发表以来，颈椎病的分型论治已成为常规。虽然临床报道日趋增多，但人们对传统的椎动脉型颈椎病的发病机制提出了很多质疑和新的见解。从最早的骨性压迫学说到交感神经因素以及血管内皮因素等4个假说逐一被否定。从颈椎病的定义来讲，只有椎动脉第2段与椎动脉型颈椎病有关，第1、3、4段病变引起的椎基底动脉供血不足不能等同于椎动脉型颈椎病。由于椎动脉型颈椎病的概念很少考虑脑动脉供血系统的代偿性，即大脑动脉环的生理功能，故目前学科界基本否定了椎动脉型颈椎病，取而代之的是后循环缺血。本学科应树立"只有压迫骨骼的动脉，而没有压迫动脉的骨骼"这一概念。而椎动脉型颈椎病很可能是一个范围广，相似疾病多，定义含糊的疾病群。对此，读者可参阅《中国脊柱脊髓杂志》2003年第3期举办的专题讨论。就整个颈椎病的现状而言，目前是趋于减少"颈椎病"这一诊断的使用，取而代之的是颈椎间盘突出症、颈椎后纵韧带骨化症和颈椎管狭窄症等更加具体的诊断术语。

第一节 椎动脉与椎动脉型颈椎病

杨克勤教授将颈椎病分为4型，从此奠定了中国颈椎病的临床概念及模式的基础。除了脊髓型和神经根型争议不大外，对椎动脉型和交感神经型的争论较大，目前学科界基本上否定了这2型颈椎病的存在。椎动脉型颈椎病（cervical spondylosis of vetebral artery type，CSA）是一个备受争论的疾病的定义。第二届颈椎病专题座谈会的"诊断标准"也认为"CSA的诊断问题是有待于研究的问题"。随着研究的深入，人们对传统的CSA的发病机制提出了很多质疑和新的见解。逐渐增加了对交感神经及椎动脉血管本身因素在本型颈椎病发病机制中的认识，少数文献考虑到了肌性及本体感受器等因素。很多作者对这个疾病诊断存在的合理性提出了质疑，因为椎动脉的部分阻断显然不会引起脑组织的供血不足。目前的趋势是临床很少单独诊断CSA，多以混合型加以诊断。越来越多的人开始否定本型颈椎病的存在，原因是在考虑CSA的发病机制时仅是以椎动脉受压或受刺激作为病因，很少考虑脑动脉供血系统的代偿性，即Willis环的生理功能。从近年来发表的相关论文也可以看出本型颈椎病的关注度越来越低。为使读者对CSA有一个全面的认识，本节对椎动脉的解剖生理学特征及其与CSA的相互关系作一介绍。

一、椎动脉的解剖

（一）椎动脉的走行

椎动脉（彩图13-1）起自锁骨下动脉的第一段，沿着斜角肌内侧上行至胸膜顶前面，而后上行多进入C_6横突孔，少数也可经C_5、C_4、C_3或C_7横突孔进入。自寰椎横突孔穿出后，经寰椎侧块后方的椎动脉沟转向上，穿过寰枕后膜进入枕骨大孔入颅，与对侧的椎动脉汇合成为基底动脉。这是人体唯一的一条由两条动脉汇合成的一条动脉。根据椎动脉的行程和部位可分为四段（彩图13-2）。

1.**第1段**（彩图13-3）　也叫颈部，即自锁骨下动脉发出至进入C_6横突孔以前这一段。椎动脉后方与C_7横突、交感神经颈下神经节以及C_7和C_8神经的前支相邻。在颈长肌和前斜角肌之间向后上行至C_6横突孔处，前面邻颈总动脉和椎静脉。

2.**第2段**（彩图13-4）　为椎动脉进入C_6横突孔至穿出C_1横突孔之前的一段，为椎动脉的椎骨部。在此段椎动脉走行于上位6个颈椎的横突孔内，周围有静脉丛和交感神经伴行。在此段的行程中，椎动脉内侧为钩椎关节（Luschka关节）。椎动脉后方紧邻着$C_{2\sim6}$颈神经前支。钩突和横突孔的骨膜组织及上关节突周围的关节囊形成的薄层纤维筋膜鞘样结构，将椎动脉、椎静脉及神经根包裹在内，且在钩突与椎动脉外膜之间存在纤维连接，构成钩突-椎动脉-脊神经复合体，此段老年椎动脉弯曲较多。

3.**第3段**（彩图13-5、彩图13-6）　为椎动脉枕部，位于枕下三角内。椎动脉出C_1横突孔后转侧块后方向内侧走行于寰椎的椎动脉沟内。其前方与头侧直肌和寰椎侧块相接。后方被头上斜肌、头后大直肌和头半棘肌覆盖。此段椎动脉的弯曲最多，特别是在穿出C_1横突孔后穿寰枕后膜及硬脊膜经枕骨大孔入颅这一段。椎动脉与寰椎后弓之间有C_1神经根后支穿出。

4.**第4段**（彩图13-7）　为颅内段，是双侧椎动脉穿过寰枕后膜及硬脊膜经枕骨大孔入颅，经延髓侧方及舌下神经根绕至延髓前方，在桥脑下缘汇合成基底动脉的这一段。椎动脉颅内段主要发出脑膜支、脊髓后动脉、脊髓前动脉、延髓动脉及小脑下后动脉等分支供应小脑和脑干。此段常有三处明显狭窄：穿硬脊膜入颅处、分出脊髓前动脉处和两者之间。

（二）椎动脉的口径

椎动脉的口径两侧常不一致，左、右侧椎动脉口径相等者只有32%，相差悬殊者并不少见（彩图13-8）。钟世镇院士发现两侧椎动脉管径相差悬殊者约为7.29%。一般认为由于左侧椎动脉靠近心脏，故椎动脉的口径左侧大于右侧，但也有研究得出相反的结论。椎动脉外径一般不大于4~5mm。年轻者椎动脉的外径为3.0~3.7mm。在椎动脉的行程中，其口径从上至下基本一致（彩图13-9）；而老年人则基本无规律可循，特别是在明显的迂曲膨大处，其口径明显增粗。老年人椎动脉的外径为3.1~4.2mm。个别椎动脉在$C_{2\sim3}$横突之间

形成的 "C" 字形迂曲，其直径可达10mm。有的在穿过硬脊膜两侧时的口径粗细相差悬殊或在发出小脑下后动脉之后管径突然变小，两侧相差达两倍以上。

（三）椎动脉变异

椎动脉的变异有椎动脉起始水平、位置、数目、发育、口径、分支和吻合等情况。起始部异常最常见的就是左侧椎动脉直接起自左锁骨下动脉与左颈总动脉之间的主动脉弓，发生率约为5%。还有从无名动脉末端发出、与锁骨下动脉共干发出或双起源。在上行过程中有的不进入C_6横突孔而从C_5、C_4、C_3甚至C_2横突孔进入。椎动脉的变异情况还有双侧椎动脉从C_3横突孔穿出，绕寰椎外侧缘进入枕骨大孔；或由C_2横突孔穿出后，不进入寰椎横突孔，在C_{1-2}水平直接穿过寰、枢椎后膜进入椎管内上行；右侧椎动脉在锁骨下动脉第1段发出后于颈长肌、前斜角肌内上升，在上升过程中未穿入C_6横突孔，而是在C_6、C_5、C_4横突前上行到C_3时才穿入其横突孔，长度达8cm，无任何分支；椎动脉自第2段末端转180°后又近乎水平向内侧行至寰椎横突孔下方，再呈90°转折穿过寰椎横突孔，椎动脉穿出寰椎横突孔后转向内，行于椎动脉沟中；椎动脉发育不良，其全程均匀性狭窄、纤细，内径只为正常的1/3~1/4。其他类型的变异还有右侧椎动脉与小脑下前动脉之间有吻合支，与基底动脉之间也有吻合支。更罕见的变异是脊髓前动脉为一单独的干自两椎动脉的汇合点发出，以及一侧椎动脉存在双分支现象，即右侧椎动脉在C_1横突孔下方分为两支：一支沿正常行程走行，另一支不经C_1横突孔而顺寰椎后弓下缘向内上走行，在穿硬脑膜前两支合二为一进入枕骨大孔。

椎动脉在上颈段有3~4处正常弯曲，分别位于C_{2-3}横突之间、寰枢侧方关节和寰椎侧块之后方。在C_{2-6}段的行程中，年轻者椎动脉弯曲度较小，而老年人椎动脉的弯曲明显增多。年轻者椎动脉在横突孔内有较大的空隙，椎动脉外膜有少量的结缔组织与横突孔内的软组织相连。而老年者的椎动脉明显增粗，占据整个横突孔。有的老年人椎动脉弯曲多者可达10余处，少则5~6处，多位于C_3横突孔至入颅段（彩图13-10）。常见的弯曲部位：第一处弯曲是从C_3横突孔至C_2横突孔处，椎动脉向后形成一 "C" 字形突起，动脉可明显增粗；第二处弯曲是从C_2横突孔处由内向外形成约70°的夹角；第三处弯曲是从第二处弯曲向外水平延伸1~2cm后转向前上形成70°~110°的夹角；第四处弯曲是在椎动脉出C_1横突孔后转向内侧形成的约90°夹角；第五处弯曲是椎动脉沿C_1后弓向内侧走行，形成的75°~90°夹角；第六处弯曲是椎动脉穿过硬脊膜进入枕骨大孔后，向前上形成的80°~120°的夹角。年轻者椎动脉的弯曲多位于C_2至入颅段，C_{2-6}段椎动脉较直或有不太明显的弯曲。

一般认为椎动脉的弯曲是为了适应枕颈部复杂的旋转运动的一种生理功能上的需要，对上颈段的动脉血流起代偿作用。正常情况下，椎动脉的长度与颈椎的长度相适应，并富有弹性，可随颈部活动适当延伸和回缩，以保持血流通畅；异常弯曲可能是变异、动脉硬化和一些其他疾病所致。老年人过多的弯曲除了与颈部活动有关外，可能还与自身的解剖学变异、椎间盘退变所致的椎间隙狭窄、动脉硬化和Luschka关节增生推挤等因素有关。下颈段椎动脉弯曲多为增生的Luschka关节向外挤压，致使椎动脉外移扭曲。颈椎间盘退变萎缩后，颈椎沿其长轴变短，颈椎关节突关节重叠，椎动脉长度相对增长；加之老年人多发的动脉硬化，动脉壁弹性下降，使得椎动脉长度进一步增加，原有的弯曲增大。

（四）椎动脉变异的临床意义

椎动脉是脑部血液供应的重要来源之一，左、右椎动脉在脑桥下缘汇合成基底动脉供应大脑后部、小脑及脑干。一般认为，椎动脉畸形、明显变异及病损，会造成椎基底动脉供血范围内器官的缺血，严重者会影响其功能并产生一系列的症状。椎动脉口径的极度不对称在一定条件下可影响椎基底动脉的血供，但关键还是取决于对侧椎动脉的代偿能力和颈动脉系的血管吻合度。正常人大脑左、右两半球的结构基本对称，所获的血量相等，但对称的椎基底动脉只占27%，即大多数左、右侧粗细不等。因此，交通动脉在调节左、右侧血流的等量供应中有着重要的意义。在有这种解剖学变异且代偿能力又不足的情况下，极度旋转颈部可能会造成脑梗死，原因就是代偿不足。通常认为动脉狭窄到原管径的80%以上，即可造成脑血流量减少。临床证实椎动脉狭窄程度小于75%的患者，短暂性脑缺血发作（TIA）累计发生率为12.7%，而狭窄程度大于75%者，TIA的累计发生率为60%。同时还发现椎动脉狭窄程度大于50%的患者出现脑缺血症状的概率是椎动脉狭窄小于50%患者的4倍。

颈椎间盘退变萎缩后，颈椎沿其长轴变短；椎动脉长度相对增长，导致椎动脉迂曲，可能影响椎动脉的供血功能。折角造成血流速度不均匀，易发生血管壁硬化。中年以后可有不同程度的动脉粥样硬化，管腔变细，代偿功能降低，使椎动脉血流速度减慢，供血量减少。再加上基底动脉代偿功能的下降，易造成脑供血不足。而动脉内膜的退变可造成椎动脉内膜的微创伤，从而引起局部血栓形成、纤维化，成为导致椎动脉供血不足中栓塞机制的主要原因。

椎动脉的极度弯曲有时可能会改变颈部脊神经的正常解剖位置。有观察发现C_2颈神经的前支与椎动脉壁的后部紧密相连，并被极度向后弯曲的椎动脉顶起，使得脊神经明显变扁，椎动脉壁可因脊神经的压迫而出现压迹（彩图13-11）。

椎动脉沟可变异为椎动脉环，即自寰椎侧块后缘至后弓，斜架在椎动脉沟上方的骨环，这是一种正常的解剖变异。此环可呈全环或半环形，半环的骨刺端可能压迫或刺激椎动脉或周围的交感神经纤维，致使椎动脉痉挛，血流受阻，产生相应症状，但这仅是推测。全环若形成环孔则对椎动脉影响较小或无影响。

先天性横突孔发育纤细可能是CSA的潜在诱因（彩图13-12）。若一侧横突孔发育性狭窄，另一侧发育正常，这种情况可能会降低椎动脉的代偿能力。

二、对椎动脉型颈椎病的认识

1926年Barre和Lieou首先提出由于颈部交感神经受激惹致椎动脉受累可引起眩晕和视力模糊等症状，即Barre-Lieou综合征。1933年Dekleyn等指出，眩晕、头晕、肢体无力、猝倒发作与椎基底动脉供血不足有关。因其以眩晕为主要症状，故又称"颈性眩晕"和

"椎动脉缺血综合征"等，现临床称之为CSA、椎动脉压迫综合征和椎基底动脉供血不足等。中医学无此病名，从其临床表现分析，属"眩晕""头痛""痹证""项强""颈肩痛"等范畴。国外文献对颈椎病的分类主要为神经根型和脊髓型颈椎病，并无CSA的诊断。国内则有较多文献对CSA的诊断和治疗进行报道。

现多认为CSA是临床常见的一种疾病，约占颈椎病的10%~15%，症状复杂，好发于中老年人。CSA在颈椎病中的严重性仅次于脊髓型颈椎病，其发病率低于颈型和神经根型颈椎病，与脊髓型颈椎病大致相同。CSA是因各种机械性与动力性因素致使颅外段椎动脉受刺激或压迫，以致椎动脉狭窄、折曲而造成椎基底动脉供血不足，导致以头晕、头痛，且颈部活动时加重为主要症状，常伴有恶心、呕吐、耳鸣、视物模糊甚至猝倒等临床表现的综合征。颈椎间盘退变是其发生和发展的根本原因，而颈椎生物力学失衡是颈椎退变的主要原因。肌肉软组织系统反复、持久的劳损与刺激，导致颈肌动力系统失衡，最终导致整个颈椎系统生物力学功能的紊乱，从而使颈椎出现一系列病理变化。以往认为，由于椎动脉走行的特殊性（特别是椎动脉的第2段），其周围组织对它的影响十分明显，最常见的是椎动脉周围骨性的改变。传统公认的CSA发病机制是，椎间隙退变狭窄时，Luschka关节易向侧方增生，或钩突骨赘生长到达或超过横突孔边缘，或钩突基底部骨赘刺激和挤压椎动脉或交感神经纤维，由此产生的痉挛或扭曲可影响椎动脉的血供，引起脑缺血，产生临床症状。有人提出横突孔内壁的骨质增生也会导致横突孔的内径变小，从而对椎动脉产生影响，但横突孔很少有骨赘形成。

现较为公认的CSA主要病因病理是由于颈部慢性劳损和外伤而引起颈椎退行性病变、颈肌痉挛、颈韧带钙化、颈椎曲度改变等，压迫或刺激椎动脉及其周围交感神经丛，直接或间接引起椎基底动脉痉挛狭窄，造成前庭神经系及脑缺血而产生眩晕，或是由神经介质介导发病过程，由此引起椎动脉血流动力学障碍。有关CSA的临床报道较多，各种治疗方法层出不穷，各家报告都有很好的临床疗效。但随着对颈椎病发病机制的认识不断深入，有关本型颈椎病的争论却不断增加，究其原因是对CSA的具体发病机制认识不清所致。例如，MRI检查发现有椎动脉扭曲，呈局限性弧形压迹或变细，而受检者则无椎动脉供血不足的症状。临床也经常遇到影像学征象与临床表现和疗效不同步的现象。也就是椎动脉缺血症状与骨刺的大小不成正比，大的骨刺不一定产生明显症状，小的骨刺甚至无骨刺可以出现明显症状，说明骨性压迫在CSA的发病机制中是一个重要因素，但不是唯一因素。CSA绝非单纯颈椎的骨质增生压迫所致，而更多见的是颈椎关节功能紊乱和椎动脉痉挛。因此，不能把Luschka关节增生、椎动脉造影和磁共振血管成像显示的椎动脉狭窄或扭曲作为诊断CSA的唯一依据，更不能在临床工作中将眩晕和头痛等症状以及所谓的"脑供血不足"完全归因于CSA。

实际上，只有椎动脉第2段和CSA有关，第1、3、4段病变引起的椎基底动脉供血不足不能等同于CSA。椎基底动脉缺血综合征作为独立的疾病有其自身的病因、诊断、治疗和评价标准，不能等同于CSA。而在临床工作中许多医生常将难以解释的头痛和头晕等症状归因于CSA。实际上颈椎病，包括CSA在内是一个范围广，临床征象相似，概念不一致的疾病群。

以往在腰骶部疾病的诊断中也将含糊不清的诊断学概念应用于此，如下腰痛、腰椎病和坐骨神经痛等。目前这些概念不清之命名已逐渐被许多具体疾患所取代，而在解剖学上颈椎与腰椎的形态学结构相近，病理过程相仿，颈椎病为何不可像腰椎病那样进行具体的病名诊断呢？相信随着对CSA认识的不断加深，颈椎疾病的诊断问题可以像腰椎疾病一样得到解决。

第二节　大脑动脉环及临床意义

近年来，对脑供血以及与脑供血相关的血管，即对Willis环、颈内动脉和椎动脉的研究日益深入。众所周知，脑供血系统是由两部分组成（彩图13-13），即左、右侧的颈内动脉和椎基底动脉，其在脑底形成一个潜在的，具有调节脑血液供应的平衡作用的侧副循环代偿装置Willis环（彩图13-14）。当环内某一动脉的血流被阻断时，侧支循环即可起到代偿作用以保证脑的血液供给。颈内动脉是脑供血的主要血管，而椎基底动脉系统只占大脑血流量的10%~20%。很多临床研究认为，椎动脉受压或受刺激，致使椎动脉以及椎基底动脉供血不足，导致脑供血减少，即可造成相关的临床症状和体征，导致诸如CSA和颈性眩晕等疾病的发生。但有研究发现即使结扎椎动脉，术后也并未出现神经系统功能障碍，其原因就是椎动脉的完全或不全阻塞可以通过颈内动脉进行代偿，即依赖完整的Willis环的存在来维持中枢神经系统的有效血供，因此不会出现脑组织供血不足的症状。但Willis环的变异甚多，有完整环结构的不多，对此也有很多研究。鉴于Willis环在脑供血中的重要性和复杂性，本节对Willis环的解剖、解剖变异、生理功能以及临床意义逐一进行介绍，以期为临床提供关于Willis环较完整的资料。

一、Willis 环的解剖

Willis环位于脑底部，也叫大脑动脉环或脑底动脉环，是脑内主要动脉间的吻合结构，即椎基底动脉和颈内动脉系统间的吻合，是一个潜在的侧副循环代偿装置。Willis环位于视交叉、灰结节、漏斗和乳头体周围的脚间池内，是由成对的颈内动脉、后交通动脉、大脑后动脉近侧端、大脑前动脉近侧端和一条前交通动脉组成。后交通动脉将大脑后动脉与同侧的颈内动脉连结起来，前交通动脉将两侧大脑前动脉连结起来，借助这些交通动脉构成一个环绕脑底的完整的Willis环。

颈内动脉可分为颈段、颈内动脉管段、海绵窦段和脑段。脑段的分支有眼动脉、大脑前动脉、前交通动脉、大脑中动脉、后交通动脉和脉络膜前动脉等。大脑前动脉和大脑中动脉是颈内动脉的两条终支。颈内动脉供应同侧大脑半球的额叶、顶叶、颞叶的一部分、基底神经节、丘脑前小半及丘脑下部的大部分、眼及眼副器、额及部分鼻部，形成颈内动脉系。椎动脉在颈部的分支有脊髓支和肌支，在颅内的分支有脑膜支、脊髓前和脊髓后动脉、小脑下后动脉和延髓动脉。基底动脉沿着脑桥的基底面前行分为两条大脑后动脉。基底动脉的分支有脑桥动脉、迷路动脉、小脑下前动脉、小脑上动脉和大脑后动脉。椎基底动脉发出分支供应脊髓上部，脑干，小脑，大脑半球的枕叶、额叶的一部分，丘脑后大半，丘脑下部的小部分。

二、Willis 环的解剖变异

组成Willis环的各条血管变异甚多，血管粗细差别很大，变异常导致其代偿能力下降。Willis环解剖变异与动脉瘤等脑血管疾病的形成及预后关系密切。前交通动脉的长度和后交通动脉的管腔变化最大，血管异常狭窄在右侧比左侧更常见。左侧大脑半球的动脉平均管径较大，保持更丰富的血供。研究显示，有79％的Willis环因一个或更多的血管干发育不全而出现构成的异常，约有48％的Willis环发育不全或异常。较常见的有：一侧后交通动脉管径小于1mm（约27％）；大脑后动脉起于颈内动脉（约14％）；前交通动脉管径小于1mm或缺如；两侧大脑前动脉起于一侧颈内动脉等。按Willis环完整与否，分为闭锁型（95％）和开放型（5％）；按环的左右粗细不同，分为对称型和不对称型，并以不对称型多见。据统计，约有90％以上的动脉环只不过是环状通道，其中一支动脉的口径极细，它在侧支环路中能否起到作用，尚有疑问。尽管形成动脉环的动脉粗细变化甚大，但是动脉环在均衡血流动力学方面仍起作用。交通动脉粗细变化的同时，常伴大脑前、后动脉近侧段口径的变化。特别是后交通动脉的近侧端的粗细，更是变化无常。有时管径甚细小，甚至没有后交通动脉。90％的颅内段椎动脉左、右粗细不等，在粗细差别明显的情况下，大多数是左侧较粗。

Willis环分为前、后半环。前半环是由双侧颈内动脉终末端、双侧大脑前动脉及前交通动脉组成的前循环。约60％以上的Willis动脉环前半环存在变异。其中前交通动脉变异最多，其形态变异极为复杂。后半环是指后交通动脉、大脑后动脉和基底动脉组成的后循环。后交通动脉是解剖变异最多的血管之一，主要表现为双侧动脉管径、长度、内穿支和形态的变异。Willis环后循环中，约50％以上存在血管的管径、长度和解剖变异。

三、Willis 环的生理功能

Willis环有调节脑血液供应的作用，其能够平衡脑内各动脉血压和调节颈内动脉系统和椎基底动脉系统之间的血流，使两侧颈内动脉系与椎基底动脉系相交通，以保证两侧大脑半球的血液供应。在正常情况下大脑动脉环两侧的血液是不会混流的，Willis环是作为一种代偿的潜在装置，只是在异常情况下，如当环的某一处发育不良或被阻断时（血管阻塞或血管痉挛），侧支循环即可起到代偿作用，可在一定程度上通过Willis环使血液重新分配，起到代偿调节作用，以维持脑的血液供应。

Willis环作为一个吻合来说其价值只是潜在性的。研究发现形成Willis环的吻合仅在防止急性血管阻塞性疾病，可能也在慢性闭塞性疾病所造成的后果方面起到一些作用。对个体更有作用的是颅外和颅内周围血管之间的吻合。在正常情况下，由于组成环的几个来源动脉的血液几乎没有混合，一侧颈内动脉的血液差不多完全进入同侧的大脑前动脉和大脑中动脉内，而基底动脉的血液只流入它的主要分支。如将造影剂注入左或右颈内动脉，注射侧的颈内动脉系（前部循环）可被显示出来，仅有少量或没有造影剂进入对侧的颈内动脉系，另外仅有约20%的概率会有少许造影剂进入同侧的大脑后动脉。将造影剂注入椎动脉，则后部循环可被显示出来。此时造影剂可沿椎动脉向上进入基底动脉，将后部循环充满。

Kramer曾对动物进行染料注射的模拟研究，发现：①向一侧颈内动脉注射，染料仅分布于同侧颈内动脉的分布区；向一侧椎动脉注射，染料分布在椎基底动脉系供应的脑区，但不进入颈内动脉系区；②如先结扎一侧颈内动脉再向椎动脉注射，则染料可由后向前扩散到结扎侧的颈内动脉区；如结扎一侧椎动脉再向颈内动脉内注射，染料可由前向后扩散到结扎的椎动脉供血区。他认为，此环为颈内动脉系和椎基底动脉系间的一个前后吻合。以后的研究也确证了上述结论，并进一步引申提出，该环不仅是颈内动脉系与椎基底动脉系的前后吻合，而且也是两侧颈内动脉系的吻合。作为一个吻合系统，在病理条件下，特别是在血管闭塞时，对维持脑的血液供应有一定作用，故为一潜在的侧副循环代偿装置。也有人认为，此环的主要功能在于平衡前脑两半的血流，保持脑血管区血液均衡配布的生物学功能。在正常情况下，动脉环左、右半间，血流互不沟通，但环的某一组成动脉血流量突然发生变化（如头的位置变换）时，血液可由一侧流向另一侧，从而保证脑各部血流量相当，使脑组织免于暂时性缺血。

四、Willis 环的临床意义

脑的血液供应非常丰富，在安静状态下，仅占体重约2%的脑，大约需要全身供应血量的20%，所以脑组织对血液供应的依赖性很强，对缺氧十分敏感。Willis环是大脑前、后循环的重要血循环枢纽。由于它的存在，脑血液循环保持广泛侧支联系，维护大脑各区的有效血液供应。

近年来，缺血性脑血管病与Willis环完整性的关系引起了临床的关注。对于Willis环作为侧支循环的代偿能力与其完整性在CSA发病中的作用也进行了讨论。根据侧支代偿原理，一侧椎动脉阻断完全可以通过对侧椎动脉或Willis环代偿，而不会引起椎基底动脉供血不足。有研究发现即使结扎双侧椎动脉，也不会引起椎动脉供血区域明显的缺血性损害。有时手术结扎或栓塞一侧椎动脉后，患者没有任何不适。因此椎动脉受压可能不是导致所谓CSA临床症状的主要原因。这基于椎动脉不全阻塞时完全可以通过Willis环的代偿维持中枢神经系统的有效血供，因此不应出现脑组织供血不足的症状。故不能将脑部供血不足症状简单地归因于椎动脉受到压迫引起的缺血，更确切的理解应该是椎动脉受压患者存在其Willis环的代偿功能已经较正常人差的病理基础，故容易发生脑组织血流量的失代偿。

Willis环吻合支的变异较多，常见的变异是构成环的血管中有一条发育不全或者缺如，或更多的血管干发育不全而出现构成的异常。在正常情况下并不引起明显的功能障碍。但在吻合支本身存在血管病变、侧支循环不完善、动脉粥样硬化和狭窄等病变时，更易导致缺血性脑血管病。有研究显示Willis环的不完整性与脑血管病发病有关，可能是老年人脑血管病发病的重要诱因。此外，Willis环异常时更易于出现动脉瘤，前交通动脉和大脑前动脉的连接处是动脉瘤的好发部位。作为颅内最重要的侧支循环途径，Willis环将两侧颈内动脉与椎基底动脉系统的血流沟通起来。当Willis环的某一供血动脉发生狭窄或闭塞时，其他动脉的血流可通过此环流入病变动脉供血区，以减少或避免该区缺血或梗死。研究支持脑梗死病患者Willis环的不完整与脑梗死病变密切相关。所以，Willis环的完整与否及其是否存在变异对脑血管疾病的发生和发展都具有重要的影响。对颈动脉阻塞的患者，同侧后交通动脉缺如是和分水岭区梗死发生有关的唯一征象。

通常情况下颈内动脉与椎基底动脉的供血是不相混的，只有当颈内动脉或椎基底动脉内血压改变时，血液可以由压力高的血管流向压力低的血管，但临床上在脑血管造影时多见的是颈内动脉造影剂流向椎基底动脉，而椎基底动脉造影时极少发现颈内动脉系统显影，这与后交通动脉的解剖特点有关：①当一侧椎动脉压力高时，可通过另一侧椎动脉分流；②椎基底动脉造影剂必须通过基底动脉、大脑后动脉及后交通动脉才能抵达颈内动脉，转折多；③后交通动脉直接接受颈内动脉供血，越远端管径越细，逆向流压力就越大。基底动脉除管径和长短有改变外，其形态变化也比较多。一般认为，基底动脉形态曲折多变与年龄增长有关。

但是，目前的研究大多局限在脑血管长度和管径的测量上，或运用某种检测仪器或手段来检测脑血流变化上。对于Willis环存在解剖变异时的血流动力学方面的研究较少。Willis环解剖变异的危险程度究竟有多大，与CSA的病理改变有何关联，等等，诸如此类问题都还没有明确的结论。相信随着科技飞速发展，在不远的将来对Willis环形态学、脑血流动力学以及血管病变的发生机制等方面都将取得突破性的进展。

第三节　椎动脉病变的检测及临床意义

随着对CSA和脑血管病变研究的深入，发现当椎动脉本身或相邻结构发生病损时，可出现椎基底动脉供血范围内器官的缺血，严重者会影响其功能并产生一系列的临床症状。椎动脉的迂曲、狭窄、血管弹性减弱、动脉粥样硬化及血流等变化是CSA和椎基底动脉病变的病理基础，可直接影响脑和脊髓的功能状态。椎体移位直接和（或）间接所致椎动脉管径狭窄也属椎动脉病变发病的外在因素，而异常的颈椎伸屈、旋转等则是其诱发因素。椎动脉病变单从临床表现方面做出明确的诊断较为困难。目前临床上多以影像学的诊断方法或手段来探测和了解椎动脉功能状态和异常情况，从而为明确诊断提供客观依据。随着医学影像学和分析技术的不断进步，许多新的检查方法运用于椎动脉病变的诊断。本节就目前用于诊断椎动脉病变的多种影像学方法及其临床意义作一综述。

一、X线片和常规X线椎动脉造影（XRA）及数字减影血管造影（DSA）

X线片是颈椎最常规的检查方法，可了解颈椎及关节的退变情况，如钩椎关节增生、颈椎失稳以及骨质等改变。但其无法直接显示和反映椎动脉的病变情况，如椎动脉形态学和血流动力学变化等，只能间接大致推测椎动脉的受累程度和进行粗略的定位。要想了解椎动脉的细致情况，还须结合其他检查方法。

XRA是CT血管成像（CTA）及磁共振血管成像（MRA）问世前较常用的手段，特别是需要手术减压者，更要通过造影以确定其性质和部位。钩突或横突孔处的骨质增生与关节松动，可压迫椎动脉第2段，主要征象是椎动脉狭窄、受压部位弯曲、迂回或阻塞。由于该检查方法为有创性，故已被MRA所取代。椎动脉造影检查发现88％有异常血管造影表现，且非常复杂，包括椎动脉V2、V3段外压性狭窄、单纯硬化性狭窄、迂曲、走行异常、细小或缺如。椎动脉V2、V3段的受压、迂曲是诊断CSA的最主要依据。经血管造影证实，椎基底动脉狭窄程度50％~99％的病例，按狭窄发生的频率依次为椎动脉颅内段、基底动脉、大脑后动脉和小脑后下动脉。但考虑到椎基底动脉系统的代偿功能，诊断CSA时应结合病史、临床症状和体格检查，而不能单纯依赖影像学检查结果。

DSA图像分辨率高、实时显影，优于常规椎动脉造影，随着DSA与介入放射学技术的兴起，数字减影软件可帮助分析椎动脉狭窄程度，结合临床症状和体征有助于诊断。DSA目前仍是诊断血管病变的金标准，但其作为一种有创检查，存在动脉插管和其他并发症的风险，且价格昂贵、有技术难度等限制了其在临床的广泛应用。

二、CT和CT血管成像

较X线片而言，CT可以更清楚地观测到钩椎关节的增生以及横突孔退变狭窄和变形情况。有人认为只需观察到横突孔狭窄，临床出现椎动脉供血不足时即可确诊CSA。但由于血管弹性以及代偿性，故不能机械地根据横突孔的测量数字来判断椎动脉有无缺血，需结合横突孔内径、形态以及临床症状综合判断。三维CT血管造影（3D-CTA）可快速、无创地检出脑血管病变，但在显示颅底和邻近骨结构的血管时易受骨的干扰，造成漏诊。为探讨采用3D-CTA观察椎动脉的价值，有人对临床拟诊为椎基底动脉供血不足（VBI）的患者行3D-CTA检查，进行容积重建和表面重建，部分行选择性椎动脉造影。结果显示60％椎动脉有病变。病变包括先天性畸形（发育纤细、走行异常、起始段病变、变细和扭曲成角），血管受压或牵拉移位，血管壁粗糙、钙化，管腔狭窄和部分中断等。目前，螺旋CT成像（SCTA）和计算机辅助软件发展很快，采用最大密度重建技术和薄层多层面重建技术相结合可有效显示椎动脉变异、狭窄或闭塞等改变。

部分椎基底动脉短暂性脑缺血发作（TIA）的发生与椎动脉狭窄有关，其诊断以往主要依赖于DSA。研究发现CTA对于诊断椎动脉狭窄有较高的敏感度和特异度，是对DSA的重要补充，可以部分替代DSA。在显示椎动脉起始处方面，CTA可能要优于DSA。

三、MRI 和 MRA

MRA 与 DSA 或 CTA 不同，它是一种无创性、无需造影剂，无穿刺痛苦和损伤，检查快速的血管造影技术。可直接清楚显示出椎动脉全程，在任意方位进行录像动态观察椎动脉情况，如受压折曲或梗阻等。可同时行颅脑和颈椎 MRI 检查，以获取更多的有关信息。MRA 显示椎动脉可多方位观察，并能结合原始图像加以分析。研究显示，MRA 检测的椎基底动脉血液流速与彩色多普勒显像相一致，其优势在于除了显示血液的流速和流量，还能反映心脏的收缩、舒张运动对血流的影响，而且能更全面地反映椎动脉的血流动力学状态，可取代椎动脉造影而成为检测椎动脉供血不足的最佳手段。MRA 诊断椎基底动脉的敏感性为 97%，特异性为 98.9%。虽然目前 MRA 难以准确评估椎基底动脉的狭窄程度，但至少在严重的阻塞性病变的病例，MRA 和彩色多普勒超声联合应用，可代替椎动脉造影检查。需要提及的是，MRA 毕竟是一种重建血管影像，有些难以避免的因素如成像参数的选定、移动伪影、重建方式本身的局限性、血管走行方向的影响等，可能影响图像的质量和结果分析。MRI 与 MRA 联合评价颈椎病为获得信息最多的组合方式，可得到血管本身状况的信息。一次采集后，可以从任意角度重建血管影像，具有避免重叠和伪影干扰以及成像清晰等优点。有作者探讨了 CSA 的 MRA 分型，根据 MRA 的表现将 CSA 分为 5 型：神经-血管型、椎动脉牵拉型、椎动脉压迫型、椎动脉硬化型和椎动脉发育不良型。亦有学者根据 MRA 表现，将椎动脉缺血型颈椎病分为 3 型：Ⅰ型（椎动脉受压型）、Ⅱ型（椎动脉硬化型）和Ⅲ型（椎动脉畸形型）。依据椎动脉 MRA 成像特点对受累椎动脉做出精确的定性诊断，对Ⅰ型患者行椎动脉松解术后，MRA 显示椎动脉受压改变已改善或消失。作者认为 MRA 是椎动脉缺血型颈椎病的一个重要筛检诊断工具，对治疗方法的选择及其预后判断具有重要价值。对于了解椎动脉颅内段变异状态，MRA 是一种理想的、无创性的有效方法。MRA 检查有助于明确椎动脉的异常变化与颈椎活动的关系及其定位。通过对 CSA、非 CSA 者和正常人椎动脉行 MRA 检测，发现 CSA 患者椎动脉出现变细、扭曲、局限性狭窄或走行失常以及血管直径小等改变。MRA 与 MRI 联合应用是诊断 CSA 较为理想的检查手段。

四、经颅多普勒超声（TCD）

TCD 可用于测定基底动脉、椎动脉颅内段及颈内动脉颅外段的血流速度，且可同时排除动脉本身病变引起的血供异常。一般认为 X 线片中异常征象越重，椎基底动脉异常率越高。椎基底动脉缺血性眩晕在中老年中发病率较高，临床上缺乏敏感的诊断方法，头颅 CT、MRI 检测阳性率低。采用 TCD 和 3D-CTA 对颈性眩晕患者进行检测，发现其椎动脉异常率为 75%，血流速异常率为 88%。椎动脉形态改变依次为不规则狭窄、闭塞、纤细、走行异常、增生、畸形压迫及纤维束带牵拉。椎动脉不规则狭窄和纤细表现为低流速；骨性因素压迫和走行异常，其血流速呈双相性。转颈下的阳性检出率大大提高，可用于 CSA 和 VBI 的早期诊断和鉴别诊断。

五、彩色多普勒超声（CDS）

彩色多普勒超声检测对CSA的诊断符合率约92.8%，可以准确客观地提供多项诊断数据，VBI也是后循环脑梗死发作的危险信号，可能与后循环血管狭窄密切相关。研究显示血流速度随年龄增加而降低，尤以60岁以上者明显。中老年CSA患者椎动脉弯曲明显增多，以C_{4-5}和C_{5-6}段为多，血流速度有显著性改变，转颈时上述改变明显加重。彩色多普勒超声可以客观评定椎动脉结构及供血情况，用于观察椎动脉有无粥样硬化、走行异常、扭曲、内径变窄、斑块形成及血流变化情况。彩色多普勒超声检测发现眩晕患者有74%出现不同程度的椎动脉供血不足。研究发现单侧椎动脉狭窄患者会出现健侧代偿，即当一侧椎动脉内径匀称性狭窄≤2.6mm时，对侧椎动脉出现代偿，内径增宽以缓解椎基底动脉血供的不足。

六、脑血流图及其他

为应用较广泛的技术之一，主要用于椎动脉功能状态的判定。因其数据误差较大，仅具有参考价值。用于对椎动脉供血情况的判定时，由于其是通过颅内血管搏动性血流所引起的电阻抗变化来推断其供血情况的，而非直接测定血管内的血流量，因而受各种因素的影响，误差较大，当前仅作为临床诊断上的参考意见，而不能直接用于诊断。

众多文献报道了椎动脉的检测方法和手段，对其优缺点进行了研究和分析。这几种检查方法各有其优劣，需综合分析，合理使用。影像学上对CSA诊断没有统一的标准，并且人们对其独立性也提出了质疑。每种影像学检测都有不同的表现形式，并各有其特点和不同的侧重点，有些能发现椎动脉受刺激或受压的原因，有些能检出椎动脉是否存在痉挛、狭窄和折曲等，有些兼而有之。上述检查方法从不同角度直接或间接反映了椎动脉受累情况，为椎动脉病变提供了有价值的信息。值得注意的是，临床表现对任何疾病的诊断都是其他检测方法无法取代的重要诊断内容。在考虑椎动脉检测结果的临床意义时也应考虑Willis环的代偿性，在综合判断和评价的基础上，做出准确的诊断。

第四节　椎动脉型颈椎病的临床思考

自从中国颈椎病的临床概念及模式提出后，有关其概念及分型就成为争论的热点，尤其是CSA。一般认为本病是由各种病因导致椎基底动脉供血不足，造成以头晕、头痛，且颈部活动时加重为主要症状，伴有恶心、呕吐、耳鸣、视物模糊，甚至猝倒等临床表现的综合征。随着研究的不断深入，很多作者对传统的CSA的发病机制及诊断的合理性提出了很多质疑，甚至否定了本型颈椎病的存在。虽然对本病的认识从以往的椎动脉的机械性受压或刺激，演变到椎动脉的交感神经因素以及由神经介质介导的发病过程等假说，但到目前还没有一个学说能够全面阐述CSA的发病机制。但许多医生常将难以解释的头痛和头晕等症状归因于CSA。为使读者对CSA有一个全面的认识，本节对CSA的临床特征及存在问题作一综述。

一、椎动脉型颈椎病的病因及病理

CSA病因复杂，归纳起来有三方面，即动力性、机械性和血管性因素，特别是影响神、经、血管的动力性因素所致的椎动脉痉挛和狭窄是发病的主要原因。具体：①椎动脉本身的因素：本病多发于中老年人，动脉壁硬化和弹性降低是一重要因素。其次是椎动脉本身变异和畸形，如狭窄等。②椎动脉外部的因素：主要是各种原因引起的椎动脉形态的变化而致血流异常。机械性压迫因素，如增生的Luschka关节、突出的椎间盘、发育异常的横突孔和寰椎沟环等。在椎动脉本身因素及外在压迫因素存在的情况下，由颈椎旋转引起的动力性的血管迂曲或狭窄，可产生一过性的脑缺血表现。③神经体液因素：椎动脉周围的交感神经兴奋可引起椎动脉痉挛、缺血或血管壁上的某些受体通过生化机制而引起发病。

（一）机械性压迫因素学说

椎动脉第2段所穿行横突孔的四壁为骨性结构。横突孔口径变化可直接影响椎动脉口径，从而改变椎动脉的血流量，影响血供。相邻横突孔间的前壁为颈长肌和横突间肌；内侧壁为Luschka关节、椎间盘外侧缘和椎体外侧；后壁由颈神经前支和关节突关节构成；外侧壁为横突间肌。正常情况下横突孔内径大于椎动脉外径，当骨质增生导致横突孔变小时有可能导致CSA，但只有当骨赘占据横突孔内径超过1/3时才可能出现临床症状。但根据解剖学观测，很少有横突孔内的骨质增生影响横突孔的大小。多数横突孔内侧与Luschka关节相邻，Luschka关节是颈椎退变最早的部位，其增大有可能刺激或挤压椎动脉，但也很少发生。造影证实C_2以下椎动脉受压最常见的原因为Luschka关节增生。横突平面的钩突与椎动脉之间的距离不超过1cm，解剖畸形也可刺激或压迫椎动脉。横突孔半孔畸形发生率约7.1%，椎动脉位于横突孔内侧者占57.8%。当出现内侧的骨质增生，椎动脉受压的概率则明显增大。椎动脉和上关节突的关系较其与钩突的关系密切，如上关节突有增生可直接压迫椎动脉或刺激椎动脉周围交感神经丛引起椎动脉的痉挛，故上关节突增生可能是CSA的又一病因。

CSA病因复杂，患者有症状，但却常常检查不到确切病变所在。由椎体侧方Luschka关节或上关节突骨赘压迫椎动脉引起供血不足较少见，而传统观点认为椎动脉受到突出的椎间盘或Luschka关节的骨赘压迫出现狭窄、扭曲甚至闭塞是导致症状的原因。但X线检查发现，Luschka关节增生的发生率并不很高，仅为20%，其中横向增生发生率仅8.9%，这与尸检和椎动脉造影检查发现真正为骨赘直接压迫椎动脉致其狭窄者并不多见的结果基本相符合。临床也常见到一侧椎动脉扭曲严重甚至完全闭塞的患者却没有任何椎基底动脉供血不足的症状。有时因手术需要结扎一侧椎动脉，但患者没有任何不适。结扎双侧椎动脉，也不引起椎动脉缺血性损害，故椎动脉受压可能不是导致症状的主要原因。临床也经常遇到骨性结构变化的颈椎病影像学结果与临床表现和疗效不同步的疑惑，即椎动脉缺血症状与骨刺大小不成正比，大的骨刺不一定产生明显症状，小的骨刺甚至无骨刺可以出现明显症状，说明骨性压迫在CSA的发病机制中是一个重要因素，但不是唯一因素。研究发现MRI上有椎动脉扭曲，呈局限性弧形压迹或变细，而受检者则无椎动脉供血不足的症状。有研究通过三维CT血管造影对临床拟诊为椎动脉缺血的患者进行检查，发现造成椎动脉缺血的病变很多，但与增生可疑有关者不足1/10。

颈椎退变，椎间隙变窄进而造成椎间关节松动，从而引发颈椎不稳，出现轴向或侧向移位使得邻近椎动脉迂曲。95%以上的上颈椎不稳和67%的下颈椎不稳会出现眩晕。颈背部软组织损害性病变所产生的异常应力导致颈椎力学平衡结构破坏，进而引起颈椎节段性失稳，使交感神经受到刺激而发生CSA。

目前多数认为CAS发作与头颈活动有关，转颈活动可加重或诱发椎动脉缺血，且有些椎动脉病变只在转颈时才出现症状。正常人颈部旋转时一侧椎动脉血流减少，可因代偿而不出现症状。转颈可引起椎动脉水平旋转性压迫，造成管腔狭窄，这对健康者影响不大，这是由于存在脑血管的自我调节和代偿机制，而不会出现供血不足。病理情况下，由于椎间隙变窄以及钩突和关节突骨赘形成，可占据横突孔空间而压迫椎动脉造成代偿不足，故CSA在转颈时可加重。由于椎动脉与横突孔内的软组织、脊神经和寰枢关节囊紧密相连，在极度旋转头部时，特别是老年人，容易牵拉椎动脉，使已有动脉壁硬化的椎动脉产生新的损伤。但对于转颈方向和所引起哪侧椎动脉狭窄的对应关系目前尚无定论，可能引起同侧椎动脉狭窄，也可能引起对侧狭窄，亦可能无规律。

在横突间也存在一些纤维束带组织，这些结构与骨性结构的关系相对固定。这些存在于椎动脉周边，并对其起限制和固定作用的骨性及软组织结构是椎动脉的牵系结构。颈椎在受到急慢性损伤，椎间软组织发生无菌性炎症，引起组织充血、水肿和纤维组织增生的情况下，这些牵系结构产生粘连，从而可对椎动脉及周围的交感神经纤维产生机械性牵拉或压迫。

由于椎动脉在横突孔内，且进入颅内之后弯曲多，折角锐，血流速度不均，易产生管壁内膜的损害，造成粥样硬化；此外，由于血管壁结构的损害导致局部的血流动力学改变，更易在损伤的局部形成血栓导致狭窄或栓塞。血管闭塞是导致椎基底动脉缺血最常见的血管因素。有研究发现椎动脉斑块的长度、厚度与TIA显著相关。

（二）交感神经刺激学说

骨赘的机械性压迫导致椎动脉管径狭窄的观点已受到明显质疑，因为临床上钩突骨赘的大小和临床症状并不平行。这些现象都难以通过压迫学说来解释，而围绕交感神经受刺激学说对临床现象的解释似乎更能说明CSA的发病机制，显得更为合理，因而近年来受到广泛的认同。该观点认为颈交感神经受颈椎疾患的刺激而兴奋，反射性引起椎动脉等血管的痉挛收缩而最终产生临床症状。然而，激惹颈交感神经兴奋的具体病因和机制目前并不确定。

椎动脉周围的神经丛受到刺激或受压所引起的椎动脉痉挛可能是CSA发病的关键。椎动脉在走行过程中有大量的交感神经纤维分支包绕其周围并深入到椎动脉管壁的中、外膜中。颈椎节段性不稳定或增生是始动因素，继而刺激或挤压其周围的交感神经末梢使椎动脉痉挛，导致椎基底动脉供血不足而出现临床症状。

交感神经主要集中于椎动脉后内侧，紧邻Luschka关节，裸露于Luschka关节和钩突的外侧，易受椎体活动的影响（彩图13-15）。外伤、颈椎失稳、Luschka关节或关节突肥大以及寰椎的椎动脉沟环对椎动脉的机械性挤压或刺激等均可激惹椎动脉壁上的交感神经，引发椎动脉痉挛（彩图13-16）。由于交感神经对刺激、压迫和炎症极为敏感，易反射性引起椎动脉痉挛。但后续研究否定了这种假说。

（三）神经体液调节学说

CSA也可能是因为某些诱因刺激血管壁的某些受体，通过生化机制而发病。与CSA有关的体液因子主要是内皮素，退行性变及血管内皮细胞受刺激均可使内皮素增多，引起脑血管痉挛性狭窄。CSA患者内皮素含量增高。缩血管活性肽类物质在CSA发病时可能也起到重要的神经体液调节作用。随着年龄的增大和机体衰老，舒血管肽能神经对血管的支配能力下降，而缩血管肽能神经对血管支配能力升高。颈后三角软组织的无菌性炎症也可能是CSA的主要病理机制。

二、椎动脉型颈椎病的临床诊治

目前的诊断标准多是参照1993年第二届全国颈椎病专题座谈会制定的CSA诊断标准而拟定。据统计，约有100种疾病可以产生眩晕，其中与颈椎疾患关系密切的是CSA。CSA常与神经内科及五官科的相关疾患的临床表现混淆，加之目前对其发病机制尚不清楚，且缺乏确切的诊断标准，因而易造成误诊。诊断本病的前提是除外内科及五官科等疾病。

影像学检查，如X线片、椎动脉造影、磁共振血管造影、螺旋CT血管成像、三维成像和彩色多普勒等可显示颈椎不稳、关节增生、椎动脉扭转及受阻部位、狭窄及其性质、畸形、管壁内粥样斑块和钙化等。但影像学对CSA诊断没有统一的标准，其有各自的表现形式、特点和侧重点。TCD可反映脑血管和脑血流情况，发现血流速度异常、血管痉挛、硬化等情况，是评价CSA的血管状态和脑血流量的有效方法。故临床上很多是以TCD检测作为CSA的诊断和疗效评价的依据，或依此进行治疗机制的阐述，但TCD无法检测交感神经的功能状态，也无法了解Willis环在脑供血中的代偿作用。

目前治疗方法颇多，非手术疗法是主要的治疗手段。多认为综合疗法的疗效好于单一疗法，而手术治疗的远期疗效不肯定。中医疗法广泛应用于CSA的治疗，基本上是从改善椎动脉血流量和改变血液流变学等环节着手，以达到改善大脑血供，治疗本病的目的。方法有中药内服和外用、针灸与推拿、牵引及综合治疗等。针灸可缓解局部肌肉痉挛、促进局部血液循环，能降低交感神经的兴奋性，使椎动脉的痉挛得到缓解。风池、完骨和天柱穴位于颈后，靠近椎基底动脉，点按刺激可使椎基底动脉供血不足得到改善。手法拔伸能使椎间隙拉宽，椎动脉的迂曲相对减轻，利于血液流动。针刀治疗本病也有报告，主要是在压痛点上行纵行切开及横行挑拨治疗或是顺骨面行纵横挑拨治疗，以达到松解粘连的治疗目的。很多被诊断为椎动脉缺血的"颈性眩晕"，经内科治疗可获得良好效果。有研究认为益气补肾化瘀中药内服配合手法的疗效优于牵引并手法治疗。也有手术剥离椎动脉外膜治疗CSA的报告。

众多临床报道运用不同的治疗方法都取得了很好的临床疗效，这种现象说明，所谓的CSA可能就是多种疾病所组成的症候群。目前的疗效评价尚缺乏统一的评定方法和标准。大多为自拟标准，并主要以症状和体征的改善作为评价的依据，较少客观化指标。而症状和体征的判断多凭主观印象，缺乏量化指标，欠缺科学性、可比性及可靠性。

三、椎动脉型颈椎病的临床思考

目前还没有一个能够完全解释CSA发病机制的学说。人们从不同的角度和领域对CSA的发病机制进行了深入的研究，从初期的骨性压迫因素到现在的非骨性因素，但对其发病机制的争议一直存在，缺乏准确的理解。

研究发现眩晕病人有椎动脉血管壁粗糙变硬、弯曲，血管壁含有胆固醇结晶、纤维粘连带，血管闭塞、狭窄和扭曲，以及关节突骨赘等改变，这些可能是CSA的一个重要病理基础。椎动脉周围的骨性结构改变和软组织的增生、肥厚，以及椎体移位直接和（或）间接所致椎动脉管径狭窄应属CSA发病的外在因素，而体位的异常如颈椎伸屈和旋转等则是其诱发因素。机械压迫及交感神经刺激互为因果，导致了CSA的发病。总的说来，CSA是多种因素综合作用的结果，但对其发病机制仍未完全明确，须继续研究和探索。

目前较一致的看法是，CSA绝非单纯由颈椎增生压迫所致，而更多见的原因是颈椎关节功能紊乱和椎动脉痉挛。不能把关节增生、椎动脉造影和MRA显示的椎动脉狭窄、扭曲作为诊断CSA的唯一依据，更不能将眩晕和头痛等症状及所谓的"脑供血不足"完全归因于CSA。

CSA不仅和椎动脉本身改变如椎动脉畸形、动脉硬化等有关，而且和神经因素、颈椎退变有关。但是要从病因上把它们准确分开就很困难。不能将脑部供血不足症状简单地归因于椎动脉受到压迫引起的缺血。更确切的理解应该是CSA患者存在Willis环的代偿功能已经较正常人差的病理基础，容易发生脑供血的失代偿。临床很难判断椎基底动脉供血不足是由于血管因素引起，还是由于血管外因素引起。CSA患者多为中老年，这个年龄段的生理处于机能退化期，动脉管壁硬化、弹性降低和血液黏稠度增加等都易于并发基底动脉系统供血不足。且本病临床表现以患者主观感受为主，阳性体征少，容易受患者心理、生活环境及生理内环境变化等因素的影响。因此，难以肯定脑供血不足症状是由椎动脉受压等引起，还是由血管管壁硬化引起。如果考虑其他因素，这不得不让我们对此类诊断产生怀疑。

按照颈椎病的定义，只有椎动脉第2段和CSA有关，第1、3、4段病变引起的椎基底动脉供血不足不能等同于CSA。有学者提出，椎基底动脉缺血综合征作为独立的疾病有其自身的病因、诊断、治疗和评价标准，不能等同于"CSA"。实际上，CSA很可能是一个范围广，相似疾病多，定义含糊的疾病群。

第五节　后循环缺血

后循环又称为椎基底动脉系统，由椎动脉、基底动脉、大脑后动脉及其各级分支，如小脑前下动脉和小脑后下动脉等组成，主要分支供应脑干、小脑、枕叶、海马、颞叶后部和丘脑等。把供应大脑的椎基底动脉系统缺血引起的多种一过性或持续性的症状称为后循环缺血（posterior circulation ischemia，PCI）。后循环缺血的临床表现主要是眩晕（旋转、摇晃、浮沉感），可伴有小脑、脑干等神经定位体征。其中眩晕常作为首发甚至唯一症状出现于临床，有时可与良性周围性眩晕（耳石症）混淆，错过最佳治疗时机，而引起严重后果。缺血性脑血管病中约有20%是由后循环缺血引起的。过去由于诊断方法和临床资料的缺乏，普遍认为后循环缺血性卒中引起的瘫痪大多数是破坏性的，某些卒中类型的病死率极高，预后很差。但近年来，由于相关临床研究和神经影像学技术的发展，我们对后循环缺血病因、发病机制、临床表现、诊断、治疗以及预后的认识有了很大的转变和提高。

后循环概念的提出经历了漫长的探索。20纪50年代，由于局限于当时的医学理论和医学影像技术，人们将前循环的短暂性脑缺血发作，推测为因颈动脉的狭窄或闭塞而引起的低血流量灌注，首次提出了"颈动脉供血不足"的概念。在此概念基础上，推导得出了"椎基底动脉供血不足（VBI）"的概念，从此VBI概念被广泛应用于临床。后来，经临床研究证实，颈动脉系统缺血只有短暂性脑缺血发作和脑梗死两种形式，"颈动脉供血不足"的概念在临床上就不再使用。但是，VBI概念仍用于临床诊断，由于缺乏严格标准的临床界定，VBI概念已有滥用之势，甚者可造成疾病的误诊、误治。之后随着人们对此病研究的进一步深入以及神经影像学技术的发展，研究者慢慢意识到，VBI概念已经不足以涵盖现有临床医学诊断，而PCI与前循环缺血有相同的危险因素，且前循环缺血发病机制清楚，病理明确。基于上述认识，国际疾病分类中已不再使用VBI概念。

在引起PCI的常见原因中，动脉粥样硬化（atherosclerosis，AS）占35%，心源性栓塞占18%，小血管疾病占13%，病因未确定占15%，混合和其他病因分别占4%和8%。AS被认为是PCI的主要病因。AS斑块导致管腔狭窄或血栓形成，可见于后循环系统内任何部位，以动脉分叉处多见，如椎动脉在锁骨下动脉的起始处，椎动脉进入颅内段，基底动脉起始和分叉部等。过去，AS常被认为是血管壁中脂质被动积聚的结果，现研究发现这是一种慢性炎症性疾病，免疫系统中的细胞相互作用，共同调控着斑块的形成，影响特定斑块破裂的倾向，在发病机制中起着至关重要的作用。另外，心源性栓塞也是PCI发生的重要原因之一。大多数栓子起源于后循环系统血管本身之外，可能的病因有心房颤动、心脏瓣膜疾病、心脏黏液瘤、主动脉和冠状动脉粥样硬化疾病等。此外，桥脑、中脑和丘脑常容易发生穿支小动脉病变。少见的病因还包括动脉夹层、大动脉瘤、锁骨下动脉盗血综合征、外伤、转颈、遗传性疾病、颅内感染、免疫系统功能障碍等。大型数据回顾性分析显示：PCI性孤立性眩晕的危险因素包括男性、高血压、高血脂、糖尿病等。

临床上通常将胚胎型大脑后循环缺血分为完全胚胎型大脑后循环缺血（因大脑后动脉中的一段完全缺如而发生缺血）和部分胚胎型大脑后循环缺血（因大脑后动脉中的一段发育纤细而发生缺血）。当人体的大脑发生缺血时，大脑后动脉与大脑前动脉可通过与软脑膜吻合而建立侧支循环，进而部分补偿其大脑缺血区的供血。完全胚胎型大脑后循环缺血患者的血供主要来源于颈内动脉，因其大脑后动脉中的一段完全缺如而无法建立软脑膜吻合侧支。部分胚胎型大脑后循环缺血患者的血供主要来源于椎基底动脉，可通过与软脑膜吻合而建立侧支循环，但因其大脑后动脉中的一段发育纤细，导致其颅内易形成斑块，进而造成其易发生缺血性脑卒中。有研究显示，与完全胚胎型大脑后循环缺血患者相比，部分胚胎型大脑后循环缺血患者更易发生缺血性脑卒中。

椎动脉优势（vertebral artery dominance，VAD）指两侧椎动脉中一侧直径较大，或直径相当时一侧与基底动脉呈直线连接。人群中35.5%~58.0%的人为左侧椎动脉优势，右侧椎动脉优势为19.0%~35.7%。VAD既往被认为是一种较为常见的血管变异现象，无具体病变意义。后以2009年Hong的研究为代表，多项研究发现VAD是后循环缺血的危险因素。一项纳入3875例急性缺血性脑卒中患者的荟萃分析表明，与前循环缺血相比，后循环缺血患者椎动脉管径不对称的发生率明显更高，并与基底动脉弯曲相关。与大多数具有树状分支的动脉不同，基底动脉是人体中唯一一条由两条动脉合并成的动脉。少有研究报道椎基底动脉交界处的血流动力学。研究椎动脉优势的形成，分析椎动脉优势参与基底动脉弯曲和后循环缺血的过程，对后循环缺血等疾病的临床治疗具有重要意义。VAD在基底动脉弯曲和后循环缺血的形成过程中起到重要作用。VAD发生时，椎基底动脉连接处的血流动力学变化促使斑块形成、小动脉闭塞及炎性因子释放，参与血栓的形成。VAD形成机制的诸多推断尚未形成共识，仍需进一步研究。目前急需统一相关定义，厘清VAD与椎动脉发育不良（vertebral artery hypoplasia，VAH）概念的边界，在临床中选用可靠且敏感的实践标准，以将VAD的诊断与后循环缺血事件发生联系起来，进一步指导临床。

后循环即椎基底动脉系统，主要提供丘脑、大脑半球后2/5、内囊后肢后1/3、小脑以及脑干的血液供应。后循环缺血主要包括后循环的短暂性脑缺血发作和脑梗死。内耳供血主要来自于小脑前下动脉的分支迷路动脉，其伴随神经入内耳后分为前庭支、蜗支和前庭蜗支，此为终末支，缺血时不能由其他动脉代偿，因此内耳不耐受缺氧，后循环系统缺血后可发生眩晕等不适。PCI性脑卒中患者若最初仅表现为孤立性眩晕容易误诊，早期应及时行磁共振检查，早诊断，早治疗。孤立性眩晕性的后循环缺血性脑卒中临床表现很不典型，主要表现为眩晕，无特异性，所以容易误诊及漏诊。孤立性眩晕可能是PCI的唯一表现。近年来，PCI性孤立性眩晕在临床上越来越常见，随着神经病学以及神经影像学的发展，对于PCI性孤立性眩晕的诊断越来越精细，但是由于医院规模以及医生专业水平等限制，部分患者因为诊疗错误或延迟而产生严重不良后果。

PCI眩晕尚无统一诊断标准，可遵循下列原则进行诊断：①以发作性眩晕为主要症状；②眩晕可反复发作，有时与体位变化及情绪紧张或劳累有关；③眩晕伴有以下中的一种椎基底动脉缺血的症状：如视物不清、复视、听力下降、共济失调、肢体麻木或猝倒；④排除耳源性眩晕或其他系统疾病引起的眩晕。应用血管形态与脑血流灌注成像等多种影像技术相结合，互相补充方可有效综合评价PCI眩晕患者发病基础及病变程度，为临床的诊治工作提供客观依据。有关本病的治疗基本上与椎动脉型颈椎病类似。

第六节　颈椎病研究的历史沿革

随着信息社会的发展与人类生活方式的不断转变，如今长期伏案者不断增多，颈椎病的患病率逐年增高。有研究甚至发现，颈椎病的发病年龄开始出现年轻化的趋势，这让颈椎病近年来备受关注。但是，对于颈椎病的命名、定义、分型以及治疗方式的选择，医学界在不同的时期有着不同的认识和理解。因此，为了更好地认识颈椎病，了解颈椎病研究的历史沿革便显得十分重要。本节将对颈椎病的命名与定义、分型以及颈椎病的治疗等方面的历史沿革进行综述。

一、颈椎病的命名及其定义

1911年Bialey曾发现5例局部神经根长期受损的病人，后来证明是继发于椎间盘退变，并有骨质增生，因此命名为"颈椎增生性骨关节炎"。1948年神经科专家Brain将颈椎骨质增生和颈椎间盘退行性改变引起的症状综合起来称为颈椎病，这是医学史上第一次提出"颈椎病"这一概念，从此也便将颈椎病确定为一种独立的疾病。

而在中国，对于颈椎病的命名与定义，在全国性颈椎病专题会议上进行过三次激烈的讨论。1984年举行的第一次颈椎病专题会议上，学者们均认为"颈椎病"这一命名过于笼统模糊，建议重新对颈椎病进行命名，但经过长时间的讨论却都未能想出一个更为合适的命名；1992年，全国第二届颈椎病专题座谈会再次对颈椎病的重新命名进行讨论，但最终依然未能对颈椎病的命名达成统一的意见，不过在这次会议纪要中明确了颈椎病的英文名称为"cervical spondylosis"；2002年，在第三届全国颈椎病专题座谈会上，有学者建议以类似腰椎管狭窄症的命名来取代颈椎病，但最终也没有得到专家们的支持。赵定麟认为，"颈椎病"之所以无法找到更合适的命名，主要有三方面的原因：①解剖关系复杂，病变波及周边多种重要组织；②病程漫长，呈阶段性发展；③症状相互交错，呈多元性。如今，国内对于"颈椎病"依然没有找到更合适的病名，"颈椎病"这一病名也便成了国内约定俗成的术语。但也有少部分学者坚持认为不能笼统地用"颈椎病"这一名称，如李义凯建议淡化"颈椎病"的诊断，而代之以能够体现疾病的病理学特征和临床表现的、以颈椎解剖结构为基础的、更为具体的疾病名称；田伟等也认为应"庖丁解牛"细分颈椎病，并提出"颈椎退行性疾病积水潭分类法"，将"颈椎病"细分为"颈椎间盘突出症""颈椎韧带骨化症""颈椎黄韧带钙化症""颈椎管狭窄症""退行性颈痛症""退行性颈椎不稳定颈痛""退行性颈椎后凸症"七大类。

而对于颈椎病的定义，最早是1948年Brain提出的"颈椎骨质增生和颈椎椎间盘退行性改变引起的症状综合起来称为颈椎病"。1984年，中国在第一次颈椎病专题会议上也初步对颈椎病的定义统一为："因颈椎间盘退行性变所致失稳和压迫邻近组织而引起一系列症状和体征者"。然而，这一定义很快遭到质疑，有研究发现，21~30岁之间，甚至小于20岁都有过颈椎病的病例报告，然而青少年时期椎间盘还处于生长发育阶段，无法用退变来解释；另外，在临床上有许多被诊断为颈椎病的患者，临床症状消失后其治疗前后CT或MRI显示突出的椎间盘并无变化。因此1992年召开的全国第二届颈椎病专题座谈会上进一步提出：由于颈椎间盘退行性改变及其继发病理改变累及周围组织结构而出现相应的临床表现称为颈椎病。该定义强调了临床表现与影像学符合者方可确诊。

二、颈椎病的分型

1982年，潘之清将颈椎病分为7大分型，即：①颈型；②神经根型，又分为根痛型、麻木型（后根型）、萎缩型（前根型）；③脊髓型，又分为四肢瘫型、截瘫型、交叉瘫型、脊前动脉型；④椎动脉型，又分为慢性椎动脉供血不足型、急性椎动脉供血不足型；⑤交感神经型，又分为交感神经激惹型、交感神经麻痹型；⑥混合型，任何两型或两型以上共存；⑦其他型，又分为食道受激压型、膈神经受累型、喉返神经受累型。1984年，第一届全国颈椎病专题研讨会上统一将颈椎病分为"神经根型""椎动脉型""交感型""脊髓型""颈型"和"其他型"等6型，其中前4种分型均为当时的国内学者所公认，而"颈型"和"其他型"则存在分歧。1992年，在第二届全国颈椎病座谈会上，学者们将颈椎病重新分为"神经根型""椎动脉型""交感型""脊髓型""颈型""食管型"和"混合型"，即肯定了"颈型"，并将"其他型"改为"食管型"和"混合型"。1995年，Bernhardt等提出颈椎病退变可导致"颈痛综合征""神经根痛"和"脊髓病"，这与我国颈椎病分型的"颈型""神经根型"和"脊髓型"一致。2009年，潘旭东再次提出应该在原有分型的基础上将神经根型进一步分为"疼痛型""麻木型"和"萎缩型"，而将交感型分为"激惹型"和"麻痹型"。但孙建锋等认为此类分型对于后续的非手术治疗缺少必要的针对性，不能满足指导临床工作的需要。2010年，中国康复医学会颈椎病专业委员会的颈椎病康复指南继续沿用了之前的分型，但同时也对交感型和椎动脉型的分型提出了一定的质疑。李义凯等学者认为椎动脉型主要以主诉为依据，阳性体征少，易受患者主观因素的影响，而解剖、动物和临床试验均证实椎动脉的部分阻断并不会引起脑组织的供血不足。而对于交感型的质疑，早在1992年，吴仁秀便提出尽管在临床上可以观察到颈椎病出现的交感神经症状多种多样，但其症状均无特异性表现，任何原因引起自主神经功能紊乱都可出现相似的交感神经症状。笔者认为，对神经根型和交感型颈椎病进一步细化，其临床意义非但不大，反而可能导致神经根型中的"麻木型"与交感型中的"麻痹型"的进一步混淆，增大了误诊的可能性；另外，从大脑动脉环的生理功能角度看，椎动脉型颈椎病是否存在确实有待商榷。

三、颈椎病的治疗方法

（一）手术治疗

对于严重的颈椎病，早在1958年Smith及Cloward便均已报道了应用颈椎前入路手术方法直接切除致压物及椎体间植骨融合术，而且获得良好效果。1964年，日本骨科界将微型气钻应用于治疗颈椎病。而在中国，1964年吴祖尧也作了对颈椎前路手术治疗颈椎间盘突出的介绍。同年，杨可勤对颈椎前路、后路手术两种方法作了比较，最终趋向于颈椎前路手术。1971年岩崎提出双侧椎管扩大术。2002年Hijikala在多年微创手术经验基础上，进行经皮穿刺颈椎间盘髓核切吸术，治疗颈椎间盘突出症。

目前，采取颈椎手术治疗的主要是脊髓型颈椎病，其次是神经根型颈椎病。而常见的颈椎手术入路主要有3种，即前路手术、后路手术以及前后联合入路手术。其中前路手术包括前路颈椎间盘切除融合术和前路颈椎椎体次全切融合术，以及以人工颈椎间盘置换为代表的颈椎动态稳定手术；而后路手术主要包括椎板切除和椎板成形术。迄今仍然没有任何随机对照临床试验或前瞻性研究来比较各种手术方式的优缺点。关于选用哪种手术入路和手术方式更好这样的问题一直处于争论中。Komotar等认为，手术的选择需要考虑以下几点：①压迫的来源及位置；②压迫的节段数目；③是否存在先天性椎管狭窄；④术前颈椎序列的稳定性；⑤是否存在颈椎失稳；⑥患者的生活方式；⑦其他：如存在发育性椎管狭窄，术前轴性颈痛及颈椎手术史等因素。

（二）非手术治疗

1. 牵引疗法 从1929年开始，Taylor便应用颈椎牵引技术减轻和制动颈椎损伤。1964年，Parikh将牵引疗法应用于颈椎病的治疗，并取得较好的临床疗效。目前，临床上仍然常采用牵引疗法治疗颈椎病，但临床应用更多的是牵引疗法联合其他疗法的综合治疗。关于哪些因素能够影响牵引对颈椎病治疗效果的发挥，主要涉及以下5个方面：①牵引方式；②牵引体位；③牵引重量；④牵引时间；⑤牵引角度。但这些还缺乏强有力的循证医学证据支持，目前颈椎病的牵引尚无统一的标准。2000年，房敏等提出，在相同拔伸力作用下，只要调整头颅的前屈角度，便可以较小的手法力获得最大的应力响应，医生易于操作，病人乐于接受且副作用少、安全性高。2006年，金建明等采用仰卧位双向交替手法牵引治疗颈型颈椎病并与电动牵引对照，结果显示手法牵引组比电动牵引组疗效好，且差异有统计学意义。而关于牵引的重量、时间与角度，众说纷纭，颇有争议。李如茂等主张使用大重量牵引治疗颈椎病，认为大重量牵引使颈部神经根、椎动脉、交感神经及脊髓的刺激、压迫及粘连症状得到改善。而祁兆建等认为牵引应从较小重量配合较短时间开始，根据患者的反应逐步达到最佳牵引力值，才能避免不必要的损伤而达到最佳牵引效果。姜瑛等通过X线检查及临床观察证明，按人体质量不同给以不同重量牵引，牵引力为人体质量的

15%~20%时效果最佳。但Akinbo SR等研究发现，当牵引重量为自身体重的7.5%时，对患者无不利影响产生，当牵引重量为自身体重的10%和15%时，会导致患者心脏收缩压和舒张压的异常。在牵引时间上，倪国新等人通过研究正常人颈椎应变与牵引时间之间的关系，发现牵引开始阶段（0~5min），应变增加迅速，此后逐渐减慢并保持稳定，大约18min后，应变表现出下降的趋势。陈建华等对间歇牵引和持续牵引进行临床对照观察发现，间歇式牵引组治疗时间明显缩短，总有效率明显高于对照组。而在牵引角度上，有学者研究发现，由于颈椎在从10°伸展位到20°屈曲位的运动过程中，$C_{5\sim6}$椎间孔矢状面径可增加1.5mm，故颈椎处于该前屈位时用较小的牵引重量（2.27~3.78kg）即可缓解根性疼痛。涂豫建等则认为治疗初期，宜选用较小的后伸角度，逐渐增加至15°为止，后伸15°时牵引方向、力线正好延续中上段颈椎的轴线，该位置的牵引对维持颈椎的生理弧度及调节颈椎内外力学平衡最为合适。

不恰当的牵引治疗可能会导致不良反应，比较常见的不良反应包括疼痛加剧、神经系统症状加重及颞颌关节炎。较少见不良反应为：①牵引装置直接接触皮肤可能引起接触性皮炎。②颈椎牵引后可能会诱发短暂性的颅神经麻痹，包括面神经、滑车神经、舌咽神经、迷走神经、外展神经和舌下神经。可能原因为颅骨由于颈椎牵引施加的机械力而向后移动，导致了颅神经的拉伸损伤，需要停止颈椎牵引，及时对症治疗。③颈椎牵引后可能出现脑供血不足的情况，包括体位性头晕、头痛、恶心、颈部疼痛、视觉和听觉障碍以及眩晕。

2.推拿疗法 推拿是颈椎病非手术治疗单一治法中的重要方法之一。自1977年起，便有临床工作者应用推拿手法治疗颈椎病，并取得不错的临床疗效。在过去30多年里，推拿依然常见于各型颈椎病的治疗。不同的临床医生所采用的推拿手法存在一定差异，如贺俊民采用左右旋转法、压颞法、抱头法治疗各型颈椎病，卢飞献以整脊手法治疗颈性眩晕，结果都取得较为满意的治疗效果。韦贵康等认为推拿治疗颈椎病的机制在于手法有舒筋活络、调理气血、整复移位的作用，其疗效机制可能是通过缓解局部肌肉痉挛，松解软组织粘连，恢复正常解剖结构，消除局部炎症刺激，调节神经功能，改善血液循环来实现的。而杨波则认为推拿手法的效应途径与作用环节是手法治疗时运动–力学的动态变化，以一定量的力学刺激作用，缓解外源性的肌紧张，并以空间序列上的改变调整内源性的应力与位移，使结构与功能高度统一，从而达到内外平衡。最新的研究结论是手法治疗神经根型颈椎病已经渐趋成熟，研究内容及方向趋于稳定，但相关研究团队和机构在全国范围内的影响力较弱，研究作者及机构之间的合作仍需进一步加强。

3.针灸疗法 针灸疗法长于治疗颈型、神经根型颈椎病。《灵枢·官针》曰："九曰焠刺，焠刺者，刺燔针则取痹也。"古代的"燔针""焠刺"即如今的"火针"，而颈椎病也属于"痹"证的一种，可见在中国古代便已经采取针灸的方法治疗类似颈椎病的痹证，而国外用针灸治疗颈椎病始于1979年。如今针灸治疗颈椎病的方法也多种多样，主要有毫针、火针、腹针、腕踝针、穴位注射、灸法，等等。孙云廷等通过整理5年内有关针灸治疗颈椎病的试验研究论文，认为针灸疗法可以改变颈椎病患者局部血流情况，也可以改变椎基底动脉供血情况等，从而起到治疗椎动脉型颈椎病的作用，这可能是针灸治疗颈椎病的机制之一。在针灸治疗颈椎病的研究方面，目前总体上有关治疗颈椎病的疗效机制研究还甚少，大多局限在针灸治疗椎动脉型颈椎病对血液流变学以及局部血液循环的影响等方面，而在分子生物学水平探讨针灸治疗颈椎病机制的实验研究很少。

4.其他疗法 除上述三种主要的治疗方法外，药物治疗、物理治疗以及综合治疗等在颈椎病的治疗中也起着举足轻重的作用，而且也都取得了较好的疗效，如颈椎通胶囊、臭氧联合激光疗法、热磁振和热磁振联合电脑中频、坐位颌枕头套牵引、利多卡因合泼尼松龙椎旁封闭、红外线照射等。大量文献资料表明，近年来各型颈椎病的治疗中综合疗法占据主导地位，单一疗法与综合疗法的疗效对比，后者的治愈率、总有效率明显高于前者。

有关颈椎病的研究历史悠久，在颈椎病研究的历史沿革中，颈椎病的命名与分型争议不断。目前对于颈椎病的病名普遍仍以"颈椎病"称之，也有小部分学者认为应该细化颈椎病的命名；而颈椎病的分型目前已基本统一，但椎动脉型和交感型颈椎病的分型仍存在争议。对于颈椎病的治疗，如今也有了多种不同的治疗方法，大体上可分为手术治疗和非手术治疗两大类，不同的治疗方法均有其优势和局限性，宜根据颈椎病的不同情况选择相应的治疗，采取综合疗法是目前治疗颈椎病的主流方向，各种疗法也都取得了不错的疗效。然而，关于颈椎病的研究，目前在颈椎病发病机制以及不同疗法治疗颈椎病的机制研究方面仍然没有明确的答案，因此亟需医学工作者在此方面做进一步深入的研究，以期更好地认识颈椎病以及指导颈椎病的治疗。

第七节 国内颈椎病误诊的文献计量学分析

颈椎病是指因颈椎间盘退行性改变本身及其继发性改变刺激或压迫邻近组织，并引起各种症状和体征的颈椎退行性疾病。其常见的临床症状有颈肩臂疼痛、颈部活动受限和上肢麻木等。但由于颈椎病变时对邻近颈神经根、脊髓、椎动脉及交感神经等组织刺激或压迫的不同，其临床表现各异，甚至于出现一些特殊的症状，有的症状又与其他疾病的症状极为相似，因而极易造成临床上的误诊、误治。颈椎病的误诊由来已久，国内CNKI、万方和维普等平台能搜索到的最早的颈椎病误诊病例报道见于20世纪80年代初。那么，近几十年来国内颈椎病误诊的趋势如何？目前的误诊现状又怎样？本节将用文献计量学方法，从定量的角度探讨上述问题，以期引起临床工作者对颈椎病误诊的重视，同时加强其对颈椎病诊断与鉴别诊断的认识。

一、材料与方法

1.策略 检索中国期刊全文数据库（CNKI）、万方数据资源系统（包含中华医学会期刊）、维普中文期刊数据库。CNKI和万方采用"主题词（颈椎病）AND主题词（误诊）"；维普采用"文摘（颈椎病）AND文摘（误诊）"。检索导航范围为医药卫生全部期刊，检索电子期刊全文数据库。

2.**文献纳入和排除标准** 同时符合以下条件的文献被纳入：①文献发表年限：1983年1月1日至2014年12月31日；②有关颈椎病误诊的临床病例报道文献；③汉语类临床病例报道文献。符合以下其中一个条件的文献被排除：①非颈椎病误诊的临床报道文献；②翻译国外的或以摘要方式发表的文献；③无法获得全文的文献；④综述性文献；⑤检索中出现重复的文献只选其一。

3.**主要分析指标** 文献发表时间、不同时间颈椎病误诊病例数、不同分型颈椎病误诊病例数、易与颈椎病相混淆的疾病类型。将纳入的文献按类型分类整理，设计资料提取表，采用双人录入数据、一人校正的方法将相关资料录入Excel电子表格并保存。使用SPSS13.0统计分析软件，采用计数资料的统计描述进行统计分析。

二、结果

（一）颈椎病误诊的病例增长趋势

1983—2014年国内有关颈椎病误诊的病例报道文献共595篇，误诊的病例数共5687例。其中颈椎病误诊为其他疾病的文献有232篇，病例数有3936例；而其他疾病误诊为颈椎病的文献有372篇，病例数为1751例。分别进行逐年统计，具体结果见表13-1和图13-1。

表13-1 1983—2014年颈椎病误诊文献的病例情况

年份	误诊总数（例）	颈椎病误诊为其他疾病（例）	其他疾病误诊为颈椎病（例）	年份	误诊总数（例）	颈椎病误诊为其他疾病（例）	其他疾病误诊为颈椎病（例）
1983	1	1	0	1999	290	244	46
1984	0	0	0	2000	122	88	34
1985	1	0	1	2001	266	148	118
1986	0	0	0	2002	181	149	32
1987	10	9	1	2003	105	57	48
1988	0	0	0	2004	218	185	33
1989	11	11	0	2005	238	135	103
1990	6	3	3	2006	272	220	52
1991	44	43	1	2007	289	139	150
1992	56	7	49	2008	764	599	165
1993	36	6	30	2009	553	344	209
1994	144	130	14	2010	486	268	218
1995	121	93	28	2011	284	182	104
1996	168	154	14	2012	114	33	81
1997	219	196	23	2013	306	141	165
1998	157	147	10	2014	225	204	11

（二）不同类型的颈椎病的误诊情况

将颈椎病分为"脊髓型""交感型""神经根型""椎动脉型""食管型""混合型"和"不分型"7种类型，统计各型颈椎病中的误诊病例数，具体结果见表13-2。

表13-2 不同类型颈椎病的误诊情况（例）

类别	脊髓型	交感型	神经根型	椎动脉型	食管型	混合型	不分型
颈椎病误诊为其他疾病	645	417	27	100	7	8	2732
其他疾病误诊为颈椎病	193	14	112	5	2	10	1415
合计	838	431	139	105	9	18	4147

对与颈椎病相混淆的疾病进行统计，将颈椎病的误诊分为"颈椎病误诊为其他疾病"和"其他疾病误诊为颈椎病"两种类型，分别统计二者中颈椎病误诊的疾病类型与例数，并进行分类、统计和排序，具体结果见表13-3、表13-4。

表13-3 "颈椎病误诊为其他疾病"中"其他疾病"的统计情况

疾病类型	病例数	病种数	排名前三者（例）	排名前五者（例）
肿瘤	82	7	食管癌（28） 嗜铬细胞瘤（19） 颈椎管内肿瘤（14）	
脑血管疾病	372	10	脑梗死（160） 脑外伤（56） 椎基底动脉供血不足（27）	
心血管疾病	656	9	冠心病/心绞痛（512） 心律失常（32） 心肌炎（25）	
消化系统疾病	42	5	胃炎（27） 消化性溃疡（6） 反流性食管炎（5）	1.冠心病/心绞痛（512） 2.运动神经元病（241） 3.脑梗死（160） 4.肩周炎（84） 5.神经官能症（62）
呼吸系统疾病	18	4	慢性咽炎（13） 气管炎（3） 肺栓塞（1）	
神经系统疾病	441	16	运动神经元病（241） 神经官能症（62） 帕金森病（44）	
运动系统疾病	146	12	肩周炎（84） 腰椎间盘突出症（19） 腰椎管狭窄（11）	
其他疾病	102	17	低血糖（27） 围绝经期综合征（20） 胆石症（17）	

表13-4 "其他疾病误诊为颈椎病"中"其他疾病"的统计情况

疾病类型	病例数	病种数	排名前三者（例）	排名前五者（例）
肿瘤	259	27	肺癌（104） 颈部肿瘤（84） 听神经瘤（12）	
脑血管疾病	209	18	蛛网膜下隙出血（93） 慢性硬膜下血肿（38） 脑梗死（20）	
心血管疾病	156	13	心肌梗死（92） 冠心病/心绞痛（43） 高血压（5）	
消化系统疾病	3	2	上消化道出血（2） 十二指肠溃疡（1）	1.眩晕（227） 2.运动神经元病（215） 3.肺癌（104） 4.颈神经卡压综合征（98） 5.蛛网膜下隙出血（93）
呼吸系统疾病	6	5	肺栓塞（2） 肺结核（1） 咽炎（1）	
神经系统疾病	483	20	运动神经元病（215） 颈神经卡压综合征（98） 腕管综合征（46）	
运动系统疾病	170	28	脊髓亚急性联合变性（23） 寰枢椎半脱位（20） 胸椎小关节紊乱症（18）	
其他疾病	432	22	眩晕（227） 带状疱疹（88） 焦虑症（51）	

三、讨论

文献计量学分析是一种较为客观合理的科学研究成果评定方法。本文从定量的角度对颈椎病误诊的病例报道进行探索，对颈椎病误诊病例进行分类和统计后发现，颈椎病的误诊存在一定的规律。

1.颈椎病误诊病例从20世纪80年代初开始逐年增长，直至2008年达到高峰，之后开始缓慢减少。依据颈椎病误诊的病例报道分布规律，可以将颈椎病的误诊大致分为4个阶段：①起步阶段（1983—1990年）：此阶段颈椎病误诊的病例报道还较少，误诊病例数量呈缓慢增长的状态，有少许波动，但幅度不大。其中误诊病例主要为"颈椎病误诊为其他疾病"，"其他疾病误诊为颈椎病"的病例报道甚少。②稳步发展阶段（1991—2004年）：此阶段的误诊病例数量较前一阶段有明显的增长，但趋势较为稳定。该阶段的误诊病例依然以"颈椎病误诊为其他疾病"为主，"其他疾病误诊为颈椎病"的病例报道除2001年报道数量稍多外，其他年份依然相对较少。③快速发展阶段（2005—2008年）：随着伏案工作人员的增加，颈椎病越来越受到人们的关注，然而伴随的是颈椎病误诊率的增加，2008年颈椎病的误诊病例数达到历史最高值——年误诊病例数为764例。该阶段无论是"颈椎病误诊为其他疾病"抑或"其他疾病误诊为颈椎病"的病例数均呈明显增加趋势。④减少阶段（2009—2014年）：2008年之后，颈椎病误诊的总体病例数开始减少，表明颈椎病的误诊开始受到人们的关注，尤其是"颈椎病误诊为其他疾病"的病例数大幅度减少；而"其他疾病误诊为颈椎病"的病例数相对前三个阶段而言仍然较多。这意味着一直以来临床医生对颈椎病的认识并不透彻，而2008年以后临床医生虽然开始注重颈椎病的诊断，但对颈椎病诊断的认识依然存在误区，甚至出现诊断扩大化的倾向，导致越来越多的其他疾病被误诊为颈椎病。

2.在颈椎病的误诊病例中，排名前三的是"不分型颈椎病"（72.9%）、"脊髓型颈椎病"（14.7%）和"交感型颈椎病"（7.6%）；在"颈椎病误诊为其他疾病"的病例中，排名前三者的也是"不分型颈椎病"（39.4%）、"脊髓型颈椎病"（16.4%）和"交感型颈椎病"（11.5%）；而在"其他疾病误诊为颈椎病"的病例中，排名前三者分别为"不分型颈椎病"（80.8%）、"脊髓型颈椎病"（11.0%）和"神经根型颈椎病"（6.4%）。"不分型颈椎病"误诊病例最多，说明临床医生对于颈椎病的定义与分型的认识还较模糊笼统，往往容易把出现颈部不适的疾病贸然诊断为颈椎病，抑或把存在特殊症状的颈椎病诊断为其他疾病。这与颈椎病症状的复杂性与多样性以及颈椎病一直以来在命名、定义、分型等方面的争议存在着密切的关系。因此，进一步解决这几个方面的争议，是减少颈椎病误诊、误治的重要前提。

3.与颈椎病相混淆的疾病具有多系统性的特点，涉及8个类别（系统）的疾病。其中"颈椎病误诊为其他疾病"中误诊病例最多的是"冠心病/心绞痛"，而"其他疾病误诊为颈椎病"中误诊病例最多的是"眩晕"。另外，无论在"颈椎病误诊为其他疾病"还是"其他疾病误诊为颈椎病"中，"运动神经元病"均有着较高的误诊率。

周秉文认为，颈椎病是一个包括范围广，相似疾病多，概念不一致的疾病群，目前对颈椎病概念、范畴和分型认识的模糊，是导致颈椎病误诊的重要原因，因此明确颈椎病的概念、范畴和分型有助于颈椎病的诊断和学术界的交流。周秉文还提出，原定颈椎病的各型，包括已经确定的单纯型（颈型）、神经根型和脊髓型，其各型间的病象、治疗原则相距甚远，必须区别对待，不能综合成一类。一些其他类型或相似疾病，最好各病各论，不能笼统地都用"颈椎病"称之。

由于与颈椎病相混淆的疾病种类具有多系统性的特点，而临床对颈椎病的诊断有扩大化的倾向，我们应开始反思是否还能继续笼统地用"颈椎病"命名，还是应细化"颈椎病"，从而减少颈椎病的误诊、误治。我们认为，目前被普遍质疑的交感型和椎动脉型颈椎病应从颈椎病的分型中去除；另外，也应细化"颈椎病"，将目前所谓的"颈椎病"细分为"颈椎间盘突出症""颈椎韧带骨化症""颈椎黄韧带钙化症"等，这样才能减少对"颈椎病"认识的混乱，从而减少颈椎病的误诊、误治。可见，对颈椎病诊断标准以及对颈椎病概念、范畴和分型的规范化是目前亟待解决的问题。另外，颈椎病的误诊原因可总结为以下几点：①查体及询问病史不细致；②对颈椎病的特异性表现及"其他疾病"的临床特点缺乏足够的认识；③诊断思路狭窄，诊断疾病时存在主观臆断，凭借可疑的症状或辅助检查依据便下诊断结论；④过分依赖影像学检查，盲目相信影像学检查结果；⑤受患者并发症的误导；⑥个别病例临床表现不典型，抑或疾病本身较为罕见；⑦学科之间协作不够，对于怀疑非本专科疾病的患者未及时请其他专科会诊。

参考文献

［1］孙宇，陈琪福.第二届颈椎病专题座谈会纪要［J］.中华外科杂志，1993，31（8）：472-476.

［2］孙宇.颈椎病的命名与分型应与病理损害相结合［J］.中国脊柱脊髓杂志，2003，13（4）：204-206.

［3］周秉文.对颈椎病的概念、范畴和类型的几点看法［J］.中国脊柱脊髓杂志，2003，13（4）：200-202.

［4］袁文.对椎动脉与颈椎病发病关系的认识［J］.中国脊柱脊髓杂志，2003，13（4）：210-211.

［5］顾韬，袁文，王新伟.对颈性眩晕的认识和诊治现状［J］.脊柱外科杂志，2006，4（6）：381-384.

［6］刘景臣，高忠礼，尹飞，等.对椎动脉型颈椎病和交感神经型颈椎病、椎动脉缺血综合征的再认识［J］.中国脊柱脊髓杂志2003，13（4）：207-209.

［7］瞿东滨，钟世镇.椎动脉分段的临床解剖学观点［J］.中国局解手术学杂志，1999，8（1）：33-34.

［8］钟世镇.椎动脉颅内段、基底动脉及其主要分支的观察［J］.解剖学报，1958，3（3）：177-185.

［9］林志明，陈维佩.椎动脉的解剖研究进展［J］.局解手术学杂志，2003，12（2）：1148-1150.

［10］李义凯，钟世镇，刘莉，等.老年人椎动脉的解剖学观测及意义［J］.解剖与临床，1998，3（3）：122-124.

［11］韩伟，欧阳甲，宋沛松，等.椎动脉型颈椎病单侧椎动脉狭窄健侧代偿的临床观察［J］.中国医师杂志，2006，8（11）：1519-1520.

［12］徐涛，薛绛宇，陈炯，等.人脑Willis动脉环后循环变异的显微解剖研究［J］.中华神经外科疾病研究杂志，2007，6（2）：108-110.

［13］崔宇辉，徐涛，薛绛宇，等.人脑Willis动脉环前循环变异的显微解剖［J］.上海交通大学学报(医学版)，2007，27（4）：448-450.

［14］朱长庚.神经解剖学［M］.北京：人民卫生出版社，2002：1007-1017.

［15］T.L.皮尔.临床神经解剖学基础［M］.第四军医大学，等译.3版.北京：人民卫生出版社出版，1980：51-57.

［16］唐竹吾.中枢神经系统解剖学［M］.上海：上海科学技术出版社，1986：350.

［17］张培林.神经解剖学［M］.北京：人民卫生出版社，1995：521-522.

［18］钱宇章，王楠，董煜祺，等.椎动脉型颈椎病的证候分型及其方药疗效探析［J］.中医药学报，2020，48（9）：61-65.

［19］赵霞云，郭超峰，方坤炎，等.基于数据挖掘分析针灸治疗椎动脉型颈椎病的选穴规律［J］.针灸临床杂志，2020，36（7）：50-54.

［20］芦滢.近几年针刺及耳穴压豆治疗椎动脉型颈椎病的临床研究进展［J］.世界最新医学信息文摘，2020，20（52）：66-67.

［21］苗同贺，陶伟，白红新，等.椎动脉型颈椎病的中医药治疗研究进展［J］.淮海医药，2019，37（3）：329-330.

［22］李双，李中岩.孤立性眩晕起病的后循环缺血性脑卒中患者临床分析［J］.中国实用神经疾病杂志，2021，24（4）：307-311.

［23］苗培培.后循环缺血性眩晕的影像学研究进展［J］.影像研究与医学应用，2020，4（13）：1-3.

［24］陈桃花，张钰华，彭海峰，等.后循环缺血性孤立性眩晕研究进展［J］.中国社区医师，2020，36（32）：4-5.

［25］金鑫，刘晶瑶，张仁生.椎动脉优势与后循环缺血的研究进展［J］.中风与神经疾病杂志，2020，37（11）：1054-1056.

［26］李妍，崔应麟.后循环缺血性眩晕的中西医研究进展［J］.中医研究，2019，32（9）：77-78.

［27］张炜，贾国章，杨斌，等.后循环缺血性孤立性眩晕临床研究现状［J］.临床误诊误治，2019，32（5）：113-116.

［28］吴锦秋，林海滨，李盛华.椎动脉型颈椎病非骨性因素发病机制的研究进展［J］.甘肃中医，2007，20（4）：60-62.

［29］朱立国，韩涛，魏戌，等.近十年手法治疗神经根型颈椎病的CiteSpace知识图谱可视化分析［J］.中医杂志，2021，62（8）：723-728.

［30］贺石生，方凡夫，中国康复医学会颈椎病专业委员会.颈椎病牵引治疗专家共识［J］.中国脊柱脊髓杂志，2020，30（12）：1136-1143.

（李义凯，容英潮）

第十四章　寰枕后膜挛缩症的临床思考

30余年前提出的寰枕后膜挛缩症的假说曾受到针刀、针灸及推拿临床的重视,不少学者提出针对本征的针刀松解治疗方法,但有关本征尚缺乏解剖、病理形态学及其他相关基础研究的支持。由于寰枕后膜位于枕下部,位置深在,毗邻延髓、颈脊髓和椎动脉等重要的解剖结构,若以针刀来松解寰枕后膜则有可能伤及硬脊膜,甚至是延髓等重要结构。实际上,在对枕颈部疾病的诊治中可能忽略了枕下部更为浅表和更易发病的肌性因素以及颅底畸形等疾病。经过20余年来本人的呼吁,现在已很少有人对此进行所谓的针刀松解。本章重点对寰枕后膜及其毗邻枕下肌的解剖学关系及临床意义做一介绍。

30年前针刀界提出了寰枕后膜挛缩症的假说,随后推拿和针灸等学科对与寰枕后膜相关疾病的临床报道逐渐增多。文献多认为其病理解剖学基础是寰枕筋膜中的寰枕后膜病变所致。有作者将其定义为寰枕筋膜挛缩型颈椎病,但多数作者认为是寰枕筋膜挛缩征。在论述此征时,多认为是长期低头伏案工作致使寰枕后膜挛缩,刺激或压迫穿行其中的血管和神经等结构,而引起以头昏、头晕和后枕部疼痛为主要表现的一种综合征。自朱汉章对此病进行论述后,现多用针刀治疗,目的是松解挛缩的寰枕后膜,以达到治疗目的。众所周知,位于枕下部深层的寰枕后膜的解剖学关系复杂,毗邻延髓、颈脊髓和颅底等重要结构,一旦损伤,后果不堪设想。然而在文献回顾时却鲜有寰枕后膜的临床解剖学、病理学以及其他相关基础学科研究的报道,寰枕后膜是否会发生挛缩等病理改变以及这些临床治疗方法是否有解剖学基础作为依据和支持等,都缺乏研究,因而本征是否存在以及治疗方法的安全性等都受到了质疑。为此,本章对寰枕后膜的解剖学基础、研究进展和临床意义做一回顾,以期为临床诊治提供解剖学基础。

第一节　寰枕后膜挛缩症的临床概述

颈源性疾病,特别是颈性头痛和颈性眩晕等已成为临床的热点之一,其中寰枕后膜病变也是导致颈性眩晕的病因之一。有关本征病因的论述不多,多数作者认为由于长期低头工作、头颈部外伤等,可导致寰枕筋膜(寰枕后膜和颈筋膜等)的慢性劳损,产生无菌性炎症、纤维化、瘢痕及挛缩,进而导致寰枕后间隙变窄,造成椎动脉受压,影响了大脑供血，从而引起眩晕、头痛、视力障碍、耳鸣和眼花等症状，导致寰枕后膜挛缩症的发生。寰枕后膜挛缩也可压迫C_{1-2}神经后支而引起顶枕部疼痛、麻木。

对本征的治疗有多种方法，报道最多的是针刀、推拿、针灸以及综合疗法等，如采用针刀结合手法治疗。操作时患者俯卧，头前屈，以枢椎棘突与枕外隆凸连线的中点为针刀入点，即枕骨大孔下缘骨面的稍上方（彩图14-1）。刀口线与人体纵轴平行，针刀体与皮肤表面垂直刺入皮肤，向尾部倾斜针刀体，刀尖达枕骨骨面，调转刀锋90°进行横排切开剥离3~5刀，再做横行剥离。而后患者俯卧于治疗床上，床头边缘垫以厚垫，助手双手扣于患者肩部，医生左手托扶患者下颌，不使下移，右手放于患者枕部上方，与助手形成对颈部的对抗牵引2~3min后，右手突然加大下压力，在颈部自然前屈的弧线轴迹上弹压枕部，使寰枕后膜进一步松解。治疗后以颈围固定于轻度前屈位1周。推拿治疗时所选取的部位为寰枕关节、寰枕后膜及其附着点、乳突尖处、C_1和C_2横突、寰枕部的各压痛点及敏感点。采用常规推拿手法中的弹拨手法、痛点点按手法、㨰法、揉法、寰枕关节伸法及旋转法等。如在手法操作时感指下有纤维性硬结及条索样物，要反复多次做弹拨手法。也有以针刺配合手法治疗，穴取风府、脑户、玉枕和脑空等。治疗时患者伏案正坐，头部充分屈曲，针刺时如有硬结一定要提插穿透，尤其在肌肉起、止点处，同时根据压痛点情况选2穴加接电针。配合㨰揉法放松项韧带及头夹肌，重点按揉寰枕部，弹拨痛点、硬结和条索状物等。有人也以水针刀治疗本征，方法是使针体与枕骨方向垂直进针，稍加注局麻药，边进边回抽，至通过寰枕筋膜时则有明显的质韧感，病情越重、病程越长则筋膜愈厚，此感觉愈为强烈。针刀抵达骨面后，行左右摇摆、纵行切割手法松解剥离3~5刀，注入松解液。据以上作者的报道，这些疗法的总有效率在98%以上，优良率在84.6%~98.2%之间，且无任何不良反应及损伤的发生。

第二节　寰枕后膜相关临床解剖学进展

对寰枕后膜的解剖学论述不多。有文献认为寰枕筋膜是指连结寰椎前、后弓与枕骨大孔前、后缘之间的结缔组织膜，包括寰枕前膜和寰枕后膜。有作者认为寰枕筋膜为三角形弹力纤维膜，向上附着于枕外隆凸和枕外嵴，向下附着于寰椎后结节及C_{2-7}棘突的尖部。也有人认为寰枕筋膜是项筋膜的一部分。项筋膜上缘起于枕骨上项线下缘，下部附着于寰椎后缘，项韧带，前、中斜角肌和肩胛提肌等处。寰枕后膜与寰椎后弓的椎动脉沟围成一管，内有椎动脉第3段和枕下神经通过（彩图14-2）。椎动脉穿过寰枕后膜，经寰椎侧块后上方的椎动脉沟进入椎管，在椎动脉沟内约90%的椎动脉形成向后的隆起，最隆起处的后壁至寰椎后弓后缘约（3.32±1.47）mm（彩图14-3）。静脉窦或丛包绕该段椎动脉，这些静脉位于椎动脉与寰椎后弓之间，形态不规则且位置不恒定。

枕下部有左、右各4块的椎枕肌，即头后小直肌、头后大直肌、头上斜肌和头下斜肌（彩图14-4）。后三者构成枕下三角（彩图14-5），三角底部由寰椎后弓和寰枕后膜组成。

寰枕后膜为一宽而薄的韧带结构，连接于枕骨大孔后缘至寰椎后弓上缘，并向两侧延伸至寰枕关节囊（彩图14-6）。寰枕后膜的浅面紧贴头后小直肌，深面紧邻硬脊膜。寰枕后膜厚度相差较大，中央部厚度一般为1.5~2.0mm，而外侧缘仅1.0 ± 0.3mm。在椎动脉沟部，并没有较完整的纤维膜性结构覆盖，形成明显的薄弱区。从寰枕后膜、寰椎后弓骨膜及寰枕关节韧带等结构延续而来的膜性结构覆盖着此处的椎动脉。这些薄膜性结构对椎动脉有明显的限制作用，可以使椎动脉保持类似于椎动脉沟样较大的弧形弯曲。若切除该膜，则椎动脉不能保持完整的弧形弯曲，而明显后突，甚至形成折曲。

近年来枕下部解剖学研究的热点是寰枕后膜与头后小直肌之间以及寰枕后膜与硬脊膜之间的软组织桥连接。对附着在硬脊膜上解剖结构的详细了解有助于明确颈源性头痛的病因和病理机制，以及颈椎与某种类型颈源性头痛之间的关系。研究观察到头后小直肌的深面与寰枕后膜之间有一条结缔组织桥连接，其纤维横向走行。该结缔组织桥向外延伸至椎动脉周围组织，并混入其中。这种软组织连接是紧密地附着在硬脊膜上的，且出现率很高。后续的研究也证实有这种结缔组织桥的存在，其纤维走行方向与硬脊膜垂直，这种纤维排列方式似乎是为了阻止硬脊膜向脊髓靠拢，限制硬脊膜向前移动，并可阻止在头颈部后伸时硬脊膜产生皱褶，从而避免了脊髓受压。有研究运用MRI对起源于项韧带和头后小直肌，附着于硬脊膜上的结缔组织进行扫描，以确定是否存在从项韧带和头后小直肌发出，附着于硬脊膜的软组织连结。结果发现在所有的标本上都观察到了这个附着物。这种起于项韧带和头后小直肌，止于硬脊膜上的附着物存在于C_2至枕骨节段，属于正常的解剖结构。这种与硬脊膜之间的软组织桥可能在颈痛中起着一定的作用。

文献在描述颈段硬脊膜与周围组织间，即与项韧带和枕下肌之间的生理性连结时并不一致。实际上，项韧带也可向前延伸至颈段的硬脊膜后部及枕骨的外侧部。由$C_{1~3}$脊神经所支配的颈部结构一旦受损，有可能引起颈源性头痛，这些结构包括了上3个颈椎节段的关节、硬脊膜和脊髓。上颈段和枕部的硬脊膜-肌肉以及硬脊膜-项韧带之间的连结为颈源性头痛的病因提供了解剖和生理学基础，进而可以解释推拿治疗颈源性头痛的机制。但需要进一步的研究证明这种解剖学联系的机制。有作者对寰枕后膜与头后小直肌之间的结缔组织桥的变异、发生率以及性别对其影响进行了研究。作者将结缔组织桥的纤维类型分为：腱型、肌型和筋膜型。研究结果：93%（89%的女性和96%的男性）的尸体双侧均有头后小直肌。在右侧，结缔组织桥在男性的出现率为69%，女性为82%。男性结缔组织桥为腱型的，右侧56%，左侧55%；女性结缔组织桥为腱型的，右侧44%，左侧64%。男性肌型的，右侧34%，左侧36%；女性肌型的，右侧43%，左侧36%。性别对结缔组织桥的发生率及其组织类型无影响。这些解剖学观测表明，附着在寰枕后膜与头后小直肌之间的结缔组织桥不是一个变异结构，而是一个正常的解剖结构。性别对其发生率以及纤维结构类型无影响（彩图14-7）。

在寰枕间隙硬脊膜与肌肉和韧带之间的连结可传导来自颈椎关节的牵拉力，牵动对疼痛敏感的硬脊膜，造成颈源性头痛。此区域的这种解剖连结包括寰枕后膜和项韧带之间的联系，但对其解剖及其相互之间的解剖学关系却知之甚少。研究发现，在寰枕间隙，头后小直肌、寰枕后膜以及项韧带之间有着特定的解剖学关系。即头后小直肌深面内侧发出的腱性纤维向前下走行附着于硬脊膜；寰枕后膜的前下部与硬脊膜混合在一起。在寰枕节段无项韧带存在，连接于硬脊膜与头后小直肌之间的结缔组织桥是由头后小直肌筋膜、肌腱纤维以及血管周围鞘膜结构所组成。这些研究对临床具有重要的意义，因为这种结缔组织桥的存在为阐明颈源性头痛的发生机制提供了解剖学基础。这就解释了为什么头后小直肌的痉挛、创伤、肥大以及萎缩等改变可导致颈源性头痛的发生。通常认为颈源性头痛是一种发生在头部任何部位的牵涉痛，是由颈神经支配的肌肉、骨骼的伤害性刺激所致。也就是说，这种头痛是由上颈段颈神经所支配的结构所产生。这种牵涉痛是由于三叉神经与上3个颈神经和颈交感神经干会聚的结果。此外，有作者发现椎动脉在穿过寰枕后膜节段的硬脊膜时发生了卡压，造成了椎动脉的旋转性压迫。

研究显示，与寰枕后膜相邻的枕下小肌群内分布有大量的肌梭感受器及丰富的高密度的快肌纤维。提示这些肌肉在头部运动中起着重要的姿势调节等作用。临床也发现，慢性头痛患者的头后大、小直肌的横切面有明显的减小，即有肌萎缩和脂肪浸润。其横切面的大小与头痛的严重程度、持续时间以及发作频率呈负相关，即头痛的严重程度、持续时间以及发作频率越严重者，其头后大、小直肌的横切面越小。慢性头痛患者头后大、小直肌的萎缩可能造成这些肌内本体感受器输出减少，导致慢性头痛的发生。

第三节 寰枕后膜挛缩症的临床思考

自从朱汉章提出寰枕筋膜挛缩型颈椎病之后，寰枕后膜逐渐受到临床的重视。其著作描述"寰枕筋膜是项筋膜在枕骨大孔后缘与寰椎后弓之间增厚的部分"。从其描述可以看出，这里所说的寰枕筋膜实际上就是寰枕后膜（彩图14-8）。解剖学教材及专著中很少出现"寰枕筋膜"和"项筋膜"等词。因此笔者建议在描述本解剖结构时还是采用"寰枕后膜"的命名为好，以免引起读者的误解和迷惑。在阅读相关文献时，发现一些作者在提及寰枕后膜时多是用"环枕后膜"来表述，此处的"环"与解剖学术语不符。

目前对寰枕后膜挛缩征的诊断标准等还没有统一，对其病因及病理尚有很多疑问。如有作者认为长期伏案工作只能使寰枕后膜被动地被拉长，不可能产生挛缩，特别是长期伏案工作的人并不容易产生寰枕后膜挛缩型颈椎病，故对其诊断或说法值得商讨。而长期低头作业和伏案工作，易使枕下小肌群长时间处于紧张状态，可导致这些肌肉产生慢性无菌性炎症，造成慢性劳损。有人也以寰枕后肌筋膜挛缩型颈椎病来命名。这些增加颈椎病分型的提法不可取，原因是其以推测性假说加大了颈椎病的复杂性。

针刀及手法对本征的治疗缺乏理论基础，并且欠缜密。如果按照一些作者所介绍的松解方法进行操作是极其危险的，因为要求针刀松解要"到位"或操作时要将针刀"下移至枕骨大孔后缘，将刀锋调转90°，横行切寰枕筋膜2~3刀"。枕骨大孔后缘深在，体表不易触及和定位，且寰枕后膜与硬脊膜紧密接触，其深面就是延髓。因为不是在直视下操作，故危险性极大，易伤及延髓，所以针刀在此区域所发生的确切作用十分可疑。另外，寰枕后膜位于枕下部，位置深在且窄，点按和拉伸等手法能否直接作用到寰枕后膜还有待明确。

相关文献对与此部位针刺安全性相关的解剖学进行了研究。如风池穴是一个常用穴位，但也是一个易引起针刺意外的危险穴位。针刺时，不可深刺穿过寰枕后膜，否则针尖穿过脊髓三层被膜后，直中脊髓上端或经枕骨大孔刺入延髓，延髓内的网状结构一旦被损伤，可发生心跳、呼吸停止，造成患者死亡。深刺也可伤及椎动脉，造成枕下三角处大出血。此处针刺的平均危险深度是49.7mm，风池穴针刺的深度应控制在34.8mm之内。瘦人若深刺风池穴1.5寸，可刺破蛛网膜下隙血管。自风府穴朝人中方向进针可达寰椎后弓与枕骨大孔后缘间。穿过寰枕后膜后即进入小脑延髓池或延髓等结构。对于瘦人深刺1.5寸时，针刺已到小脑延髓池，接近延髓后部，故不宜深刺。一般1寸后应缓慢进针，若超过1.5寸容易刺伤延髓。在风府和哑门穴的进针过程中，可遇到坚韧而有弹性的阻力，这是项韧带、黄韧带或枕后膜，甚至是硬脊膜阻挡之故。针下出现空洞感，说明针尖已进入椎管内。椎动脉第3段有形态不规则及位置不恒定的静脉丛或静脉窦包绕，此部位的侵入性治疗有可能伤及椎动脉和静脉窦（彩图14-9）。

根据以上所提及的各作者所介绍的治疗方法及部位，结合解剖学知识，我们不难看出，许多作者所提出的假说是基于推测而建立的，缺乏解剖学和病理形态学基础的支持。所介绍的治疗方法实际上是针对枕下部的肌性结构，特别是针刀，主要针对的是头后小直肌处，而非寰枕后膜。遗憾的是很多医生将包括枕下小肌群在内的枕下部肌肉劳损误认为寰枕后膜挛缩而加以治疗，并进行风险性极高的操作。临床上椎枕肌劳损很常见，损伤后患者表现为枕项部有酸麻胀痛等不适。检查时，在枕骨下项线、寰椎横突和枢椎棘突等处有明显压痛。而颈源性头痛的枕下部肌性因素被忽略了。20余年来，在多次全国和省级针刀年会及各种相关会议上，本人多次做专题演讲，呼吁加强研究，对此处进行所谓的松解要慎重，要规避风险，令人欣慰的是目前已很少见到相关文献报道了。

附：针刀之现状

从创立至今，针刀饱受争议。肯定者认为针刀疗法简、便、廉，是中西医结合的典范。经过多年发展、推广和丰富，现已出版了许多针刀专著和教材，甚至有一些中医院校开设了本科学的针刀专业，开始向学生们系统地讲授针刀疗法。很多针刀推崇者将针刀疗法称为针刀医学。而否定者认为，针刀治疗的盲目性较大，缺乏相关的理论基础，包括解剖学及病理学的支持，充其量只能作为一种疗法。但不管喜欢与否，事实是经过了40余年的推广，由朱汉章先生创立的针刀疗法已成为临床治疗颈肩腰腿痛的常用疗法之一，开展针刀治疗的医院及医生数量庞大，并且其适应证不断扩大。早在20世纪80年代，作为患者，作者本人亲身接受过朱老师的针刀治疗，也亲眼见证过针刀治疗某些疾病的神奇。作为西安针刀培训班的学员，本人于1989年底也跟随朱老师系统地学习过针刀课程。近些年，对针刀治疗某些疾病进行了较为系统的临床解剖学研究。现基于以上经历、认识及研究基础，谈谈作者本人对针刀疗法的粗浅看法，不妥之处，敬请同道指正。

针刀是我国具有自主知识产权的一项发明。据作者经验，如果适应证选择得当，针刀操作规范，那么其治疗一些疾病有立竿见影的疗效，具有简、便、廉的优点，如肩峰下滑囊炎、扳机指、桡骨茎突狭窄性腱鞘炎和腱鞘囊肿等疾病，甚至是一些内科疾病也可取得很好的疗效。这点是开放性手术或其他疗法无法比拟的。针刀是一门学科，还是一种疗法？这是关于针刀学科定位的问题。按照大多数针刀界人士的观点，针刀属"针"，又属"刀"。如果属"针"，那么学科定位应该是隶属于针灸科，这样看来，针刀独立于针灸科之外称为针刀医学则勉为其难了。实际上很多人认为针刀应该属于"刀"。理由有二：一是针刀疗法很少以针灸疗法的经络及穴位理论为依据来进针，多是在压痛点及一些特定的解剖部位处进针；二是操作时多是针对特定的解剖结构或组织进行纵横切割，进行所谓的松解，而不是按照常规的针灸操作方式进行循经取穴等治疗。那么既然针刀是刀，是在人体上操作，又在特定解剖部位和深度上纵横切割，而且是盲切，这就要求操作者具有相当的医学知识背景，特别是诊断水平和解剖学基础，以及相当的外科基本功。就针刀的现状而言，很多从事针刀疗法的医生，较为缺乏相关的解剖学、病理学及外科学等专业、系统的医学知识背景，错误地理解针刀的治疗机制，故在无菌操作、切割和术后处理等环节都存在一些问题。

针刀操作的入刀深度、切割的解剖结构、操作部位的重要毗邻关系、针刀治疗的机制等内容都需要令人信服的研究结果进行明确和阐明。许多文献所介绍的针刀操作方法和适应证的提出，缺乏缜密的理论和应用基础支撑，经不起推敲。争论较多的是椎管内或深部组织病变的针刀治疗，如寰枕后膜挛缩症和腰椎间盘突出症等。即使是针刀界认为疗效很好、部位表浅，并且操作相对安全的扳机指治疗，细究起来也有很多问题，很多作者所介绍的操作方法甚至是危险的，极易伤及指神经或指动脉，甚至切断屈指肌腱。寰枕后膜位置较深，毗邻重要的组织结构，一旦伤及，后果不堪设想。即使是较为浅表的椎管外，也多有怒张的静脉丛。一些人认为椎间孔韧带是导致腰腿痛的一个重要原因，并成为针刀治疗腰椎间盘突出症进行椎间孔松解的理论基础。实际上椎间孔韧带、椎间孔及其外侧区纤维起固定和支持腰脊神经的作用，在神经受牵拉时保护神经，使脊膜和脊髓不至于受牵扯。因此，椎间孔韧带是正常组织，起固定、保护神经和血管的作用，对于腰骶节段的稳定有一定的力学功能。但针刀松解椎间孔的报道屡见不鲜，从解剖上看其操作存在较大危险性，造成潜在性损伤的可能性也较大。

这样看来，如果针刀定位于"刀"，那么其基础和临床研究的支持则显得较为薄弱。而将针刀定位于"针"与"刀"结合的临床新学科，则需要同行们除了加强其相关的临床解剖学及其他基础学科的研究外，还要加强针刀与经络穴位和八纲辨证等中医基础理论内容相结合的研究，以突出针刀的"针"的一面。

目前，关于针刀治疗的临床文章占据了一些专业医学杂志和期刊的很多版面，但核心内容大多雷同，鲜见高质量的针刀论文，即使是一些专著和教材，也存在相同的问题。虽然针刀的推广和培训的商业运作很成功，但培训的水平参差不齐，良莠不一。在科研方面，相对其他学科，针刀的科研水平较低。虽然有过973等国家级重大课题的资助以及香山科学会议的交流研讨，但整个针刀学科的科研缺乏系统和较为深入的高水平研究以及多学科的参与，多是针刀界本身的交流和切磋。缺乏本专业之外的专家参与和评价，特别是与针刀密切相关的解剖学、病理学和外科学等学科权威专家的参与，因而也就缺少了本学科之外的学科对针刀的了解和客观评价。近来有人研究了针刀对肌张力增高大鼠脊髓和背根神经节内P物质的影响，从病理学方面揭示了针刀治疗肌筋膜炎的机制。并从经筋痹痛的软组织力学变化分析方面，提出了治疗新思路。但总的看来，设计严谨、随机对照、统计分析可靠、发表在高水平期刊的研究论文还是显得过少。

与其他新型疗法的发展历程一样，针刀也进入到发展到一定阶段而需要进行反思的时期。反思是为了进一步更好地发展，而不是否定。只有加强研究，才能充实、巩固和提高本学科内涵和地位。各级学会及行政管理机构应对针刀资质、培训以及准入等进行资格认证，从源头控制好针刀治疗的质量，并且进一步完善和规范针刀操作的方法、步骤以及适应证和禁忌证，这样才能更有利于针刀的健康发展，使之被医学界广泛认同。

参考文献

［1］朱汉章.针刀医学［M］.北京：中国中医药出版社，2004.

［2］夏忠禹，陈刚，王立昆，等.针刀结合手法治疗寰枕筋膜挛缩型颈椎病［J］.中国局解手术学杂志，2002，11（2）：182-183.

［3］潘中其.推拿治疗环枕筋膜挛缩综合征52例体会［J］.按摩与导引，1998，14（5）：8，43.

［4］郎伯旭，方震宇，柳新端.针刺配合手法治疗环枕筋膜挛缩综合征100例［J］.中国针灸，2003，23（5）：258.

［5］董孟华，刘志学，孟祥辉，等.水针刀治疗环枕筋膜挛缩综合征［J］.滨州医学院学报，2007，30（1）：63-64.

［6］孙星标.项丛刺配合推拿治疗环枕筋膜挛缩综合征150例实用［J］.中医药杂志，2005，21（12）：747.

［7］尹保国，沈宏友，郭家松，等.椎枕肌劳损的应用解剖及针刀治疗的商榷［J］.颈腰痛杂志，2002，23（1）：12-14.

［8］李义凯，钟世镇.颈源性头痛有关的神经解剖学分析［J］.中国中医骨伤杂志，1996，4（5）：54-55.

［9］石东平，李中实，李子荣.颈性眩晕发病机制研究进展［J］.中日友好医院学报，2006，20（6）：359-361.

［10］刘宗良，邹智荣，赵严，等.上颈椎后外侧入路的应用解剖学研究［J］.昆明医

学院学报，2007，28（1）：9-13.

［11］瞿东滨，金大地，钟世镇.椎动脉寰枢段的解剖结构及其临床意义［J］.第一军医大学学报，2001，21（8）：604-606.

［12］张建华，余安胜，赵英侠，等.风池穴的解剖结构和针刺深度［J］.针刺研究，2002，28（2）：141-43.

［13］刘涛，杨秀娥.浅谈关于风池、风府及哑门穴三断面治疗与进针关系在临床中的应用［J］.中医中药，2006，3（11）：132-133.

［14］Dean NA，Mitchell BS. Anatomic relation between the nuchal ligament and the spinal dura mater in the craniocervical region［J］. Clin Anat，2002，15（3）：182-185.

［15］Hack GD，Koritzer RT，Robinson WL，et al. Anatomic relation between the rectus capitis posterior minor muscle and the dura mater［J］. Spine，1995，20（23）：2484-2486.

［16］Humphreys BK，Kenin S，Hubbard BB，et al. Investigation of connective tissue attachments to the cervical spinal dura mater［J］. Clin Anat，2003，16（2）：152-159.

［17］Alix ME，Bates DK. A proposed etiology of cervicogenic headache：the neurophysiologic basis and anatomic relationship between the dura mater and rectus posterior capitis minor muscle［J］.JMPT，1999，22（8）：534-539.

［18］Zumpano MP，Hartwell S，Jagos CS，et al. Soft tissue connection between rectus capitus posterior minor and the posterior atlanto-occipital membrane：a cadaveric study［J］. Clin Anat，2006，19（6）：522-527.

［19］Nash，L，Nicholson H，Lee As，et al. Configuration of the connective tissue in the posterior atlanto-occipital interspace：a sheet plastination and confocal microscopy study［J］. Spine，2005，30（12）：1359-1366.

［20］Akar Z，Kafadar AM，Tanriover N，et al. Rotational compression of the vertebral artery at the point of dural penetration. Case report［J］. J Neurosurg，2000，93（2 Suppl）：300-303.

［21］Kulkarni V Chandy MJ，Babu KS，et al. Quantitative study of muscle spindles in suboccipital muscles of human foetuses［J］. Neurol India，2001，49（4）：355-359.

［22］Seibie WS Thomson DB，Richmond FJR，et al. Suboccipital muscles in the cat neck：morphometry and histochemistry of the rectus capitis muscle complex［J］. J Morphol，1993，216（1）：47-63.

［23］Fernandez-de-Las-Penas C，Bueno A，Ferrando J，et al. Magnetic resonance imaging study of the morphometry of cervical extensor muscles in chronic tension-type headache［J］. Cephalalgia，2007，27（4）：355-362.

［24］Andary MT，Hallgren RC，Greenman PE，et al. Neurogenic atrophy of suboccipital muscles after a cervical injury：a case study［J］. Am J Phy Med Rehabil，1998，77（6）：545-549.

［25］李义凯，徐达传.寰枕后膜挛缩症的临床思考［J］.中国康复医学杂志，2008，23（10）：936-938.

［26］魏一丁，赵焰，曹必伟.寰枕后膜的解剖结构与颈源性眩晕发病的相关性［J］.按摩与康复医学，2016，7（10）：11-13.

［27］李义凯.针刀之现状［J］.颈腰痛杂志，2011，32（4）：243-244.

（李义凯，容英潮）

第十五章　颅颈交界区疾患

颅颈交界区的结构复杂、功能重要，外科手术风险极大，曾经是脊柱外科与神经外科手术的禁区。如今，随着CT、MRI等现代影像技术的发展及手术技术的改进，对该区域的认识及诊疗有了长足的进步。该区域的疾患与推拿正骨专业息息相关。颅颈交界区的骨骼及其连结结构畸形可导致该部位的脊髓或（和）神经受压、血管受损及脑脊液流体动力学的改变，并产生一系列的临床症状，对该区域疾患的认知不足可能会导致误诊、误治。寰枕融合可造成枕骨大孔及其他结构空间变窄，压迫延髓及神经，手法操作可能会加重压迫或牵拉神经，造成损伤，因此是手法操作的禁忌证。颈阻滞椎相邻两个棘突融合，使得触摸棘突变得困难，并可能导致手法操作不准确。因此，需要加强对该区域的认识，并且在临床诊治尤其是手法操作前，对患者进行严格的体格和影像学检查，诊断明确后方可进行相对应的治疗，这样才能有效地避免误诊、误治及医疗事故发生。

第一节　颅颈交界区的解剖及生物力学

一、概述

颅颈交界区（craniovertebral junction，CVJ）是指围绕枕骨大孔的枕骨、寰椎（第1颈椎）、枢椎（第2颈椎）骨质及周围韧带、肌肉、血管、神经等组织共同构成的解剖功能复合体。

二、颅颈交界区的解剖

颅颈交界区主要由3块骨组成，即枕骨、寰椎和枢椎，其中寰椎位于中心位置，与枕骨、枢椎共同构成6个关节，是头颅进行旋转、侧屈及前后屈伸活动的重要解剖基础。

（一）骨质结构（彩图15-1）

1.**枕骨（occipital bone）**　位于颅的后下部，呈勺状。枕骨大孔是枕骨前下部卵圆形或梨形的大孔，沟通颅腔与椎管。其后部较前部宽，较宽的后部有延髓通过，较窄的前部位于齿突之上。枕骨的基底部又称斜坡，为一厚骨板，自枕骨大孔以约45°角向前上方伸出，连接蝶骨。

2. 寰椎（ atlas ）　即第 1 颈椎，位于脊柱的最上端，呈不规则环形，由前弓、后弓及侧块 3 部分组成。侧块上、下各有一对椭圆形（或圆形）关节面，即寰椎上、下关节面。前弓后面正中有齿突凹，侧块的内缘有一结节状骨性突起。横突孔位于横突和侧块之间，内有椎动脉走行。

3. 枢椎（ axis ）　即第 2 颈椎，其最显著的形态学特征是椎体向上伸出指状的齿状突，向上穿寰椎骨环前部到达枕骨大孔前下方。齿突尖部的前方和后方各有一卵圆形关节面。枢椎侧块的上、下关节面的中点并不在同一垂线上。上关节面位于前方，下关节面较靠外侧。枢椎的横突较小，其横突孔指向外上，并与寰椎横突孔相呼应。

（二）重要关节

1. 寰枕关节（ atlanto-occipital joint ）　为成对关节，由枕骨的枕髁和寰椎上关节面共同构成。寰椎上关节面向上并向内倾斜，呈握球状与枕骨枕髁的下缘吻合构成寰枕关节，其球窝关节的性质，有利于头颅在前后屈伸运动中保持稳定。寰枕关节具有 25° 屈伸、5° 单向侧屈、5° 单侧轴向旋转的功能。

2. 寰枢关节（ atlanto-axial joint ）　由 4 个关节构成。双侧寰椎侧块的下关节面和枢椎的上关节面共同构成寰枢外侧关节。枢椎齿突的前关节面和寰椎的齿突凹共同构成寰齿前关节；枢椎齿突的后关节面和寰椎横韧带共同构成寰齿后关节。寰齿前、后关节可合称为寰枢正中关节，其属车轴关节。

（三）重要韧带

颅颈交界区有多条韧带、纤维膜结构维持骨间稳定，自脊柱由前向后排列依次为寰枕前膜、齿突尖韧带、翼状韧带、寰椎十字韧带（横束和纵束）、覆膜及寰枕后膜。以十字韧带横束（即横韧带）、翼状韧带与覆膜的稳定作用最重要。附着的韧带可分为两种类型：一种是脊柱韧带的局部延伸，另一种是其特有的。齿突尖韧带、翼状韧带和十字韧带就属于特有的韧带。

1. 寰枕前膜（ anterior atlantooccipital membrane ）　是前纵韧带向头端的延伸。起自寰椎前弓上缘，向上到达枕骨大孔前缘，向外侧达寰枕关节囊。其功能为连结寰枕关节。

2. 齿突尖韧带（ apical ligament of dens ）　起自齿突尖的尖端，止于枕骨大孔前缘。

3. 翼状韧带（ alar ligament ）　左、右各一，位于寰椎横韧带上方，起于齿突尖的两侧，止于枕髁内侧面粗糙部。双侧协同作用限制头及寰椎过度旋转及侧方半脱位。翼状韧带在运动过程中起着稳定头部的重要作用，它们是上颈椎轴向旋转的主要约束。

4. 寰椎十字韧带（ cruciform ligament of atlas ）　分横束和纵束，它们在齿突后方构成一个"十"字。横束又称寰椎横韧带（ transverse ligament of atlas ），附着于寰椎两侧块内缘的结节处，将寰椎椎管分成前小后大两部分，前部容纳齿突，后部容纳脊髓。它是枕颈部最大、最厚、最强有力的韧带。主要作用：①防止齿突后退；②稳定寰椎，限制其在屈曲运动中过多前移。该韧带在跨过齿突处向上、下各发出小的纵束。向颅侧延伸的上束附着于斜坡的上表面，在齿突尖韧带和覆膜之间；下束附着于枢椎椎体后面。

5.覆膜(tectorial membrane)　是后纵韧带向头侧的延伸，起于枢椎椎体的后方，止于枕骨大孔的前方、枕骨基底部的上部。主要作用是限制寰枢关节生理性前屈、后伸。

6.寰枕后膜(posterior atlantooccipital membrane)　是黄韧带向头侧的延伸，起于寰椎后弓上缘，止于枕骨大孔后缘。

枕骨与寰椎之间借包绕寰枕关节的关节囊以及寰枕前膜和寰枕后膜连接；枕骨与枢椎之间的韧带主要由齿突尖韧带、覆膜及两侧的翼状韧带组成；寰椎及枢椎之间主要由十字韧带及包绕侧块相对关节面的关节囊连接。

（四）重要神经结构

颅颈交界区的神经结构主要包括脑干、小脑、第4脑室、脊髓、后组脑神经和上位脊神经等。其中脊髓上部与延髓的下部难以区分，一般认为分界线是在第1颈神经根的腹侧，所以从严格意义上来说，枕骨大孔是被延髓而不是颈髓所占据。小脑扁桃体位于枕骨大孔后缘上方，与枕骨大孔疝相关。

（五）重要肌肉

颅颈交界区的肌肉可分为颈前方、颈侧方及颈后方肌群。胸锁乳突肌和舌骨上、下肌群属于颈前方肌群。胸锁乳突肌的一侧收缩可使颈向同侧倾斜、面向对侧旋转，两侧同时收缩则屈颈。舌骨的上、下肌群对于吞咽动作、下颌骨的运动以及喉的支持有很大作用。

颈侧方肌群由前斜角肌、中斜角肌和后斜角肌构成。三个斜角肌有以下作用：①如固定横突，可上提肋骨，协助呼吸。②如固定肋骨，则：a.使面转向对侧；b.使颈转向同侧；c.左、右侧屈颈部。

颈后方肌群由头后小直肌、头后大直肌、头上斜肌、头下斜肌、头最长肌、颈最长肌、头半棘肌、颈半棘肌、头夹肌及颈夹肌等组成。其中颈半棘肌和颈夹肌在提物和向前倾斜时参与支持头部，通常超负荷使用并常处于紧张状态，因此是头痛主要涉及的肌肉。

三、颅颈交界区的运动

根据三维笛卡尔坐标系统，脊柱运动可分为两种不同的特征性运动形式，即旋转（角位移）和平移（线位移）。每种运动可依据相应的3个不同运动轴（x轴、y轴、z轴）进行描述。沿x轴、y轴和z轴的旋转分别定义为屈和伸、轴向旋转和侧屈；只有平移而无旋转称为半脱位。

头颈部能够进行三维空间内6个自由度的运动，即前屈，后伸，左、右侧屈和旋转运动。颅颈交界区不同的运动特征是由颅底和上颈椎不同的几何形状、关节的不同形态及不同的韧带分布造成的。寰枕关节的球窝关节性质使得其较脊柱其他关节有更大范围的屈伸运动，但是其轴向旋转和侧屈运动的运动范围却非常小。寰枢关节的车轴关节性质决定了其能够进行较大范围的旋转运动，是整个脊柱中旋转范围最大的运动节段，轴向旋转的运动范围双侧均可达到80°左右，并且超过50％的颈椎旋转发生在此关节。寰枕关节及寰枢关节的侧屈运动范围均较小，平均单侧为8°。寰枕关节和寰枢关节的具体运动范围见表15-1。

表15-1　寰枕关节和寰枢关节的运动范围

运动节段	前屈（°）			后伸（°）			轴向旋转（°）			侧屈（°）		
	LZ	SZ	ROM	LZ	SZ	ROM	LZ	SZ	ROM	LZ	SZ	ROM
寰枕关节	12.1	1.7	13.8	12.1	1.6	13.7	2.7	1.8	4.5	1.9	1.3	3.2
寰枢关节	6.6	3.2	9.9	6.6	1.3	8.0	32.8	3.1	35.9	2.0	0.8	2.7

注：LZ：松弛区；SZ：弹性区；ROM：运动范围。体外试验测量50例正常寰枕和寰枢节段在加载1.5 Nm弯矩时的运动范围（单侧）

第二节　颅颈交界区畸形

颅颈交界区畸形（craniovertebral junction abnormalities）是指枕骨、寰椎和枢椎的骨质、软组织和（或）神经系统的异常病理改变，包括寰椎枕化（occipitalization of the atlas）、颅底凹陷（basilar invagination，BI）、颅底压迹（basilar impression）、颅骨沉降（cranial settling）、扁平颅底（platybasia）、寰枢椎脱位、寰枢椎发育畸形、颈椎分节不全（Klippel-Feil综合征）、Chiari畸形和脊髓空洞症等。颅颈交界区的骨质结构环绕延髓、颈髓连接部及上颈椎部脊髓。骨性畸形会导致该边缘部位的神经受压、血管受损和脑脊液动力学异常改变等一系列并发症。颅颈交界区畸形因涉及疾病形式较多，因此其流行病学资料获取较为不易，我国尚无此方面的统计数据。国外文献显示寰枕融合的发病率为0.08％~2.79％。下面对颅颈交界区畸形的主要病症颅底凹陷、寰枕融合和颈椎分节不全（Klippel-Feil综合征）做详细介绍。

一、颅底凹陷

（一）概述

颅底凹陷（或称颅底陷入、颅底内翻）是一种常见的颅颈交界区发育畸形，由于先天性的枕骨发育不全，导致脊柱部分陷入颅底（主要是齿状突），该病证可能引起后颅窝容积压缩，从而造成小脑和延髓等神经结构受压以及严重的神经损伤。常合并Chiari畸形、脊髓空洞、脑积水及扁平颅底等。

（二）病因

颅底凹陷是枕骨大孔区的一种先天性畸形。在胎儿的发育过程中，如果受到致畸因素的影响，可形成多种畸形，其中，颅底凹陷是寰枕区最为常见的一种畸形。常合并斜坡、枕髁、寰椎的发育不良和寰椎枕化等。颅底凹陷也可以是继发因素造成的，继发性颅底凹陷是一种获得性的病变。一些全身性疾病（如甲状旁腺功能亢进症、Hurler综合征等）、系统性骨病（如骨软化病、Paget病等）、骨形成障碍（如软骨发育不良、成骨不全等）或局部骨质破坏（如肿瘤、感染等）会导致颅底骨结构软化、破坏或软骨发育不全，造成齿状突陷入颅底，称为继发性颅底凹陷（或颅底压迹）。

（三）临床表现

颅底凹陷的临床表现可能包括慢性头痛、颈部活动受限和急性神经功能恶化。常见的外貌特征包括局限性斜颈、颈部活动受限、后发际线低和短颈等。同时，还会出现下列的继发性神经损伤：①上颈神经根刺激症状：枕项部慢性疼痛，颈部活动受限或感觉减退，一侧或双侧上肢麻木、疼痛、肌肉萎缩、腱反射减退或消失，以及强迫头位等。②脑神经受累症状：吞咽困难、呛咳、声音嘶哑、面部感觉减退、听力减退、舌肌萎缩、言语不清、咽反射减弱、角膜反射减弱等。③上颈髓与延髓受压症状：四肢无力、感觉障碍、锥体束征阳性、尿潴留、吞咽及呼吸困难、手指精细动作障碍、位置觉消失；有时出现单侧或多侧上肢节段性痛、温觉消失，而触觉和深感觉存在。④小脑症状：以眼球震颤常见，多为水平震颤，亦可为垂直或旋转震颤；晚期可出现小脑性共济失调，表现为行走不稳，说话不清。⑤椎动脉供血障碍：表现为发作性眩晕、视力障碍、恶心呕吐、共济失调、面部感觉障碍、四肢瘫痪及假性延髓性麻痹等，可反复发作。

（四）影像学检查

X线平片、正中矢状面CT重建和MRI可作为颅底凹陷的影像学检查。头颅及上颈椎的径线测量是判断颅底凹陷及凹陷程度的客观指标。影像学检查诊断BI常用的测量指标包括：钱氏线（Chamberlain line）、麦氏线（Mc Gregor line）、枕骨大孔线（Mc Rae line）、双乳突连线（Metzger line）、二腹肌沟连线（Fishgold line）、Bull角、基底角（Basal角）、Boogaard角、Klaus高度指数、外耳孔高度指数等（彩图15-2至彩图15-4）。

1.钱氏线 又称腭-枕线，是指硬腭后缘与枕骨大孔后缘（枕后点）的连线，正常时齿突尖低于此线（2.3 ± 2.6）mm，齿突尖高于此线3~5 mm时考虑颅底凹陷。

2.麦氏线 又称基底线，是指硬腭后缘与枕骨鳞部最低点的连线，正常时齿状突低于此线（0.8 ± 3.0）mm，齿突尖高于此线5~6 mm时考虑颅底凹陷。

3.枕骨大孔线 指枕骨大孔前缘（颅底点）到枕骨大孔后缘（枕后点）的连线，正常时齿突尖低于此线（5.8 ± 1.6）mm。若齿突尖高于此线，则考虑为异常。这种方法主要用来表明齿状突突入枕骨大孔的程度。

4.双乳突连线 是双侧乳突尖的连线，齿突尖超过此线1~2 mm为异常，提示颅底凹陷。

5.二腹肌沟连线 是两侧二腹肌沟（乳突根部内侧）的连线，若齿突尖至此线的距离小于10mm，提示颅底凹陷。

6.Bull角　为枕腭平面与寰椎平面之间的夹角，正常值＜13°，若＞13°则考虑颅底凹陷。

7.基底角　做鼻根与蝶鞍中心和蝶鞍中心与枕骨大孔前缘的连线，两线之间的夹角为基底角。该角的正常值为120°~140°，若大于140°则考虑扁平颅底。

8.Boogaard角　为枕骨大孔前后缘连线与枕骨斜坡之间所形成的夹角，正常值为120°~136°，若超过136°则为异常。

9.Klaus高度指数　做鞍结节与枕内隆凸之间的连线，齿突尖与此线的垂直距离正常值为40 mm，若＜30 mm则为颅底凹陷。

10.外耳孔高度指数　在头颅侧位片上，外耳孔中心点（或两侧外耳孔连线的中点）至枕骨大孔前后缘连线的垂直距离。正常值为13~25 mm，＜13 mm者为颅底凹陷。

此外，还有其他测量指标。Yin等发现颅颈交界区畸形中寰枢外侧关节常存在发育畸形，对其结构变异进行了临床分型，提出寰枢外侧关节前倾角、后倾角与外倾角的概念。前倾角与颅底凹陷和寰枢椎脱位程度呈正相关，后倾角与颅底凹陷程度呈正相关，外倾角增大提示侧块关节发育不良。

（五）分型

颅底凹陷是一种较复杂的颅颈交界区发育畸形，根据其解剖和临床特点可以分为不同类型。只有正确认识不同类型颅底凹陷的解剖学和临床特征，才能采取合适的方法进行针对性治疗。目前，关于颅底凹陷的分型仍存在诸多争论，缺乏统一的意见。1998年，Goel等根据颅底凹陷是否合并Chiari畸形将其分为2种类型，Ⅰ型不合并Chiari畸形，Ⅱ型合并Chiari畸形。由于这种方法是以颅底凹陷合并的脊髓神经畸形情况作为分型标准，虽然对临床有一定指导意义，但并没有从本质上区分几种不同类型的特点，有较大的局限性。2004年，Goel等根据有无寰齿间距增大将颅底凹陷重新分型，A型：颅底凹陷合并寰齿间距增大，引发不稳和脱位，后颅凹容积和斜坡角度无明显变化；B型：齿状突上移导致后颅凹容积减少，寰齿间距无变化，多合并Chiari畸形。这是目前国际上最常用的分型，为治疗颅底凹陷提供了理论依据。2011年，王建华等根据是否合并寰枕或寰枢椎失稳情况，将颅底凹陷分为稳定型和不稳定型。2014年，范涛等人根据患者有无寰枢椎脱位和（或）脊髓空洞，在Goel分型的基础上进一步细化分为4型：①BⅠa+0型：颅底凹陷，寰齿间距增大，不合并脊髓空洞；②BⅠa+S型：颅底凹陷，寰齿间距增大，合并脊髓空洞；③BⅠb+0型：颅底凹陷，寰齿间距无增大，不合并脊髓空洞；④BⅠb+S型：颅底凹陷，寰齿间距无增大，合并脊髓空洞。

（六）治疗

颅底凹陷患者如果没有明显的神经系统症状和体征，一般无需治疗，嘱咐其避免颈部外伤即可。对颅底凹陷的治疗主要取决于脱位是否可复、脱位的程度以及神经的压迫情况。

　　寰枢椎脱位是指水平方向的移位，颅底凹陷是垂直方向的脱位。两者根据复位性又可分为可复性（reducible）、难复性（fixed）及不可复性（irreducible）脱位。采用体位改变（过伸位）、颈椎牵引或麻醉下牵引可实现完全复位的为可复位性脱位，不可复位的为难复性或不可复性脱位。目前，随着手术技术的革新，这种分界也越来越模糊化。对于伴有寰枢椎脱位的颅底凹陷患者是否需要术前颅骨牵引观点不一，尚无定论。Jian等人认为，术前颅骨牵引作用于局部的力量小，牵引效果差，因此术前牵引无意义。Meng等人认为，虽然术前牵引并不能作为寰枢椎脱位可否复位的依据，但术前颅骨牵引的意义在于：①使颈部肌肉松弛，有利于术中复位；②牵拉的同时可观察是否会牵拉脊髓，避免术中撑开复位时损伤脊髓。也有研究人员通过对相关文献分析总结认为，全麻下颅骨牵引效果更佳，部分床边牵引不能复位而全麻下牵引可达到满意复位，患者避免了二次行前路松解术；术前不影响患者生活质量。但术中增加牵引重量要循序渐进，要注意检测颈髓神经电生理变化，避免过度牵引损伤神经。

　　可用针刺疗法改善患者的脊髓、神经受压症状。值得注意的是，禁忌做颈部旋转推拿，以防止患者出现突然的延髓压迫、呼吸中枢衰竭等情况。对于病情进展明显者需进行手术治疗，以期有效地解除脊髓和神经压迫，重建颈枕区序列结构稳定性和脑脊液正常循环通路。

（七）鉴别诊断

　　1.颅底压迹　颅底压迹（basilar Impression）又称继发性颅底凹陷，是一种获得性的病变。一些全身性疾病、系统性骨病、骨形成障碍或局部骨质破坏会导致颅底骨结构软化、破坏或软骨发育不全，齿状突突入枕骨大孔内，称颅底压迹。

　　2.扁平颅底　扁平颅底（platybasia）和颅底凹陷是Chamberlain在1938年提出的，都属于枕骨的发育畸形。但这是两个不同的概念，经常被混淆。扁平颅底是指颅底平坦，是人类学上的一个概念，是指基底角超过142°。单纯的颅底扁平不会引起神经功能改变，因此无需治疗。临床所指的扁平颅底往往因为合并其他畸形，如颅底凹陷、Chiari畸形等而被发现，需要治疗的是颅底凹陷或Chiari畸形。通过影像学检查测量基底角来判定是否有扁平颅底，但不同测量方法的正常值范围不同。有研究表明，MR标准法测得基底角正常值为（127±6）°，MR改良法测得基底角正常值为（118±5）°。

　　3.颅骨沉降　颅骨沉降（cranial settling）的发病率低，它是由类风湿关节炎导致的寰枢椎垂直脱位，也是一种继发性颅底下降，特称为颅骨沉降。它的诊断应满足两个条件：①齿突的上侧面应平行或高于Mc Rae线；②C_1前弓相对于C_2应处于异常低位。颅骨沉降也是脊髓病发展的高风险因素。

二、寰枕融合

（一）概述

　　先天性寰枕融合（congenital atlanto-occipital fusion），又称寰椎同化（atlanto-occipital assimilation）、寰椎枕骨化（atlas occipitalization），是指寰椎前弓、后弓、侧块等部位部分或全部与枕骨先天性骨性或纤维性融合（彩图15-5）。寰枕融合为临床上常见的枕颈区发育畸形之一，常合并颅底凹陷、枕骨发育不良、Kleipper-Feil综合征等畸形。寰枕融合的发生率在一般人群中约为0.25%，在白种人中为0.5%~1.0%。

（二）病因

先天性枕寰分节不全是造成寰枕融合的原因。如果为完全性的枕寰分节不全，则导致枕骨大孔周围与寰椎后弓和侧块融为一体；如果为部分性枕寰分节不全，则导致枕骨与寰椎前弓、后弓或侧块融合，形成部分寰枕融合。

（三）临床表现

一般来说，单独的寰枕融合通常是无症状的。寰枕融合多合并其他枕颈区畸形（如颅底凹陷等），可能会有寰枢失稳、神经压迫、缺血和小脑扁桃体下疝（Chiari Ⅰ型）畸形等一系列症状。寰枕融合通常是隐匿发病的，轻微外伤可能是其诱因，病程呈间断或渐进性加重。

寰枕融合患者可出现后发际线低、短颈、斜颈等外貌特征。①由寰枕融合引起的颈椎缩短可导致颈部活动受限（特别是低头和抬头动作受限）、外周神经刺激症状、无力、感觉迟钝和（或）麻木，其他症状包括瘫痪、纤维性颤动和深反射减弱等一系列症状。②寰枕融合还可刺激或压迫椎动脉，导致头晕、癫痫发作、呼吸异常和晕厥等一系列症状。③寰枕融合是寰枢椎失稳的一个诱发因素，可导致寰枕关节运动功能丧失，进而增加寰枢关节的负荷，导致寰枢关节渐进性半脱位，最终导致寰枢椎脱位。④寰枕融合导致枕骨大孔及其相关结构呈现不规则几何形状，由于其邻近脊髓区，可能产生各种神经疾病。与齿突高位相关的枕骨大孔变窄可能压迫脑干。主要的神经压迫是在寰椎垂直高度下降后，由于齿突向枕骨大孔突出而导致颅底凹陷。脊髓或脑干受压可引起头痛、颈部疼痛、麻木、四肢疼痛、无力，并可导致头部姿势异常。下颌神经受压的表现包括耳鸣、视觉障碍和瘫痪，亦可导致吞咽困难和构音障碍。

（四）影像学检查

1. X线检查 X线的张口位及侧位片可观察到完全性或明显的寰椎后弓及侧块部分的骨性寰枕融合；可通过动力位片观察寰枕关节及寰枢关节的稳定性情况，分析是否有寰枕融合畸形。

2. CT和MRI检查 CT及CT的三维重建可清晰地显示有无寰枕融合和伴随的其他骨性畸形情况。MRI检查可直观地检查脊髓及软组织的情况，如是否伴随Chiari畸形和脊髓空洞等。

（五）治疗

寰枕融合畸形本身无需治疗，嘱咐患者避免枕颈部外伤即可。对于有症状的患者，应辨别主因，根据症状的轻重选取不同的治疗方法。对于只存在颈部疼痛、麻木，或颈项部僵硬等局部症状者，可采用非手术方式进行治疗，包括但不限于局部制动、口服非甾体抗炎药和神经营养药、中医及物理治疗等。对于有脊髓受压症状者，可根据轻重进行分别治疗。如果存在局部失稳，或颈髓已无代偿空间或处于高张状态，可考虑手术治疗。如果压迫严重，须尽快择期手术。

三、颈阻滞椎

（一）概述

先天性椎体融合畸形又名"阻滞椎""椎体分节不良"，是脊柱的一种融合现象，常涉及两个或者两个以上的椎体。最常见于颈椎及腰椎，胸椎少见。颈阻滞椎有先天性和后天性之分。先天性颈椎融合畸形又名克利佩尔–费尔综合征（Klippel–Feil syndrome，KFS）。KFS是由Klippel和Feil在1912年报道的一种临床综合征，典型表现为至少两个相邻颈椎融合，通常导致以短颈、后发际线低、颈部活动受限等为主要特征的三联征。目前，KFS这个概念指的是所有先天性颈椎融合异常的患者，不论其程度如何。KFS的发病率约为$0.58\%\sim0.71\%$，通常表现为单节段或多节段的融合畸形，单节段中以$C_{2\sim3}$段最多（彩图15–6），$C_{5\sim6}$段次之。

（二）病因

KFS是一种先天性疾病，其病因不明，可能与基因突变或疾病有关，是胚胎在第3~8周颈部体节未能正常分节的结果。$C_{2\sim3}$段融合可能与常染色体显性遗传有关，外显率可变；$C_{5\sim6}$段融合可能与常染色体隐性遗传有关。

后天性阻滞椎还可并发于外伤、椎间盘退行性变、结核、类风湿或其他感染性疾病以及老年性驼背等。上述因素可造成椎间盘破坏、脱水、纤维化、髓核变薄，再加上脊柱下沉的压力，使椎体间隙逐渐变窄，最后导致骨性联合。

（三）临床表现

阻滞椎不一定伴有临床症状。但KFS的临床表现可随融合的数目、部位、程度及伴发畸形而异，具体表现为：

1.颈部外观畸形 短颈、后发际线低、颈部活动受限的典型三联征，但临床中仅有$33\%\sim50\%$的患者会同时出现三联征。

2.脊髓、神经受压症状 除寰枢关节直接受累外，其他所有神经损伤不在颈椎融合段而在紧邻融合区上下的未融合段。对儿童来说，产生神经症状通常为未融合段的不稳所致；对于成人来说，未融合段的退行性改变（如骨质增生或椎管狭窄）是产生症状的原因。退变导致脊髓受压时，可表现为肌痉挛、反射亢进、肌萎缩，甚至突然发生完全性的四肢瘫痪。退变导致神经根受压时可表现为颈项部胀痛或酸痛，或伴上肢麻木，时有恶心、耳鸣等症状。

可伴发其他先天性疾病，如脊柱侧凸（60％的病例）、隐性脊柱裂（45％）、肾脏异常（35％~55％）、肋骨畸形（20％~30％）、耳聋（30％~40％）、连带运动（镜像运动）（20％）、先天性肩胛骨高位症（sprengel畸形）、肩椎骨（15％~30％）、脊髓空洞症（20％）和先天性心脏病（8％~14％）等。

（四）影像学检查

1. X线检查　颈椎X线侧位片可以清晰地显示阻滞椎和其他脊柱畸形情况，并且检查快速、投照量小，费用低廉，因此是检查该病的首选方法。先天性阻滞椎在影像学上可有以下特点：①两个或两个以上的椎体融合成一个整体；②椎体融合节段显示全部或部分的骨性融合；③椎弓根融合，棘突可完全或者部分融合；④椎体融合可表现为完全融合（椎间隙消失）及部分融合（残留部分椎间盘痕迹，或只残留骨性椎板，椎间呈线样透高密度影）；⑤在融合椎体之间的椎间盘水平呈腰形狭窄，形如"黄蜂腰"状，但有时这种改变发生非典型；⑥其他椎体相比，阻滞椎的前后径减小，总高度与2个正常椎体加上1个椎间隙的高度相等（彩图15-7、彩图15-8）。

2. CT和MRI检查　对伴有脊髓症状的患者，可做MRI检查；对合并有椎管狭窄及神经系统症状者，可行CT或脊髓造影检查，以确定椎管状态及脊髓受累情况。

（五）分型

KFS可分为3型：Ⅰ型（9％），主要表现为颈椎、胸椎以上多个椎体融合。严重的神经病理损伤，多伴有相关畸形；Ⅱ型（84％），主要表现为一个或多个颈椎融合；Ⅲ型（7％），主要表现为颈椎和低位胸椎、腰椎融合。

（六）治疗

无颈部外观畸形、无神经受损者一般不需要治疗，嘱咐其避免外伤即可。对于$C_{2~3}$段阻滞椎患者要注意其是否伴发慢性寰枢椎脱位的征象。孤立性阻滞椎患者，无论其是否知情，都可能容易加速相邻颈椎的磨损，并比一般人群更容易发生颈椎退行性变。当阻滞椎产生脊髓损害且逐渐加重时，可进行手术减压。对外部畸形患者，可行颈部筋膜松解术及皮肤"Z"形整形术，以便改善外观畸形和增加颈部活动度。

中医学认为本病的发病机制为先天不足，骨髓失充，后天失养，每因劳损、外伤、外感等因素而引发。因此，可使用针灸、推拿等方法来活血化瘀、疏通经络、缓急止痛，能很大程度地改善本病患者的主要临床症状。在症状缓解后，可配合应用补肾壮骨、健脾益气、祛邪通络等中药，以期达到"内外兼治"的目的。

（七）鉴别诊断

1. 强直性脊柱炎（ankylosing spondylitis，AS）　是以影响中轴关节的慢性炎症为主的全身性疾病，几乎所有病例均累及骶髂关节，造成包括骶髂关节在内的中轴骨及其关节周围组织的侵袭性无菌性炎症和韧带钙化（影像学表现：竹节样脊柱）。其主要临床表现为腰背痛和晨僵，中晚期可伴有脊柱强直、畸形及严重活动受限等，约95%患者的HLA-B27检查呈阳性。

2.手术融合 阻滞椎与手术融合的脊柱很容易区分，询问患者手术史是诊断的关键。在影像学中，手术融合的患者没有椎间隙处的细"腰"，且小关节很少出现僵硬。

参考文献

［1］余新光.颅颈交界区畸形：基础与外科治疗［M］.北京：人民军医出版社，2015.

［2］夏虹，吴增晖，马向阳.颅脊交界外科学［M］.2版.北京：人民军医出版社，2016.

［3］刘筠，艾林，杨本涛.头颈部影像学——颅底卷［M］.北京：人民卫生出版社，2016.

［4］Raybaud C. Anatomy and development of the craniovertebral junction［J］. Neurol Sci，2011，32 Suppl 3（3）：S267-S270.

［5］尹庆水，刘景发.颅脊交界外科手术学［M］.北京：人民军医出版社，2007.

［6］高英茂，柏树令.人体解剖与组织胚胎学词典［M］.北京：人民卫生出版社，2019.

［7］Nidecker AE, Shen PY. Magnetic resonance imaging of the craniovertebral junction ligaments：normal anatomy and traumatic injury［J］. J Neurol Surg B Skull Base，2016，77（5）：388-395.

［8］Debernardi A，D′Aliberti G，Talamonti G，et al. The craniovertebral junction area and the role of the ligaments and membranes［J］. Neurosurgery，2015，76 Suppl 1：S22-S32.

［9］余新光，尹一恒，菅凤增.中国颅颈交界区畸形诊疗专家共识［J］.中华神经外科杂志，2016，32（7）：659~665.

［10］邱军，范涛，赵新岗，等.Chiari畸形合并颅底凹陷症1例［J］.中国临床神经外科杂志，2017，22（2）：121.

［11］Yin YH，Yu XG，Zhou DB，et al. Three-dimensional configuration and morphometric analysis of the lateral atlantoaxial articulation in congenital anomaly with occipitalization of the atlas［J］. Spine，2012，37（3）：E170-E173.

［12］余新光，尹一恒，周定标，等.颅颈交界畸形寰枢侧方关节与寰枢稳定性的关系［J］.中华神经外科杂志，2011，27（10）：1029~1033.

［13］Goel A，Bhatjiwale M，Desai K. Basilar invagination：a study based on 190 surgically treated patients［J］. J Neurosurg，1998，88（6）：962-968.

［14］Goel A. Treatment of basilar invagination by atlantoaxial joint distraction and direct lateral mass fixation［J］. J Neurosurg Spine，2004，1（3）：281-286.

［15］王建华，尹庆水，夏虹，等.颅底凹陷症的分型及其意义［J］.中国脊柱脊髓杂志，2011，21（4）：290-294.

［16］范涛，侯哲，赵新岗，等.先天性颅底凹陷症的临床分型及手术治疗体会（附103例报告）［J］.中华神经外科杂志，2014，30（7）：658-662.

［17］Jian FZ, Chen Z, Wrede KH, et al. Direct posterior reduction and fixation for the treatment of basilar invagination with atlantoaxial dislocation［J］. Neurosurgery, 2010, 66（4）: 678-687.

［18］Meng Y, Chen H, Lou J, et al. Posterior distraction reduction and occipitocervical fixation for the treatment of basilar invagination and atlantoaxial dislocation［J］. Clin Neurol Neurosurg, 2016（140）: 60-67.

［19］程飞，朱坤，许刚.颅底凹陷症伴寰枢椎脱位的研究进展［J］.临床骨科杂志，2017，20（4）：507-511.

［20］Kwong Y, Rao N, Latief K. Craniometric measurements in the assessment of craniovertebral settling: are they still relevant in the age of cross-sectional imaging?［J］. AJR Am J Roentgenol, 2011, 196（4）: W421-W425.

［21］Nandor KP, Jennifer M, Laszlo M. Basilar invagination, Basilar impression, and platybasia: clinical and imaging aspects［J］. Current Pain and Headache Reports, 2016, 20（8）: 49.

［22］康雪晨，李清，刘向玲，等.136例正常人颅底基底角的MRI测量应用［J］.中国现代医生，2009，47（14）：56-86.

［23］马信龙，杨阳.阻滞椎的研究进展［J］.北京医学，2012，34（5）：377-379.

［24］Ross JS, Moore KR. Diagnostic imaging: Spine.［M］. Philadelphia: Elsevier, 2015.

［25］Frikha R. Klippel-Feil syndrome: a review of the literature［J］. Clin Dysmorphol, 2020, 29（1）: 35-37.

（李义凯，李俊桦，刘天明，李乃奇，曾广南）

第十六章　寰枢关节半脱位

目前还没有关于"寰枢关节半脱位"的确切定义，也没有统一的认识及明确的概念，临床称呼也较为混乱，造成了诊断和治疗中有许多争议的现状。对于寰枢关节半脱位有一些值得讨论的问题，如寰枢关节半脱位是否存在、具体的病因和病理机制、临床分型以及影像学征象等。本病与寰枢关节错位和错缝是否等同？目前推拿治疗本征是临床常用的治疗手段，应用的理论基础就是X线张口位片上齿状突与两侧块之间的距离不等，即寰枢关节存在半脱位。这种简单化的诊疗方式，没有考虑到寰枢椎的解剖学变异、骨关节周围软组织病变及不同病因病理等因素所造成的齿状突偏歪。在没有明确因果关系的情况下就盲目使用各种疗法，包括具有一定危险性的各种颈椎扳法，这样势必带来很多问题，甚至是对患者的伤害。因此，今后的努力方向是在统一名称术语的基础上，明确其相关的病理学基础。对感染性、炎症性、创伤性和退行性以及不同年龄段等因素所致的"寰枢关节半脱位"需要区别对待。导入病因分类、影像学分类和临床分型，完善寰枢关节半脱位的诊断，这样才有益于提高临床治疗水平。建议读者对《中华外科杂志》于2006年举办的"寰枢关节是否存在半脱位及其相关问题"的专题进行阅读，以增进对这一问题的认识。

第一节　概　述

较大暴力可造成齿状突骨折（或）寰椎横韧带的损伤，导致寰枢关节结构严重受损，失去正常对位，枕寰枢复合体的稳定性丧失。如得不到及时处置，往往会造成高位颈脊髓和延髓压迫，导致神经功能障碍，甚至高位截瘫或死亡。这种情况临床上诊断为寰枢关节脱位，治疗上主要进行手术减压，恢复正常的关节对位并融合、稳定寰枢关节。目前对于寰枢关节脱位的病因、病理、诊断和治疗原则已基本无争议，故不在本章讨论的范围。

在临床上常遇到没有明显外伤史，可能是由劳损、强直性脊柱炎、类风湿关节炎、咽喉部炎症感染或某种解剖学变异等因素所导致的寰椎横韧带松弛，寰枢关节骨性结构的对合关系较正常范围出现一定的变化，寰枢关节对位异常，出现了向前、向后或者向侧方的移位。影像学检查表现为在X线张口位片上，枢椎的齿状突向侧方偏移，致使齿状突与两侧块的间距不等，X线侧位片可见齿状突向后移位，致使寰齿前间隙发生改变。然而，这种改变尚未达到脱位的程度。临床上一般将这种情况诊断为寰枢关节半脱位、寰枢关节旋转半脱位或旋转固定等。本征多表现为斜颈、头枕部疼痛及颈椎活动受限等，很少伴有神经症状或体征，也有患者可能没有任何临床症状。据文献报道，患病年龄最小为2岁，最大为65岁。然而，对于"寰枢关节半脱位"这一诊断一直存在较多争议，对其临床处理原则也有许多不同意见。即使对多被引用的Fielding和Hawkins于1977年发表的关于寰枢关节旋转畸形及其分型的文献，也存在着不同的理解和阐释。在治疗上，推拿手法特别是颈椎的各种扳法和旋转手法一直是临床常用的治疗手段。

寰枢椎的解剖及功能比较复杂。寰枢关节是否存在半脱位？临床上是否需要"寰枢关节半脱位"这一概念？这一看似简单的问题实际上蕴含着十分丰富的学术内涵。目前并没有关于"寰枢关节半脱位"的确切定义，其概念都是人为制定的。长期以来，相关学科的学者们对于寰枢椎不稳及寰枢关节对位异常的认识一直存在争议。相关文献中对于这一病症病理、诊断和治疗的描述亦欠清晰，这给严谨科学的学术交流以及临床实践带来很大困难和潜在隐患。因此，无论从临床实践还是从学术交流角度来讲，都有必要对这一问题进行一次严谨、深入的学术讨论，以达到澄清有关概念，规范此类疾病的临床诊断和治疗的目的。

争议焦点在于："寰枢关节半脱位"这一诊断的确切含义是什么？如何准确界定"寰枢关节半脱位"的概念？"寰枢关节半脱位"的病理发生机制是什么？临床上诊断"寰枢关节半脱位"的标准是什么？寰枢椎不稳、半脱位、旋转半脱位、旋转半脱位固定等概念之间的关联及各自的定义？临床上如何掌握"寰枢关节半脱位"的治疗原则？关于有无寰枢关节半脱位的学术争论，其实质是对寰枢椎旋转活动功能障碍的病理发展过程有着不同的认识与理解。对此《中华外科杂志》于2006年举行了"寰枢关节是否存在半脱位及其相关问题"的专题讨论，参与讨论的专家都是国内在该领域有较高学术造诣者。这一讨论是建立在各抒己见、百家争鸣、充分发扬学术民主的基础上，具有重要学术价值，为今后的临床工作提供了重要参考。但至今为止，10余年过去了，上次专题研讨会所提出的问题仍未得到解决。

第二节　关于寰枢关节半脱位的学术争论

《中华外科杂志》举行的"寰枢关节是否存在半脱位及其相关问题"的专题讨论，讨论的重点是如何准确界定寰枢关节半脱位的概念，以便更好地规范临床诊断和治疗，最后形成的观点主要有三种。

观点一是临床上需要"寰枢关节半脱位"这一诊断名称。理由是：无论从发病机制，还是临床表现、影像学检查以及治疗策略的选择上看，都有寰枢关节半脱位客观存在的依据和临床诊断上的需要，寰枢关节半脱位是一临床事实。提出半脱位这一概念，既反映了实际存在的病理变化，而在临床处理上又可有别于脱位病例的处理。无论是解剖学特点还是损伤机制，"寰枢关节半脱位"这种概念均比较客观地表达了临床特点。此外，"半脱位"概念本身有一定伸缩性，既可以表示解剖对位，也可代表这种损伤的严重程度。

关节一般都是由两个骨结构以及覆盖着关节软骨的关节面对合构成，关节面之间可以在一定范围内活动，这种活动受关节周围的软组织，如韧带组织和关节囊等结构的限制。而关节的稳定性是由组成关节的骨骼，其周围的肌肉、韧带和关节囊等结构共同维护的。由于外伤、炎症或某种变异，造成骨折或韧带损伤及松弛，失去了解剖结构的完整性，才会出现超范围的关节活动，关节面处于异常对位状态，这种情况称为关节脱位。此时关节的稳定因素遭到破坏，而致关节相应骨端失去相互的正常解剖的吻合关系，而临床上常根据其轻重程度，称此现象为关节"不稳定""半脱位"或"脱位"。"不稳定"可以说是极轻度的"半脱位"，更主要它表明不是持续的"脱位"，而是指不稳定状态；而"半脱位"是对客观存在的关节失去正常解剖关系的"量"（程度）的描述。"脱位"一般是指关节完全失去正常解剖吻合关系和失去正常关节的生理功能。"半脱位"就是指关节相互正常解剖的吻合关系部分遭到破坏，仍存在部分关节功能。寰枢关节也是如此，当寰枢关节的关节囊，寰枢前、后膜及覆膜，特别是寰椎横韧带遭到部分破坏，使寰椎前弓后面与齿状突前面之间及寰椎横韧带前面与齿状突后面之间失去部分正常解剖关系，如寰齿前间隙距离增大（但<5mm），开口位齿状突稍偏移或两侧间隙不对称，此状态称为寰枢关节半脱位。有学者指出，应将寰枢关节半脱位的概念局限于没有旋转固定的寰枢关节向前移位且寰齿前间距为3~5mm这种情况。这种情况不能称其为"正常"，更不能称其为"全脱位"。如果寰齿前间距大于5mm，则应诊断为寰枢关节脱位。寰枢关节稳定性主要依赖于齿状突和寰椎横韧带。只有发生了齿状突骨折或寰椎横韧带断裂（或松弛）才会发生关节脱位。

寰枢关节半脱位为儿童常见病，多为继发性感染和创伤因素所致。这种以儿童为主的寰枢关节半脱位与儿童桡骨小头发育不全和环状韧带薄弱所致的桡骨小头半脱位均为儿童多发疾病。寰枢关节半脱位为儿童特有的寰枢关节对合失常和不稳所致的疾患，此诊断名词应予保留。

观点二是寰枢关节并不存在半脱位，因此临床上不宜继续使用"寰枢关节半脱位"这一诊断名称。理由是，制定一个诊断名称首先要对其有确切的定义，然而对于"寰枢关节半脱位"至今尚没有令人信服的定义。一些专著虽然提出了"寰枢关节半脱位"的概念，但并未对其定义和发生机制做出阐述。如果认为寰枢关节的旋转固定状态就是"半脱位"，或者认为齿状突与两寰椎侧块间距不对称就是"半脱位"，这是很荒谬的。前者是由于颈肌痉挛造成的斜颈畸形，牵引纠正旋转畸形后即可康复；后者如果没有斜颈症状，那么这种齿寰侧间距的不对称就是正常的解剖变异，没有什么临床意义。这两种情况都没有寰枢关节稳定性的缺失，如果按"寰枢关节半脱位"的诊断做了寰枢关节融合术，将使患者毫无价值地损失对头颈旋转活动起主要作用的寰枢关节，这是不能接受的。

观点三是"寰枢关节半脱位"这一诊断含义模糊，应取消这一诊断命名，以更明确的诊断名称替代。目前对寰枢关节脱位的诊断名词和评价标准的不一致，导致诊疗效果评价混乱，建议放弃寰枢关节半脱位、不全脱位等模糊的称谓，应根据脱位的程度将寰枢关节脱位进行量化和分型。弃用寰枢关节半脱位的提法，是因为关节脱位是一个解剖意义上的概念，准确的定义应该为关节失去了正常的解剖对位关系。中文的"半脱位"不能明确地区分脱位程度，临床上又易与不稳定（生物力学的概念）混淆。因此建议取消寰枢关节半脱位的命名，只要出现寰齿关节或两侧侧块间的解剖关系的非生理性改变，均可以诊断为寰枢关节脱位。建议将"寰枢椎脱位"改为更为规范的"寰枢关节脱位"。同时将不同程度的脱位进行影像学的量化和分型，具体可以采用国外有关寰枢关节旋转脱位的量化分型方法。

第三节　寰枢关节的解剖及生理功能

寰枢椎易发生半脱位是由其解剖结构特征所决定。寰椎无椎体，可将齿状突视为其椎体。寰椎横韧带附着于两侧侧块内面之结节上，作用是防止齿状突后移以免压迫脊髓。寰枢椎为头颅与脊柱的移行部位，在整个脊柱中结构最为复杂和特殊。寰枢椎间无椎间盘组织，为了适应其旋转功能，关节囊大而松弛，关节面平坦且活动范围较大，这样的局部特征决定了寰枢椎节段的解剖结构稳定性相对较差。寰椎与枢椎构成的关节关系有三个：一为正中的寰齿关节（齿状突前部与寰椎前弓齿突凹和齿状突后部与横韧带）为枢轴复合关节；另外两个为寰椎外侧由两侧侧块的下关节面和枢椎的上关节面所组成两个关节突关节。寰枢关节是由寰椎、枢椎、横韧带、覆膜、翼状韧带、齿状突尖韧带及关节囊等构成的复合体，是连接头颅和脊柱的特殊结构。从解剖上看，寰枢椎关节面略呈水平位，并具有杵臼关节的一些特点，虽没有椎间盘结构，但韧带组织非常发达。齿状突作为寰枢椎间的骨性结构，起着旋转轴的作用（彩图16-1）。由于上述特点，使得寰枢关节成为脊柱中最为灵活的运动功能单位，协调完成颈椎约50%的旋转功能。寰枢关节的稳定性依赖于骨性结构和周围韧带结构的完整，其中寰椎横韧带起主要稳定作用，仅允许齿状突在齿突凹的凹槽中旋转，限制其向前和向后移位。其他如翼状韧带、齿状突尖韧带和寰枢侧块关节囊属辅助稳定结构，这些结构共同维持着寰枢关节的稳定，并为颈椎提供了90°的旋转度。寰枢椎的旋转主要受到寰枢后膜、寰枢前膜、寰椎横韧带、覆膜、翼状韧带、齿状突尖韧带及关节囊的限制。

第2颈脊神经从寰椎后弓与枢椎椎弓板之间穿出，有异于其他颈脊神经从宽阔的椎间孔穿出。第1颈神经和枕大神经等都由此节段发出，分布于枕部。椎动脉管壁有丰富的交感神经纤维环绕，并随其分支而分布。椎动脉于寰枢椎之间有4个近乎90°的弯曲。在枢椎至寰椎横突间段的变异较大，有的呈直状，有的呈C型或L型。儿童椎管和脊髓的发育是不同步的，椎管在脊柱、脊髓生长发育停止之前即已发育成熟，所以儿童的椎管相对较大（彩图16-2、彩图16-3）。此外，在寰椎水平，椎孔由3部分组成，齿状突、脊髓和"自由空间"各占1/3（彩图16-4）。一般情况下，脊髓处于被保护状态。此外，寰枕枢节段的肌肉也很多，如椎枕肌（枕下小肌群）、胸锁乳突肌、头夹肌和肩胛提肌等。

Pang等通过颈部的旋转CT动态扫描发现，当颈部旋转<23°时，C_1单独旋转；当颈部旋转在24°~65°时，C_1和C_2一起旋转，但是C_1旋转较快，C_2被邻近的韧带牵拉；当颈部旋

转>65°时，C_1和C_2联合旋转。在测试中将C_1和C_2的旋转角度差作为其中的一个标准，若测量寰枢椎时C_1和C_2的角度差减少，提示C_1和C_2关节存在交锁，其交锁本身也应是脱位的表现。正常的解剖结构是研究本病的基础，异常的解剖结构并非全是病变的象征。解剖结构的变异往往是临床误诊的孪生兄弟，对于一个骨科医生来说，不但要掌握正常解剖，同时也要掌握解剖结构的变异。而C_1和C_2则是变异较多的脊柱节段（彩图16-5、彩图16-6），仅C_1的上关节面的形态都有较大的变异（彩图16-7），因此影响着临床的触摸感、诊断和治疗。

第四节　寰枢关节半脱位的病因及病理

总的说来，寰枢关节半脱位的病因大致有炎症、创伤或劳损、肿瘤、先天畸形和代谢五大类。临床最常见的病因主要为感染、外伤及劳损。具体病因有外伤、寰枢关节退变、咽喉部感染、类风湿关节炎、强直性脊柱炎、侏儒症、齿状突发育不良、脊椎发育不全、Down征、Morquio综合征和Klipper-Feil综合征等。这些病因均可以导致寰枢关节骨性及韧带结构的完整性及其功能的损害，出现病理性改变，造成寰枢关节对合失常，由此而致寰枢关节不稳，表现为程度不同的寰枢关节半脱位或脱位。然而，寰枢关节是一种特殊类型关节，因其关节面依两侧侧块关节面联结，所以由创伤造成的关节脱位极少使整个关节分离。通常所讲的寰枢关节半脱位是指寰枢关节的旋转半脱位，不同于四肢关节损伤中的"半脱位"概念。寰枢椎旋转半脱位的实质就是陈旧性脱位，是指寰枢椎两侧块关节中有一侧发生脱位，而另一侧没有发生脱位，因此其寰齿前间距一般在3~5mm，不超过5mm。

在成人此类损伤几乎都是屈曲-旋转暴力所致，但在儿童常见的是感染等非暴力因素所致的此类损伤，但具体原因尚不完全清楚。不同病因导致的寰枢关节半脱位有其不同的病理特点，表现出不同的临床特征。在病理情况下，寰椎的一侧侧块随头旋转时超过正常限度，并停留在该位不能自动回位者，即为半脱位。而另一侧的侧块关节并无脱位，齿状突、横韧带关系亦无较大改变。由于寰枢椎侧块关节是上、下关节面相对应，较平并向外倾斜，故寰椎侧块可向前或向后错动。同样，下颈椎的关节突关节面亦是上下的，并向下倾斜，可以发生一侧关节向前脱位，称单侧脱位或半脱位。受外力方向、大小和性质的影响，关节可产生上、下、左、右、前、后及旋转移位。当这种移位受到各种因素阻碍，难以回复到正常解剖位置时称为固定，如强直固定、弹性固定及旋转固定等。

寰枢椎旋转活动功能受限，包括三种不同形式，即旋转固定、旋转半脱位和固定性旋转半脱位。旋转固定者没有暴力外伤史，常由咽部炎症波及颈内在肌、关节囊及韧带等解剖结构所致。由于炎症产生的疼痛，颈肌产生保护性痉挛，使寰枢椎发生旋转固定。大多数患者随着炎症消退，疼痛缓解，旋转固定自然解除，整个过程不存在寰枢椎骨性结构和软组织解剖异常，不存在半脱位。其关节稳定，只是在正常活动范围内旋转受限，不遗留病理改变。因外力作用，寰枢椎的骨组织、韧带或关节囊遭受损伤，或先天性C_1、C_2发育不良及不全，以及附着韧带炎症、松弛等均可以导致寰枢关节旋转活动超过正常范围，关节面对合不良，而产生旋转半脱位。此时关节处于不稳定状态，经过正确、及时的治疗可以回复正常位置。如果旋转固定和旋转半脱位临床症状与体征持续存在，久而久之，关节囊、韧带、肌肉和关节软骨产生变性、挛缩，以及发生骨性病理改变，关节错位不能回复，进而转化为固定性寰枢关节半脱位，此时多需要手术治疗。

Bell最先介绍了颈部与上呼吸道感染可诱发本病。目前认为咽部感染是引起儿童寰枢关节半脱位的一个主要因素，是造成小儿获得性斜颈及旋转畸形的常见原因之一。儿童处于发育阶段，齿状突较小，韧带组织弹性大，对寰枢椎控制能力较弱，当局部发生炎症或创伤时，较容易发生寰枢关节的移位，其中以不完全旋转脱位居多。如上呼吸道感染所致的枕颈部韧带松弛，多为寰椎横韧带及关节韧带松弛。另一常见病因是轻微外伤，例如头部一侧受到打击致头面向对侧旋转或头部遇冲撞而发生。患者常因局部疼痛引起肌肉痉挛而导致斜颈，有文献称其为知更鸟样姿态（Cock Robin posture），这种损伤很少有神经症状或体征。影像学检查可见寰枢关节处于旋转状态，齿状突与侧块的间隙（odontoid lateral mass interspace，OLMI）不对称。这种颈部炎症或轻微外伤可导致颈肌痉挛，使寰枢关节处于旋转固定状态。随着炎症或创伤反应的消退，寰枢关节会自动恢复正常。对于不能自然恢复的病例，如果及时行牵引也不难康复。只有极少数病例因顽固性旋转畸形需要做寰枢关节融合术，以维持头颈的正常姿态。寰枢椎旋转性不稳（atlantoaxial rotatory instability）应至少伤及一侧的翼状韧带。

成人寰枢关节半脱位多是劳损所致，基本是在冠状面上的侧移，矢状面上半脱位罕见且多由急性暴力外伤所致。长期不良因素如高枕睡眠、久坐低头伏案、电脑前工作和单一姿势过久等，均可导致维持颈椎正常状态的各种韧带、关节囊、肌肉、筋膜等组织出现紧张变形而松弛，失去正常平衡状态。颈椎的稳定一方面靠骨性结构，另一方面要靠颈椎周围的肌肉及韧带来维持。平时肌肉处于生理性张力状态，加之颈椎本身的曲度，维持颈椎于稍前屈位的休息状态。如果患者长时间以不正确姿势工作，改变了颈椎的生理曲度，椎旁肌处于紧张状态，特别是颈椎前屈或侧屈时间过长，超过了肌张力的限度，将导致肌筋膜炎和颈椎结构的改变。长久即可导致包括寰枢关节在内的颈椎失衡，从而使颈椎失稳，出现齿状突向一侧移位，造成寰枢关节半脱位。初期通过休息、适当锻炼调整尚可恢复；久之则出现不可逆的劳损及退行性改变，软组织出现松弛、断裂及钙化等，椎间关节表现为稳定性差及半脱位。寰枢关节劳损性半脱位的发生多伴随颈椎退行性改变而出现。寰枢关节位置的长期改变，易致椎枕肌的慢性劳损、损伤、挛缩或痉挛。其中最重要的肌肉是头上斜肌、头后大直肌、斜方肌、半棘肌和肩胛提肌等，还可引起寰枢关节位置的继发性改变。寰枢和寰枕关节囊炎性水肿亦同寰枢关节位置改变互为因果，这些软组织的僵硬和紧张可引发头、枕、颈和肩部的疼痛。上述这些因素久之将导致劳损性寰枢关节半脱位，临床症状表现为头昏、头痛、眩晕、耳鸣、颈痛、项强僵硬不适、手臂麻木疼痛和肌力减退等。

外伤所导致的寰枢关节半脱位在各个年龄段都会出现。主要是在暴力作用下引起，如患者从高处坠下头撞地。重者可引起截瘫，轻者则可出现寰枢关节半脱位。外伤性寰枢关节半脱位则常伴颅脑损伤而被忽略。这是一个值得注意的问题。

寰枢关节半脱位后，除了局部软组织损伤引起的局部疼痛、枢椎棘突压痛及功能障碍外，还可刺激周围的神经、血管而产生一系列症状。当寰枢关节半脱位时，第2颈脊神经极易受到挤压而发生炎症、水肿和变性，该神经的感觉支广泛分布至颈枕部、颅顶、耳后等处皮肤，引起头枕部疼痛。此外，寰枢关节半脱位一方面可致椎动脉受到牵拉、挤压和扭曲；另一方面椎动脉周围的交感神经受到刺激而反射性引起椎动脉痉挛，导致椎基底动脉系统缺血。如迷路缺血出现眩晕及耳鸣等症状。

第五节　寰枢关节半脱位的命名及分型

一、命名

什么叫寰枢关节半脱位？确切来讲，寰椎与枢椎间的关节面失去正常的对合关系就可称为寰枢关节半脱位。但从国内文献看，本病的名称仍不统一，存在许多称谓，在不同的文献中表达着不同的病理状态及意义，这使我们对寰枢关节半脱位的概念更加疑惑。目前对寰枢关节半脱位有多种不同的称呼，如寰枢椎半脱位（subluxation）、寰枢关节半脱位、寰枢关节错缝（位）、寰枢关节旋转性固定症、寰枢关节旋转移位（atlantoaxial rotatory displacement）、寰枢椎旋转固定（atlantoaxial rotatory fixation）、寰枢关节旋转脱位（atlantoaxial rotatory dislocation）、旋转性半脱位（atlantoaxial rotatory subluxation）、自发性脱位、充血性半脱位、旋转性畸形和单侧寰枢关节半脱位等，但这些诊断名称都还没有得到学科界的公认。在上述诊断名称中最不易理解的就是"subluxation"这个词。查阅字典，这个词的涵义应为"半脱位"，但在许多文献中看不出"subluxation""rotatory fixation"和"dislocation"所描述的病理状态有什么差别。

半脱位最早的定义及概念可能来自"subluxation"的直译，很多作者用"subluxation"作为寰枢关节旋转固定状态的诊断。但阅读外文文献可以发现，大多数文献中使用"subluxation"这个词所描述的是只有寰枢关节旋转固定而没有横韧带松弛或齿状突骨折的病例，这些病例的寰枢关节面在旋转状态下对合，并由于颈肌痉挛而固定。虽然寰枢关节处于旋转状态，但并没有超出正常的旋转活动范围，这种状态是不符合"脱位"定义的。对这样的病例，诊断为"寰枢关节旋转固定"更确切。另外，"subluxation"的意思是"incomplete or partial dislocation of a bone in a joint"，因此将"subluxation"翻译成"不全脱位"更为精确，因其包含了各种程度的不完全脱位。在国外文献中，"dislocation"和"subluxation"这两个概念的内涵大部分是重叠的，前者涉及的范围更广。国外文献对这两者并无严格的区分，似乎已达成了一种默契或是约定俗成了，甚至有经典的教科书还将两者均冠以"instability"。国外文献中也没有确切区分寰枢椎"dislocation"和"subluxation"

的含义。而目前在临床中常用的"半脱位"的含义，其实就是指不全脱位。简言之，"半脱位""不全脱位"和"脱位"均是脱位，只是程度不同而已，半脱位也不是二分之一的脱位，而是不全脱位。但目前有的学者提出不存在半脱位的概念，认为要么存在脱位，要么不存在脱位，并不认可"半脱位"是"脱位"的一种类型。

目前多数的看法是寰枢关节半脱位是指寰枢关节骨性结构的对合关系超出正常范围，但未达到脱位的程度，是寰枢关节不完全脱位中的一种情况，其中包括向前移位和旋转移位引起的寰枢关节半脱位。有学者认为寰枢关节半脱位是指寰枢关节相对移位一半，即50%的错位状态，但实际上在临床实践中很难对寰枢关节的移位程度进行准确的定量分析。

由于寰枢关节主要功能为旋转活动，因此临床上寰枢关节旋转半脱位相对常见，且有固定型（locked）或非固定型（without locking）之分。寰枢关节旋转固定是寰枢椎旋转半脱位持续不缓解的特殊情况，应该说属于寰枢关节半脱位的一种。其病理是寰枢椎间的关系异常，表现为齿状突偏移、寰枢关节旋转运动障碍。是以特发性斜颈、头颈僵直与旋转受限为临床表现，以齿状突与寰椎侧块相对应关系变化为X线特征的一种病变。这一概念最早由Corner于1907年报道，取名为寰枢关节旋转半脱位。Coutts于1934年再次提出，1968年Wortzman将其正式命名为"寰枢关节旋转半脱位和固定"。1977年Fielding和Hawkins则根据创伤病理改变将其称为寰枢椎旋转半脱位。Fielding分类中的Ⅰ型，没有寰枢关节的骨折或韧带损伤，关节的稳定性是完好的，只是因某种原因使寰枢关节固定在旋转状态，而后3种分型有寰椎横韧带的损伤或齿状突完整性的缺失（Ⅳ型），这4种类型都表现为寰枢关节的旋转固定。因此，有作者建议使用"寰枢关节旋转固定"来命名Fielding Ⅰ型病例，用"寰枢关节旋转固定性脱位"来命名Fielding Ⅱ~Ⅳ型病例，将更能反映疾病的本质，更有临床意义。

"寰枢关节半脱位"和"寰枢椎旋转固定"之间是否等同，值得商榷，现有文献大多认为除骨折合并脱位的病例外，两者可以基本等同。同样，寰枢关节旋转脱位（rotatory dislocation）与旋转移位（rotatory displacement）也基本上是同义词。也有人指出应先有半脱位再有继发旋转固定，两者为因果关系。

前面提到，有学者认为，"不稳定"可以说是极轻度的"半脱位"，更主要的是它表明不是持续的"脱位"，而是指不稳定状态；而"半脱位"是对客观存在的关节失去正常解剖关系的"量"（程度）的描述。有学者认为寰枢椎不稳是指各种因素引起的寰枢关节复合体骨性结构异常、破坏以及韧带损伤或断裂，最终导致寰枢椎间稳定性发生改变，甚至可能发生致命性的脊髓损伤。与寰枢关节脱位或不完全脱位的诊断相比，寰枢椎不稳诊断的重要性在于它通过动力位（过伸和过屈位）影像学资料描述了寰枢椎间动态的异常，它直接反映了寰枢关节复合体运动功能的改变。但是脊柱稳定是一个生物力学概念，Panjabi和White提出的临床脊柱稳定的定义是：在生理负载下，脊柱可保持其本身具有的位移方式及运动范围，而无神经症状和体征，无明显畸形和影响工作及生活的疼痛。广义上讲，寰枢关节半脱位、脱位或者旋转固定均有节段性失稳。寰枢关节临床不稳包括：①寰椎两侧块外移之和≥7mm；②寰齿前间距≥5mm；③单侧轴向旋转45°；④枢椎椎体后缘与寰椎后弓前缘的间距≥13mm。鉴于寰枢关节不稳是一个生物力学概念，因此有人提出不稳并不宜用于临床诊断。除致寰枢关节半脱位的因素外，其他原因所致的寰枢关节对合失常和不稳，均应命名为寰枢关节脱位。一旦横韧带离断，此时寰枢椎真实解剖关系是完全脱位，称为寰枢关节半脱位是不严谨的。因此，对于"寰枢关节半脱位"的诊断，从文献来看并无准确的病理描述，但长期以来在临床实践中却造成许多误解。这一诊断是否成立，确实值得商榷。

二、分型

在关于寰枢关节旋转畸形的文献中，Fielding和Hawkins 1977年发表的一篇题为"Atlantoaxial rotatory fixation"的论文堪称经典，常被引用。他们将旋转暴力引起的这类寰枢关节损伤称为旋转固定，包括了寰枢关节半脱位、脱位或者寰枢关节相对关系仍然在关节旋转运动正常范围。该文献将寰枢关节旋转固定分为4型：Ⅰ型：为单纯寰椎旋转固定，没有相对于枢椎的前移位，寰齿前间距在3mm以内，寰椎横韧带完整，此种类型多见；Ⅱ型：寰椎旋转固定在前移3~5mm的位置，提示寰椎横韧带有部分损伤，此种类型亦较多见；Ⅲ型：寰椎旋转固定，并且前移>5mm，表明寰椎横韧带及其他辅助韧带有断裂；Ⅳ型：寰椎在后移的位置旋转固定，见于齿状突损伤或者类风湿关节炎侵蚀齿状突等，此型罕见。此后，Levine等又补充了Ⅴ型，即寰枢关节完全旋转脱位，更为少见。该型也叫寰枢椎旋转半脱位，此时C_1侧块相对于C_2完全移位。主要表现为颈痛、旋转畸形，通常处于强迫体位，表现为下颌转向一侧，颈椎侧屈向对侧，呈"公鸡报晓姿态"。Levine等认为这是由于肌肉痉挛，头部不能旋转到中立位，或者由于韧带和覆膜、$C_{1~2}$的滑膜损伤而引起的。由此可见，这种状态的病理也并非关节结构的脱位，而是动力装置出了问题。这些详尽分型均未对寰枢椎完全性脱位进行表述。Fielding和Hawkins把自发或轻度外伤后出现的持续性寰枢椎旋转半脱位状态称为寰枢椎旋转固定，1983年又将之称为旋转性移位。

由于Fielding和Hawkins是根据创伤病理改变对寰枢椎半脱位进行分型，而这样的分型是否包括儿童咽喉部感染以及退变或劳损所致的寰枢椎半脱位，值得商榷。其他学者提出的分型还有：寰枢关节劳损性半脱位，其中又分为寰枢关节单纯侧移型、单纯旋转型、复合型（既有侧移又伴随旋转）半脱位。在推拿界以及软组织疼痛界，影响较大的是魏征主编的《脊椎病因治疗学》中所列举的错位类型以及潘之清主编的《实用脊柱病学》中所介绍的寰枢椎紊乱的分型。

第六节　寰枢关节半脱位的诊断

一、寰枢关节半脱位的诊断

目前关于寰枢关节半脱位的定义尚不够明确，常规诊断标准也就不准确。诊断主要依靠影像学，即X线、CT及MRI，其中主要是X线检查。X线检查包括张口位、侧位、前屈位及后伸位等，其中以张口位最重要。所显示的主要征象为寰齿间隙增宽及齿状突偏移。此外还伴有不同程度颈椎曲度改变，如曲度减小、变直或反张等；其他伴随的征象有韧带钙化、椎体骨赘或骨桥形成等。

　　X线改变是寰枢关节半脱位的重要诊断依据，一般临床上比较常用的是寰齿间距（ADI）和齿状突与侧块间距这2个指标，以其变化为依据来判断是否有半脱位。正常情况下，成人ADI <3.0mm，儿童ADI <4.0mm。但张口位上寰齿侧间隙不对称不能作为诊断依据，必须在张口位片上寰齿侧间隙两侧差值成人>3mm、儿童>5mm时，加照左右双斜15°开口正位片，如这种不对称关系，即寰齿侧间隙差值仍存在，同时寰枢关节面有错动，方可确诊寰枢关节旋转半脱位或旋转固定。目前国内对ADI的影像学研究资料较为缺乏。通过对151例正常国人的ADI放射学测量，提出了当成人ADI ≥4mm、小儿ADI ≥5mm时即可诊断寰枢椎不稳，而成人ADI超过3mm时应高度怀疑寰枢椎不稳，但尚须结合临床其他检查方可确诊。仅仅根据ADI的改变来判定寰椎横韧带是否断裂并不可靠。

　　有学者认为寰枢关节半脱位时关节突可向前后、左右旋转和多方向的移位，因此寰枢关节半脱位可分为单纯性侧摆、旋转半脱位以及混合性半脱位。根据齿状突与棘突轴线的重叠与否和寰椎后弓结节至枢椎棘突的距离（正常≤3cm）大致可以判断枢椎的旋转性改变，结合两侧上、下关节突关节面对应关系的改变来判断寰枢关节旋转性半脱位。有人将寰枢关节劳损性半脱位分为侧摆型、旋转型和混合型，其中以混合型最常见。发病年龄多在30岁左右，职业以办公室工作人员、IT行业和学生居多。症状主要是头痛、头昏、眩晕、耳鸣、颈项不适、颈部疼痛、强直、手臂麻木疼痛和肌力减退等。

　　Fielding和Hawkins提出寰椎向前移位时的屈曲位X线片上寰椎前弓和齿状突之间有时表现出一种"V"形间隙。但此时并不能确定横韧带已经离断，因为在横韧带松弛或者过度屈曲时，也可能出现上述影像学征象。因此，一定要结合临床和病史综合分析判断，而不能武断地仅凭影像学就诊断"寰枢关节半脱位"。从诊断上看，寰枢关节不完全脱位是通过影像学资料对寰枢椎关系进行的静态性描述，而静态的影像学表现却无法直接准确、动态地反映病理情况下寰枢椎间的稳定性，这表明缺少寰枢椎间动态稳定性描述的寰枢关节不完全脱位的诊断还是比较模糊和片面的。总之，单纯依靠X线检查发现齿状突和两侧块的不等距离，不能确诊有无寰枢关节半脱位。影像学表现仅供参考，明确诊断必须结合临床。病史、临床症状和体征是诊断的首要依据。此外，关于对寰枢椎间关系的判断，只有将寰枢椎静态半脱位表现与动态稳定性有机地结合起来，才能客观、全面、正确地描述寰枢关节半脱位与稳定性之间的关系，并能够为科学、合理地制订具体治疗方案提供可靠的依据和指导。

二、X线改变的临床意义

　　寰枢关节半脱位的确诊大多要结合影像学的检查。寰椎轴线与齿状突轴线分离而齿状突向一侧偏移以及寰枢关节面不平行是寰枢关节半脱位的诊断依据。X线张口位片示齿状突两侧间隙不对等，寰椎两侧块形态相同，齿侧间隙之宽侧，其寰椎侧块外下缘与枢椎结节外上缘呈反阶梯状，窄侧呈现阶梯状，按寰枢椎侧移性半脱位诊断。

有研究发现正常人齿状突与侧块间隙两侧完全相等的仅占44%，不相等的占56%。寰枢关节半脱位在尸检中的发生率为11%~46%，说明正常人的齿状突与侧块间隙可存在差值。一般认为这种差值≥2mm时才有诊断意义。

寰齿间隙因年龄而不同，也可以因体位而有差异，更重要的是同一个对象，当X线球管投照距离不同时，齿侧距也可有明显差异。从解剖关系上讲，枢椎齿状突被横韧带限制于寰椎的前弓中点，形成一个轴承，但不是一个大圆套小圆的轴承，而是一个椭圆套圆的轴承，因此，当头部向两侧偏移时，枢椎与两侧块间隙本身就可存在生理性不对称，寰枢关节在旋转状态下齿状突与两寰椎侧块的间距就会不对称，而如果此时将其认为是偏移而定义为半脱位，是十分不严谨的。尤其是尚无丰富临床经验的医生，对于因有头颈部不适而就诊的患者，当影像学无任何其他阳性发现时，若据此诊断为寰枢关节半脱位，将会给患者带来极大的心理负担，甚至有可能使其走上漫长而曲折的求医问药之路。

如果一个就诊者头颈转动自如，只是X线开口位片或寰枢关节CT显示齿状突与两寰椎侧块间距不等，这很可能是正常的解剖变异，没有什么临床意义。在颈椎X线侧位片上观察到的寰齿前间隙也不能真实反映寰椎横韧带的张力。在这种情况下，如果在寰枢关节的CT影像上见到寰齿前间隙增大，则提示寰椎横韧带松弛，如果寰齿前间隙正常，也不能说横韧带就一定是正常的。屈颈位的影像学检查才能确定横韧带的真实情况。有报道发现寰齿间隙大于10mm而无临床症状，正常人群中双侧齿突侧块间距不对称十分常见，影像学上的半脱位程度与症状的轻重无直接关系。因此，X线诊断学上的半脱位，其价值只能为临床提供参考，与临床症状相结合的诊断才是真正的诊断。

第七节　小儿寰枢关节半脱位

把本病单独列出，是为了与成人创伤性以及劳损性寰枢关节半脱位加以区分，这样有利于临床的诊断和治疗。目前国内关于儿童寰枢关节旋转性半脱位的文献报道不多，诊断与治疗意见不一。寰枢关节半脱位多见于学龄期儿童，也有报道以6~13岁儿童居多。在文献中，关于儿童寰枢椎旋转性半脱位的诊断，曾使用过多种名称，如旋转性脱位、旋转性移位、旋转性畸形、旋转性固定和自发性脱位，等等。现在比较一致地倾向于使用"寰枢椎旋转性半脱位"。但对于那些反复发作、头颈偏斜比较顽固的患儿，称为"固定性寰枢椎旋转性半脱位"似乎更为恰当。本病发病原因不明，有炎症、创伤和先天畸形等，其中以炎症因素常见。Sullivan发现76.8%的寰枢关节半脱位为13岁以下儿童或幼儿由于颈部器官感染所致。感染性疾病有上呼吸道感染、慢性咽喉炎、颈部淋巴结炎、中耳炎或乳突炎等。炎症或外伤导致横韧带松弛，是造成小儿获得性斜颈的常见原因之一。此时期小儿处于发育阶段，齿状突较小，韧带组织弹性大，对寰枢椎控制能力较弱，当局部发生炎症或创伤时，较容易发生寰枢关节的移位。研究发现，咽喉壁后方静脉丛与齿状突周围静脉丛之间有吻合支，血液可相互反流。此静脉亦直接与淋巴管建立交通。由于小儿上段颈椎的淋巴相互交通，以及扁桃体和颈深淋巴结环绕颈椎上段的前方及两侧，局部的感染很容易波及寰枢关节。目前认为感染可致颈椎关节囊松弛，颈部肌肉挛缩，长时间不能恢复正常解剖对位而导致脱位，或周围软组织感染造成骨充血性脱钙，使横韧带附着处松弛，齿状突后移而脱位。也有人认为发病机制是颈部软组织炎性水肿的扩散导致寰枢间韧带的扩张而非韧带的松弛。总之，感染可以使寰枢关节的稳定性遭到破坏，从而引起脱位。

临床上可见患儿头面向一侧旋转、头颈向一侧偏斜、面部转向对侧的斜颈畸形，颈部疼痛或不适，或无疼痛症状，颈部活动受限，甚至双手托腮前来就诊，特命名为Crisel综合征。患儿四肢的感觉、运动均无异常，生理反射无减弱或亢进，病理反射阴性，无大、小便功能异常。颈项肌肉可稍紧张，寰椎侧块后方可能有压痛，但无脊髓神经受压症状。诊断依据为斜颈、疼痛、颈部活动受限等。确诊需依靠颈椎X线摄片，主要依据是张口位片上齿状突与两侧块的间距不等，更可靠的征象是侧块的改变。寰椎前结节后缘与齿状突前缘距离增大，颈椎生理曲度变直甚至反张。儿童寰枢关节半脱位基本是矢状面上的向前脱位，以不完全旋转脱位居多。如患儿头面向左旋转，寰椎右侧块向前错动，则右齿状突侧块间距缩小。寰椎侧块是前后长的卵圆形，当向右旋转错动时，侧块的横径可能稍增宽。这些改变的范围都不大，但有改变者可达92%。

早期诊断的关键不是诊断技术的问题，而是临床医师特别是非骨科医生对此病的认识问题。虽然有些患儿C_1前移位均在5mm以上，最大者前移可达10mm，但临床很少合并有神经系统的症状、体征或出现截瘫。这可能是儿童的解剖生理特点决定的。儿童椎管和脊髓的发育是不同步的，这些生理特点决定了患儿的临床表现较轻，而影像学表现明显的特征。但不能因此忽略该病的诊断和治疗。一旦出现脊髓压迫的表现，后果将很严重。由于寰枢椎旋转性半脱位未采取有效措施而发生脊髓压迫或椎动脉血栓形成导致死亡的报道也屡见不鲜。对外伤导致本病的病例还应注意有无颈椎骨折，如齿状突骨折等，以避免漏诊。此外，还应注意有无颈椎发育畸形，以及与颈部淋巴结炎、颈椎结核和嗜酸性肉芽肿等疾病进行鉴别。

本病大多数是由于颈部炎症或轻微外伤导致颈肌痉挛，使寰枢关节处于旋转固定状态。随着炎症或创伤反应的消退，寰枢关节会自动恢复正常。对于有感染的患者，抗感染和抗炎治疗是首先需要考虑的。对于不能自然恢复的病例，若及时行牵引治疗也不难康复。颈椎牵引是治疗寰枢关节半脱位的一种有效方法，适合于各种原因引起的寰枢关节半脱位。病史越短，经牵引早期复位的可能性越大。病史越长，非手术治疗的效果就越差。卧床、石膏或支架固定等均可取得较好的效果。但关于本病的治疗也有较多争议，有作者是以病史长短决定治疗方案，若病史短于1个月则行非手术治疗。

寰枢关节半脱位经治疗复位后，仍不能忽视韧带和关节囊的进一步修复，一旦复位，应维持固定一段时间，以获得进一步的组织修复，确保愈后关节的稳定。目前固定方法有颈托固定、纸板固定、气囊固定及石膏固定等，固定的体位大多采用中立位固定。但固定多长时间合适呢？文献报道固定的时间为2~5周，有的为6~8周甚至更长。我们知道，关节脱位后复位固定的时间为2~3周，固定的目的是让损伤的软组织得以修复。软组织的修复一般在此期间都可完成，固定时间过长易造成关节僵硬而影响关节功能的恢复，固定时间过短不利于关节囊及韧带等的恢复。具体应固定多久，需要进一步的探讨。当然解除颈托固定后，椎间关节会发生僵滞与活动受限，应积极进行颈部活动锻炼，以在短时间内获得功能恢复。寰枢关节半脱位的患者大多不需要手术治疗。

第八节　手法治疗寰枢关节半脱位探析

对于寰枢关节半脱位，推拿治疗，特别是各种颈椎扳法和旋转手法是临床常用的治疗手段，各种所谓的特色颈椎推拿手法备受推崇，但目前对手法治疗寰枢椎半脱位仍有很大的争议。骨科首选的是颈椎牵引或颈颌支托治疗，而禁用手法扳动。不提倡手法治疗，是为了防止造成齿状突后倾，压迫颈髓导致高位截瘫甚至死亡等严重并发症。

目前国内推拿界临床报道较多的是治疗由劳损或轻微外伤所引起成年人以及小儿寰枢关节半脱位，采用较多是C_2定点旋转复位法。一般在手法操作前，先要触摸清偏歪的C_2棘突，作为定点标志。而后根据棘突偏歪的方向，决定扳动的方向。但是正常人的棘突并非都是在后正中线上，也有偏歪存在；加之C_2棘突都有分叉，左右分叉长短不一，这就增加了手法触摸判断的难度。因此以C_2棘突偏歪来判断寰枢关节半脱位的旋转方向不一定准确。因此，不可刻意地以此作为旋转方向的依据。

目前临床普遍认为"齿突偏移，与寰椎侧块左右间距不对称"是寰枢关节半脱位的可靠征象。对"齿突偏移"的征象，认识分歧由来已久。一些专著也把"齿突偏移"视为寰枢椎存在半脱位或侧方脱位。有人提出了寰枢椎旋转半脱位和寰枢椎侧方脱位的诊断指征，即齿状突偏移、寰椎滑移、枢椎关节面左右不等宽、枢椎棘突偏歪等8项指标。但也有人注意到这些现象出现于动态变化过程中，并不能认为是寰枢关节脱位所致，不能把"齿突偏移"视为寰枢椎侧方脱位的诊断指征。对上段颈椎X线解剖学研究所得的结论是，齿状突与侧块左右间距不对称不能作为寰枢椎不稳指征。对正常人枕寰枢关节与翼状韧带的MRI功能与形态学研究的结论也是不能把齿状突位置、关节对称与否作为软组织损伤的诊断指征。因为齿状突偏移在正常人中非常普遍，常态下，正常人齿状突与侧块左右间距不对称者占74%，程度不等，最大偏移差别达5mm，齿状突几乎与侧块接触；在轻度旋转状态下，齿状突偏移可达78.9%，偏向哪侧无一定规律。此外，从寰枢关节间隙左右关系来看，常态下有16.3%不对称，旋转状态下可达73.2%；寰椎向一侧轻微滑移，常态下有8.8%，轻度旋转可达17.5%，滑移可达2.5mm。

目前判断寰枢关节半脱位最常用的标准就是X线张口位片上齿状突与两侧块间距不等，并以此为依据进行分型，如有作者将其分为侧向旋转脱位、后仰型脱位、前倾型脱位。对寰枢关节紊乱的分型有水平旋转型、侧偏旋转型、侧向偏移型、侧倾型、前倾型、其他型（寰枢关节突关节面宽窄失调，不相合；左右关节面倾斜度不对称；寰枢关节间隙明显变窄）等。在手法治疗时医生根据分型中旋转偏歪的方向，使用对应的手法进行治疗。

齿状突偏歪和寰枢椎旋转可能是由多因素所致，如技术性（投照）、生理性（齿状突偏心性生长和齿状突与侧块的解剖变异）或病理性（如旋转脱位或旋转固定），也可由关节外因素（如一侧枕颈肌劳损或痉挛等）引起。单纯旋转不表明是病理性，要综合分析才能判明其意义。临床上有人把出现眩晕、头痛及其他症状，与同时发现存在齿状突偏移这二者联系起来，认为这些症状是由于寰枢关节半脱位导致的椎动脉受压，脑供血不足所致。这些症状与齿状突偏移之间是否存在着必然的因果关系并不能肯定。上述症状的出现有多方面的原因，如颈内和颈外因素、内源性和外源性、关节内和关节外等因素。例如创伤、炎症、劳损、退变及血管本身病变等都可诱发眩晕或头痛等症状，这些症状的出现不一定都与椎动脉受累有关。因此我们有理由怀疑手法究竟能否起到复位的作用，即让分离的寰枢关节间隙缩小，使齿状突的左右间隙恢复对称。对于寰枢关节半脱位来说，鲜有报道手法治疗后再次行X线检查，以观察半脱位的寰枢关节是否已经复位。此外，很多医生在使用手法治疗的同时也配合其他疗法，那么患者康复是否为手法的独功呢？还是其他疗法的作用呢？手法界重视寰枢关节半脱位的临床治疗，但忽略了相关的基础研究。

总的说来，寰枢关节脱位与寰枢关节半脱位不是一个概念，两者的关系只能是包含与被包含的关系。关节脱位异于关节错缝，前者有明确的影像学的改变，后者则没有，这两个概念不易混淆。关于错缝，西医学没有这一概念，目前多数同行认可其与半脱位为同一征候。对"齿状突偏移"则要从局部特殊的功能结构和动态变化去认识。"齿状突偏移"是一个非常普遍的正常现象，不能以此轻易诊断为寰枢关节不稳，更不宜作为"半脱位"的诊断指征。而影像学的改变程度与病情轻重无直接关系，仅靠影像学结果来诊断易误诊。

有关寰枢关节半脱位的文献虽然不少，但是其概念模糊。虽然有一定的研究，但是仍有许多核心问题没有解决，这使本病从诊断到治疗都存在不规范的地方。因此，鉴于颈部解剖结构复杂，重要结构多，需要明确寰枢椎半脱位的概念，形成统一认识；进一步加大对寰枢关节半脱位的基础性研究亦是一个重要课题。临床上单纯诊断寰枢关节半脱位而不进行病因学详细分类，一概而论地按半脱位进行统一处理是不恰当的。对寰枢关节半脱位进行病因学的分类、影像学分类和临床分型，完善寰枢关节半脱位的诊断，将有益于提高临床治疗水平。

参考文献

［1］本刊编辑部，杨子明.寰枢关节是否存在半脱位及其相关问题［J］.中华外科杂志，2006，44（20）：1369-1375.

［2］魏征.脊椎病因治疗学［M］.香港：商务印书馆，1987：12.

［3］潘之清.实用脊柱病学［M］.济南：山东科技出版社，1999：10

［4］何灿熙.关于颈枢椎齿突偏移是否为脱位的再认识［J］.中国放射学杂志，2006，40（8）：882-883.

［5］周卫，蒋位庄，李星，等.寰枢关节错缝的临床研究［J］.中医杂志，1996，37（8）：482.

［6］Welinder NR, Hoffam P, Hararesson S. Pathogenesis of nontraumatic athanto-axial subluxation（Grisel′ syndrome）［J］. Eur Arch Otorhinolaryngol, 1997, 254（5）：2517.

［7］刘康妍，王胜标，匡光志，等.寰枢椎半脱位的诊断与治疗［J］.广东医学，2002，S1（23）：93-94.

［8］陈学仁，杨华元，张逸山，等.颈椎环枢脱位的X线诊断［J］.中华放射学杂志，1965，10（1）：46.

［9］马奎云，马长路，陈香才，等.青年人环枢关节间隙正常值调查［J］.河南医科大学学报，1998，33（2）：33-37.

［10］Scapinelli R. Three-dimensional computed tomography in infantile atlantoaxial rotatory fixation［J］. J Bone Joint Surg（Br）, 1994（76）：367-370.

［11］李义凯，万道富，钟世镇.颈椎关节半脱位征像的诊断价值［J］.颈腰痛杂志，1998，19（3）：166-169.

［12］王德海，王金娟.寰枢椎半脱位的临床诊治体会［J］.颈腰痛杂志，1998，19（3）：622.

［13］李义凯.脊柱推拿的基础与临床［M］.北京：军事医学科学出版社，2001：11.

［14］李义凯，赵卫东，钟士镇.两种颈部旋转手法"咔嗒"声的比较研究［J］.中医正骨，1998，10（6）：9-10.

［15］Crokard HA, Rogers MA. Open reduction of traumatic atlanto-axial rotatory dislocation with use of the extreme lateral approach. A report of two cases［J］. J Bone Joint Surg（Am）, 1996, 78：431-436.

［16］张学军，张质彬，杨建平.儿童严重寰枢椎旋转性半脱位的诊断与治疗［J］.中华小儿外科杂志，1999，20（4）：202-204.

［17］崔镇海，金美英，李宗洋，等.基于"骨错缝、筋出槽"理论手法治疗寰枢椎半脱位非特异性病例2例［J］.吉林中医药，2020，40（12）：1663-1666.

［18］钟万珠，张启明，陈远华.成人外伤后"寰枢椎半脱位"96例的诊治探讨［J］.黑龙江医学，2018，42（2）：133-134.

［19］赵明明，刘福华.寰枢椎断层摄影对儿童寰枢椎半脱位的诊断价值与临床研究［J］.中国医药指南，2016，14（28）：126-127.

［20］张耀巍，刘致晟，廉安琪，等.寰枢椎半脱位的中医治疗进展［J］.广西中医药，2015，38（1）：1-3.

［21］潘东华，韦春德，等.寰枢椎错缝诊断分型和辩证施治——附67例临床报告［J］.

世界中医骨伤科杂志，2001，3（2）77-78.

[22] 袁政文，王光，李洪立，等. 中医推拿手法治疗寰枢椎错位颈性眩晕的临床研究 [J]. 中国继续医学教育，2017，9（23）：181-182.

（李义凯，容英潮）

第十七章 后纵韧带骨化症、弥漫性特发性骨肥厚症和骨嗜酸性肉芽肿

这三种疾病均为组织异常增生性疾病，发病机制都不明确，有时症状隐匿难以发现，临床误诊率高。目前国内对这类疾病的流行病学研究和报道并不多，故不为大众重视，其诊断、鉴别诊断、治疗以及预后都是需要解决的问题，且各类型组织异常增生性疾病的相互关系尚不明了。本章就相关疾病的概念、流行病学、诊断、鉴别诊断、病理机制、治疗等做一介绍。

第一节 后纵韧带骨化症

一、概念

后纵韧带于C_2椎体背部与覆盖枢椎椎体的覆膜相续，下达骶骨。后纵韧带与椎间盘纤维环及椎体上下缘紧密连接，而与椎体结合较为疏松，有限制脊柱过度前屈的作用。后纵韧带骨化症（ossification of posterior longitudinal ligament，OPLL）是脊柱后纵韧带进行性异位骨化，占据椎管空间，压迫脊髓和神经根而导致其功能受损的一种疾病，是日本及其他东亚国家颈胸段脊髓病和神经根病的常见原因之一。1960年，日本学者尸解时发现颈椎后纵韧带骨化导致了脊髓的压迫。1964年，Terayma将该病理变化命名为"颈椎后纵韧带骨化"，为人们所广泛接受。目前学科界已将本病从退行性颈脊髓病（degenerative cervical myelopathy，DCM）（现多称之为脊髓型颈椎病）中独立出来，属于单独的一种疾病，有报道显示DCM患者中OPLL的总体患病率为18.22%。

二、流行病学

OPLL在东亚男性中老年群体（40~60岁）中更常见。东亚人群的发生率为1.9%~4.3%，北美和欧洲发生率远低于东亚人群。根据针对国内OPLL患病的统计数据报道，胸椎OPLL（thoracic OPLL，T-OPLL）男女比例约为1：2，颈椎OPLL（cervical OPLL，C-OPLL）与腰椎OPLL（lumbar OPLL，L-OPLL）男女比例相当，这与日韩报道的男女比例为2：1不同，其

原因可能是不同地区年龄分布、性别比例、统计方法和样本量等的差异。OPLL多发于颈椎，尤以上颈椎为多，胸椎次之，胸腰椎交界区较少受累。

三、病理机制

自1960年Tsukimoto等首次报道了OPLL以来，对其病因及发病机制的探索便层出不穷，但目前OPLL的病理生理学过程仍不明确。原发性OPLL可能与间充质干细胞的分化方向、激素水平、环境、糖尿病、肥胖、高钠摄入、颈椎机械性刺激及富含维生素A的饮食等因素相关，主要涉及椎间盘变性学说、全身骨质肥厚的相关学说、机械损伤学说及糖代谢紊乱学说等；继发性OPLL通常与几种基因突变引起的低磷血症性佝偻病相关，其中X连锁的低磷血症性佝偻病最常见，并且通常伴有内分泌功能紊乱，如甲状旁腺功能减退和肢端肥大症。本病早期组织学变化包括成纤维细胞和成软骨样增殖以及小血管浸润，然后是软骨内骨化。随后在后纵韧带内表达骨成型蛋白质促进骨化物进一步生长，成熟和重塑为板层骨。

四、临床表现

OPLL是椎管狭窄和脊髓压迫的常见原因，OPLL导致的椎管占位可压迫神经根和（或）脊髓引起相应症状，重者可致瘫痪，但是当病变很小时，许多患者可以是无症状的。OPLL多发于颈椎，症状可与颈椎间盘突出症相似或与之伴发，常表现为压迫脊髓和神经根产生的肢体感觉和运动障碍以及内脏自主神经功能紊乱等。胸椎OPLL发病率次之，多见于中上段胸椎，且常合并黄韧带骨化（ossification of the ligamentum flavum，OLF）而造成脊髓前后压迫，加之胸段椎管狭小、脊髓血供相对较差，故易出现脊髓损伤相关症状。上胸椎OPLL最常见的症状为下肢麻木、下肢无力及步态不稳，下胸椎及胸腰段OPLL多表现为脊髓圆锥综合征或马尾综合征，保守治疗多无效。

OPLL常与其他脊柱骨化性疾病并发，在OPLL患者中，弥漫性特发性骨肥厚症（diffuse idiopathic skeletal hyperostosis，DISH）和OLF的发生率分别为25%和21%，这会进一步压迫脊髓，加速OPLL的发生和发展。此外，国内研究中还发现，颈椎OPLL的患者合并胸椎OPLL或胸椎OLF的概率分别为21%和44%，胸椎OPLL患者合并颈椎OPLL或颈椎OLF的概率分别为38%和53%；腰椎OPLL合并颈椎OPLL、胸椎OPLL或颈椎OLF、胸椎OLF的概率分为19%、44%、56%，有症状的OPLL合并棘上和棘间韧带骨化的概率约为29%。高龄、合并高血压或糖尿病、高BMI、甲状旁腺功能减退、不良的睡眠习惯以及高盐和低蛋白质饮食，被视为OPLL的危险因素。

五、影像学表现

计算机断层扫描（CT）是检测OPLL的最佳方法，准确率可达90%，因为它在密度上具有高分辨率，并且可以消除重叠的影响。临床也常应用相应节段X线侧位片。影像学上OPLL可见椎体正后方有片状或条索状韧带骨性致密性改变，且在CT横断位中骨化厚度大于2mm（彩图17-1）。

OPLL患者通常具有与多区域病变共存的倾向，整个脊柱多区域OPLL发病率高，大约一半的患者有OPLL与胸椎OLF（T-OLF）共存。遗漏这些并发的区域病变可能会导致严重后果，如有研究报道腰椎椎板切除术后出现胸部压迫性损伤导致胸部截瘫的病例。因此有学者指出，虽然不建议将全脊柱CT作为常规筛查，但对于已经由OPLL引起相关临床症状的患者，仍建议使用全脊柱CT进行彻底的评估。

六、鉴别诊断

1.弥漫性特发性骨肥厚症（DISH）　是一种异位骨化疾病，其特征是脊柱前外侧逐渐骨化，常合并OPLL，可通过影像学鉴别，具体诊断方法见下节。

2.强直性脊柱炎（AS）　多表现为骶髂关节的病变，可根据骨盆X线正位片或骶髂关节CT，明确骶髂关节有无病变，以排除强直性脊柱炎。

3.脊髓型颈椎病　临床上，颈椎OPLL易与脊髓型颈椎病相混淆，实际上以往也将其视为脊髓型颈椎病的范畴。但近年来，学科界已将OPLL列为单独的颈部疾病，而非脊髓型颈椎病。在MRI上因后纵韧带的骨化组织在T_1和T_2加权像上呈低信号，当其位于椎间隙水平时，其低信号可能会与退变突出的椎间盘组织相混淆，因此容易误诊，故CT在OPLL的诊断中必不可少。

OPLL可单独出现，也常见于DISH和AS以及其他疾病之中。OPLL、DISH和AS这三种疾病均是以广泛性骨化为主要表现，它们在病理变化和进程方面有一些相同之处，在治疗上基本是以非甾体药物抗炎镇痛为主，且这三种疾病的具体病因都不明确。

七、治疗

无症状或症状较轻的患者可行非手术治疗，多以服用非甾体抗炎药为主，切忌粗暴地推拿、牵引，并避免颈部过度屈伸或外伤，否则会导致症状加剧甚至瘫痪。

当出现脊髓受压、相关功能受损的情况时，多以手术治疗为主，以解除骨化的后纵韧带对脊髓的压迫，而后进行包括中医中药在内的康复治疗。然而临床上存在影像学可见椎管狭窄合并脊髓受压，但患者无脊髓功能障碍表现的情况，根据循证医学证据，这类患者如合并颈神经根功能障碍或有中枢传导损害的临床或电生理证据，有很大可能会发展为OPLL继发的脊髓病变，应考虑手术治疗。手术方式包括前方入路、后方入路、前后联合入路，不同的入路各有风险与益处。

前路手术优点为通过完全或部分清除骨化灶，减轻脊髓所承受的压迫力，稳定脊柱；缺点为术野较小，切口毗邻食管、气管、大动脉以及神经等重要组织，手术操作难度大，风险高，术后需较长时间佩戴颈围。虽然前路手术减压更彻底，但并发症及手术风险更大，主要是切除钙化灶容易出现神经损伤和硬脊膜漏。后路手术的机制主要是通过后路间接减压，脊髓向后漂移，从而达到减压的目的。后路手术的术野较前路大，损伤重要组织、器官的风险更小，操作较前路简单，颈围佩戴时间较短，故临床上医师对于颈椎后纵韧带骨化症患者的手术治疗多采用后路减压内固定术式。然而其不足之处在于：非直接减压去除压迫，而是将脊髓退让至背侧以达到减压作用，尤其是当后纵韧带骨化范围较大时，脊髓漂移受限，受累脊髓前方所受压力依旧，症状缓解不如意，同时可能导致颈肌受损，进而使轴性疼痛发生率高于前路减压术。后路减压后，后纵韧带骨化灶存在继续发展可能，特别是年龄在60岁以下的后路减压术患者，其后纵韧带骨化灶进展概率高达65%~75%，实施后路减压术患者的骨化灶在脊髓腹侧继续发展，脊髓受压迫改善效果较差。

颈椎标准侧位X线片上，C_2~C_7椎管中点的连接线即K线（Kyphosis line）。有作者依据后纵韧带骨化范围与K线的位置将所有患者分为K线阳性组与阴性组，根据K线阴、阳性来评估后路减压术患者脊髓向背侧移动的程度。由于K线阴性病例其脊髓向背侧退让不到位，神经受压改善差，预后效果不佳，此类患者最佳术式为前路减压。

胸椎OPLL的手术治疗一直是脊柱外科的难点之一。随着手术技术及医疗器械的不断发展，出现了多种不同术式，各种不同的减压方式有其各自的优缺点，关于术式的选择目前尚无共识。手术方案的选择需根据患者实际情况、术者手术经验等进行综合考虑。由于胸椎及胸脊髓本身的特殊性，手术易发生脊髓损伤，造成严重后果。这些都需要术者根据患者的实际情况、自身的手术经验和手术器械的条件来确定具体的手术方案。如何安全有效地实现胸脊髓彻底减压是脊柱外科医师研究的焦点。

第二节　弥漫性特发性骨肥厚症

一、概念

20世纪40年代，Oppenheimer将本症命名为韧带骨化性脊柱炎（spondylitisossification ligament）；20世纪50年代，Ott称其为骨肥厚性脊柱病（spondylosis hyperostotica）；Smith和Surto分别将其命名为生理性脊柱钙化症（physiologic vertebral ligamentous）和广泛脊柱-关节韧带样骨化症（generalized juxta-articular ossification of the vertebral column）。随着病例的积累，对该症的认识也越来越深入。1971年，Forestier指出该症的主要特征是脊柱胸腰段及颈胸段前方和右外侧韧带骨化，椎体前方皮质骨肥大，椎间隙前方有云彩样阴影，将其命名为老年性脊柱强直性骨质增生症（senile ankylosing hyperostosis of the spine），也称为"Forestier's病"。1976年，Resnick将其定义为弥漫性特发性骨肥厚症（diffuse idiopathic skeletal hyperostosis, DISH），沿用至今。DISH是一种原因不明的特殊骨病，主要改变为脊柱和外周关节有大量新骨形成，结缔组织（如前纵韧带）钙化和骨化等。

二、流行病学

DISH好发人群为中老年男性（年龄≥50岁），发病率随年龄与体重增长而增加，65岁以上人群中发生率约为10.0%，70岁以上则高达30%，而45岁以前极少罹患本病，男性患DISH发生率明显高于女性（约为女性的3倍）。据报道，DISH在发达国家更为普遍，尽管这可能是由于这些国家比其他国家更频繁地使用先进的放射检查所致。DISH病变多见于脊柱，在脊椎中又以下胸椎（T_7~T_{11}）最好发，其次为颈椎、腰椎，脊椎外的好发部位是骨盆。临床部分DISH常合并其他内科疾病，有人认为代谢性疾病以及心脑血管疾病患者更容易出现DISH。此外，亦有报道DISH有家族遗传倾向。胸椎后凸角（thoracic kyphosis，TK）增加的人更容易患胸椎OLF和DISH，这可能与TK增加导致脊柱张力增加，从而更容易发生退变有关。

需要指出的是，由于DISH属于良性病变，其不表现出相应症状时往往不易受到患者和医生的注意。目前国内外对于此病的流行病学调查选取的对象大多包含其他疾病，如肿瘤患者，因此流行病学调查结果可能与普通人群有所差异，想要获取普通人群的准确患病率是较为困难的。

三、病理机制

本病的病因未明，研究发现该病发病机制复杂，可能与代谢紊乱（如肥胖症、高脂血症、糖尿病、高尿酸血症）、基因调控及遗传、血管搏动等多种因素相关。

（一）代谢方面

研究发现DISH的发生与胰岛素具有一定相关性，胰岛素已被证明在体外可促进间充质细胞向软骨细胞的分化，具有使附着点区域骨形成的潜在作用。17%~60%的DISH患者有糖耐量异常，糖尿病患者中DISH患病率高达13%~50%。由于这些代谢紊乱，DISH患者患冠状动脉疾病和中风的风险也在增加。

除胰岛素外，生长激素也具有促进骨形成的能力，其可直接通过刺激成骨细胞增殖或间接通过促进局部胰岛素样生长因子1（IGF-1）的产生达到成骨作用。有研究表明，DISH患者体内生长激素水平明显高于普通人或单纯骨关节炎的患者，同时DISH患者的红细胞内被发现有生长激素的富集，其前纵韧带和椎体也有更多的血管供应标记物（增加的营养孔），故生长激素可能更多地会被运输至此，但具体运输途径还未阐明。

与生长激素类似，维生素A及其衍生物具有促进新骨形成的能力。然而，维生素A是否在DISH的发病机制中起作用仍有争议。一些研究报告了DISH患者有较高的维生素A水平，或者在用维生素A或其衍生物治疗的年轻患者中更多地观察到了DISH的表现。

（二）遗传方面

*COL6A1*是一种编码第Ⅵ型胶原α1链的基因，第Ⅵ型胶原是一种细胞外基质蛋白，可能为成骨细胞或前成骨细胞或软骨细胞提供支架，随后进行膜或软骨内骨化，因此有学者猜想其可能是DISH、OPLL、OLF异位骨化形成的原因。在对日本地区患有这些疾病者进行的基因分型研究中发现了*COL6A1*的单核苷酸多态性，然而其他地区（如捷克）的基因多态性结果不符合推测，故DISH、OPLL和OLF之间的共同发病机制仍有待阐明。

除此之外，一些基因所关联通路如Wnt通路、NF-κB通路等也可能与DISH的异位骨化相关。通路的下游产物前列腺素I2（PGI2）是骨吸收的有效抑制剂，内皮素1可调节机体的异位骨化。有研究发现在OPLL手术过程中收集的患者细胞的体外培养表明，对细胞的机械应力可以促进PGI2和内皮素1的产生。

（三）血管方面

有研究表明多发DISH的胸椎区域，其右侧由于有主动脉的搏动，因此胸椎右前方几乎不会发生韧带骨化，故动脉搏动也许可抑制DISH的骨化进程，但其具体机制尚不清楚。

四、临床表现

DISH的特点为韧带和肌腱附着点发生骨化，以脊椎最为明显，常累及下胸段脊椎（T_7~T_{11}），其次为下颈段（C_4~C_7）和腰椎。病变进展缓慢，可发生严重的骨质增生而临床症状轻微，其影像学表现往往重于临床症状和体征。在极少数情况下，颈椎前缘形成的骨赘可挤压食管后壁引起吞咽困难，甚至可压迫气管而影响呼吸，导致呼吸困难或睡眠呼吸暂停综合征、胸廓出口综合征等。有报道指出DISH导致神经症状的概率为4%。

DISH患者常常于下颈椎合并OPLL或（和）OLF。有报道认为这是应力诱导的骨化，是由于僵硬的下颈椎和固定的胸椎之间的集中应力所致，进而造成脊髓受压的病变，此时可出现颈髓受压的症状与体征。

五、影像学表现

临床上常以影像学表现作为DISH的诊断标准，其在影像学上常表现为大量而表浅的不规则的外周关节的或脊柱椎前、侧缘的骨质增生，它们常相互间融合形成广泛而肥厚的骨块（彩图17-2）。1975年Resnick总结该病X线片特点，指出韧带钙化不但存在于脊柱，也广泛出现在骨盆、足跟、足及肘部，特点为肌腱、韧带附着处骨质增生、肌腱钙化和骨化以及关节旁骨刺形成。目前本病多采用Resnick和Niwayama的影像学诊断标准：①至少有连续相邻4个椎体的前及外侧缘钙化或骨化合并或不合并椎体与椎间盘交界处局部突出的骨赘；②椎间隙高度正常，无明显椎间盘退变；③脊柱关节突关节及骶髂关节无关节面侵蚀、硬化或关节间骨性融合。后续有几位学者也提出了自己的诊断方法，详见表17-1。

表17-1　不同的DISH影像学诊断标准

出处	骨桥连接的椎骨数量	脊柱以外表现	骶髂关节表现
Resnick 和 Niwayama	胸椎区域≥4	未给出标准	无病变
Arlet 和 Mazieres	下胸椎区域≥3	未给出标准	允许有不涉及骶髂关节面的硬化表现
Utsinger	胸椎区域≥4（确诊） 胸椎区域≥2（可能） 无（怀疑）	有或无 双侧的肌腱/韧带端病 ＞2个对称解剖部位的肌腱/韧带端病	骶髂关节病变不是排除标准，但脊柱关节突关节硬化、增生或椎间隙高度改变可视为排除标准
Rogers 和 Waldron	胸椎区域≥3	韧带和（或）肌腱周围钙化或骨化	未给出标准

六、鉴别诊断

当DISH主要表现为腰背部酸痛、僵直时，与晚期强直性脊柱炎、OPLL和退行性骨关节病的临床症状相似，易混淆。

1.强直性脊柱炎　强直性脊柱炎多见于青年男性，病变多自两侧骶髂关节开始向上蔓延，逐渐侵及腰椎和胸椎。影像学表现先是骨质稀疏、关节突关节模糊以至消失，而后椎间盘连同椎旁韧带广泛骨化，但骨化薄而平。而DISH多见于老年人，韧带骨化厚而浓密，外缘呈波浪形，多以前纵韧带骨化为主，关节突关节和骶髂关节正常。临床上常常以骶髂关节影像学检查为鉴别要点。除此之外，DISH出现年龄较大，且临床疼痛等不适感较轻。

2.脊柱退行性骨关节病　脊柱退行性骨关节病的椎体边缘增生、硬化，可形成骨桥，椎间隙狭窄，骨质稀疏，有时可见许莫氏结节，而无广泛的前纵韧带钙化。值得注意的是，二者可同时发生。

3.氟骨症　氟骨症除骨质增生及韧带骨化外，尚有密度的改变，即骨密度增高、骨质软化、骨质稀疏，骨间膜钙化也是该病特征之一（多见于桡骨及胫、腓骨），结合临床表现并不难鉴别。

4. OPLL　诊断OPLL主要通过影像学手段（详见上节），颈椎的DISH经常合并OPLL，二者有临床相关性，其病理机制可能相似。

七、治疗

DISH是一种异位骨化，病变过程缓慢，只有当病变发展到一定程度，或出现相应临床症状时才需要治疗。早期治疗包括：减轻体重、适度功能锻炼、减少饱和脂肪酸及碳水化合物摄入、物理治疗、软骨保护剂（硫酸氨基葡萄糖）、局部或全身的非甾体类药物、封闭、避免应用噻嗪类利尿剂和β受体阻滞剂等。

需要注意的是DISH经常伴随着OPLL或（和）OLF，此时需要判断具体的病变情况，即所造成的椎管狭窄和对脊髓的压迫情况以及临床表现等，进行有针对性的处理，如手术减压等。发生于颈椎的手术方式有经口减压联合后路融合术、侧入路减压联合枕颈融合术、后路减压不融合术等。有报道指出对于同时有 OPLL 和 OLF 的患者，施行不切除 OPLL 的后路减压椎板切除术会有良好的效果。胸椎手术方式包括前路、后路和前后路联合手术，然而对于胸段而言，胸椎椎板切除术减压不是很有效，因为胸椎的自然后凸限制了脊髓的后移。同时若施行胸椎 OPLL 切除，压迫部位的脊髓容易在术中受到损伤，有报告损伤的发生率为 2.7%~18.8%。除此之外，胸椎节段的骨化结构常常与硬脊膜有紧密粘连，术中易导致脑脊液漏，术后易导致硬膜外静脉出血，这些均是胸椎手术困难的原因。关于胸椎后路手术是否要进行内固定，有报道指出，胸段的胸骨肋骨复合体被称为脊柱的第四柱，此时若 DISH 表现为胸椎前纵韧带骨化则进一步加强了脊柱的稳定性，因此这种情况不建议行内固定治疗。

八、展望

DISH 应被视为一种与临床和代谢紊乱相关的广泛增生性肌肉骨骼疾病，由于目前的定义和分类标准的限制，这种疾病不能在早期诊断。不同学者对于本病的认识不同（如影像学诊断标准），且目前缺乏对于脊柱以外的 DISH 表现的归纳和研究，因此是否存在仅有外周关节异位骨化的 DISH，以及能否通过一些特异性的外周关节异位骨化的表现诊断早期的 DISH，这是需要解决的问题。同时，目前 DISH 发病机制尚不清晰，故缺乏延缓或阻止 DISH 进展的相关研究。因此需要仔细观察 DISH 患者椎体后缘的后纵韧带及椎板前黄韧带有无骨化并详细询问病史和进行体格检查，才能给出合适的治疗方案。

第三节　骨嗜酸性肉芽肿

一、概念

骨嗜酸性肉芽肿（eosinophilic granuloma of bone，EGB）是一种罕见的良性肿瘤样疾病，是朗格汉斯细胞组织细胞增生症（Langerhans cell histiocytosis，LCH）最常见的一种类型（另外两种分别是 Letterer-Siwi 病和 Hand-Schüller-Christian 病），约占 LCH 的 60%，且是 LCH 症状最轻及预后最好的类别，特征表现为朗格汉斯细胞的克隆增殖。孤立性 EGB 由 Lichtenstein 和 Otani S 教授于 1940 年首次提出，并描述其为一种罕见的，好发于 15 周岁以前儿童和青少年的扁平骨和长骨干的良性溶骨性病变。

二、流行病学

EGB 发病率极低，约为 1/1500000~2000000，80% 病例是儿童或青少年（＜15 周岁），男性常见，可发生在全身，但主要见于颅骨、脊柱、下颌骨、长骨和骨盆等，长骨中以股骨、肱骨和锁骨最为常见，发生在手足骨的EGB较为少见。EGB多呈现为孤立性病灶，占所有骨肿瘤发生比例的1%。在脊柱骨肿瘤中EGB占比6.5%~25%，最常发生于胸椎，其次是腰椎和颈椎。

三、病理机制

EGB在病理上可分为三个时期，分别为Langerhans细胞聚集增生期、芽肿期和组织修复期期，各阶段均可见类炎症特征。病理表现以组织细胞增生，伴嗜酸性粒细胞、巨噬细胞、多核巨胞等炎性细胞浸润为主，这些细胞产生前列腺素，导致髓质骨吸收。其具体病因及发病机制尚不明确，既往大多数研究认为本病是一种原发性免疫缺陷性疾病，可能与免疫系统紊乱相关。目前有研究发现EGB与MAPK信号通路途径的*BRAFV600E*基因突变密切相关，同时与细菌或病毒感染等因素也相关。

四、临床表现

本病进展缓慢，临床上多以局部疼痛或压痛为首发症状，少数患者因功能受限或跛行、软组织肿胀或病理性骨折入院就诊，发生在脊柱的患者可有脊柱区域的疼痛、触痛、活动受限或斜颈，但脊柱失稳及神经症状不明显。部分患者可伴有白细胞、嗜酸性粒细胞轻度升高及血沉增快等一些非特异性生化异常指标。有报道称少数EGB患者白细胞介素-1及白细胞介素-17升高。本病淋巴结受累较常见（可达30%），常见于颈部及腹股沟。EGB病变大多单发，少数多发者可出现全身症状，如低热、食欲不振和乏力等。10%~15%患者可有肺部浸润。

五、影像学表现

影像学上由于病变具有一定的侵袭性或破坏性，又有一定的膨胀性、自限性，不同部位、不同病理期表现较为复杂，因此常易误诊。有研究统计发现，X线误诊率高达53.5%。

发生于颅骨的EGB其X线表现为穿透性溶骨性病变，常无反应性骨硬化，内外板破坏程度存在差异时可呈双边征。发生于四肢长骨的病变多为膨胀性溶骨性改变，常伴周围软组织肿块或肌肉水肿带，骨膜反应明显。发生于脊柱的EGB多为单发，且多累及椎体，罕见累及椎间盘及附件，早期表现为溶骨性破坏，可有膨胀性改变。病情进展发生病理性压缩性骨折后，可表现为扁平椎，多见于儿童，成人EGB出现椎体重度压缩的情况少见。早期EGB在CT表现复杂，有些表现为稍高密度影，有些是略低密度影，晚期部分可出现骨硬化。MRI上EGB病灶在T_1WI呈低或中等信号，T_2WI呈中等或高信号，增强扫描后可呈不同程度的强化。MRI横断位上，可见骨壁周围包绕着一圈较厚的骨膜反应及软组织水肿区，呈现典型的"套袖"征（彩图17-3），但少部分病例仅表现为溶骨性破坏，无明显骨膜反应。除此之外，有学者指出高频超声对颅骨EGB的诊断价值较高，但需要丰富的超声经验。

综上，EGB大多数均表现为溶骨性破坏、骨膜反应及软组织肿胀影。诊断上应认识到本病不同部位、不同时期病变的多变性，而病变本质为肉芽肿，故合理选择影像学技术，仔细分析病变的影像学征象，紧密结合临床及实验室检查，可提高本病的正确诊断率。同时，当根据临床和放射学表现均无法明确诊断时，CT引导下进行组织活检十分必要，诊断准确率为70%~100%。多次穿刺活检失败或无法穿刺活检的如脊柱等特殊部位病灶的患者，可考虑切开活检。典型的EGB根据HE染色即可诊断，但不典型者需要免疫组织化学进一步确诊。

六、鉴别诊断

EGB病理过程较为复杂，既有类似于炎症的表现，也有类似于肿瘤的表现。因此，临床和影像学易误诊为骨髓炎、结核等感染性病变，也会误诊为Ewing肉瘤、骨转移瘤、骨肉瘤、淋巴瘤等肿瘤性病变。有研究回顾分析了经穿刺/手术病理证实的43例骨嗜酸性肉芽肿患者的X线、MRI及临床表现和术前、术后诊断。结果显示，平片误诊为急性骨髓炎6例，尤因肉瘤3例，慢性骨髓炎、骨肉瘤、骨结核及淋巴瘤各2例，骨纤维结构不良、动脉瘤样骨囊肿及内生软骨瘤各1例，误诊率51.6%（16/31）；MRI误诊为骨髓炎3例，Ewing肉瘤、淋巴瘤各1例，误诊率为22.7%（5/22）。

1. **Ewing肉瘤与EGB** 在影像学上两者均可表现为溶骨性破坏，都可有骨膜反应及软组织水肿反应区。但Ewing肉瘤会表现为局部皮温高，患肢疼痛肿胀较EGB明显，少数患者会出现发热等全身症状，且Ewing肉瘤属于原发性恶性骨肿瘤，病起进展迅速，部分病例会出现反应性成骨，甚至以硬化性为主要表现。当影像学无法区分时，应结合患者症状、体征及穿刺活检结果。

2. **骨转移瘤与EGB** 单纯通过影像学鉴别困难，但骨转移瘤多为多发，患者除局部症状外，会有骨转移瘤原发病的一些症状、体征，穿刺活检后行免疫组化可鉴别。

3. **骨肉瘤与EGB** 两者均呈溶骨性骨质破坏，伴软组织肿块形成，但骨肉瘤一般多表现为皮质中断，可伴Codma三角骨膜反应及肿瘤骨形成。

4. **恶性淋巴瘤与EGB** 恶性淋巴瘤一般兼有骨质硬化及破坏，无骨膜新生骨，可有部分皮质消失，但根据影像学表现还是难以百分百区分，应结合活检加以鉴别。

5. **骨髓炎、骨结核与EGB** 三者在影像学上均可以表现出软组织水肿反应区，均有溶骨性破坏。但化脓性骨髓炎患者常伴有局部皮肤色素沉着、窦道渗出或窦道口肉芽组织增生等表现；X线检查见骨髓腔不规则，局部增生、硬化，有大小不等的死骨。骨结核患者实验室检查往往有明显异常，如红细胞沉降率及C反应蛋白升高，结核菌素试验或结核感染T细胞检测阳性等。临床应结合病史、临床表现及相关检查结果等全面综合诊断。

七、治疗

目前的治疗方案尚不统一，某些方面如脊柱 EGB 表现为"扁平椎"和神经功能减退患者的治疗、表现为溶骨性病变的患者是否适合放疗等仍有争议。目前脊柱EGB的治疗方式主要包括观察随访、支具固定、病灶内激素注射、射频消融、手术局部切除或刮除、放化疗等。

儿童脊柱孤立性无症状的EGB多观察随访，多呈自限性，整体复发率小于20%。然而有研究者对成人和儿童EGB随访发现，成人EGB进展和复发的概率明显高于儿童，说明成人的EGB生物学行为与儿童不同，其建议成人孤立性EGB也要采取积极的治疗措施，提倡成人孤立性脊柱EGB可采取手术等更积极的治疗方法。其认为EGB不是恶性病变，故仅需病灶刮除及视情况植骨内固定，因此手术创伤比根治术小，术后功能恢复快，成人患者易接受。根据对23例成人EGB手术患者的随访研究，仅有1例因外伤出现病理性骨折后再手术，其余均未复发或进展。组织细胞协会（Histiocyte Society）制定的《朗格汉斯细胞组织细胞增多症评估与治疗指南》指出，易并发尿崩症的颅面EGB、寰枢椎等特殊解剖部位及合并软组织受累的中轴骨的单发EGB病灶可给予全身化疗。国内也有学者认为化疗除适用于多系统病变的LCH，亦适用于无法耐受手术的成人孤立性EGB或存在复发危险因素如病灶较大、软组织明显受累或病灶邻近重要组织、器官的EGB的术后辅助化疗。

然而，由于EGB发病率低，成人EGB更为罕见，目前对于EGB的相关临床研究多为单中心的回顾性研究，有存在偏倚的可能性，因此关于EGB诊断、治疗方面的标准无法确定，关于EGB的多中心随机对照的前瞻性研究施行难度大，但很有必要。

参考文献

[1] Liao X, Jin Z, Shi L, et al. Prevalence of ossification of posterior longitudinal ligament in patients with degenerative cervical myelopathy: cervical spine 3D CT observations in 7210 cases [J]. Spine, 2020, 45（19）: 1320-1328.

[2] Liang H, Liu G, Lu S, et al. Epidemiology of ossification of the spinal ligaments and associated factors in the Chinese population: a cross-sectional study of 2000 consecutive individuals [J]. BMC Musculoskeletal Disorders, 2019, 20（1）: 253.

[3] 郑乐宇，由长城，任航，等.颈椎后纵韧带骨化症的外科诊治进展 [J].医学综述，2019，25（12）: 2382-2387.

[4] Mengchen, Yin, Hongshen, et al. Radiological characteristics and surgical outcome of the patients with long ossification of the posterior longitudinal Ligament that the ossified lesions in the upper cervical Spine [J]. World Neurosurgery, 2019（127）: e299-e310.

[5] Hirai T, Yoshii T, Nagoshi N, et al. Distribution of ossified spinal lesions in patients with severe ossification of the posterior longitudinal ligament and prediction of ossification at each

segment based on the cervical OP index classification：a multicenter study（JOSL CT study）［J］. BMC Musculoskeletal Disorders，2018，19（1）：107.

［6］Kim SI，Ha KY，Lee JW，et al. Prevalence and related clinical factors of thoracic ossification of the ligamentum flavum-a computed tomography-based cross-sectional study［J］. The spine journal：official journal of the North American Spine Society，2018，18（4）：551-557.

［7］Joji I，Guiot BH，Sachs DC. Ossification of the posterior longitudinal ligament：an update on its biology，epidemiology，and natural history［J］.Neurosurgery，2006，58（6）：1027-1039.

［8］Fujimori T，Watabe T，Iwamoto Y，et al. Prevalence，concomitance，and distribution of ossification of the spinal ligaments［J］. Spine，2016，41（21）：1668-1676.

［9］陈文杰，王洪立，姜建.胸椎后纵韧带骨化症的研究进展［J］.中国骨与关节外科，2014，7（3）：254-257.

［10］Kagotani R，Yoshida M，Muraki S，et al. Prevalence of diffuse idiopathic skeletal hyperostosis（DISH）of the whole spine and its association with lumbar spondylosis and knee osteoarthritis：the ROAD study［J］. Journal of Bone & Mineral Metabolism，2015，33（2）：221-229.

［11］Mori K，Yoshii T，Hirai T，et al. Prevalence and distribution of ossification of the supra/interspinous ligaments in symptomatic patients with cervical ossification of the posterior longitudinal ligament of the spine：a CT-based multicenter cross-sectional study［J］. BMC Musculoskeletal Disorders，2016，17（1）：492.

［12］龚宏达，陈仲强，孙垂国.胸椎后纵韧带骨化症的临床治疗研究进展［J］.脊柱外科杂志，2018，16（1）：53-56.

［13］梁耀中，张国威，谭明会.颈椎后路减压内固定治疗K线阳性后纵韧带骨化［J］. 暨南大学学报（自然科学与医学版），2016，37（2）：146-149.

［14］Guo Q，Ni B，Yang J，et al. Simultaneous ossification of the posterior longitudinal ligament and ossification of the ligamentum flavum causing upper thoracic myelopathy in DISH：case report and literature review［J］. European Spine Journal，2011，20（2 Supplement）：195-201.

［15］Mori K，Yayama T，Nishizawa K，et al. Aortic pulsation prevents the development of ossification of anterior longitudinal ligament toward the aorta in patients with diffuse idiopathic skeletal hyperostosis（DISH）in Japanese：Results of chest CT-based cross-sectional study［J］. Journal of Orthopaedic Science，2019，24（1）：30-34.

［16］益西拉姆，周南，罗增，等.弥漫性特发性骨肥厚临床分析［J］.西藏科技，2018，1（1）：49-50.

［17］Mori K，Kasahara T，Mimura T，et al. Prevalence of thoracic diffuse idiopathic skeletal hyperostosis（DISH）in Japanese：Results of chest CT-based cross-sectional study［J］. Journal of Orthopaedic Science，2016，22（1）：38-42.

［18］Tsukahara S，Miyazawa N，Akagawa H，et al. *COL6A1*, the candidate gene for ossification of the posterior longitudinal ligament，is associated with diffuse idiopathic skeletal hyperostosis in Japanese［J］. Spine，2005，30（20）：2321-2324.

［19］Ghammam M，Houas J，Bellakhdher M，et al. Dysphagia revealing diffuse idiopathic skeletal hyperostosis：report of two cases and literature review［J］. The Pan African Medical Journal，2019（32）：189.

［20］Steyn，Maryna，Holgate，et al. Diffuse idiopathic skeletal hyperostosis：diagnostic，clinical，and paleopathological considerations［J］. Clinical anatomy：official journal of the American Association of Clinical Anatomists & the British Association of Clinical Anatomists，2016，29（7）：870-877.

［21］Bum-Soo K，Myung-Sang M，Geun YM，et al. Prevalence of diffuse idiopathic skeletal hyperostosis diagnosed by whole spine computed tomography：a preliminary study［J］. Clinics in Orthopedic Surgery，2018，10（1）：41-46.

［22］Angelini A，Mavrogenis AF，Rimondi E，et al. Current concepts for the diagnosis and management of eosinophilic granuloma of bone［J］. Journal of Orthopaedics & Traumatology，2017，18（2）：83-90.

［23］蔺田芳，苗士斌，史小伟，等.骨嗜酸性肉芽肿的影像学表现分析［J］.医学影像学杂志，2020，30（11）：2158-2160.

［24］徐强，李家祥，韩冬煦，等.骨嗜酸性肉芽肿16例误诊分析及诊治策略［J］.临床误诊误治，2020，33（8）：13-17.

［25］颜吉捷，曹佳实，刘铁龙.脊柱嗜酸性肉芽肿诊疗进展［J］.世界最新医学信息文摘，2020，20（53）：113-116.

［26］Johnson K，Hobin D.Langerhans cell histiocytosis evaluation and treatment guideline［J/OL］. Histiocyte Society，2009，21（4）：447-459.

［27］Di Felice F，Zaina F，Donzelli S，et al.Spontaneous and complete regeneration of a vertebra plana after surgical curettage of an eosinophilic granuloma［J］.Eur Spine J，2017，26（Suppl1）：225-228.

［28］Krooks J，Minkov M，Weatherall A G. Langerhans cell histiocytosis in children：diagnosis，differential diagnosis，treatment，sequelae，and standardized follow-up［J］.J Am Acad Dermatol，2018，78（6）：1047-1056.

（李义凯，薛凡，杨俊）

第十八章　枕下痛

　　枕下部解剖结构复杂，重要结构多，病变组织深浅不一，相关疾病的概念及命名较为混乱。不同学科易将本处疾病所引发的病症诊断为颈椎病、颈源性头痛、血管神经性头痛、偏头痛、枕大神经痛、寰枢关节半脱位和寰枕后膜挛缩症等疾病而加以治疗。枕下痛是一个较新的概念，本概念的提出，使得对枕颈部疼痛的诊治更加细化、精确。造成枕下痛的主要病因是枕颈部浅层的胸锁乳突肌、上斜方肌和深层的枕下小肌群的急、慢性肌筋膜炎以及寰枕融合等枕颈部的骨性先天性畸形，而目前过多关注的是寰枢关节半脱位、错缝和错位以及颈椎病等传统对颈痛的认识。针对病变肌筋膜的封闭（扳机点注射）、针灸以及推拿和牵拉等疗法对肌筋膜痛所致的枕下痛具有很好的疗效，而枕颈部骨性畸形所致的病变在诊断和治疗方面更为复杂，这点值得重视。

　　国内外讨论和介绍本病症的文献很少。相关文献多将本征列入颈源性头痛、颈型颈椎病、偏头痛、血管神经性头痛、寰枢椎半脱位、枕大神经痛或寰枕后膜挛缩症等疾病的范畴。在解剖学上，枕下部的界限是，上为枕骨的下项线，下为枢椎；内为枢椎的棘突和寰椎的后结节；外为颞骨的乳突和寰椎的横突。也就是上为枕骨，下为枢椎的一个很窄的范围，但位置很重要。此节段上连头颅，下为脊柱的最上段，外有包括胸锁乳突肌和枕下小肌群在内的大、小肌肉附着以及颈内和颈外动脉等；内有颈脊髓和延髓以及椎动脉等重要的组织结构走行。此范围不是枕大神经的主要分布区域，也无椎间盘连结于枕骨与寰椎以及寰枢椎之间，但有较多的韧带结构加强。一般把发生在枕下部的疼痛统称为枕下痛（suboccipital pain），其病因较多，但最常见的是颈项部的急、慢性肌筋膜痛，如胸锁乳突肌、头夹肌和枕下小肌群的肌筋膜炎；其次是颈枕（寰枕融合、颅底凹陷和阻滞椎等）和上颈段的关节病变、韧带或筋膜的劳损等；少见的病因有结核和肿瘤以及其他一些感染性疾病等，但这类病变不是本章及本专业所要讨论的内容。

　　之所以要提出枕下痛这个概念，主要是针对目前相关学科对枕颈部相关疾病的命名、概念、诊断和其他相关术语以及治疗较为混乱的局面，希望能够帮助读者更精确、更加细化地诊治枕颈段疾病所导致的局部痛和由此所产生的牵涉痛或放射痛。另外一个原因就是枕颈部解剖结构的特殊性和复杂性。众所周知，枕颈及寰枢椎之间没有椎间盘，那么颈椎病的诊断是否适合这一节段？近年来有关小针刀对此部位病变进行治疗的文献报道日益增多。围绕寰枕后膜的解剖、病理和治疗的争论也随之出现，针对寰枕后膜治疗的合理性也提出了质疑。多年来，"寰枢关节半脱位"（错位或错缝）这一诊断术语深入人心。许多作者认为以齿状突偏歪或齿状突与两侧块间隙不等为征象的寰枢关节半脱位是造成枕下痛和其他症状的主要原因，只要将偏歪的齿状突"复位"，那么所有问题都迎刃而解了。

寰枢椎之间至少有4个关节，寰椎关节半脱位的确切病变实质是什么？是否齿状突与左右侧块之间的间隙不相等，就代表患者有寰枢椎半脱位？枕颈部众多的肌肉或筋膜在枕下痛中的作用是什么？很多人并不熟悉枕下部的局部解剖，对于枕下部很多解剖学术语和解剖结构的走行及毗邻等很陌生，如枕下小肌群、头夹肌、枕大神经、枕小神经以及耳大神经等解剖结构的走行和毗邻等。在不熟悉局部解剖学结构的情况下来谈论，甚至采用侵入性的方法来治疗枕下部的病变，其安全性和真实性都值得怀疑。因此，有必要对枕下痛及其解剖学基础做一个系统的阐述。

第一节 枕下部相关解剖学

一、枕下部骨结构及关节

枕下部的骨结构主要是枕骨、寰椎和枢椎。重要的骨性标志有乳突、枕骨粗隆、寰椎的横突和枢椎的棘突等。枕骨是构成颅骨后部的主要结构，从后向前观，可以看到颅骨后部的人字缝、两顶骨后份、枕骨的枕鳞、两侧颞骨的乳突。枕鳞中央最突出的部分是枕外隆凸，由此向两侧延伸至乳突的骨嵴称为上项线，而其下的下项线由于位置较深则不易触摸到。在后枕部，乳突和枕外隆凸都是主要的骨性标志。颅底后部的中央有一大孔，叫作枕骨大孔，其内有颈脊髓和椎动脉通过。位于枕骨大孔两侧，各有一个朝向下的呈椭圆形或哑铃形的关节面，称为枕髁，其与寰椎上关节构成寰枕关节。寰椎，即第1颈椎，呈环形，无椎体、棘突和关节突；主要是由侧块、前弓和后弓构成（彩图18-1）。前弓较后弓短，在其正中的后面有一小的凹状关节面，叫作齿状突凹，与枢椎齿状突的前面相关节，称为寰齿前关节。齿状突后方的关节面与寰椎横韧带的前方构成齿状突后关节，而横韧带是限制齿状突后移的主要解剖结构（彩图18-2）。寰椎侧块的下关节面与枢椎的上关节面构成了左右各一的对称性磨动关节。寰椎的后弓上有椎动脉沟，内有椎动脉的第三段走行（彩图18-3）。寰椎后弓的正中央有一小的骨性凸起，称为后结节，不易触及，其上有头后小直肌附着。寰椎的横突最大，在耳垂后的乳突下易触及，是枕下部重要的定位标志，也是压痛最常见的部位。枢椎的突出特征是其椎体前上方的指状突起物，即齿状突。这是寰椎椎体的遗迹，是限制寰椎水平移位的枢轴，齿状突的存在也是适于头部的旋转运动。齿状突顶部有齿状突尖韧带附着，顶后部两侧的粗糙面有翼状韧带附着。枢椎的横突孔较长，称为横突管；其横突较短，不易触摸，而其棘突则是颈椎中最宽大的，且几乎100%的枢椎棘突都分叉。由于枢椎棘突宽大，且位于皮下，故极易触摸；与第7颈椎棘突一样，是颈部定位及确定颈椎序列的重要骨性标志。

二、枕颈部的韧带

1.前纵韧带 前纵韧带起自枕骨的咽结节，向下经寰椎前弓及各个椎体的前面，止于S_1或S_2的前面，是人体中最长的韧带。在上颈段，前纵韧带最窄，向下逐渐变宽。前纵韧带与椎体坚固附着，而与椎间盘却疏松附着。前纵韧带的作用是限制颈椎的过度后伸。

2.后纵韧带 位于椎管的前壁，属椎管内结构。后纵韧带的作用是限制颈椎的屈曲运动。它起自枢椎，向上移行为覆膜。后纵韧带较强，分为两层。浅层为覆膜的延续，深层呈齿状，与椎体和椎间盘紧密附着，可以防止椎间盘向后突出。钩椎关节的关节囊起自后纵韧带的深层及椎体，斜向外下附着于钩突。

3.项韧带 在C_7棘突处，棘上韧带向上移行为项韧带。项韧带为三角形的弹力纤维膜，有协助颈项部肌群支持头颈部的作用。底部向上，附着于枕外隆凸和枕外嵴；尖部向下，附着于寰椎后结节及C_{2-7}棘突的尖部，以此作为两侧项肌的纤维隔；后缘游离而肥厚，斜方肌附着其上。人类项韧带的弹性远较四足动物（如牛、马、驴等）小，属退化结构，支持项部肌肉的作用也较弱。

4.齿状突尖韧带 又称为齿状突悬韧带，为细小的索状韧带。位于寰椎横韧带的深面，连结齿状突于枕骨大孔前缘正中，甚薄。

5.翼状韧带 翼状韧带为左右各一的坚韧结构，对称性地起自齿状突顶部两侧的粗糙面，止于左、右枕髁的内面。就组织学特点而言，翼状韧带绝大部分也是由胶原蛋白纤维组成，纤维顺韧带长轴平行走行，故而翼状韧带也具有刚度较高而弹性较小的力学特点。翼状韧带有限制头及寰椎在枢椎上过度旋转及侧方移位的作用。

6.横韧带 位于齿状突后方，张于寰椎两侧块内侧的小结节之间，十分坚韧。寰椎的椎孔被横韧带分为前小后大两部分，前部分主要为齿状突，被横韧带限制在寰椎前弓的后面与横韧带前部之间，以防止齿状突向后方移动压迫脊髓；后部分则主要容纳脊髓及其被膜等结构。在组织学上，横韧带主要成分为胶原蛋白纤维，弹力纤维含量很少，胶原蛋白纤维相互交织形成特殊网状结构，纤维间夹角为30°，这些特点决定了其刚度较高而弹性较差的力学特性。

7.寰枕后膜 从寰椎后弓上缘至枕骨大孔后缘，同源于黄韧带，两侧有第1颈神经和椎动脉通过。

8.寰枕前膜 是前纵韧带的延续，连于枕骨大孔前缘与寰椎前弓之间，并与外侧关节囊相续，其中部膜致密、坚韧，并有前纵韧带加强，与之愈合。

9.覆膜 位于椎管内，为后纵韧带向上的延续，略呈扇形附着于枢椎椎体的后面，上行于寰椎横韧带和齿状突之后，止于枕骨的斜坡。覆膜坚韧，并广泛覆盖于齿状突及其韧带，具有加强寰枢关节稳定性、防止齿状突后移以及保护脊髓的作用。

三、枕下部的肌肉

枕下部的肌肉很多，本文只是重点介绍几块与枕下痛相关的肌肉。

（一）胸锁乳突肌

斜列于颈部两侧，大部分为颈阔肌所覆盖，是一对强有力的肌，也是颈部重要的体表标志，特别是胸锁乳突肌的后缘。本肌的起点有两个头，一是胸骨头，起自胸骨柄的前面，二是锁骨头，起自锁骨的胸骨端，二头之间为"气舍穴"。两头会合成为肌腹斜向后上方，止于颞骨的乳突（彩图18-4）。其功能为一侧肌收缩使头向同侧倾斜、脸转向对侧；两侧同时收缩可使头后仰。颈部以胸锁乳突肌前、后缘为界，分为颈前区、胸锁乳突肌区和颈外侧区。当面转向对侧时，可以明显看到从前下方斜向后上方呈长条索状隆起的胸锁乳突肌，这是颈部体表重要的肌性标志，据此可以确定许多重要的组织结构。如自乳突尖与下颌角连线的中点，经胸锁乳突肌后缘上、中1/3交点，至斜方肌中、下1/3交点的连线为副神经走行路线；自胸锁乳突肌后缘中、下1/3交点至锁骨中、外1/3交点稍内侧的连线为臂丛；约在胸锁乳突肌后缘中点处，是颈丛皮支浅出颈筋膜的集中点，即神经点。胸锁乳突肌后缘上1/3的深面重要结构不多，是一个相对的安全区（彩图18-5）。

（二）斜方肌

这是由一对斜方形的肌纤维所构成的菱形肌，范围是由枕骨上方向下至T_{12}下方，沿着脊柱中线向两边延伸所形成的一块三角形的阔肌。两侧斜方肌前缘之间和脊柱颈部前方的部分，称为固有颈部，即通常所指的颈部。而斜方肌覆盖的深部与脊柱颈部之间的部分，称为项部。斜方肌向前抵止于锁骨的外1/3，向外至肩峰；向后止于整个肩胛冈。斜方肌分为上、中、下三个部分，其各部分肌纤维的走行各不相同，功能各异。因此，功能解剖学将斜方肌的三个部分视为独立的肌肉。临床触诊时很难分清楚其中任何两块肌束的界限，只能通过比较其肌纤维附着在棘突、肩胛冈、肩峰和锁骨的部位来确定斜方肌不同纤维的界限。当从后面观察双侧斜方肌时，其形状呈一个大的菱形。双侧上斜方肌纤维合起来的形状则类似一个衣架。双侧斜方肌同时收缩时，可使头颈和胸椎后伸。斜方肌可存在变异和畸形。

1.上斜方肌纤维　上斜方肌纤维起自枕骨上项线的内1/3。在中线处，斜方肌纤维起自项韧带。由内向外，上斜方肌纤维向前外方向走行，附着于锁骨外1/3的后缘。不过关于上斜方肌纤维走行方向仍有争议。上斜方肌对锁骨并无直接向上牵拉的作用。少量起自上项线的细小纤维垂直向下，在颈部斜向下方，而后稍向下，呈接近水平走行，附着于同侧的锁骨。上斜方肌的功能是下拉锁骨向后，并间接作用于肩胛骨，通过旋转胸锁关节端的锁骨可上提肩胛骨。上斜方肌也可协助前锯肌旋转肩胛骨，以便使关节盂窝朝向上方。

2.中斜方肌纤维　中斜方肌纤维呈水平走行，向内附着在C_6至T_3的棘突和棘间韧带。向外止于肩峰的内侧缘以及肩胛冈的上缘。有研究认为斜方肌的中部纤维是由来自C_7至T_1的肌束所组成的。中斜方肌以稳定的牵拉力，强力地内收肩胛骨。

3.下斜方肌纤维　其肌纤维呈扇形向内附着于T_4至T_{12}棘突和棘间韧带。向外汇集在肩胛冈的内结节和提肩胛肌的外下方。下斜方肌在旋转过程中起着稳定肩胛骨的作用。

支配斜方肌的神经有副神经（第XI对脑神经）和$C_{2~4}$颈神经。副神经主要支配斜方肌的运动纤维，由颅根和脊髓根组成，颅根（迷走部）自迷走神经根丝下方出延髓。脊髓根（脊髓部）由前、后根之间出脊髓上行，经枕骨大孔入颅腔，与颅根合并成副神经干。然后与舌咽、迷走神经一同自颈静脉孔出颅腔，分为两支：①内支，为颅根的延续，加入迷走神经，支配咽喉肌；②外支，为脊髓根的延续，较粗，出颅后，行向外下，自胸锁乳突肌上1/3部穿入该肌，在其深面循同一方向，继续行走，进入斜方肌深面，支配此二肌。另外，斜方肌的运动神经还有发自椎管内脊神经的前支，一般是$C_{1~5}$颈神经段，大部分是$C_{2~4}$的神经纤维，主要为感觉神经纤维，这些包含感觉和运动的神经纤维支配着斜方肌。

（三）枕下小肌群

这些成对的枕下小肌群位于枕下及颅底的最深层，也叫椎枕肌，即头后大直肌、头后小直肌、头上斜肌和头下斜肌，左右各4块，共8块。这4对小肌肉中有3对是附着在枕骨上的，另外1对附着于枢椎棘突和寰椎的横突，也就说在这4对短小的枕下肌中，有3对是将寰枢椎与枕骨连系在一起的；而第4块肌，即头下斜肌，是将上2个颈椎连系在一起，其作用是旋转头部。这4对枕下部深层肌的功能是发动和控制点头运动以及头的旋转和侧屈。枕下小肌群是由枕下神经（C_1神经）的后根分支所支配。

1.头后大直肌　头后大直肌纤维向下跳过C_1后弓的后结节，而附着于C_2的棘突。向上呈散状附着于枕骨下项线的外侧部，也就是头后小直肌附着点的外侧。

2.头后小直肌　这块短小，近似垂直走行的肌肉，向下集中附着于C_1后弓上的后结节。向上放散附着于枕骨大孔上缘、下项线的内侧份。

3.头上斜肌　头上斜肌纤维的走行接近垂直，向下附着于C_1的横突，向上稍偏内附着于枕骨的上项线之间，头半棘肌外侧部的深面。

4.头下斜肌　头下斜肌是头部主要的旋转肌，然而却又是枕下小肌群中唯一不附着于颅骨的枕下肌，它仅连结于寰椎与枢椎之间。头下斜肌纤维向内下附着于C_2棘突，向上附着于C_1的横突。解剖学观察发现，有7.5%的枕大神经是从头下斜肌中穿过。

由3块枕下肌、头上斜肌、头下斜肌和头后大直肌构成的三角形在解剖学上叫作枕下三角。头半棘肌覆盖于枕下三角之上，其间隙由脂肪组织充填。三角的基底部是由寰枕后膜和C_1的后弓构成的。椎动脉在枕下三角内，C_1后弓的椎动脉沟内，横行走于三角的底部。但椎动脉沟比较浅，也可以说椎动脉走行于C_1后弓的浅沟内。枕大神经向上跨过枕下三角的顶部分布于枕部。头颈部推拿常用的"风池穴"就在此三角内。

脊柱最上段的一个关节是保证头部运动及高度特异化的关节。枕骨的枕髁与寰椎的上关节面所构成的寰枕关节的主要功能是负责头的屈伸活动（点头运动）以及少许的侧屈运动；而寰枢关节的主要功能是控制头的旋转。枕下小肌群诸肌特异性地控制这两个节段关节的所有运动，并起着稳定头部的作用。头在脊柱上的运动与颈椎自身的性质有着很大的差别。枕下小肌群中连结颅骨与寰椎的肌肉（头后小直肌和头上斜肌）正好通过寰枕关节，其功能是使头后伸，也就是头的后伸肌。据报道，头上斜肌还可以使头侧屈，很明显这是一个很好的杠杆作用。在寰枕关节上，头可向两侧各轴向旋转45°~47°，两个枕下部的旋转肌（头下斜肌——连结于寰椎至枢椎；头后大直肌——连结于颅骨至枢椎）可使头旋转至该肌侧。只有头后大直肌具有旋转头部和使头后伸的功能。头后伸时枕下肌的协同肌是头半棘肌，而拮抗肌是头长肌和头前直肌。旋转时，主要的协同肌是同侧的头夹肌和对侧的胸锁乳突肌。枕下小肌群旋转时的主要拮抗肌是对侧的头下斜肌和头后大直肌。小幅度的侧屈运动的协同肌是头侧直肌；而拮抗肌是对侧相近部位的头上斜肌和头侧直肌。

（四）头夹肌

头夹肌是脊柱背肌的深层，位于斜方肌和菱形肌之下，骶棘肌之上，是颈项部主要的伸肌。起于C_3至T_3或T_4的棘突及棘上韧带、项韧带下部；肌纤维斜向外上，止于枕骨上项线外侧端骨面及颞骨乳突后缘，它和枕肌共同在上项线外侧端交织附着。枕肌又移行于帽状腱膜，与额肌一前一后共同紧张帽状腱膜。头夹肌单侧收缩使头转向同侧和旋转，两侧肌肉同时收缩可使头后仰。该肌由第3~8颈神经后支支配。

（五）肩胛提肌

肩胛提肌起自上C_4的横突（$C_{3~4}$横突的后结节），肌肉斜行向外下到达肩胛上角，止于肩胛上角和肩胛冈根部的肩胛骨内侧。肩胛提肌的功能是旋转肩胛骨，使关节盂向下，从而提升肩胛骨。当肩胛骨固定时这块肌肉协助颈部向同侧旋转，双侧同时收缩能控制颈部侧弯。针对肩胛提肌在肩胛骨附着部的解剖学研究发现，其中63%的肩胛提肌分两层连在肩胛骨内侧缘，近一半标本在两层肌纤维间有一个滑液囊。约43%前锯肌的一条窄条状的结缔组织带呈放射状附着在肩胛骨上角周围的内侧缘，紧邻肩胛提肌的止点。约38%的标本在前锯肌、肩胛角和肩胛提肌间发现滑液囊。这些滑液囊是这些区域疼痛的潜在原因。肩胛提肌由$C_{3~4}$神经通过颈丛支配，有时通过C_5神经根的分支构成的肩胛背神经支配。

当颈部被固定时，肩胛提肌可协助旋转肩胛骨，使肩胛骨朝下，从而整个提升肩胛骨。当肩胛骨固定时，本肌使颈部转向同侧。双侧肩胛提肌同时收缩可使颈部伸展并且控制颈部弯曲。当上肢在正常情况下活动时，肩胛提肌在上肢伸展时复原，而不是在上肢上举或外展时。在上斜角肌和前锯肌的上部肌纤维的交汇处，肩胛提肌在一些如耸肩和直接在肩带上支持重物（如提拉很重的袋子）等动作时帮助提升肩胛骨，并协同上肢举起重物。肩胛提肌，大、小菱形肌和背阔肌一起使肩胛骨的关节盂向下旋转，使得肩胛骨下角向内侧靠拢。

四、枕下部的神经

（一）枕大神经

与枕小神经和耳大神经不同，枕大神经为第2颈神经后支的分支，前2者均来自颈神经的前支。枕大神经在斜方肌起点上项线下方浅出，伴枕动脉分支上行，分布至枕部皮肤。大多数枕大神经在头下斜肌的下方绕过，少数枕大神经穿过头下斜肌。枕大神经在穿过枕部的半棘肌和斜方肌附着处后，在皮下耳垂水平发出3~4条分支向内上、外上走行，主要分布于枕部，其分支的末梢一直分布于颅顶，与眼神经末梢形成重叠分布，并有部分吻合。枕大神经外侧的1~2个分支可延伸分布于耳廓上和接近颞部的区域，几乎与耳大神经形成重叠分布。其在枕外侧部与枕小神经的内侧支形成比较密集的重叠分布，并且相互间有一些末梢吻合（彩图18-6）。

（二）枕小神经

枕小神经和颈丛走向表浅的皮支一道，在胸锁乳突肌后缘中点附近浅出后，勾绕副神经，沿胸锁乳突肌后缘向后上走行，分布于枕部的皮肤。枕小神经行至耳垂下3~5cm时，横过胸锁乳突肌转向外上方。在其向上走行的过程中，于耳垂水平发出3~4个分支向上内和上外走行分布，其中内侧支与枕大神经外侧的2~3个分支形成重叠分布。部分枕小神经的分支与枕大神经的分支一起向上走行，两者部分末梢形成吻合。外侧支向外上方走行，沿途有小分支分布于耳廓，大部分分支分布于颞部，与耳大神经形成较密集的重叠分布（彩图18-7）。

（三）耳大神经

同枕小神经一样，耳大神经为颈丛的皮支之一。起自第2和第3颈神经，在胸锁乳突肌后缘中点浅出，斜向前上走行进入腮腺区并分叉，是颈部重要的解剖标志。在胸锁乳突肌后缘中点附近浅出后，即与胸锁乳突肌纤维成45°角斜行或横行越过该肌，向耳垂方向走行。接近耳垂时发出分支，一般有3~4条分支。其中最大、走行最长的一支走行于耳廓前，其神经纤维一直分布于颞部和耳廓上部。在接近颅顶的区域，与枕小神经的外侧支形成重叠分布，其余较小的分支分布于耳廓、耳廓附近和腮腺等区域。也有研究者将耳大神经分为前后2支，前支支配腮腺区和下颌角区的感觉，后支支配乳突区、耳廓后下表面、耳垂和耳甲的感觉（彩图18-8）。

（四）枕下神经和第3枕神经

第1颈神经的后支又称枕下神经，是运动支，较细小。在椎动脉出C_1横突孔后于寰椎后弓的椎动脉沟内椎动脉水平段的下方发出，呈一向后上的弧形走行于枕下三角，穿行于相对较致密的结缔组织内，于此发出分支至枕下肌，分布于枕下小肌群。第3颈神经自C_{2-3}椎间孔处发出，向后行穿过颈神经后支骨纤维孔后，分为内、外侧支。外侧支支配头最长肌和肩胛提肌，内侧支分为内侧浅支和深支。内侧支通过上、下关节突之间的颈神经后支骨纤维管，然后走行于头半棘肌深面。内侧浅支为第3枕神经，比较粗大，但有的标本上没有第3枕神经，而是由第4颈神经的后支发出分支来代替。第3枕神经在头半棘肌深面上行一段后，在C_2棘突平面穿过该肌而浅出，第3枕神经最后穿斜方肌浅出于皮下。内侧深支向内支配头半棘肌和回旋肌。第3颈神经后内侧支有运动神经纤维与第3枕神经同行到头夹肌后，离开此神经而支配头夹肌。

第二节　枕下痛的病因及病理

临床上，枕下痛是一个很常见的症状。许多疾病可引起枕下痛，包括 RA、AS、感染、原发性和转移性肿瘤、创伤及各种形式的颈部退变和枕颈不稳等。在临床上，枕下痛最常见的病因依次为枕下部如胸锁乳突肌、头夹肌和枕下小肌群等的急、慢性的肌筋膜炎，枕部神经如枕大神经、枕小神经、耳大神经以及枕下神经等的病变，枕颈部骨关节病变如颅底凹陷、寰枕关节融合及寰枢关节、C_{2-3} 关节突关节、钩椎关节等病变，RA 或 AS，结核或肿瘤等，退变和劳损所致的肌筋膜痛是最多见的病因。近些年来，随着显微外科和影像学诊断及治疗技术的发展，逐步发现上颈段的椎动脉发育异常、异样的纤维束带压迫、创伤以及骨关节炎等病理性因素，也是引起枕下痛较为常见的病因，逐渐引起相关专业人员的重视。

一、肌筋膜痛

骨骼肌在人体内分布广泛，约占体重的 40%（女性 35%），每一块肌，不论大小如何，都具有一定的形态、结构、位置和辅助装置，并有丰富的血管、淋巴管和受一定神经的支配，所以每块肌都可看作是一个器官。骨骼肌为人体各部位的运动提供动力，且由于骨骼肌包绕着骨骼，还起着保护骨骼的作用。以上解剖和生理特点决定了肌筋膜痛的多发性，特别是支撑头颈，并为头颈活动提供动力装置的颈项部肌，更是肌筋膜痛的高发部位。

由扳机点引起的肌筋膜痛是造成枕下痛和肩颈痛的一个最重要的原因。造成枕下小肌群急、慢性肌筋膜炎的原因包括：头前倾姿势下的向后旋转枕骨；头颈部长期处于屈曲体位，而造成肌肉的过劳；另外为保持头的直立，使得颈部肌肉长时间处于后伸紧张状态易造成劳损；长时间的头颈部偏歪并旋转也是其劳损的原因之一。当颈部受凉或颈部其他肌肉出现劳损时，这些枕下肌易出现较严重的肌筋膜痛，特别是肌肉疲劳时更易发生。肩胛提肌是最常发生肌筋膜痛的肌肉之一。研究发现，肩胛提肌存在较多的潜在性扳机点（约占 20%）。肩胛提肌肌筋膜痛多是由于职业的影响而造成肩胛部的疼痛和颈僵，如秘书工作、打字的同时头颈部转向键盘旁，长时间打电话（特别是侧偏头颈以固定电话），歪头紧盯某个物体，扭头看电视，长时间的转头谈话和局部过劳等。另外一个原因是睡觉时的不良姿势，尤其是当肌肉疲劳或暴露在冷风中时更易发生。另外，急性上呼吸道感染也可引起肩胛提肌的急性炎症，受凉和疲劳可激活枕颈部肌肉上的扳机点。枕下小肌群是创伤后头痛的一个很常见的扳机点发生源。

上斜方肌扳机点激活和慢性化部分取决于骨结构的改变，如下肢长短不一和骨盆偏歪等。造成斜方肌肌筋膜痛最常见的原因是维持肩胛骨的上提动作，如接听电话时，肘关节悬空或座椅位置不当，而在键盘位置过高的状态下工作。急性创伤（如侧向发生的挥鞭伤）

和慢性损伤（如过紧的固定带或束带或不合适的重外套等）都可激活斜方肌上的扳机点。症状主要是原发性牵涉痛，并且有其分布特征，但很少有运动障碍。上斜方肌的扳机点常可引发牵涉痛，其扳机点的牵涉痛和压痛点是特异性地沿着颈后外侧、耳下至颞部分布。下斜方肌的牵涉痛和压痛主要集中在颈后部、乳突附近、上肩胛区和肩胛部分布。而中斜方肌扳机点性疼痛却很少向脊椎和肩胛区放射。

胸锁乳突肌是人体最常见的肌筋膜痛部位之一，这与其所处的部位、形态结构及功能特点密切相关。由于人类进化的原因，颈部肌肉长时间处于被动活动状态，当有肌本身或其他组织的损害以及积累性劳损或长期姿势不良等原因导致胸锁乳突肌过度疲劳时，可引起长时间的肌紧张。局部扳机点出现，导致乳突周围疼痛不适，并可放散至枕部，重者可出现头晕或头痛等症状。头夹肌和枕肌共同在上项线外侧端交织附着，枕肌又移行于帽状腱膜，与额肌一前一后共同导致帽状腱膜紧张。皮下组织、肌肉、帽状腱膜和骨膜等对疼痛均很敏感。由于长期反复定向低头工作，使头夹肌出现劳损粘连，可继发帽状腱膜持续性紧张，造成局部痛性物质堆积而刺激肌组织、神经和血管，释放致痛物质，引起头痛。而头夹肌肌筋膜痛多是由于长期反复低头工作，如长期伏案工作或长时间看电视、长期挑担者、IT行业人员等易患此病。

二、枕神经痛

解剖学上没有枕神经一词，在这里提出枕神经是想以此来概括分布在枕下部的神经，如枕大神经、枕小神经、耳大神经、枕下神经以及第3枕神经等。此方面研究较少，大多数的文献集中在枕大神经，鲜有研究枕小神经、耳大神经以及枕下神经的文献。枕大神经大多在头下斜肌的下方绕过，少数穿过头下斜肌。头下斜肌下缘是枕大神经的主要摩擦点，头下斜肌一旦出现损伤，继发肿胀、渗出，肌纤维硬化、粘连，就会刺激或压迫枕大神经。患者颈椎屈曲时，头下斜肌紧张，可进一步加重对枕大神经的刺激，诱发头枕部的放射性疼痛。枕大神经痛的解剖学起因大致可归纳为：①枕大神经在浅出斜方肌腱膜处受到卡压；②肌收缩而产生神经压迫症状，即枕大神经在穿经斜方肌和半棘肌时均存在受压的可能；③枕大神经周围组织，如肌肉、神经和肌腱间的综合作用导致枕大神经痛。有研究以经骨性外耳门中点的水平线和后正中线为轴建立坐标系，定位枕大神经浅出点。枕大神经皮下浅出点位于坐标原点旁开17~20mm；以浅出点为界，枕大神经可分为皮下段和肌内段。皮下段神经分支与浅筋膜紧密附着，活动度小，为固定区；枕大神经肌内段走行于半棘肌和斜方肌腱膜间，肌间隙内结构宽松，神经活动度大，为活动区。颈部运动使活动区和固定区交界部位的神经处于"扭折"状态；浅出点腱膜组织对神经的固定作用造成了神经的"卡压"，此双重作用是构成枕大神经卡压的解剖学基础。局部受到损伤、瘢痕、粘连及肿大淋巴结的压迫等因素作用，易导致枕大神经受压而产生枕大神经痛。但压迫假说目前尚缺乏基础研究的支持，不排除继发性炎症的可能。

耳大神经和枕小神经属于颈丛的分支，在胸锁乳突肌后缘的中点浅出，过度地扭转颈部或胸锁乳突肌本身的损伤或炎症均可刺激这两条神经，而引起相应的症状，如枕后偏外、耳廓以及翼点（太阳穴）附近的疼痛。枕下神经和第3枕神经均穿过致密结缔组织和枕下部的肌肉，这些组织结构的本身病变及邻近组织的无菌性炎症，均可以累及这两条位于枕下部的小神经，从而引起枕下痛。

三、寰枕关节骨关节畸形或骨关节炎

枕颈椎的先天性畸形多见，其发病率为1.17%，见于扁平颅底、颅底凹陷症和寰枕融合等。寰枢部畸形主要见于寰椎单侧缺如、寰椎后结节缺如、枢椎齿状突畸形（分离或缺如）。颈椎间畸形主要指颈椎间先天融合和半椎体等。枢椎与其下的几个颈椎先天融合继发神经症状者又称Klippel-Feil综合征，临床较常见。枕寰畸形中以颅底凹陷症和寰枕先天融合危害较大。正常颅骨基底部为凸形，或呈漏斗状，当颅底向上凹入或内陷致齿状突高耸甚至突入枕骨大孔时，枕骨大孔的容积变小，颅后凹容量减小，从而引起小脑和延髓受压及后组颅神经被牵拉，产生枕下痛及枕颈部疼痛（彩图18-9）。

现在人们已经注意到骨关节炎也可发生在寰枢关节，引起枕下痛。寰枢椎关节骨关节炎的病理、症状和体征与下颈椎相比有着不同特点，其较少引起人们注意，但寰枢椎关节骨关节炎在临床上并不少见，占枕颈部疼痛的6%~10%，因缺乏足够认识而常被忽略，因此在临床上有着较高的误诊、漏诊率。

寰枢关节骨关节炎是一种退行性疾病，起病和进展缓慢，呈进行性加重，病程较长。这种退变性改变多发生在40岁之后，随着年龄的增加而不断加重。骨赘的形成通常在50岁以上的年龄组中出现，关节间隙消失也较多见。研究表明，寰枢关节骨关节炎主要发于中老年人，影像学资料分析表明，随着年龄增加发病率逐渐增高，呈直线上升。有报道患者均大于50岁，平均年龄为70岁以上，50~60岁为5.4%，60~70岁为8.3%，70~80岁为13.2%。本病的发病率在性别上有着明显差异，女性高于男性。寰枢关节骨关节炎可伴有其他关节的骨关节炎或者脊柱退行性关节疾病。由于寰枢椎活动需要寰枢外侧关节和寰齿关节共同作用，因此这两个关节易同时发生退行性改变。但并不同时侵犯所有关节，特别是外侧关节，其单侧受累为35%（彩图18-10），但无明显临床症状，寰枢关节骨关节炎通常不影响脊髓。需要注意的是疾病的临床症状与形态学改变很难建立关系。不少患者虽有影像学表现，但由于寰椎上关节面的解剖形态学各异（彩图18-11、彩图18-12），故观察困难。

寰枢关节，特别是侧块关节骨关节炎引起的枕下痛与肌筋膜炎、枕大神经和枕下神经等受累有关。C_2神经的后支在寰枢椎侧块关节的后方通过，其主干为枕大神经，支配上颈部和枕颈部皮肤与肌肉。其炎性病变可刺激枕大神经支配区产生疼痛、项部肌肉僵直、点头和摇头受限等。表现为枕下部的间歇性、弥漫性疼痛，并伴有偏头痛或耳后部疼痛。疼痛可以是单侧或双侧，程度从中度到重度，甚至因疼痛剧烈而影响工作和生活。少数患者转头时，在上颈部局部可有捻发感和捻发音。除了枕下痛外，有不少患者诉头痛。寰枢椎外侧关节骨关节炎的疼痛与枢椎以下退行性关节疾病有着明显的区别，前者都有枕颈部痛，后者疼痛多在颈部。有学者认为最显著的差别是寰枢椎外侧关节骨关节炎均无手臂和肩部等部位的牵扯痛和放射性痛。

四、寰枕后膜挛缩

寰枕后膜位置深在，且坚韧，是否会出现挛缩？如果出现挛缩那么病变的具体部位在哪？挛缩是否会影响或累及枕大神经或椎动脉等枕下部的组织结构？目前都只是推测，无相关的病理学证据，也无相应的基础研究文献。解剖上寰枕后膜向前与硬脊髓膜紧密相连，向后与头后小直肌等相邻。

五、AS 和 RA

AS是一种原因不明的以中轴关节慢性非特异性炎症为主的全身性结缔组织疾病，也是一种常见的慢性致残性风湿病。其患病率为0.3%左右，主要累及骶髂关节和脊柱、柱旁软组织及外周关节。本病多发生在青少年，以20~30岁为发病高峰年龄，无明显性别差异，致残率高。以前一直将AS与RA视为一种疾病的两个类型，将AS作为类风湿关节炎的中枢型，而RA则称为周围型。20世纪50年代以后，认识到AS有其特殊的表现，才对AS的概念有了修正，逐渐把它从RA中分出，成为一种独立的结缔组织病，被命名为AS。以往一直认为附着点炎是AS的病理基础。附着点发生炎症侵蚀，随后出现的炎症修复过程中新骨形成及非特异性软骨内骨化导致关节强直。但近来对AS的病理研究认为，早期病理改变以滑膜炎及关节旁骨髓炎为主要特点。在疾病发展过程中，可出现滑膜炎、关节旁骨髓炎、软骨旁骨质破坏、软骨表面破坏、软骨深部破坏、附着点炎、软骨化生、软骨内新骨形成、滑膜关节纤维化或骨桥形成等病理变化。一般病变自骶髂关节开始，逐渐向上发展，在疾病的后期可累及颈椎。在遭受外伤后容易造成枕颈部的神经等结构的损伤而导致枕下痛。文献报道AS患者颈椎损伤发生率较正常人高3.5倍，以中老年男性为多。患者在骨折或脱位前均表现有颈痛，以及颈部活动功能受限等。RA也可累及寰枕、寰枢关节，导致枕下痛。

六、寰枢关节半脱位

寰枢关节半脱位或错缝是推拿手法界谈论较多的内容，很多医生也特别注重齿状突偏歪的现象，认为齿状突偏歪导致的寰枢关节半脱位是造成很多临床症状和体征的病因和发病基础。但遗憾的是到目前为止，医学界还没有对"寰枢关节半脱位"做出确切的定义，也没有统一认识及明确的概念，这就造成了许多争议。对于寰枢关节半脱位是否存在、具体的病因和病理机制、临床分型以及影像学表现等都有很多亟待进一步研究的内容。

第三节 枕下痛的临床诊治现状

目前有关枕下痛的诊治由于认识和概念的不同而归属于不同疾病的诊断和治疗当中，分别论述如下。

一、枕大神经痛

一般的解剖学教科书和专著对枕大神经的描述不是很详细，一些专著上的插图就是简单地将后枕部的神经分布都归入枕大神经的范畴。在介绍枕部的神经分布时，仅是简单地加以介绍，如"第2颈神经后支的皮支特大，称为枕大神经，穿斜方肌腱至皮下，分布于枕部的皮肤"。甚至有些解剖学专著更是简单化地将枕部神经的分布描述为枕大神经，只字不提枕小神经。这样容易误导临床医生的诊断和治疗，使其极易将主诉有枕部疼痛的患者都诊断为枕大神经痛。目前在临床上西医学多给予芬必得、去痛片等非甾体类药物以及卡马西平和穴位注射等治疗。近年来，有采用显微外科技术，如局麻枕部小切口枕大神经松解减压术治疗顽固性枕大神经痛。中医学对枕大神经痛的治疗多采用推拿手法、针灸以及小针刀等治疗方法。由于目前对枕部神经分布的描述过于简单，使得对上述治疗方法的准确性、安全性和治疗机制等产生疑问。如有作者介绍针刀治疗枕大神经痛的方法："按小针刀四步进针法进针刀。直入风池穴后，针刀向上进针约1~2cm，直达骨膜后稍退做横行、纵行分离切割手法，松解风池穴周围粘连组织"。在风池穴处，针刀有无必要进针直达骨膜？风池穴深层的重要结构是延髓和椎动脉，深度距皮肤1.5寸左右，若针刺超过一定深度或过度提插易伤及延髓和椎动脉，导致严重后果。通过复习解剖学发现，枕部有枕大神经、枕小神经、耳大神经以及枕下神经等分布，主要是枕大神经和枕下神经。研究较多的是枕大神经，它属于脊神经后支的皮支，较粗大。一般来讲，脊神经的后支较细，为混合性的纤维，且分布具有明显的节段性。枕大神经主要分布于枕部和颅顶，单纯的枕大神经分布区仅是在枕大神经刚刚穿出斜方肌腱膜后一段很短的下枕部区域，即人字缝附近的皮肤。枕部其余部分是由枕大神经与枕小神经形成较为密集的重叠分布，并且其部分末梢还形成吻合。在枕部靠近颞部的区域是由枕小神经和耳大神经纤维形成重叠分布的区域。特别是在颞部，两者的纤维形成密集的重叠分布。枕大神经和枕小神经重叠分布于枕部，耳大神经和枕小神经重叠分布于颞部和枕外侧。因此在诊疗枕部疼痛时，除了要考虑枕大神经因素外，还要考虑枕小神经和耳大神经因素。有研究发现枕大神经分支也可分布于耳廓后。

有研究对枕大神经的行径、穿斜方肌腱膜和深筋膜以及易发生卡压的部位进行了观测。发现：枕大神经在枕外隆凸下方（2.8±0.2）cm，旁开（2.6±0.1）cm处穿斜方肌腱膜和深筋膜至皮下；穿斜方肌腱膜和深筋膜的部位约位于枕骨隆凸至乳突尖连线的上、中1/3交界点；穿出点有大量腱纤维和筋膜束缠绕枕大神经及枕动、静脉，是易发生卡压的部位。实际上，造成枕大神经痛的常见病因有颈椎疾病、寰枕部先天畸形、枕部损伤、椎管内病变、中毒性神经炎、流感、风湿病、糖尿病等，亦可能为酒精等中毒的继发症状，临床上需要认真区别。

二、颈源性头痛

十余年前有关颈源性头痛的文献较多，近些年有所减少。有作者指出，颈源性头痛约占门诊头痛患者的一半，其在颈椎横突靠神经根处、枕神经处和斜方肌近端止点处有压痛。颈源性头痛的诊断主要依靠病史及症状，所以对其定义尚未形成完全统一的看法。实际上，引起颈源性头痛的原因很多，如原发性疾病，有菌或无菌性炎症，高位颈椎间盘炎、高位颈椎结核、高位颈椎退行性改变所致关节突关节、韧带、肌筋膜的无菌性炎症，巨细胞动脉炎，肿瘤如后颅窝肿瘤、高位颈椎肿瘤，挥鞭伤，高位颈椎骨折脱位，先天或后天畸形如动、静脉畸形，椎动脉粥样硬化、椎动脉炎和颈椎退行性骨关节病、椎间盘突出、神经节卡压和颅颈连接部畸形等各种异常因素刺激、挤压或牵拉等均可引起枕下痛。由于以往认识上的局限性，将枕下痛的患者几乎都诊断为颈源性头痛，而忽略了肌源性因素在其病理机制中的作用。在治疗上，封闭、神经阻滞术、推拿、针灸和小针刀等是目前临床治疗颈源性头痛最常用的治疗方法。需要指出的是，引起枕下痛的原因很多，但颈项部肌肉和筋膜异常所造成的临床症状占有很大的比例，特别是胸锁乳突肌的病变可累及枕小神经和耳大神经，或颈项部肌筋膜痛所致的牵涉痛及放散痛都可被误认为颈源性头痛。从引起颈源性头痛的病因来看，其实枕大神经痛也属于颈源性头痛的范畴，两者都属于同一个症候群。颈源性头痛被定义为综合征而不是一种疾病，这是因为它是由一系列原发性疾病引发的临床表现相同或相似的有共同病理生理基础的一组症候群。由于不是确切的病因诊断，因此这样的诊断太笼统，不利于临床准确和精细的治疗。目前的趋势是学科界越来越淡化颈源性头痛的诊断。

三、寰枕后膜挛缩症

目前临床有文献介绍运用针刀在寰枕后膜部位进行治疗。由于寰枕后膜位置深在，近邻椎管及延髓等重要的组织结构，且寰椎变异较多（彩图18-13）。那么小针刀切割治疗的准确性如何？以及由此带来的安全性值得深思。从现有资料分析，小针刀切割的很可能是头后小直肌和筋膜等结缔组织。少数文献介绍了手法治疗本症的经验体会，但关于手法作用的机制值得探讨。

四、血管神经性头痛或偏头痛

枕下痛易与偏头痛相混淆，一些对此不熟悉的医生易将枕下痛以及肌筋膜痛所致的牵涉痛误诊为偏头痛或血管神经性头痛。血管神经性头痛包括偏头痛、丛集性头痛和紧张性头痛等。偏头痛是一种反复发作的原发性脑功能性疾病，表现为反复发作的一侧或双侧搏动性的剧烈头痛。在总人口中约有6%的男性和18%的女性受此影响。1988年世界头痛协会按其临床表现将偏头痛分为两大类：有先兆的偏头痛和无先兆的偏头痛。关于其发病机制尚无定论，主要有血管学说、神经学说、三叉神经血管学说以及遗传学说等。目前认为偏头痛是一种神经血管性疼痛，皮层扩散性抑制与先兆的产生有关。遗传学研究表明偏头痛是一种中枢性离子通道病，也是一种遗传与环境因素相互作用的复杂疾病。脑干神经元功能异常也可能与偏头痛发病有关。

血管神经性头痛具有间歇性反复发作史和与月经有关系的周期性发作。临床表现特点为遇劳累或刺激而诱发加重，发作时一侧或两侧头部剧烈搏动性疼痛、胀痛或刺痛，或伴有恶心呕吐、失眠烦躁等症状。对其治疗，中医疗法的中药辨证内服、推拿、针灸等是临床上使用最多的治疗方法。

五、颈椎病

临床诊断为颈型颈椎病的患者很多，颈椎病的定义是因颈椎间盘本身退变及其继发性改变刺激或压迫邻近组织，并引起各种症状和体征者。由于枕骨与寰椎、寰椎与枢椎之间没有椎间盘，因而颈型颈椎病的诊断就不适用于枕下部及上颈段。但临床上相当一部分由于枕下部或上颈段病变所引起的枕下痛患者被错误地诊断为颈型颈椎病，可以说这是个普遍的认识错误，因为从颈椎病定义上看完全可以否定。上颈段的病变相对中下颈段来讲较少，而中下颈段的病变也很少表现为枕部或枕下痛。实际上引起枕下痛的病因比较复杂。相当一部分被诊断为颈椎病的患者是由于枕颈部的关节和肌肉等组织的劳损性损伤所致。

六、寰枢关节半脱位（错缝）

很多中医正骨科或推拿科以及康复科常规地对主诉有头颈痛的患者拍摄张口位X线片。一旦有齿状突与两侧块的距离不相等，即得出患者的齿状突偏歪，有寰枢关节半脱位的诊断，而给予牵引或推拿正骨等"复位"治疗。在确定寰枢椎半脱位上，很多作者都是简单地以张口位X线片上齿状突与两侧块之间的距离不等或以双手触摸的感觉作为诊断依据。如以触摸到左右侧横突的凸起程度不同，来作为判断半脱位的依据；或是触摸枢椎横突来判断等。这种诊断依据多少带有一些诊断者的主观性，缺乏客观的诊断标准。这些诊断没有考虑到寰椎的解剖学变异情况，如两侧横突发育大小或前后方向上生长的差异以及齿状突有无偏心性生长等。在没有明确因果关系的情况下就盲目使用各种疗法，包括带有一定危险性的各种颈椎扳法，这样势必带来很多问题，甚至是对患者的伤害。实际上从后方很难触摸到C_2横突，触及到的多为关节突关节。

七、AS 或 RA

对其治疗主要是以对症治疗为主，配合功能锻炼。近些年对AS和RA的治疗已经取得了很大的进展。一般是在常规应用非甾体抗炎药的基础上应用柳氮磺吡啶以及生物制剂。临床观察发现，对缓解临床症状及改善有关实验室指标的效果明显且快，关节功能恢复较好。但也局限于早、中期患者。有些病例治疗效果不理想，可能与患者病情严重程度有关。AS或RA发展到枕颈部疼痛，说明病变已经基本到了中晚期，治疗的难度增加，多数仅是消除症状而已。有些病例病变进展到颈椎后造成局部骨质疏松，也加剧了枕下痛，这更加重了治疗的难度。

第四节　枕下痛的诊断

枕下痛的诊断主要根据症状和体征，在鉴别诊断的基础上做出明确的诊断。例如，枕下小肌群位于颅底最深层，其扳机点是造成头痛的最常见原因。头痛时似乎疼痛深透至颅内，但是很难定位，患者很可能诉说整个头部都在痛。但仔细询问可能发现，大多数的疼痛可向前延伸至单侧的枕部、眼眶和前额，然而缺乏明确的界限。绝大多数枕下痛患者依靠仔细的触诊检查即可得出较为明确的诊断，少数需要配合实验室或影像学检查。如肌筋膜痛的患者很少有ESR或CRP升高，而多数AS或RA患者会有升高。枕颈部的结核、肿瘤或骨结构畸形等则需要影像学的检查才能明确。由枕下部肌筋膜痛所引起的头颈部痛的患者常被误诊为紧张性头痛、颈源性头痛、枕神经痛和慢性难治性良性痛等。

枕下痛的症状主要是枕部和上颈段的疼痛不适，有时疼痛可放散至颞部、头顶或眼眶部。触压时可在枕下部，多数是在C_1横突、乳突下、C_1后结节、枕骨下项线附近、$C_{1\sim2}$关节突关节、枕下小肌群起止点、胸锁乳突肌和斜方肌等处发现明确的压痛点（彩图18-14）。检查时的要点是从患者的一侧乳突前下方沿着枕下部一直按压检查至对侧的乳突前下方。检查时，患者多取坐位，医生一手扶持患者的前额，以另一手拇指的指腹或指端进行滑动按压。有些患者可伴有神经根或其他症状，但仍以枕下痛为主，此类患者常被诊断为颈椎病。不同枕下部肌筋膜痛有着不同的压痛点，所以在枕下痛的诊断中，压痛点的检查至关重要。如胸锁乳突肌乳突部和头夹肌附着点的肌筋膜痛多在乳突下有明确的压痛点；头后大、小直肌的肌筋膜痛多在枕骨大孔水平的后正中线两侧有压痛点。研究发现，胸锁乳突肌乳突部肌筋膜压痛在性别间差异无显著性，其压痛以乳突前和乳突后最为明显（图18-1）。

肩胛提肌有两个点易发生扳机点压痛：一个中心扳机点，位于肩胛提肌与上斜方肌前缘下方交角处；另外一个更稳定的压痛点位于肩胛提肌

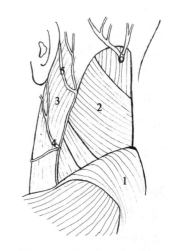

图18-1　枕下部肌肉及神经

1.斜方肌　2.头夹肌　3.胸锁乳突肌　4.耳大神经　5.枕小神经　6.枕大神经

在肩胛骨的附着处。这种末端处压痛可能是由于扳机点的持续性紧张所造成的起止点病损。肌腹扳机点的硬结可导致肌肉的过度紧张以及可触摸的紧张性束带。95％的患者在其肩胛骨上角2cm内可有明显的压痛。按压此点可引起典型的疼痛，在73％的压痛点还可以触及小结节和引发捻发音。

到目前为止还没有观察到枕下小肌群肌筋膜痛的患者发生神经嵌压。偶尔头下小直肌可能会（潜在性）嵌压枕大神经。因为枕大神经有7.5％穿过头下斜肌，故在此点上有潜在性的嵌压可能，但可能性非常小。

第五节　枕下痛的治疗

在此重点介绍枕下部肌筋膜痛的治疗。对于枕颈部肌筋膜痛所引起的枕下痛，要遵循"筋喜热而恶寒"这个基本原则。可运用放松类的按摩手法对发生肌筋膜痛的肌腹进行治疗，但由于枕下部一些肌肉都很短小，如枕下小肌群等，对此应予点按等有针对性的手法进行治疗则效果更佳。肌筋膜痛采用热敷、熏蒸、理疗、激光和频谱等可产生热的疗法也都可有较好的疗效。临床上对肌筋膜痛的治疗常使用非甾体类抗炎药物内服或外用。此类药物种类较多，长期大剂量使用会产生一些副作用，需要医生了解并掌握此类药物的药理特点和性质，以免对患者造成伤害。中药的内服或外用也是临床常用的治疗方法。枕下小肌群的扳机点通常与寰枕、寰枢以及C_{2-3}节段的关节功能障碍同时存在，两者间的恶性循环关系是造成病变慢性化的主要原因之一，特别是在慢性疼痛患者中更为常见，对这些部位都需要检查和治疗。因此，对病变较久的患者可以配合针对上述关节的脊柱推拿手法进行治疗，以提高疗效。按压扳机点的作用与深部组织按摩的效果相同，可以消除枕下肌中的扳机点。然而，手法治疗时需要最深部的按摩，以使推拿力能够穿透斜方肌、头半棘肌和头夹肌。在枕下三角的C_1水平，三角内有椎动脉水平走行，推拿操作时应当避免能使脑缺血症状加重的手法。牵拉病变肌对治疗肌筋膜痛也有很好的辅助作用。

推拿治疗时，要注意操作的范围和路线，因为要兼顾枕下部所有可能发生肌筋膜痛的肌肉。传统的推拿很注重风池穴的作用，但从枕下部的局部解剖学和病理考虑则要扩大推拿治疗的范围，即从一侧的乳突下，沿着枕骨大孔一直推拿至对侧的乳突下，这样基本不会遗漏枕下部病变的肌筋膜。

如果所有的治疗方法都无效，那么就要考虑是否采用注射治疗。但是在枕下部这个区域进行注射，必须考虑到邻近的重要组织结构，如椎动脉及深层的解剖结构，如果伤及这些结构可能产生不良的后果（彩图18-15、彩图18-16）。针灸（干针）和封闭（扳机点注射）对于急、慢性肌筋膜痛有特效，相当一部分急性肌筋膜痛的患者在治疗后症状立即消除。如果指压斜方肌的痛点，一般都可以诱发其疼痛或有明显的可触及的结节或是紧张性的肌束，对此都要进行注射治疗。搓捻、触摸所发现的阳性体征有助于临床诊断，对确定注射或干针时的进针点也非常重要。一般注射是在缓慢主动充分活动后进行。刺入时，如局部出现抽搐动作，则说明注射部位准确，注射的疗效好。局麻药最好用普鲁卡因，浓度要小，剂量要少；皮质激素尽可能不用悬浊液，因为有报道指出，使用悬浊液在头颈部封闭后造成患者的一过性失明。

枕下部注射时要注意针头刺入的方向，以免伤及延髓等重要组织结构，这就需要精确的解剖定位。上斜方肌注射时，术者要用一手牢固地掐住所要注射的肌肉，以准确地定位注射。同时将其提起，使之与其下的组织结构分离。针尖从术者掐夹肌肉的指间穿入肌肉，以避免穿入肺尖。肩胛骨附着处的肩胛提肌痛点比其中部痛点易定位，注射较容易。

对于骨关节炎或偏头痛或血管神经性头痛所致的枕下痛，非甾体类药物和中药是主要的治疗方法，同时可以配合脊柱推拿手法和针灸等。对于RA和AS性枕下痛，主要是对症治疗，所使用的药物主要是非甾体类抗炎药物，对于雷公藤制剂等药物则需要有选择性地使用。

结语：一般认为C_3或C_4以上任何组织结构的病变所引起的头痛即为颈源性头痛，但这样的诊断太笼统，不利于临床精细的诊治。对本学科来讲，枕下部肿瘤、神经血管束的嵌压、骨结构畸形或病变等不是推拿或针灸以及扳机点注射疗法的适应证。寰枢关节半脱位和寰枕后膜挛缩症的诊断有很多值得商榷之处。而对肌筋膜病变为主所导致的枕下痛则是一个较新的认识，枕下痛属于颈源性头痛范畴，而颈源性头痛不一定都是枕下痛。枕下痛概念的提出，使得对颈源性头痛的诊治更加细化，有利于提高临床疗效。颅底与骶尾部一样，是人类进化过程中最容易发生变异的部位之一，在此发生的疼痛有其复杂性，在诊治时要认真对待（彩图18-17）。需要考虑到各个肌肉筋膜病变所致牵涉痛的各自特点、软组织与骨关节病变的关系、疼痛中枢的会聚、本体感受器以及深层次解剖学和组织学问题等。在此领域还有很多有待于进一步研究的内容。

参考文献

［1］杨先文，高彦平，李义凯.胸锁乳突肌乳突部形态学特征及其临床意义［J］.颈腰痛杂志，2006，27（4）：258-261.

［2］李义凯.枕下痛［J］.颈腰痛杂志，2010，31（4）：243-248.

［3］张洪涛，袁涛.枕下三角区综合征研究进展［J］.中医研究，2015，28（8）：75-78.

［4］黄宇琦，高彦平，徐海涛，等.胸锁乳突肌扳机点疼痛部位及其性别因素分析［J］.第一军医大学学报，2005，25（1）：111-113.

［5］黄根胜，刘初容，莫昊风，等.小针刀治疗枕下痛疗效观察［J］.实用中医药杂志，2017，33（4）：428-429.

［6］邢海昌，张万里.基于DTI对枕下三角肌群与颈源性头痛的相关性研究［J］.医学影像学杂志，2018，28（8）：1250-1253.

［7］朱颖，陈家煜，包烨华，等.基于"通项入脑属目系"探讨枕下肌群与眼的关系［J］.成都中医药大学学报，2020，43（4）：77-80.

［8］袁淑华.颈椎牵引结合松解枕下肌群治疗寰枢关节半脱位临床观察［J］.实用中医药杂志，2019，35（5）：589-591.

［9］雷涛，徐达传，崔林.枕大神经痛的解剖学基础［J］.中国临床解剖学杂志，2003，21（6）：578-579.

［10］赵庆安.枕颈椎的先天性畸形继发脊髓损害［J］.中医正骨，2000，12（3）：56.

［11］王晓刚，刘颖，常洪波，等.枕下三角的超声解剖学研究［J］.中国超声医学杂志，2021，37（1）1-4.

［12］贺军，秦尚振，李俊.枕大神经封闭误入蛛网膜下隙致呼吸骤停1例报告［J］.中国临床神经外科杂志，2000，5（2）：67.

［13］刘战平，申文龙，李新伟.小针刀治疗耳枕部神经卡压综合征158例［J］.光明中医，2006，21（7）：49-50.

［14］李义凯，钟士镇.颈源性头痛有关的神经解剖学分析［J］.中国中医骨伤科杂志，1996，4（5）：54-55.

［15］李义凯，万道富，钟世镇.颈椎关节半脱位征像的诊断价值［J］.颈腰痛杂志，1998，19（3）：166.

［16］李义凯，杨先文，查和萍.枕部神经的解剖学观测及临床意义［J］.中国中医骨伤科杂志，2005，13（6）：4.

［17］黄宇琦，徐海涛，等.胸锁乳突肌扳机点与老化的相关性研究［J］.中国康复医学杂志，2005，20（2）：100.

［18］李义凯，许丁才，等.X线片对枕下痛的诊断价值［J］.颈腰痛杂志，1999，20（1）：1.

［19］李义凯，钟士镇.寰齿关节退行性变及其与枕颈痛的关系［J］.中国康复医学杂志，1998，13（5）：206.

［20］李义凯，穆伟华，王爱华.肌筋膜及扳机点［J］.颈腰痛杂志，2002，23（1）：80.

［21］李仕，柴瑜，李义凯.寰椎侧块结节及枢椎齿突的解剖学形态观测及临床意义［J］.解剖学杂志，2014，37（2）：212-216.

［22］柴瑜，李仕，李义凯.寰椎上关节面形态与分型［J］.中国临床解剖学杂志，2014，32（5）：533-537.

［23］李仕，柴瑜，曾广南，等.枕骨髁的分型及其意义［J］.中国临床解剖学杂志，2013，31（1）：28-31，36.

（李义凯，陈荣庄）

第十九章　肩周炎的历史与现状

　　肩周炎长期以来被作为不明原因肩痛和肩关节功能障碍的统称，导致了对很多肩关节痛的误诊与误治。肩周炎只是统称，明确肩周炎的概念和特点，细致鉴别引起肩痛的各种病因，有助于临床正确诊治。实际上，肩周炎是一种特定的肩关节囊疾病，并非肩关节周围不明原因肩痛的统称，较为准确的命名应该是"冻结肩"或"粘连性盂肱关节囊炎"。由于对其病因和发病机制至今尚无定论，有关肩周炎的流行病学、病理生理学和治疗学等方面的研究有待进一步深入。应逐渐减少肩周炎这个模糊诊断名称，而以具体的病名加以诊断和命名，力求病因学的单一诊断，予以针对性治疗，如使用肩袖损伤和肩峰下撞击综合征等更加具体的肩部解剖结构的损伤来明确诊断。通过对近年来肩周炎治疗文献的回顾分析，发现针灸和推拿等非药物疗法是治疗肩周炎的主要方法，其疗效并无绝对的优劣之分；穴位特异性在肩周炎的治疗中存在被夸大的情况。在肩周炎治疗上，并没有某一绝对的优势疗法，而是多种疗法并存。

第一节　概　述

　　肩周炎，全称肩关节周围炎，又称为"五十肩""肩风""冻结肩"和"肩凝症"。传统的观点认为肩周炎是发生在关节囊及其周围韧带、肌腱和滑膜囊等关节周围软组织的一种退行性炎症性病变，以患者肩痛、肌痉挛，久之出现关节运动功能障碍和活动受限以及肩部肌萎缩为主要临床表现。本病多发生于50岁左右的人群，女性多于男性。肩周炎是临床常见病、多发病，病程较久，是困扰人们生活和工作而尚无特效治疗方法的骨伤科疾病。肩周炎病因学众多，与退变、劳损、创伤、颈椎病、偏瘫、糖尿病和性格等因素有关。国内外有关肩周炎发病率的报道都缺乏合理的研究和细致的统计，至今尚缺乏有关普通人群中肩周炎流行病学的研究报道。国外初步研究报道，肩周炎好发于40~70岁的中老年人，在这个年龄段有2%~5%的患病率，女性较男性多见，左右无明显差异。大约有10%的肩周炎患者在第1次发病的5年内对侧肩关节也会再次罹患"肩周炎"。实际上，肩痛患者中肩袖损伤的比例更高。

　　在我国，很多医生，甚至患者都对"肩周炎"这一名称耳熟能详，将不明原因的肩痛和活动障碍归结为"肩周炎"。实际上，"肩周炎"并非单纯从字面上理解。就肩周炎这一病名来讲，其实是一个极其模糊的概念，它对所指疾病的外延几乎没有做出限定。肩周炎这一诊断名词是笼统的和不确切的。导致了临床上肩周炎的治疗方法虽多，但针对性不强，应用较乱，疗效难以比较的局面。很多人习惯将肱二头肌长头肌腱和腱鞘炎、肩袖损伤、撞击综合征，甚至肩颈部的肌筋膜炎等肩部疾病笼统地称为肩周炎。也有人认为所谓的肩周炎并非肩周某一点独立的疾病，而是继某种局部病理变化之后波及整个或大部分关节周围组织的综合性病变，而退变为本病的根本病因。实际上"肩周炎"是表现为肩痛及运动障碍的症候群，它并非单一病因疾患。广义的肩周炎包括了肩峰下滑囊炎、冈上肌腱炎、肩袖损伤、肱二头肌长头肌腱炎及其腱鞘炎、喙突炎、冻结肩和肩锁关节病变等多种疾患。狭义的"肩周炎"在国内习惯用作"冻结肩"或"五十肩"的同义词。这是一种特定的肩关节囊疾病，并非肩关节周围不明原因肩痛的统称，较为准确的命名应该是"冻结肩"或"粘连性盂肱关节囊炎"。有研究发现50岁以上人群中肩袖损伤的比例高达23%，相当一部分慢性肩痛是由慢性肩袖撕裂所致。

文献按不同发病部位及病理变化可将引起所谓肩关节周围炎类的疾病分为4大类：

1.肩关节周围滑囊病变　包括滑囊的渗出性炎症、粘连、闭塞及钙化等病理改变，常见的有肩峰下滑囊或三角肌下滑囊以及喙突的滑囊等。

2.盂肱关节腔病变　盂肱关节腔病变多为冻结肩，病变早期可有腔内的纤维素样渗出，晚期出现关节腔粘连，容量缩小。

3.肩部肌腱和腱鞘的退变性病变　如肱二头肌长头肌腱炎及腱鞘炎、冈上肌腱炎、钙化性肌腱炎、肩袖断裂及部分断裂和撞击综合征等。

4.其他肩周围病变　如喙突炎、肌筋膜炎、肩胛上神经卡压综合征和肩锁关节病变等。

临床上引起肩痛最常见的是冻结肩、肱二头肌长头肌腱炎及腱鞘炎、喙突炎、肩袖病变、肩峰下滑囊炎、钙化性肌腱炎或滑囊炎以及肩锁关节病变等。长期以来有关肩周炎的命名很混乱。早在1872年Duplay首先提出了肩周炎的诊断名词，并被广泛引用。针对肩部周炎患者的肩部活动度明显下降，Codman于1934年将其定义为"冻结肩"（frozen shoulder）。Codman将无明确外伤所致的肩痛和肩关节功能障碍命名为"冻结肩"，把它和其他肩周炎性疾病区分开来。1943年Lippman强调所谓冻结肩是肱二头肌长头肌腱炎和腱鞘炎所致。1945年Moseley和1951年McLaughlin则指出肩峰下滑囊炎和冈上肌腱病变是肩周炎的主要原因。Neviaser1946年通过组织活检发现，此类患者存在肩关节囊挛缩、关节囊滑膜下层慢性炎症和纤维化，因而提出"粘连性关节囊炎"的概念，并逐渐被广泛接受。1973年Depahn手术探查肱二头肌长头肌腱后，认为其病变占主要地位，应与肩周炎分开。目前国外文献多使用"冻结肩"或"粘连性关节囊炎"这两个名称。

第二节　肩周炎的历史

在此主要引用冯传汉等人的著作《肩关节外科学》。回顾肩周炎的研究历史，大体可分为2个阶段，以1934年美国著名肩关节外科专家Codman发表其经典著作 *The shoulder* 为界限，在1934年之前是一个早期的探索阶段，而在1934年之后则是较深入的研究阶段。

1872年Duplay首次提出肩关节周围炎（periarthrite scapulohumerale）的诊断。认为盂肱关节外组织的病理变化，如肩峰下滑囊炎症、变性和粘连等是肩痛和关节运动受限的病因。虽然也有人提出肩周炎与冈上肌腱断裂有关，但19世纪后半期以肩峰下滑囊炎为基础的"肩关节周围炎"学说占据主导地位。1934年Codman提出钙盐沉积导致冈上肌腱断裂。他与Akerson对肩袖的共同研究结论是无明确外伤原因的肩痛伴有肩关节功能障碍者，即无明确外伤所致的肩痛伴有肩关节功能障碍者，统称为冻结肩。其病理表现为：①肩峰下滑囊的粘连和炎症；②肩袖肌腱炎，可伴有钙盐沉积；③肱二头肌长头肌腱及其腱鞘炎。Codman对上述病例做了严密观察和正确的描述，将这种疼痛性及僵硬性肩关节病命名为"冻结肩"。其经典著作 The Shoulder 一书对肩关节周围炎的病因进行了详细描述和分类，为临床诊疗和研究工作作出了重要贡献。该书总结了以往对肩周炎病理、解剖及生物力学方面的研究，为进一步深入研究奠定了基础，是肩周炎研究领域的一个划时代的贡献。1943年Lippmann强调所谓冻结肩是肱二头肌长头肌腱粘连性腱鞘炎所致。1951年Mclaughlin指出肩峰下滑囊炎和冈上肌腱病变是肩周炎的主要原因。1952年Depalma对肱二头肌长头肌腱炎与肩袖病变的相关性进行了研究。回顾肩周炎的历史，可以发现引起肩周炎的疾病很多，总结如下（表19-1、表19-2）。

表19-1 Codman以前肩关节周围炎主要文献

1867	Jariavay	肩峰下滑囊的外伤性炎症
1872	Duplay	关节外组织–肩峰下滑囊炎，"肩关节周围炎"的命名
1874	Henke	冈上肌腱断裂
1907	Baer & Painter	肩峰下钙盐沉着
1908	Stieda	肩峰下滑囊钙化
1912	Wrede & Elmslie	冈上肌腱钙化
1910	Bera	肱二头肌长头肌腱炎
1914	Sievers	肩锁关节病变
	Klapp & Riedel	盂肱关节腔缩小，被累及
1933	Julliar	喙突炎
1934	Codman & Akerson	冻结肩

表19-2 Codman之后肩关节周围炎主要文献

1940	Bosworth	肩峰下滑囊闭塞
1943	Herman & Wahren	肩峰下滑囊变性
1945	Moseley	肩峰下滑囊炎及冈上肌腱炎
1951	Mclaughlin	
1943	Lippmann	肱二头肌长头肌腱粘连
1952	Depalma	肱二头肌长头肌腱与冈上肌腱变性炎
1945	Neviaser	盂肱关节囊粘连
1952	Yong & Pearson	
1958	Harmon	肩纤维炎
1961	Bloch	

第三节　肩关节的解剖与功能

肩关节是全身关节中活动方向最多、幅度最大的关节。构成肩关节的骨骼有锁骨、肩胛骨和肱骨头。肩关节的构造复杂，从广义上来讲，肩关节是由盂肱关节（狭义肩关节）、肩锁关节、胸锁关节、肩胛-胸壁机制、肩峰下机制和喙锁关节等5~6个关节所构成的肩关节复合体，共同配合，相互协调，以完成复杂而和谐的肩部运动（彩图19-1）。肩峰下机制分为上、下两部分，上为喙肩弓，包括肩峰、喙突及其间的喙肩韧带，下为肩袖、肱骨大结节和其间的滑囊，又称第二肩关节（彩图19-2）。肩胛-胸壁机制是肩胛骨与胸壁之间的类关节结构。构成盂肱关节的骨骼是肩胛骨的关节盂和肱骨头。关节盂的周围镶以一圈坚韧的盂唇。上盂唇为肱二头肌长头腱的起点。盂肱关节的解剖特点：一是两个关节面很不对称；二是稳定性差。其稳固性远不如髋关节，故易受损伤。盂肱关节囊松弛，关节韧带装置较薄弱，使得盂肱关节在三维方向上具有6个自由度的活动。其稳定性主要靠关节周围的肌肉、肌腱和韧带来维持。由于肌腱本身的血液供应较差，且随着年龄的增长而发生退行性改变，加之肩关节在生活中活动比较频繁，周围软组织经常受到来自各方面的摩擦和挤压，故而易发生慢性劳损及损伤。

与肩部相关的肌肉有斜方肌、背阔肌、胸大肌、胸小肌、肩胛提肌、小菱形肌、大菱形肌、前锯肌、三角肌、冈上肌、冈下肌、小圆肌、大圆肌、肩胛下肌、肱二头肌和喙肱肌等（彩图19-3、彩图19-4、彩图19-5）。盂肱关节周围的软组织组织主要是肌和肌腱，可分为两层：外层为三角肌，内层由冈上肌、冈下肌、肩胛下肌和小圆肌四个短肌的腱性部分在肱骨头解剖颈处形成袖套状结构，即肩袖。肩袖于肱骨头上面及前后面形成一致密腱帽（板），故肩袖的张力集中在肩关节囊的顶部、前部和后部。肩袖厚约5mm，表面光滑，与关节囊纤维愈着，难以划分。肱骨头球状关节面是肩盂面积的3倍，与肱骨头相比，肩盂关节面平而浅，支持作用微弱，故盂肱关节的稳定性主要靠肩周的肌肉和韧带承担（彩图19-6、彩图19-7）。当肩关节外展、上举时，肩袖肌的收缩使肱骨头固定于肩盂，避免三角肌强有力的收缩使肱骨头直接撞击在肩峰或喙肩弓上。肩袖与三角肌均为外展肌，肱二头肌亦有外展作用。肩袖是肩关节活动时受力最大结构之一，易损伤。肱二头肌长头腱向下走行于肱骨结节间沟的骨纤维隧道内，此段是炎症的好发之处。

盂肱关节囊大而松弛，附着于关节盂周缘，向下附着于肱骨解剖颈处，故肱骨头全被关节囊包围，并在头下形成许多皱褶，如在肩关节前部有较大的滑膜隐窝。关节囊的前部被盂肱韧带加强，包绕肩关节囊外的是肩袖（彩图19-8）。冈上肌腱和肩胛下肌腱之间，有喙突和肱二头肌长头腱穿过，形成肩袖间隙（rotator interval），其中有喙肱韧带加强。喙肱韧带在内侧起自喙突根部，附着于肩关节囊前方，向外止于肱骨的大、小结节，并与深层的上盂肱韧带形成复合体。正常的肩关节囊较为松弛，尤其是在腋窝部形成袋状皱褶。随着肩关节位置的变化，关节囊韧带处于松弛和紧张的交替状态，即手风琴样运动，以适应肩部的活动或限制关节的过度移位。

与盂肱关节相关的有喙肱韧带、盂肱韧带、肱二头肌长头腱和肩袖等；与肩锁关节相关的有喙肩韧带、肩锁韧带和喙锁韧带等；与胸锁关节相关的是胸锁前韧带、胸锁后韧带、胸锁上韧带、锁骨间韧带和肋锁韧带等；与肩胛-胸壁间连接相关的是斜方肌、前锯肌、胸大肌和背阔肌等；与喙锁关节相关的是喙锁韧带（斜方韧带和锥状韧带等）；与肩峰下关节相关的是喙肩韧带和肩袖等。肩关节囊对维持肱骨头紧贴关节盂的作用甚小，喙肱韧带则有约束肱骨外旋和悬吊肱骨头的作用。

肩周分布着12个滑膜囊，另有数个不恒定存在，无正式命名的滑囊。肩部滑囊主要有三角肌下滑囊、肩峰下滑囊及喙突下滑囊，其他的有肩胛下肌滑囊、喙突下滑囊、肩峰上滑囊、冈下肌滑囊、背阔肌滑囊、大圆肌滑囊、前锯肌内滑囊、前锯肌下滑囊、胸大肌滑囊等。这些滑囊不经常存在，位于肩胛骨上、下角及肩胛冈基底部，其主要功能在于便利肩关节的活动。发生炎症时可波及相邻的三角肌、冈上肌及肱二头肌短头腱等组织结构。肩峰下滑囊和三角肌下滑囊位于三角肌深面与喙肩弓及盂肱关节外侧面之间。在儿童虽有一薄隔将两者分开，但在成人常相互交通，应视为一个整体。肩峰下滑囊上为三角肌、肩峰及喙肩韧带，底为冈上肌腱与肩关节囊的融合部。当盂肱关节外展成90°时，肩峰下滑囊几乎隐而不见（彩图19-9）。肩峰下和三角肌下滑囊常随年龄增加而发生退变，囊壁增厚，并有纤维隔将囊腔分开为数个腔隙。老年人，特别是过去从事体力劳动者，肩袖可发生磨损，甚至发生部分或完全断裂。也有冈上肌发生穿孔者，如此则肩峰下滑囊与盂肱关节腔直接相通。由于肱骨大结节与肩峰在肩外展活动中经常发生摩擦，其间的软组织包括肱二头肌长头腱均可发生磨损。

肩关节神经分布丰富，几乎接受所有邻近大神经的分支。这些分支穿越关节囊后形成神经丛，在滑膜内构成丰富的神经网。这些神经对韧带及关节囊刺激所引起的疼痛反应比较弥散，定位模糊，而对滑膜刺激的反应则较清晰，对关节面的搔刮无明确感觉。

第四节　肩部软组织损伤性疾病

引起肩痛的常见疾病有冻结肩、肱二头肌长头腱及腱鞘炎、喙突炎、肩袖损伤、冈上肌腱炎和冈上肌腱钙化、肩撞击综合征、肩峰下滑囊炎或三角肌下滑囊炎等。下面对这7种主要疾病的解剖特点、分类诊断、鉴别诊断及治疗等，做一简介。

一、冻结肩

（一）病因

冻结肩的发病机制至今尚无定论。有文献综合筛选出7种病因，即年龄、风寒湿侵袭、解剖、制动、急慢性损伤、神经损伤和其他因素等。其中，年龄因素较重要。因为冻结肩好发于50岁左右的人群，且女性居多。此年龄正值女性更年期，男性更年期也接近于此。由于性激素水平下降引起全身激素水平紊乱，并导致机体各种生理生化指标的改变，且女性的这种变化更显著。随着年龄增大，关节活动逐渐减少，造成局部代谢缓慢，使关节囊、肩袖、肱二头肌长头腱、韧带及滑囊等组织结构发生退变，组织液渗出及细胞浸润，最终造成细胞变性而发病。受凉亦是致病因素之一。由于肩部的特殊位置，睡眠时很难做到始终保暖。由受凉引起局部组织的血液循环障碍和组织代谢异常，致使肩周软组织发生无菌性炎症，肌紧张或痉挛，最终导致肩部出现疼痛和功能障碍。由于肩关节的解剖结构和生物力学性质复杂，功能多样，且活动度大，故在活动中易损伤。肱骨内旋时喙肱间隙缩小，喙肱间隙内的关节囊等组织结构在肩部活动时，由于受到长时间的挤压，造成局部组织不同程度的缺血、坏死以及相邻组织发生炎性反应，从而出现肩部活动障碍和疼痛。如持续时间过久，即可出现缺血性改变，导致疼痛慢性化和继发的保护性肌痉挛，引起恶性循环。以上改变在侧卧时易发生。对发病影响最大的是肩峰下滑囊、喙突下滑囊和三角肌下滑囊，其中任何一个发生炎症或变性，都会引起滑囊粘连，出现冻结肩的症状，其中肩峰下滑囊对冻结肩的影响尤为突出。

　　冻结肩的发病还与糖尿病和甲亢等疾病有关。糖尿病与冻结肩在发病上有高度相关性，糖尿病患者中冻结肩的发生率高达10%~20%，在胰岛素依赖型糖尿病中更是高达36%，且多发于双肩。因而对冻结肩患者，应该检查是否同时患有糖尿病。研究发现冻结肩患者的HLA B-27、CRP以及免疫指标都有升高，提示冻结肩的发生与机体的免疫有关。冻结肩患者血清中测出甘油三酯和胆固醇水平显著高于对照组。此外，冻结肩还与胸椎小关节错位、肱骨小结节骨突部微神经束被变性的筋膜卡压、颈椎病、冠心病、肺炎、胆囊炎、上肢创伤、偏瘫、长期静脉输液和肩部手术等因素有关。研究表明，本病很可能是一种"反射性交感神经营养不良"，如Sudeck综合征等疾病，并据此实施通过降钙素以增加骨量的治疗。目前没有一种学说能够全面揭示冻结肩的发病规律、临床表现和临床自愈现象。究其原因，可能与肩关节解剖学的复杂性、肩关节的特殊位置、病理的不同阶段以及肩周炎的概念界定等有关。

（二）病理

　　冻结肩的主要病理变化是关节囊及其周围软组织退行性炎症、充血、渗出、纤维组织增生与粘连，使关节囊狭窄、闭塞引起肩关节疼痛和活动障碍。由于冻结肩以肩外旋受限最为明显，而喙肱韧带是限制肩外旋的主要因素，故推测肩袖间隙处喙肱韧带的病变是冻结肩的原发病灶和病理机制。这一假设得到了越来越多的研究证实。病变刺激成纤维细胞增生，分泌大量Ⅰ型和Ⅲ型胶原沉积于关节囊并使其增厚。MRI测得患肩关节囊厚度平均为5.2mm，而无症状对侧肩关节囊为2.9mm，有显著性差别。研究认为关节囊厚度超过4mm，对于诊断冻结肩有95%的特异度和70%的敏感度。对冻结肩患者进行手术探查发现，关节囊的腋隐窝、肩胛下肌下滑囊和肱二头肌长头腱及腱鞘处存在粘连和挛缩，严重者关节囊消失，紧包着肱骨头，最终使关节囊及韧带失去弹性，并且增厚而收缩。关节腔的容量减小是冻结肩的一个重要特征，对正常肩关节和冻结肩进行关节造影发现，其容积由正常时的20~30ml明显缩小至10ml，甚至减少至3~5ml。病情越重，关节腔容量越小。最终形成炎症、疼痛、挛缩三个环节相互影响的恶性循环。

（三）分期

根据症状演变，冻结肩可分为3期。

1.急性期 又称冻结进行期，起病急骤，疼痛剧烈，肌肉痉挛，关节活动受限。夜间痛剧，压痛范围广泛。持续数月，表现为逐渐加重的肩痛。

2.慢性期 又称冻结期，持续数月至1年，此期肩痛缓解，而以渐进性肩关节活动度降低为特点，包括主动和被动的肩外旋、内旋和外展活动度全面下降，肩关节呈冻结状态。

3.缓解期 又称恢复期，持续5~26个月，随着关节容积逐渐恢复正常，关节的活动也逐渐恢复。冻结肩的病程规律可概括为凝结（freezing）–冻结（frozen）–缓解（thaw）这一连续发展的病程。冻结肩有自限性，未经治疗者整个病程为12~42个月，平均30个月。但即使病情得到最大程度的恢复，仍有约60%的病例不能完全恢复正常，患肩活动度低于对侧正常肩关节，但对正常生活、工作的影响不是很大。

（四）治疗

急性期治疗原则是止痛，解除肌肉痉挛。服用镇静、止痛及肌肉松弛性药物。也可用皮质激素加利多卡因于各压痛点及盂肱关节腔内行封闭治疗。痛剧者还可行肩胛上神经封闭或星状神经节的阻滞。慢性期治疗原则是在止痛下做适当的功能锻炼，防止关节挛缩加重。对疼痛基本缓解的肩关节挛缩症患者，可行肩关节腔内加压注射，或麻醉下手法松解，以恢复正常的活动范围。手法操作时，术者必须握肱骨上部，助手以拳顶住肱骨头以预防骨折和脱位。功能恢复期可采用物理疗法及功能练习，能使关节功能进一步改善和恢复。对高龄或有重度骨质疏松的患者，应禁忌手法松解。对伴有严重关节挛缩功能障碍，经非手术治疗无改善者，也可考虑用手术方法剥离粘连，松解挛缩的关节囊，术后物理治疗，在三角巾悬吊下行钟摆式的运动。

二、肱二头肌长头腱及腱鞘炎

本病多发于中年人，是肩痛的常见原因之一，往往无明显诱因。肱二头肌长头腱起于盂上结节，经结节间沟和结节间韧带的深面穿出肩关节囊。它是全身唯一走于关节腔内，位于滑膜外的肌腱。分为关节内段、鞘内段及鞘外段三个部分，肌腱在腱鞘内可移动4cm（彩图19-10）。骨性的纤维鞘管限制了肌腱的滑动方式及范围。肌腱在结节间沟内缺少相应的籽骨，要耐受较大应力。加之肌腱的滑液鞘位于结节间沟段，任何肩关节的慢性炎症或日常活动的机械性刺激，都可引起肌腱和腱鞘的充血、水肿、细胞浸润，甚至纤维化，腱鞘增厚，粘连形成，使肌腱滑动发生障碍。随年龄增大，其胶原纤维可发生退变或断裂，而引起疼痛。肩痛有时向上臂及前臂放射，肩部不冻结。夜间或运动后疼痛加重。肱二头肌长头腱鞘具有由肩关节滑膜分出的管状延伸部分，关节内炎性渗出液可沿此扩散，或腱鞘本身炎症等均可引发疼痛和粘连。检查时在结节间沟或肌腱部位有压痛，将肌腱向两侧推挤亦出现疼痛。X线检查阴性者较多。

急性期患肢宜制动，口服非甾体类药物，也可行结节间沟封闭治疗。用糖皮质激素加局麻药3~5ml行鞘内注射，每周1次，共2~3次，效果良好。封闭必须准确，且不要遗忘附近病变区，并注意严格无菌操作，以免发生感染。物理治疗及手法按摩也能促进炎症消退，缓解症状。急性期疼痛消退后，开始做功能练习，应避免提举重物及外伤，需要手术治疗者较少。对长时间持续性顽固性疼痛，非手术治疗无效者或肱二头肌长头腱在结节间沟内粘连，阻碍肌腱的滑动时，可手术治疗。

三、喙突炎

喙突是肩部肌腱和韧带的主要附着点。喙锁韧带、喙肩韧带、喙肱韧带以及肱二头肌短头、喙肱肌和胸小肌均附着于喙突。喙突和肌腱之间存在滑囊，当肌腱、韧带和滑囊发生损伤、退变和炎症时均可累及其附丽点，即喙突部，从而导致疼痛和压痛。本病好发于青壮年，是青壮年肩前痛的一种常见原因。除疼痛症状外，被动外旋功能也受限，但上举和外展功能一般正常。本病常易误诊为肱二头肌长头腱鞘炎。喙突部痛点封闭有明显止痛效果。一般1个疗程后，疼痛均能缓解。理疗和按摩也有一定效果。本病预后良好，不遗留功能障碍。

四、冈上肌腱炎和冈上肌腱钙化

冈上肌起于肩胛骨的冈上窝，通过肩峰下经肩盂上方及肱骨头上面附着于肱骨大结节近侧。冈上肌是肩袖的重要组成部分，在上臂外展和上举的起动运动及稳定盂肱关节方面均起重要作用（彩图19-11）。冈上肌是肩袖肌群中退变发生最早，肌纤维断裂发生率最高的肌肉。冈上肌腱在大结节止点近侧1cm范围内是乏血管区，血液供应差，受到应力作用的影响最大，冈上肌断裂通常均发生于该危险区域。冈上肌腱炎是劳损和轻微外伤逐渐引起的肌腱退行性改变，冈上肌腱钙化则是在退变的基础上发生钙盐沉着，形成钙化性冈上肌腱炎。钙化性冈上肌腱炎通常分为形成期、吸收期和慢性期3个阶段。在X线片上可见肱骨大结节附近，相当于冈上肌腱部有不规则、大小不等的块状钙化影。钙化灶的大小并不是判断预后的指征。但较大的钙化灶吸收后在肩袖肌腱内遗留较大的空隙，作为一个薄弱环节可能最终导致肩袖的断裂。本病好发于中年以上体力劳动者、家庭妇女和运动员。在劳损和轻微外伤后逐渐引起肌腱退行性改变，初感肩前上方痛，疼痛向斜方肌或上臂及前臂放射。急性期疼痛剧烈，可影响睡眠和饮食。止痛药不能达到止痛作用，臂上举症状加重，患肩不能受压，过度内收、外旋及内旋时均可出现疼痛。一般疼痛在数周后减轻或消失，但肩部肌肉痉挛，运动受限仍很明显。有时在肩峰下间隙及大结节近侧有局限性压痛。肩关节连续伸屈运动时可扪及关节内砾轧音。临床检查除肩前方痛和肩峰下间隙及大结节近侧压痛外，肩关节活动明显受限，疼痛弧综合征阳性，即患臂外展上举60°~120°范围内出现疼痛。在此外展范围（60°~120°）内此肌腱恰好压及肩峰处。故外展<60°时无痛，接近60°时，疼痛出现。继续外展至120°以上，疼痛消失。此即疼痛弧征象。除冈上肌腱炎外，冈上肌不全撕裂、冈上肌钙化、肩峰下滑囊炎、肱骨大结节撕脱或病变，由于同一机制，亦引发同样疼痛弧征象。钙化性冈上肌腱炎必须与长期肩袖损伤后出现的退行性肌腱止点处钙化相鉴别。其主要区别是前者的钙化灶在X线片上呈孤立、圆滑的钙化影，不与大结节相连；而后者的钙化特点是不规则状钙化影与大结节相连等其他与肩袖损伤相关的放射学表现。二者的治疗原则截然不同，而且后者的预后较差，经针刺封闭治疗后钙化灶不能吸收，症状不能缓解。

急性期患臂应制动，予三角巾悬吊及局部冷敷。口服非甾体类药物，也可行痛点封闭，有明显止痛消炎作用。如有冈上肌腱钙化，疼痛剧烈者，除口服非甾体类药物外，可以一粗针头刺入压痛区下部，用生理盐水做局部冲洗。也可冲洗后注入类固醇及局麻药3~5ml，每周1次，一般2~3次，效果良好。也可在局麻下用针头捣碎硬化的钙盐，亦可使疼痛消失。闭合针刺和封闭疗法是治疗钙化性肩袖肌腱炎的一种有效方法，在门诊或病房即可完成。绝大多数患者经针刺或封闭治疗后症状得到显著缓解。有下列情况的病例，可考虑手术刮除钙盐：①急性期钙质沉着范围较大或钙质较硬，冲洗或捣碎治疗不满意者；②反复发作，非手术疗法，包括冲洗、封闭和药物等无效者；③钙化块机械地影响关节运动并有疼痛者。近年来还有应用超声震波和切开或关节镜下钙化灶切除治疗钙化性冈上肌腱炎的报道。

五、肩峰下滑囊炎或三角肌下滑囊炎

肩峰下滑囊和三角肌下滑囊在儿童时分开，成人时常互相交通，可视为一整体。二者位于肩峰和喙肩韧带的下方，肩袖和肱骨大结节的上方，滑囊顶部附着于肩峰和喙肩韧带的下面以及三角肌发自肩峰的深面纤维上，其底部附着于肱骨大结节的上面内、外方各2cm处和肩袖上。冈上肌腱与滑囊紧密相邻，如有病变，常互有影响（彩图19-12）。肩关节外展、内旋时，滑囊随肱骨大结节滑入肩峰下而无法触及。滑囊炎多不是原发性，而多继发于邻近组织的病变，尤以冈上肌损伤、退变、钙盐沉积和肩袖破裂为多。在急性期破溃至滑囊内引起急性钙化性滑囊炎，也可由直接或间接的外伤所引起。疼痛、运动受限和局限性压痛是肩峰下滑囊炎的主要症状。疼痛以肩外展、外旋时加重，压痛点多在肩峰下。患者主诉在无诱因或轻微外伤及过劳后出现肩痛和活动受限，多数疼痛较剧烈，影响睡眠。为减轻疼痛，患者常使肩处于内收、内旋位，随着滑囊壁的增厚和粘连，肩关节活动范围逐渐缩小。X线检查偶可见冈上肌的钙盐沉着。急性外伤所致的三角肌下滑囊炎，往往在伤后数日才出现急性滑囊炎症状。行肩峰下滑囊穿刺，明确积液量及性状有助于判断病变性质和程度。

急性期患臂制动、休息、三角巾悬吊、口服消炎镇痛药。肩峰下皮质激素局部封闭，能取得即刻止痛的疗效。肩峰下滑囊如有积液可抽除，并注入类固醇。钙化性滑囊炎用穿刺冲洗处理能及时解除患者的疼痛。非手术治疗无效者，可行手术治疗。包括滑囊切除术和清除冈上肌腱中的钙化部分，亦有人主张肩关节外展功能受限时，行肩峰切除术。

六、肩袖损伤

肩袖损伤是常见的肩部伤筋，也是中老年人肩痛和肩关节活动障碍的主要原因之一，多发生在右侧或优势肩。随着年龄的增长肩袖发生退变，肩峰下损伤也是导致肩袖损伤的主要原因。肩袖退变可无症状，其退变程度与年龄成正比，故实际发生情况可能远远多于临床所见。解剖发现，50~60岁死亡人群中30%的人有肩袖损伤，70岁以上人群中90%~100%有肩袖损伤。据统计，肩袖病变约占肩关节病变的17%~41%。由于这是一组以肩痛和肩关节活动障碍为主要特征的症候群，故以往多被诊断为肩周炎。随着MRI和关节镜等检查技术和方法的出现及广泛运用，肩袖损伤正逐渐取代肩周炎这一诊断术语。

多数肩袖撕裂是因直接的肩部损伤引起，但相当一部分是在无明显诱因的情况下发生的。关于肩袖损伤的病因有两种学说：一是退变和外伤学说，二是撞击学说。退变和外伤学说认为在距冈上肌大结节止点1cm处有一明显的乏血管区，即"危险区"，此区是造成肩袖退变或损伤的主要原因。肩外展上举主要由冈上肌完成，故肩袖损伤主要发生在冈上肌腱附着点附近，即应力集中点。25~50岁的肩袖损伤患者大多与肩袖过度使用所引起的肌腱炎有关。撞击学说认为由于肩袖肌腱位于喙肩弓和肱骨头大结节这两个骨性结构之间，当肩关节外展上举时，肩袖肌腱很容易受到喙肩弓的碰撞而发生充血、水肿，久之可出现纤维化或退变和变性，直至肩袖撕裂。与肱骨大结节、肩袖和喙肩弓之间的间隙减小有关的任何解剖或生理变异均可导致肩袖损伤。如随年龄增大，肩袖及滑囊发生退变，长期反复的外展及旋转活动，使它们在肱骨头和肩峰之间遭受磨损，加速退变，引发炎症及结构破损。肩袖损伤或撕裂后可进一步导致严重的肩袖病变，形成恶性循环。按发生率的顺序依次为冈上肌和冈下肌、冈上肌和肩胛下肌、冈上肌、冈下肌和小圆肌在肩袖损伤的同时被累及。慢性肩袖损伤的常见病因是撞击综合征、年龄增长、肩袖退变、关节不稳定和频繁使用上肢（如运动员）等。撞击综合征是肩袖与喙肩弓的撞击，95%的慢性肩袖撕裂来自撞击综合征。

目前发现，糖尿病是肩袖损伤的危险因素之一，且影响肩袖修复及术后并发症的发生。区别于一般肩袖损伤，糖尿病患者肩袖损伤具有复杂性，影响骨科医师对于此类患者的评估与治疗。随着糖尿病患者数量的逐年上升，糖尿病对肩袖损伤的影响研究变得更为重要。既然糖尿病是肩袖损伤的危险因素之一，那么预防糖尿病为早期预防肩袖损伤提供了一种可能性。糖尿病患者肩袖组织和血清中的成分、细胞及分子改变是肩袖损伤的病理基础和致病因素，而通过检测上述成分的改变，为预测糖尿病患者肩袖损伤提供了支持，可早期预防肩袖损伤发生。

综上，肩袖损伤的原因是内在和外在因素共同作用的结果。外在因素包括肩关节反复过度应用、肩峰下撞击和肩关节外伤。内在因素包括肩袖肌腱的乏血管区和冈上肌的特殊位置和功能及相关疾病，如外展上举时的应力集中和糖尿病等。

为准确描述肩袖损伤程度，须对肩袖损伤进行分类。按照形状可分为卵圆形、三角形和不规则形撕裂。根据撕裂的厚度及位置将肩袖部分撕裂分为3类，即滑囊侧部分撕裂、肌腱间部分撕裂和关节侧部分撕裂。每一类根据撕裂深度分为3度：Ⅰ度<3mm，Ⅱ度3~6mm，Ⅲ度>6mm或超过肌腱厚度50%。通常大于5cm的肩袖撕裂为巨大肩袖撕裂。以上分类对临床决定治疗方法和手术方案具有十分重要的意义。

肩袖损伤的诊断主要根据典型的症状和体征以及影像学依据。X线检查对急性肩袖撕裂无直接诊断价值，仅用于排除其他骨关节病变。MRI能很好地反映肩袖撕裂的部位和程度，具有较高的敏感性和特异性，诊断的准确率达100%，可作为诊断肩袖病变的首选方法。

肩袖损伤的治疗目的是阻断病理过程、解除疼痛、恢复肩关节功能。应根据不同病程和类型，分别采用不同的治疗方法。予适当休息或制动，给予消炎、止痛或活血化瘀药物口服或外用等。也可配合局部封闭、针灸、理疗及轻柔的推拿。疼痛剧烈者可行肩关节制动外展支架固定。慢性期行肩关节康复功能锻炼。手术治疗适用于完全或大块肩袖撕裂以及经正规非手术治疗3~6个月效果不满意者。肩袖完全断裂者很少能够自愈，故一旦确诊为肩袖完全撕裂，应尽早手术。肩袖撕裂10~30mm的破损可在关节镜下手术，大的（30~50mm）和巨大的（大于50mm）肩袖撕裂，由于冈上肌粘连和瘢痕形成，应予开放手术修复。

巨大肩袖撕裂的治疗目标主要是改善患者临床症状，提高肩关节功能。随着关节镜技术的发展，关节镜下肩袖缝合修复已成为一项较成熟的技术，上关节囊重建及补片增强技术是当前研究的热点。对于肩袖损伤性关节病，反肩关节置换是最终手术选择。手术方法的选择需要结合患者年龄、肌肉条件等因素进行综合考虑。

当前肩袖康复研究关键主题的全球趋势是：①盂肱关节外展活动范围、肩肱距离、斜方肌和肩胛骨运动的评定与康复策略，肩关节内/外旋肌等速运动测试，西安大略肩袖指数；②富血小板血浆及其衍生物治疗技术，运动肌能贴技术；③肩袖损伤或肩袖撕裂手术与保守/康复治疗的选择，术后早期康复或延迟康复，术后运动康复策略有效性，肩部症状改善程序应用；④自体/同种异体移植物与上关节囊重建术修复巨大肩袖缺损；⑤肩峰下疼痛综合征发病机制与康复，肌腱腱内和腱–骨愈合的基础研究，肩袖愈合影响因素，肩袖损伤或肩袖撕裂修复术后的肌腱回缩与复发性缺损；⑥中枢敏化和皮层参与的疼痛机制与疼痛管理策略，心理和社会因素在肩痛中的作用。新的治疗技术主要集中在：①骨髓刺激技术；②PRP；③干细胞；④生物补片或支架；⑤细胞因子生物疗法的基础和临床研究。

七、肩峰下撞击综合征

肩峰下撞击综合征（subacromial impingement syndrome，SAIS）是一系列的肩峰下间隙

的病理学变化的统称，包括肩峰下滑囊炎、钙化性肌腱炎、肩袖内肌腱病变、肩袖部分撕裂和肩袖全层撕裂。这些病理变化可致肩峰下空间减小或肩峰下滑囊受刺激，均可引起本征。在肩袖损伤的病因中肩峰下撞击综合征和肩袖病变之间的关系仍然存在争议。然而，病因是多因素的，内、外部机制均有参与。治疗上包括物理治疗、关节内注射药物、肩峰成形术等，但治疗效果参差不齐。区分和鉴别SAIS的不同发病机制以便提出特定的诊断和治疗计划尤为重要。对于诊断和治疗SAIS，仍然需要高质量的临床相关研究。本病是最常见的肩关节紊乱疾病，占所有主诉肩痛病变的44%~65%，发病年龄多在40~50岁。SAIS可导致臂外展后疼痛、活动度减小，手臂力量和功能的丧失或减弱，甚至造成肩关节正常运动功能的丧失。

（一）肩关节的解剖

肩峰下空间定义是肱骨头下、前缘、肩峰下前1/3、喙肩韧带和肩锁关节上的这一范围。此间隙的高度在X线片上从肩峰到肱骨头范围为1.0~1.5cm，这两个骨性结构之间有冈上肌肌腱、肱二头肌长头腱、滑囊和喙肩韧带，这些结构的任何异常均可造成肩峰下撞击综合征的出现。Neer在1972年提出肩峰下撞击综合征这一概念，即肩部前屈、外展或内旋时，肱骨大结节与喙肩弓反复撞击，致肩峰下滑囊炎、肩袖组织退变或撕裂以及肱二头肌长头腱病变引起的肩部疼痛活动障碍的总称，特别指出肱骨头并非与整个肩峰发生撞击，而是与肩峰前外侧缘发生撞击。Neer将SAIS的损伤分为3个阶段：第1阶段以肩峰下滑囊及肌腱出血、水肿为主要表现，25岁以下患者多见；第2阶段为不可逆性改变，如冈上肌肌腱炎和（或）纤维化，较多出现于25~40岁人群；第3阶段多是慢性改变，如部分或完全的冈上肌肌腱撕裂，通常见于40岁以上患者。

（二）肩关节运动

肩关节是全身最灵活的球窝关节，优点：能进行屈伸收展、旋转和环转运动，加之肩关节的活动是以胸锁关节为支点，以锁骨为杠杆，因此肩关节的活动范围又可因"肩胸关节"的活动而增加。缺点：自由度越高，稳定性越差，肩关节有6个方向的运动度，3个旋转和3个轴向旋转。实验证明，在上肢极度上举时必伴随肱骨头的外旋以使肱骨大结节能避开喙肩弓从而避免发生撞击。研究表明，盂肱关节旋转中心位于肱骨头几何中心旁，这表明在盂肱关节旋转过程中，肱骨头的移位很小，在整个上臂上举的过程中，肱骨头仅向上移位1~3mm。因此，若肱骨头向上移位过大，可能意味着存在肩袖的缺损或肱二头肌长头腱的断裂，上举过程中肩胛骨的旋转中心位于肩峰尖端。正常人肩峰下间隙宽度，从肱骨头到喙肩弓仅1.0~1.5cm。外展时肩峰–肱骨间距减小，肩峰与肩峰下组织接触增多，肩峰下间隙压力会增加。肩关节大范围活动是胸锁关节、肩锁关节、盂肱关节及肩胛–胸壁间的运动范围所综合在一起达到的，其中主要运动发生在盂肱关节和肩胛–胸壁之间。

（三）病因

1.肩峰下间隙狭窄的因素 SAIS是由于肩峰下间隙狭窄所引起的肩峰下组织损伤的一

类疾病，肩袖机械性肌腱病变存在的致病因素分为外在、内部以及二者并存的。内部因素所致病变包括部分或完全的肌腱撕裂，由于过度、长时间的使用，负重过大或者肌腱外伤引起。肩袖肌腱病变的外在因素，由于肩峰下间隙狭窄所致肌腱周围滑囊压力增加，包括解剖因素、生物力学因素或综合因素。肩峰–肱骨间距（acromis humeral distance，AHD）是用肩峰到肱骨头之间的距离来定量肩峰下间隙，以便应用MRI、超声以及X线检查。健康者AHD范围为7~14mm，SAIS患者此间隙距离减小。静止状态AHD<7mm提示手术预后不良。肩峰下间隙和肌腱出口狭窄的解剖因素包括：肩峰形态、肩峰外倾角、肩锁关节及喙肩韧带下骨质增生或钙化。Bigliani等将肩峰形态分为Ⅰ型平坦型、Ⅱ型弯曲型、Ⅲ型钩状型。关于肩峰形态是先天的还是后天的这一问题仍然存在争议。另一个能引起肩峰下撞击的因素是增厚的喙肩韧带。但喙肩弓的外科减压术被证明与保守治疗的患者预后差异性并不大。另一方面，喙肩弓的改变最重要的因素是过度运动引起的肌腱损伤。肩峰的形态和SAIS有一定的相关性，但肩峰的结构异常并不能成为诊断肩峰下撞击综合征的必要条件。

2.生物力学因素　SAIS外在的生物学力学机制是基于肩峰下间隙动态狭窄。由于肩袖受压影响，继而导致肱骨头或肩胛骨异常运动，从而引起肩峰向下运动异常而造成肩峰下间隙动态狭窄，包括肩关节囊后下运动幅度的缩短和肩袖肌肉力量的减弱。肌肉活动被认为是维持关节稳定和正常功能的重要因素，特别是对于肩关节，三角肌在早期外展（<60°）造成肱骨头的向上移位，而在角度大一些的外展位置时，肱骨头被冈上肌和其他部分的肩袖（冈下肌和小圆肌）集中在中央部位，后部关节囊紧张可能引起肱盂关节运动发生变化，而导致SAIS。当后部关节囊紧张，肱盂关节被动屈曲时，可造成肱骨头向上、前的运动度增大，过度的肱骨头向上和向前运动会减小肩峰下间隙的距离，导致肩峰下结构机械性压力的增加，肱盂关节内旋并内收度在90°被认为是临床评估关节囊后部长度的可靠指标。关节囊后部伸缩性的程度也被认为是患者肩袖肌腱病变修复的重要组成部分。异常的肩胛骨周围肌肉运动也会造成SAIS，特别是前锯肌和斜方肌，作为稳定肩胛骨，并使肩胛骨向上、外旋和（或）后倾运动的肌肉，可减少肩峰与肱骨头接触的机会。前锯肌和斜方肌肌力的减小，会造成肩后部肌力减小、肌群受力失衡、肌电图异常等。肩胸肌群相对较小的肌力变化，都会造成肩胛骨位置的改变。理论上，这会引起肩袖肌肉和肩峰下间隙长度张力曲线的变化。在肱盂关节运动时，冈上肌、冈下肌、小圆肌和肩胛下肌共同维持肱骨头与肩胛盂的稳定，肩袖肌群肌力减弱或功能失调均会引起肱盂关节及肩胸关节运动的改变，肱骨头过度的上抬会引起肩袖肌力的减弱，因而导致肩峰下间隙的减小，增加肩峰下组织的机械性压力。

（四）临床表现

本病一部分由外伤引起，隐匿性疼痛时间多数超过数周或数月，疼痛点局限在肩峰的前外侧，并且频繁向肱骨中外侧放射，患者通常主诉夜间痛，患侧肩部受压或前臂上举过头时加剧，偶可提及乏力和肌肉僵硬，一般继发于疼痛之后。系统分析总结诊断SAIS的体征是：Neer征（因疼痛被迫放松）、Hawkins征（上臂内旋并上抬90°出现疼痛）、Neer注射实验（在肩峰下局部注射麻醉药物可缓解Neer征）。这些征象很敏感，但是特异性较差，Neer征平均敏感性（76±11）%，特异性为（36±22）%，Hawkins征的敏感性和特异性分别为（80±11）%、（41±19）%。在一项Meta分析中，Neer征和Hawkins征对诊断SAIS均无效。Neer撞击试验是模拟肩峰下撞击的动作，阳性代表肩峰下组织与肩峰及喙肩韧带有撞击，并且造成疼痛，因而有重要的诊断意义。

（五）影像诊断

标准X线片包括内外旋前后位（标准肩关节真正前后位）、冈上肌出口位（"Y"位）、穿胸位，对于评价肩关节疼痛作用很重要。这些平片可以显示肩袖病变的特征性改变，包括：肩峰下骨赘、肩峰下硬化、肱骨大结节囊性变、肩峰–肱骨间距狭窄，但是不能最终确诊。冈上肌出口位，不仅能清晰地显示肩峰形态，而且肩峰下表面的光整度、是否存在骨赘和肩峰下间隙的大小等都可在冈上肌出口位DR片上清晰地显示。而肩关节正位与轴位片可以判断肱骨头是否有上移、是否有肩关节其他病变，从而辅助作出正确诊断，并与一些其他疾病相鉴别。利用标准肩关节真正前后位X像测量的肩峰指数、肩峰侧倾角及决定性肩角评估肩袖的撕裂程度相关性很重要。MRI通过显示冈上肌出口可以提供更好的细节来诊断SAIS，喙肩韧带骨化或肩峰下骨赘的出现显示最好是斜冠位。然而，区别病理性骨赘和正常喙肩韧带是困难的。MRI可以显示肩峰下/三角肌下滑囊炎。一般情况下，肩关节MRI检查都是内收姿势，然而，这一姿势不能重现SAIS的异常位置。

（六）治疗方式

对于SAIS，许多治疗方式均可选用，如物理疗法、药物和外科手术。近几十年，针对SAIS治疗方式的文献发表很多。这些文献比较了多种治疗方式的预后，包括疼痛、运动范围、功能限制和正常运动的恢复情况，结论是，综合应用多种治疗方式为最好方式。对于功能受限方面，保守治疗比不干预更为有效，口服解热镇痛药比注射镇痛药更有效。短期治疗并快速恢复日常活动方面，关节镜下肩峰成形术比开放式肩峰成形术更有效。然而，对于功能受限的治疗效果，长期研究证明关节镜和开放式肩峰成形术效果无明显差异。一项系统性回顾分析得出结论，从现有的随机对照试验中，没有证据表明在缓解疼痛和改善肩关节功能方面，保守治疗和外科治疗之间存在差异性。几个观察性研究报道，对保守治疗无效的患者，手术治疗预后更好，症状出现时间较短的患者比症状持续时间较长的患者手术效果更好。

SAIS是最常见的肩关节疾病，致病因素包括很多种，外部因素、内部因素以及综合因素的生物力学机制均起到很重要的作用，保守治疗和手术治疗的患者之间，预后并无显著性差异。对于大多数SAIS的患者，非手术治疗是成功的，外科手术主要针对保守治疗效果不佳的患者，外科医师的经验和术中评估可直接影响并指导外科治疗的方式。有研究表明，许多外科手术，包括关节清理术、关节镜下肩峰成形术已经非常成功地应用和开展。然而，针对SAIS的诊断和治疗，仍然需要高质量和大量的临床科研工作。

第五节　肩部软组织痛的诊断及鉴别诊断

现已证明目前临床诊治的肩周炎多是肩关节疼痛及运动功能障碍的一种综合征。肩周炎与肩痛是完全不同的概念，肩周炎可以引起肩痛，而肩痛未必都是肩周炎。临床上多有混淆，甚至误诊误治。肩痛是多种肩部疾病的一个症状，而非肩周炎所特有，多种伤病均可引起肩痛和功能障碍。由于功能障碍，最终形成冻结，此为诸多肩部伤病的发展规律。与腰腿痛一样，肩周炎属模糊概念，非单一疾病诊断，是对疾病认识的过程。但从发展的角度，要求进一步明确，积极做好鉴别诊断，做到单一诊断，以便从模糊走向精确，才能有针对性地予以治疗，提高疗效。因此，在遇到肩痛患者时，应做好鉴别诊断，要与肱二头肌长头肌腱炎及腱鞘炎和以冈上肌腱为主的肩袖病变等肩部常见疾病进行鉴别，还要与颈椎、肌筋膜以及内脏疾病等相鉴别。冻结肩的影像学检查一般无明显异常，X线片主要用于与其他相关疾病进行鉴别。颈椎疾患、颈神经根或臂丛神经受累也可以引起肩痛。与冻结肩明显不同的是，上述疾病肩关节的被动活动多无明显障碍。

汇总临床资料发现，与肩痛相关的疾病有颈椎病、后纵韧带骨化、颈椎间盘突出、颈椎管狭窄症、黄韧带钙化症、茎突过长综合征、脑动脉及椎基底动脉病变、胸腔出口综合征、颈肋、前斜角肌综合征、喙突－胸小肌综合征、臂丛变异、肺尖肿瘤、肋锁综合征、臂丛神经炎、肱二头肌长头肌腱炎、肩袖损伤、冈上肌腱钙化、肩背肌筋膜炎、枕大神经痛、落枕、副神经炎、肩胛上神经卡压、迟发性尺神经炎、肱骨外上髁炎、旋后肌综合征、腕管综合征以及糖尿病等内分泌疾病。心绞痛和心肌梗死发作时也可以肩部酸困疼痛为主要表现，而始终无胸部憋闷疼痛，因心绞痛的症状极不典型而被误诊为肩周炎。报道较多的是肿瘤骨转移误诊为肩周炎。这类病例均表现为夜间痛较白天明显，且疼痛剧烈，夜间痛是恶性骨肿瘤的一个重要特征。此外，病变时间长和疗效不佳等特点，也非一般性的神经或软组织损伤性疼痛。骨盆和肩部是转移性骨肿瘤的好发部位。目前已知的转移至骨的肿瘤有乳腺癌、肺癌、肾癌、前列腺癌、子宫癌、膀胱癌等。

有研究对肩部软组织损伤性疾病常见压痛点的分布规律及临床特征进行了研究，发现肩部软组织压痛点主要分布于上斜方肌、冈下肌、肩峰下、喙突、结节间沟、喙突与小结节间、小结节以及肩胛骨外侧缘等处，并以三角肌区前部和肩胛区的压痛点最多且压痛最明显，如上斜方肌、冈下肌、喙突、小结节和肩峰下等处的压痛最明显。肌筋膜痛多见，其压痛多为1处；而冻结肩和肩袖损伤的压痛点则较多。临床诊治肩部软组织痛时，应考虑上述特点（彩图19-13、彩图19-14）。

第六节　临床思考

目前是将肩关节周围疼痛和功能障碍统称为肩周炎，但究竟肩周炎的范围有多大？包括了哪些部位和疾病？肩外病变如颈椎病和冠心病等疾病诱发冻结肩的机制是什么？对于这些问题需要明确。众所周知，肩关节活动范围大，结构复杂，多种伤病均可引起肩痛和功能障碍。100多年前命名的肩周炎，由于该诊断名词对病变部位及性质含义不清，治疗方法也各不相同，故难以提高疗效，国外肩关节外科文献中现已很少应用。国内目前虽然仍应用普遍，但近年来由于解剖、病理、病因学知识的积累和诊断治疗技术的提高，肩周炎已逐渐被"肱二头肌长头腱及腱鞘炎""喙突炎""冈上肌腱炎""肩峰下滑囊炎""冻结肩""肩袖损伤"和"肩峰下撞击综合征"等具体定位定性病名所替代。因此有作者呼吁，19世纪命名的肩周炎已完成了其历史使命，对肩痛疾病的诊断命名应从模糊走向精确，以确定单一诊断，有针对性地予以治疗，才能提高疗效。

由于对肩周炎概念的模糊不清，造成肩周炎的诊断和分类处于混乱局面。有资料统计了210例所谓的"肩周炎"患者，其中肱二头长头腱及腱鞘炎（包括喙突炎）占45.9%，冈上、下肌腱炎占21.5%，肩峰下和三角肌下滑囊炎占23.7%，冻结肩仅占8.9%。因此将肩周炎作为各种原因引起的肩痛症的代名词已不能满足临床的需要，容易混淆不清。但在我国至今仍广泛沿用"肩周炎"这一命名，由于其字面的含义及专科化程度不高，常被误认为是引起肩痛的肩关节周围疾病的统称，导致许多肩痛患者被误诊为肩周炎。目前，肩周炎一词已逐渐被各种具体定位和定性的名词所替代。如此分开后的肩周炎只剩下冻结肩了，肩周炎一词已名存实亡。那么，冻结肩是否就等同于肩周炎呢？实际上，冻结肩的含义也含糊不清，有人认为肩周炎和冻结肩等同，有人则把冻结肩理解为冈上肌腱炎。上述肩部疾病在病因、病理、治疗和预后等方面都有较大差异，正确的诊断对于合理的治疗具有重要的指导意义。

中医学对肩周炎的命名同样混乱，如称为"五十肩""冻结肩""漏肩风"和"肩凝"。但就这些名称来讲，是否属于中医学病证名称也需要考证。首先需要指出的就是"冻结肩"这一名称，属西医学病名。"五十肩"和"肩凝"等名称，最早也只是出现在现代的一些骨伤病著作中，如岑泽波主编的《中医伤科学》中就将其作为病证名列为条文。一些词典类工具书中亦有提及，如在《中国证病名大辞典》《中国病名诊断规范初稿》和《中国骨伤科学辞典》中，则将其作为肩周炎的别名提出。惟"漏肩风"一名，最早见于清代高秉钧《疡科心得集·辨历节风漏肩风论》。就其病因病机，意见较为一致，认为应归属于痹证范畴。

目前肩周炎的疗法种类繁多，主要集中在推拿、中药、注射、针灸、理疗、针刀、封闭、外敷、拔罐、综合治疗、康复和手术等方面。由于肩周炎的含义不清及确切的病因不明，因而肩周炎的治疗方法虽多，但针对性不强，应用也较乱，疗效难以比较。目前常用的三十多种治疗方法散见于近千篇有关肩周炎的文章中，作者都认为自己的方法疗效显著、操作简便、安全可靠。正因为疗法多种多样，更说明了尚未有满意、统一的治疗方案。例如，对于喙突炎仅采用局部封闭即可获得很好的疗效，而没有必要使用关节腔注射。因此，对肩周炎应该有一个统一的分类诊断和治疗标准，才能根据不同部位、不同性质的病变制订出不同的治疗方案，以便有所遵循。研究发现，通过动诊及局部组织解剖特点相结合取穴方法的疗效较传统循经取穴的疗效好。到目前为止还没有一种令人满意的治疗肩周炎的方法。文献分析发现针灸、推拿等非药物疗法治疗肩周炎各有所长，并无绝对的疗效优劣之分。有作者认为，与传统针刺疗法相比，奇穴特效针法治疗肩周炎可明显缓解疼痛。但也有研究指出，穴位特异性作用被夸大。

针刺条口穴是针灸学科临床治疗肩周炎的常用方法。有研究基于PubMed和中国知网（CNKI）搜索1965至2018年间关于针灸治疗肩周炎的相关文献，国内外研究证实针灸可以作为辅助手段治疗肩周炎。但由于独取条口穴治疗肩周炎这一经验无法从古代文献中找出依据，仅见于现代研究，而现代研究缺乏高质量随机对照试验（RCT）证明其有效性，因此，条口透承山治疗肩周炎的经验需要更多科学严谨的RCT以证明其有效性，才可在针灸临床实践中使用。

目前临床常用的治疗方法有穴位注射、痛点注射、关节囊或关节腔注射、神经阻滞、扳机点注射和枝川疗法等。局麻药＋激素局部注射是最为常用的方法。注射所用的药物也非常多，注射次数1~7次不等。所用药物有维生素B_1、维生素B_{12}、利多卡因、葡萄糖液、胎盘组织液、糖皮质激素类和中药注射液等。穴位注射是临床常用的治疗肩周炎的方法，但在穴位处注射局麻药和激素，究竟能起到多大的疗效，其具体的作用机制是什么，与局部封闭有何区别，都尚存疑问。例如有人用布比卡因4ml、维生素B_{12} 1000μg、地塞米松5mg、维生素B_6 100mg、泼尼松龙25mg混合后于肩部做穴位注射，这样的组方是否合理，值得深思。仅用于穴位注射的中药注射液就有当归、祖师麻、丹参、红花、川芎、麝香、蜂毒、黄芪、灯盏细辛等。这些混合药液，如几种西药混合，或几种中药混合，或中西药混合，进行穴位注射时会产生何种药理作用不得而知。这些治疗方法都缺乏基础研究的支持。透明质酸治疗肩袖损伤可减轻疼痛、增加活动功能及改善日常生活质量，但还需要更多大规模多中心的高质量随机对照试验来验证。目前对肩周炎最有效的治疗方法尚且未达成共识，多项研究表明神经阻滞能够有效治疗肩周炎，明显改善活动度。

推拿手法对本病具有确切的疗效。推拿结合针灸、理疗、中药外敷等方法可达到协同作用，但何种组合是最优的治疗方法，尚无文献能做出一个定论。目前有文献指出推拿常因治疗时疼痛缓解及粘连的松解效果欠佳导致患者在很长的疗程内难以忍受疼痛而放弃治疗。对于推拿及各种组合治疗的弊端或不良事件、如何避免及处理治疗过程中的不良事件，文献中多无提及。且目前的临床研究对于疗效评价的标准不一；缺乏多中心、多样本的临床研究。

麻醉下手法松解具有无痛、疗程短、功能恢复迅速等特点，成为冻结肩的重要治疗手段。然而手法松解有一定难度，不同手法可能疗效不同。麻醉下手法松解有骨折、关节囊撕裂、关节脱位、肩袖损伤、臂丛神经损伤、关节周围软组织损伤、麻醉意外和毒副作用以及术后疼痛剧烈等缺点，是制约本疗法开展的重要因素。因此，采用这种治疗方式需要慎重。

近年来针刀逐渐成为治疗肩周炎的常用方法，临床报道逐渐增多。针刀治疗肩周炎一般分定点定向、进针刀剥离及注射药物、手法松解3步。进针点多为喙突、结节间沟、肩峰部、冈上肌部、肩胛上角及内侧缘等处的压痛点。有作者据文献统计了1990至2001年间，采用小针刀治疗肩周炎的患者共1889例，有效率高达98.9%。其认为小针刀疗法优于针灸疗法，并且小针刀综合疗法优于单纯小针刀治疗。但针刀所致并发症屡有所见，主要原因是从业人员素质参差不齐，术前诊断不明，无菌观念不强，对局部解剖不熟悉、适应证掌握不当等。应以科学的态度，从严掌握指征，以免出现不必要的并发症。

综合治疗是目前治疗肩周炎的趋势，关于综合治疗的报道最多。包括推拿、针灸、火罐、热敷、穴位注射、非甾体抗炎药、中药内服外洗、臂丛阻滞等其中几个疗法的联合或组合。多数作者认为综合治疗的疗效明显好于单一疗法。推拿配合封闭、理疗、针刀及药物等治疗最多。有研究对中国学术期刊网1994至2003年间共221篇与肩周炎非药物疗法有关的文章所使用疗法的分布状况进行了统计。表19-3显示，肩周炎治疗中单一的传统疗法（穴位注射或封闭、针灸、推拿）占48.42%，其次是两种及以上方法综合运用，占35.29%，其他各型疗法单独运用者很分散，共占15.38% 。研究结论存在一种倾向，即"复合疗法"较"单纯疗法"疗效优；"新疗法"较"旧疗法"优。但如果将这些报道进行横向比较，又发现，当将"旧疗法"作为"观察"因素时，其疗效并不一定亚于所谓"新疗法"，而"单纯疗法"也不一定比"复合疗法"疗效差。许多作者报道根据辨证施治或外用中药治疗肩周炎均取得了优良的效果。但中药外治的不足之处是药物不能充分吸收，浪费较大。

表 19-3　221篇报道中使用疗法分布状况比较

	穴位注射或封闭	针灸	推拿	其他单一疗法	两种及以上合用	统计误差	合计
篇数	55	28	24	34	78	2	221
比例（%）	24.89	12.67	10.86	15.38	35.29	0.91	100

因此，在冻结肩的治疗上，并没有某一绝对的优势疗法，而是多种疗法并存，临证具体治疗应服从病情需要以及患者知情后的自主选择。同时也应注意到，冻结肩也是一种自限性疾病，仅借助自我锻炼痊愈者也不乏实例。由于关节镜技术的进步，镜下松解逐渐成为治疗"肩周炎"关节僵硬的重要手段。关节镜下松解术主要包括切除肩袖间隙处的炎症滑膜，松解盂肱上韧带、喙肱韧带和前方关节囊、肩胛下肌腱，分离肩下方关节囊，对于缓解疼痛和恢复关节活动度具有明显疗效。本病主要累及的是关节腔和关节囊（彩图19-15），其也是临床治疗的靶点。传统的康复锻炼方法就是"爬墙运动"，由于臂外展时肩峰下滑囊处于肱骨大结节与肩峰及喙肩韧带挤压之间（图19-1），会加重损伤，因此应进行弯腰垂肩的"钟摆样"运动。

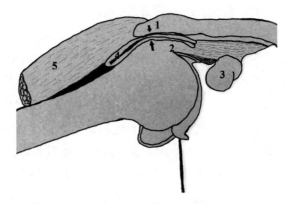

图19-1　肩峰下示意图
1.肩峰　2.冈上肌腱　3.喙突　4.肩峰下滑囊　5.三角肌

在临床研究中，对照组的设立存在很多问题，多数无设置依据，也未针对研究目的设计对照，使整个试验在方案设计阶段就存在偏差，导致对照研究结果不可靠。例如，以针灸治疗肩周炎为例，针灸的各种针法、取穴之间缺乏有效的治疗对比，难以对各种治疗方法做出确切的评价。统观这些针灸穴位和穴组，其分布有一定的规律，即多数集中在手、足阳明经上。有著作提供的治疗穴组共28个，但实际上临床应用的穴位和穴组还要多。科学合理的穴位处方可提高针刺的疗效，并为科研提供更加客观可靠的观察依据。故临床科研急需针对对照组设置问题的指导规范。此外，疗效也缺乏统一判定标准，使得其疗效缺乏说服力。因此疗效判定标准规范化亦势在必行。

参考文献

［1］冯传汉，郭世绂，黄公怡.肩关节外科学［M］.天津：天津科学技术出版社，1996：223.

［2］陈疾忤，陈世益.肩周炎研究进展［J］.国外医学（骨科学分册），2005，26（2）：94-96.

［3］童建军，肖德明.肩袖损伤的形态学研究进展及其临床意义［J］.中国矫形外科杂志，2005，13（14）：1102-1104

［4］李恒强，江光静.肺癌误诊为肩周炎8例［J］.中国疼痛医学杂志，2001，7（4）：198.

［5］李清敏.癌性疼痛误诊2例［J］.中国疼痛医学杂志，1999，5（2）：116.

［6］胡文正.恶性骨肿瘤误诊为肩周炎2例报告［J］.中国航天工业医药，1999，1（1）：67.

［7］王远方.以右肩疼痛为主要表现的急性心肌梗死3例［J］.临床荟萃，2000，15（8）：371-372.

［8］陈健宇，梁碧玲.肩关节造影及液压扩张疗法治疗冻结肩的临床研究［J］.影像诊断与介入放射学，2000，9（4）：221-223.

［9］曾胜明.推拿治疗肩周炎致肋骨骨折1例［J］.中国疗养医学，2001，10（1）：36.

［10］李承球.肩周炎的治疗现状和命名商榷［J］.颈腰痛杂志，2004，25（3）：143-144.

［11］李承球.肩周炎的分类诊断和治疗［J］.颈腰痛杂志，2004，25（3）：144-150.

［12］蒋海军.推拿手法治疗肩周炎的研究进展［J］.中医临床研究，2021，13（5）：143-145.

［13］钟红霞.肩周炎的治疗进展［J］.基层医学论坛，2021，25（14）：2047-2049.

［14］姜春岩，耿向苏，王满宜，等.钙化性肩袖肌腱炎的针刺封闭治疗［J］.中华外科杂志，2003，41（5）：346-350.

［15］冯沃君，曾广南，胡永祥，等.肩部常见软组织压痛点的临床研究［J］.中国康复医学杂志，2009，24（7）：619-621.

［16］王津.针灸治疗肩周炎的临床进展分析［J］.中国医疗器械信息，2021，27（4）：25-27.

［17］王彦金，寇龙威.手法在肩周炎治疗中的应用进展［J］.中医药通报，2021，20（3）：70-72.

［18］张慧敏，刘冉，宋佳阳，等.火针治疗肩周炎的临床研究进展［J］.世界最新医学信息文摘，2021，21（3）：243-244.

［19］郭昊，陶玉慧.热敏灸治疗肩周炎疗效和安全性的系统评价和Meta分析［J］.江西中医药，2021，52（5）：49-52.

［20］张楠，卢晨慧，王政研，等.肩周炎特色针刺方法的临床研究概况［J］.四川中医，2020，38（6）：218-220.

［21］李坤，王麟鹏，徐晓白，等.对针刺条口穴治疗肩周炎的质疑［J］.环球中医药，2020，13（2）：248-250.

［22］王术云，蔡树玲，朱德友，等.近十年肩周炎中医外治法临床研究进展［J］.光明中医，2020，35（9）：1435-1437.

［23］孙晓伟，潘婷婷，刘婷婷，等.浮针疗法治疗肩周炎的理论及临床研究进展［J］.针灸临床杂志，2020，36（4）：90-93.

［24］张晓燕，王璇，谷妍，等.小针刀结合推拿手法治疗肩周炎临床疗效的Meta分析［J］.中医药导报，2020，26（5）：103-105，121.

［25］赖艺伟，林石明.中医药治疗肩袖损伤研究进展［J］.甘肃医药，2021，40（2）：111-113，116.

［26］徐峰，陈小云，张秦，等.全球肩袖康复十年研究热点和前沿分析［J］.中华肩肘外科电子杂志，2021，9（1）：11-23.

［27］张宝祥，张强.肩袖损伤修复的生物治疗现状及进展［J］.中华肩肘外科电子杂志，2021，9（1）：78-87.

［28］赵国源，胡伟坚，郭斯印，等.透明质酸治疗肩袖损伤疗效的Meta分析［J］.中国组织工程研究，2021，25（28）：4573-4579.

［29］刘磊，沈剑增，凌义龙，等.肱二头肌长头腱切断治疗老年肩袖损伤研究［J］.浙江创伤外科，2021，26（3）：419-421.

［30］吴云鹏，田伟，吴剑波，等.糖尿病对肩袖损伤、修复及并发症影响的文献综述［J］.骨科，2021，12（1）：92-96.

［31］曾一鸣，王燎，徐辰，等.三维测量分析肩峰前缘骨赘对肩峰形态的影响［J］.中华肩肘外科电子杂志，2019，7（2）：136-144.

［32］董大维.肩峰下撞击综合征解剖因素及多种病因的分析［J］.医学理论与实践，2018，31（19）：2879-2881.

（李义凯，周永富）

第二十章　肩胛上神经及肩胛背神经卡压综合征

无论是教科书还是临床，都忽略了对肩胛背神经卡压综合征的介绍。虽然以往认为本病少见，但随着认识的不断加深，发现实际因颈椎间盘突出所致的肩胛背神经痛很常见。本征所致的肩胛上角处的疼痛易与肩周炎、颈椎间盘突出、颈椎病以及肩背部的肌肉（肩胛提肌）、肌腱、副神经和滑囊等疾病，甚至是胸腔内病变相混淆。肩胛上神经卡压综合征的诊断缺乏学科公认的客观诊断依据，本病所致的冈上窝和冈下窝等处的疼痛很难与冈上肌或冈下肌筋膜炎相鉴别。对此，需要临床医生具有很好局部解剖学知识，熟悉这两条神经的走行和毗邻，掌握本征的病因病理机制以及临床表现和诊断标准，必要时选择肌电图及影像学检查，方可做到及时诊断。针对具体病因进行颈椎牵引和旋转手法以及准确封闭等是治疗本征有效的手段，是否选择神经松解术，需要判断有无神经嵌压。而针刀对本征的治疗尚需商榷。

第一节　肩胛上神经卡压综合征

肩胛上神经卡压综合征是指肩胛上神经在肩胛上切迹或肩胛盂切迹（冈盂切迹）处受到压迫所引起的冈上肌或冈下肌麻痹、萎缩、肩周疼痛和运动受限等一系列症状，是造成肩关节疼痛和功能障碍的一个原因。本征属骨纤维隧道综合征范畴，也称为皮神经卡压综合征。以往一直认为本征是少见或罕见的周围神经卡压性疾病，但实际上并不少见，主要表现为肩部后外侧痛，活动受限。冈下肌由肩胛上神经分支支配，故肩胛上神经卡压可致冈下肌痛。肩胛上神经卡压在诊断上不易与颈肩部的其他疾病区分，临床常被误诊。比如易与颈椎病、肩周炎、冈上肌损伤和冈下肌损伤等疾患相混。特别是肩胛上神经冈下支卡压，多被诊断为"肌筋膜炎""肩胛肋骨综合征"和"胸背筋膜劳损"等。而肩胛上神经冈下支卡压引起的肩胛骨内下缘疼痛在临床上并不少见，但常被忽视。

Kopell 于 1959 年提出肩胛上神经卡压是造成冻结肩和肩痛疾病的原因之一。Thompson 于 1963 年对本病做了详细的描述后，相关文献已超过百篇。早期的文献报道较少，随着诊断技术的不断提高，对此征的认识正逐渐深入。国内最早在 1989 年由朱盛修报道了 3 例，而后有卢景和等人与陈德松等人的报告，随后报告的病例逐渐增多，作者认为肩胛上神经卡压综合征并不是少见或罕见的周围神经卡压性疾病。而目前的现状是对颈肩背痛患者，临床医师们也很少诊断肩胛上神经卡压。主要原因是本征的诊断尚缺乏学科界公认的客观标准，病因多认为是由肩胛上横韧带卡压所致，有不少有关针刀在肩胛上切迹处进行所谓的松解治疗本病的临床报告，但至今尚无这方面的病理学研究的支持。

一、解剖

肩胛上神经是运动和感觉混合神经，发自臂丛神经的上干（$C_5 \sim C_6$），也可来自C_4神经根。肩胛上神经从上干分出后，斜向外下走行于斜方肌和肩胛舌骨肌的深部，行于颈后三角，然后向后外侧进入三角肌深面，穿喙肩韧带上方，通过肩胛横韧带下方的肩胛上切迹（即骨-纤维隧道）进入冈上窝上份，在此发出冈上肌支及关节支。肩胛上神经通过肩胛切迹斜行靠近切迹锐利的内侧缘进入冈上窝。在穿越肩胛上切迹1cm内，肩胛上神经发出冈上肌支，分两支支配冈上肌（彩图20-1、彩图20-2）。肩胛上神经每侧有2~4支直径较粗大的肩关节支，起始部位置恒定，独立行程长，贴骨面行走，与肌支泾渭分明，易于判定，与冈上肌之间隔有一层筋膜，易于寻找。偶有与肌支共干的关节支，共干部分较短。关节支发出感觉支到喙锁韧带、喙肩韧带、肩峰下滑囊、肩锁关节和2/3的肩关节囊。肩胛上神经主干发出的第一支关节支称为上关节支，其他起于主干的关节支称为下关节支。在上关节支中有（$66.6 \pm 8.6\%$）穿过肩胛上孔，下关节支中有（93.3 ± 4.6）%穿过肩胛下孔。冈上孔位于锁骨锥状结节的后端深面，由肩胛上切迹和横架于其上方的肩胛上横韧带围成，肩胛上神经走行于其内。距皮肤深（4.75 ± 0.79）（$3.65 \sim 6.62$）cm，纵径（6.33 ± 1.97）（$3.00 \sim 10.70$）mm，横径（8.04 ± 2.27）（$3.80 \sim 12.90$）mm（彩图20-3）。

肩胛上神经转向冈上肌深部，主干绕过肩胛冈基部，再经喙突基部与肩胛盂上方，神经主干以与肩胛冈长轴成65°的角急转弯绕过冈盂切迹至冈下窝（此转角最大95°，最小45°），终端分出2~4个运动支支配冈下肌。肩胛上神经主干长（4.30 ± 0.60）（$3.03 \sim 5.23$）cm，根部外径为（1.86 ± 0.24）（$1.41 \sim 2.18$）mm。冈上肌支主干长（2.66 ± 0.39）（$2.01 \sim 3.32$）cm，根部外径为（0.82 ± 0.20）（$0.57 \sim 1.01$）mm。冈下肌支主干长（4.15 ± 0.57）（$3.42 \sim 5.53$）cm，根部外径为（1.07 ± 0.13）（$0.80 \sim 1.37$）mm（彩图20-4、彩图20-5）。

一般认为肩胛上神经没有皮支。但为数不多的研究发现，肩胛上神经的皮神经有约3.33%的出现率，主要分布于臂上部前外侧区，其中有一皮支支配上臂近端1/3的皮肤。皮神经紧贴骨面，行径迂回曲折，肩胛上孔处的神经卡压患者可出现臂上部前外侧区皮肤感觉异常，应引起临床注意。临床也证明了肩胛上神经感觉支的存在。1例由肩胛上神经卡压引起肩部麻木的病例，为肩胛上神经皮支的存在提供了临床依据。检查发现患者肩关节外上方感觉障碍，电生理检查的结果是肩胛上神经卡压。在手术减压后患者肩痛症状立刻缓解，2周后肩关节感觉障碍有改善。

在骨骼标本上，肩胛上切迹分为6型（彩图20-6）：①U型切迹；②大弧型切迹；③V型切迹；④O型切迹；⑤部分骨化型；⑥双孔型。其中，U型切迹是最常见的类型，占52.5%；大弧型切迹占20.0%；V型切迹占10.0%；O型切迹（肩胛上横韧带完全骨化）占

4.0%；肩胛上横韧带部分骨化型占13.5%。肩胛上横韧带骨化形成双孔者较少见。从解剖上来看，V型切迹、O型切迹、双孔型易导致肩胛上神经卡压，因为此3种类型肩胛上切迹较小，有限空间小，神经活动余地小。因此，无论是切迹周围软组织病变或骨性病变，均可构成对肩胛上神经的卡压，从而引起肩胛上神经损伤。虽然理论上认为肩胛上切迹在形态学上的狭窄可能会压迫神经，肩胛上神经的压迫应好发于狭窄的V型切迹。但有人认为肩胛上神经损伤与切迹类型之间没有直接的联系，而与肩胛上横韧带的钙化、肥厚及畸形有关。肩胛冈、肩峰和肩峰角也有不同的类型，这些类型对临床定位具有重要意义（彩图20-7、彩图20-8）。

肩胛下横韧带位于冈下肌深面，内侧连于冈盂切迹处的骨膜，外侧连于肩胛骨关节盂边缘，呈薄膜状，并有部分纤维和肩关节囊后壁纤维层相融合。肩胛上横韧带横架于肩胛切迹之上，多呈内宽外窄的三角形，偶呈薄膜状。根据肩胛上横韧带的形态将其分为3种类型：①水平型，韧带扁平呈水平位，占87.0%；②纵置型，韧带平面呈垂直位，占6.7%；③线型，韧带为一线样纤维束，占3.3%。肩胛上神经在肩胛上、下孔处都为扁形，在上孔处横径为（3.2±0.6）（2.2~4.0）mm，纵径为（2.4±0.7）（0.7~3.6）mm，在下孔处横径为（2.3±1.0）（1.1~3.5）mm，纵径为（2.5±0.9）（1.5~3.6）mm。肩胛上横韧带长（1.42±0.33）（0.75~2.07）cm，宽（3.96±0.95）（2.50~5.53）mm，厚（2.14±0.58）（1.30~3.21）mm。冈下孔由冈盂切迹和连于肩峰根部及肩胛骨背面的肩胛下韧带围成，位于肩胛冈中外1/3交界处下方2cm处深面，距皮肤深（3.93±0.95）（2.53~6.22）cm，纵径（7.86±2.30）（4.20~12.40）mm，横径（10.11±2.49）（6.30~14.80）mm。肩胛下横韧带长（2.21±0.40）（1.67~3.40）cm，宽（4.54±0.89）（3.10~6.21）mm，厚（2.56±0.67）（1.55~3.51）mm。

肩胛上动脉起自甲状颈干或锁骨下动脉，斜向后外下，经肩胛上横韧带外上方至冈上窝，与肩胛上神经伴行，穿冈下孔入冈下窝，沿途分布至冈上肌、冈下肌和肩关节。在跨越肩胛上横韧带处，其外径为（1.98±0.21）（1.53~2.62）mm。肩胛上静脉有两支，都较细，伴行于肩胛上动脉两侧，汇入颈外静脉。在跨越肩胛上横韧带处，外径平均为（0.97±0.16）（0.76~1.28）mm。肩胛上动、静脉通常与肩胛上神经伴行，在肩胛上横韧带处，一般是神经行于韧带的下方，血管行于韧带的上方，偶尔行于韧带的下方。肩胛上动脉和肩胛上神经大都在肩胛上横韧带附近分支进入冈上窝（可在韧带前、韧带后和韧带的正下方分支）。解剖发现，肩胛上神经越肩胛上横韧带表面，肩胛上动脉经肩胛上横韧带深面者，占78.1%，肩胛上神经和肩胛上动脉均经肩胛上横韧带深面者，占21.9%（彩图20-9、彩图20-10、彩图20-11）。

肩胛上神经卡压的解剖学基础是肩胛上神经的上、下关节支分别贴喙突根部和肩胛下横韧带穿肩胛上、下骨纤维孔，且行径迂曲，故上述两孔处的韧带肥厚、骨折、炎症、外伤后出血和瘢痕形成等病理因素均可导致关节支的卡压损伤，继而诱发肩痛。如肩胛上神经的冈下肌支由肩胛下孔转角到入肌点这段距离长约2.5cm，所经过的冈下窝骨面若为隆突型，此段神经即处在隆突的骨面与肌肉之间，当肩关节剧烈活动时，冈下肌收缩，肩胛骨摆动，使神经受到动力性挤压或摩擦，从而造成肩胛上神经的冈下肌支损伤。

肩胛上神经冈上肌支体表投影为自锁骨外侧端斜向上方成30°角作一直线至冈上肌中点；冈下肌支体表投影是自锁骨外侧端斜向下方成45°角作一直线至冈下肌中点。

二、病因病理

肩胛上神经损伤的常见部位是肩胛上切迹处，多见于肩关节反复活动的运动员。任何原因造成肩胛上横韧带与肩胛上切迹所围成的孔道狭窄，均可造成肩胛上神经卡压，引起一系列的症状和体征。据文献报告，病因包括肩部外伤及创伤、关节过度使用和医源性损害等，如劳动或体育运动中长期频繁使用单一姿势，囊肿，风寒侵袭，出血，瘢痕，横韧带肥厚、钙化或先天畸形，慢性劳损，肩胛骨近关节盂处骨折或骨痂，肩胛上神经近段靠近锁骨中外侧，锁骨骨折线通过肩胛上切迹或附近，肩锁关节半脱位，投掷拉伤，神经挫伤，各种肉瘤，骨囊肿，结核，肉芽组织侵及，甚至无明确原因。肩胛上神经损伤的主要原因是肿物的压迫，最常见的为囊肿。少见原因如肩胛上神经鞘瘤、肩胛上动脉血管内膜损伤等也会造成肩胛上神经痛。此外，肩胛骨的解剖学变异与肩胛上神经的损伤有关。肩胛切迹的大小、形态与本病有一定的关系，如切迹过浅或过小等。根据肩胛上神经行程，可分为颈段、冈上窝段和冈下窝段三段。虽然肩胛上神经卡压综合征早已被认同，但对于肩胛上神经在其行程中何处容易被卡压，尚有不同意见。肩胛上神经在行经途中多处可受到卡压，但解剖研究证实在肩胛上切迹和冈盂切迹处最有可能受压，尤其以肩胛上切迹处卡压最多见。

肩胛上神经以切迹为支点，神经远端被相对固定，肩部的各种运动，肩胛上韧带及肩胛上切迹都会对神经有影响。但因切迹宽大，一般生活和劳动对神经影响很小。但过度劳动或体育活动，如肩胛骨长期反复地上、下移动（如排球和乒乓球运动）等肩关节的外展会使肩胛上神经受牵拉、摩擦或神经与韧带摩擦，均可造成肩胛上韧带的劳损和局部的炎症反应，出现水肿、渗出、粘连和纤维增厚等病理变化，可卡压下面的肩胛上神经或使肩胛上神经与切迹发生磨损。模拟试验发现反复过度下沉肩部，外旋、前伸肩关节及上肢交叉都可使神经张力增加，转折角变小而与骨面发生摩擦。如排球运动员的反复大力扣球可使冈下肌支因长期的张力增加和与骨面摩擦而损伤。

有观察发现冈上肌腱和冈下肌腱移动超过3cm时，肩胛上神经便会遭到损伤。年龄较大者还会因骨质增生而使肩胛上孔骨纤维孔道狭窄，卡压肩胛上神经主干。由于上、下关节支分别与骨和韧带紧贴，且转折角急骤，肩关节外旋时冈上肌支被拉向内侧而紧张，上肢外展、前伸和越体交叉时，肩胛骨外旋，肩胛下孔外移，冈下肌支在下孔处转折角变小，神经与骨面发生摩擦，使神经水肿、渗出、增粗而导致卡压，故最易发生动力性卡压而诱发肩痛。另外神经水肿后致局部肌肉组织产生粘连，局部产生致痛因子或自由基，刺激神经末梢，压力增高产生疼痛和肌肉肿胀，从而使神经卡压进一步加重。其次，由于肩胛上动脉和肩胛上神经可能同处于肩胛上孔内，神经和动脉可以是内外或上下位置关系，据统计，26%的肩胛上动脉与肩胛上神经同处于肩胛上孔内，故动脉对神经的挤压也可能是发生卡压的一个原因。研究发现位于肩胛上孔的前方一条以前未曾报道过的韧带，称喙肩胛前韧带。其存在使肩胛上孔变得狭窄，神经易于卡压。由于骨纤维管道的容积相对固定，若通道的容积缩小或内容物增多，均可引起管道狭窄，可使穿行其中的肩胛上神经和血管受到卡压，产生冈下肌或冈上肌的萎缩及一系列神经受压症状。有人对上臂和肩关节活动时肩胛上神经在肩胛上切迹内滑动的关系进行了研究，发现当肩关节内收或极度外展时，神经便会与韧带接触。

冈盂切迹是肩胛上神经易受卡压的另一个部位，是肩胛上神经动力性卡压部位。此处损伤通常导致冈下肌无痛性萎缩。肩胛上神经冈下支紧贴冈盂切迹骨面穿肩胛下孔折转成角入冈下窝，活动度较差。在肩胛上神经损伤中，冈下支的损伤机会之所以较多，与肩胛下横韧带关系密切。虽然组成肩胛下横韧带的纤维不如肩胛上横韧带那样集中，但其纤维与肩关节囊后壁纤维相融合，在肩关节大幅度运动时，随关节囊的紧张、松弛而被牵拉。肩胛下横韧带与深面的骨面围成的骨纤维管道，内有肩胛上神经冈下支和肩胛上血管冈下支通行，所以该管道的狭窄，是肩胛上神经冈下支卡压的主要原因。

周围神经在近端骨纤维孔道中受卡压后，神经纤维内的轴浆流运动受阻，流速减慢，流量减少，使其远端对卡压的易感性增加，易在远端骨纤维孔中再度受压，即双卡综合征。肩胛上神经存在双卡综合征的解剖学基础和可能性，因为其在通过两处骨纤维孔时均有可能受卡压。

文献报道的术中可见的病理改变有肩胛上切迹呈"V"型狭窄，肩胛上神经被卡压；肩胛上横韧带骨化，神经受压呈扁平状，近端有神经瘤形成；肩胛上切迹处有瘢痕束带压迫肩胛上神经；切迹内有骨赘或骨痂，冈上孔容积变小，神经受压；肩胛上切迹处无明显异常时，沿神经走行向下探查，在肩关节盂切迹处见神经被纤维束带嵌压，神经有明显压迹；肿胀的瘤组织压迫神经被膜，骨软骨瘤和囊肿封闭肩胛上切迹等改变。

间接和直接暴力都可造成肩胛上神经不同程度的损伤。Colles骨折时，致伤的外力传递到前臂、上臂和肩关节，由于肩胛上神经比较固定，可直接造成神经损伤，也可同时损伤神经周围组织，成为Colles骨折后遗症。周围神经对牵拉和压迫非常敏感。研究发现老鼠胫神经延长6%时发生传导障碍，延长15%时将造成功能不可逆的损害。当神经被延长8%时，神经内的血管损伤；延长15%时，则血管完全闭塞，神经结构在受压时也会产生相似的改变。

冈下肌萎缩是排球运动员中常见而难以治疗的一种损伤，目前认为是由肩胛上神经绞勒所致。疼痛是肩胛上神经绞勒性损伤的主要症状。做大力扣球时，其动作以爆发式用力为主，臂部活动大而速度快，在这一过程中，肩胛上神经和肩袖由松弛到紧张，反复牵拉、挤压、摩擦，最终导致肩胛上神经和肩袖损伤。肩胛上神经本身分支多，各分支再次分支，神经与肩袖中各肌肉仅隔筋膜，结合紧密，肩胛上神经内在的解剖因素是肩袖合并肩胛上神经损伤的基础，肩袖的牵拉是其受伤的直接原因，因此肩袖肌群激烈收缩时容易损伤肩胛上神经。

三、临床表现

（一）症状

肩胛上神经损伤的疼痛通常局限于肩胛部的后外侧区域。严重者可出现冈上肌和（或）冈下肌萎缩。这可能会导致肩外展、外旋无力，上举受限。文献报告患者年龄最小18岁，最大79岁，平均年龄从38岁、38.7岁到41岁、43岁和67.8岁不等。多见于体力劳动者以及上肢肌肉较发达的男性。优势手多见，即右侧多于左侧，未见双侧同时或相继患病者。多数文献报告男多于女。病程7天~11年。多数患者有直接的或间接的肩部外伤史，如提重物拉伤肩部，也有无明确病因者。伤后有不同程度的刀割样疼痛，后逐渐出现肩后上部不适和钝痛，向肩胛、颈部或腋部放散。放散痛被认为是本病的特征，但对此尚有争议。夜间及劳累后加重，影响睡眠，肩外展无力。

本征起病缓慢，早期表现为肩胛部不适或困乏无力，往往不足以引起患者的重视。患者常不能明确指出疼痛部位。随着病程进展，症状逐渐加重，可出现肌肉萎缩，肌力下降，外展、外旋无力等。患者会因某一动作而触发疼痛，肩后部呈深在弥散性痛，手举过头时疼痛加重。持物抬肩无力，劳累后疼痛加重，按摩后缓解。肩胛上神经近端的病变要比远端病变疼痛明显，这与神经感觉支的起点有关。一些患者是以乏力为主要症状，而疼痛则较轻微。还有一部分患者主要表现为受累的肩关节功能障碍，而疼痛表现轻微或无痛。甚至有些患者完全没有症状，偶然发现有肩部肌肉萎缩而就诊。

（二）体征

体格检查应包括肩关节和颈椎的详细检查，如活动正常与否以及有无压痛等。本征肩胛部有明显压痛，范围较广，包括冈上窝和冈下窝均可存在压痛。冈上窝为深压痛，压痛最明显的位置是相当于冈上窝外上方处的肩胛上切迹在体表的投影点或是在肩锁关节内侧后方。文献报告虽有冈下肌压痛，但定位的局限性压痛却无明确记载。一般冈下肌压痛位置比较恒定，在肩胛冈内中1/3交点下方1~3cm处，或在肩胛冈中央下方（天宗穴附近），或肩胛下角上2~3cm处，压痛比较局限且明确。按压痛点有时呈锐痛或酸胀感，有时疼痛向颈肩部及同侧上肢放散。肩胛上神经近端损伤，压痛在锁骨与肩胛冈之间的三角区域内；远端损伤，压痛在肩胛盂切迹。病程长者冈下肌或冈上肌萎缩率高，有时两肌均有不同程度的萎缩，冈上肌或冈下肌肌力减弱。有时通过对肌肉的触诊，可比望诊更早地发现萎缩。冈上肌萎缩的评价较为困难，临床不易发觉冈上肌的萎缩，因为冈上肌肌腹小，且被宽厚的斜方肌和三角肌覆盖，使得冈上肌萎缩往往表现得不明显。病程短者冈下肌可轻度肿胀，主/被动活动时肩胛部有不适感，肩关节外展及外旋受限。由于冈下肌与小圆肌协同控制外旋动作，因此单纯冈下肌功能障碍可不被察觉。此外，因肩胛上切迹位置深在，故Tinel征不明显。肩关节外展起始30°时肌力下降。

特殊检查：①诱发试验，将患侧手放在对侧肩部，抬肘至水平位，然后检查者将患侧肘部拉向对侧，出现肩胛部疼痛为阳性；②激发试验，也叫上臂交叉试验，嘱患者双臂前屈90°，在胸前交叉，这样将使神经在肩胛上横韧带处紧张并引起神经刺激，使得疼痛加剧。上臂交叉试验常用于肩胛上神经损伤的检查。当肩胛骨贴近胸壁并向前移动时活动幅度最大，可牵拉受压的肩胛上神经，从而产生肩胛部明显不适。陈德松将这项检查阳性结果作为肩胛上神经卡压的特殊体征，是很重要的诊断指标之一。研究显示，诱发试验阳性率为70.7%。

四、诊断及鉴别诊断

诊断依据：①有肩部外伤或慢性劳损史；②起病多缓慢，同侧上肢乏力，肩胛部或肩后外侧疼痛不适，夜间为甚，可向上臂后侧及项部放散；③肩及上肢主动活动受限，患侧肩外展或外旋肌力下降；④肩胛上切迹和冈下肌压痛明显，可触及条索状硬结，冈上肌和冈下肌可有不同程度的萎缩；⑤诱发试验和激发试验阳性；⑥诊断性治疗有效，即用1%利多卡因1~2ml注入患侧肩胛上切迹压痛点处阻滞肩胛上神经，如疼痛迅速缓解即为阳性；⑦肌电图检查可示冈上肌或冈下肌有去神经现象，可出现正向锐波、纤颤波、神经传导速度减慢和伏期延长等；⑧肩胛骨X线正位片检查见肩胛上切迹呈"V"型狭窄、边缘毛糙、肩胛上缘有钙化点或影、骨赘或骨折以及骨痂等有诊断意义。

肩胛上神经疾病一般没有上肢神经反射异常。肩胛上神经在肩胛冈折角处的损伤，只会影响冈下肌。因此，冈上肌正常，仅有冈下肌改变者，应考虑是肩胛上神经冈下支受压所致。在肩胛上孔处受压时，冈上肌支和上关节支最易受累，表现为肩痛、肩外展乏力。故对仅有肩痛和肩外展乏力，肌电图证实冈下肌功能正常者，可以确定其卡压部位在肩胛上孔。对仅有肩痛和肩外旋乏力，肌电图检查证实冈上肌功能正常者，则可确定卡压部位在肩胛下孔。对于肩痛及肩外展、外旋乏力均存在，甚至有冈上、下肌萎缩者，可以肯定神经在上孔内受卡压，但不排除在下孔存在卡压的可能性。神经受卡压后，其受压段传导速度减慢。因此，应在详细了解病史的基础上，结合冈上、下肌肌电图和神经各段传导速度的检查结果综合判断肩胛下孔是否也存在卡压。

影像学是评价肩胛上神经病变的重要手段。X线检查是最基本的检查方法。但诊断软组织肿块最理想的检查是MRI，其在肩关节腱鞘囊肿的诊断中起着十分重要的作用，具有良好的对比度和组织分辨率。囊肿表现为边缘光滑、边界清楚的肿物。MRI也可以用来评价冈上肌和冈下肌失神经的继发性改变。这些改变包括肌体积的减小、脂肪浸润和神经水肿等。在慢性损伤中，T_1加权像上有肌体积萎缩及广泛的信号增强区域等。MRI也是很好的确定关节盂唇撕裂的检查方法。

对肩胛上神经卡压的确诊，主要依靠电反应学诊断，包括神经传导速度检查（NCV）和肌电图（EMG）。在周围神经卡压伤中，有时感觉神经比运动神经对卡压更敏感，即感觉支比肌支更易受损伤而引发肩痛。研究也显示肩胛上神经感觉支最易受卡压而诱发肩痛，故肩痛可作为肩胛上神经卡压综合征早期诊断的依据。建议临床对肩痛，尤其是肩关节后部和肩锁关节区疼痛者，应高度怀疑肩胛上神经卡压综合征。应对该类患者行冈上肌和冈下肌的电生理检测，结果异常者可确诊为肩胛上神经卡压综合征。对肌电图检测结果正常者再行关节支诊断性局部封闭，如肩痛缓解，可确诊为肩胛上神经卡压综合征，反之则可排除。在神经传导速度检查中，分别检测从激发电极至冈上肌和冈下肌的传导时间。冈上肌和冈下肌的神经传导的潜伏期分别是（2.7±0.5）ms和（3.3±0.5）ms，潜伏期延长表示神经受损，至冈下肌的潜伏期在4.4ms以上有诊断意义。肩胛上神经卡压失神经支配的肌肉有自发活动相、多活动相、纤颤波、阳性尖波和激发电位振幅变小等改变。肌电图表现为M波潜行延迟，冈上肌或冈下肌失神经电位。但EMG阴性时，也不能完全排除该病。肌电图异常往往出现在损伤后的2~3周。肩胛上神经是混合神经，在受刺激处产生异位电冲动双向传导，上行传导被错误地认为是来自肩胛上神经末梢所支配的部位，所以主诉痛区并非真正的病变所在，下行传导引起肌痉挛和疼痛。因此，肩胛上神经损伤易被遗漏。当考虑该诊断时，应行肌电图检查并且确定病变的部位。电生理检查可明确肩胛上神经卡压的存在和确定损伤的位置。

超声波是一种较为精确和经济的检查方法，检查肩关节的腱鞘囊肿和占位性病变极为方便。超声波所描述的腱鞘囊肿是均一、低回声的肿物。此外，该方法还是评价肩胛肌失神经的有效方法。研究发现超声能检测出伤后14d的肌肉失神经的改变。优点为无创伤性，可动态观察，重复性好，准确率较高；缺点是诊断标准不易掌握。因此其灵敏性和特异性因人而异，但超声检查仍不失为一种简便的诊断方法。

鉴别诊断：肩胛上神经痛易与其他常见肩部病变相混淆。诊断时，首先应与颈神经卡压、颈椎病、肩周炎、肩袖损伤、臂丛神经上干损伤、肩关节撞击综合征、肱二头肌长头腱鞘炎、三角肌及肩峰下滑囊炎、肩锁关节病变及邻近部位肌筋膜痛等疾病鉴别后，才能确诊。与肩周炎和肩关节撞击综合征的鉴别，一般在检查肩关节的活动后就能做出诊断。肩周炎时肩关节被动上举活动受限，而肩关节撞击综合征在肩外展时疼痛弧征阳性，当对肩周或肩峰下进行局部封闭治疗后常能见效。将局麻药注入肩胛上切迹可试验性诊断肩胛上神经损伤，但该试验不具特异性，因为有研究发现在肩胛上切迹处注射局麻药也可缓解其他关节疾患所致的疼痛。

X线片证实肩胛上切迹狭窄时，以改良前弓位投照，即在胸片前弓位的基础上，两肩放平后仰，使肩胛下角前移5cm左右，与暗盒形成30°角，移动球管横臂，中心线对准喙突内缘。两侧同样条件，分别投照，进行对比观察。此方法不仅可显示切迹的形态、大小及狭窄与否，还可进一步明确诊断，且为手术治疗的重要指征之一。

诊断通常是用排除法，通过询问患者的既往史、进行体格检查，再进行电反应学检查，最终对该疾病定位、定性。同时通过MRI还能明确卡压症状是否是由肩部的实质性占位灶或腱鞘囊肿而引起。最重要的是明确诊断，即明确卡压的原因和程度。文献报道在神经卡压综合征的诊断中，电生理检查和磁共振检查有重要作用。周围神经卡压综合征的诊断除了临床表现以外，还基于电生理检查的发现，其中包括神经传导速度、远端运动潜伏期及肌电图的测定，这是金标准。在已诊断或怀疑神经卡压的病例中，磁共振检查有助于确诊和分类。磁共振检查中见到的隐匿性囊肿，可引起神经终末支卡压而引发疼痛。未来磁共振检查在周围神经损伤与疾病的评估方面的准确性将会更高。卡压部位的正确定位是决定疗效的关键。

五、治疗

早期可采用非手术治疗，包括肩部休息、避免刺激神经的动作（如重复上举或前举肩关节）、封闭和康复训练，以缓解疼痛及恢复肩周肌力。非手术治疗疗效很好，特别是封闭治疗。回顾性分析发现，非手术治疗的有效率达66.67%。尽管非手术治疗能改善一部分患者的症状，但其疗效取决于病因和神经受损的部位以及程度。因此，非手术治疗方法的选择应根据发病时间、症状轻重和肌萎缩的程度而定。若卡压是由腱鞘囊肿引起的，那么非手术治疗的疗效较差，需要手术治疗。对于症状重、冈上肌和冈下肌明显萎缩以及肌电图阳性者可手术治疗。有研究者推荐非手术治疗的时间是6~8个月，也有认为2个月无效者应考虑手术治疗。

（一）推拿

按摩是一种良性刺激，对神经系统的效应是通过神经反射机制而获得的，用不同的手法按摩和不同强度刺激，对神经的作用也不同。轻手法对神经有镇静作用，可解除肌肉痉挛，中重度手法有兴奋作用，通过兴奋刺激神经，使其动能活跃，促进轴浆流动，使肩胛上神经所支配的冈上肌和冈下肌的张力和弹性增强，从而增强肌力。按摩能直接挤压肌肉中的静脉，使血液回流加快，从而加强新陈代谢，使冈上肌和冈下肌中的血液分布得到改善，有助于渗出液的吸收，减轻局部粘连。

治疗时，可采用按摩手法和经穴按摩手法。推拿前在疼痛及肌肉萎缩部位擦风湿酒，先进行摩擦，然后揉捏，力量稍重，达深部组织。治疗数次后，待深部组织感觉恢复时，再增加揉捏力度，用掌根做揉和搓等强度较大的手法。在应用按摩手法的同时可配合应用经穴按摩手法。取穴肩髃、天宗、秉风等，宜用按、揉、掐、捻等手法，力量由轻到重，以患者感到酸胀舒适，微热而不痛为度。也可在痛点处从上至下顺肌纤维方向做分筋、理筋、按揉、弹拨、按揉及搓法等手法，力量由轻到重，以患者能耐受为宜，手法每次15~20min，每天1次，7~10次为1个疗程。

（二）封闭

适用于肩部活动过度，神经受到反复牵拉所引起的充血、水肿者。封闭治疗具有简单、经济、患者易接受等优点，且具有诊断意义，对于早期症状轻者有较好的效果，应作为首选。对诊断不肯定、病程较短、症状轻者应首选封闭治疗。病程稍长，症状或体征较重者也应首先进行封闭治疗。封闭可使局部无菌炎症较快消退，疼痛迅速缓解或消失，快者在注射后数分钟内疼痛消失。封闭疗效满意，有研究者随访14.4个月，无复发。但对药物用量文献报道不一，剂量差别很大（如激素用量20~100mg不等）。封闭2~3次无效时应摄片检查。封闭药物为激素加局麻药。糖皮质激素是治疗早期神经卡压的最有效措施，在最短时间内，注入病灶处，只要封闭部位准确，即可迅速止痛。在封闭疗法中，正确定位是决定疗效的关键。

封闭部位的选择：一般选择压痛点为封闭点。即取神经卡压最主要处——肩胛上切迹和冈下肌压痛最明显处这两个部位进行封闭。注射时患者骑跨坐于椅上，全身放松。以肩胛冈中、外1/3交界处为进针点，针头贴肩胛冈上缘稍向上倾斜进针至喙突根部注射可封闭上关节支；针头贴肩胛冈下缘稍向下内倾斜进针至肩胛颈可封闭下关节支。也可经肩胛冈中点与肩胛骨下角作一连线，沿线向上在冈上窝找到压痛明显处作为肩胛上切迹的封闭点。经进针点垂直皮肤刺入直达冈上窝骨面，探测肩胛上切迹，一旦无骨质并有坚韧感，即说明针头已达肩胛上切迹，回吸无气、无血，即可注射。另一处在肩胛冈中点下2~3cm处，或肩胛下角上2~3cm处寻找痛点封闭。

对未能确定病因的病例，或已排除外伤、囊肿等病因所致者，可先在肩胛上切迹附近及肩胛横韧带局部试行封闭1~3次（每次间隔1周）。糖皮质激素可抑制成纤维细胞的增殖，使增生、肥厚的韧带软化，从而消除对神经的卡压。但病程较长者以及有冈上肌或冈下肌萎缩者恢复较慢。对症状较重，冈上肌或冈下肌萎缩明显，肌电图异常而经封闭治疗无效者，多因肩胛上韧带硬性瘢痕形成、肩胛上切迹骨性狭窄或腱鞘囊肿压迫等原因所致，可采取手术切断肩胛上横韧带或行肩胛骨切迹扩大及神经松解术。

（三）针刀

针刀治疗肩胛上神经卡压的报告较多。观察表明，针刀治疗肩胛上神经卡压综合征的疗效优于针灸，可快速解除神经卡压，缓解疼痛，具有见效快和复发少的优点。通过针刀闭合多点式松解与铲剥可剥离粘连，松解肥厚的肩胛下横韧带，松弛痉挛组织，从而解除神经的机械性卡压，是治疗肩胛上神经卡压综合征的有效疗法。针刀治疗后多配合封闭，有报道注射大量混合液，认为可破坏炎症环境，促进愈合。

操作时患者取坐位，头前屈。在肩胛上切迹、冈盂切迹、冈上肌和冈下肌压痛处定点，做好标记。消毒后，刀口线与肩胛上神经走行方向平行，针体与肩部皮肤约呈70°斜向背部，与皮肤平行刺入皮下，针刀进入皮肤后调整针刀角度，缓慢进针直达冈上窝骨面，针尖向前上方移动至肩胛上切迹外侧端，紧贴切迹内侧横形切割肩胛上横韧带数次，再行纵行切开剥离2~3刀，铲剥2~3次。针下有松动感后，再退至浅层切开其他条索、硬结。冈盂切迹处则松解肩胛下横韧带。针刀达冈上窝探测肩胛上切迹时，针尖不要离开骨面，找到肩胛上切迹切割肩胛上韧带时，刀刃紧贴切迹的外侧骨面，进针不要过深，以免造成气胸。有作者认为刀刃剥离切割的范围应不小于8mm，以期充分切断肩胛下横韧带，达到解除嵌压之目的。

针刀治疗多是行肩胛上横韧带和肩胛下横韧带松解，操作时强调入刀点及入刀方向的确定以及刀口线方向与神经、血管束方向保持一致。但针刀为锐性切割松解，可能由于缺乏准确定位及入刀深度等基础研究资料而影响疗效，甚至会出现肩胛上血管损伤及气胸等危险。所以要求术者必须十分熟悉肩胛上神经、血管及周围组织的解剖，严格掌握适应证及针刀操作规范。最好要有直视下肩胛上神经松解手术的经验。定位时，一定要摸准锁骨锥状结节、肩胛冈等重要骨性标志。针刀进入一定深度后应以肩胛骨上缘为骨性标志，刀刃向外斜压肩胛骨上缘外行，不可过深和过于偏内，以免造成气胸。效果不满意时应改行手术治疗。肩胛上切迹窄而深，为狭窄的骨纤维孔，且上孔处有动、静脉，有时吻合成网状，故同一部位的反复穿刺易损伤血管，造成局部血肿和瘢痕，进而加重神经卡压。在盲切下操作，如何凭借手感来确定软组织性的韧带和血管结构？安全性如何得到保证？这是需要进一步研究和规范的。手术直视下治疗时伤及肩胛上血管是常见的并发症，何况针刀是闭合盲切？

（四）手术

非手术治疗无效者应积极手术治疗。手术不宜太迟，在神经未发生变性之前手术恢复快。通过手术治疗解除压迫神经的各种因素，疼痛则很快缓解。关于肩胛上神经卡压的手术指征和手术时间的观点较多。一般认为症状较重、冈上肌和冈下肌有明显萎缩以及肌萎缩虽不明显，但局部封闭后症状仅能短期改善，或无效，甚至反而加重者应积极采取手术治疗。出现冈上肌和冈下肌进行性损害迹象者也应手术治疗，彻底解除卡压因素，避免神经发生不可逆性改变。由腱鞘囊肿引起的肩胛上神经卡压、封闭疗法无效、肩胛上韧带瘢痕形成、肩胛上切迹骨性狭窄等则需手术，可有效解除来自骨纤维通道内外因素对肩胛上神经的卡压。

手术有前路和后路，多数文献报道采用后路行肩胛上神经松解术。在肩胛冈上缘作12~14cm横切口，切断斜方肌在肩胛冈上的起点，暴露冈上肌。将冈上肌向上掀起，顺位于深层的肩胛上神经找到肩胛切迹，切断肩胛横韧带。对仅有冈下支在冈盂切迹处卡压者，手术可同时切断肩胛上横韧带和冈盂韧带。有人认为仅切断肩胛上横韧带，只能获得短暂的疼痛缓解。为预防再次卡压，主张切除肩胛切迹的部分骨组织以扩大神经通道。在松解肩胛上横韧带的同时，还应探查肩胛上神经的远端，然后再检查冈盂切迹处的解剖结构是否还存在压迫。切除肩胛冈外缘通常不超过1cm，目的是避免肩峰处的骨折。有作者认为，对冈上、下肌支和关节支均受累，肌电检查证实为双卡征者，原则上只行肩胛上孔处的神经松解术。因为神经近端卡压解除后，其轴浆流活动得到改善，远端卡压多会自行缓解。术后应定期检查冈上、下肌功能恢复状况，如冈上肌功能得到恢复，冈下肌功能恢复不显著或未改善，可考虑实行肩胛下孔处神经松解术。有时术中未见到肩胛上韧带增厚和神经水肿等神经卡压改变，但经肩胛上韧带切断，肩胛上神经减压术后，患者自觉肩部舒适轻松，疼痛消失。

肩胛上神经损伤治疗的手术方式及结果取决于病因和卡压部位。疗效同样取决于疾病的发病机制和神经损害部位。肩胛上神经卡压的预后与其他周围神经卡压一样，主要取决于神经的病理改变程度、病程长短以及减压是否彻底。术中常见的并发症是损伤肩胛上血管，在切断横韧带松解肩胛上神经前，要仔细显露肩胛上动脉并加以保护，防止盲目钝性分离。必要时扩大肩胛上神经骨性通道及松解冈盂下切迹段肩胛上神经，使用脊椎外科器械有助于避免这个问题。一般手术效果满意，多数患者肩痛立即消失，肩外展、外旋改善，肌力显著恢复，易疲劳感消失。但是大部分的文献在术后随访中发现肌肉萎缩的情况无明显好转。

（五）其他疗法

关节镜是一种微创疗法，可用于腱鞘囊肿的诊断及切除。有作者运用肩关节镜治疗冈盂关节处腱鞘囊肿引起的肩胛上神经卡压，术后患者症状改善明显，复查MRI无囊肿复发。如果关节镜下囊肿切除不彻底或术后复发，再考虑手术切除也不失为一好方法。有报道在超声或CT的指导下行肩关节囊肿穿刺抽吸，该方法能吸引出囊内容物，可暂时解除压迫，但不能探查是否还有盂肱关节囊内的其他改变，且易复发。还有作者报告在肩胛上皮神经支配区的压痛区行铍针及微型刀挑剥等疗法。

第二节　肩胛背神经卡压综合征

肩胛背神经卡压综合征是近年来研究颈肩痛时发现的一个病症，其被归属于胸廓出口综合征。由于临床对其缺乏认识，易与颈肩部其他软组织痛性疾患相混淆，致使疗效不佳，因而严重影响患者的工作及生活。Kevin 1993年报道了封闭肩胛背神经可治疗颈肩痛，随后国内一些学者对肩胛背神经卡压的解剖学及临床诊治方面进行了研究。但肩胛背神经卡压的解剖学及临床研究资料相对较少。目前大部分学者承认肩胛背神经卡压的存在是造成颈肩痛的原因之一。但实际临床工作中我们发现，本征多见于颈椎间盘突出，治疗的重点是在颈椎，而不是肩胛上角。

一、解剖

肩胛背神经来源于C_4、C_5，主要是C_5（占69.4%），多起自颈神经根的外侧，距椎间孔边缘5~8cm处。肩胛背神经的起始部为前斜角肌所掩盖，发出后在距相应的椎间孔（8.8±3.4）mm处跨过或穿入中斜角肌，并与副神经平行至肩胛提肌前缘。肩胛背神经主干经小菱形肌深面向下，沿肩胛骨内侧缘分成两支进入大菱形肌浅面和深面。其中浅面的神经细小，沿大菱形肌肌纤维上方近内侧缘处进入肌肉浅层；深支经肩胛骨内侧缘，于肌肉深层筋膜内向远方呈纵形走行，支配肩胛提肌和大、小菱形肌（图20-1）。

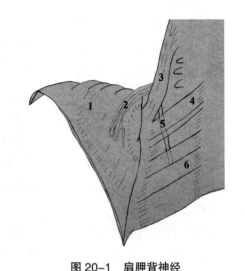

图20-1　肩胛背神经

1.斜方肌　2.副神经　3.肩胛提肌　4.小菱形肌
5.肩胛背神经　6.大菱形肌

其分支终于肩胛提肌下部及肩胛上角和周围脂肪组织，无皮支。在穿行过程中常与肌肉的腱性纤维伴行或与之交叉。研究显示，肩胛背神经发出后81.25%穿中斜角肌向后下外走行，18.75%经中斜角肌与后斜角肌间隙向下后方走行，先进入肩胛提肌前方并发支支配该肌。

肩胛背神经的走行分2种类型：第一种类型，肩胛背神经在发出后跨中斜角肌的表面向下、外、后走行，与其表面的肌性或腱性部分接触的长度为（19.5±5.8）mm；第二种类型，肩胛背神经在发出后即穿入中斜角肌，而后向下、外、后走行，在中斜角肌内呈斜形走行5~30mm，最后终末支与胸长神经合干。有研究显示，肩胛背神经在穿中斜角肌时，途中结构大部分为肌性（2/3为肌性，1/3为腱性）者占82.1%；途中结构大部分为腱性（2/3为腱性，1/3为肌性）者占17.9%。75%的肩胛背神经的穿经部位有腱性纤维束存在。其腱性纤维由2~3束组成，直径为2~3mm，长度为（4.2±10.7）mm。其中位于前内侧缘者占58.3%，后内侧缘者占41.7%；距该神经起点的距离为（9.21±2.8）mm。

中斜角肌起于$C_{2~6}$横突后结节，向下外止于第1肋骨上面的锁骨下动脉沟之后，其长度（C_6横突后结节至第1肋上中斜角肌止点间距）为（6.1±0.6）cm。肩胛背神经除发出2~5支肌支支配肩胛提肌和大、小菱形肌外，另有25%还发出1~2支直径为0.2~0.3mm的细小分支，走向背部及肩部脂肪组织中。肩胛背神经起始部走行方式及其与中斜角肌比邻中的致密纤维组织，即中斜角肌内侧缘的腱性纤维结构特点是肩胛背神经易受卡压的形态学基础。

研究发现副神经与颈丛、肩胛背神经与副神经以及肩胛背神经与胸长神经和颈丛之间有共干，18.75%与胸长神经共干，6.25%与副神经共干，这也为临床上颈肩痛患者疼痛症状除肩背部外往往可牵涉到其他部位提供了一定的解剖学依据。肩胛背神经的起始段常和胸长神经合干，由前内侧向后外侧从中斜角肌中穿过，此处常有腱性组织，和胸长神经分开后，有分支走向肩部和腋下，并可再发出分支加入胸长神经。

临床常见肩胛上角处有明显的压痛点，并可扪及条索状物及弹响，临床上常诊断为肩胛提肌劳损或肩周炎等。但对此缺乏详细的解剖学研究。有研究对肩胛上角处的肌附着和神经走行以及相互关系进行了解剖观察。发现，斜方肌位于肩胛骨上角处深面的筋膜增厚变白，增厚筋膜平均面积为4cm×2cm。其中滑囊出现率为12.5%，增厚筋膜内副神经的出现率为78.12%。副神经越过肩胛提肌背侧转向下方，距肩胛骨上角最近距离为（2.0±0.6）cm。肩胛背神经主干与肩胛提肌交点距肩胛骨上角距离为（1.25±0.32）cm。肩胛提肌在肩胛骨上角止点处较粗大，平均厚度为1.5cm。肩胛背神经位于其下1/3深面，与肩胛背血管伴行。肩胛提肌呈扁带状，与小菱形肌夹角为（45±10）°。小菱形肌止于肩胛冈内侧端平滑的三角平面的底面，在此处小菱形肌的背腹层纤维包绕肩胛提肌的下缘。小菱形肌止点处边缘至肩胛提肌止点内下方平均距离为2.5cm。87.5%的大菱形肌纤维先止于肩胛冈根部与肩胛骨下角间的肌腱带，再由腱膜与内缘相连，12.5%的大菱形肌纤维直接止于肩胛骨肋面。大、小菱形肌与斜方肌分界明显，在其深面可见沿肩胛背神经走行有穿支（3~4支）进入斜方肌。菱形肌深面与上后锯肌粘连紧密，中间可见肩胛背神经发出细小分支进入上后锯肌。上后锯肌位于菱形肌深面，为很薄的菱形扁肌，以腱膜起自项韧带下部和下2个颈椎棘突及上2个胸椎棘突，肌纤维紧贴胸壁斜向外下方止于第2~5肋骨肋角的外侧面，此肌大部分为扁形腱性组织，仅中间一小部分为肌性，且整块肌与菱形肌及胸壁连接紧密，上后锯肌受肋间（1~4）神经发出的细小分支支配。肩胛骨上角复杂的肌肉附着及神经走行是肩胛背神经易受卡压而导致肩背痛的解剖学基础。

二、病因及病理

由于肩胛背神经在中斜角肌表面腱性结构与后斜角肌之间穿出，故颈部反复活动所致的慢性劳损，剧烈运动，外力打击，肌肉强力收缩、痉挛和出血以及斜角肌损伤等均可造成局部炎症水肿，久后形成粘连和瘢痕等，引起局部组织发生形态学改变，造成肩胛背神经的机械性卡压而致痛。卡压使得肩胛背神经主干在中斜角肌外侧缘处明显变细。在中斜角肌的内侧缘大部分为极致密的腱束，有作者对这种腱性结构进行了组织学检查，证实为极致密的胶原纤维，呈密集排列，互相交织。而在肩胛背神经的后面又有坚韧的筋膜相邻，造成了肩胛背神经走行途中的部分毗邻结构为腱性。当颈部或肩背部做大幅度活动时，可出现无菌性炎症及组织变性等，导致局部组织发生形态学改变，而致神经卡压。中斜角肌的腱性结构特点是肩胛背神经卡压的解剖学基础。

许多肩背痛是由于肩胛骨上角存在许多滑囊，长期劳累导致滑囊发生炎症粘连所致。有研究对此进行了解剖学研究，发现在肩胛上角及肩胛骨内侧缘肌肉附着处有多个滑囊存在，且与临床疼痛部位一致。肩胛提肌及菱形肌慢性损伤、过度疲劳，局部痉挛、缺血和代谢产物堆积等均可造成局部的慢性无菌性炎症，致使局部组织出现纤维化、机化、粘连和瘢痕等病理变化，引发疼痛。同时，由于菱形肌和肩胛提肌均受肩胛背神经神（$C_{2~5}$）支配，当颈椎出现病变时，退变椎间盘刺激或压迫$C_{2~5}$神经根，可造成菱形肌或肩胛提肌的痉挛，并引发无菌性炎症，而出现颈肩背痛。

当C_5神经根受压时（多见于$C_{4~5}$椎间盘突出），起自颈神经根的肩胛背神经首先被累及，产生背部不适、酸痛及从颈部向背部的沿肩胛背神经走行的压痛。继之，神经纤维主要起源于C_5的腋神经和肩胛上神经亦受累造成肩外展肌力的下降。所以，C_5神经根受压可产生颈肩及背部不适和肩外展肌力下降，三角肌或冈上肌萎缩。

此外，在肩胛骨上角处，斜方肌深面筋膜增厚变白，其中有滑囊。副神经走行于增厚的筋膜内，行程多有弯曲，距肩胛上角较近。肩胛背神经位于肩胛提肌下部深面，常有分支跨过肩胛提肌，肩胛背神经与肩胛提肌交点距离肩胛骨上角较近，这些解剖特点使支配肩胛上角周围肌肉的神经在通过肌的腱性部分或通过肩胛上角附近时，易受肩胛上角肌肉附着点无菌性炎症及筋膜粘连的影响，造成神经卡压，这也是肩背痛行肩胛上角封闭的解剖学基础。

三、临床表现

（一）症状

本病患者男多于女，年龄多在40~60岁，多为单侧发病，也可双侧发病，且多为利手，右侧多于左侧。病程为数天至数年不等。所有病例均以颈背肩部疼痛不适为主要症状，多数患者主诉疼痛沿同侧上肢内侧放射，与天气有关，阴雨天或冬季明显加重，劳累后亦可加重。患者肩关节后伸上举时颈部有牵拉感，颈与背部酸胀，严重者夜不能寐。睡眠时需经常改变姿势，自觉患肢亦不舒服。疼痛多无确切部位，肩部无力，部分患者有手麻木感。肩胛背神经起始部卡压所致临床症状多为颈肩背部的不适和酸痛。

（二）体征

患侧T_3、T_4棘突旁3cm或肩胛上角处有明确的压痛，有些于胸锁乳突肌后缘中点以及与颈外静脉交界处的后上方，常常有明显的压痛。可有前臂感觉减退或上肢肌力下降，如肩外展肌力下降或屈肘肌力下降。特殊试验如Adson试验或Wright试验可为阳性。肌电图可见背侧骨间肌及小指外展肌有纤颤电位。

四、诊断及鉴别诊断

对肩胛上角处肩背痛的诊断与其他周围神经卡压引起的疼痛不同，肩胛上角处肌肉附着与神经走行关系密切，由臂丛上干受压引起的肩背部疼痛除肩胛上神经外，肩胛背神经也是引起疼痛的原因之一。肩胛背神经在发出肌支的同时，还有25%发出细小分支走向肩背部脂肪组织中。所以，当该神经卡压后，临床检查除在颈部有压痛外，肩背部也会伴有疼痛。但由于肩背部的肌肉或皮肤感觉往往受双重神经支配，当其中一根神经损伤后则由另一根代偿支配，故可使肩背疼痛的定位不准确。这一点为肩胛背神经卡压的特殊体征。

与其他周围神经卡压不同，肩胛背神经没有皮支，单纯受压没有感觉缺损区，所支配的肩胛提肌是颈部肌群中的一块，单独评估其肌力或功能较困难。肩胛上角附着处产生炎症，造成粘连，累及附近神经，引起肩背部疼痛和不适。$C_{5\sim6}$神经根在椎间孔周围有许多交叉纤维。由于肩胛背神经卡压缺乏神经病理阳性体征或神经根刺激征等特异性的临床表现，X线、CT和MRI检查常无阳性发现，肌电图检查多数正常。因而肩胛背神经卡压的诊断有一定的困难，这也是存在一些争论的原因。根据已有的临床治疗经验和解剖学的观测结果，肩胛背神经卡的部位，可以为C_4或C_5根部，也可在肩胛背神经起始段、中斜角肌部，应依据相应的症状和体征等做出判断，并结合鉴别诊断明确其为单独存在或合并存在。颈肩痛不一定就是颈椎病、肌筋膜综合征、肩周炎等，需认真检查，排除诸如肩胛背神经卡压等神经卡压性疾病。本病应与肩胛背部，特别是肩胛上角处的肌筋膜痛相鉴别。

公认的诊断方法是压痛点局部封闭，如在T_3、T_4棘突旁或肩胛上角压痛点处进行局部封闭，如果沿肩胛背神经分布区疼痛症状消失或患者立即感颈肩部有轻松感，可确诊。如果是颈椎间盘突出所致的肩胛背神经痛，患者头后仰、向患侧旋转时疼痛出现或加剧，则基本可以确认疼痛是由于颈椎间盘突出。

五、治疗

可采用休息、推拿、理疗和热敷等非手术疗法，均可改善血液循环，增加局部血供，可解除颈背部肌肉痉挛，减轻由于肌或腱交叉所造成的卡压或炎性刺激造成的神经水肿，改善神经功能和缓解症状。对部分症状较轻的患者，非手术疗法具有较好的疗效，可安全有效地缓解患者的疼痛症状。推拿时患者取坐位，根据检查情况，术者在患侧斜方肌前缘与颈肩交界处外侧，以拇指向下后方向轻轻潜入，以中等强度力量由后下方向前弹拨，拇指弹拨范围向前扩大到前斜角肌处。弹拨法可以松解粘连，改善局部血液循环，针对性强，具有很好的通络止痛作用。

过去对周围神经卡压的诊断一旦确立，即采取手术治疗。由于手术是在神经周围进行，术后神经周围的瘢痕增生，则又可能产生新的压迫。以致少数患者术后无明显改善，甚至较术前严重。封闭是行之有效的治疗方法。陈德松认为对于肩胛背神经卡压可用封闭治疗，封闭点为肩胛背神经受压的穿中斜角肌及肩胛内上角内缘处，此处正是压痛最明显部位，也正好符合解剖学的观察。封闭时，患者取坐位，术者先触摸清楚肩胛冈，根据肩胛冈判断肩胛上角。由此确定肩胛上角内侧的压痛点。尤其是在肩胛上角周围2cm处进行痛点封闭，大部分能够治愈。另一个注射点为患侧胸锁乳突肌后缘中点。建议注射时用细针头，以减少穿刺损伤。注意不可刺入太深，以免进入胸腔。封闭液中的局麻药物可扩张血管，糖皮质激素还可软化瘢痕，疗效确切，无明显毒副作用。封闭操作不复杂，只要熟悉解剖特点，多能准确注射。选用神经阻滞术将消炎镇痛液直接注入神经外膜下、束间、周围软组织内。对由卡压致神经病变引起的颈肩痛有很好疗效。按上述方法治疗无效者可改用温针治疗，仍无效，应考虑手术治疗。

非手术治疗无效时，可根据解剖行手术松解，或同时行肩胛上角处滑囊切除，均可取得良好疗效。应选择简便、安全的切口。术中还应注意避免损伤肩胛上神经及副神经。建议临床沿$C_{4\sim7}$横突平面，逐层解剖暴露臂丛根干及前、中斜角肌下段与止点，准确辨认穿经中斜角肌的肩胛背神经后，切除其周围的腱性纤维束或中斜角肌，才能使被卡压的肩胛背神经得以彻底松解。要彻底减压还须切断肩胛背神经浅层的全部中斜角肌及其腱性组织，术后即可完全或大部分解除症状。手术中注意其解剖特点，加以探查松解，可确保疗效。

宣蛰人采用颈肩部软组织广泛松解来治疗颈肩部劳损性疼痛，并取得一定的效果。有作者认为有相当部分的颈背部不适可能是由肩胛背神经卡压造成的。在这种情况下，仅须在颈部作6~7cm长切口，将肩胛背神经松解即可，无须做大范围的剥离松解。但是对于由颈椎间盘突出所致的肩胛背神经痛，可针对病变颈椎行颈椎旋转手法或牵引等更有针对性的治疗。

参考文献

［1］余首创，黄英如，姜维成.关节镜下治疗肩胛上神经卡压的研究进展［J］.世界最新医学信息文摘，2018，18（43）：101-102.

［2］朱俊腾，柯丽凡，陈白，等.经肩胛上孔入路针刀治疗肩胛上神经卡压综合征41例［J］.中国民间疗法，2018，26（8）：25-27.

［3］宋卫军，袁景和，高东梅，等.肩胛上神经阻滞治疗早期冻结肩的效果及其作用机制研究［J］.西南国防医药，2018，28（9）：876-878.

［4］明立功，明朝戈，王自方，等.神经松解术及肩胛上横韧带切除治疗肩胛上神经卡压综合征［J］.实用手外科杂志，2017，31（3）：297-298，302.

［5］张振华，王浩人，吴昆鹏，等.肩胛上神经损伤原因的解剖学分析［J］.解剖学杂志，2016，39（6）：706-708.

［6］谢杰，鲁晓波.关节镜下治疗肩胛上神经卡压的研究进展［J］.西南军医，2016，18（5）：452-456.

［7］黄崇友，赵丽云，曾耿，等.肩胛上神经体表定位研究及临床意义［J］.中国临床研究，2016，29（6）：771-773.

［8］宋云骏，王永为，姜林鹤，等.肩胛上神经卡压机制的临床解剖学研究［J］.中国临床解剖学杂志，2015，33（6）：623-626.

［9］李加平，张飒，朱婷，等.超声引导肩胛上神经阻滞的临床应用［J］.中国介入影像与治疗学，2013，10（3）：167-170.

［10］党建军.类肩胛上神经卡压症150例临床分析［J］.陕西医学杂志，2012，41（12）：1666-1667.

［11］文睿，燕海英，冯大雄.肩胛背神经卡压综合征与神经根型颈椎病的鉴别诊断［J］.中国综合临床，2010，26（5）：532-534.

［12］张丽.肩胛背神经卡压的电生理诊断研究［J］.医药前沿，2015，5（27）：120-121.

［13］詹强，李小梅，申屠嘉俊，等.推拿结合探穴针法治疗肩胛背神经卡压综合征的疗效观察［J］.广州中医药大学学报，2020，37（3）：469-473.

［14］覃智斌，门志涛.肩胛背神经卡压综合征误诊及原因分析［J］.医学理论与实践，2017，30（10）：1475-1477.

［15］张秉文，俞永林，顾玉东.肩胛上神经卡压的诊断及治疗［J］.国外医学.骨科学分册，2002，23（1）：50-52.

［16］卢景和，任龙喜，顾耀辰，等肩胛上神经卡压症的诊断和治疗（附12例报告）［J］.中华骨科杂志，1994，14（5）：298-300.

［17］张晓丹，李沐阳.排球运动员的肩胛上神经损伤［J］.中国临床康复，2002，6（23）：3567.

［18］赵延旭，顾立强，徐达传，等.肩袖合并肩胛上神经损伤原因的解剖学研究［J］.中国临床解剖学杂志，2006，24（6）：627-630.

［19］王震寰，杨其云，王小标，等.肩胛下孔内肩胛上神经卡压的解剖学研究［J］.中国矫形外科杂志，1996，3（1）：75-76.

［20］林萍，王文赤.肩胛上神经嵌压症的解剖学分析［J］.中国临床解剖学杂志，1994，12（4）：277-279.

［21］王文岐，陈兴民，李忠哲，等.肩胛上神经卡压综合征的临床研究［J］.解剖与临床，2002（1）：29-30.

［22］潘曦东，刘文彪，张玉和，等.肩胛背神经卡压的应用解剖学研究［J］.中华手外科杂志，1996，12（1）：17-19.

（李义凯，王华军，杨俊，尚如国，叶永亮，李嵩鹏，童非非）

第二十一章 肩背部肌筋膜痛

肩背部肌筋膜炎是临床常见病，由于位置浅表，相对关节内和深部病变较易触及和确诊。本病的特点是均有疼痛症状，检查多可触及一个或多个，与解剖结构相对应的明确压痛点，但无明显的肩关节活动障碍和神经受累。但此类病痛常被误诊为神经根型颈椎病或肩周炎以及颈源性头痛等而加以治疗，实际上由高尿酸血症引发者不在少数。目前国内对此认识有限，缺乏研究的深度和广度，且进展缓慢，文献较少，质量较低，而国外已进行了较为深入的研究，有着较为成熟的诊疗技术。读者可参阅 Simons 的 *Myofascial pain and dysfunction: the trigger point manual* 一书。传统的中医外治法（推拿、针灸及火罐等）、非甾体类药物、封闭和扳机点注射等疗法均有较好的临床疗效。本章从解剖生理、临床表现、诊断和鉴别诊断、治疗和预防等方面较为系统、详细地介绍了肩背部的斜方肌、冈下肌、小圆肌、大圆肌、菱形肌和肩胛提肌的肌筋膜痛，相关解剖学图片见本书有关章节。

第一节 斜方肌筋膜炎

一、解剖和生理

斜方肌是覆盖在项背部浅层的扁阔肌，由斜方形的肌纤维构成。其肌纤维由枕骨向下至 T_{12}，沿着脊柱中线向两边延伸形成一块三角形的阔肌。向前止于锁骨的外 1/3，向外至肩峰，向后止于整个肩胛冈。双侧斜方肌构成一菱形，类似一个衣架的结构。根据其起、止点的不同以及肌纤维的走行，斜方肌可分为降部、水平部、升部三个亚部。这三个亚部有宽阔的起、止点和不同的肌纤维走行及功能。肌亚部是肌块内较小的形态和功能单位，一个亚部内有相对独立的神经分布和血液供应。降部，即上斜方肌，起自上项线内 1/3、枕外隆凸、项韧带，肌束向下止于锁骨外侧 1/3 段的后缘。降部在枕骨上的起点为连于皮肤的纤维板，在降部和水平部的起点交界处有呈三角形的腱膜。水平部，即中斜方肌，起自从 C_6 到 T_3 的棘突和棘上韧带，肌束水平向外止于肩峰内侧缘和肩胛冈嵴的上唇。升部，即下斜方肌，以短腱性纤维起自 $T_{4\sim12}$ 的棘突和棘上韧带，肌束斜向外上方，在肩胛冈内侧端光滑的三角形平面上形成滑动的腱膜，止于肩胛冈内侧端三角形平面外侧的结节上（彩图 21-1）。

虽然各亚部之间没有明显的结缔组织分隔，但在肌深面降部与水平部的交界处有明显的肌间隙，并且各亚部之间有明显不同的肌束走行和起、止点。研究表明，斜方肌的三个亚部有不完全相同的神经来源以及不同的一级分支数目和不同的肌内神经分支走向。因此，从斜方肌的肌内神经分布来说，斜方肌可分为三个亚部。在临床上，根据斜方肌的外形和血供，其上、中、下三个部已被视为三个独立的功能单位。骨骼肌亚部化可能是人类骨骼肌在进化过程中由低等动物的若干块骨骼肌合并的一种痕迹，也可能是骨骼肌由于功能复杂化而正在进行分化的证据。在对鼠的研究中发现，鼠的斜方肌由锁斜方肌、肩峰斜方肌和棘突斜方肌三部分组成。在其他许多哺乳动物（如狗和兔等）中，斜方肌也是由不同走行方向的三部分肌纤维组成，与人斜方肌三个亚部极相似。在骨骼肌的发生演变过程中，来自头肌节、枕肌节、颈肌节和鳃弓间充质组织的头颈部肌肉有明显的迁移现象。斜方肌可能来自鳃弓区的第4、5、6对鳃弓间充质或是颈肌节及鳃弓间充质来源的混合肌。推测斜方肌的三个亚部是该肌在发生演变过程中从项部到背部迁移的结果。

斜方肌各亚部肌纤维的走行各异，因而斜方肌的不同部分具有不同的功能。触诊时很难分清楚其中任何两块肌束的界限，只能通过比较其肌纤维附着在棘突、肩胛冈、肩峰和锁骨的部位来确定斜方肌不同纤维的界限。研究发现，斜方肌也存在变异和畸形。双侧斜方肌同时收缩可使颈椎和胸椎后伸。在上肢的对称性活动以及头、颈和胸椎的后伸活动中，双侧斜方肌起着协同作用。单侧肩胛骨内收和旋转时，斜方肌的不同部分相互协同，以完成上述动作。

1.上斜方肌 上斜方肌纤维由内向前外走行，附着于锁骨外1/3的后缘。上斜方肌对锁骨并无直接向上牵拉的作用。少量起自上项线的细小纤维垂直向下，在颈部斜向下方，而后稍向下，呈接近水平走行，附着于同侧的锁骨。在上斜方肌和项韧带的下1/2有横向走行的筋膜，附着于同侧锁骨的外1/3。由于筋膜斜行走行并附着在同侧的胸锁关节，故上斜方肌可斜向内上方牵拉锁骨的外侧端。上斜方肌单侧收缩时，可使头颈部向同侧屈曲和后伸，并可协助头部的极度旋转，以使面部转向对侧。在肩胛提肌和前锯肌的协助下，上斜方肌可使肩胛盂窝向上旋转。上斜方肌还具有辅助呼吸的功能，但对此尚有争议。上斜方肌提拉锁骨外侧端到一定程度时，通过锁骨环绕胸锁关节进行旋转，上斜方肌纤维可上提锁骨和肩胛骨。上斜方肌协同胸锁乳突肌，完成头颈部的某些运动。在肩胛旋转时，则是提肩胛肌的拮抗肌。在上肢外展和肩胛骨旋转时，协同由冈上肌和三角肌所致的盂肱运动。这种上举上臂的协调运动被称为"肩胛-肱骨运动节律"。

2.中斜方肌 中斜方肌纤维呈水平走行，起自C_6至T_3的棘突和棘间韧带。向外止于肩峰的内侧缘以及肩胛冈的上缘，其纤维以近似水平走行附着于肩胛骨的内上缘，距肩胛提肌1cm处。也有研究认为斜方肌的中部纤维起自C_7至T_1以及肩胛冈。中斜方肌的上部纤维可作为协助上斜方肌和前锯肌向上旋转肩胛骨的部分力偶，而附着于肩胛冈中斜方肌的下部纤维，其主要功能是水平地内收肩胛骨（使肩胛骨向中线靠拢）。内收肩胛骨是整个斜方肌的作用，但主要是斜方肌中部肌纤维的作用。中斜方肌以稳定的牵拉力，强力地内收肩胛骨。上、中斜方肌收缩可使肩胛骨上提。由于中斜方肌纤维呈近似水平走行，因而可协同菱形肌内收肩胛骨。通过固定或稳定肩胛骨，中斜方肌也可协同三角肌、冈上肌和肱二头肌长头等，以肩关节为支点，上提上臂。

3. 下斜方肌　下斜方肌纤维呈扇形向内下附着于 T_4 至 T_{12} 的棘突和棘间韧带上。向外汇集在肩胛冈至提肩胛肌的外下方。下斜方肌可内收肩胛骨。但有研究发现，使关节盂窝向上旋转主要是前锯肌的功能，由上斜方肌协助完成，并在旋转过程中起着稳定肩胛骨的作用。在稳定肩胛骨的旋转轴过程中，下斜方肌纤维协同前锯肌的下部纤维以及上斜方肌纤维，一同下拉肩胛骨，使肩胛骨的关节盂向上旋转。

支配斜方肌的神经有副神经（第XI对脑神经）和 C_{2-4} 颈神经。副神经为支配斜方肌的运动纤维，C_{2-4} 颈神经为支配斜方肌的感觉神经（多为 C_{3-4}）。斜方肌受副神经和颈丛的双重支配，这些感觉和运动神经纤维支配着斜方肌。但有研究认为，上斜方肌仅由副神经支配，而中、下斜方肌受副神经与颈神经双重支配。68.18% 的副神经在胸锁乳突肌后缘前接受颈丛分支的交通。副神经为胸锁乳突肌和斜方肌的主要支配神经，由颅根和脊髓根组成。脊髓根出脊髓后上行，经枕骨大孔入颅，与颅根合并成副神经干。然后与舌咽、迷走神经一同自颈静脉孔出颅后，分为内支和外支。外支为脊髓根的延续，较粗，出颅后行向外下，自胸锁乳突肌后缘上 1/3 部穿入该肌，在其深面循同一方向继续走行，进入斜方肌深面，支配此二肌。研究发现，分布至斜方肌的神经纤维有些来自胸神经。这就意味着一旦这些胸神经纤维受到刺激或压迫，也可产生斜方肌痛。

分布到降部的一级神经分支与肌纤维垂直走行入肌，然后分出与肌束平行走行的二级神经支，大多走向肌的起端。分布到水平部的一级神经分支与肌纤维成锐角或平行走行入肌内，然后分出与肌束成锐角或平行走行的二级神经支，大多走向肌的止端。分布到升部一级神经分支与肌纤维平行走行入肌，然后分出二级神经支，大多走向肌的起端。分布到斜方肌各亚部的肌内神经支（二级神经支）在肌束中部发出大量的呈"鸦爪形"的终末细小神经。肌内神经支在斜方肌每个亚部的肌腹中部均形成终末神经分支密集区，三个亚部的神经分支密集区连成一条连续的呈"S"形的神经分支带。副神经主干在经斜方肌前缘进入斜方肌深面之前先发出一分支支配上斜方肌，在进入斜方肌深面后自上而下呈延续性走行，沿途发出分支支配斜方肌各亚部。在中斜方肌深面有颈丛斜方肌支（1~3 支）加入副神经主干，随副神经主干一起下行，分支分布于中、下斜方肌。

斜方肌较薄，在 C_6 到 T_3 处，形成三角形的腱膜附着于椎骨棘突。T_3 以下则是以较短的腱性纤维附着。研究发现，位于肩胛骨上角处肌肉的平均厚度为（3.78 ± 1.53）mm，斜方肌与深部肌肉分界明显，在肩胛骨上角处，斜方肌深面筋膜所有标本均出现筋膜增厚变白，且筋膜变得光滑，极易分离，增厚筋膜平均面积为 4cm×2cm。其中滑囊出现率为12.5%，平均面积 2cm×2cm。副神经位于增厚筋膜内的概率为 78.12%。其中有 31.25% 的副神经被增厚筋膜卡压。

二、损伤因素

急性创伤可使上斜方肌拉伤，但造成上斜方肌病损更为常见的病因是过度的载荷或不明显的微小创伤及劳损所造成的慢性损伤，其中慢性劳损性损伤是最主要的致病原因。如一些不正确的工作和生活姿势，诸如保持上半身紧张的坐位、久坐无硬靠背的座椅、高键盘操作、不正确的驾车姿势以及久背重肩包等均易使斜方肌发生肌筋膜炎。反复快速操作及投篮可明显地增加斜方肌的负荷。此外，身体发育畸形、感染、寒冷以及创伤等也可引起斜方肌筋膜炎的发生。由下肢长短不一或轻度的骨盆倾斜、上肢短小以及身体不对称等所致上肢带轴的偏歪致使斜方肌过度载荷。下肢不对称所造成的骨盆倾斜，使得脊柱代偿性侧弯，继而上半身倾斜。此时需要上斜方肌持续地紧张收缩，以保持头颈垂直，双眼平视的体位。如果所使用的拐杖过长，可使上肢带轴发生倾斜，造成拄拐侧肩部被迫上抬，在这种体位下，斜方肌张力增加，易产生扳机点。而适合的拐杖则应与肩同高、拐杖在脚的侧面，肘关节屈曲30%~40%。着装和穿戴装饰物也可造成斜方肌筋膜炎，如过紧的内衣压迫、肩部斜挎过重的背包或穿着过重的大衣等。一些习惯性地上抬肩关节使其承受载荷的行为也可造成同样的损伤，如焦虑或担忧、长时间地接听电话、拉小提琴、在固定体位上头向侧方旋转至极限（侧坐位时，扶住其头部向相反方向转动或俯卧位睡眠时，头处于极度旋转的体位姿势）。职业性的过度载荷越来越受到密切关注。从事重复性轻工作的员工也易出现斜方肌痛。活检发现，Ⅰ型肌纤维的三磷酸腺苷含量较低，Ⅰ型和Ⅱ型肌纤维的磷酸含量也较低。

一些其他因素也可激活上斜方肌的扳机点，如当上臂长时间持物或向前平举以及扶手过高、肩胛骨上耸时，可使中斜方肌过度载荷，上斜方肌长期处于短缩的紧张状态等。颈椎间盘突出可激活上斜方肌上的扳机点。相关的颈椎或胸椎小关节功能障碍也与相邻斜方肌扳机点有关联。创伤可造成斜方肌任何部分扳机点的出现，例如跌落摔伤或车祸时颈椎屈伸性损伤（挥鞭伤）等，这些都可因机械性或系统性因素使得损伤慢性化。对挥鞭伤所致扳机点的研究发现：95%的患者上斜方肌有扳机点，其余5%的扳机点在下斜方肌。

神经或血管可受到邻近组织如纤维性或纤维骨性管壁、肌肉、肌腱或其他组织的压迫。研究发现，45%的枕大神经穿过斜方肌，90%穿过其下的半棘肌。在中颈段水平，当头半棘肌下端出现较多的扳机点而使得头半棘肌紧张时，就有可能嵌压穿过头半棘肌的枕大神经。而斜方肌本身则不大可能嵌压枕大神经，但可产生剪切力，作用于枕大神经。副神经从胸锁乳突肌穿出，其中的紧张性肌束可嵌压副神经的运动神经纤维，从而导致斜方肌的肌力下降。副神经损伤可导致其所支配的斜方肌功能障碍，使得肩部出现疼痛和麻木等一系列症状。

三、临床表现

斜方肌最易产生肌筋膜性扳机点，现已发现斜方肌的三个亚部各有两个扳机点，即有

6个特异性扳机点。其中，上斜方肌中的扳机点是人体最常见的肌筋膜扳机点，并可引起面部的牵涉痛。

（一）症状

斜方肌筋膜炎所致疼痛有其分布特征，患者主诉颞部和肩痛，常有上肢牵涉痛。上肢活动时有紧张不适感，但很少有肩关节活动障碍。头向健侧偏斜时患侧的斜方肌有酸痛感和无力感。在颈根、肩胛骨上角、近肩峰部、肩胛冈下和肩胛间区有压痛点。上斜方肌扳机点常见于上斜方肌前缘的中间部分，向前附着在锁骨上，接近垂直走行的肌纤维。此处是造成牵涉痛的一个很固定的扳机点。一般疼痛沿着一侧颈后外侧向乳突方向放散，产生所谓的"紧张性头痛"。当这种牵涉痛密集地向头两侧放散时，其疼痛主要集中在颞部和眼眶部，偶尔还可放散至下颌角、咬肌部以及枕部。上斜方肌接近水平走行肌纤维的中部也是扳机点的好发部位。此扳机点所致的牵涉痛区域位于前一个扳机点牵涉痛区的稍后方，并与其部分重叠，分布于耳后。转头时可引发疼痛，侧屈活动轻度受限。上斜方肌筋膜痛单独发病时，仅在向对侧转头至极限时才出现疼痛。由于转动牵拉上斜方肌，故这种疼痛症状限制了患者头颈部向同侧的旋转运动。

中斜方肌扳机点可发生在斜方肌中部纤维的任何地方。症状表现为C_7至T_3棘突之间和肩胛区的浅表性烧灼样痛。下斜方肌筋膜痛可引起肩胛上、肩胛间和肩峰等部的疼痛或轻微的颈痛，是造成上背部和颈部持续性疼痛的主要原因。靠近斜方肌下缘中部纤维的扳机点，其所致的牵涉痛可向上放散至颈段，即靠近乳突和肩峰的区域。

（二）体征

检查主要是通过触摸以确定痛点和紧张性肌束，这些都具有很高的可靠性。应仔细地确定患者的疼痛类型和范围。根据触摸紧张性的肌束、局部抽搐反应（twitch response）、局部明确的压痛点和按压所诱导出的牵涉痛或压痛等来确诊。

1.上斜方肌　上斜方肌筋膜痛的患者都喜欢按摩上斜方肌并且喜欢经常性地转动其头颈，以拉伸上斜方肌。患肩明显上耸，触诊可发现患侧上斜方肌增厚、紧张，同时伴有头向患侧倾斜。转头活动不受限，但向健侧的侧屈明显受限。侧屈及向患侧旋转时，患侧有牵拉感或牵涉痛。如果同侧肩胛提肌或对侧上斜方肌也存在病变，那么头向患侧旋转将明显受限，此时的症状类似落枕，出现头颈歪斜。检查时，患者取仰卧位或坐位，头向患侧微倾以放松上斜方肌。医生用手以钳夹动作抓住整个斜方肌的上缘，并上提使之与其下的冈下肌分离。然后用拇指与其余四指仔细地搓捻被钳夹的肌束，以发现有无痛点、硬结和紧张性束带等异常。此外，还要进行深部按压以确定疼痛是否由斜方肌下的冈上肌所引起。上斜方肌的另一个扳机点多位于$C_{5\sim8}$棘突水平，肩峰至$C_{5\sim6}$棘突的中点处。

2.中斜方肌　由中斜方肌病变导致疼痛的患者，由于疼痛致使起拮抗作用的胸大肌和胸小肌紧张短缩，继而造成患者屈背。检查时，患者取坐位，双手抱于胸前，使肩胛骨外展，胸段脊柱呈圆背状。将斜方肌抵在肋骨上，进行横行弹拨触诊，以确定斜方肌上的紧张性肌束。在重力触压扳机点时，常可发现按压紧张性肌束出现局部的抽搐反应。中斜方肌扳机点多见于靠近肩峰处的中斜方肌的肌-腱连接处的附着点。

3.下斜方肌 下斜方肌出现活动性扳机点可削弱其稳定功能，将影响肩胛骨的向上旋转，肩胛骨可上耸。检查时，体位同中斜方肌。重点检查斜方肌的外侧缘，即其最下部的肌纤维、肩胛骨下角和肩胛骨内侧缘等处，有时可触摸到紧张性的肌束。

四、诊断及鉴别诊断

根据压痛部位，结合局部解剖学知识，基本可确诊。此外还要与造成颈肩背部疼痛的其他疾病，如颞颌关节和颈椎关节疾病相鉴别，对这类患者应仔细地检查其压痛点。上斜方肌筋膜炎时可伴发其他肌筋膜痛，如肩胛提肌、冈上肌、菱形肌、颞肌、枕肌、咬肌、夹肌、头半棘肌、咀嚼肌和大、小菱形肌等。这些肌筋膜扳机点所致症状多位于上斜方肌所致牵涉痛的区域内。咀嚼肌和颈肌筋膜炎性疼痛可放散至头部，而临床也常将这种头痛误诊为紧张性头痛或颈源性头痛。中斜方肌出现病变时，胸肌以及 T_{1-6} 的椎旁肌也常伴有扳机点。有时在肩胛提肌和颈后肌群中出现扳机点。由于上斜方肌扳机点的激活并累及提肩胛肌和颈夹肌等，患者可出现类似急性"落枕"的症状。

五、治疗

（一）外治法

各种中医外治疗法对肌筋膜痛都具有很好的临床疗效。根据"筋喜热而恶寒"的原则，各种特色的外治疗法广泛应用于临床，如推拿、针灸、火针、热敷、药膏或膏药、药棒拍打、拔罐（包括走罐、闪罐、放血拔罐等）、刮痧、涂抹红花油等。喷雾治疗也是国外常用的治疗方法。局部按压对扳机点区的紧张性肌束也有很好的疗效。牵拉治疗也是有效的治疗手段。一般认为上斜方肌易于过度活动，造成紧张；而下斜方肌则相反，易被抑制，而显得无力和被过度牵拉。中斜方肌则具有双重性，无法明确。对上斜方肌筋膜炎可以较小的牵引力来拉伸，以消除斜方肌扳机点，要避免重力和过度牵拉。而对中、下斜方肌的紧张性肌束进行按摩和按压可有效地消除扳机点。

（二）封闭或扳机点注射

局部封闭和扳机点注射对斜方肌筋膜痛具有很好的疗效。封闭多取局麻药和糖皮质激素，加生理盐水稀释至数毫升行痛点封闭。操作时应严格执行无菌原则，防止穿透胸膜造成气胸。但更为有效的是取5号细针头行扳机点注射，药物为局麻药，加数滴糖皮质激素。注射前，用指压法确定痛性结节或紧张性肌束，手指固定后进行注射。对靠前的上斜方肌扳机点进行注射时，患者取仰卧位，患肩下垫枕，以放松上斜方肌。术者用手指牢固地掐住所要注射的肌肉，以准确地定位注射。同时将其提起，使之与其下的组织分离。术者手指应下压嵌入上斜方肌前缘扳机点和胸壁之间。针尖直接从术者掐夹肌肉的指间穿入，应注意不可刺入太深，以避免穿入肺尖。对中、下斜方肌扳机点进行注射时，取健侧在下的侧卧位。为定位和进行痛点注射，应将患者上肢置于身体的前方，肩胛骨外展，固定肩胛骨，而后确定扳机点。小心地将针头对准下方的肋骨刺入，避免进入肋间隙。作者的经验是注射时患者取坐位，术者左手拇指和其余四指钳夹住所要注射的斜方肌纤维，右手持针注射。这样可确保注射安全。

注射时，应先找到压痛点，常可在肌肉或肌筋膜上触及条索样的纤维束。刺入时有酸胀感，多数患者有局部肌肉颤搐。可反复穿刺痛点，直到患者无痛感及无肌肉抽搐为止。当患者酸胀难忍和肌肉抽搐时推注1~2滴药物。本法扳机点的治疗机制：①针刺破坏了肌筋膜扳机点，刺破张力带或强刺激扳机点可引发脊髓反射，进而改变或破坏脊髓中枢的感觉支配区，放松肌肉而达到止痛目的；②普鲁卡因或利多卡因仅是用来阻滞不舒适的针刺感。多数肌筋膜痛的患者都存在不同程度的维生素缺乏。也可采用干针治疗，类似针刺疗法，但基于认识上的差异，干针实际上的操作是与针刺不同的。干针和针刺治疗斜方肌扳机点疼痛方法简单、有效，操作安全。

（三）预防

可采用过度后伸头颈的方法来纠正患者的不良姿势，特别是纠正驼背，使其维持在正确的体位姿势上。这种锻炼方法可立即缓解患者的疼痛，也具有长期的疗效。对于身体不对称、上肢短小以及特殊职业或文秘等从业人员应调整其座位，以便能够有一个合适的肘部支撑及靠背，从而避免上斜方肌的过度紧张。不合适的桌椅都应予调整或更换。坐姿也要端正，以避免斜方肌遇受异常的应力载荷。患者也可进行正确的自我锻炼，以预防斜方肌扳机点的发生。

合适的键盘位置和高度、合适的拐杖、有腰垫的座椅等都有助于保持良好的坐姿。锻炼有助于放松肌肉，其中最安全的锻炼方法是游泳和跳绳，这些运动可促进肩部肌肉的康复。转动数下肩关节可有效地放松肌肉，而慢跑则有可能使斜方肌扳机点的症状加重。研究证实，降低键盘的高度可使上斜方肌持续的肌电活动消失。站立或行走时手插入裤袋可缓解上斜方肌的张力，对扳机点易发生于上斜方肌的人来说，这种缓解上斜方肌筋膜炎的方法值得推崇。此外，应避免固定带、重衣物以及背包等对上斜方肌的压迫。牵张锻炼并辅以多种维生素和提高机体免疫力以及改善循环的药物均具有预防斜方肌筋膜痛的作用。

第二节　肩胛提肌筋膜炎

肩胛提肌起自$C_{1~4}$的横突，止于肩胛骨上角。其作用是旋转肩胛骨，使关节盂向下，从而提升肩胛骨。当肩胛骨固定时，单侧收缩可协助颈转向同侧；两侧同时收缩可使颈后伸。肩胛提肌筋膜炎导致疼痛时，患者表现有颈部僵硬，不能旋转。肩胛提肌牵涉痛表现在肩胛骨水平椎旁的颈角处，并可放散到肩后。疲劳或受凉是最常见的病因。检查可见患者颈部转动困难，颈根处斜方肌下有很难定位的明显压痛；而肩胛上角处也有一个显著的压痛点。扳机点注射要求仔细定位并同时注射肩胛提肌的2个扳机点。推拿、针灸、被动拉伸以及温水浴等均有较好的预防和治疗作用。

一、解剖和生理

（一）解剖

肩胛提肌起自C_{1-4}的横突（C_{3-4}横突的后结节）；止于肩胛上角和肩胛冈根部的肩胛骨内侧。由于C_1横突宽大，使得肩胛提肌纤维以接近垂直的形式通过肩胛骨内侧缘。C_4横突最深，肌纤维斜向外抵止于肩胛上角。有人研究了30具尸体的肩胛提肌在肩胛骨附着部的解剖构造。其中63%的肩胛提肌分两层附着在肩胛骨内侧缘，近一半在两层肌纤维之间有一个滑液囊。13具尸体（43%）前锯肌的一条狭窄肌纤维附着在肩胛上角的内侧缘，紧邻肩胛提肌的止点。其中5具（38%）在前锯肌、肩胛上角和肩胛提肌间发现有滑囊。这些滑囊是造成疼痛的潜在病因。肩胛提肌由C_3和C_4颈神经通过颈丛支配，有时由C_5神经根分支构成的肩胛背神经支配。

（二）功能

颈部被固定时，肩胛提肌可协助旋转肩胛骨，使肩胛骨朝下，从而提升肩胛骨。当肩胛骨固定时，肩胛提肌可协助颈转向同侧。双侧肩胛提肌同时收缩可使颈后伸并使颈曲减小。肩胛提肌在一些如耸肩和肩带上支持重物（如提拉很重的袋子）等动作时可帮助上提肩胛骨，并协同上肢举起重物。肩胛提肌，大、小菱形肌和背阔肌一起使肩胛骨的关节盂向下旋转，使得肩胛下角向内侧靠拢。夹肌和中斜角肌具有协同肩胛提肌稳定颈部的功能。菱形肌在上举和内旋肩胛骨（关节盂向下旋转）时是重要的协同肌。肩胛提肌上举作用的拮抗肌是前锯肌的下部肌纤维、下斜方肌和背阔肌。然而背阔肌是肩胛骨旋转的协同肌，旋转的拮抗肌是前锯肌。

二、损伤因素

大多由不良职业姿势或体位而造成肩胛提肌筋膜炎的发生，如文秘工作、打字时头偏向一侧、拐杖过长（这使得一侧肩膀不自然地提高）、不合适的座椅（如坐在扶手过高的椅子上使肩胛骨和肩胛提肌提升）、长时间接听电话（特别是侧偏头颈以固定电话）、长时间偏头注视屏幕或舞台等。此外睡眠时颈部倾斜也可使肩胛提肌缩短。肩胛提肌筋膜上的扳机点也可因过度运动以及受凉和疲劳而被激活及慢性化，如长时间地前后或左右重复地旋转头部，例如观看网球比赛时，为了紧盯球的来回，坐在前排座位的观众不得不一直左右转动头部而致伤。肩胛提肌超负荷时可致扳机点的发生。车祸的剧烈超负荷拉伸可引发肩胛提肌扳机点的出现。有时可由与其功能相关的上斜方肌扳机点所致。下半身的不对称可诱发肩胛提肌上的扳机点。如小腿肌肉无力、下肢不等长或平足等。由腰方肌短缩造成的不平衡也可影响到肩胛提肌。

急性上呼吸道感染也使得肩胛提肌易发生扳机点，这在感冒后的一两天后出现，并可持续数周。穿行于肩胛提肌中的神经和血管一般不会受压，但肩胛提肌的走行特点可致相关的椎间孔狭窄而侵犯颈神经根。

三、临床表现

（一）症状

由肩胛提肌筋膜炎引起的肌筋膜痛是造成肩颈痛的最常见的肌筋膜痛之一。对200例肩胛带肌群的研究发现，肩胛提肌扳机点的发生率约为20%，高于除上斜方肌以外的其他肌肉。另一项关于扳机点的临床研究表明，肩胛提肌扳机点是肩带肌群中最常见的。肩胛提肌的两个扳机点位于颈角和肩胛上角，所致的牵涉痛分别表现在颈根处的颈侧方、肩胛骨内侧缘及肩后方。由于疼痛使得患者颈部显得僵硬并限制颈部转动。病变严重时，即使休息也可产生剧痛。

患者多主诉颈根部痛和颈部僵硬，肩胛提肌紧张是造成颈部僵硬的常见原因。由于肌挛缩性疼痛而致患者头部不能完全转向同侧，并且由于肌紧张性疼痛而不能转向对侧。向后看时必须连同整个躯干转动。对75例有呼吸短促和颈部酸痛的患者行针刺肩胛提肌扳机点后发现，90%患者的症状得到了缓解。

（二）体征

患者颈部僵硬，无法转动头颈或转动困难，头部可向患侧轻度倾斜。如果患者的头颈向一侧严重倾斜（斜颈），则其胸锁乳突肌的扳机点比肩胛提肌的扳机点更严重。颈部向痛侧转动受限，受限的程度取决于受累的严重性。当双侧都受累时，左右转动均受限。颈部的伸展运动相对不受影响，只有活动度较大时才受限。如果颈部活动不受限，则肩胛提肌的病变程度不严重。肩胛提肌的扳机点，一个位于肩胛提肌在上斜方肌前缘下的颈根处；另一个是在肩胛提肌的肩胛骨附着处。患者取坐位或健侧卧位时可触及这2个扳机点。坐位时，肘部放在扶手上以放松两侧肩胛提肌和上斜方肌。放松可使检查者从后方推挤上斜方肌以显露并提起肩胛提肌，成功的触诊依赖于上斜方肌的有效放松。头转向对侧使肩胛提肌紧张以增加扳机点的敏感度。研究发现，22例肩胛骨上角痛的患者中，95%在肩胛骨上角2cm以内压痛明显，按压此处可引起典型的疼痛，73%在扳机点内可触及结节状物和捻发音。

四、诊断及鉴别诊断

根据症状、体征，尤其是压痛点的发生部位，较易诊断肩胛提肌筋膜炎。当肩胛提肌出现肌筋膜痛时，也可累及中斜角肌、上斜方肌、胸锁乳突肌、颈髂肋和颈夹肌等，但一般不累及菱形肌。肩胛提肌所致疼痛范围与 $C_{4\text{-}5}$ 关节突关节引起的下 2/3 疼痛部位相重叠。肩胛上角滑囊炎时可有捻发音，提示此处的压痛和牵涉痛可能是由滑囊炎引起或是由肌腱附着部病变引起。鉴别诊断包括肩胛综合征、落枕、关节突病变和滑囊炎。

五、治疗

（一）外治法

方法基本同斜方肌治疗方法，具体见上一节斜方肌部分。牵拉和喷雾治疗也是有效的治疗手段，这方面国外应用较多，而国内应用较少。

（二）封闭或扳机点注射

局部扳机点注射具有很好的疗效。肩胛提肌的肩胛骨部扳机点比其肌腹部扳机点更易定位。注射上部的扳机点可消除下方扳机点区的触痛，反之却不然。注射肌腹部扳机点时，患者取健侧卧位（患侧朝上），头部垫枕，身体屈曲以显露肩胛骨。术者把上斜方肌压向一边，触到肩胛提肌从斜方肌下走出部。而后用手指将扳机点（最明显的压痛点）固定，以利于注射。针头朝向扳机点，但要避免进入胸腔。单纯的针刺疗法或注射普鲁卡因或利多卡因都有效。肩胛骨上角的扳机点可通过横向触摸肌纤维来定位。一手固定并定位痛点，另一手持注射器操作，用细针头紧靠肩胛骨边缘向上注射。针头和胸廓成切线注入，不要过深以免刺入肋间隙造成气胸。对慢性扳机点可加少量糖皮质激素以提高疗效。注射完毕后可接着进行伸展和热敷等治疗。

（三）预防

坐有靠背的椅子和温水浴是最有效的放松方法。患者应学会自己放松拉长肩胛提肌，尽量放松颈肌，患侧肩膀及上肢自由下垂。对侧手帮助把头部扳向健侧，同时患侧上肢朝向地面以拉长另外的肌肉。患者坐在患侧的手上以固定同侧的肩胛骨，并在感到肌肉紧张受限时缓慢而稳定地向各个方向拉伸，以及以各种幅度转动头部以放松肩胛提肌纤维。自我放松和自我拉伸锻炼可温和而有效地放松两侧的肩胛提肌和上斜方肌。阅读、与人谈话、写作或打字时应采取避免肩胛提肌紧张的姿势，如键盘不能太高、座椅高度适宜、座椅靠背可给胸椎提供足够的支持、使用耳机以减少接听电话所致的肌紧张等。也可将热袋或湿热垫敷在扳机点区，尤其在劳累后或休息时使用。睡觉时，要使用枕头以避免肌肉收缩和睡姿紧张。如果使用拐杖，其长度应适中，避免过长或过短。

第三节　菱形肌筋膜炎

大、小菱形肌筋膜炎是一种以颈肩背部及上肢疼痛或麻木为特征的慢性疾病。菱形肌

起自 C_7~T_5 的棘突，向下外附着于肩胛骨的脊柱缘，其作用是内收和内旋肩胛骨，降低盂肱关节。为平衡强有力的胸大肌，大、小菱形肌长期处于紧张状态，易发生劳损，而产生疼痛。所致疼痛多表现在肩胛骨的脊柱缘以及肩胛骨脊柱缘与椎骨之间，其中有些疼痛发生在肌的起止点处，这是由于紧张的胸大肌持续牵张菱形肌所致。不正确的体位姿势可导致其扳机点的发生和慢性化。患者无关节活动受限，但常可伴发肩的前屈。扳机点注射效果良好，但须谨慎操作，以免刺穿胸膜。放松紧张的胸肌，纠正脊柱侧弯和不良姿势等是预防复发的有效措施。

一、解剖和生理

小菱形肌向上附着于项韧带和 C_7~T_1 棘突，向下附着于肩胛骨脊柱缘的肩胛冈根部。大菱形肌起于 T_2~T_5 棘突，向下附着于肩胛骨脊柱缘的肩胛骨下角和肩胛冈之间。菱形肌由起于 C_5（有时起于 C_4）臂丛神经的肩胛背神经支配。菱形肌可内收和上提肩胛骨，附着于肩胛骨脊柱缘较低部分的肌纤维，其作用是内旋肩胛骨和降低盂肱关节。通过固定肩胛骨于内收位，菱形肌可强力地内收和紧张上臂。一般认为大、小菱形肌的功能没有显著差异。由于这两块肌附着于肩胛骨的不同部位，可能肩胛提肌对大菱形肌的影响要比小菱形肌大一些。菱形肌可协同肩胛提肌和上斜方肌以上提肩胛骨，并与肩胛提肌和背阔肌协同转动肩胛骨。此外，菱形肌还与中斜方肌协同帮助外展上臂至90°，与中斜方肌协同内收肩胛骨直接对抗背阔肌。内收上臂时菱形肌的肌电活动要比屈曲位活跃得多。其在轻微负重外展时具有稳定功能，即把肩胛骨牢固地固定在脊柱旁的软组织上。行走时上臂的前后摆动可使菱形肌处于活跃状态。

二、损伤因素

相对肩关节周围的其他肌肉，菱形肌较少出现肌筋膜痛或神经卡压。劳累过度或猛力牵拉前臂及坐卧姿势不正过久等可导致菱形肌劳损，造成菱形肌筋膜痛的主要致病因素就是长期不良体位姿势或工作等所致的慢性劳损。如长时间的向前探身或在弓背圆肩姿势下工作（如写字或缝衣以及不倚靠椅背的坐姿等），或上段脊柱侧凸（由自发性脊柱侧凸、胸部手术或肢体不等长所致）所致肩胛骨凸面侧的菱形肌持续紧张，造成肌筋膜扳机点的形成和慢性化。疼痛可源于肌腹或起止点处。

三、临床表现

（一）症状

菱形肌筋膜痛的患者常诉说上背和肩胛部的疼痛。患者经常性挺胸弯腰和伸展肩关节以缓解疼痛不适。菱形肌筋膜炎时一般无颈椎旋转受限，疼痛也不放散至手臂。研究表明，将高渗盐水注入正常菱形肌内所引起的疼痛，出现在肩胛骨外上侧，并放散至肩峰。

（二）体征

菱形肌筋膜扳机点所致的活动受限不明显。但由于胸大肌的紧张性缩短，使得患者存在圆肩现象。在肩周肌力几乎正常的状态下很难测量菱形肌是否发生萎缩和肌力减退，因为肩背部可提供相同功能的肌较多。检查菱形肌萎缩最可靠的方法是在内收和上提肩胛骨时触摸菱形肌。位于菱形肌浅面的斜方肌可模糊对菱形肌筋膜痛的判断。而对肌筋膜扳机点最可靠的诊断是检查紧张性肌束、痛点和局部抽搐反应。但由于除最下部的肌纤维外，大菱形肌表面都覆盖有斜方肌，必须经过斜方肌才可触及其下的菱形肌纤维，因此很难引出局部的抽搐反应。应仔细检查菱形肌在肩胛骨附着部的压痛。检查时患者取坐位，手臂放松悬置或双手抱于胸前，使肩胛骨外展，以便使菱形肌向两侧伸展。按压与菱形肌纤维方向交叉的深部可触发扳机点部的疼痛。在菱形肌棘突边缘从上至下有3个压痛点：第1个压痛点在C_6棘突边缘，即小菱形肌上部起点；第2个压痛点在T_1棘突边缘，即大菱形肌上部起点；第3个压痛点在T_4棘突边缘，即大菱形肌下部止点。

通过菱形肌纤维的走行方向，可以清楚地将其与浅层的斜方肌区别开来。菱形肌纤维从中线斜向外下，而下斜方肌纤维斜向外上，中斜方肌纤维则相对呈水平走行。触诊可发现菱形肌的紧张性肌束以及紧张性束带上的扳机点。菱形肌附着部的压痛多是菱形肌筋膜痛或继发于胸大肌过度紧张负荷所致的末端病。此外，还应检查肩胛骨在胸壁上的活动情况。

四、诊断和鉴别诊断

根据疼痛发生的部位，结合扳机点检查，比较容易诊断出菱形肌筋膜炎。但应检查压痛点的数目和具体部位。如果不认真地检查，则有可能造成误诊。注意要与周围解剖结构病变所致的疼痛相鉴别，包括肩胛提肌、背阔肌、斜方肌、冈下肌以及竖脊肌筋膜炎。诊治时也应对这些肌肉进行仔细的触诊检查，以发现有无压痛点的存在，尤其是在治疗效果不明显时。C_7~T_5任一脊髓节段的病变都可产生与菱形肌扳机点相关联的功能障碍。如肩胛背神经卡压综合征以及脊柱侧凸所致的多节段功能障碍，在相关肌肉的肌纤维上可触及压痛点。有时可发现单一脊椎在同一方向上的侧弯和旋转也会造成菱形肌痛。但在纠正脊椎关节功能障碍后，菱形肌扳机点也随之消失。此外还要与肺癌等内脏病变进行鉴别。

五、治疗

（一）外治法

方法基本同斜方肌治疗方法。可将几种推拿手法交替使用来按摩菱形肌，如擦法、按揉、按压法以及针对紧张性束带的深部按摩等手法，均可放松紧张的肌纤维。如果出现扳机点和附着部的压痛，则应针对扳机点和紧张性束带以及附着部进行深部按摩以减轻或缓解疼痛。治疗时，患者取坐位，身体前倾，低头含胸，双手悬于两膝之间或交叉抱在胸前，或患侧手臂置于治疗台上，以放松菱形肌和中斜方肌。也可用喷雾治疗来缓解菱形肌筋膜痛，嘱患者尽可能地低头含胸，使背部隆起并利用上肢的重量将肩部向前向下拉伸。喷雾剂缓慢平行喷扫在菱形肌上，喷扫的方向与肌纤维走行的方向相同，并覆盖整个疼痛区。

（二）封闭或扳机点注射

局部注射具有很好的疗效，但必须精确定位，精心操作。扳机点注射时用细针头可减少注射时的疼痛和注射后的反应，值得推荐。与干针治疗相比，注射低浓度的普鲁卡因或利多卡因可明显减轻注射后疼痛。注射时针头对准肋骨刺入，以避免刺穿肋间隙。用第2指和第3指置于注射部的上下方，即用这两个手指将所要注射的肌纤维固定于两指之间的胸壁上，这样可避免和消除刺入胸膜腔的危险。局部抽搐反应表明针头已准确刺中病变肌纤维上的扳机点。如果没有抽搐反应则注射效果相对差一些。热敷可减轻注射后的疼痛。

（三）预防

纠正不良姿势可预防菱形肌筋膜痛，伸展运动、温浴以及热敷也是非常有效的预防措施。应避免在一个体位姿势下维持20~30分钟，可半小时起身活动一会儿，这样可减少肌筋膜痛的发生。腰垫、胸腰背架或支架可帮助纠正患者的含胸姿势，尤其是在伏案工作或驾车时。患者应避免久坐在使自己低头含胸的椅子。由四肢不等长或骨盆偏歪所致的功能性脊柱侧凸，可造成肩胛骨的偏斜，对此可通过矫正骨盆和脊柱来治疗。其他肌筋膜痛也可在很大程度上影响菱形肌，因此纠正圆肩对充分解除菱形肌起止点痛是非常必要的。患者可平躺在地板上，将一网球置于肩胛骨的内侧缘滚动。滚动时应将网球紧压在菱形肌的痛点上，使压力集中作用在痛点，一直滚动到疼痛缓解。通常滚动的时间控制在20~30秒，也可至1分钟。如果是双侧菱形肌筋膜痛，则用一对网球。

第四节　大圆肌筋膜炎

本病不常见。大圆肌起于肩胛骨的外侧缘的内侧，向外与背阔肌肌腱一道止于肱骨小结节嵴。其功能是协助内收和内旋上臂。大圆肌病变的主要症状是疼痛，所致牵涉痛可放射到三角肌区后部。由于大圆肌位置浅表，邻近肩胛下角和外侧缘等体表骨性标志，可通过局部按压，结合解剖学知识即可确诊。按摩、针刺和扳机点注射等是临床常用和有效的治疗方法。

一、解剖和生理

大圆肌肌腱与背阔肌肌腱一起止于肱骨小结节嵴，但位置偏内。这两块肌一起经过腋后襞，两者的肌腱在接近肱骨附着处有一段联合，并且这两个肌腱从喙肱肌前部和肱三头肌长头后部之间通过。大圆肌起自肩胛骨外侧缘，接近肩胛下角的部位。大圆肌的起点是以肌性为主，完全肌性的为28/44（63.6%），而大圆肌止点以腱性为主，完全腱性的为35/44，占79.5%。大圆肌上缘长（14.5±1.9）（11~18）cm，下缘长（9.5±2.2）（6~18）cm，中段宽（3.7±0.8）（2~4.5）cm。而背阔肌起自下6个胸椎和全部腰椎的棘突以及$S_{2~3}$节段。大圆肌与小圆肌和冈下肌之间有纤维隔膜存在。大圆肌由$C_{5~6}$神经根组成的肩胛下神经支配。

大圆肌的主要功能是当活动受限时，使肩关节内收、旋内和后伸。肩关节内收时大圆肌活动明显。研究表明，大圆肌单独内收上臂的作用很小。然而，当肩胛提肌固定肩胛骨，菱形肌固定肩胛骨下角时，刺激大圆肌可产生很强的内收上臂作用。但本肌对上肢的运动无明显的作用，只是在维持其静止位时发挥作用。大圆肌参与步行时上肢的向后摆，在上肢位于背后的内收过程中起主要作用。在抗阻力的情况下，大圆肌在上肢内旋和伸展时肌电图有明显的活动。

二、损伤因素

大圆肌受累相对少见。肌电研究揭示，敲击键盘时大圆肌有中等程度的活动。疲劳时，其肌电活动有显著的增加。长期书写和驾驶可造成大圆肌劳损。大圆肌与背阔肌和肱三头肌长头在解剖学及生理功能上关系密切，共同完成上臂的伸展和内旋运动，背阔肌和大圆肌的肌腱交织在一起止于肱骨，这使得这些肌肉易同时发病产生肌筋膜痛。此外，没有观察到大圆肌卡压神经的现象。

三、临床表现

（一）症状

主要症状是运动时痛，休息时疼痛缓解，很少有肩关节明显的活动受限。当有少许活动受限时进行向前和向上的运动，如超过头部且向前运动时偶尔会引起肩痛症状的出现。大圆肌扳机点牵涉痛可放散到肩后部，如三角肌区后部及肱三头肌长头部，偶尔到前臂背侧，但很少放射到肩胛或肘部。有研究对200例受试者上肢带肌的扳机点进行了研究。发现大圆肌扳机点压痛者仅占256个扳机点的3%。在80例老年肩痛患者的上肢带肌中，大圆肌扳机点压痛仅占126个扳机点中的7%。重复快速牵张刺激可使疼痛加重且持续。疲劳驾驶时可诱发大圆肌筋膜痛。

（二）体征

大圆肌一般有3个扳机点：中部扳机点位于腋后襞，在此部位背阔肌包绕着大圆肌；内侧扳机点位于肩胛骨外侧缘接近肩胛下角处，即肩胛骨外侧缘的下1/3；另一个扳机点在靠近外侧的肌-腱接合处。大圆肌腋窝部也是背阔肌常见的压痛点，在患者取仰卧位，手臂外展90°并外旋时可触及。背阔肌和大圆肌构成了腋后襞的独立缘，背阔肌包绕在大圆肌上。检查此处扳机点时，术者可用手指在腋后襞处捏掐触摸。扳机点多位于大圆肌越过肩胛骨与背阔肌的交点处。在腋后襞处，需要区分大圆肌和背阔肌。大圆肌位置较深，而且当大圆肌收缩绷紧时，很容易定位。也可嘱患者将手臂内外旋转，并给予轻微的对抗阻力。内旋时大圆肌紧张，而外旋时大圆肌松弛。对扳机点处的按压检查也可使疼痛得到一定程度的缓解，有时可消除急性疼痛症状。

四、诊断和鉴别诊断

根据症状、压痛部位，结合解剖学知识，一般较容易诊断大圆肌筋膜痛。本病很少有肩关节活动障碍。紧张度的检查、局部抽搐反应、压痛点的定位以及牵涉痛的发生部位也是重要的检查内容。需要鉴别的疾病有肩峰下或三角肌下滑囊炎、冈上肌腱炎、$C_{6~7}$神经根病变以及胸廓出口综合征等。背阔肌和肱三头肌长头与大圆肌毗邻，解剖学关系密切。因此，还需要与背阔肌筋膜痛进行鉴别。同样，在大圆肌筋膜痛时，三角肌后部纤维、小圆肌和肩胛下肌，甚至菱形肌和胸大肌上也可能存在明显的扳机点，引起肩痛不适或伴有轻度的肩部活动受限。盂肱关节和肩锁关节病变可致肩痛，但常伴有关节活动障碍。

五、治疗

（一）外治法

方法基本同斜方肌治疗方法，推拿按摩、针灸、理疗及敷药等都是临床常用，深受患者欢迎，也是行之有效的治疗手段。喷雾、热敷和大圆肌等长收缩利于肌纤维的伸展放松。由于患者对侧手臂可触压到大圆肌扳机点，因此也可教会患者进行自我按压治疗。

（二）封闭及扳机点注射

局部痛点封闭或扳机点注射的疗效较好。注射时，患者取坐位或健侧半卧位，患侧手臂置于外展位，肘弯曲以控制外旋。大圆肌扳机点注射部位在肩胛骨外侧缘接近肩胛下角的位置，冈下肌扳机点的下方。也可从腋后襞的内面或前面进针。术者用食指和中指定位并固定住所要注射的部位。注射之前再用钳子在手指间定位，当针头刺入定位点时患者的局部肌纤维有明显的抽搐反应，出现抽搐反应表明进针位置准确。这是由于扳机点受到触发刺激所致。通过相同的穿刺途径，侧面进针也能注射到邻近的背阔肌扳机点。

（三）预防

患者应该纠正对大圆肌产生反复负荷或超负荷的活动姿势及体位，如避免经常性的超过头顶的举重。患者要学会轻柔且稳定的伸展肌肉练习，首先将患侧手臂置于脑后，然后用另一只手协助患肢拉伸大圆肌，以放松紧张的肌纤维。可告知患者在坐位下双手抱于胸前弓胸，用较大的热水袋击打疼痛部。侧卧睡眠时为预防大圆肌紧张性短缩，可在肘部和躯干之间放置一个小枕头以维持大圆肌在中立位。教会患者在自身重力作用下，应用网球按压局部扳机点，并用对侧手指进行自我按压。

第五节 小圆肌筋膜炎

小圆肌是肩袖的重要组成部分，与冈下肌功能密切相关，易发生肌筋膜痛，但被临床所忽略。疼痛可向肩后部及上臂放散，伸展肩部可诱发或使疼痛症状加重。一般无肩关节活动障碍，偶尔可出现肩关节轻微的内收受限以及第4、5指的感觉迟钝。需要与之鉴别的疾病有四边孔综合征、肩袖损伤、尺神经病变、神经根型颈椎病、颈神经根炎和冈下肌筋膜炎等。痛点封闭或扳机点注射具有很好的临床疗效，但需要术者在注射前精确地定位。推拿按摩、针灸、喷雾放松以及外敷等疗法也是行之有效的治疗手段。纠正不良姿势和习惯、自我按摩和伸展锻炼等都是有效的预防措施。

一、解剖和生理

小圆肌起自肩胛骨外侧缘靠近腋窝上2/3的背侧面，止于肱骨大结节后部最下端。其肌腱附着于肩关节囊的后部，附着部为肱骨大结节的最浅层。小圆肌在大结节的附着点与冈下肌的附着部相近，正好位于其下。这种解剖学关系使得小圆肌的功能几乎与冈下肌的功能相同，即在上臂运动中，小圆肌有助于稳定盂肱关节腔中的肱骨头，此外还可协助肩关节的旋转。有腱膜结构将小圆肌与冈下肌和大圆肌分隔。肩胛部的肌肉分布区域相近，却有不同的神经支持。小圆肌由 C_5 和 C_6 后支所组成的腋神经支配。这一神经不同于支配冈下肌的肩胛上神经和支配大圆肌的肩胛下神经，但这3块骨骼肌的神经至少部分都来源于 C_5 和 C_6。

小圆肌是肩袖的重要组成部分，其作用是外旋肱骨和稳定盂肱关节。小圆肌与冈下肌的关系密切。许多作者认为小圆肌与冈下肌的功能等同。在手臂的运动中，这两个肌肉在肩关节联合处的横向旋转均有助于稳定盂肱关节腔中的肱骨头。研究已明确了小圆肌有一定的内收作用。此外，冈上肌和肩胛下肌具有稳定盂肱关节腔中肱骨头的作用，而小圆肌和三角肌后部纤维一道协同发挥作用。

二、损伤因素

小圆肌损伤往往伴随其他肌筋膜炎，而不是单个肌肉发病。小圆肌筋膜痛的发生多是由肩部多个方向上的超负荷应力所致，而这一应力同时也会造成冈下肌扳机点的发生。持续的超负荷、上臂不断的举起和放下以及其他一些因素易使小圆肌筋膜痛慢性化。如保持上臂举过头顶的姿势过久、排球运动的扣球、反复和单一的机械性操作和一些创伤或损伤等。研究证实，小圆肌处无菌性炎症可导致脊髓背根节自发放电频率增加，兴奋性提高，由此引起背根节内及上臂皮下组织致痛递质SP增加，结果导致根性疼痛并向上肢放散，小圆肌损伤一般不会产生神经卡压现象。

三、临床表现

（一）症状

小圆肌扳机点所致的疼痛主要集中在肌-腱伸展部。患者很少有肩关节活动受限，主要表现为肩痛。患者感觉肩前痛症状很可能是由冈下肌筋膜痛所致，而不一定是由小圆肌引起。小圆肌和冈下肌筋膜痛均可产生其他区域的牵涉痛，有时可导致第4和第5指的感觉倒错。抬肩和肩后伸时可使第4、5手指麻木或刺痛加剧。患者常主诉靠近小圆肌肱骨附着点的三角肌处隐痛，疼痛部位集中在肱骨三角肌结节附近。但疼痛程度远低于肩峰下滑囊炎。如果患者主诉手臂和肩后部广泛性的酸痛，这很少是由小圆肌单独病变所致。

（二）体征

应检查患者肩关节和肩胛骨的运动情况。检查痛点时，患者取俯卧位或坐位，外展患肢，以使小圆肌处充分暴露，利于触摸。在冈下肌和小圆肌范围内仔细地触摸，以发现扳机点。先沿着肩胛骨的外侧缘触摸，确定小圆肌纤维中扳机点的确切位置。明确局部相关组织结构的解剖学关系。小圆肌在大圆肌的上方，向后外走行。与大圆肌纤维加入背阔肌纤维附着在肱骨前端不同的是，小圆肌纤维直接附着在肱骨大结节的后部。肱三头肌的长头通过大、小圆肌之间，由此构成四边孔的三个边。检查小圆肌腱附着点压痛时，患者取坐位，术者立于患侧。术者一手掌抵在患肩前部，向后用力；另一手的拇指在肩峰角下方用力上下滑动触摸，并确定小圆肌腱及压痛点。

四、诊断和鉴别诊断

小圆肌是肩袖的组成部分，诊断时应排除肩袖损伤。运动中或运动后常出现小圆肌筋膜痛。四边孔综合征是以肩痛为特征。MRI成像研究表明，由于穿过其中的神经受到刺激或卡压而导致小圆肌萎缩。由小圆肌筋膜痛所引发的上臂后外侧以及第4、5指感觉迟钝很容易被误认为尺神经病变或 C_8 神经根炎或神经根型颈椎病。神经和神经根病变可以通过适当的神经肌电学检查来排除。由于小圆肌筋膜痛所引发的疼痛和压痛位置临近肩部其他解剖结构，因此要排除肩峰下滑囊等肩峰下结构病变所导致的疼痛。但必须检查最有可能引起疼痛症状的小圆肌扳机点。由于冈下肌与小圆肌的解剖位置与功能密切相关，当小圆肌发生肌筋膜痛时多伴有冈下肌的肌筋膜痛。因此，也要常规地检查冈上肌有无明显的扳机点存在。

五、治疗

（一）外治法

同前面介绍的几种肌筋膜痛的治疗一样，各种临床常用的中医外治疗法均有较好的临床疗效，特别是推拿治疗。治疗时，患者取坐位或俯卧位，患肢适度外展，以充分暴露和适度牵张小圆肌。推拿时以点按和分筋、理筋手法为主，可以配合各种理疗、热敷、膏药或药膏等疗法。针灸对本病也具有较好的疗效，前提是精确的解剖学定位。也可沿着肌纤维的走行方向和牵涉痛发生的区域进行喷雾和热敷治疗。小圆肌和冈下肌的等长收缩和牵张治疗也有助于放松紧张的肌纤维，提高疗效。

（二）封闭及扳机点注射

小圆肌痛点封闭或扳机点注射均具有很好的临床疗效。治疗时，患者取坐位或俯卧位，上臂适度外展，以暴露小圆肌。如果是坐位，患肢肘关节部应置于治疗台上，以保证注射时肩胛部的稳定。为减少注射时的疼痛，无论是痛点封闭还是扳机点注射，都建议使用5号细针头。注射之前要明确所要注射的部位、深度和范围，这些都是以熟知局部解剖结构和毗邻关系为前提的。小圆肌位于大圆肌和冈下肌之间，在肩胛骨的外侧缘。注射时术者用一手的食指和中指固定所要注射的肌纤维，针头在两指之间，朝向肩胛骨的方向刺入。注射时可沿着小圆肌纤维的走行方向反复刺入，也可将针头抵至肩胛骨的外侧缘，于小圆肌附着处注射。注射后，可做适度的伸展运动，以观察治疗效果。同时可进行热敷等一系列治疗。

（三）预防

要避免和纠正使小圆肌负荷过多的日常及工作中的动作及姿势，纠正一些不良的体位姿势，包括坐姿及睡眠体位。自我按摩、热敷和扳机点的放松以及自我伸展练习都是有效的预防手段。也可以躺在一个网球上，让网球在扳机点上转动按压进行自我治疗。

第六节　冈下肌筋膜炎

冈下肌筋膜痛所致牵涉性痛多发生在三角肌前和肩关节后部，并可向下延伸至上臂和前臂的前外侧，偶可放散至枕下和颈后以及手的桡侧。有时可伴随邻近菱形肌的肌筋膜痛。冈下肌附着于肩胛骨的冈下窝，相当于"天宗穴"处，向外附于肱骨大结节。其功能是在上臂运动时稳定肱骨头于关节盂中，并使手臂外旋。急性过度负荷可引发肌筋膜扳机点的激活和慢性化。盂肱关节向内、外旋转可受限。应与肩胛上神经卡压、肱二头肌长头肌腱炎、C_{5-6}椎间盘突出和肩周炎等进行鉴别诊断。牵拉、推拿以及针刺均有较好的疗效，触摸定位下的扳机点注射是迅速消除疼痛的有效治疗手段，可配合主动伸展和热敷治疗。预防措施包括纠正过度负荷、正确的睡眠姿势和自我伸展锻炼等。

一、解剖与生理

冈下肌为羽肌，位于冈下窝处，外形呈三角形。冈下肌起于冈下窝靠近肩胛骨脊柱缘中2/3处及邻近的筋膜，止于肱骨大结节的后面。冈下肌的中上部被斜方肌覆盖，其背侧没有重要的动脉和神经分布，其横断面则有血管、神经通过。根据肌束的排列方向和肌内的结缔组织隔可分上、中、下三部。上、下两部分别位于冈下窝的上、下缘，体积较小，位置表浅，并部分覆盖中部肌束。上部肌束沿肩胛冈下缘水平向外终于止端腱；下部肌束起自筋膜，沿肩胛骨腋缘自内下斜向外上终于止端腱；中部肌束占冈下肌的大部，在肌切面上可见较宽的腱板呈冠状位贯穿整个肌腹。背、腹两面的肌束相向而行，止于该腱板，形成一个背腹方向的宽羽（彩图21-2、彩图21-3、彩图21-4）。

肩胛下神经支配冈上肌，其由源于C_5和C_6脊神经的臂丛神经的上支延续而来。肩胛下神经通过上横韧带下的肩胛骨切迹支配冈上肌，分支沿肩胛骨脊柱侧缘回旋支配冈下肌。当肩胛上神经沿肩胛骨脊柱缘的末端通过肩胛上切迹上方的上横韧带时，可能会受到卡压。

冈下肌、肩胛下肌和小圆肌的作用可使肩关节旋内、旋外和内收等。冈下肌从侧方包绕上臂与肩关节，维持上臂于各个方位，并在上臂活动时使肱骨头维持在关节盂内。肌电研究发现，这三块肌在肩关节外展运动中组成降臂肌群，作为协同肌协助冈上肌和三角肌的外展运动。在外展运动之初，由于三角肌中部肌束的牵引线与肱骨的长轴平行，肌收缩只能使肱骨升降。肩袖诸肌将肱骨头下拉，并保持肱骨头于关节盂内，使肩关节有一个稳固的支点，原动肌才能有效地发挥作用。冈上肌和三角肌的横切面积之和为36.78cm²，肩袖其余三块肌肉的总横切面积为40.67cm²，充分说明肩关节运动中协同肌群的重要性。冈下肌和小圆肌有几乎相似的运动，但由不同的神经支配。冈下肌与小圆肌和后三角肌的功能相同，可使上臂旋外。在上臂外展和屈曲时，冈下肌和其他肩袖肌协同作用以维持肩关节的稳定。冈上肌、胸大肌和前三角肌与冈下肌和后三角肌相拮抗，防止上臂的过度旋后。肌电研究显示：随着肩关节外展增大和屈曲活动的减少，冈下肌的活动度呈直线增加。与冈下肌相比，在外展和屈曲过程中，冈上肌表现出相对较低的活动水平，逐渐而稳定地增加。

二、损伤因素

冈下肌扳机点通常为突然或反复超负荷应力所致，例如一些体育项目中的频繁屈伸手臂、击球或支撑以及不良体位和职业性操作姿势等。工作中的持续负荷，可因超负荷造成肌筋膜中扳机点的发生。冈下肌与肩胛骨骨面之间虽有疏松结缔组织存在，但无滑囊，肩关节活动时，冈下肌肌纤维与隆凸的骨面产生较大摩擦，易出现急性或慢性劳损，出现无菌性炎症，引起疼痛。肩痛的发作常在损伤后的几小时内出现。有研究发现20%~30%的发生过交通事故所致冈下肌痛的患者，在以后的事故中都会使得冈下肌再次发生疼痛，但这些患者冈下肌产生的扳机点较冈上肌略少。偏瘫时，由于瘫痪上肢的自身重力牵拉，使得上肢带肌，如斜方肌、斜角肌、冈下肌和肩胛下肌易发生肌筋膜痛。一般冈下肌不会产生神经卡压现象。

三、临床表现

（一）症状

冈下肌筋膜炎所致牵涉性痛的位置深在，多位于肩前和肩后部。有时，疼痛可放散至上臂的前外侧，甚至到前臂外侧，偶尔可放散到手指或到颈后部。疼痛位于肩后部时多伴有邻近小圆肌的扳机点，此时酸痛也可表现在三角肌区、肩胛骨脊柱缘和肩胛提肌的颈下部。在193例冈下肌痛的患者中，疼痛有46%发生在三角肌和肱二头肌区，无肘部痛；21%在前臂桡侧；13%在手的桡侧；14%在枕下部。实验表明：通过按压冈下肌扳机点，可引起前方三角肌区域的疼痛并能提高三角肌α运动神经元的兴奋性。扳机点可以引发运动神经元兴奋性的提高和疼痛的发生。在按压引出牵扯痛时，三角肌的运动单位的活性处于静息状态。将6%的高渗盐水注射至冈下肌，其牵涉痛于肩峰、肩后侧和上臂前侧面疼痛最剧。冈下肌和冈上肌，有时肩胛提肌，是产生肩痛的最主要肌性因素。严重的冈下肌痛患者，有时会主诉上臂后伸活动受限或由于疼痛而影响肩部活动。

（二）体征

一般情况下冈下肌均有潜在性的肌筋膜扳机点。研究显示，在126例肩痛患者中，由冈下肌所致的肩痛占31%，仅次于肩胛下肌（55%）。类似的研究结果也证实，在健康者中，冈下肌是排名第三的扳机点潜伏肌（冈下肌为18%，肩胛提肌20%，斜方肌35%）。检查时，患者取坐位或健侧卧位，双臂交叉于胸前，医生用手轻压冈下肌。用拇指从冈下窝处开始，沿着冈下肌纤维的走行进行仔细的滑动触诊，可触及冈下肌上的扳机点。扳机点最多的区域通常在冈下肌的中央部，其次位于肩胛骨脊柱缘中点偏下部。由于冈下肌位置表浅，滑动触诊易发现紧张性束带并确定其上的扳机点。有时由于冈下肌表面的皮肤以及脂肪组织的存在而使其显得坚硬厚实，这样触诊就不易引发局部颤搐反应。但在有明显的冈下肌筋膜痛时，持续的或较大压力的按压可引发或激活牵涉性痛。研究表明，不同检查者对冈下肌扳机点的确定有很好的一致性，但对局部抽搐反应则较差。

四、诊断和鉴别诊断

由于冈下肌位置浅表，如果仔细触诊，本病极易诊断。肩胛上神经卡压和冈下肌扳机点都可导致肩关节疼痛。但前者可致神经传导时间的延长或冈下肌萎缩，这是由于支配冈下肌的肩胛上神经在经过肩胛上切迹时受到卡压所致。冈下肌扳机点所致的上臂和前臂的牵涉痛，易与C_5、C_6和C_7神经根病变，如椎间盘病变累及所致的上肢麻痛相混淆。上肢麻痛症状多与颈椎有关，首先考虑颈椎间盘突出症或神经根型颈椎病，但对此以颈椎病难以解释。有时，冈下肌扳机点的牵涉痛类似于盂肱关节炎。小圆肌与冈下肌平行，是冈下肌的主要协同肌。冈下肌筋膜痛时多伴有小圆肌筋膜炎。鉴别诊断应该排除肩袖损伤。肩袖损伤时，往往疼痛严重且通常存在肩关节活动受限。

五、治疗

（一）外治法

同前面介绍的几种肩胛背部肌筋膜痛的治疗一样，各种临床常用的中医外治疗法均有较好的临床疗效，特别是针灸和推拿，如推拿冈下肌的紧张性束带、轻缓的放松手法、热敷、各种针灸疗法、喷雾、牵拉以及药棒拍打等。如果怀疑有肩袖损伤，则不要拉伸冈下肌。

（二）封闭及扳机点注射

由于冈下肌位置浅表，且其前方有肩胛骨，因此在此处注射安全有效。但即使是这样，还是有患者在注射时被穿刺成气胸。究其原因是注射时患者的体位错误，如注射时取坐位或俯卧位，患者双手置于前额或胸前，使得肩胛骨向外位移，针头刺入肋间隙所致。Travell认为冈下肌注射所致气胸的原因是针头刺穿肩胛骨的纤维膜。因为部分肩胛骨冈下窝的骨质很薄，有的仅呈薄纸样，针刺有可能刺穿造成气胸。但根据我们的经验，注射时所用的口腔科5号麻醉针极细，不太可能刺穿肩胛骨冈下窝。正确的体位是注射时患者取坐位或卧位、斜卧位，放松手臂。术者定位好所要注射的扳机点，用手指将其固定在肩胛骨上，而后用细针头刺入，最好在引出局部抽搐反应时注射。也可用针灸针快速地干刺扳机点区，直至局部抽搐反应消失。本法具有较好的临床疗效。但干针刺可产生术后疼痛，加入少量的局麻药可消除针刺后疼痛。注射后都需要压迫止血。近几年，有关小针刀治疗本病的报道逐年增加，但关于其适应证和安全性都值得进一步探讨。

（三）预防

患者应该避免加重冈下肌负荷的慢性劳损性体位姿势或重复性动作。卧床休息时，可热敷15~20分钟以减少扳机点的应激性。睡眠时用枕头垫高患侧肘部和前臂，以避免过度伸展牵拉受累的冈下肌。可教会患者应用网球进行扳机点按压，用身体重量持续加压1到2分钟，每天或隔天1次，可有效地缓解疼痛。也可教会患者在热水沐浴时取坐位伸展冈下肌，用热水直接冲打受累的冈下肌和其他相关的肌肉。

参考文献

［1］Simons DG, Travell JG, Simons LS. Myofascial pain and dysfunction：the trigger point manual［M］.Vo1 1, Upper half of body. 2nd ed. Baltimore：Williams & Wikins，1999.

［2］赵文，孙坚.副神经的应用解剖及斜方肌的功能重建［J］.中国临床康复，2004，8（2）：309-311.

［3］杨方玖，薛黔，刘茂生.人斜方肌的亚部化研究［J］.遵义医学院学报，2007，30

（3）：226-228.

　　［4］李义凯，廖立青.汉英人体骨骼肌解剖图谱［M］.新加坡：玲子传媒出版社，2020.

　　［5］王华军，叶永亮，童飞飞，等.肩胛部深层肌筋膜痛的诊治及解剖学基础［J］.颈腰痛杂志，2007，28（6）：459-462.

　　［6］张潜，徐凤生，薛黔.人肌腱袖肌群的构筑学研究［J］.四川解剖学杂志，1996，4（4）：202-205.

　　［7］苏晗，崔俊武，王晶晶，等.肌筋膜疼痛综合征的治疗研究进展［J］.广西医学，2021，43（5）：621-624.

　　［8］程晏，邹翰林，虞陆超，等.剪切波弹性成像技术测定斜方肌肌张力的研究［J］.世界最新医学信息文摘，2021，21（15）：283-285.

　　［9］杨波.手法辅以中药热敷治疗斜方肌筋膜疼痛综合征的疗效分析［J］.世界最新医学信息文摘，2019，19（40）：5-6.

　　［10］王树森，韩静.斜方肌激痛点活检复合利多卡因注射治疗肌筋膜疼痛综合征的临床效果观察［J］.临床合理用药杂志，2017，10（8）：116-117.

　　［11］谢庚峰，王祖红，莫思思，等.关刺法针刺肩胛提肌治疗颈肩综合征的疗效观察［J］.云南中医中药杂志，2020，41（2）：65-67.

　　［12］陆秋蓉，李慧，谢静，等.电针针刺肩胛提肌治疗颈椎病综述［J］.光明中医，2017，32（15）：2282-2284.

　　［13］邓启龙，吴耀持，陈辉，等.压灸点穴治疗肩胛提肌损伤疼痛疗效观察［J］.中国中医急症，2017，26（7）：1267-1269.

　　［14］李丰，李海，齐兆双，等.肩胛提肌损伤的中医治疗进展［J］.中国医药导报，2016，13（32）：41-44.

　　［15］齐亚男.按动推拿法治疗菱形肌损伤经验浅析［J］.医学理论与实践，2021，34（6）：1079-1080.

　　［16］邓钊立，钟志峰.电针配合游走罐治疗菱形肌劳损疗效观察［J］.广西中医药，2021，44（1）：24-25.

　　［17］施小妹，王帅，陈凯雄，等.发散式体外冲击波疗法治疗菱形肌损伤的疗效分析［J］.大连医科大学学报，2021，43（3）：219-223.

　　［18］朱光琼，罗澜，李寿田，等.人菱形肌的肌构筑和肌内神经分布研究［J］.遵义医学院学报，2014，37（5）：487-490.

　　［19］罗怀香，季松岭，杨胜波.成人大圆肌肌内神经密集区中心的定位及在肌痉挛阻滞中的意义［J］.中国临床解剖学杂志，2021，39（4）：392-395.

　　［20］王猛，王国亚，杨胜波.大圆肌的神经入肌点定位及其临床意义［J］.中国临床解剖学杂志，2017，35（5）：486-489.

　　［21］陈琳，陈德松，顾玉东.大圆肌的应用解剖［J］.实用骨科杂志，2000，6（3）：

160-162.

　　［22］姚猛，孙超，王岩松，等.颈椎病上臂痛与小圆肌压痛点关系的研究［J］.颈腰痛杂志，2006，27（1）：8-11.

　　［23］易端，李水清，刘晓光.冈下肌肌筋膜触发点误诊为神经根型颈椎病分析［J］.中华老年医学杂志，2020，39（3）：320-322

（李义凯，容英潮）

第二十二章　肱骨外上髁炎

肘部软组织痛多发生于肘外侧，所累及的解剖结构有前臂伸肌腱于肱骨外上髁附着点、肱桡关节间隙、桡骨头环状关节面、Frohse弓、旋后肌、桡管、屈肌腱附着点和尺神经沟等处，压痛点也多见于以上部位。临床多将肘外侧的压痛点归因于网球肘，特别是旋后肌综合征，多被误认为是网球肘。网球肘压痛点多见于三处，即肱骨外上髁、肱桡关节间隙和桡骨头环状关节面，至于后二者是否为网球肘，临床尚有争议。准确的痛点封闭和针灸具有很好的疗效。而作为有创性疗法，针刀不一定是本病的最佳选择。熟知以解剖结构为基础的网球肘常见压痛点，对于明确诊断和精确治疗至关重要。随着MRI的使用，必将明确本病的实质，指导临床治疗。

第一节　概　述

肱骨外上髁炎（lateral epicondylitis，LE），又名网球肘（tennis elbow，TE），是一组由肘、腕及前臂反复过度用力牵拉引起肌腱损伤而导致桡侧腕短伸肌（extensor carpi radialis brevis，ECRB）变性的临床综合征。一般认为肱骨外上髁炎是前臂伸肌总腱在肱骨外上髁起点处的一种慢性损伤性炎症，100多年前就已经发现了本病。其由一名德国医生Runge于1873年首次进行了报告，当时被称为"作家肘"。第一位确认此病的是Innes和Morris（1882年），认为前臂伸肌及旋前肌附着处疼痛是由于经常反手击球所致，网球肘的命名由此衍生而来。作者描述了一类以肘关节外侧疼痛为主诉的临床症状群，认为这一症状是由于运动造成的急性软组织损伤。1883年Major观察到在温布尔登草地网球赛的参赛选手中经常出现此类表现，因此将之命名为"草地网球肘"。Cyriax在1936年首先指出可能是由于桡侧腕短伸肌的损伤导致患者出现疼痛与力弱，并且指出采取被动强力伸肘和旋后前臂将部分撕裂变为完全撕裂可以有效地治疗"网球肘"，大多数患者可在1年内痊愈。他列述了此病的病因病理，从骨膜炎、骨炎到铅中毒等有25种之多。Goldie的病理研究发现，发生"网球肘"的患者，其ECRB起点处存在着瘢痕组织。Nirschl在此后对"网球肘"进行了大量的临床及基础研究工作并加以详尽的总结，从而为此病的研究奠定了基础。1979年，荷兰的Von Kramer对在网球运动中所致损伤进行了调查，发现"网球肘"占全部损伤的41%，几乎一半的网球手都受其困扰。

本病多发病缓慢，多无明显的外伤史，局部无红肿，主要症状是肘外侧酸痛不适，肘关节伸屈不受影响，但在用力伸腕、前臂用力旋前和旋后时出现局部疼痛，并向前臂外侧放散，患手力量减弱。多发于经常做前臂旋转和反手运动的人员。本病18岁以前少见，多见于40~60岁年龄段。网球肘具体病因不明，通常认为是由于反复性应力作用于变性的伸肌起点处腱纤维所致的无菌性炎症。Caironi将网球肘分为4型，即肌肉、肌腱、韧带和滑囊型。但有关此病的病理仍不够明确，存在着许多问题。因为与其他软组织损伤一样，大多数网球肘患者并未进行外科治疗，所以病理学研究很少。有人认为环状韧带变性或创伤以及桡神经深支在旋后肌腱弓处受压等也是本病的原因。目前临床多将肘外侧结构所致的疼痛诊断为网球肘。

第二节　解　剖

肱骨下端膨大，前后扁，外侧份前面有半球形的关节面为肱骨小头，与桡骨关节凹构成肱桡关节。此关节在形态上属球窝关节，但由于受肱尺关节及韧带的限制，只能做旋内和旋外运动。内侧份有呈滑车状的关节面，称为肱骨滑车，与尺骨半月切迹构成肱尺关节，属滑车关节，只能做屈伸运动。另外，由桡骨环状关节面和尺骨桡切迹构成了桡尺近侧关节，属车轴关节，只能做旋转运动。上述三个关节包裹在一个关节囊内，周围有韧带加强。在桡骨环状关节面周围还有附着于尺骨桡切迹的前、后缘的环状韧带，构成一个上口大、下口小的骨纤维环，容纳桡骨头在环内旋转而不易脱出。

肱骨小头的外侧和滑车的内侧各有一个突起，分别是在体表可以扪及的肱骨外上髁和肱骨内上髁。内上髁为前臂前群浅层除肱桡肌之外的其余4块屈肌的附着点。外上髁为前臂伸肌群浅层5块肌肉的附着点，自桡侧向尺侧依次为桡侧腕长伸肌、桡侧腕短伸肌、指伸肌、小指伸肌和尺侧腕伸肌。此外，还有旋后肌浅层和环状韧带附着。这5块浅层肌以一个共同腱起自肱骨外上髁。桡侧腕长和腕短伸肌向下移行于长腱，分别止于第2、3掌骨底，作用主要为伸腕，支配神经为桡神经深支。指伸肌向下分为4条肌腱，经手背，分别到2~5指，在手背远侧部，掌骨头附近，4条肌腱之间有腱间结合相连，各腱越过掌骨头后，向两侧扩展，包绕掌骨头和近节指骨的背面，称为指背腱膜，向远侧分为三束，分别止于中节和远节指骨底，作用为伸指和伸腕。小指伸肌细长，长腱经手背到小指，止于指背腱膜，作用为伸小指。尺侧伸腕肌止于第5掌骨底，作用主要为伸腕，支配的神经为桡神经的骨间背神经（$C_{6~8}$）。

第三节　病因病理

网球肘的病因复杂，相关学说很多，最常见的是Cyriax等提出的由伸肌总腱的大体或显微撕裂引起。此外，还有神经、血管束绞窄，相关周围神经卡压和肱桡关节的滑膜炎刺激等，均可成为其病因而导致疼痛。在前臂过度旋前或旋后位，被动牵拉伸肌（握拳）和主动收缩伸肌（伸腕）将对肱骨外上髁处的伸肌总腱起点产生较大张力，如长期重复这种牵拉动作，即可引起该处的撕裂、出血，局部组织粘连、机化或钙化等急慢性损伤，产生无菌性炎症而发病。因此，凡需反复活动腕部的职业和生活动作均可导致本病的发生，如网球、羽毛球、乒乓球运动员和爱好者，钳工、厨师和家庭妇女等。少数情况下，平时不进行体育活动的中老年人，因肌肉软弱无力，即使是短暂提重物也可发生肱骨外上髁炎，如出差提较重的行李箱、搬运图书或家具等。对于网球运动员的网球肘，按成因可将其分为两种：一种是外侧型，初级和中级的网球爱好者，患"网球肘"多半是外侧型；另一种是内侧型，高水平运动员和职业运动员多半是内侧型的网球肘，因为在打正手球和发球时为使球的速度更快与旋转更强使手臂内旋过度产生了"网球肘"。

根据杜心如教授的综述，目前主要有微血管卡压、伸肌总腱起始部损伤、环状韧带创伤性炎症、桡神经深支受累、桡管综合征以及双卡综合征等学说，现分别介绍如下。

一、微血管神经束卡压学说

乔若愚（1965）采用结扎和切断在相当于压痛点部位穿出伸肌总腱微血管神经束的方法治疗网球肘，并进行了长期随访，效果很好。术中不涉及肘外侧其他结构。病理检查为小血管增生、动脉壁增厚及淋巴细胞浸润、血管内血栓形成并机化。在部分病例中发现了神经纤维并有轻度变性。据此其提出了本学说，认为本病的病理变化绝不在肌腱、滑膜、骨膜或环状韧带。人体各部均有伴随神经支的肌皮血管自肌肉经筋膜或肌腱穿出。小动脉外膜内有痛觉感受器，并且在其周围结缔组织中也存在感觉神经末梢，故称为血管神经束。因穿出伸肌总腱血管神经束的周围是较硬的肌腱组织，肌肉不断收缩与牵拉有可能损伤血管神经束。随年龄增长，结缔组织退变，弹性减退，损伤的机会大为增加。当穿出伸肌总腱的血管神经束受到挤夹刺激超过生理范围时，血管神经束发生创伤性炎症，产生疼痛。久之，血管神经束与肌腱裂孔发生粘连，症状加重，持久的卡压刺激使血管经常处于痉挛状态，血管壁增厚乃至出现栓塞。血管本身的感受器发生退变，增厚的血管壁起了支撑保护作用而症状消失，疾病自愈。这就是网球肘的发病机制。他认为网球肘的病因单一，否定了病因多元化的理论。临床证明，穿出伸肌总腱的血管神经束创伤性炎症是网球肘的确切病因。

二、伸肌总腱起始部损伤学说

Coonard（1973）采用将伸肌总腱附着处剥离的方法治疗顽固性网球肘。发现肱骨外上髁处伸肌总腱浅、深部撕裂，瘢痕组织增生。病理检查发现有淋巴细胞浸润、钙质沉着、纤维组织囊性变及透明变性等变化。Doran（1990）发现伸肌总腱处有黏多糖浸润、骨质增生及纤维脂肪变性。Nirschl（1992）则确认伸肌总腱纤维化是网球肘的病理基础。Briggs、Elliott（1985）以及杜心如（1993）经解剖学观察认为反复用力旋转前臂，肌肉频繁收缩除引起上述病理变化外，还可刺激肱桡关节及腱下脂肪垫、旋后肌腱弓及环状韧带，紧张并刺激桡神经深支等结构，认为桡侧腕短伸肌腱起始部的舟状腱膜是伸肌总腱的主要部分，是肱骨外上髁炎发生病理变化的首要部位。伸肌腱可分为总腱型（67.5%）和非总腱型（32.5%）。后续解剖学研究又提出肱三头肌牵拉导致肘前外侧筋膜损伤是网球肘的原因之一。Chard（1989）认为这些病理变化与年龄、损伤、肌腱在骨膜附着处的神经支配和血管分布特点有关。成年以后，细胞代谢减弱、局部类脂沉着、肌腱弹性减退，易损伤。反复用力，肌肉过度疲劳是损伤的直接因素。肌腱的附着部有丰富的神经支配，其血液供应相对较差，多由肌和骨的血管分支供应，是相对的"少血管区"。肌肉反复收缩，血液循环量增加，产生"盗流"现象，此时肌腱易发生局部缺血，引起损伤，产生疼痛。

三、环状韧带创伤性炎症、变性学说

Bosworth（1955，1965）对网球肘患者行环状韧带切除术及移位术。术中见环状韧带增厚，镜下见环状韧带透明样变性、结构排列紊乱和细胞核变性等病理变化。据此提出环状韧带损伤及退行性变是网球肘的病因之一，并认为与伸肌总腱有直接的关系。他认为桡骨头是很不规则的结构，其旋转时不围绕恒定的轴转动，且不在同一平面内，桡骨头和富有感觉神经末梢的环状韧带相邻，并被包于其中，环状韧带纤维与桡侧副韧带远侧部分及肘关节囊的纤维相融合，前臂伸肌附着于此处。桡骨头旋转时冲击这些结构，肌肉收缩对之产生压迫，故桡骨头旋转易损伤环状韧带及伸肌总腱，甚至造成肱骨小头和桡骨头软骨退变。随后一些研究也证实了这种学说。

四、桡神经分支受累学说

对此学说争议很大，Kaplan（1959）对网球肘患者行桡神经肱桡关节支及肱骨外上髁分支切断术后效果好，故认为支配肘外侧部的神经分支受累是网球肘的病因之一。随后一些研究认为网球肘与骨间背神经受累有关。也有人认为桡侧腕短伸肌腱弓是网球肘的致病因素之一。Roles 和 Maudsley（1972）对顽固性网球肘行桡神经及其分支松解术，术中切断压迫桡神经的"桡返动脉扇"、松解桡骨头前方的纤维束带、切开桡侧腕短伸肌腱弓及 Frohse 弓，术后效果好。根据这些资料，Roles 等提出了桡管综合征的概念，认为桡管内存在着若干压迫桡神经的结构。当肘及前臂部剧烈运动、外伤或受良性肿物压迫时，局部组织紧张、桡管内压力增高致神经功能障碍，产生症状。Van Rossum（1978）则持有异议，认为桡管综合征主要表现为肌肉麻痹而不是疼痛，与网球肘不同。Heysemoore（1984）也否认了Role 的理论，补充和证实了 Van Rossum 的结论。许多学者认为网球肘与桡管综合征、骨间背神经受压综合征不同，应与之区别。杜心如（1992）提出网球肘的首要病理变化是伸肌总腱撕裂、变性和水肿等炎症改变，但并不引起明显的疼痛，引起疼痛的主要原因为损伤变性的伸肌总腱产生了对微血管神经束的卡压，是继发的病理变化。这种学说解释了其他学说不能解释的现象，将上述四种学说统一起来，但尚需临床证实。

根据我们的观察，网球肘主要有三个压痛点。第一个点在外上髁尖部，以腱膜、筋膜或骨膜炎为主；第二个点在肱桡关节间隙之间，以肱桡关节滑膜炎为主；第三个点在桡骨头环状韧带处，以环状韧带损伤及退变为主。有人提出少数网球肘是由于颈椎或颈神经病变所致，但无直接联系和证据，仅关系密切。Gunn于1976年发现，顽固的网球肘患者中，近50%合并有神经根型颈椎病，说明顽固的网球肘同颈椎病有一定的相关性。因此在治疗时要注重颈椎部分。这是否与周围神经的"双卡理论"有关，还不得而知。我们的看法是两者之间应该没有太密切的关系，对此推测或假说，应该加强基础研究，予以明确，以有效地指导临床治疗。

典型网球肘的病理基础为肌腱组织的退行性改变，病理基础多与撕裂肌腱的修复失败相关，是一种肌腱炎而非常规意义上的炎症反应。显微镜下观察病变组织主要是由幼稚无序的胶原纤维构成，同时有分化不成熟的成纤维细胞及血管、肉芽组织长入，取代了排列整齐的正常腱性纤维。肉眼观察，病变的肌腱组织颜色暗灰、水肿、质脆，类似于硬化的肉芽组织，合并不同程度的撕裂。为数不多的组织病理学研究发现，肌腱组织呈现透明样变性、胶原纤维断裂、成纤维细胞扭曲和无功能的血管单元等改变。肌腱内有收缩功能的肌纤维母细胞，而这种细胞在正常肌腱组织内很少出现。这些病变组织是由扭曲变形的纤维组织、无功能的增生血管构成的。

总之，关于肱骨外上髁炎的病理争议很大，有许多问题尚待研究，如骨间背神经麻痹，颈椎病合并肱骨外上髁炎是同一疾病还是合并症，如何解释肱骨外上髁炎合并手握力减弱及肩、前臂部放射痛等。大量资料表明，网球肘既非网球运动员独有，也非单纯的肱骨外上髁部的骨炎，其命名并不代表其确切的病理及临床表现，也需继续探讨。

第四节　临床表现

一、症状

患者多有反复使用手腕或前臂职业和工种以及有损伤或劳累病史，逐渐或突然出现肘外侧痛，有时疼痛放散至前臂伸肌中上部。在用力握拳、伸腕时加重以致不能持物。严重者拧毛巾、扫地和提水瓶等动作均感困难。

二、体征

检查时，仅在肱骨外上髁、桡骨头及两者之间的肱桡关节间隙有局限性压痛或极敏锐的压痛。有时压痛的范围非常小，仅为火柴头般大小，特别是在肱骨外上髁处。皮肤无红肿，肘关节活动不受影响。伸肌腱牵拉试验阳性（Mills征）：伸肘，握拳，屈腕，然后前臂旋前，此时肘外侧出现疼痛为阳性。本病主要病理变化是在伸肌总腱起始部，穿经此处的微血管神经束受到卡压是疼痛的主要原因。凡使伸肌总腱起始部张力增高而加重对微血管神经束卡压的动作均可诱发或加剧原有的疼痛。传统Mill征的检查方法，只是被动牵拉，张力小，对微血管神经束的卡压刺激轻，故阳性体征不明显。如使诸伸肌主动收缩，使伸肌总腱张力增高而加重对微血管神经束的刺激，则疼痛加剧，阳性体征明显。杜心如创用新的Mill征检查法（肘伸直、握拳、前臂旋后、腕抗阻力背伸并桡偏），可明显提高诊断率（100%）。

第五节　诊断及鉴别诊断

根据患者的症状和局部压痛的体征，诊断不难。但问题是不能把所有肘外侧痛都诊断为肱骨外上髁炎。我们通过临床研究发现，肘外侧的压痛主要分布在6处，即桡管、肱骨外上髁尖部、肱桡关节间隙、桡骨头环状关节面、Frohse弓和旋后肌等，这6处压痛点都有各自相对应的解剖学结构。因此，应结合压痛部位的解剖学基础做出诊断，而不应笼统地都诊断为网球肘。网球肘患者一般病史超过1年，反复保守治疗半年以上无效者，考虑顽固性网球肘的诊断。

需要鉴别的疾病有，骨间背神经卡压综合征及桡管综合征。网球肘是伸肌总腱的病变，而骨间背神经卡压综合征则是神经卡压所致，常合并所支配肌肉乏力。网球肘压痛比较局限，多见于肱骨外上髁、肱桡关节间隙和桡骨头环状关节面。骨间背神经卡压综合征压痛在旋后肌，主要是Frohse弓附近，肌电图检查更能明确诊断。桡管综合征的鉴别诊断见相应章节。

有人根据中医学理论提出本病分为关节内型、关节外型、混合型，但太笼统，无客观依据支撑。由于MRI具有良好的软组织成像特点，目前广泛应用于各类软组织病变的检查。有研究分析了网球肘MRI表现后指出，MRI检查不仅可以检查出网球肘具体的病因病理，更可以显示损伤程度，指导临床诊治。网球肘所涉及的结构病变主要包括伸肌腱损伤，或合并韧带损伤，以及关节内滑膜、软骨病变等。MRI可以客观呈现患者的病变范围及程度，将会逐渐揭示出本病的病变实质。

第六节　治　疗

目前，网球肘治疗方法很多，大多数患者经保守治疗症状可明显改善或完全缓解。非手术治疗方法有渐进式负荷训练、冲击波、三硝酸甘油酯贴剂、外固定、针灸、推拿、非甾体抗炎药口服及外用、药物（皮质类固醇、透明质酸、玻璃酸钠、自体血液制品、肉毒杆菌毒素、组织工程细胞等）注射、冷冻和激光等。有研究报道，局部注射自体富血小板血浆和糖皮质激素早期均能缓解疼痛。非甾体抗炎药是目前临床常用药物。但对于本病的发病机制中有无炎性介质参与仍存在较大争议。非甾体抗炎药治疗网球肘是否有效，结论也不一致。当前证据表明，非甾体抗炎药治疗网球肘疗效不确定，症状改善效果可能优于安慰剂，但不及其他治疗方法，但相关高质量研究不多。

手术治疗分为关节镜和开放手术，但两者均有一定的复发率。研究发现，网球肘多表现为伸肌总腱退变。因此，应着重于修复肌腱损伤部位的生理特性，以恢复其功能。近些年，研究者们正在积极寻找效果确切的治疗方法。干细胞是一类具有多项分化能力的细胞，在组织修复方面展现出较好应用前景，并且已经在骨与软组织损伤治疗中取得较好疗效。以干细胞诱导分化为肌腱细胞，可以有效修复损伤肌腱，达到生理重建目的，干细胞治疗网球肘的争议主要在于安全性与分化不确定性。干细胞注射是否会导致肿瘤一直以来是讨论热点。

对于非顽固性网球肘，多数患者经短期休息，服用止痛药物及渐进性前臂肌力强度训练可获良好的疗效。无效者可采用理疗、按摩、口服非甾体类药物以及局部封闭等。封闭治疗以注射糖皮质激素和局麻药物为主，但反复注射或过量使用激素以及不当注射等可出现一些不良反应。中医的针灸、推拿以及外敷等疗法也是临床使用较多的治疗手段。多种中西医疗法对网球肘均有疗效，但还没有证据表明哪一种疗法更好。

1.制动　急性期或疼痛剧烈者，要停止引发疼痛的工作及姿势，可冰敷，疼痛缓解后再热敷。限制腕关节的活动，尤其要限制用力握拳、伸腕动作，这是治疗和预防复发的基本原则。必要时可戴护具，支持和保护肘关节，以减少对伸肌腱起点的牵拉应力。疗效是否持久，与是否适当有效地限制腕关节的活动有很大的关系。

2.封闭　压痛点封闭可获得很好的近期疗效，但注射点一定要准确，因为网球肘压痛点的范围往往很小，多似火柴头大小。封闭是有效的疗法，但有关封闭中糖皮质激素的用量至今没有一个统一的标准。1年之内同一部位注射不要超过3次。有人认为与常规用量10~20mg相比较，大剂量的治疗效果满意。采用醋酸泼尼松龙60~70mg加入2%普鲁卡因2ml，采用分层注药法，从压痛点垂直进针达骨膜下，缓慢注药，然后将针尖退至骨膜和肌腱内，注完剩余封闭液。但随着用药剂量的增大，不良反应必然增多。据统计，大剂量激素治疗组约有10%的患者在局部注药后4小时左右疼痛反而加剧。甚至注射半个月后，局部出现白癜风样色素脱失斑。因此，注射药液容量不要超过1ml，过多的药量及浓度过高常造成封闭后前臂酸麻痛加重及局部肿胀，加重了患者的痛苦，降低了治疗效果，使得患者对局部封闭产生恐惧。小剂量即可满足临床治疗用量，以小剂量糖皮质激素加上等量1%利多卡因，总容量仅0.5~1ml即可。治疗结果提示小剂量混悬液局部封闭治疗效果良好。有研究观察了不同剂量糖皮质激素对网球肘封闭治疗的疗效观察，结果在疗效上差异无显著性，但在疼痛反应上差异显著。研究发现，血管神经束穿经的部位变异很大，穿经结构及走行也不尽相同，这提示网球肘的压痛部位变化很大，注射时不应局限在某一固定的解剖部位而应按压痛点进行。网球肘是前臂伸肌腱起点反复撕拉伤而形成的，通常经封闭可以治愈，但因其与骨间背神经较近，有伤及神经的可能，故封闭部位及深度应引起重视。针对外上髁治疗效果不佳的，只有扩大治疗范围至肱桡肌、伸肌总腱和旋后肌等结构在肱骨外上髁部的附着点以及环状韧带，疗效才好。

3.推拿 可采用传统的推拿按摩治疗，从肘部沿伸腕肌施以一指禅推法，重点在肘部进行治疗。拇指按揉于阿是穴、曲池、手三里、尺泽、小海和少海等穴，用弹拨和拿法以及擦法施于腕伸肌群，重点弹拨肌腱于肱骨外上髁附着处。也可用点揉法或用摇肘法，医者一手拇指按压肱骨外上髁痛点，另一手将肘关节向内、外进行旋转。

4.针刀 文献报道很多，操作者都认为其是目前疗效最好的一种治疗方法。针刀和自创的类针刀疗法很多，但基本上都是以局部压痛点为进针点，进行前臂伸肌总腱附着点局部的骨膜下松解或在肱桡关节间隙进针。治疗机制多是推测，证据不多，且不充足。操作者的水平也不一，且很多在针刀治疗的同时配合封闭。

5.埋线和穿线结扎法 取压痛点最明显处及手三里等穴位为埋线点，采用腰穿针，取羊肠线1cm。置入针管后，快速进针，深度以0.5~1寸为宜。也可用中号三角针穿7号丝线缝合结扎1针，丝线横穿过痛点骨膜，无菌敷料包扎，10天后拆线。

6.针灸 这是目前报道最多的治疗网球肘的方法，包括常规针灸疗法、火针、腹针、浮针、银质针和瘢痕灸等，其中多用温针灸。浮针操作时先明确阳性反应点，在距离阳性反应点上方2寸处确定进针点，用1寸毫针，针尖对准阳性反应点，快速平刺进针，透过皮肤后将针身平贴皮下纵向进针直至针柄，不行提插捻转。这时患者应无酸麻胀痛等感觉，若有，说明针刺过深或过浅，须将针退回重新进针，进针完毕后，胶布固定。因针身未深入肌层，留针期间一般不影响患者的日常生活。银质针疗法是先定点于肱骨外上髁、伸指总腱附着点及桡侧副韧带和环状韧带上的敏感性压痛点。局麻后，用银质针直刺痛点至骨膜并有明显酸胀感为止，然后针柄上插一艾炷点燃。瘢痕灸法操作是先找出压痛点并确定压痛范围，做好标记。麻醉后，用艾绒以手压成锥形，底面同痛点范围大小，将之压于痛点上，点燃艾绒，待燃尽后再换1壮，连灸2壮，灸至皮肤出现约$1cm^2$大小的烧痂为止。然后以中药三黄膏外敷，隔日换药1次。1周左右脱痂，改换0.25%的氯霉素液纱布外敷，隔日换药1次，至灸后溃口痊愈（约30天）。瘢痕灸的原理在于使产生病理反应的伸肌总腱附丽处被瘢痕组织所替代，方法简单，但伤口愈合后有少许瘢痕。

7.手术 对症状顽固者，可考虑手术治疗。手术指征：①肱骨外上髁部的严重疼痛持续6个月以上；②肱骨外上髁部剧烈压痛；③制动休息2周症状缓解不明显；④制动期间封闭2次症状仍缓解不明显。手术方法有伸肌总腱起点剥离术或卡压神经血管束切除结扎术、环状韧带部分切除术、桡神经深支松解术及桡侧腕短伸肌腱延长术等。有人采用Frohse弓减压治疗顽固性网球肘，术后48小时所有患者的肱骨外上髁疼痛与压痛均得到缓解。也有人推测，部分顽固性网球肘可能是$C_{5\sim6}$神经根卡压所致。行前、中、小斜角肌切断并$C_{5\sim6}$神经根松解后症状缓解。由于顽固性网球肘的病理机制不明，手术的疗效尚有疑问。此外，手术的切口及术式仍不统一，且手术的创伤较大、费用较高，多数患者不愿意接受手术疗法。

除上述疗法外，还有体外冲击波疗法、关节镜下双极射频治疗、止血带直接压迫或酒精混合液痛点注射治疗。针刀、银质针、穿线结扎和瘢痕灸对顽固性的网球肘有一定的疗效。以上疗法均有效，但均可复发。直到目前为止尚无一个较好的办法治疗顽固性网球肘。有研究系统评价了网球肘的治疗效果。提示矫形支具的疗效不肯定，中医疗法对照研究少且样本较小，手法的疗效有待进一步研究。而局部阻滞仍是治疗网球肘主要的治疗方法。近年来虽然有新的针刺方法出现，但针刺与灸法配合进行温针灸仍是主要的疗法。

本病总体发病率为1%~3%，好发于35~50岁，男女发病率相似。该疾病为自限性疾病，病程多为6个月~2年，89%的患者可以通过休息、非甾体类抗炎药、物理治疗、激素注射等保守治疗达到治愈，但仍然有4%~11%的患者经过保守治疗无效，发展成为顽固性肱骨外上髁炎（refractory lateral epicondylitis，RLE），这类患者往往需要手术治疗。

第七节 预 防

初学网球者应挑选合适的拍子。选择合适的球拍是预防网球肘的第一步。球拍过重、过轻都很容易导致肘关节不适，造成损伤。选择球拍应从球拍的握柄、材质、重量和拍面的大小来考虑。底线型选手应选握柄较粗、拍面较大的球拍。材质的软硬应与选手击球的力量有关，击球有力的选手应选择重一点、硬一点的球拍。上网型选手应选握柄较细、拍面较小的球拍，拍质以中等硬度为宜。建议初学者用较大拍面的球拍，弦的磅数低一些，使用避震块可以有效地降低球拍对手臂的震动，减小来球对手臂的冲击力。接受专业教练的规范指导，纠正击球动作，让大臂和小臂无论在后摆还是前挥时都保持一个固定且具弹性的角度，要以腰腿力量带动肩膀和手臂，而不是仅用手臂的力量来拖动。要加强上肢力量的练习，在打球之前，做好准备活动，必要时佩戴手肘护具。一般不提倡使用绷带来防止网球肘的发生，因为绷带可妨碍局部血液循环，影响病变的愈合。

参考文献

［1］杜心如，刘建丰，孙贺，等.对网球肘患者如何检查Mill征［J］.中华骨科杂志，1995，15（6）：381.

［2］刘岗，张进禄，杨春，等.肘外侧小切口伸肌总腱切断治疗顽固性网球肘［J］.中国矫形外科杂志，2003，11（10）：676.

［3］李良华，李廷泰，卢心宇，等.神经血管束切除治疗顽固性网球肘［J］.骨与关节损伤杂志，1996，11（6）：373.

［4］张言凤，徐敏新，过邦辅.桡神经深支减压治疗顽固性网球肘［J］.中华骨科杂志，1994，14（7）：402.

［5］杜心如，刘建丰，徐恩多.肱骨外上髁炎病理研究的进展［J］.中华手外科杂志，1995（S1）：67-69.

［6］鲁谊.网球肘治疗的历史、现状与展望［J］.中华肩肘外科电子杂志，2019，7（1）：1-4.

［7］姚磊，王凯钰，唐新，等.干细胞治疗网球肘的研究进展［J］.承德医学院学报，

2021，38（1）：49-52.

［8］毛锐.电针联合局部围刺法治疗网球肘的疗效观察［J］.当代医药论丛，2021，19（4）：50-51.

［9］彭旭，银毅，孙官军，等.改良Nirschl术肌腱止点不同处理方式治疗顽固性网球肘［J］.中南医学科学杂志，2021，49（2）：138-143.

［10］徐本磊.探讨多种疗法结合治疗网球肘的临床疗效［J］.世界最新医学信息文摘，2021，21（11）：145-146.

［11］张进霖，奚小冰.非甾体类抗炎药治疗网球肘疗效的Meta分析［J］.中国循证医学杂志，2020，20（9）：1069-1074.

［12］孙官军，银毅，叶永杰，等.顽固性网球肘的MRI分型与治疗［J］.海南医学，2019，30（23）：3106-3109.

［13］豆以彪，张振宇，程程，等.理筋手法治疗网球肘的效果研讨［J］.当代医药论丛，2019，17（11）：195-197.

［14］肖芷兰，文明霞，高扬，等.近15年以古典针刺手法治疗网球肘的研究进展［J］.四川中医，2019，37（5）：218-219.

［15］郇傲，刘柏岩，王富春.基于现代文献穴位敷贴治疗网球肘选穴用药规律分析［J］.吉林中医药，2018，38（1）：1-5.

［16］王树东，王列，王成龙，等.肱骨外上髁炎火针疗法系统评价［J］.辽宁中医药大学学报，2021，23（5）：49-53.

［17］李国德，钱晓芬，杨远敏，等.针刀疗法治疗肱骨外上髁炎的临床研究进展［J］.中国医药导报，2021，18（18）：164-167.

［18］刘乃澄，郭炯炯，干旻峰.富血小板血浆与甲基泼尼松龙治疗肱骨外上髁炎比较［J］.中国矫形外科杂志，2021，29（3）：216-219.

（李义凯，容英潮）

第二十三章　桡骨头半脱位

虽然对桡骨头半脱位的发病机制还有争论，但手法复位对桡骨头半脱位具有神奇的即刻疗效。诊断时必须要有患儿前臂被牵拉的病史，而摔倒跌伤很少会造成牵拉肘。目前对于手法治疗，存在着前臂旋前与旋后、牵引与不牵引、屈肘与不屈肘等各种不同手法。旋前复位手法的要点是术者一手拇指按压住患肢的桡骨头，另一手握住患儿前臂快速旋前即可，复位成功时均有拇指下的弹响感。

第一节　概　述

牵拉肘（pulled elbow）是儿童最常见的脱位性损伤。1671年，Fournier首先将其定义为"肘关节面分离，桡骨伸长的结果"，介绍了描述桡骨头半脱位（radial head subluxation，RHS）的病理及损伤机制。1751年，Duverney描述其为"由于环状韧带破裂，桡骨头脱出"。"牵拉肘"使用最普遍，又称为保姆肘、愤怒肘、桡骨半脱位、旋前性疼痛、Goyronds损伤、Malgaigne损伤等，作者们分别从损伤机制、病因学、症状学等方面加以描述。1916年有人指出，桡骨头在前方明显突出于桡骨颈，而外侧及后侧则不明显。当前臂旋前时，突出明显部分转向内侧，当桡骨受到纵向牵拉，易使桡骨头脱出环状韧带，而环状韧带边缘滑向关节间隙，嵌入肱桡关节内，致桡骨头半脱位。1960年欧阳筱玺提出了本病的发病机制，并命名为"小儿桡骨头半脱位"。

儿童肘部最常见损伤为桡骨头半脱位，这是5岁以下小儿常见的肘部损伤，占14岁以下儿童肘部损伤的45.4%。发病年龄最小至初生儿，高峰期为1~3岁，偶见于学龄前儿童。1~3岁是牵拉肘的高发期，5岁以上少见。Newman报道了3例6个月以内的患儿。Adeniran记载了成人病例，但Salter等通过研究成人尸体标本，认为成人不会发生该病。发病率没有性别差异性，但一般认为左上肢更容易发生。

本病又称牵拉性桡骨头半脱位、上尺桡关节环状韧带半脱位、肘错环、肘脱环、小儿桡骨小头错缝和肘捩伤等。病因主要是肘部受暴力牵拉。此外，尚有其他一些少见因素，如跌倒肘压身下、棒击伤、皮试操作不当、运动损伤及原因不明等。一般认为，不满5岁的小儿，其桡骨头未发育好，桡骨颈部的环状韧带只是一片薄弱的纤维膜。一旦前臂被提拉，桡骨头即向远处滑移。恢复原位时，环状韧带的上半部不及退缩，卡压在肱桡关节内，即可发病。随着小儿逐渐长大，桡骨头良好发育，环状韧带也增厚加强，以后再也不会发生半脱位。但随着研究的深入，现已基本否定了这种致病假说。对其治疗，手法复位简单易行，可获即刻复位和功能恢复的神奇疗效。

第二节 发生机制

一、解剖学基础

本病的发生与小儿肘关节的结构有一定关系。肘关节囊的前、后壁较薄而松弛，但内、外侧壁较紧张并有韧带增强。关节囊的下部有桡骨环状韧带，该韧带呈半环状，从前方、外侧和后方环包桡骨头。其两端分别附于尺骨桡切迹的前、后缘。它和尺骨的桡切迹共同形成一个下口较上口稍小的短筒状结构，容纳和固定桡骨头（彩图23-1、彩图23-2）。

桡骨头半脱位的损伤机制历来多沿用幼儿桡骨头尚未发育成熟，软骨性桡骨头直径小于桡骨颈，以致环状韧带不能牢固保持桡骨头位置的观点。当受到牵拉时，桡骨头自环状韧带下移，致使环状韧带嵌顿在肱桡关节间。一些专著及教材也认为，幼儿桡骨头的发育相对较桡骨颈缓慢，头颈比较小，同时环状韧带下缘较为松弛，这可能是导致桡骨头半脱位的解剖形态学基础。由于存在婴幼儿的桡骨头与颈的粗细相似或小于桡骨颈的解剖学因素，因此在牵拉下容易发生桡骨头半脱位。但对婴幼儿肘部解剖学的观测却发现，所谓"幼儿期桡骨头发育尚未健全，小头和桡骨颈的直径基本相同"等提法是不符合事实的。观察发现桡骨头并非圆形，而是椭圆形，矢状面直径比冠状面直径大。婴幼儿桡骨头的轮廓仍为一定程度的椭圆形，其桡骨头横径小于矢状径并非比成人明显，即使在胎儿，其桡骨头都是明显大于桡骨颈。初生婴儿亦如此，头与颈的比例与成人无显著差别。解剖学研究证明：不满5岁的小儿，桡骨头发育尚未完成，但其直径均大于桡骨颈直径的30%~60%。另有研究发现，婴幼儿桡骨头颈比与成人接近，桡骨头比桡骨颈大30%以上。对比测量1~3.5岁儿童和成人肘关节标本，发现幼儿桡骨头大于桡骨颈22%左右，但头颈比例明显小于成人。因此，可以肯定一些专著对婴幼儿桡骨头颈的解剖学描述是错误的，桡骨头颈比的解剖学因素并不构成桡骨头半脱位的发病因素。实际上，婴幼儿期桡骨头仍明显较桡骨颈大，桡骨头易于从环状韧带中拉出的观点缺乏客观依据。虽然目前已否定了婴幼儿的桡骨头与颈的粗细相似或小于桡骨颈以致桡骨头容易由环状韧带拉出的观点，但关于其确切的发病机制，尚有不同看法。

环状韧带是环绕在桡骨头环状关节面周围的横行纤维，其前、后端分别附着于尺骨桡切迹的前、后缘，从而围成骨纤维环，将桡骨头限制在其内。环状韧带的外侧部最窄，其上部又有桡侧副韧带附着，限制它向远侧移位。环状韧带上、下缘的周径较小并增厚，尤其是上缘。上缘的纵向切面呈三角状，楔入肱骨小头与桡骨头之间、两缘之间略向外膨出，容纳桡骨头。故环状韧带并不像教科书所描述的呈"杯状"或"漏斗状"，而是呈腰鼓状（两端小、中间大）。同时环状韧带的上下缘弧长接近，其比值接近1∶1，这样的形状既可保持桡骨头位置的稳定性又能保证其活动的灵活性。在桡骨头颈发育较快的学龄前期，环状韧带弧长并无明显增长，反而对桡骨头颈的稳定性作用可能更强，说明桡骨头实际上是不易从环状韧带中拉出的。幼儿的环状韧带是一片薄弱的纤维膜，其下缘弧长相对大于成人，但较成人松弛，易嵌入肱桡关节间。解剖发现，有些幼儿肘关节的环状韧带嵌入桡骨头和肱骨小头之间，并对桡骨头环状关节面产生明显的压迫现象，但未见有关节囊的破裂。因此，推测环状韧带下缘松弛嵌入桡骨头与肱骨小头之间可造成桡骨头半脱位。解剖观察发现，桡骨头后内侧和前外侧的滑膜皱襞恒定存在，基底宽大，游离缘长（婴幼儿9.55mm，学龄前儿童11.38mm），形态多样。这些宽大、形态多样的滑膜皱襞出现在以桡骨头为中心的范围内，这种情况为滑膜皱襞在一定条件下可能嵌入肱桡关节间提供了解剖形态学基础。有解剖观测发现，满月新生儿肘关节后内侧有半月状滑膜皱襞。认为该滑膜皱襞可能嵌入桡骨头与肱骨小头之间，造成半脱位。因此认为滑膜皱襞嵌入肱桡关节间也是引起牵拉肘的重要因素，可以解释牵拉肘的临床表现。但后续有解剖发现幼儿和成人的肘关节均有滑膜皱襞的存在，由此认为这种滑膜皱襞并非幼儿肘关节的特点，它是否成为导致桡骨头半脱位的解剖学因素值得商榷。但也有人认为，尽管在成人的肘关节也可发现滑膜皱襞，但由于成人关节的稳定性明显强于婴幼儿及学龄前儿童，同时成人几乎很少发生牵拉机制，因此不易发生嵌顿。

二、病因及病理

本病的主要原因是小儿在跨楼梯、摔跤或脱衣袖等动作时被大人将手臂突然上提牵拉所致。所以平时家长不可用提物方式突然提拉小儿手臂或给在小儿换衣服时动作粗暴。当伸肘、前臂旋后位突然牵拉肘关节时不发生桡骨头半脱位；但当伸肘、前臂旋前位牵拉肘关节时，环状韧带远侧缘附着在桡骨颈骨膜处发生横断撕裂；此时桡骨头最短径位于前后水平，撕裂的环状韧带或滑膜可骑跨于桡骨头前上方。牵拉停止时，环状韧带或滑膜则嵌入肱骨小头和桡骨头之间而发病。有研究表明，桡骨头关节面并非完全垂直于桡骨的纵轴，而是和桡骨纵轴有一定的倾斜度，其大小和前臂旋转活动有关。倾斜度的变化会影响环状韧带的上下活动，在前臂旋前和旋后位，这种倾斜的可变性无疑使之易于半脱位。即使环状韧带未被撕破，亦可向外后方移位，使桡骨头自其前下方滑出，致成桡骨头半脱位。

超声检查桡骨头半脱位时发现受累侧的肱桡关节间隙明显增大，复位后间隙恢复正常。而前臂旋前时肱桡关节间隙明显小于前臂旋后时的间隙，因此当前臂旋前受到牵拉时，增大的肱桡间隙有可能嵌入部分环状韧带或滑膜。当前臂旋后时，桡骨头最长径回复至前后位置，嵌入的环状韧带或滑膜则得到解除。前臂在旋前位牵拉肘部会使桡骨头向远端滑移，环状韧带往上滑动并滞留于头的一部分，嵌入的环状韧带超过桡骨头的一半，则前臂被动旋后也不能复位。恢复原位时，环状韧带的上半部不及退缩，卡压在肱桡关节内而发病。若嵌入部分超过一半，在肘关节轻度屈曲，前臂被动旋后时，环状韧带可以恢复原来的位置。

目前认为牵拉肘的发病机制是由于肱桡关节间软组织嵌入所引起。一般情况下可能由于环状韧带嵌入，但在某些情况下滑膜皱襞的嵌入也许更能解释其临床表现。因此，除环状韧带嵌入外，滑膜皱襞的嵌入也值得探讨。在临床上常可见到牵拉肘经复位后，患肢活动立即恢复正常，桡骨头处压痛不复存在，通常不需任何制动也未见复发。如果说环状韧带存在部分撕裂后嵌入，那么这种情况从病理角度有些难以解释。有研究在儿童和婴儿尸体的肘关节复制半脱位模型中均未造成桡骨头陷入环状韧带中而半脱位，但复制成关节囊前襞嵌入关节间，桡骨头不能还纳的模型。有研究详细记录了牵拉肘手法复位的差异，认为治疗所见与旋前位牵拉环状韧带部分撕裂后嵌入的损伤机制不符。

有人对桡尺近侧关节解剖结构以及前臂由旋后位到旋前位运动过程中，其相互关系进行了研究。当前臂旋前时，桡骨远侧斜向尺骨内侧，经韧带在桡骨颈止点的杠杆支点作用，桡骨头向外仍移位并外倾，桡骨头突出处恰是桡骨头环状关节面较窄处。此时环状韧带紧张，与此同时，关节囊、桡侧副韧带也紧张。由于桡侧副韧带远侧纤维大部分抵止在环状韧带，所以当其紧张时，可牵拉环状韧带向桡骨头近端移动，此时环状韧带借本身弹性回缩力，使该韧带近桡骨头部分，很易从向前外方突出的桡骨头经狭窄的鱼脊背状的环状关节面滑越，而嵌入肱桡关节间隙，造成桡骨头半脱位。特别是当前臂突然受到过度旋前的暴力时，更易发生半脱位。因此，有作者认为"桡骨头半脱位"这一名称欠妥。实际上，桡骨头可能并不存在真正的"半脱位"，也许这一疾病是属于所谓"软组织嵌顿综合征"这一范畴。

总之，小儿环状韧带远侧缘较松弛等因素是发病的解剖学条件，前臂处于旋前位是发病的基础条件，受纵向牵拉是发病的主要外力条件。

第三节　诊　断

桡骨头半脱位在临床上很常见，但如果临床医生经验不足或检查疏忽等，亦易引起误诊而延误治疗。一般根据患儿手部或前臂被牵拉的病史以及临床表现，诊断本病并不困难。患儿手臂被牵拉后出现肘部剧烈疼痛，肘关节呈半屈位，不肯举手及取物并拒绝他人扶摸，不敢活动肘部以及患肢时，应考虑本病。患儿肘关节无畸形及肿胀，但桡骨头处有明显的压痛。由于患儿疼痛和哭闹以及患儿太小，无法说话等因素，使得多数患儿无法准确指出或述说疼痛的部位。家长有时也无法说清患儿具体的疼痛或损伤的部位，而使得一时无法做出明确的诊断。需要与本病鉴别的疾病包括：锁骨骨折、桡骨头骨折、青枝骨折和肱骨髁上骨折等。误诊最多的是将小儿肘部骨折初诊为桡骨头半脱位。鉴别的关键是绝大多数的牵拉肘患儿都有前臂被牵拉的病史；而摔伤和挤压等损伤很少造成牵拉肘，多造成骨折。因此，对由外伤引起，特别是由跌伤引起，伴有肘部肿胀明显时，应考虑是否有肘部骨折、骨骺滑移以及肘关节挫伤等，而不要轻易诊断为桡骨头半脱位。有作者报道，将50例桡骨头半脱位误诊为肘关节软组织挫伤35例、肱骨外上髁骨折5例、桡骨头骨折10例。也有将肘部骨折脱位诊断为桡骨头半脱位。误诊原因包括：①对小儿桡骨头的发育及生理特点认识不足；②未做详细的专科体检，过分依靠X线照片的结果；③对小儿肘关节骨骺出现与闭合时间认识不足。只要正确掌握小儿桡骨头半脱位的发病机制、诊断依据，严防先入为主，确诊是不难的。

目前对于本病，临床报道及教科书大多未予明确分型。但亦有将其分为前错、后错型和旋前、旋后型等。患者因疼痛而屈肘拒牵，使抵止在桡骨粗隆上的肱二头肌突然收缩，把松动的桡骨头拉向肘关节前方，引起尺桡上关节同时错缝，称为前错，约占本病的90%。若前臂旋前位，屈肘跌倒，可将桡骨头挤向关节后方，即尺桡上关节后方，称为后错，约占本病的10%。也有人主张临床应根据受伤时的体位不同，将桡骨头半脱位分为旋前型与旋后型两种类型，认为患儿受牵拉时前臂所处的位置不同，发生的病理变化亦不同。当前臂处于旋前位受牵拉时，桡骨头向后脱位，称旋前型，较多见；而前臂处于旋后位受牵拉时，桡骨头向前脱位，称旋后型，较少见。上述两种分型方法均描述了桡骨头向前或向后的半脱位，但各自的发生机制不尽相同，前、后脱位的发病概率正好相反。

一般认为，肘关节在屈曲过程中，桡骨纵轴延长线应通过肱骨小头骨骺中心。不通过肱骨小头中心可作为诊断发生半脱位的依据。但有研究发现，部分桡骨头半脱位病例在X线片上不仅出现了桡骨纵轴延长线通过肱骨小头骨化中心的中心点，而且也出现了新月征。据此认为，桡骨纵轴延长线偏离肱骨小头骨化中心的中心点并非小儿桡骨头半脱位的X线片表现。

本病的损伤原因是环状韧带桡骨颈附着部因外力拉伸滑入关节腔，导致桡骨小头处于半脱位状态所致，随着患儿年龄的增加，环状韧带附着部会随着生长发育，逐渐坚固，则不容易损伤。实际上本病就是在牵拉作用下桡骨环状韧带从桡骨小头脱离，嵌顿于桡骨小头和肱骨小头之间所致。目前尚无有效的客观检查方法诊断，有研究认为彩色多普勒超声检查可诊断，减少误诊、漏诊及为成功复位的诊断提供有效的影像学支持。相关征象包括肱桡间距增宽、关节间隙增宽、环状韧带嵌顿和旋后肌上移，这些是诊断RHS的主要依据。

第四节 治 疗

本病虽不是严重疾患，但可影响患儿的肘关节功能，需复位才能获得痊愈。而手法复位是治疗本病最行之有效的方法，可获得满意的即刻疗效。简单的复位只需旋前或向后轻推桡骨头即可，无须牵引，无须充分旋后，无须屈肘。可以采用衣外整复法治疗，可免去脱衣时造成的痛苦，特别适用于寒冷的冬季。关于小儿桡骨头半脱位的复位手法，教科书及大多数文献均倾向于前臂旋后复位法，即牵引、旋后、压头、屈肘。但临床基于各自的医疗实践提出了不同的复位手法，也有经旋前才能复位，甚至以旋前和旋后的反复手法始能复位。事实证明，前臂的旋前和旋后复位手法的疗效是一样的，没有特异性；固定与否都一样。本病没有后遗症，预后良好。临床常用的几种复位手法如下。

1.作者的经验　家长怀抱患儿于坐位，患肢朝向外侧，屈肘。术者以拇指置于桡骨头处，适当加压；另一手握住患臂手腕并将前臂旋后或旋前。此时如听到或拇指下感到弹响，表现桡骨头已复位。一经复位，患儿疼痛立即消失，并且患手能上举取物。有作者认为，极度旋前时，桡骨小头自轴线外移可达2mm，环状韧带最紧张，同时附着于环状韧带外侧的桡侧副韧带亦紧张，参与牵拉嵌入肱桡关节间隙的环状韧带而使其逐步滑绕到桡骨颈上而解除嵌顿。这就是极度旋前复位成功率高的原因。

2.牵抖按压法　家长怀抱患儿于坐位，患肢朝向外侧，逗引患儿转移其注意力以使其放松，术者一手握住患儿手腕部，一手扶持患肘，拇指置于肘外侧桡骨头处，肘关节顺势置于半屈曲位，顺肘关节纵轴方向快速抖动，抖动幅度上、下不超过30°，拇指顺势推挤桡骨头，听到或感到有弹响出现后即表明复位。患儿伤肘疼痛即刻消失，活动自如，能抬手取物。

3.简易复位法　以右侧为例，术者左手拇指置于患儿桡骨头前侧，右手握其腕上部，使患儿前臂处于中立位或略旋后位。令患儿前臂旋前，同时左手拇指向后轻推桡骨头，即可感到桡骨头复位入臼的弹响声，标志复位成功。复位后患儿立即停止哭闹，肘关节屈伸自如，能上举取物。无须固定。通过旋前牵引腕部，重现脱位机制，使桡骨头达到环状韧带平面，同时使夹在肱桡关节中的环状韧带被牵出，固定住桡骨头，放松，旋后前臂及屈曲肘关节，可以使桡骨头顺利地进入环状韧带内，即完成复位。

4.纵向挤压法　用一手握住患肢腕上之前臂，另一手握患侧肘部并用拇指压肘前桡骨头处，先将肘关节屈曲至90°，稍加牵引后立即将前臂向肘部纵向挤压并旋前和旋后，此时在施压的拇指处有一弹跳感，即复位成功。复位后用三角巾悬吊1周。作者认为，对年龄较大儿童或伤后时间较长者，要注重在旋转前臂的同时纵向挤压，这才是复位成功的关键所在。

许多文献认为用牵引及屈伸手法复位牵拉肘缺乏理论依据，不符合逆创伤机制复位原则。有人比较了前臂旋后与前臂旋前治疗300例小儿桡骨头半脱位。92%的病例用前臂旋后法整复无效，采用前臂旋前法治愈率达100%，认为宜施用前臂旋前法整复桡骨头半脱位。通过对旋后屈肘、旋前屈肘90°及旋前加大屈肘角度等3种手法进行对照研究发现，旋前屈肘的整复成功率最高，为最优手法，屈肘深度越大对于整复越有利。对复位困难者，应逐渐屈曲肘关节，前臂旋前或旋后，可使环状韧带从关节间隙中脱出，也可使桡侧副韧带张力减低，上肢肌群紧张度放松，这样就减少了桡骨头回复的阻力，加上外界适当地施加压力，桡骨头即可顺环状韧带下方复位。复位失败的原因是局部按压力不够或按压的位置不准，少数是旋转力不够以及双手配合不协调所致。

综上所述，目前对于本病的手法治疗，存在着前臂旋前与旋后、牵引与不牵引、屈肘与不屈肘等各种不同认识。鉴于整复手法的不确定性，临床可根据具体情况选择或配合使用，对复位困难者应根据脱位机制和逆创伤机制复位的原则，轻柔地牵引前臂并前后旋转前臂，使环状韧带从关节间隙中松解。大多数桡骨头半脱位都不需要固定，但多次脱位或习惯性脱位者，应使用颈腕悬吊或石膏托固定，以利于韧带的修复。

参考文献

［1］肖兵，张运.桡骨小头半脱位的病因及治疗研究进展［J］.云南中医中药杂志，2004，25（3）：38-42.

［2］裘发祖.外科学［M］.北京：人民卫生出版社，1995：812.

［3］王水桥，张龙君，陈建良，等.桡骨头半脱位的X线片表现［J］.中国骨伤，2004，17（5）：308-309.

［4］王立新，崔海文.纵向挤压法治疗难复性桡骨小头半脱位［J］.中国中医骨伤科杂志，2008，16（1）：63.

［5］赵林昌，叶蒙福.幼儿肘关节解剖学特征和桡骨头半脱位［J］.南京医科大学学报，1995，15（2）：328-329.

［6］张敬东，彭明惺，刘利君，等.牵拉肘机制的有关解剖学观测［J］.中国骨伤，2003，16（11）：652-655.

［7］程延.牵拉肘研究进展［J］.实用手外科杂志，2005，19（4）：249-250.

［8］孙天峰，王玺，张胜年.过度内旋法复位治疗桡骨小头半脱位的临床研究［J］.甘肃医药，2020，39（8）：732-733，739.

［9］许娜，夏焙，陶宏伟，等.桡骨小头半脱位的超声诊断及其临床意义［J］.中国医学影像技术，2017，33（7）：1057-1060.

（李义凯，陈荣庄）

第二十四章　肘管的解剖与肘管综合征

　　肘管为骨纤维性管道，缺乏伸缩性。任何原因引起肘管容积或位置的改变，都将导致肘管内尺神经的受压或被牵拉而发病。由于早期不易引起患者的注意，本病往往得不到及时有效的诊治，导致手内在肌萎缩，精细动作不能完成，损伤后功能不易恢复，故对本病的正确认识及早期诊治非常必要。MRI和肌电图等检查手段的应用可做到精准化诊断。肘管综合征的手术方式应视不同病因及病情程度而灵活选择，微创是今后发展的方向。手术的目的是尽早恢复或改善局部解剖形态，避免神经被持续卡压和牵拉。严格掌握适应证和一定的外科操作技术是手术成功的关键。术后合理应用神经营养药物、理疗及中药外洗等方法是稳定疗效的重要环节。

第一节　概　述

　　肘管综合征（cubital tunnel syndrome）又称迟发性尺神经炎（tardy ulnar neuritis），是指尺神经在经过肘管尺神经沟时受到卡压而出现的一组症状和体征，由肘关节本身或其周围一些疾病引起的肘管部牵拉性或压迫性尺神经病变，也被统称为肘管综合征。本征主要表现为手部肌肉萎缩、无力及手尺侧麻木。发病率居周围神经卡压综合征的第二位，仅次于腕管综合征，也有文献认为居于首位。Panas于1878年首先描述了肘部尺神经卡压与神经麻痹的关系。那时尺神经病变首先考虑多由创伤引起，并称为"创伤后尺神经炎"或"慢性尺神经麻痹"。早期治疗主要是解除瘢痕对尺神经的卡压或将尺神经从受损部位移开。1898年Curbs报道1例用尺神经松解及皮下转移治疗"创伤性尺神经炎"的病例。1957年Osborne又称其为迟发性尺神经炎。Feindel和Stratford等于1958年提出了肘管和肘管综合征的概念。

　　肘管综合征病因较多，在肘管自身解剖结构存在潜在性卡压因素的基础上，外伤、畸形、肿物或机械摩擦等均可导致肘管内尺神经压力增高，造成尺神经的慢性缺血性损害而发病。肘管的特殊解剖结构使本病成为周围神经卡压性损伤中最常见的病症之一，加之临床上以手部小肌肉萎缩为主要症状，疼痛和麻木往往不明显，易被漏诊和误诊。又因尺神经的主要功能是支配手内在肌，主管手部精细动作，损伤后此功能不易恢复，故对本病的正确认识及早期诊治十分重要。

　　肘管综合征是尺神经在肘部受到卡压引起进行性损害的临床症候群。常见临床表现为尺神经分布区感觉减退、以第一骨间背侧肌为主的手部小肌肉萎缩或无力，重症患者可出现"爪形手"畸形等，造成严重手功能障碍。本病是指尺神经经过上臂肘管时受到局部组织卡压引起的神经功能障碍，常见的潜在卡压部位有Struther弓形组织、内侧肌间隔、Osborne韧带、尺侧腕屈肌腱膜、指浅屈肌和指深屈肌腱膜等。上述结构中任何1个部位异常均可造成尺神经卡压。因此治疗时应准确定位卡压部位，避免遗漏造成复发。

第二节　应用解剖

一、肘管

　　文献对肘管各壁的称呼及构成认识不统一。肘管位于肘关节后内方，即肱骨内上髁后方，肘管为一纤维性骨性通道，是由肱骨内上髁的后侧份与尺骨鹰嘴之间所形成浅沟，深筋膜覆盖其上所构成的骨-纤维管（彩图24-1）。肘管管腔呈尖向下的漏斗形，有前、后、内、外四壁和出、入两个口。尺神经沟构成肘管的骨性前、内和外壁，后壁（管顶）的近端由肘管横韧带和由尺骨鹰嘴延伸到肱骨内上髁的纤维束，即弓状韧带构成，该韧带由内上髁延伸至尺骨鹰嘴，与尺侧腕屈肌两头间的筋膜相连；加上软组织，肘管前壁为肘关节尺侧副韧带的中部、后部纤维以及冠突内侧结节；内壁为肱骨内上髁、尺侧腕屈肌肱骨头与指浅屈肌的共同起始腱；外壁为尺骨鹰嘴、尺侧腕屈肌尺骨头的起始腱；肘管的上口由弓状韧带上缘、肱骨内上髁、尺侧副韧带及尺骨冠突构成；下口由尺侧腕屈肌、指浅屈肌及尺侧副韧带组成。肘管的前、内、外三壁分别受内上髁、鹰嘴和滑车内唇骨性结构约束，仅后侧的弓状韧带为软组织覆盖。肘管横径、尺神经肘管段横径、尺神经沟深度和肱骨内上髁宽度在男女之间和左右之间无显著差别，肘关节伸直时肘管中段的平均深度为（4.8±1.3）mm。肘管平均长度为18.1mm，管上口的前后径（深度）在伸肘时为6.46mm，屈肘90°时为4.53mm。

　　尺侧腕屈肌位于前臂尺侧，起点有两个头，一个是肱骨头，起自屈肌总腱；另一个是尺骨头，起自尺骨鹰嘴及尺骨背侧缘上1/3。另有小部分纤维起自与其他屈肌相隔的肌间膜上，止于豌豆骨。二头之间有一纤维筋膜组织的弓状韧带（肘后三角韧带），分为普通型（厚度≤1.5mm）、肥厚型（1.5mm<厚度<4.0mm）和索带型（厚度≥4.0mm）。弓状韧带呈底向上、尖向下的不规则的三角形，其纤维由外上向内下行走，约与尺侧腕屈肌筋膜垂直。弓状韧带全长为（13.3±3.6）mm，宽为（8.4±1.9）mm，不同个体厚薄不一，形态不尽相同，即使是同一个体，在肘关节屈、伸活动中韧带的紧张程度也不同。弓状韧带分为两层：浅层为深筋膜层，深层是与尺神经鞘膜相延续的筋膜层。

　　肘关节伸直，弓状腱膜松弛时，肘管的容量最大，尺神经及其伴行血管约占其1/2；当肘关节完全屈曲，弓状腱膜紧张时，肘管的容量最小，神经和血管约占其全部。肘管内壁光滑，神经和血管与其无粘连。在弓状腱膜和内上髁发育正常情况下，肘关节活动时神经在管内位置稳定，无嵌压、无滑脱及无牵张。尺神经在肘管内的横径为（4.5±1.1）mm。尺神经沟的深度与宽度分别为（0.25±0.56）（0.48~0.11）cm和（1.39±0.18）（1.95~0.85）cm。当肘关节屈曲90°时，肱骨内侧髁到尺骨鹰嘴的距离增加（4.7±1.5）mm，尺神经被拉长的幅度为7.2%±0.5%；以肱骨内侧髁中点为中心，尺神经平均向近端被拉长（4.3±0.4）mm，向远端被拉长（2.9±0.1）mm。屈肘时神经内压力上升，影响神经内微循环。当肘关节完全屈曲（屈肘135°~150°）时，肘管的容积将减少55%，肘管内的压力升高4.2kPa，可达13.3kPa；尺神经被拉长约10%，神经内压最高可比伸肘时的7mmHg增加5倍。

肘管横韧带为一纤维支持带，平均宽度约4mm，两端从内上髁到尺骨鹰嘴附着于骨质，呈横行排列，垂直于附着在它远侧边缘的尺侧腕屈肌腱。主要功能是限制肘管内的结构，使之不至于从内髁滑脱。在肘屈曲时，其近侧缘紧张。肘伸直时，韧带松弛。肘管横韧带向远侧续前臂深筋膜于尺侧腕屈肌。

二、肘管部尺神经

肘管内主要通过的是尺神经、尺侧上副动脉或尺侧后返动脉及静脉，其内还含有少许脂肪组织。尺神经来源于C_8和T_1神经根，偶有C_7神经纤维加入，与正中神经内侧根、前臂内侧皮神经共同发自臂丛神经内侧束，向下走行于内侧肌间隔前方和肱三头肌内侧，在腋窝与上臂上段走行于肱动脉内侧、肱静脉下方，于上臂中段离开神经血管束，向后经内侧肌间隔浅面，通过尺神经沟到达前臂，再循尺侧腕屈肌桡侧下行，继而向下进入肘管。尺神经紧贴尺神经沟向下穿前臂肌间隔入前臂前区，即穿过尺侧腕屈肌两头之间至前臂掌面内侧，继而行于尺侧腕屈肌与指深屈肌之间，在腕部经腕尺管至手部，在手部发出感觉支及运动支。尺神经在肘管内发出1~2支关节支，在肘管附近还发出2条较粗大的肌支分支，分别进入尺侧腕屈肌和指深屈肌尺侧半。在豌豆骨上5~8cm处发出背侧皮支绕尺侧腕屈肌深面至手背，支配手背尺侧的感觉。主干经尺侧屈腕肌远端外侧至手，分为浅、深两支。

尺侧上副动脉、尺侧下副动脉和尺侧返动脉后支在肘管附近构成丰富的吻合网，分别与尺神经伴行，以保证尺神经的营养供应。由肱动脉发出的尺侧上副动脉与尺神经伴行，是臂部尺神经的主要营养血管，在肘管中部进入肘关节，与尺神经的伴行长度为（14.7±3.2）cm。尺侧返动脉的分支在肘管远端伴行尺神经，伴行长度为（5.2±1.2）cm。前臂尺神经的血供主要来自尺动脉。尺侧下副动脉则通过与其他动脉的吻合支沟通尺神经在肘部的外膜血管，起桥梁作用。尺神经外部血供来源分为伴行型和直入型，其血供来源呈节段性分布于神经干的不同侧面，非定点地注入神经外膜。营养血管走行距离短，外径较小，在注入神经干处近似微动脉。此外，神经干内微血管的结构，特别是外膜和束膜内较大血管与各级血管间的交通，对不同节段神经血供的维持和代偿具有重要作用。

三、肘管综合征的解剖学基础

肘管的结构特点与肘管综合征发病关系密切，这是因为：①弓状韧带构成肘管的后壁，韧带上缘又参与肘管上口的围成。弓状韧带在屈肘时紧张度增加，屈肘45°时伸展4mm，屈肘90°时伸展7.5mm，可引起肘管上口狭窄，尺神经受到弓状韧带的压迫。②屈肘时肘管外壁的尺侧腕屈肌起始部收缩，包绕该肌的纤维性筋膜皱缩变厚，使肘管腔隙变窄。肘管后壁的尺侧副韧带向管腔内膨胀，使肘管腔隙进一步变窄。③尺侧上副动脉多数在肘管内进入尺神经，当神经在肘管内受到压迫时，伴随的营养血管同时遭受挤压，血运受阻，致使神经缺血缺氧。④肘管内壁的肱骨内上髁作为固定摩擦点，尺骨冠突内侧结节作为活动摩擦点，在肘关节屈伸活动时，使尺神经遭受摩擦损害。肱骨内上髁处是尺神经活动的转折点，尺神经在内上髁的上下滑动值，平均为4.79mm，内外滑动值为3.58mm，说明此处是尺神经的主要摩擦点。⑤肘部肌肉收缩时肘管内压力增大，使尺神经受压。⑥自肘部伸直位（0°）至完全屈肘位（135°），尺神经可被拉长；屈曲大于90°后，伸展性明显减少。⑦肘管为骨性纤维管，其前、内、外侧壁均为骨性，后壁为致密结缔组织构成的弓状韧带，其内除有尺神经、尺侧上副血管外，尚有一些结缔组织，缺乏伸展性和缓冲空间。⑧尺神经沟位置表浅，易直接与髁上韧带相接触，髁上韧带又是坚韧的纤维组织，弹力纤维少。尺神经与髁上韧带的接触增加，导致尺神经受压，尤其是在肘关节屈曲时更为明显。尺神经沟浅、窄更决定了肘管缺乏伸展性，使尺神经在肘管内更易受压而损伤。

杨运平和徐达传等认为髁上韧带是位于肱骨内上髁和尺骨鹰嘴之间的一条横行变异韧带，肥厚时可卡压尺神经。髁上韧带分4型：Ⅰ型为缺如型，可致尺神经脱位和摩擦性尺神经炎；Ⅱ型为正常型，韧带薄，不引起临床症状；Ⅲ型为增厚型，在肘屈曲时紧张，引起动力性尺神经受压；Ⅳ型为肌肉代替型，由于肘后肌的持续恒定压力，致尺神经静力性受压而引起症状（图24-1）。肱骨内上髁上方4~5cm处有一骨性棘突，称为髁上骨突。此髁上骨突与肱骨内上髁之间的上臂远端深部筋膜增厚形成的纤维束带称为Struther韧带，肥厚时可压迫尺神经。

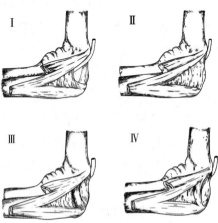

图24-1　髁上韧带分型

Ⅰ型：髁上韧带上1/2缺如　　Ⅱ型：髁上韧带覆盖全肘管　　Ⅲ型：髁上韧带上1/3增厚形成腱索
Ⅳ型：髁上韧带上1/3被肌纤维替代

第三节 病因和病理

一、病因

由于尺神经在肘部独特的解剖特点,即位置表浅、相对固定、位于肘关节屈伸轴的后方,因此易受损伤。周围组织,如Struther韧带弓、内侧肌间隔、Osborne韧带、尺侧腕屈肌筋膜、旋前圆肌深头腱膜及肘管本身等,都可对尺神经造成卡压而引起肘管综合征。肘管综合征是由多因素共同引起,创伤是主要原因。

肘关节反复屈伸不断牵拉和压迫尺神经是造成肘部尺神经卡压的解剖学基础,任何原因造成肘管容积的减小或位置的改变,在各种病变因素的作用下尺神经发生机械卡压和慢性缺血,即可引起尺神经在肘管内受压或牵拉而发病,导致肘管综合征的发生。

具体病因有肱骨内或外上髁骨折、髁上骨折、髁间骨折、鹰嘴切迹骨折、肱骨小头骨骺损伤、陈旧性肘关节脱位和骨骺发育异常等所致的肘外翻畸形、肘管内或外囊肿或腱鞘囊肿、管内神经鞘瘤、骨软骨瘤、血管瘤、脂肪瘤、先天性肘外翻、骨关节炎、尺神经沟浅及弓状韧带松弛致尺神经炎并脱位、弓状腱膜增厚、异位骨化块、肘管内静脉曲张、骨痂、异位钙化、氟骨病、大骨节病、类风湿关节炎、Charcot关节、肿大淋巴结、颈椎病、脊髓空洞症、胸廓出口综合征、双卡压征、肱二头肌内侧缘的卡压、尺神经滑脱和肘管滑膜韧带肥厚等。全身性疾病,如糖尿病、慢性肾病、慢性酒精中毒、结核等可同时伴有肘管综合征。这些都可在各种病变诱因的作用下,如职业习惯、劳损和不佳睡眠姿势等病因的刺激下进一步狭窄,使尺神经受压或牵拉而发病。

二、病理

肘关节完全伸直时,肘管容积最大,尺神经较松弛,但屈肘时尺神经被拉长,尺侧副韧带后束和斜束膨出,肱骨内上髁与尺骨鹰嘴之间的距离增加,肘管深度变浅,从而使肘管容积明显减少,内部压力显著升高,神经内压也同时升高。尺神经被卡压后会随着病情进展发生一系列病理改变。早期由于神经局部缺血,导致血-神经屏障破坏,微循环障碍,发生神经内水肿。中期神经结缔组织发生变化,外膜增厚。晚期神经束间结缔组织增生,神经干变硬、菱形膨大直至产生瘤样变,发生不可逆变性。早期肘管综合征患者由于尺神经本身无明显病理性变化,神经伸展性未受影响,解除造成卡压的原因后神经可逐步复原。中晚期肘管综合征患者由于结缔组织增生,尺神经伸展性受到影响,将尺神经前置可减轻肘关节屈伸活动对尺神经的牵拉。

在各种病理因素与解剖因素的共同作用下,尺神经可产生机械性卡压和磨损,并且出现慢性缺血缺氧,均可引起尺神经的刺激症状,从而导致肘管综合征的发生。肘关节内侧的一切急慢性损伤，皆可引起肘管局部出血、水肿、组织纤维化、韧带增厚、骨赘形成或骨折移位等病理变化，使本来就相对窄小的骨纤维隧道进一步狭窄，尺神经遭受压迫、牵拉和摩擦损害。各种急性、亚急性损伤和慢性劳损均可引起局部软组织充血水肿、血肿机化、神经粘连、骨痂和纤维瘢痕组织形成等病理变化，使肘管进一步狭窄而压迫、磨损尺神经。骨赘、异位骨化块、游离体、腱鞘囊肿和局部血肿等均可侵占肘管空间而压迫尺神经。肱骨内上髁肥大和退行性滑车内唇边缘的骨赘形成等改变也是肘管综合征的常见病因。

肘外翻牵拉尺神经为较常见病因。幼年时肱骨小头骨骺损伤可续发滑车和小头中心之间骨性连接紊乱，滑车外唇缺陷，尺骨外偏，导致弓状韧带近缘紧张而压迫尺神经。但这种情况引起的尺神经麻痹要到成年时才发生，很可能是因为在上述病理基础上又出现其他外压因素之缘故。肘外翻可使尺神经长期受到牵拉或刺激及摩擦，神经逐渐发生水肿，出现神经束间粘连和外膜增厚以及神经干瘢痕形成而发生卡压。

正常屈肘状态下尺神经及其伴行血管几乎占据整个肘管，当弓状腱膜稍有肥厚和挛缩时，即可对尺神经产生束缚或压迫（彩图24-2）。在生理情况下，肘管的容积大小随肘关节的屈伸而变化，屈肘时鹰嘴和内上髁距离变宽，肘管后内侧的筋膜组织特别是弓状韧带被拉紧。屈肘90°时，腱膜束的近缘呈紧张状态，同时外侧的尺侧副韧带向内侧凸出，肘管容积变小。从Struther弓开始到前臂离开尺侧腕屈肌，尺神经共有5处潜在的卡压部位（Struther腱弓、内侧肌间隔、Osborne筋膜、尺侧腕屈肌腱膜和屈肌总腱）。研究显示，屈肘时尺神经管容积变小，内压增加。屈肘90°时11~24mmHg为神经内高压。若弓状腱膜肥厚，必然对尺神经产生束缚。腱膜增厚的原因多与肘部陈旧性损伤和反复按摩有关。肘管容积变小及神经受到牵拉而导致尺神经内外压力上升，使神经卡压受损。当尺神经被拉长8%，神经内压持续超过30mmHg时，有可能导致神经内部结构出现病理变化。肘关节屈曲每增加45°，尺侧腕屈肌2个头间的距离增加5mm；屈肘135°时，弓状韧带可被拉长40%，其近端锐利的边缘可直接卡压尺神经及其营养血管。前臂旋前和屈腕可加剧上述改变。肘管受压时，尺侧上副动脉亦同时受压，使尺神经的血供减少，尺神经发生慢性缺血，更加重了尺神经的损伤。

常见的病理改变有尺神经粘连、瘢痕，纤维束带压迫，神经外膜增厚，神经增粗、变细或变扁，质地较硬，弹性减少，神经苍白缺血。受压段神经干缩窄变细，色泽暗淡，受压近端增粗呈假性神经瘤样改变等。检查时可触摸到肘管内饱满，尺神经滑动度减小。肘管位X线片可见内上髁沟变浅和滑车内唇骨赘，且突向肘管。

Wadsworth将肘管综合征分为4型，即①急性肘管外压综合征，为一次突然的外力作用到肘管区域，多为意外发生，可能很严重；②亚急性肘管外压综合征，肘管接触一物体，使局部受压超过几小时或更长，或其他外部压力；③空间占位性，为肘管内病灶引起；④尺骨横向移位，肘部各种骨折所致的肘外翻或先天性肘外翻使弓状韧带接近神经沟底部压迫尺神经。Mackinnon于1988年推荐以下分类。轻度：间歇性感觉异常，震动觉增高；运动自觉衰弱乏力、笨拙或失去协调性，屈肘试验或（和）Tinel征阳性。中度：间歇性感觉异常，震动觉正常或增高，运动衰弱程度较明显，并可测出夹、握力减弱，屈肘试验或（和）Tinel征阳性。重度：感觉异常持续存在，震动觉减弱，两点辨别觉异常，可测出夹、握力减弱及肌萎缩，屈肘试验或（和）Tinel征阳性，指交叉异常。也可按手内在肌萎缩程度分为：轻度，无或有轻度肌萎缩；中度，有比较明显肌萎缩；重度，有显著肌萎缩及典型爪形手畸形。McGowan's分级，Ⅰ级：尺神经支配区感觉变化或减退，无肌萎缩及手无力；Ⅱ级：患手有轻度无力和早期肌萎缩；Ⅲ级：有明显肌萎缩和手无力或手畸形。

此外，特殊类型肘管综合征有轻微肘管综合征、高位肘管综合征、电生理检测正常肘管综合征和复发型肘管综合征。

三、肘部尺神经半脱位

正常人群中14%~16%的人有肘部尺神经半脱位。对于其发生原因以及它和肘部尺神经卡压的关系至今仍有争论。多数认为肘部尺神经半脱位是存在于部分正常人中的解剖变异。有人认为尺神经半脱位所致的尺神经损伤与肘管综合征发生的机制不同。

屈肘时尺神经有向前滑脱的趋势。尸体研究观察到，屈肘时肱三头肌内侧头向前、向内突出，伸入肘管挤压尺神经，将其推向前或内侧，使尺神经压向肱骨内上髁，肱三头肌内侧头收缩时可引起尺神经半脱位。当尺神经过粗时，肘管相对浅窄，屈肘时尺神经被拉紧变细，伸肘时尺神经松弛缩短变粗，加上肱骨内上髁宽度过窄、尺神经沟较浅以及肱三头肌肌腹部分挤压等因素，均可导致尺神经半脱位，而伸肘时尺神经又复位。

尺神经半脱位时，由于屈肘使得尺神经向前滑脱，减轻了屈肘对尺神经的牵拉作用。但屈肘时尺神经位于肱骨内上髁上，失去了肘管的保护，容易受外力压伤或碰伤，反复长期屈肘，尺神经和内上髁反复摩擦，也可能损伤尺神经。屈伸肘关节频率较高的尺神经半脱位患者，屈肘时尺神经位于肱骨内上髁和尺骨冠突内侧结节上，长期反复摩擦加重损伤，甚至压迫其血管造成尺神经慢性缺血。这或许是尺神经半脱位人群中确有部分人发病的原因。尺神经半脱位时尺神经易受外力的伤害，反复的外力伤害亦可致尺神经传导功能受损，但这和肘管综合征发生的机制不同。这两者之间是否有直接联系，有待于进一步研究。有研究显示，303例肘部尺神经卡压病例中有肘部尺神经半脱位者仅18例（5.9%）。比较正常人和肘部尺神经卡压患者，两组尺神经半脱位的发生率无统计学差异。部分正常人亦可出现尺神经半脱位。

绝大多数的肘部尺神经半脱位是先天性的。肘部尺神经卡压和肘部尺神经半脱位之间可能并无直接联系。肘部尺神经半脱位不一定是肘部尺神经卡压的发病原因。因此，如果并不伴随尺神经卡压的症状和体征，无需处理，但要避免长期反复的屈肘工作及局部受压和碰撞。对有症状的肘部尺神经半脱位患者，多要行尺神经前置术，才能从根本上解除尺神经因反复滑过肱骨内上髁所致的损伤问题。

第四节　临床表现

本征男女均可发病，见于各个年龄段，多数报道男多于女。成年人多见，15岁以下的儿童少见。多有肘部反复性损伤和肘部活动逐渐受限史，右肘多于左肘，也可双侧发病。病程为数天至于数十年不等。患者多有不同程度的幼年或近年的肘部外伤和骨折史，骨折后肘外翻畸形是最常见的病因。随着年龄的增长和肢体的发育，肘外翻逐渐加重，尺神经承受慢性牵拉和摩擦发生迟发性缺血而发病。本病男性患者居多是因为参加重体力劳动者多，女性或年轻患者与骨折等外伤有关。职业劳损，如运动员、司机、体力劳动者、长期伏案工作者，睡眠习惯不良，展肩、屈肘、手垫于枕下长期压迫肘部，以及术中肘关节摆放位置不当所造成的医源性损伤等是常见的诱发因素。

典型症状为前臂和手尺侧麻木、刺痛，握力下降，逐渐出现手内在肌麻痹为主要临床特征。早期出现环指和小指不适、灼痛，进而感觉减退，尺神经支配的肌肉力量减弱，不能完成手部精细动作，屈肘时尤为明显。逐渐出现手部骨间肌萎缩、无力及手尺侧麻木、疼痛，以至爪形手畸形及手指运动障碍。检查可发现，手背尺侧1指半及手掌尺侧刺痛或感觉减退，拇内收肌、第一骨间背侧肌萎缩伴小鱼际肌萎缩，也可无肌萎缩。手部无力及手指活动不灵，前臂内侧感觉减退，典型爪形手畸形。屈肘试验阳性，肘部Tinel征阳性，可触及粗大的尺神经。小指外展位不能内收，即拇指和示指间夹纸试验阳性（Froment征）。肘外翻、尺神经沟处增厚或有包块等。握力降低，尺神经病变越重，Tinel征就越明显。

第五节　诊断及鉴别诊断

没有一个单一的检查可以完全确定本病的诊断。对出现肘管综合征症状的患者进行查体，观察手内在肌的外形和环指、小指的姿势。在一些慢性和比较严重的病例中，可以很容易地观察到第1骨间背侧肌的萎缩以及爪形手畸形。对手内在肌的运动功能也应该进行测试和分级。除了两点间辨别觉的检查之外，还应该用轻触来测试患者的感觉。临床上尺神经刺激测试包括敲击尺神经沟检测Tinel征和肘关节屈曲试验。

一、诊断

本征最常见的症状是小指和环指麻木和刺痛感，疼痛沿着手和前臂内侧向小指和环指放散。伴有手指乏力、笨拙，工作不灵活，书写困难，音乐工作者则抱怨不能长时间弹奏或不如以前那样灵活。其他常见主诉为抓物不紧，屈肘时明显，甚至抓物时掉落。要注意询问患者是否有外伤史（如肘部的骨折或脱位）、工作和生活方式及习惯。

诊断要点：①手部尺侧、环指及小指进行性麻木、无力、不灵活，不能进行精细操作，手部肌肉进行性萎缩。②前臂及手的尺侧皮肤感觉减退，两点辨别觉常在6mm以上，皮肤失去光泽、干燥无汗，患肢乏力、酸痛。③尺神经沟处可触及变硬增粗的神经，Tinel征阳性。④肘部有外伤史或有枕肘睡眠不良习惯。⑤小鱼际肌、拇内收肌、手部骨间肌不同程度萎缩，或呈爪状手；各指内收、外展受限，夹纸试验阳性；小指与拇指对捏受限，尺侧腕屈肌肌力弱。⑥肌电图检查尺神经有受损征象，经过肘部的神经传导速度减慢是最有意义的诊断依据，诱发感觉电位丧失是较敏感的指标。⑦X线检查有重要参考价值，可见骨赘或肱骨内上髁肥大。⑧排除臂丛神经损害、胸廓出口综合征及Guyon管尺神经卡压征等。

检查时要注意：①由于尺神经的感觉纤维与运动纤维相比，含量少、位置深、直径细、髓鞘薄，故运动障碍比感觉异常重；②支配尺侧腕屈肌和环、小指指深屈肌的神经纤维位于尺神经干的中央部分，而支配手内在肌的神经纤维位于神经干的周围部分，因此手内在肌萎缩无力较重；③尺侧腕屈肌、小指展肌和第1骨间背侧肌位置表浅隆起，易于精确检查，但其他麻痹肌群的功能可由正常肌肉替代，而不便检查，容易漏诊；④少数人存在前臂正中神经运动纤维至尺神经的横行吻合支，可支配拇收肌与第1骨间背侧肌，有时还可支配小指展肌与第2、3骨间背侧肌，使这些肌肉的功能在肘管综合征时仍可保持正常。

肘管综合征的诊断一般不难，关键在于早期诊断。肌电图检查对本病的早期诊断、鉴别诊断及病情的进展和预后均可提供可靠的依据。神经电生理检查可确定尺神经受损的具体部位及损伤程度，在指导治疗方法选择，减少对尺神经损伤的误诊和不必要的手术等方面具有重要意义。1956年，Simpson首次使用电生理方法诊断肘管综合征。Kincaid报道了使用神经传导速度（NCV）诊断肘管综合征的方法并制定了诊断标准，即NVC<50m/s。动作电位潜伏期及波幅对诊断亦有重要意义，分段动作电位潜伏期及波幅的测定则显得尤为重要。运动神经传导速度测定提示肘管部位有卡压。统计发现，NCV以肘下5cm至肘上5cm差异最显著，其次腕至肘上5cm的运动神经动作电位差异也比较显著，腕至肘下5cm差异也有显著意义。经肘尺神经传导速度减慢是最有价值的诊断依据。

肘部X线检查可见肘内侧骨化、陈旧性骨折、畸形愈合（肘内、外翻）或不愈合、移位骨块或异常骨化、肘关节提携角改变及肘关节的退行性变等。尺神经沟轴位X线片对于迟发性尺神经炎的病因诊断，发现肘外翻畸形、尺神经沟骨性变窄等，明显优于肘关节正侧位X线片。此外，高频超声能清晰显示构成肘管的骨质、软组织及其内容物，在肘管综合征的诊断及鉴别诊断中具有重要价值。

二、鉴别诊断

需与运动神经元病变、脊髓空洞症、颈神经根病变、胸廓出口综合征、尺管综合征、肌萎缩侧索硬化、多发性硬化、神经纤维瘤、脑/脊髓膜瘤及神经双卡征等相鉴别。脊髓空洞症病变范围超过单一神经支配区，有感觉分离现象，即轻触觉存在，痛温觉消失，MRI可发现病灶。肌萎缩侧索硬化仅有运动功能障碍而无感觉异常，属于运动神经元病。多发性硬化感觉异常超越单一神经支配区，有严重的感觉性运动失调和深感觉障碍。

此外还要与猫抓病相鉴别。猫抓病是由猫抓伤或咬伤后引起的以皮肤原发病变和局部淋巴结肿大为特征的一种自限性疾病，病原为巴尔通体（Bartonella）。抓伤约4周后，在抓伤部位近端可出现淋巴结肿大，可在4~6周消失。肿大的淋巴结可压迫尺神经而发病，易被误诊为神经鞘瘤。尺神经充分松解后效果满意，术后无复发。

第六节 治 疗

一、概述

轻者多采用非手术治疗。以休息和改变或限制肘关节活动为主，保持肘关节在伸直位，以减轻尺神经受压的程度，工作中尽量不屈曲肘关节。亦可用伸直位石膏固定和夹板固定治疗。可采用局部封闭、电脉冲刺激、神经营养药物、非甾体抗炎药、中药内服、针灸、中药熏洗、推拿和理疗等。研究发现，反复和持续的屈肘运动在发病中起着重要作用。观察到有2/3的患者在夜间或早晨醒来时症状最重，其中大部分有屈肘睡眠的习惯。有研究为此设计了夜用夹板，限制屈肘小于60°，每夜戴用，共6个月。结果显示患者症状和肌电图均改善。对于非手术治疗无效或症状明显者须行手术治疗。手术治疗包括肘管减压、尺神经移位、肱骨内上髁切除术，皮下前移术、肌内前移术、肌下前移术或其中二者的联合术式等。

二、肘管综合征的外科治疗史

1.**探索阶段（1816至1897年）** 1816年首次报告因肘下尺神经支配区严重疼痛，经3年保守治疗无效后，施行尺神经肘管近端切断术，术后患者疼痛消失的病例。1878年首次报道采用神经松解和延长术治疗肘管综合征，认为肘部创伤、肘关节炎以及尺神经半脱位是主要病因。随着认识的深入，半脱位作为致病因素受到质疑，因为仅少数尺神经半脱位患者最终发展为有症状的尺神经炎。

2.**发展阶段（1898至1959年）** 1898年首次报告尺神经皮下前置移位术。20世纪初，各种手术方法不断出现，如神经减压、尺神经沟再造、尺神经前移、肱骨髁上斜形截骨术等，其中尺神经前移术被接受并得到发展。这是因为肘部运动时的反复摩擦和牵拉是发生迟发性尺神经炎的主要原因，皮下前置术最大缺点是尺神经易受到损伤，因此又发展了尺神经肌内前置术和肌下前置术。1951年又报告了内上髁切除术等。1957年Osborne报告了切除尺侧屈腕肌两头之间的束带可解除其对尺神经的压迫。1958年，Feindel等证实了肘部尺神经的压迫是出现尺神经炎的原因，肘管切开是有效治疗方法。

3.**大量验证和微创技术的发展阶段（1960年至今）** 1960年以后开始进行几种手术方式的大量临床验证，并逐步提出了肘管综合征外科治疗的新观念。

三、常用手术方法

1.单纯肘管切开松解术　即将肘管顶盖切开，单纯通过减压来解决尺神经压迫。此手术并发症较少，适用于病程短和仅有感觉异常而无肌肉萎缩的病例。疗效最好的是轻度受压，重度者恢复较差。肘管后壁可切开长度在2.15~2.38cm。单纯肘管切开松解术后的血肿机化所形成的瘢痕易卡压尺神经。在神经松解后用自体静脉包裹，可减少神经与周围组织的粘连，有助于神经功能的恢复。

2.尺神经皮下前置术　即将尺神经从神经沟内松解游离，置于肘前肱骨内髁掌侧皮下屈肌群表面并固定。一般认为尺神经移至皮下，位置表浅，易受摩擦、触碰，有再度损伤的危险。因此对于皮下脂肪少或肘部皮肤瘢痕的病例最好不要采用皮下前移术。皮下前移术轻度受压术后恢复好，中重度差。手术失败常见原因是为保持神经于前移，悬吊筋膜易形成锐角卡压尺神经。皮下前置术的适应证是肘部尺神经在其解剖路径的损伤，包括肿瘤、腱鞘囊肿、骨赘压迫、肘外翻畸形或肘外翻不稳等。

3.尺神经肌间前置术　即将屈肌总腱完全分开后，将神经向肌内深部移位，并切除内侧肌间隔。肌内前置术有操作简单、疗效可靠、并发症少的特点，手术要点是将尺神经移位，深度达屈肌-旋前圆肌筋膜的肌肉浅沟内，尤其适用于经非手术治疗无效的顽固性肘管综合征患者。但对于年龄<50岁、神经变性严重或已经施行了皮下前置术后复发的患者疗效欠佳。

4.尺神经肌下前置术　即切断肱骨内上髁前方的所有屈肌起点，暴露肱骨和正中神经，将尺神经置于肱肌表面，与正中神经平行，再修复切断的屈肌起点。这样较好地解决了尺神经肘部受压迫及屈肘受牵拉的问题，是治疗迟发性尺神经炎可选择的术式。但该术式稍显复杂，术中出血量较大，并有术后神经粘连的可能。肌下前置术有很高的技术要求，适用于体形较瘦、皮下前置术失败的患者。

5.肱骨内上髁切除术　即从内侧副韧带深处切除内上髁，并切除内侧肌间隔。此术式使尺神经在内上髁的机械压迫解除，避免了肘关节运动对尺神经的拉伸，具有不干扰尺神经及其分支、疼痛少和恢复快等优点。但内上髁切除术易导致前臂屈肌力量减弱，若髁部切除不够，易导致再卡压；而切除过多，又会引起关节不稳。此手术的缺点在于没有直接治疗神经内在的病理变化，也没有预防神经在内侧肌间隔或尺侧腕屈肌的内、外两个头之间的卡压。如加上神经内松解术，效果会更好。

6.神经内外膜松解术　利用显微外科技术松解神经，一般先采用外膜松解，即沿神经束间神经外膜纤维化的部分进行神经内解剖分离，使正常神经束从束间纤维化瘢痕中松解出来。

7.其他　微创正越来越广泛地替代传统的开放性手术。1994年首次报道在内窥镜下行尺神经减压术。该方法组织创伤轻，术后恢复快，但对肘外翻畸形、肘部广泛瘢痕、肘关节不稳定、大骨节病和Charcot关节致病者疗效较差。

在这些手术方法中，以哪种为最佳，目前尚无定论。统计表明，对于轻度迟发性尺神经炎患者，各种治疗方法的疗效基本没有差别，而非手术治疗最有可能复发；对于中度患者，肌下神经移位的疗效最为肯定；对于重度患者，目前的各种治疗方法中没有哪一种可以取得令人满意的疗效。目前大多认为，迟发性尺神经炎一旦明确诊断，应在手内在肌萎缩前及早进行手术治疗，非手术治疗很难解除本病的致病因素。关于原位解压和肌下前置，两者在临床结果和电生理结果上无统计学意义。皮下前移术、肌内前置和肌下前移术的临床效果无明显差异。理论上认为神经前置在肌肉下面损伤机会少，肥胖和皮下脂肪多的患者仍可选择皮下前置。回顾性研究发现以尺神经前移术的效果最好。关于束膜切开，尚无统一的认识。束膜切开易损伤神经纤维，产生痛性神经瘤，故不主张做束膜切开。肘管内尺神经前移距离在1.38~1.53cm之间，不会产生术后神经张力增加。由于尺神经的节段性血液供应特点，如果游离距离超过6~8cm，则不能通过血管网代偿。可影响尺神经的血液供应，对尺神经造成新的伤害。

第七节　预　后

本征预后取决于尺神经的受损程度，神经受压时间越长，压迫越重则越难恢复，而手术效果与临床表现轻重程度无明显关系。病程长短、手内肌萎缩程度、术前爪形手畸形的存在与否，对远期疗效有明显影响。由于本病常累及手内在肌功能，而手内在肌功能一旦受到损害很难恢复及重建。病程较短者疗效比较满意，超过1年并伴有肌肉萎缩者，疗效较差。轻者术后优良率可达100%，而重者肌力恢复缓慢而不完全，尤其是骨间肌及小鱼际肌萎缩很难复原。年龄较大者疗效较差。

术后最常见的并发症为损伤前臂内侧皮神经后支的分支而产生感觉障碍，主要表现为痛性瘢痕和瘢痕远端的麻木。另一常见并发症是与出血有关的血肿和瘀斑等，血肿机化亦会再度压迫尺神经。尺神经术后持续或复发的尺神经症状多是由前次手术中的技术原因造成，如术中止血不彻底、凝血差，此外还包括患者高龄等，可能在新的部位形成新的卡压。60岁以上患者，多次手术可引起尺神经的不可逆的缺血而导致梗死。

迟发性尺神经炎术后复发的比例约为25%，出现下列情况，视为手术失败：①原有症状反跳性加重，术后2周症状未缓解；②神经功能无恢复；③出现神经性灼痛；④经对症治疗无缓解，3个月内神经功能恢复不明显；⑤肌电图对比检查显示无新生动作电位；⑥支配区功能部分性恢复；⑦同时有其他部分功能无恢复或加重。常见的复发原因：①术中尺神经及其通道未能彻底松解减压；②尺神经前置术后固定不当致再次卡压形成；③其他原因，如血供不良和神经内异物等。

肘管综合征的手术治疗方案目前还没有取得共识。一般而言，手术治疗分为两大类：保留尺神经正常解剖关系的原位松解术和改变原有解剖位置的松解前置术。某些病情比较轻的患者可以通过保守治疗治愈。保守治疗的患者可以在肘关节内侧放置保护垫，限制夜间肘关节屈曲，例如使用软毛巾包裹肘部，持续3~6个月，可以改善轻症患者的临床症状。对于一些严重的或者保守治疗无效的病例，手术干预可能是必要的，特别是对神经传导幅度降低的患者，有必要进行手术治疗。现有的文献还没有提供一个公认的可靠的手术治疗方案。目前的文献似乎更支持仅采用原位神经减压术代替尺神经前置术，尽管复发风险略有增加。顾玉东通过对感觉、运动、萎缩程度及神经电生理检查行量化，将肘管综合征分为轻、中、重度，进而指导临床分型及诊疗计划。诊断为轻度肘管综合征的患者可以不行手术干预。轻度肘管综合征定义为肘上-肘下段尺神经运动传导速度＞40m/s。有研究在肘管综合征行尺神经原位松解手术中发现，造成尺神经卡压的原因主要有Osborne韧带、腱鞘囊肿和尺侧腕屈肌两头之间的腱性组织。找到尺神经卡压点并予以处理对尺神经原位松解手术的效果至关重要。微创技术的进步为微创治疗肘管综合征提供了基础，可达到与以往术式相近的疗效。基于影像学检查的精准定位，可在术中精准松解卡压部位，真正做到有的放矢，进一步减小手术损伤，提高疗效。相信随着影像和微创技术的进步，肘管综合征精准化诊断和微创治疗在临床中将得到广泛应用，在减少损伤、促进术后恢复方面发挥重要作用。

参考文献

［1］彭峰，陈德松.顾玉东.肘部尺神经的临床解剖学研究［J］.中华手外科杂志，1996，12（2）：107-109.

［2］杨运平，徐达传，许本柯.肘管的应用解剖研究［J］.中国临床解剖学杂志，2000，18（1）：8-10.

［3］余资江，余德立.肘管综合征的解剖学研究［J］.四川解剖学杂志，2002，10（1）：18-20.

［4］侯巍，冯世庆，郑永发，等.肘管综合征的解剖和病因学探讨［J］.中国矫形外科杂志，2007，15（7）：534-538.

［5］彭峰，陈德松，顾玉东.肘部尺神经半脱位的解剖学和流行病学研究［J］.中华骨科杂志，1997，17（9）：564-566.

［6］朱蛟媛.易德保.肘管尺神经内压测量及其临床意义［J］.中国局解手术学杂志，1998，7（4）：215-216.

［7］王炳祺，孙玉福.肘管综合征的诊疗进展［J］.中国疗养医学，2021，30（7）：688-691.

［8］郭瑞鹏，常文凯.肘管综合征诊治研究进展［J］.国际骨科学杂志，2021，42（2）：71-75.

［9］袁宇，彭志恒，徐林.肘管综合征的诊断及治疗进展［J］.实用手外科杂志，

2021, 35（1）: 91-96.

　　[10] 张政, 刘永涛, 宋坤修, 等.肘管综合征原位松解手术中关于尺神经卡压部位的探讨 [J].实用手外科杂志, 2020, 34（3）: 308-310.

　　[11] 张宏亮, 李身泰, 李明, 等.运动神经传导速度在肘管综合征分型中的应用 [J].河北医科大学学报, 2019, 40（3）: 296-299.

　　[12] 陈欣.肘管综合征的病因诊断及治疗进展 [J].现代诊断与治疗, 2018, 29（23）: 3803-3805.

（李义凯，容英潮）

第二十五章　骨间背神经卡压综合征

骨间背神经卡压综合征是临床最常见的神经卡压之一，是引起肘外部及前臂疼痛的常见病因，但易被误诊为网球肘或其他疾病。前臂被动旋前时，旋后肌和桡侧腕短伸肌腱弓被拉紧，旋后肌腱弓、旋后肌管下口和桡侧腕短伸肌腱弓直接压在骨间背神经表面是本征的解剖学基础，最常见的神经卡压部位在Frohse腱弓处，此处与手三里穴相关联。推拿、针灸、封闭和手术对骨间背神经卡压综合征具有很好的疗效。熟知旋后肌管的体表投影和解剖对于明确诊断和精确治疗至关重要。

第一节　概　述

骨间背神经卡压综合征，又称桡神经深支卡压征、骨间背神经麻痹和前臂背侧骨间神经嵌压综合征等。目前临床上也称旋后肌综合征，是指桡神经深支（骨间背神经）在其经过的通路上受到牵拉或卡压而引起的症候群。即骨间背神经在旋后肌管处，主要是在进入旋后肌浅层处被一腱膜卡压，导致所支配的肌肉产生不同程度的瘫痪，出现临床上特有的症候群。患者一般无明显诱因而逐渐出现前臂伸肌无力和肌肉萎缩，严重者伸腕肌力减退，不能伸指，影响患者的日常工作和生活。本病有急性、亚急性或慢性进行性发作等不同类型，临床表现也不尽一致，故常被误诊，实际上本病并不少见。

骨间背神经损伤临床上分为两类，一类是骨间背神经直接被锐器损伤而离断，临床较多见，约占周围神经损伤的9%。致伤原因有车祸、玻璃切割伤、刀砍伤、刺伤、原发性断裂和医源性损伤等。由于外伤时常合并伸肌腱断裂，引起功能障碍，故神经损伤常被忽视。另一类是长期劳损、牵拉、挤压或压迫等原因使骨间背神经在Frohse弓处被卡压，引起所支配肌肉的功能障碍，即骨间背神经卡压综合征，临床易被误诊。1905年Guillain等曾报告一乐队指挥的骨间背神经麻痹，认为可能与前臂反复旋前和旋后运动有关。此后有报道因肱二头肌腱滑囊压迫骨间背神经和骨间掌侧神经所形成的麻痹。以后陆续又有关于骨间背神经突发性和进行性瘫痪的报道。直至1966年才引起人们的重视。国内由积水潭医院于1972年首先报道。1982年李承球有总结报告，随后文献报道和研究增多。本病的发生与骨间背神经的局部解剖学关系密切相关，骨间背神经穿行于旋后肌内，特殊的解剖位置使该神经在旋后肌的起始部或肌间被卡压，神经直接受牵拉或周围软组织损伤所引起的炎性水肿、粘连、挛缩等刺激以及占位性病变的卡压等，均可导致本征的发生，但主要是骨间背神经被Frohse腱弓或紧张的旋后肌卡压所致。

由于临床医师对该病缺乏足够的认识，易将骨间背神经卡压引起的肘部痛、前臂旋转时加剧等症状误诊为网球肘。目前临床上又将本病称为旋后肌综合征，虽然两者关系密切，但是否恰为同一种疾病尚值得探讨。

第二节　解　剖

一、Frohse弓

德国解剖学家Frohse在1908年首先描述了骨间背神经在进入旋后肌浅层处有一半圆形的腱膜弓，该弓常有纤维增厚，并可在前臂旋转活动时压迫骨间背神经，此弓被称为Frohse弓（彩图25-1、彩图25-2）。旋后肌的浅层近端边缘形成类似拱门的"∩"状腱膜弓，腱弓的外侧份由腱性组织构成，其表面的近端部分类似肌腱，直接横过骨间背神经之上，使神经受压的可能性较大，为构成骨间背神经卡压的解剖基础（彩图25-3、彩图25-4）。桡返动脉与骨间背神经一起通过该弓，有时桡返动脉可横跨神经。Frohse弓起于外上髁向下1cm处，再返折向上附着于外上髁的内侧部。腱弓表面的膜性结构很薄，易于与深筋膜一起分离。大部分Frohse弓呈纤维化，有时为一很小的纽扣状开口。Frohse弓长（7.9±3.8）mm，宽（9.45±3.2）mm，厚度为（0.7±0.3）mm。1968年Spinner解剖研究发现，Frohse弓可以为膜状，也可为腱性。约有30%的成人标本中，Frohse腱膜弓内侧半和外侧半一样坚韧，而70%腱膜弓的内侧为膜性（彩图25-5、彩图25-6、彩图25-7）。但关于Frohse弓的构成至今各家研究结果不一。有研究发现单纯由腱性结构构成的Frohse弓占16%~30%，22%为膜性加肌性，62%~70%为腱-膜性结构。Frohse弓腱性部分的形成与反复的前臂活动有关。另有研究发现，62%~87%的Frohse弓为腱性，13%为膜性。Frohse腱弓的形状为半环形或半月形。64%近圆形，24%呈卵圆形，12%呈裂隙状。旋后肌腱弓形状可分为3种，袢形最多，占76.7%，线形占13.3%，环形占10%。在Forhse弓处，各结构排列由桡侧至尺侧分别为旋后肌深层的血管及神经支、骨间背神经、旋后肌浅层的神经支及血管。在Frohse弓上方，桡侧返动、静脉分支呈扇形与桡神经深支交叉者占92.4%，其中桡返动、静脉在神经浅面交叉者占58.7%，在深面交叉者占27.2%，在神经浅、深面均有血管分支呈夹持状者占6.5%。

二、骨间背（后）神经

桡神经在肱桡关节上、下各3cm的范围内分成骨间后侧神经和桡浅神经浅支。骨间背神经紧贴在桡骨头掌侧通过Frohse弓进入旋后肌深、浅二层之间，发出一分支支配旋后肌。

穿出旋后肌分成深、浅二支,浅支(尺侧支)支配指总伸肌、尺侧腕伸肌、小指固有伸肌。而深层(桡侧支)支配拇长展肌、拇长伸肌、拇短伸肌。解剖观察发现,82%的桡神经深支(骨间背神经)和浅支的分叉处在肱骨外上髁上、下各1cm范围内。其中,分叉处的高度,52%平肱骨外上髁,15%在外上髁上方1cm处,15%在外上髁下方1cm处,最高的在肱骨外上髁上方4cm,最低的在其下方2.5cm(彩图25-8)。尺、桡侧支分别伴随桡侧返血管的降支,经Frohse弓入旋后肌管。骨间背神经能游离的长度仅3.1~8.8cm,其在管内未分支者占55.4%。骨间背神经出旋后肌下口后立即分为数支,支配前臂伸肌(彩图25-9)。骨间背神经沿前臂骨间膜背面走向远端,其行程与桡骨头、桡骨颈、环状韧带及肱桡关节前方关节囊紧密相贴,上述组织损伤或桡骨头脱位、孟氏骨折及桡骨近端骨折是造成骨间背神经损伤的常见原因。

三、旋后肌及旋后肌管

(一)旋后肌

位于前臂背面上方,起于肱骨外上髁、肘关节桡侧副韧带、桡骨环状韧带和尺骨旋后肌嵴,止于桡骨上1/3前面,属前臂肌后群深层肌,其功能是使前臂旋后。旋后肌纤维可分为浅、深两层,两层间有骨间背神经穿过,浅层近侧缘形成Frohse弓。旋后肌平均宽约5cm。

(二)旋后肌管

以横穿旋后肌的骨间背神经为标志将其分为深、浅两部,两部之间桡神经深支通过的裂隙就是旋后肌管。旋后肌管由入口、出口及四壁组成。入口或上口即Frohse腱弓,出口为旋后肌下缘,前壁为旋后肌浅层,后壁为旋后肌深层,全部为肌性,但其厚度不一。内、外侧壁均为旋后肌浅、深层相融合的部分,融合处疏松,易分离(彩图25-10)。前壁83%由浅部的肌纤维组成。根据旋后肌浅层表面的性质可分为腱性、肌性、肌性与腱性混合。10%近侧半为腱性,远侧半为肌性;7%的前壁为腱性,有的仅为一片半透明的腱膜。旋后肌浅层的厚度不一,在1.2~5.2mm之间,平均为(2.69±1.05)mm。深层以腱性或肌性起于肱骨外上髁、桡侧副韧带和桡骨头环状韧带等处,包绕桡骨并止于其上1/3前面。旋后肌管长30~40mm,平均(35.7±8.1)mm。旋后肌管自肘前外侧面由内上斜向外下,长度和构成其前壁的浅部肌肉的宽度一致。旋后肌管内有桡神经深支、桡侧返动脉的分支及少量疏松结缔组织。

1.旋后肌管上口　由旋后肌浅部的近侧缘和深部的肌纤维围成,其形状绝大多数是近圆形的纽扣状窄口。上口的大小差异很大,最宽2.1cm,最窄0.6cm,平均1.2cm。这种狭窄的入口给神经提供的活动余地很小,使骨间背神经受压的可能性增大。

2.旋后肌管下口　由旋后肌浅部的远侧缘和深部的肌纤维围成。形状均为线形,下口宽度为(6.2±1.7)(3.0~9.0)mm,平均(6.2±1.7)mm,构成为腱性70%,肌性占

23.3%，肌性加腱性占6.7%。此处有64%旋后肌浅部的游离缘也形成一个腱弓，称为旋后肌远侧腱弓。由于出口处62.6%~78%的远侧腱弓是由腱性纤维构成的，其形态多为裂隙状，故也是神经受压的一个解剖因素。

3.旋后肌管的体表投影 简单定位方法是桡骨上端背侧、桡骨头下方1示指处，即为旋后肌管上口的体表投影，桡骨头下3指并拢处即为旋后肌管下口的体表投影。旋后肌管上口的体表投影至桡骨头的距离为11~29mm，平均为（19.3±4.4）mm；下口的体表投影至桡骨头的距离为45~62mm，平均为（53.4±5.2）mm。在肘前外侧面髁间连线下3~4cm，桡髁连线内侧1cm处为Frohse弓的体表投影，从此点向前外做与桡髁连线夹角30°，长3~4cm的直线即为旋后肌管的体表投影，此线下端即为旋后肌下口的体表投影。一般位于前臂后的尺、桡骨中间，髁间连线下5~8cm处。旋后肌管上口距离肱骨外上髁29.2~55.4mm，在前臂的投影接近于前臂的上1/5部位。旋后肌管下口距离肱骨外上髁49.2~74.2mm，旋后肌管上口、下口至肱骨外上髁的投影分别位于前臂的上1/5点及上1/4点。旋后肌管下口表面有桡侧腕长、短伸肌和指总伸肌覆盖（彩图25-11）。体表投影对骨间背神经卡压综合征的诊治有参考意义。压痛多位于旋后肌管上、下口以及旋后肌投影处。此外，从皮肤穿达旋后肌浅面的深度为（15.2±5.4）mm，皮肤至桡骨颈的平均垂直距离为（19.5±3.7）mm。

4.旋后肌活动对骨间背神经的影响 旋后肌及桡侧腕短伸肌的紧张和松弛与前臂被动旋前、旋后幅度和力量密切相关。前臂被动旋前时，旋后肌和桡侧腕短伸肌腱弓被拉紧，旋后肌腱弓、旋后肌管下口和桡侧腕短伸肌腱弓直接压在骨间背神经表面。被动旋后时，旋后肌和桡侧腕短伸肌均松弛，旋后肌腱弓、旋后肌管下口和桡侧腕短伸肌腱均离开骨间背神经表面，其间的间隙加大。研究显示，前臂被动旋前时，Frohse弓紧张，与骨间背神经相贴者占87.9%；Frohse弓无明显紧张者占12.1%；旋后肌下口紧张，与骨间背神经相贴近者占72.8%。旋后时Frohse弓及下口均松弛，与骨间背神经相分离。主动旋后时，旋后肌边缘压力增大约5倍。

四、骨间背神经的分段

以旋后肌为标志将骨间背神经分为三段。第一段为管前段，从其起始处到Frohse腱弓，平均长3cm，该段一般（85%）发一条肌支入桡侧腕短伸肌，同时还发出1~3支进入旋后肌管上口支配旋后肌，故在旋后肌管上口可见一条骨间背神经及其发出的2~3条神经细支，还有桡侧返动脉发出的1~2条小动脉共同进入旋后肌管。骨间背神经在上口处与Frohse腱弓密切接触，其直径最粗为5mm，最细1.6mm，平均3.1mm。第二段为管内段，其长度和旋后肌管长度一致。该段21%全长始终为一条骨间背神经主干，32%发出1支分支，40%发出2支分支，其分支伴骨间背神经出下口支配前臂背侧7块肌。管内神经干还发出1~2个细支，不出下口，支配旋后肌。第三段为管后段，即下口以下的部分，该段21%起始部为一短主干，然后分散成数条分支，其余79%在旋后肌管下口外呈散状分布。这些神经支的排列顺序，从上内到下外依次为尺侧腕伸肌支、固有小指伸肌支、指总伸肌支、固有食指伸肌支、拇长伸肌支、拇短伸肌支和拇展长肌支等。肱骨外上髁至尺骨茎突连线近端为骨间背神经的体表投影（彩图25-12）。

五、桡神经的肘部走行

桡神经起自臂丛后束，沿肱骨后的桡神经沟下行进入肘前外侧沟，在肱骨外上髁近侧10cm处由后向前穿过外侧肌间隔至臂部前侧，行于肱桡肌、肱肌和桡侧腕长伸肌这三块肌肉围成的肘前外侧的桡管内。在出桡神经沟后即发出肌支支配肱桡肌和桡侧腕长伸肌。桡神经在肱桡肌、肱二头肌和肱肌间走行，并在肱桡关节上、下各3cm的范围内分成骨间背神经（运动神经）和桡浅神经（主要为感觉纤维，也可发出桡侧腕短伸肌肌支）。骨间背神经自旋后肌穿出后立即分为尺侧支和桡侧支。尺侧支分布于指伸肌、小指伸肌和尺侧腕伸肌，桡侧支分布于拇长展肌、拇短伸肌、拇长伸肌和示指伸肌。

桡神经深支经桡骨头前方略偏外进入旋后肌深面，此入点较固定，且由于桡骨头可于体表清楚触及所以容易定位，可作为桡神经深支近端的定位标志。桡神经深支穿出旋后肌的位置变异很小，可粗略记为桡骨长度的1/5到1/4，此点可作为桡神经深支远端的定位标志。也有作者主张将前臂于旋前位时肱骨外上髁至尺骨茎突连线近端的7/10作为桡神经深支的体表投影。

六、桡管

1972年Rolse等提出桡管的概念，指骨间背神经由发出至旋后肌弓之间的行程，也就是桡神经从外侧肌间隔穿出至进入Frohse弓内的这段距离称为桡管，即桡神经深支起始至穿旋后肌腱弓的行程和毗邻。桡管的外侧面为肱桡肌；前外侧面为肱桡肌、桡侧腕长伸肌及腕短伸肌；内侧面为肱二头肌及肱肌；前面为上臂深筋膜、前臂外侧皮神经、肘正中静脉及肘外侧静脉；后面为肱骨下端掌侧外侧面、肱骨小头、肱桡关节、桡骨头、桡骨颈、环状韧带及关节囊增厚形成的关节囊韧带。桡管内桡侧返动脉、静脉呈扇形在桡神经深支的浅面或深面形成交叉或在神经的深浅面呈夹持状态或其他形式。

第三节　病因病理

一、病因

1.慢性劳损　本病与患者职业有很大关系，如由于长期的手工作业、腕关节反复伸屈、前臂过度旋转活动及长期反复轻微受压等所致的局部急性外伤和慢性积累性损伤以及过度运动等，均可导致Frohse弓的炎性水肿等病理改变而压迫或卡压骨间背神经，由此产生一系列神经受压症状，发为本病。有前臂过度旋转活动的病史对诊断有重要参考价值。

2.外伤、桡骨头脱位甚至旋后肌变性等　陈旧性Monteggia骨折或肘关节脱位因桡骨头向前推移、跌倒时肘关节急骤过伸、双前臂旋后位端提重物、Volkmann缺血性肌挛缩等均可致Frohse弓卡压骨间背神经。在众多原因中，以Monteggia骨折引起者最为常见。

3.占位性病变　如滑囊（彩图25-13）、动脉瘤、肘关节类风湿关节炎造成的桡骨头脱位以及肿胀增厚的滑膜、脂肪瘤及纤维瘤等可压迫骨间背神经。

4.睡觉时自体压迫性损伤以及无明显病因者　如伏案睡眠时两臂交叉，头枕向患侧所致。受压数小时后，醒后立即出现症状。

除外伤、骨折脱位可致急性发作外，其余多为慢性发作。但是，神经卡压综合征的确切病因仍然值得探讨。

二、病理

损伤部位多为旋后肌管前段、旋后肌管入口、管内段和旋后肌管出口处。Frohse弓的开口大小与本病的发生和发展有直接关系，这个解剖特点和病理改变是发生本病的主要解剖学基础。骨间背神经穿过旋后肌管，当前臂旋前或旋后用力过度，或反复旋前旋后持续劳作，均可使骨间背神经周围软组织损伤而发生充血、水肿、渗出、粘连或挛缩等病变而卡压神经导致出现临床症状。本病主要的病理因素就是压迫，如占位性病变，包括骨间背神经附近的各种肿瘤或腱鞘囊肿等压迫，桡返动脉及其分支与骨间背神经交叉压迫，神经表面横行纤维束压迫，Frohse弓缘和旋后肌管出口处远侧腱弓及炎性水肿或瘢痕压迫等。从事前臂反复长期用力旋转职业的劳动者易患本征，这是由于短时间内旋转前臂使血管及周围组织发生急性炎性水肿，压力增高而压迫骨间背神经；或由于前臂反复长期用力旋转，造成局部慢性损伤，导致Frohse弓增厚而压迫骨间背神经。

旋后肌压迫骨间背神经的机制：一是Frohse腱弓的机械性压迫，与其形状、大小和结构有关；二是旋后肌腱弓对神经的动力性压迫，与前臂旋转活动有关。当前臂主动旋后和被动旋前时，可见神经受压及压力增加。旋后肌旋转用力，使本来比较细小的旋后肌管入口处，由于水肿而容积减小，挤压其内的骨间背神经。骨间背神经进入旋后肌后紧靠桡骨头，当前臂旋前和旋后运动频繁时，桡骨头的旋转运动使旋后肌弓下的拱道狭窄，加重了对桡神经的约束和压迫，刺激该神经，引起挤压、牵扯、摩擦等损伤，而出现旋后肌综合征。

病理改变有Frohse弓增厚、坚韧、膜性部分纤维化、边缘锐利等，这些改变均可压迫桡神经深支，构成骨间背神经的动力性腱性压迫，最终转变为机械性压迫。受压神经近端局部水肿，近端变粗、变硬，呈哑铃状或瘤样膨大；卡压处神经明显变细或变扁，压迹明显，神经光泽度降低而苍白，表面粗糙。这一病理改变与扳机指的病理改变极为相似。压迫所致的缺血性神经病变多为可逆性，一旦压迫因素解除，神经功能多可恢复。

由于骨间背神经局部解剖上的特殊性，当受到各种因素卡压时容易引起神经麻痹症状。骨间背神经走行的5个可能的卡压点为，桡骨头前横行纤维束、桡侧腕短伸肌近端之内侧腱缘、桡侧返动脉及其分支、Frohse腱弓和旋后肌远侧腱弓。临床常见的受压部位在桡管、Frohse弓、旋后肌管和旋后肌管上、下口，最常见的神经卡压部位为Frohse腱弓。当然，可以有多点卡压同时存在。

骨间背神经自发断裂与其局部解剖特点和外力有密切关系，骨间背神经的走行与桡骨头、环状韧带及肱桡关节前方关节囊紧密相贴。若此时抗阻力旋后，则旋后肌管内压力将大幅度增加，在遇受突然暴力的情况下，桡骨头突起的骨嵴和坚韧的环状韧带可以割断神经轴索。另外肘关节处不合理的按摩也可致神经多处断裂而呈现腊肠样改变。

桡侧腕短伸肌近端桡侧缘（弓）与Frohse弓关系密切，桡侧腕短伸肌腱弓高于Frohse弓者占42.3%；二弓平齐者占40.2%，其中有5.4%与Frohse弓相粘连；低于Frohse弓者占16.3%。被动旋前时，桡侧腕短肌腱弓紧张，直接压迫骨间背神经者占56.8%，压迫Frohse弓者占28.2%。旋后时两腱弓均松弛。研究发现，87.5%的桡侧腕短伸肌腱弓与Frohse弓外侧半完全或部分重叠，其中10%借纤维束与旋后肌腱弓紧密相连，90%借疏松组织与旋后肌腱弓相连，这使其腱性结构更为坚韧。

Lister等介绍了4种索带状结构可造成桡神经深支卡压：①最常见的卡压因素为Frohse弓。主要还是由其解剖特点决定。前臂的旋转活动是桡骨围绕尺骨，以近端为顶点的"圆锥"样摆动。前臂反复活动，加重神经卡压。②桡侧返血管，其横跨骨间背神经造成压迫。③桡侧腕短伸肌腱膜，在前臂旋前时可压迫骨间背神经。④桡骨小头前面纤维束横跨神经表面，数目少但很坚韧，可使神经受压。旋后肌管出口也是引起神经压迫的结构之一。旋后肌远侧缘骨间背神经出口处空间很小，有部分腱性纤维存在，前臂被动旋前时压迫骨间背神经，应加以注意，以免漏诊。

第四节　临床表现

一、症状

骨间背神经支配伸腕、伸指及伸拇指肌，受压后可致各伸肌乏力，受压处有压痛，并可向近或远端放散，即向腕部或上臂放散。肘外侧有不同程度的酸痛、胀痛或肘部沉重感，夜间痛明显。放射痛是神经卡压的一个症状，由近端向远端放射。患者开始时主诉前臂近端疼痛，劳累后加重。由于骨间背神经不是单纯的运动神经，也发出分支，支配肘关节囊及肘部外侧骨膜，其末支也支配桡腕关节及腕骨间关节，所以临床除出现运动障碍外，也可引起疼痛。临床表现为患侧前臂近端酸胀疼痛，劳累后加重。前臂旋转痛明显，持物无力，肘关节屈伸稍受限。偶诉腕背部疼痛，这是止于腕骨的终末神经支受刺激所致。

二、体征

骨间背神经入旋后肌入口处，即肱骨外上髁下4~5cm处压痛。前臂旋转运动受限，抗中指背伸试验和前臂抗阻力旋转试验均能诱发疼痛。与健侧比较有不同程度的伸拇、伸指肌力减弱，这些均可作为本征的早期诊断依据。由于骨间背神经卡压综合征影响的主要是运动神经，一般疼痛和感觉障碍不明显，手背无感觉麻木区。有时肌力减弱比疼痛更明显。骨间背神经卡压时压痛点仅位于桡骨头或桡骨颈，前臂背侧桡侧腕长、短伸肌和指总伸肌之间的间隙等处。部分患者在肱骨外上髁远端5cm左右，即桡骨颈前内侧（骨间背神经入Frohse弓处）可触及痛性结节或条索状物。

第五节 诊断及鉴别诊断

根据病史、临床症状和体征等不难对本病做出诊断。诊断本病应注意以下几点：①除急性损伤外，应注意结合职业等特点，询问有无前臂长期反复过度旋转活动史。患者多为长期从事手工作业的青壮年和体力劳动者，如木工、建筑工、搬运工及纺织工等，部分有外伤史。②病变多发生在优势手，男多于女，发病年龄在40岁左右，病程长短不等。患者若出现腕无力、疼痛，手指功能障碍，伸拇活动受限，伸指无力，前臂酸困，白天好转，夜间加重，影响正常睡眠等，在排除高位桡神经损伤后应首先考虑该病的存在。③电生理检查有助于确诊，肌电图显示伸拇指、伸示指肌纤颤电位，正锐波等失神经电位，骨间背神经传导速度延迟，潜伏期及诱发电位的时限延长。病变部位可界定在骨间背神经在旋后肌入口至出口以及旋后肌管这一段，可与其他部位的桡神经损伤或桡神经分支的损伤相鉴别。

旋后肌综合征的诊断主要以临床表现为依据：①伸拇、伸指或展拇长肌肌力减弱或消失，不能将掌指关节最后45°伸直。②腕部背屈、桡侧倾斜的手腕部特殊姿势，虎口区感觉正常。③约50%病例诉说前臂近端桡侧疼痛，其特点为休息痛，夜间有痛醒史。④肘关节前外侧面桡骨头处，相当于Frohse腱膜弓处压痛，重压可引起远端疼痛加剧。沿骨间背神经走行或旋后肌体表投影区有压痛、叩痛或Tinel征阳性。此外，压痛点位于前臂背桡侧腕长短伸肌和指总伸肌之间的间隙（彩图25-14）。⑤前臂桡侧肌肉萎缩，旋后抗阻力时有压痛及抗中指伸指试验阳性。屈腕、反复旋转前臂诱发疼痛。⑥肌电图显示拇长伸肌、指伸肌有不同程度的纤颤电位，神经传导速度减慢。⑦排除其他神经肌肉疾病。

本病需与以下两种疾病相鉴别：第一是与高位桡神经受压及挫伤相鉴别；第二是与肱骨外上髁炎等疾病相鉴别。

1.与高位桡神经受压及挫伤的鉴别诊断。高位桡神经卡压主要发生在臂腋角及上臂中段的外侧肌间隔的桡管处，是桡神经主干上的卡压。由于桡神经深、浅支均可能受压，表现为腕下垂，不能伸拇、伸指，并伴有感觉障碍；而旋后肌综合征主要是以桡神经深支受压的运动障碍为主。

2.由于对骨间背神经卡压综合征认识不足，对相关解剖结构不熟悉，导致易将本病与网球肘相混淆。有报道205例骨间背神经卡压综合征患者中，有200例初诊时被误诊为网球肘，而进行封闭、小针刀及中药熏洗等治疗，其中有的还行伸肌起点剥离术，效果均不佳。临床也将一些非手术治疗无效的网球肘称为顽固性网球肘，认为这与骨间背神经的关节支受累有关。有病例证实了Frohse弓处的压迫在顽固性网球肘中的致病性，经骨间背神经减压，术后2~4周症状即可消失。说明这种所谓的"顽固性网球肘"，与骨间背神经卡压有关。此外，有5%的病例，网球肘和骨间背神经卡压综合征可同时存在。某些病理变化也相近，如都有桡侧腕短伸肌的增厚、变性。

本病与网球肘的鉴别要点有二：第一，压痛点位置不同。网球肘以肱骨外上髁或稍下方的环状关节面以及两者之间的肱桡关节间隙的压痛为主，而骨间背神经卡压压痛点位于外上髁下方3~4cm处，有时可触及条索样物；第二，网球肘是因伸肌活动牵拉起点诱发疼痛，而骨间背神经卡压是因神经受压而导致伸肌无力、肌张力下降、伸指明显肌萎缩。有时骨间背神经卡压的压痛局限于肱骨外上髁附近，这使得本病常与网球肘相混淆，单凭临床检查有时很难鉴别。但前者压痛可沿桡神经向腕部及上臂放散，前臂旋转痛明显，伸中指抗阻力试验阳性，并有休息痛，肌电图检查显示神经传导速度减慢或消失，可支持本征的诊断。

也有作者认为肌电图检查不能作为诊断骨间背神经卡压综合征有效的客观指标。而旋后肌综合征诱发试验可作为骨间背神经卡压综合征的一种特异性诊断试验，阳性率为100%。旋后肌综合征诱发试验：患者患侧肘关节屈曲90°，检查者一手拇指用力压在桡骨头、颈的前内侧，其余四指作为对抗把持住前臂的背侧，另一手轻轻托住前臂，令患者快速、最大限度地前后旋转前臂15~20次，自觉伸指力减弱者为阳性。有的作者介绍旋前40次，1min后自觉伸指力减弱者为阳性。该试验机制为在Frohse弓局部出现病理变化的情况下，由于拇指的用力压迫及患者主动地最大限度地快速反复旋转前臂，造成了骨间背神经的牵拉和急性压迫，导致伸指肌及拇指肌力迅速下降或完全性瘫痪，使骨间背神经卡压加重。但停止试验后，患者立即感到手指有一种轻松感觉，伸指角度恢复至试验前。

此外，本病尚需与颈椎平段的脊髓病变、颈椎病、脊髓肿瘤、脊髓空洞症、多发性神经炎、多发性硬化症、进行性肌萎缩等相鉴别。还应与其他全身性疾病如结节性动脉周围炎、糖尿病、铅中毒、砷中毒等导致的周围神经损害症状及癔病等相鉴别。本征也常被误诊为肘关节扭伤，而临床上肘关节单纯扭伤并不多见。

骨间背神经切割及挫伤临床较为常见，但其漏诊率相当高，文献报道达50%以上。漏诊的原因在于：一方面，桡神经深支是一纯运动支，损伤后不会造成感觉缺失，且由于桡侧腕长伸肌及部分桡侧腕短伸肌不受桡神经深支支配，故其损伤后伸腕功能大部保留，除伸掌指关节明显受限，伸指间关节功能由于手内肌正常，受限不明显；另一方面，由于桡神经深支在前臂的行程复杂，临床医生不容易掌握其解剖定位。

拇长展肌、拇短伸肌浅面为腱性肌纤维结构，骨间背神经紧贴此腱性结构甚至在其间穿行，因此骨间背神经在此处卡压可能是拇指无力的原因之一。

第六节　治　疗

本病的治疗方法大体上分两类：非手术治疗和手术治疗。

1.非手术治疗　症状较轻者一般不需手术治疗，经非手术治疗4~6周即可恢复，不留后遗症，预后良好。具体方法有：①早期制动，屈肘90°三角巾悬吊制动。也可支托固定前臂和手部，分别系在前臂上1/3处、腕部和手指中部，要防止支具对骨突出部及皮肤的压迫。最好的预防方法是避免长时间做上肢旋转运动，要熟知前臂肌的功能。②外敷消炎止痛膏、理疗、中药熏洗及推拿等均有显著疗效。熏洗方可用海桐皮15g、伸筋草15g、海风藤15g、路路通15g、透骨草15g、桂枝10g、木瓜12g、当归10g、红花10g、苏木10g、乳香10g、没药10g；或伸筋草30g、透骨草30g、苏木15g、五加皮20g、威灵仙20g、红花10g。每日1剂，水煎至沸后熏洗肘部，每次半小时，每日3次。熏洗第1周制动于伸腕肘前臂旋后位，并可使用轻手法推拿局部。第2周开始配合行肘、腕关节轻度伸屈和旋转锻炼。可配合内服活血化瘀、温经通络或祛风止痛的药物，如加味麻桂温经汤等，有促进无菌性炎症吸收的作用，以便水肿尽快消退。③封闭对骨间背神经卡压综合征有很好的疗效，能够有效地解除粘连、减轻症状。封闭时，患者取坐位，将前臂屈肘90°放于桌上，将肱骨外上髁下4~5cm的压痛点作为进针点。封闭时注意用细针头进行注射，以减少反复穿刺所致的损伤。有报道，在行肱骨外上髁炎封闭后并发骨间背神经麻痹，经治疗1个半月后才恢复。

2.手术治疗　对于短时间非手术治疗无效者，观察3~4周，症状无改善或有肌肉瘫痪及出现骨间神经麻痹症状者可考虑手术探查，以避免骨间背神经麻痹后遗症的发生。手术可解除卡压病因，切开Frohse弓，切断腱性组织及周围瘤样增生组织。对血管引起的卡压，可结扎、切断，对条索卡压应切断条索，对瘢痕、粘连应予以充分松解，对肿物应予摘除。由于卡压的方位和程度不同，临床上可出现不同的症状。术中不能满足于解除一处卡压，要仔细观察被卡压的神经，充分探查，甚至切开旋后肌管。术后石膏固定于患肢伸腕屈肘前臂旋后位，3周后解除外固定，行功能锻炼。需要注意的是，病情恢复后，应避免继续从事繁重的手工工作及活动。

附：相关神经解剖

一、骨间背神经终末支

骨间背神经终末支在前臂支配伸腕及伸指等肌和尺、桡骨背侧骨膜（彩图25-15）。在腕部支配指伸肌腱腱周组织、腕背关节囊、腕背韧带及滑膜组织、骨间背侧肌和第3、4掌骨背侧的骨膜，并与尺神经深支有交通支。骨间背神经终末支在距桡骨背侧结节近端0.5至0.8cm处，与腕背关节囊结合紧密。该神经在手背的支配范围较大，包括大部分腕后区和手背深层组织，并与桡神经浅支有交通支，是支配腕后区和手背深层组织的重要感觉神经。临床上，手背部疾病如创伤、感染、畸形、骨病、腕背部手术损伤（如摘除腱鞘囊肿）、反复剧烈的腕部伸屈活动、指伸肌腱先天性畸形所致变异或增粗、腕骨畸形压迫和桡骨下端骨折等，可压迫骨间背神经终末支，产生腕背痛。1999年Hayashi等称之为伸肌腱第4间隙综合征。1999年Del等提出，在腕关节镜检查时（桡腕关节正中入路），可造成骨间背神经撕脱性损伤而引起腕背痛，其原因是骨间背神经终末支在此入路处与腕背关节囊紧密结合，容易受到损伤。

　　骨间背神经由旋后肌管穿出，走行于指总伸肌与拇长伸肌之间（彩图25-16）。在距桡腕关节近端10cm处，走行于拇长展肌、拇短伸肌与拇长伸肌之间，并发出拇长伸肌肌支、拇短伸肌肌支、拇长展肌肌支、指总伸肌肌支等。距桡骨背侧结节5.59~7.08cm（平均6.42cm）处，骨间背神经终末支前行穿出肌组织，行走于前臂骨间膜的疏松组织之间，前行后向前臂尺、桡骨骨膜发出多束分支，然后进入伸肌腱第4间隙。到达桡、尺骨的分支不恒定，桡骨的分支数量多于尺骨。有研究发现桡骨的分支平均为6.1条，尺骨的分支平均为4.7条。骨间背神经终末支在近桡骨背侧结节处，有一段呈扁平及梭形膨大。该段的长度不一，1.49~2.91cm，平均（2.58±1.90）cm。骨间背神经终末支由此膨大处向桡腕关节发出1支比较恒定的分支进入桡腕背侧韧带。然后，直接或逐渐呈"L"型转向尺侧，并发出数支呈丛状或网状的分支，进入手背关节囊、韧带、滑膜和腱周组织，以及掌骨骨膜、骨间背侧肌筋膜，支配上述组织的感觉神经。19.4%的骨间背神经终末支在第3、4掌骨背侧，经掌骨间隙，向掌侧发出1支穿支，与尺神经深支手背穿支吻合形成交通支，参与掌、腕关节的神经支配。骨间背神经终末端呈梭形膨大者占92%，膨大位于第3、4腕背侧骨腱膜管与桡骨下端之间。梭形膨大下端分2~6支分布于桡腕关节囊的背侧部及腕背部韧带。梭形膨大部长1.1~3.0cm，平均（2.2±0.4）cm，宽0.1~0.3cm，平均（0.2±0.1）cm，较骨间背神经前臂中下段明显增粗。组织学观察该膨大内无神经元，有人称之为神经节样膨大。这种膨大是因先天性还是后天性刺激形成尚需进一步研究。

　　骨间背神经在前臂远1/3段、距桡骨背侧结节（6.33±0.71）cm处与骨间前动脉的背侧穿支汇合前行。此处神经与血管是平行的深浅层次关系，接近拇长伸肌时呈交叉关系，骨间背神经终末支偏向桡侧走行，与骨间动脉背侧穿支呈水平状前行至腕部，两者距离约为0.5mm。此后，骨间背神经终末支的多数分支与动脉分支伴行至手背的其他部位。由于这种密切的关系，在动脉损伤后其血肿可直接压迫神经，产生疼痛。血肿吸收后所形成瘢痕，可对骨间背神经终末支造成挤压和牵拉，产生慢性酸痛和腕关节功能减退。

　　骨间背神经终末支于头月关节囊处稍膨大，并分成4~6支细小的神经支走向两侧、远方和深层。此处神经被纤维结缔组织紧紧固定在关节囊上，当腕关节背伸时，该段神经呈弯曲松弛状，掌屈时神经被拉紧。临床发现该征发病与腕关节过多活动有关，腕掌屈时疼痛加剧。在指总伸肌桡侧腕背横纹处（该神经膨大分支处）有一显著而固定的压痛点。梭形膨大的体表投影在桡骨背侧结节尺侧0.2~0.5cm，故损伤后压痛点应在此处，屈伸腕关节时伸肌腱滑动可刺激该膨大诱发症状，并可向前臂放射。

骨间背神经终末支与桡骨下端紧密相贴，周围为坚韧的致密纤维组织，位置固定，外伤、腕背部切口、肿胀及桡骨下端骨折时易累及该神经支，这可能是桡骨下端骨折遗留腕背痛的原因之一。在切开拇长伸肌腱与指伸肌腱之间筋膜、韧带及关节囊时极易将该梭形膨大切断，过度牵拉拇长伸肌腱也可以造成该神经损伤，这可能是手术遗留腕背痛的原因之一。骨间背神经支配桡腕关节及腕背部韧带，损伤后可造成腕关节神经支配部分缺失，导致腕关节神经性关节炎及继发腕关节不稳，故腕背部有关手术时应注意防止骨间背神经的损伤。

局部封闭时，应在拇长伸肌腱与指伸肌腱之间进针，针尖触及骨质后再注射药物。手术松解骨间背神经时，应切开指伸肌腱筋膜管，并将肌腱向尺侧牵开，显露肌腱间隙之间的间隔，纵行切开之后即可找到梭形膨大处，沿神经向上、下松解即可。由于该处神经细小，手术宜在显微镜下进行。

二、骨间前神经

骨间前神经由正中神经发出后，经桡骨前方，靠近桡骨体内侧缘骨间膜之前面与骨间前血管相伴下行，进入旋前方肌。在通过旋前圆肌和肱、尺骨二头之间时，多数骨间前神经主干前面有一纤维桥型结构跨过；后面邻贴腱膜样结构，肱、尺骨二头汇合处的筋膜、腱膜与指浅屈肌桡骨头腱膜融合为腱板样结构，少数自正中神经桡背侧发出的骨间前神经主干与其相邻。正中神经尺背侧发出的骨间前神经主干与指浅屈肌纤维弓直接毗邻。上述腱纤维结构与骨间前神经主干的密切毗邻关系，在发生异常改变时，可影响神经所通过的狭小间隙，卡压神经，导致骨间前神经综合征。骨间前神经卡压综合征是一种相对罕见的卡压性神经疾病，临床表现为拇长屈肌、示指指深屈肌（有时也包括中指指深屈肌）和旋前方肌的部分或完全麻痹，与其他卡压性神经疾患不同，本征不伴有皮肤感觉的改变。1952年由Kiolh和Nevin首次报道，所以也叫Kiolh-Nevin综合征。临床治疗多需手术松解。

骨间前神经由正中神经发出点距肱骨髁间连线为（46.4±12.0）mm，其中自正中神经尺背侧发出者占65%，背侧者占26.7%，桡背侧者占8.3%。78.3%的骨间前神经主干发出后经桡骨前方，靠近桡骨体内侧缘，沿骨间膜前下行，走行长度为（38.4±10.6）mm，然后与骨间前血管伴行，沿途发出肌支至所支配的肌肉，其终末支呈"鸦爪"形进入旋前方肌。有65%自正中神经尺背侧发出的骨间前神经主干与指浅屈肌纤维弓直接毗邻。肱骨头浅面较厚的筋膜有56%在该头下缘处延伸至深面少许，呈纤维桥横过骨间前神经主干的前面，主干后面有87.5%为尺骨头浅面坚韧的腱膜样结构。在81.7%的标本中，肱、尺骨二头下方会合处的筋膜、腱膜与指浅屈肌桡骨头腱膜三者融合成腱板结构，仅有少数（8.3%）自正中神经桡背侧发出的骨间前神经主干与此腱板邻贴。骨间前神经向下走行于桡骨前方者占78.3%，尺桡间者占18.3%，尺骨前方者占3.4%，在骨间膜前面并与桡骨体内侧缘相距（2.3±1.0）mm。骨间前神经主干78.3%经桡骨颈前方邻近的腱纤维结构有旋前圆肌纤维桥（56%），尺骨头浅面腱膜（87.5%），融合腱板（81.7%）和指浅屈肌纤维弓（90.8%），横跨骨间前神经主干的拇长屈肌副头（68.3%）及少见的肌束或纤维结构（10%）。拇长屈肌副头出现率为68.3%，自内上向外下方斜过骨间前神经主干前面。一些异常的纤维条索或肌束也是骨间前神经受压的重要因素。如拇长屈肌副头呈细长梭形，起始和抵止变异较多，常斜过骨间前神经后汇入拇长屈肌，故当其紧张或挛缩时可使骨间前神经受压而出现症状。有10%的指浅屈肌发出少许肌束或纤维条索至拇长屈肌而横跨骨间前神经主干。指浅屈肌起始部两头间为一突向下的凹陷，形成坚韧的指浅屈肌纤维弓。65%自正中神经尺背侧发出的骨间前神经主干与纤维弓直接相邻。骨间前神经主干邻近的腱纤维结构及距离桡骨近是致骨间前神经卡压综合征的解剖基础。

骨间前神经在受到各种病理因素的作用下可发生骨间前神经卡压综合征，表现为骨间前神经麻痹，所支配的拇长屈肌、示指和中指的指深屈肌、旋前方肌无力或瘫痪，但无感觉障碍。骨间前神经主干在通过旋前圆肌腱、尺骨二头汇合处时，因受到毗邻之腱纤维结构的限制而使得其移动范围很小，故当前臂上段、肱骨髁上骨折或骨折后行牵引、手法复位、手术内固定术中损伤或术后瘢痕组织压迫等，均可致骨间前神经卡压综合征。

参考文献

［1］姜恒，单忠林，单建林，等.桡神经深支的体表定位应用解剖学研究［J］.第三军医大学学报，2004，26（10）：917-919.

［2］初国良，彭映基，徐朝任，等.骨间背神经受压的解剖学基础［J］.中国临床解剖学杂志，2001，19（2）：149-150.

［3］杜心如，张一模，田占庄，等.骨间背神经与腕背痛关系的解剖学探讨［J］.中国临床解剖学杂志，1995，13（1）：38-93.

［4］吴祖桢，黄耀添，李惠民.前臂骨间背神经受压综合征的有关解剖学研究［J］.中国临床解剖学杂志，1993，11（1）：13-16.

［5］张言凤，陶锦淳，过邦辅.骨间背神经受压综合征［J］.中华骨科杂志，1982，2（5）：283.

［6］丁红梅，李素云，彭田红.旋后肌管的解剖学研究及其临床意义［J］.南华大学学报·医学版，2007，35（1）：31-33.

［7］马敬寿，方亚群.骨间背神经卡压误诊顽固性网球肘6例［J］.河北医学，2007，13（12）：1301-1302.

［8］吉赵勇，符远征，张伟，等.低位骨间背神经损伤的临床表现与治疗［J］.中华手外科杂志，1995，11（增）：56.

［9］任龙喜，白秋铁，张廷才，等.旋后肌综合征诱发加重试验的解剖与临床研究［J］.中华外科杂志，2004，42（8）：465-468.

［10］华红, 王全美.旋后肌在肘外侧软组织损害中的重要作用（附197例诊治分析）［J］.颈腰痛杂志, 2003, 24（1）: 18-20.

［11］陈德松, 方有生.腕背痛的一个并不罕见的原因——骨间背神经终末支卡压征［J］.中华手外科杂志, 1996（3）: 140-142.

［12］刘毅, 洪光祥, 杨士豪.骨间背神经终末支显微外科的解剖学研究及其临床意义［J］.中华手外科杂志, 2003, 19（1）: 58-59.

［13］岳永彬, 欧阳洁, 李义凯.肘外侧软组织压痛点的临床解剖学研究［J］.颈腰痛杂志, 2009, 30（5）: 397-400.

［14］冯三刚.桡神经深支旋后肌卡压综合征23例临床分析［J］.中国实用神经疾病杂志, 2015, 18（14）: 87-88.

［15］刘文芬, 马力.桡神经深支在旋后肌区的声像图特征及其前后径正常值的探讨［J］.临床超声医学杂志, 2017, 19（12）: 841-843.

［16］王占忠, 韩增武, 徐永强, 等.骨间背神经损伤11例的诊疗体会［J］.实用手外科杂志, 2020, 34（3）: 320-322.

［17］王玉川, 陈洁.骨间背神经自身扭转卡压诊断与治疗分析［J］.中国实用神经疾病杂志, 2014, 17（13）: 44-46.

［18］李伟, 刘建惠, 王爱国.骨间后神经卡压综合征病因分析和治疗方法［J］.中国实用神经疾病杂志, 2017, 20（2）: 90-91.

［19］刘旺兴, 利春叶.骨间后神经的解剖定位与临床研究进展［J］.医药前沿, 2016, 6（13）: 11-14.

［20］亓恒涛, 王德华, 王增涛, 等.骨间前神经沙漏样狭窄的超声诊断［J］.中华超声影像学杂志, 2021, 30（2）: 157-160.

（李义凯, 容英潮）

第二十六章　腕关节三角纤维软骨复合体损伤

三角纤维软骨复合体（triangular fibrocartilage complex，TFCC）位于腕关节偏尺侧及远端桡尺关节，其内部构成复杂。TFCC连接于三角骨、尺骨和桡骨之间，使之有平滑的接触，减少了下尺桡关节旋前、旋后时的阻力。这是腕关节的重要稳定装置之一，尤其对于下尺桡关节和腕关节的稳定性具有十分重要的作用，同时具有承受、缓冲和传递腕关节轴向压力的作用，在尺骨中负责传递大约20%的轴向负荷。如果TFCC受到损伤而发生结构紊乱，会导致下尺桡关节稳定性缺失，将出现腕关节尺侧痛和腕关节功能障碍。临床上，TFCC损伤是腕关节尺侧疼痛的重要原因。准确诊断损伤类型对于选择治疗方式具有重要的指导作用。而腕关节镜检查是目前诊断TFCC病变最准确和最可靠的方法。直视下可发现其他检查方法所不能发现或不能肯定的病变，且在确诊的同时可进行治疗。

第一节　概　述

三角纤维软骨复合体形似三角形，由软组织构成，主要由三角纤维软骨（TFC）、桡尺背侧韧带（DRUL）、桡尺掌侧韧带（PRUL）、尺骨月骨韧带、尺三角韧带（UTL）、尺侧腕伸肌腱鞘（ECUS）、关节盘同系物（MH）和尺侧副韧带（UCL）等复杂结构组成，部分研究者认为尺舟韧带亦为TFCC的组成成分。TFC所处位置特殊，介于尺骨小头与三角骨、桡骨和月骨之间；参与腕关节窝和下尺桡关节的构成；连结尺骨和桡骨远端，并且还能随腕关节的运动而轻微活动，是腕部一个解剖学和生物力学意义上的多种坚韧组织的复合体。TFCC具有稳定尺骨、承受、传递和缓冲压力及震荡的作用，是维持腕关节尺侧稳定的主要结构，也是下尺桡关节的主要稳定结构之一。TFC构成TFCC的水平部结构，是下尺桡关节重要的稳定结构。但TFC较为薄弱，在上肢进行支撑和推力等动作时，甚至在日常劳动中也常发生损伤；加之腕关节是人体关节中结构复杂、活动频率很高的关节，故更易发生损伤。TFCC撕裂是引起尺侧腕关节痛最常见的损伤，也是腕部损伤的常见并发症，前臂远端外伤是TFCC损伤的主要病因。人们很早就关注TFC损伤，早在二百多年前就有人对此进行过描述。1972年有学者对TFCC损伤进行了介绍，但未引起重视。事实上，TFCC撕裂是引起慢性腕痛的重要原因之一。

正常腕关节由桡腕、下尺桡及腕尺三个互不相通的关节组成。TFC位于尺骨远端关节面的远侧，大多呈梭形或三角形。它起于桡骨远端月骨关节面的尺侧缘和尺切迹，经下尺桡关节后分为远、近两组韧带，分别止于尺骨茎突尖及基底部。TFC尾侧面呈三角形，与桡骨远端关节面共同形成桡腕关节的近侧壁，桡腕关节借TFC与下尺桡关节相分隔。软骨盘是桡、尺骨下端互相拉紧和联系的主要结构，且下尺桡关节无环状韧带加固，仅以TFC直接联系，所以下尺桡关节在解剖结构上不稳定。TFCC损伤是骨科常见病，多发生于体操、篮球、排球运动员以及手腕活动较多的劳动者。此外，桡骨远端骨折也是导致创伤性TFCC损伤的主要原因。对此通常临床只做骨折治疗，而忽略了TFCC损伤的存在和处理，常导致桡骨远端骨折愈合后，产生前臂旋转功能受限和腕尺侧疼痛等后遗症。由于TFC血运差，损伤后愈合慢。一般超过4周较难恢复，后期治疗效果不理想。由于人们对TFCC损伤认识不足，往往造成误诊或漏诊，延误治疗时机，给治疗本病带来了一定的困难。

鉴于TFCC损伤可导致手部功能障碍及疼痛而影响日常生活，因而需要早期诊断和治疗。近年来，随着对其解剖及生物力学研究的不断深入，已认识到TFCC损伤是尺侧腕痛、尺骨撞击征及桡尺远侧关节不稳定等的主要原因。

第二节 解剖及生物力学

一、解剖

Palmer等提出了TFCC的概念，这是一组功能性的复合组织结构，位于尺骨和尺侧腕骨之间。TFCC起自桡骨远端月骨窝掌面的尺侧缘，向尺侧走行，覆盖尺骨头软骨，止于尺骨头凹和尺骨茎突基底后继续向远端延伸，随后与UCL联合止于三角骨、钩骨和第五掌骨基底部（彩图26-1）。TFCC界限是从桡骨乙状切迹到尺骨茎突基底部，组成了近端面；ECUS组成外侧面；三角骨和钩骨的近侧面构成内侧面。这些结构的纤维互有交织，形成了一个完整的纤维系统。ECUS的延伸也是TFCC纤维系统中的一部分，前臂筋膜的深层从浅层中分化出来，参与了TFCC的构成。将TFCC置于纤维系统中加以认识，不仅有利于人们确认其发生，也有助于理解其各方面的功能，还可以引导人们从更广的角度考虑它的损伤及防治。

1. **三角纤维软骨盘（关节盘）** 外观呈三角形，这是一种软骨性及韧带性结构，位于腕关节腔内，大部分无血运，周围的韧带，即DRUL和PRUL有丰富的血供。TFC在桡侧附着于桡骨远端关节面的月骨窝的尺侧缘（尺骨切迹），和该处软骨组织融为一体，两者间无明显的界限。尺侧通过MH及DRUL和PRUL的纤维，行经并覆盖尺骨小头的表面，止于尺骨茎突基底和尺骨头陷窝，于掌、背侧缘分别移行为DRUL和PRUL。TFC位于TFCC中央，是TFCC最大的组成部分，由位于中央的关节盘和尺侧的三角韧带构成。关节盘呈中间薄、边缘厚的双凹状，覆盖整个茎突前隐窝的表面，双凹状的明显程度与尺骨变异的程度呈正相关。TFC与月骨窝的关节软骨没有明显的界线，其中央部为软骨，该区域无血供，靠关节液来营养，具有缓冲和负重功能；其周围部是由增厚的层状软骨所构成的掌、背侧桡侧副韧带。TFC通过关节盘同源物附着于尺骨茎突全长，且通过其连接于尺侧关节囊。由此可见，远端桡侧副韧带（包括其深、浅部）、尺侧副韧带、关节盘同源物都与TFC关系密切，相互移行，共同维持TFCC乃至下尺桡关节的稳定。下尺桡关节掌、背侧韧带由三角纤维软骨盘外周部分增厚而成，分为浅、深两层，浅层止于尺骨茎突基底部，深层止于尺骨小头陷窝。

2.**类半月盘韧带**　即半月板同源物（MH），也叫尺侧半月板，是尺侧关节囊内介于TFC和尺骨茎突之间的组织，是TFCC尺侧的纤维性结构，位于三角纤维软骨盘和尺侧副韧带之间。MH是从桡骨的背尺侧到三角骨的掌尺侧，边界清楚的独立游离结构。本结构由Lewis等发现，它起自尺骨茎突尖端，止于三角骨、钩骨的背侧，连接TFC尺侧和尺侧腕关节囊。对其存在尚有争议，有人认为其是位于TFC和UCL之间的无定形的软组织或是在尺骨茎突基底部止点与半月板尺侧游离缘之间的疏松结缔组织；或是桡尺远侧韧带浅部尺侧面与UCL之间的连接组织。MH形态结构的差异构成尺骨茎突前隐窝的不同表现。MH和囊状隐窝（茎突前隐窝）有3个类型：①窄开口型，该型MH近端附着在尺骨茎突的桡侧、掌侧及背侧面，远端附着在尺骨茎突尖的周缘。茎突前隐窝与腕尺间隙通过从尺骨茎突掌侧面过来的狭长隧道相通。②宽开口型，特点是MH的附着情况同窄开口型。但没有附着在尺骨茎突尖上，在茎突前隐窝与腕尺间隙之间存在一宽的开口。③闭口型，该型MH仅附着在尺骨茎突的背、掌及尺侧面。茎突前隐窝与腕尺间隙之间无交通。茎突前隐窝通过尺骨茎突的桡侧面的下尺桡关节相通。3种类型MH的境界和毗邻关系：窄开口型的MH桡侧被浅韧带、尺侧被UCL、掌侧被UTL、背侧被ECUS、近侧被尺骨茎突包围。宽开口型MH的毗邻结构同窄开口型。但其尺骨茎突的尖端突入到腕尺间隙中。闭口型的MH桡侧毗邻浅韧带、尺侧毗邻UCL、掌侧毗邻UTL、背侧毗邻ECUS、近侧毗邻茎突前隐窝。

3.**尺侧副韧带（UCL）**　又称尺侧关节囊或尺侧囊，解剖很难分离出UCL结构。本韧带较薄弱，紧贴于MH和ECUS的表面，是由关节囊增厚结缔组织形成，与尺骨茎突结合不紧密。UCL起于尺骨茎突的基底部，纤维向下与关节盘尖部的纤维交错混合，止于第5掌骨基底处、三角骨的背尺侧面，与TFC成垂直关系，无明显的韧带结构，组织结构明显不同于韧带的致密结缔组织。UCL位于ECUS下，与腕背第6间隔相连。当腕桡屈时，腱鞘下的膜状组织与UCL的作用相似。对于尺侧副韧带是否存在，目前尚存争议。多数认为尺侧副韧带真实存在。

4.**尺侧腕伸肌腱鞘（ECUS）**　相对粗大，为坚韧的结缔组织，位于尺侧副韧带后外侧，组织较尺侧副韧带致密，其底部与三角纤维软骨盘的背外尺侧密切相连。起自肱骨外上髁及尺骨后缘，止于三角骨背尺侧面和第5掌骨基底部，UCL和ECUS在尺骨茎突的尺背侧相连。尺骨、三角骨和月骨三者之间相互连接，形成稳定结构，共同维持尺侧腕关节的稳定性。ECUS与尺切迹结合紧密，可能比尺侧副韧带对腕关节尺侧的稳定更重要。ECUS位于尺骨茎突基底外侧，发出纤维与DRUL相吻合，共同附着于乙状切迹的背侧，以固定ECUS。屈伸时，TFCC与腕伸肌腱相互配合，其中尺侧腕伸肌发挥主要作用。尺侧腕伸肌位于其自身的骨性纤维管中，不与伸肌支持带相连。伸肌支持带不附着于尺骨远端，而是绕远端经过，嵌入腕的掌面。ECUS与TFC背外尺侧相连接，且与UCL一起从尺背侧包绕尺骨小头。ECUS随关节盘一起活动，与TFCC共同发挥维持动态的下尺桡关节（DRUJ）稳定性的作用。

5. 桡尺远端韧带（DRUL） 分为桡尺远端掌侧韧带和桡尺远端背侧韧带，分别起自桡骨乙状切迹的掌侧和背侧，止于尺骨茎突基底部。有研究者认为由于桡尺韧带与腕关节盘关系密切，腕关节盘边缘部分增厚，胶原纤维纵向排列，从而形成桡尺远端韧带。作为TFCC的重要组成部分，DRUL在TFCC的组成中发挥重要作用，其起始于桡骨远端关节面月骨窝的尺侧面，与TFC相互移行，在向尺侧走行的过程中，大致在桡骨乙状切迹掌背处与尺骨茎突的中点处逐渐分为深、浅两部。浅部于稍远外侧止于尺骨茎突的根部并与尺侧的关节囊相互移行，TFC于掌背侧增厚，参与浅部构成；深部稍近内侧同TFC一道汇入尺骨茎突凹的基底部。深部与浅部间没有直接相接，有疏松组织填充，两层间无明显的分界，并在桡骨附着处融合在一起。DRUL和PRUL的深部纤维均止于尺骨茎突陷窝。PRUL桡侧附着在桡骨远端掌尺侧唇，另一端附着在尺骨茎突基底部。PRUL组成TFC掌侧缘，形成TFC掌侧缘厚而中心薄的形态特点。

6. 尺月韧带和尺三角韧带 位于TFCC掌侧面，起自桡尺远端掌侧韧带，分别止于月骨和三角骨掌侧。于冠状面观察，2条韧带呈薄片状扇形结构。尺月韧带起自桡骨远端月骨窝的掌侧面（此处有DRUL附着）和关节盘的桡掌侧缘，止于月骨尺侧半的掌面和月三角骨间韧带，与PRUL缠绕在一起。韧带扁宽，伸展性小，与关节盘紧密相贴。有研究发现，韧带大部分纤维起于DRUL，部分纤维起自桡骨月骨凹的掌侧面。尺月韧带与桡月短韧带之间并无明显的分界，两者均止于月骨的掌侧面。尺三角韧带起于尺骨茎突基底的掌桡侧面及关节盘掌侧缘的尺侧（此处有MH附着），垂直下行止于三角骨的掌面。部分纤维进入掌侧月三角韧带，为掌侧桡三角韧带的延续，并非掌侧月三角骨间韧带。从腕尺间隙观察，UTL主要起于MH的掌侧，部分纤维起于TFC的掌侧缘，止于尺月韧带的掌侧。尺三角韧带和尺月韧带间无明显分界，可能有相同的组织来源，均类似为一种增厚的束状结缔组织，并受关节囊制约。

尺桡三角韧带起始于桡骨尺侧缘近背处（即TFC桡背侧缘），斜行越过月骨表面，止于三角骨近端。

对于TFC的尺侧边缘的附着情况有多种看法。早在1892年，Weitbrecht就曾指出，TFC顶点（尺侧缘）牢固地插入尺骨茎突。1856年Henles指出，TFC顶部分二层，上层附于尺骨茎突根部，下层则与腕关节腔相续，止于关节囊，二层之间有血管丰富的组织。Davies 1967年指出尺侧缘附着于整个茎突全长；1973年Warwick又称附着在尺骨头上部凹陷；还有文章提到TFC先嵌于一种富于血管的结缔组织，再由这种组织连于尺骨和腕关节囊。关注TFC尺侧缘附着的缘由：①关系着TFC活动程度。若是直接连在尺骨茎突，则活动的余地较小。②关系着TFC的营养状况。若通过富含血管的组织连于尺骨茎突，则尺侧缘血供条件优于直接连于茎突。活动程度与营养供应均直接关系着TFC的损伤与修复。

TFC有明显的年龄特征：30岁以前，关节盘较厚，无明显的菲薄区，软骨板光滑，发白，反光，无穿孔。30岁以后开始出现退化，表面较为粗糙，发硬，变黄，光泽差，偶尔可见穿孔。50岁后，软骨板上有瘢痕、溃疡点，或出现撕裂。少数人软骨板上呈现钙化点，脆性增大，弹性减小，穿孔率提高。绝大多数关节盘中部有一椭圆形的菲薄区。文献报道穿孔率约40%，有人认为穿孔者多半是中年人，可能是退行性变的结果。

TFC的肌腱、韧带、关节盘等均由滑膜间充质衍化形成。在胚胎发育期间，桡骨下端尺切迹和尺骨茎突之间的间充质发育成了TFC。这就不难理解形成后的TFC仍有滑膜覆盖，滑膜覆盖TFC远侧面以及邻近的其他结构上。损伤半月板修复的先决条件是滑膜细胞的长入，同样，TFC上的滑膜对其损伤后修复起积极作用。

TFC中细胞的变化与人体其他部位的软骨中细胞发育规律一致。30岁以前的TFC细胞多呈幼稚纤维细胞；30岁以后，细胞随年龄增长而增生，并转化为软骨细胞；50岁以后细胞出现变性、减少。板内细胞一般分布于纤维之间，呈单个或小集群分布。TFC中央区分布的是短而不规则的粗大胶原纤维束，纤维长3~10mm，呈带状排列。冠状切片上可见纤维呈波浪形（儿童更明显），浅、深层纤维之间界线较明显。周边区纤维的排列与韧带纤维排列类似，即多呈平行或纵行排列，尺侧部集中形成二束。这种排列使TFC中央部具有较大缓冲作用，而周边部则具有类似韧带的连结作用，防止桡、尺骨下端分离。电镜下，TFC中央区呈波浪形或卷曲状，并形成板状。各板层之间纤维走向不同，有的相互成斜角，有的相互成直角。这种排列类似于肌腱，使其具有同样的吸收震荡的作用。TFC中间还夹有纵行纤维，其间有斜行纤维连结，形成了一种网络纤维系统，冠状面可见纤维波浪形或卷曲状。这种结构既有利于承受压缩性负荷，也有利于承受因前臂旋转而产生的张力和剪切力。在TFC的桡骨缘有1~2mm粗的纤维附着，这增强了TFC与桡骨的连结，可防止撕脱性损伤。TFC中央区的这种纤维排列方式对于缓冲尺骨、月骨和三角骨的冲撞十分重要。

TFC的血管来源于尺动脉掌侧桡腕支和背侧桡腕支，以及骨间掌侧动脉掌侧和背侧分支。尺动脉在尺骨远端发出桡腕掌侧分支，经腕掌侧到指伸屈肌腱深面的腕掌侧弓吻合。然后发出小分支至TFC的掌侧和尺侧。尺动脉在尺骨茎突水平发出背侧桡腕分支，经ECUS下方达腕背侧和桡动脉的相应分支及骨间前动脉背侧支吻合，形成腕背侧弓。综上，血管是从TFC的掌侧、背侧和尺侧缘分别进入，分布于TFC周边20%的区域，而桡侧缘和中央区缺乏血管，即无血管区的面积约为TFC面积的80%。TFC尺侧缘因连在富于血管的组织上（一种组织垫），也可获得血供。TFC血管的这种分布，意味着周边血管较丰富的部位损伤易于修复，而中央区和桡侧缘无血管区的损伤治愈较为困难。

TFC构成桡尺远侧关节的底部，封闭了下尺桡关节腔。TFC的掌、尺、背侧面是被UCL及ECUS所环绕。TFC尖部通过两种组织附着于尺骨茎突根部：①通过其外侧方的MH附着于尺骨茎突基底部；②通过DRUL和PRUL的深部纤维附着于尺骨小头陷窝。基底由前至后呈线状附着于桡骨远端的尺骨切迹缘。中间部菲薄，使其呈双凹状。远侧凹面与月骨及三角骨相对应。近侧凹面与尺骨头远端关节面相对应。

二、生物力学

作为桡腕关节与下尺桡关节分隔面的TFCC有3个功能：①作为腕尺侧的一个衬垫，桡骨远端承担80%的轴向负荷，而尺骨远端及TFCC承担20%的轴向负荷；②稳定下桡尺关节；③稳定尺侧腕骨。

腕部TFC系由纤维软骨构成，是桡、尺下端两骨相互拉紧联系的主要结构（彩图26-2）。前臂的旋转功能主要依靠尺桡上、下关节的活动来完成，前臂上尺桡关节的主要运动是由桡骨头在环状韧带内紧靠尺骨桡切迹的部分自身转动完成。而下尺桡关节的活动是由桡骨的尺切迹围绕尺骨小头并以此为轴心的转动完成，下尺桡关节的连结无环状韧带而仅以TFC作直接联系，所以下尺桡关节在解剖结构上比较不稳定。由于桡骨乙状凹围绕尺骨小头旋转时伴有滑动，旋前时向掌侧滑动，旋后向背侧滑动，极度旋前或旋后时，尺骨小头与桡骨乙状凹的接触面不到中立位的10%。因此，下尺桡关节半脱位时最好让前臂置于中立位。因为下尺桡关节掌侧韧带在前臂旋前时紧张，背侧韧带在前臂旋后时紧张，从而使TFCC在下尺桡关节稳定中发挥重要作用。

一般认为TFC仅参与腕关节窝的构成。事实上，这个结构还具有多方面的功能。如类似韧带的连结作用和作为尺骨的稳定装置以及尺、腕骨之间的缓冲垫，可防止尺骨与腕骨相互接触和月骨软化。TFCC水平部包括TFC、DRUL和PRUL，这部分结构又称为固有三角纤维软骨，具有传导尺腕载荷及将尺桡关节腔与桡腕关节腔分开等功能；并可提供稳定的桡尺、尺腕连接，成为连接近排腕骨与前臂骨性末端的分界面，具有维持下尺桡关节稳定的功能。因此，TFCC结构的完整是维持下尺桡关节和腕尺侧部稳定的主要因素之一，TFCC损伤会导致下尺桡关节明显不稳。

TFC与关节囊有纤维相连，当前臂旋前或旋后时，该纤维既起到了固定腕关节盘的作用，又将桡腕关节和下尺桡关节腔完全隔开，从而也铺平了桡腕关节（彩图26-3）。正常情况下，此软骨盘在前臂的任何旋转角度均于紧张状态。下尺桡关节的稳定性主要靠TFC、DRUL、PRUL、远端骨间膜和旋前方肌来维持。旋后时软骨盘掌侧部的紧张度增加；旋前时软骨盘背部的紧张度增加。当前臂旋转时，TFC在桡、尺骨之间拉紧，防止桡、尺骨下端分离，能显著稳定下尺桡关节，故也称其为"三角韧带"。TFC位于尺骨下端，像一个隔板，承受着尺骨向下的力量，若予以切除，则尺骨会出现上、下方向的松动和不稳。

TFC是具有一定弹性的纤维软骨，在传递尺骨与腕骨之间的压力或支撑反作用力时，具有一定的缓冲作用，可以在一定程度上减少骨与骨之间的碰撞。研究发现，中立位时通过腕关节的轴向负荷有（17.8 ± 5.4）%传递至尺骨；随着TFC切除范围的扩大，传递至尺骨的负荷逐渐减小。前臂轴向压力的传递试验表明：①TFC完整时，60%的压力经桡骨传递，40%的压力经尺骨传递；切除TFC后，前臂压力仅有5%经过尺骨传递到腕骨，且尺骨将出现上、下松动。这些现象说明TFC不仅具有缓冲和传递力量的作用，同时也是尺骨的稳定装置。②切除TFC和尺骨小头骨骺，100%的压力经桡骨传递。随着尺骨负荷量的减少，桡骨远端的负荷量相应地增大。虽然此改变的早期不会引起不适，但随着时间的推移，将导致桡腕关节的退行性变，尺侧腕轴向负荷及动力学发生明显紊乱，甚至引起尺腕撞击综合征。

腕关节虽然活动频率很高，但参与腕关节窝构成的TFC能否单独运动呢？TFC与尺骨、关节囊之间借韧带相连，而非直接相连，加之此韧带较长，使关节盘有一定的活动余地。前臂旋转时，TFC可在尺骨上轻微自由旋转。当手与前臂处于直线状态，TFC与月骨中部相对；若手极度外展，月骨即与TFC边缘接触增加；当手极度内收，TFC将与三角骨部分相对。这些现象说明，在腕部运动过程中，TFC有轻度活动。TFC在腕关节中的运动类似于半月板在膝关节中的运动，故若腕关节准备活动不充分，易造成TFC嵌顿性损伤。

第三节　病因及病理

TFC损伤后桡、尺骨间将出现不同程度的分离，波及关节囊而出现肿胀、疼痛和旋转功能障碍。由于解剖上的特殊性，无论前臂的旋前还是旋后均可使桡、尺骨的远端趋向分离，TFC处于紧张状态。如果旋转力或范围过大、腕极度背伸时前臂旋前或旋后、腕尺偏背伸用力、桡骨远端骨折合并下尺桡关节分离、慢性反复劳损致使软骨盘的中心部磨损、腕关节过伸位时跌倒或腕尺侧受到直接撞击、前臂尺侧缘轴向负荷突然增加或牵拉等（如用力拧洗衣服、用力扭动螺丝、木工用斧、运动员翻腕救球等），有可能使软骨盘由桡骨的附着点上撕脱，或伤及软骨盘。创伤、退变和炎症（主要为RA）可引起TFCC的撕裂或穿孔。随年龄增长，TFC将出现退行性变。创伤后腕痛又无RA的年轻患者中约26%有TFCC撕裂。桡骨远端骨折多同时存在TFCC损伤，TFC、ECUS和MH均可被累及，而UCL损伤较少。TFC两处损伤是急性期的典型改变。急性期TFC损伤可涉及五个部分，即中心部、尺侧、桡侧、尺桡侧和整体损伤。其中，TFC尺侧损伤的发生率达100%。急性期与慢性期检查结果有两点不同，一是TFC双侧（尺、桡侧）损伤或TFC两个部位损伤同时存在；二是TFC整体形态改变。这两点也就是急性期TFC损伤在MRI显示出的典型特征。TFC整体变形是由于桡骨远端骨折嵌顿后，尺骨相对变长，尺骨头与月骨尺侧间隙变小，TFC相应受压所致。一般裂口边缘磨损小属急性损伤，磨损大，边缘不规则属劳损性损伤。尺腕应力试验阳性患者在关节镜下发现的病变有RA、撕裂或磨损、月骨和三角骨的软骨软化、月三角韧带撕裂或磨损、滑膜增生和游离体等。

如果TFC损伤合并MH或其他韧带结构损伤，称为TFCC损伤。TFCC损伤后，周围结构也可发生损伤或病变，如尺骨头、桡骨或尺侧腕骨的软骨面、韧带结构的改变。当下尺桡关节发生脱位或半脱位时，常有TFCC损伤。前臂反复地旋前和旋后可使腕尺侧反复地受到轴向负荷的撞击，致TFCC的近、远侧部发生进行性退变，并且随着时间的推移和持续的负荷作用，尺骨头和月骨相邻的软骨面出现软骨软化、TFCC穿孔（单纯穿孔可以无症状）、月三角韧带变薄、变细或断裂，最后表现为月、三角不稳及尺腕关节、下尺桡关节发生退行性关节炎。有30%~50%的患者由于退行性变而出现关节盘中心部穿孔，TFC先天性穿孔率达25%。下尺桡关节囊较薄而松弛，关节一部分借关节盘来加强。损伤后，腕主动旋前和旋后活动达到极限时，尺骨茎突周围出现疼痛。在此基础上，被动加强旋前和旋后，疼痛加剧。中立的旋前和旋后疼痛消失，腕屈伸和侧屈时，不引起腕尺侧疼痛。ECUS纤维损伤是引起前臂旋转时痛和限制前臂旋转功能恢复的主要原因。

按发病原因，TFCC撕裂一般可分为创伤性、退化性和先天性三类。创伤性撕裂以青年人多见；退化性撕裂以中老年人多见；先天性撕裂罕见，往往无临床症状。根据TFCC的血供特点将创伤性TFCC损伤简单地分为2型：Ⅰ型即TFCC的周边（桡侧缘除外）撕裂，其特点是损伤后有愈合能力；Ⅱ型即TFCC中心部位（含桡侧缘）撕裂，这类损伤位于TFCC的乏血管区，损伤后无愈合能力。1989年Palmer将TFCC的损伤分为创伤性损伤和退变性损伤。评价指标有TFCC整体轮廓、损伤部位、形态特征和信号强度变化，具体分类如下。

创伤性损伤（Ⅰ类）分为以下4种类型：

1. TFCC中央部撕裂或穿孔。

2. TFCC从尺骨茎突的止点上撕裂，可伴或不伴尺骨茎突骨折。

3. 尺腕韧带撕裂，TFCC从其连接于尺腕骨处撕裂。

4. TFCC从桡骨附着缘上撕脱，可伴或不伴桡骨远端骨折。

退变性损伤（Ⅱ类）分为以下5种类型：

1. TFCC水平部在近侧面或远侧面磨损，但未发生穿孔。

2. 除水平部磨损外，还有月骨的尺侧面或尺骨头桡侧面软骨破坏。

3. TFCC的水平部发生穿孔。

4. 退变进展期，月骨和尺骨头的关节面出现退行性变化，TFCC水平部穿孔，月三角骨间韧带断裂。

5. 尺腕撞击综合征的终末期，发生创伤性关节炎，月三角骨间韧带完全断裂。

第四节　临床表现

临床上引起尺腕痛的原因很多，其中TFCC的损伤是导致尺腕痛的重要原因之一。TFCC是下尺桡关节的主要稳定结构，TFCC撕裂可引起腕关节不稳及半脱位、腕关节旋转功能障伴尺骨茎突远侧附近慢性持续性的腕尺侧痛，伴有腕部酸胀及活动时疼痛，突然旋转时疼痛加重，有时腕关节软组织肿胀或尺骨小头高凸畸形等。患者多有急、慢性外伤史，如跌伤、扭伤、牵拉伤、甚至无明确外伤史。男女均可发病，多为青壮年，病程不等，一般右侧多发，也可双侧发病。通过询问病史可得知受伤原因，如前臂旋前位跌倒、腕背伸或者腕尺侧直接撞击的病史。临床症状：一般表现为腕尺侧疼痛（如拧毛巾和举高重物时）、肿胀和腕关节活动受限。查体：①腕关节痛性弹响。患者前臂垂直位时放松腕关节，检查者一手紧握住桡骨，另一手前后活动尺骨，与对侧相比活动度增大并伴有咔嗒声。②按压痛。按压患者尺骨茎突与尺侧腕屈肌肌腱之间、尺骨头与三角骨之间可产生明显疼痛，即为"尺骨凹"试验阳性，此处为TFCC损伤最佳触诊按压痛位置。③"琴键征"。患者的手平放在桌上，前臂向下用力，如果存在下尺桡关节半脱位，尺骨头向背侧凸起，放松后回到初始位置为阳性。④尺腕应力试验，又称为关节盘研磨试验。患者前臂垂直位时腕部最大尺偏、轴向应力下做被动旋后、旋前时引起腕关节尺侧疼痛为阳性。

第五节　诊断及鉴别诊断

TFCC损伤是引起尺侧腕部痛最常见的原因之一。如不及时治疗将导致下尺桡关节不稳定乃至慢性腕关节不稳。理想的治疗方法选择源于正确、及时的诊断，早期诊断和早期治疗尤为重要。但因对该病认识不足，常延误诊断造成治疗困难。患者多有急、慢性腕部损伤或骨折的病史，或长期做使三角骨于三角软骨桡侧挤压的动作，或遇受极度前臂旋转暴力。患者腕部尺侧有疼痛或压痛，前臂旋转及尺偏时疼痛加重。尺骨头处略有肿胀，腕关节活动受限。对怀疑TFCC损伤者应认真检查，在腕关节尺偏位施加轴向压力时如诱发疼痛可帮助诊断（握住患腕，在患者腕关节由桡偏斜向尺偏的运动中，从轴向施加压力，使尺侧腕骨撞击尺骨，如能诱发腕尺侧疼痛加重，即为阳性）。但需与尺侧腕屈肌和伸肌腱炎或半脱位、腕关节炎、腕关节不稳诱发的疼痛相鉴别。检查时细心观察诱发疼痛时尺骨移动度（可评价下尺桡关节稳定性）和确切压痛点（腕关节尺侧腕屈肌和伸肌间隙，还有尺骨茎突远端有无压痛）。

桡骨下端骨折和尺桡关节脱位时往往有TFC损伤，表现为骨折愈合后出现尺骨茎突远侧的腕痛。疼痛呈深部钝痛，定位不清，有时无明显的压痛点。做腕关节的极度旋前尺偏时可诱发疼痛，同时可能产生"痛性弹响"。本病误诊率较高是由于对尺侧腕痛的认识不足。因此，对尺侧腕痛者，应询问是否有桡骨远端骨折病史，并做相应的影像学检查。腕关节X线片如显示桡骨远端骨折、下尺桡关节分离或脱位和尺骨茎突骨折的征象，提示有TFCC损伤。

鉴别诊断：月骨无菌性坏死的压痛在腕背正中，伸屈功能受限，叩击第3掌背头时有疼痛。舟骨骨折压痛在鼻咽窝及舟骨结节，叩击第1、2掌骨头时即感疼痛。单纯腕部UCL损伤的压痛局限在UCL，有腕部桡偏痛。腕背伸肌腱炎的压痛在相应肌腱上。腕关节创伤性滑膜炎的疼痛不很明显，只有"不适感"，肿胀在腕背部，且呈横形肿胀，腕背伸、掌屈运动受限。单纯性腕关节扭伤通过对症治疗后多能痊愈。腕关节急、慢性创伤和结核等病变，除关节肿胀外，大部分有屈伸运动受限，影像学检查容易区别。

在MRI出现以前，腕关节造影摄片术是TFC损伤撕裂的主要检查方法，但不能显示其撕裂部位和轻中度损伤，且为侵入性检查方法，这也是此前三角软骨盘损伤容易漏诊、误诊的主要原因。MRI可多平面、多层次地显示TFC及其周围结构，能够对损伤的程度及累及范围做出准确、及时的判断，定位准确，为诊断TFCC提供了一条新的途径，为首选检查方法。尽管如此，常规MRI扫描对于TFC轻中度损伤的诊断也有一定的误差，尤其是在磁共振场强比较低，分辨率不高的扫描条件下，可能会出现一些漏诊、误诊现象，具体表现在：①把软骨盘周围的一些正常组织信号误诊为TFC损伤；②把TFC中央较薄可能不显影部分误诊为穿孔；③忽略TFC内信号变化与年龄的密切关系，将正常TFC内出现的点灶样高信号误诊为损伤；④把正常TFC内侧因富含血管组织而出现的信号增高误诊为撕裂；⑤虽能明确诊断损伤的存在，但无法准确判断损伤累及的范围。文献有关MRI与关节镜检查的阳性符合率达91%，但对肌肉骨骼系统有经验的放射科医生，在不了解临床资料时，MRI诊断阳性符合率为69%。

鉴于以上不足，要加强对正常影像解剖的认识。MRI对于腕部疼痛的无创评估有非常重要的作用，成为目前诊断TFCC损伤的主要无创方式。MRI可以多序列、多方位检查，对于TFCC具有较好的显示能力，故有利于TFCC损伤的诊断和及时治疗。MRI诊断TFCC损伤的敏感度、特异度和准确度分别为92%、89%、91%。

关节腔注射对比剂增强扫描一方面可提高TFC损伤的检出率，另一方面可提高对TFC周围的一些固有韧带和非固有韧带病变的诊断水平。根据损伤部位MRI的信号改变来进行分类，可分为5类。A：中心穿孔；B：尺侧撕脱（有或无尺骨茎突骨折）；C：桡侧撕脱（有或无乙状切迹骨折）；D：双侧撕脱（B+C）；E：整体损伤（桡侧半薄，尺侧半厚，表面不平滑）。这种分类能确定腕部TFC的损伤程度，为诊断提供可靠的依据。临床研究发现，TFCC损伤多见背侧缘或尺侧缘损伤，也就是Palmer分型中的ⅠB型损伤。且ⅠB型损伤常导致下尺桡关节不稳定，对临床治疗具有指导意义，因此针对ⅠB型损伤提出新的分类为Atzei分型。

现在越来越多地使用腕关节镜诊断和治疗TFCC损伤，这是诊断TFCC损伤的"金标准"。目前研究表明腕关节镜是探查TFCC损伤最敏感及准确的工具。腕关节镜可在直视下观察TFCC穿孔的大小、形态、位置和韧带的断裂等情况，并可观察腕骨和尺骨头是否存在软骨软化及观察腕骨间动态下的相互变化，得出明确诊断，其诊断正确率较关节造影高。有报告，66例腕关节痛经X线平片检查为阴性的患者，行腕关节镜检查发现，65名患者存在TFCC损伤，36%存在舟月韧带损伤，33%存在月三角韧带损伤。关节造影对上述损伤的诊断率仅能达到25%，而应用关节镜可提高到95%。腕关节镜可以提高腕关节盘损伤、韧带损伤及骨和软骨损伤的诊断准确率。更为重要的是腕关节镜在做检查的同时能对TFCC撕裂口及磨损的软骨软化区进行清创，同时达到治疗的目的。虽然腕关节镜是诊断TFCC损伤的"金标准"，但为有创检查。其诊断主要依靠病史、临床表现和辅助检查。

第六节 治 疗

早期确诊损伤的性质和撕裂的部位对治疗方法的选择有指导意义。有症状的退行性撕裂可予非手术治疗，而无症状的退行性撕裂则无临床意义。轻度损伤主要采用局部敷药、熏洗或痛点封闭以及休息等治疗。无论采用什么治疗手段，一般预后良好，仅有少数人可能出现腕部力量下降、关节弹响、下尺桡关节和尺、月骨间隙变窄等病变。外伤性边缘型撕裂可采用非手术修复，而TFCC因中心区域无血管，自身修复困难，可手术切除撕裂部。若严重损伤周边供血较丰富区，可进行手术修补或石膏制动休息。治疗桡骨远端骨折时易忽略并发的TFCC损伤，导致顽固性尺侧腕部痛。如果在损伤早期前臂旋前位石膏固定，有利于TFC损伤愈合。急性损伤可予前臂管形石膏固定3周或局部敷药固定。可用宽4cm，长约10cm胶布一块从桡腕处开始包绕下尺桡关节一圈粘贴（注意为防止过紧，应留1cm不能封拢）。再用宽3cm，长10cm夹板一块压患腕的背侧方，绷带包扎固定。其作用一是胶布包绕后能限制下尺桡关节的分离，促使两骨靠拢，有利于腕TFC的修复；二是包扎在腕部背侧的夹板能限制前臂的旋转，避免使损伤加重，让腕部能在避免过旋外力的静止条件下修复。研究表明TFC尺侧附着点损伤（Palmer I类B型）占100%，多为轻微损伤，影像学及手术中无法发现，外固定后很快恢复。

传统的手术方法有尺骨头切除术、TFCC部分或全部切除术、撕裂处的清创、TFCC的修复、TFC重建术、尺骨缩短术、尺骨头薄层切除术以及局限性腕骨间融合术等。这些手术的疗效差异很大，临床及生物力学研究报告均存在不同程度的缺陷。但有一点为共识，即首先按照Palmer分类法对TFCC损伤进行分类，然后根据不同类型损伤选择不同的手术方法。

关节盘切除后对尺侧腕载荷传导功能是否产生显著性影响，并因此继发腕部骨与关节的退行性病变，这是需要关注的问题。伴有下尺桡关节脱位者，单纯切除损伤的TFC效果不理想，需要进行尺骨远端切除术。尺骨头切除术是最早用于治疗TFCC损伤的术式，但有术后尺骨残端过度活动、疼痛及腕关节尺侧偏移等并发症，远期疗效差，现已极少用于治疗TFCC损伤。临床证明，TFC及尺骨头切除后分别影响腕关节稳定性及握力，应在其治疗过程中尽量保留TFC，促进其自行愈合。研究证明，TFCC全部切除会引起下尺桡关节的不稳，但是关节盘的部分切除不会引起下尺桡关节的不稳。TFCC水平部分2/3以上切除可导致前臂负荷功能紊乱；相反，2/3以下的切除不会引起明显的前臂负荷功能紊乱。最新研究也证明，TFCC切除后腕传递至尺骨的轴向载荷显著降低，而桡骨负荷比却剧增，易于诱发桡腕关节软骨的退行性变，对下尺桡关节的稳定性也有显著的影响，而且临床长期随访报告TFCC切除术失败率超过30%。因此，现在多不主张用TFCC全切术治疗TFCC损伤。对有症状的腕关节盘撕裂或穿孔进行有限的清创术是符合生物力学要求的有效治疗方法。目前多数认为尺骨短缩治疗TFCC损伤或尺骨撞击等疾病的机制是尺骨短缩后降低了尺侧腕骨与TFCC远侧关节面之间的压力，同时尺骨头向近侧移位时腕尺侧韧带张力升高，增加了下尺桡关节的稳定性。

1988年首先报告用关节镜技术行TFCC的有限清创，对TFCC无血管区做撕裂扩大术而保持DRUL和PRUL的完整性和生物力学稳定性。对撕裂TFCC做部分切除，将撕裂瓣完全切除或对TFCC磨损的边缘予以修整。TFCC从尺骨茎突附着处撕裂时，可做镜下缝合修补。但对TFCC撕裂伴尺骨正向变异和月三角韧带撕裂者疗效较差。对清创术后疼痛无改善的病例，可再施行尺骨短缩术或尺骨头薄层切除术。腕关节镜的应用给TFCC损伤的诊断和治疗带来了新的希望，这是目前诊断TFCC病变最准确和最可靠的方法。目前多主张采用腕关节镜诊断和治疗TFCC损伤，且TFCC也是目前腕关节镜下唯一可修复的软组织。在直视下可发现其他检查方法所不能发现或不能确定的病变，且在确诊的同时可进行治疗。

参考文献

［1］黄继锋，钟世镇，徐达传.三角纤维软骨复合体的解剖学研究［J］.中国临床解剖学杂志，2001，19（2）：115-117.

［2］黄继锋，钟世镇，徐达传.三角纤维软骨复合体的血供及临床意义［J］.中国临床解剖学杂志，2001，19（2）：118-119.

［3］黄继锋，赵卫东，樊继宏，等."Z"型截骨术治疗三角纤维软骨复合体损伤的生物力学评价［J］.中国临床解剖学杂志，2001，19（4）：359-361.

［4］费起礼，赵力.腕关节三角纤维软骨复合体损伤的诊治［J］.中华骨科杂志，2003，23（8）：507-510.

［5］沈忆新，郑祖根，徐又佳，等.腕关节造影诊断三角软骨组合撕裂的应用价值［J］.苏州医学院学报，1995，15（5）：870-871

［6］周陈斌.外伤性腕部三角纤维软骨切除术12例［J］.南通医学院学报，1998，18（1）：76.

［7］刘志强，廉宗，韩悦，等.创伤性三角纤维软骨损伤急性期的MRI诊断［J］.中华手外科杂志，1998，14（4）：228-230.

［8］朱庆生.桡腕关节造影和MRI在腕三角纤维软骨板撕裂的诊断作用［J］.中华手外科杂志，1999，15（3）：187-188.

［9］尚峥辉，黄富国，岑石强，等.三角纤维软骨复合体损伤后腕关节稳定性的生物力学分析［J］.中国修复重建外科杂志，2008，22（7）：820-823.

［10］郑和平，张发惠，郭涛.尺动脉腕背支骨膜瓣修复三角纤维软骨的应用解剖［J］.福建医科大学学报，2003，37（4）：376-379.

［11］沙川华.从三角软骨板的构造看其功能与损伤［J］.四川解剖学杂志，1996，4（1）：36-37.

［12］尚峥辉，黄富国.腕关节镜在三角纤维软骨复合体损伤诊治中的应用［J］.华西医学，2006，21（2）：411.

［13］周祖彬，曾炳芳.三角纤维软骨复合体解剖及生物力学研究［J］.中国骨伤，2006，19（11）：666-667.

［14］曲玉磊，刘永涛.三角纤维软骨复合体损伤的诊断及治疗进展［J］.实用骨科杂志，2021，27（3）：242-246.

［15］武永刚，方礼明，张军，等.腕关节三角软骨复合体损伤的研究进展［J］.山东医药，2010，50（12）：113-114.

［16］孙捷，张益，高甲科，等.腕关节三角纤维软骨复合体解剖及组织学观察［J］.青岛大学学报（医学版），2020，56（5）：516-519.

［17］刘世同，郝大鹏，于腾波.三角纤维软骨复合体的MRI应用进展［J］.国际医学放射学杂志，2019，42（6）：700-703，716.

［18］张鑫，樊健.三角纤维软骨复合体损伤的诊治进展［J］.外科研究与新技术，2017，6（2）：121-124，132.

（李义凯，杨俊，陈荣庄）

第二十七章 尺管与尺管综合征

尺管综合征发病较少且不被临床所熟知，本病是由于尺神经在位于豌豆骨和钩骨钩之间的骨纤维性管道受压而致病。由于本病的隐匿性，多易被误诊。腕部尺神经分为三个区段，不同区段发生病变，所致临床表现各异，故熟悉尺管解剖及尺神经走行，对诊断和鉴别诊断以及治疗至关重要。各种非手术治疗对早期病变有效，严重者多手术治疗，而传统的手术方法损伤较多，微创治疗将成为治疗的重要手段。病程是影响疗效的一个重要因素。

第一节 概 述

腕尺管又称尺管、腕尺侧管、尺神经管或Guyon管，是尺神经及其深支走行于腕部的骨纤维性通道，位于腕关节的掌尺侧。通过该管内的尺神经受到各种因素的卡压而引起的一组症状和体征，称为腕尺管综合征（ulnar tunnel syndrome，UTS），又称为Guyon管综合征、腕部尺神经卡压综合征等。本征是手关节尺侧的尺神经管内低位尺神经障碍，也是手关节部尺神经管内尺神经障碍所致疾病的总称。当尺管部位受到压迫或容积减少时，尺神经可受到挤压而产生一系列的症状，故又称Guyon管尺神经嵌压综合征。

1861年，Guyon最早对尺神经在腕部通过这个三角形间隙（腕尺管）的解剖进行了描述，并指出尺神经在此有被卡压的可能。1908年Hunt描述了由慢性职业性创伤引起的单独尺神经支炎。1965年Dupond首次命名这个平面的尺神经压迫性损害为"尺管综合征"。本病病因较多，但较少见，发病率约占上肢骨纤维管内神经卡压综合征的3%。多数发病缓慢，疼痛症状较轻，临床症状和体征多样，可伴有其他疾病，使得诊断更加困难，易误诊为肘管综合征。

第二节 尺管的解剖

一、尺管

是位于腕掌尺侧的一个三棱柱状骨纤维管，起于豌豆骨的近端，止于钩骨钩的远端。

主要由腕横韧带的尺侧段与腕掌侧韧带的远侧部共同构成，其横断面呈扁三角形间隙，三角形的尖指向桡侧。尺管容积小，尺神经及其深支走行于内，有少许脂肪及滑膜组织衬垫于管内，对神经起"床垫"作用（彩图27-1）。

Guyon管为一短斜性骨纤维管道，位于腕横韧带上方，浅层为前臂筋膜。腕掌侧韧带为前臂深筋膜在腕前区的增厚带，并在腕部内、外侧与腕横韧带浅层的一部分以及腕背侧韧带相连续，其远侧缘内侧部和掌短肌构成腕尺管的前壁（顶部）。此外尚有小鱼际肌的起始部、腕掌侧筋膜及尺侧腕屈肌腱扩张部和掌筋膜。尺管的后壁为腕横韧带深层的一部分和豆钩韧带；腕横韧带远端止于钩骨钩，近端越三角骨与钩骨间关节的前方止于豌豆骨，构成尺管后壁的近侧部。豆钩韧带在豆钩间隙底部连结豌豆骨与钩骨，构成管后壁远侧部。内侧壁由豆钩韧带、尺侧腕屈肌腱止部，稍远侧为豌豆骨构成。外侧壁近段邻接指浅屈肌腱内缘和腕横韧带，远段为钩骨。尺管的上口由豌豆骨近侧缘、腕掌侧韧带和腕横韧带围成。尺管的下口由腕掌侧韧带、掌短肌及腱膜、豆钩韧带、尺侧腕屈肌腱和手内侧肌群的肌腱围成，由上口到下口的长度为（19.1±4.0）mm（彩图27-2）。

尺管是由无伸缩性的坚韧结构围成的滑膜鞘样管道，内面光滑，似有一层滑膜衬贴。尺神经从前臂进入主要位于豌豆骨和钩骨钩之间的骨纤维性管道，对此段的命名和划分有不同的观点。文献多将腕部尺神经走行的通道分为腕尺管段、豆钩间隙和小指对掌肌管三段，长约1.5~2.0cm，宽约6.7mm。豆钩间隙其实是腕尺管的深层出口。小指对掌肌管也仅是尺神经深支在小鱼际肌群内走行时所经过通道的后半部分，因此腕部尺神经走行的通道实际上分为两段：近端的骨纤维通道——腕尺管段，和远端的肌间隙——小鱼际肌段。

尺神经在进入Guyon管之前分出掌短肌肌支，在Guyon管内分出浅支和深支，刚离开Guyon管又分出小指外展肌支进入豆钩管。豆钩管管顶是由豆钩弓形成，是小指展肌和小指短屈肌的起点之一。在豆钩管内尺神经深支又分出小指短屈肌肌支和小指对掌肌支。在钩骨钩突和豌豆骨之间有豆钩韧带连接，位于尺神经深支表浅部。小指短屈肌与豌豆骨和钩骨钩突有两个附着点，两点间形成一凹陷而坚韧的肌腱弓，此弓与豆钩韧带在尺骨底面形成一窄而斜的豆钩裂隙，尺神经深支和尺动脉由此通过（彩图27-3）。

二、尺管内尺神经

尺神经和尺动脉在位于前臂远端的尺侧腕屈肌与指浅、深屈肌的间隙中走行，神经位于动脉的内侧，二者行于尺管，即走行于屈肌支持带的浅面、豌豆骨的外侧、钩骨钩的内侧。尺神经在尺管的中部相当于尺骨茎突下方5mm处（在豌豆骨远端）分叉发出深、浅两支。浅支与尺动脉的主干伴行，深支与尺动脉的深支伴行。尺神经深支和尺动脉掌深支于豆钩韧带的前缘处向内向下入小鱼际肌腱弓，于肌间隙浅出向外行于掌骨和骨间肌掌面。在手掌深面，与掌深弓伴行，向尺侧越过豆钩韧带、小指展肌、小指屈肌和小指对掌肌，于钩骨钩部之后经小指屈肌与小指展肌之间进入屈肌腱的深层，分支支配小鱼际肌，第3、4蚓状肌，全部骨间肌，拇收肌和拇短屈肌深头。尺神经深支穿过小指短屈肌的腱性纤维弓，长约2.0~7.8mm，平均5.2mm，此处尺神经深支有伴行动脉横跨。

Cross等将腕部尺神经走行分为三个区段：第一区段从腕掌侧韧带到尺神经感觉、运动分叉处，此段嵌压后表现为尺神经的感觉和运动功能障碍；第二区段为尺神经深支，属运动支；第三区段为尺神经浅支，即感觉支，支配小指和环指掌面尺侧的皮肤感觉。依据尺神经深支的分支与走行，可将尺神经深支分为：①豆钩管段，为行于豆钩管内的一段，与豌豆骨、钩骨钩关系密切。②小鱼际肌段，为尺神经深支于豆钩韧带前缘处入小鱼际肌腱弓，继而浅出小鱼际肌间隙之前的一段。此段的行程与第5掌骨基底部位置尤为密切。③掌中段，为尺神经深支行于掌深部与掌深弓伴行的一段。④终末段，为尺神经深支终支进入手掌骨间肌、蚓状肌及鱼际肌的肌支。

尺神经深支浅面是小鱼际肌腱弓，存在率55%，深面是豆钩韧带，存在率100%；而后尺神经深支进入小鱼际肌群浅、深两层之间，继续向深部、向桡侧走行，进入小指对掌肌浅、深两头和钩骨钩形成的间隙，即小指对掌肌间隙（对掌肌管）。该间隙有一个入口和一个出口，入口的顶为小指对掌肌浅头腱性起点近侧缘，底为小指对掌肌深头腱性起点的近侧缘，桡侧壁为钩骨钩近侧缘；出口为小指对掌肌浅、深两头腱性起点的远侧缘交织融合在一起，形成一个仅容尺动脉和尺神经深支走行的间隙。浅头腱性起点近侧缘形成的锐利腱弓样结构称为小指对掌肌腱弓，其存在率为100%。有人认为将对掌肌管称作小鱼际肌段更为合适，此段尺神经深支与小鱼际肌的关系有3种：①行于小指短屈肌与小指对掌肌之间；②行于小指对掌肌间隙；③行于小指对掌肌与第5掌骨底间。并非所有的尺神经深支都经过对掌肌的浅头和深头间的间隙。尺神经深支从小鱼际肌内缘穿出入手掌深部，称为掌中段，并分出第2、3、4骨间肌支和第3、4蚓状肌支。最后达终末段，是尺神经深支在手掌深部的终末支，发支支配拇收肌、第1骨间背侧肌和拇短屈肌深头。

三、尺神经深支卡压的解剖学基础

Guyon管位置比较浅表，尺管内部结构排列固定，间隙狭窄，特别是尺管入口处更为明显。当损伤后出血和水肿，使得尺神经毫无退让的余地，加之局部纤维组织肥厚、瘢痕和粘连等，易发生尺神经嵌压。腕部活动时动力学因素的影响会加重神经损伤。研究发现，屈腕时，以腕关节为支点，尺神经远端向近端靠拢，管内神经松弛。腕关节背伸时，尺神经深支以豆钩韧带远侧缘为支点，渐向后折转成角，并与之产生摩擦，管内神经张力增大。腕关节外展时，尺神经深支随小鱼际外移，与豌豆骨接触面减小，摩擦力降低。腕关节内收时，深支向尺侧偏斜角增大，与豌豆骨接触面增加并产生摩擦，管内神经张力增大。豆钩韧带和豌豆骨远端是尺神经深支在腕关节背伸、内收活动时动力性卡压的部位。从分叉处尺神经和尺动脉占管中部截面积的比例可见，神经尚有较充分的活动空间，故尺神经一般不易在管内受卡压，但若管壁各结构或（和）管内容物出现形态学异常，导致管腔容积缩小，加之腕部活动时动力学因素的影响，尺神经及其分支将受卡压。腕尺管的这些解剖特点与腕尺管综合征的发病以及发病后的临床表现关系密切，是腕尺管综合征的解剖学基础。

腕尺管段的卡压因素有尺动脉发出的小鱼际肌营养血管和尺动脉深支。尺动脉和尺神经之间的多种交叉伴行关系是尺动脉卡压尺神经的解剖学基础。腕尺管内尺神经和尺动脉之间存在3种交叉伴行关系：尺动脉发出的小鱼际肌营养血管和尺神经深支交叉占10%，尺动脉深支和尺神经浅支交叉占20%，尺动脉深支和尺神经深、浅支分别交叉占70%。这些多种方式的交叉伴行关系的存在为解释临床上尺动脉小鱼际肌营养血管血栓引起尺神经支配的所有手内在肌功能障碍及尺动脉深支血栓引起尺神经浅支支配区感觉障碍或者同时发生感觉和运动功能障碍提供了解剖学依据。

小鱼际段的卡压主要是由于小指短屈肌和对掌肌所形成的腱弓压迫所致。小鱼际腱弓下间隙宽度大于血管神经束横径，但纵向高度与血管神经束几乎相等，这是尺神经受压的一个重要部位。根据尺管不同平面管径的测量结果，尺管入口处最窄，且腕管侧韧带构成了尺管的顶，空间有限，这也是尺神经易受压的部位。出口的卡压因素有小鱼际肌腱弓和豆钩韧带。小鱼际肌段存在小鱼际肌腱弓、与尺神经交叉伴行的血管、豆钩韧带和小指对掌肌腱弓，也就是存在4种可能引起腕部尺神经卡压的因素。小指对掌肌腱弓的边缘锐利，可以直接卡压尺神经深支。构成小指对掌肌间隙的组织为移动性差的肌-腱性起点和骨组织，间隙本身狭小、密闭，当内在或外在因素导致间隙内压力增高时，可引起尺神经深支的卡压。90%小鱼际肌肌支在小指对掌肌腱弓前发出并进入所支配的肌肉，这可以解释部分腕部尺神经卡压的患者表现为除小鱼际肌外，其他由尺神经支配的手内在肌功能障碍的现象。

尺神经浅支于小鱼际肌腱弓浅面出腕尺管，一般不易受压。在分出深、浅支前，深支位于神经干内后方，紧贴管内侧壁，如腕尺管远端结构异常，易构成压迫，表现为手内在肌功能损害。在穿小指短屈肌腱弓前，深支位置最为表浅，表面仅有皮肤和薄层浅筋膜，当此处因职业致应力性损伤时，神经极易受损（彩图27-4）。

第三节 病 因

尺管综合征由多种因素引起，常见病因分为肿块、创伤（急性或慢性）、解剖变异和血管性疾病四大类。具体病因包括：慢性损伤所致的炎性增生、腕掌侧韧带增厚或滑囊炎、动脉瘤、血栓、神经鞘瘤、脂肪瘤、类风湿关节炎、豆钩关节处腱鞘囊肿、尺侧腕屈肌腱鞘囊肿、尺动脉栓塞、骨关节病变、腕部扭伤、腕尺侧肿物、肌肉损伤、钩骨钩部骨折、掌部骨折、腕部骨折、脱位等致腕尺管结构破坏、骨赘、异常组织增生、血管变异畸形、肌肉发育异常和小鱼际腱弓增厚等，甚至无明确诱因而致病。创伤和囊肿是卡压最常见的原因。Gross等总结了142例腕尺管综合征病例，认为最常见的原因是腱鞘囊肿，其次是腕骨骨折、异常肌肉、动脉栓塞、增厚的豆钩韧带。腕部外伤或骨折后导致豌豆骨和钩骨之间的位置变化向腕尺管挤压，压迫尺神经。还有合并其他疾病所致的尺管综合征，如合并糖尿病等。

　　随着人们活动的复杂化，引起UTS的病因也越来越多。职业因素不容忽视，有人曾对修鞋工做过统计，其发病率较常人高4~5倍。其他如射击运动员、长期或强化俯卧撑训练、自行车运动员、小提琴师、长期使用电脑鼠标工作或玩电脑游戏、木匠、瓦匠、高尔夫球和网球等的慢性刺激和手关节的反复活动也是致病原因之一。重体力劳动者，因长期高负荷，可致手部血管增粗，位置异常，压迫腕尺管内尺神经深支。

第四节　病　理

　　尺神经腕部卡压的原因主要是Cuyon管壁改变或管内容物增加，其发生与局部反复的磨损有关。姿势不当、长期使用鼠标及修鞋等反复做腕部尺侧倾斜的工种，长期慢性刺激易造成小鱼际肌段的尺神经深支损伤。这是因为腕关节背伸尺偏，形成了以钩骨为支点的张力性姿势，这些动作造成尺神经在尺管内被拉长，尺管内韧带和滑膜等组织发生无菌性炎症，水肿和压力增高，使得尺管容积变小，压迫尺神经而致病。而尺管延展性差，长期高负荷使血管增粗或位置异常，亦影响了静脉回流系统，使静脉长期回流受阻，导致管内压力增高，造成小鱼际肌腱弓对尺神经的卡压。因小鱼际肌腱弓下面间隙的宽度大于血管神经束的横径，而纵向高度与血管神经束纵径几乎相等，同时异常血管搏动对受压神经造成刺激，产生异常生物电冲动，使支配血管的交感神经失去对血管的舒缩控制而扩张渗出，尺管内压升高，造成对尺神经的进一步卡压。在豆钩管段，豌豆骨、钩骨钩骨折以及韧带断裂时，极易损伤神经，产生尺管综合征。研究表明，在各种病因作用下，当腕尺管内压力增高大于其缓冲作用，超过"床垫"对神经的缓冲作用时，尺神经可受压发生腕尺管综合征。研究表明，管内压力超过40mmHg时，出现神经受压症状；压力增至100~150mmHg，出现神经病理损害。

　　尺神经在腕部的卡压分为三种类型：一型为感觉与运动支同时受压；二型为单纯运动支受压；三型为仅感觉支受压。其中单纯运动支受压占大多数。尺神经主干和深支可同时受压，或深支和浅支同时受压，或单纯深支受压以及单纯浅支受压。因深支纤维位于分叉前神经干的内后方，神经干卡压早期仅表现为手内在肌功能损害，类似单纯深支卡压。尺神经深支在穿过内侧肌间隔时被局部增厚、致密的筋膜束卡压。尺侧腕屈肌腱扩张部、小指短屈肌起始部桥形腱弓、豆钩韧带和滑膜囊肿等可卡压尺神经而发病。小指短屈肌边缘呈腱性弓状缘者占60%，同时有伴行动脉横跨于尺神经深支上，故小指短屈肌的腱性弓状边缘可卡压尺神经深支。当有职业需求且腕部反复受压撞击时，可引起尺神经深支与该腱性边缘的反复摩擦，导致尺神经深支的损伤。

　　尺神经深支从Guyon管穿出后，在手掌近侧向桡侧穿行，到达第3掌骨基底部时神经、血管穿过拇收肌横头与斜头之间的狭窄裂孔进入大鱼际，支配拇收肌，第1骨间掌侧肌，第1、第2骨间背侧肌及拇短屈肌深头。由于该部位尺神经深在，临床上尺神经在该处直接损伤较少见，但在下列情况可出现损伤：①存在拇收肌纤维弓状结构的，尺神经深支被包围在纤维结缔组织弓内。②手掌部慢性劳损、外伤刺激、周围组织水肿、小血管出血等可引起尺神经卡压。拇收肌腱弓的形态有索带状和膜状结构，以前者较多。③拇收肌起点处的囊肿或肿瘤可引起神经压迫。

血管骑跨神经致压亦逐渐引起人们的重视。有时无明显卡压，仅为尺动、静脉支骑跨所致。过去认为血管骑跨神经，短期内对神经不会形成压迫或不足以引起神经病理性损伤。随着研究的深入，认为血管搏动对受压神经是一种伤害性刺激，能使神经产生异常生物电冲动，导致伴随血管的交感神经失去对血管舒缩的控制而使其处于扩张、渗出状态，致管内压力增高。

本征也可伴有多部位卡压、腕管综合征或肘管综合征。周围神经在近端受压时，由于轴突流输受阻，很容易在远端神经纤维管外再次出现压迫现象。双卡或多卡综合征是指1根神经在2个或3个部位，或2根以上神经在同一肢体的不同部位同时受到卡压，导致肢体特定部位运动、感觉及自主神经营养功能障碍。周围神经任何一个部位受压，都可导致轴浆流动减少，虽不足以引起临床症状，但可使神经更容易在其他部位受到卡压，多个部位卡压作用总和将导致临床症状与轴束功能障碍，若轴浆流多处阻滞时间足够长，将造成神经不可恢复的变化。合并糖尿病可伴发周围神经炎，是否会使尺神经更易被卡压，有待进一步研究。病理上支持慢性炎性增生为导致腕尺骨综合征的主要因素。

病变尺神经可增粗变硬或局部变细，被嵌压的节段硬韧、有明显压迹，尺神经表面无光泽、苍白、外膜增厚、近端有水肿、梭形膨大或瘤样变；同时可见神经粘连、异常组织压迫、表面血管明显增粗扭曲、尺侧腕屈肌腱扩张、滑膜囊肿和血管瘤等改变。

第五节　临床表现

一、症状和体征

本病男多于女，见于各个年龄段，以中青年多见。右手多于左手，多为单侧发病，偶可双手发病。病程不等，多数有腕关节急性或慢性职业劳损史，如长期使用电脑鼠标工作或玩电脑游戏，劳动者亦多见。表现为自觉手部握力下降，轻者表现为手指精细活动不灵活和无力感。腕掌尺侧沿尺神经分布区疼痛，尺神经浅支皮肤支配区，即环、小指感觉异常、减退或麻木。小鱼际肌基底部有压痛或可触到肿块，小鱼际肌萎缩及骨间肌萎缩，有时可呈"爪形手"畸形。前臂旋前或腕桡偏时疼痛加重。

由于尺神经在腕尺管内分支，加之腕尺管远端又被桥形腱弓分隔，因此尺神经主干及其分支在腕部不同部位受压时，就会有不同的临床表现。有的仅有感觉功能障碍，或有运动功能障碍但感觉正常，或感觉、运动功能均有障碍。必须把握各个分支损伤时的不同症状。感觉支的浅支障碍，引起无名指尺侧和小鱼际掌侧的麻痹和疼痛；深支障碍，使手指的灵巧性下降，骨间肌、蚓状肌、拇指内收肌肌力下降及肌萎缩，Tinel征在腕关节最大掌屈及最大背屈时加重，以及出现Froment征（用拇食二指夹纸片时，拇指远侧屈曲）和爪形手。肌电图检查提示为纤颤和正相电位，失神经电位，无运动电位。

二、尺管的分区与临床分型

尺管的分区与临床体征和症状有着密切关系，但目前尺管综合征的分型尚不统一。为了准确判断尺神经在腕部受压的部位，与Gross腕尺管3个分区相适应，根据临床表现把尺管综合征分为3型：第1型是尺神经干在第1区受损，既有手内肌的肌力减弱，又有尺神经在手尺侧分布区的感觉异常；第2型是神经受损发生在第2区，临床表现仅为手内肌无力；第3型是神经受损发生在第3区，临床表现仅为手掌尺侧及邻近一个半手指的感觉异常。神经也可在2个区同时被卡压。临床表现也相应地分为感觉障碍型、运动障碍型和感觉运动混合型3型。Uriburu把尺管综合征分为5型：①纯运动支麻痹；②小鱼际肌以外尺神经支配的内在肌麻痹；③单纯感觉障碍；④感觉运动混合型；⑤小鱼际肌以外尺神经支配的感觉运动障碍。

根据临床解剖和分区，还有将UTS分为8型。Ⅰ型：尺神经支配的所有手内在肌无力或瘫痪，伴有掌尺侧一个半指感觉障碍；表明病变在Guyon管内神经干或分叉处。Ⅱ型：尺神经支配的所有手内在肌无力或瘫痪，但感觉正常；表明病变部位在深支起始点到豆钩管入口很短的一段范围内，此段位于Guyon管内、小指展肌支以近。Ⅲ型：除小指展肌以外的所有尺神经支配的手内在肌瘫痪，感觉正常；表明病变位于豆钩管内、小指展肌分支以远的深支。Ⅳ型：除小鱼际肌以外，其他由尺神经支配的手内在肌无力或瘫痪，但感觉正常；表明压迫平面在小鱼际腱弓或对掌肌管处。Ⅴ型：拇收肌、第1骨间背侧肌瘫痪和拇短屈肌深头瘫痪；表明病变位于终末段拇收肌腱弓处。Ⅵ型：单纯尺侧一个半指感觉障碍，无运动障碍；表明病变在尺神经浅支。Ⅶ型：除小指展肌以外的所有尺神经支配的手内在肌瘫痪及感觉功能障碍。表明：①Guyon管和豆钩管分别卡压，一处位于Guyon管内的尺神经浅支，另一处位于豆钩管内、小指展肌分支以远的深支；②肿物压迫：如小指短屈肌肌内血管瘤的压迫。Ⅷ型：除小鱼际肌以外的手部尺神经支配的所有内在肌及感觉功能障碍。表明：①卡压部位有两处，一处位于小鱼际腱弓或对掌肌管处，另一处位于Guyon管内的尺神经浅支；②肿物压迫，如小指短屈肌、对掌肌和第5掌骨基底部肿瘤压迫。

严格来说，Ⅴ型尺神经卡压部位不在腕尺管，故不应归于UTS的分型。将其归入此分型，是为了对UTS有一个较完整的概念。Ⅶ、Ⅷ型在临床很少见。这种分型法较以前更为细化，对临床的诊治有较好的指导作用。

第六节　诊　断

本病诊断主要依据临床表现及查体，同时借助肌电图、MRI和超声检查。只要详细询问病史及查体，同时借助辅助检查，不难做出诊断及鉴别。本征主要临床表现为环、小指伸指和手精细动作受限，手内在肌无力或萎缩，爪形手和指夹力下降等。此外还有尺神经分布区的刺痛感和（或）感觉异常、尺管部Tinel征阳性、部分Froment征阳性和运动无力等。手内在肌无力或瘫痪是尺神经深支卡压的主要特征；若尺神经或其浅、深支同时受压，也可出现掌尺侧一个半手指感觉障碍。尺神经手背支在腕上5cm处分出，支配尺侧一个半手指背侧的感觉，因此在腕尺管综合征中，环、小指背侧感觉是正常的。若单纯压迫深支，出现手内在肌功能障碍，而深支的第一个分支支配小指展肌，可根据肌肉受累的不同确定受压的平面。

肌电图、神经传导速度的测定可进行部位诊断。腕部尺神经感觉传导速度和运动传导速度可减慢。超声波断层摄影、CT、MRI或血管造影等检查可辅助诊断。

本病应与胸廓出口综合征、肘管综合征、颈椎间盘突出症、正中神经返支卡压综合征、骨间掌侧神经卡压综合征、旋前圆肌综合征、脊髓空洞症、豆钩裂隙综合征和其他类型的尺管综合征等相鉴别，主要是与肘管综合征和颈椎间盘突出相鉴别。肘管综合征表现为小指、无名指背侧知觉障碍，小指和无名指的屈肌肌力下降，通过肘部的Tinel征可鉴别。颈椎间盘突出和本病合并出现时，症状加重。无感觉障碍时应与运动神经元疾病相鉴别。怀疑有血管病变时，做Ailen试验观察血行障碍（将前臂抬高，用双手拇指摸到桡、尺动脉搏动后，令患者做3~5次握拳和放松动作，接着压迫此二动脉血流，手部变白，然后前臂放平，解除对尺动脉的压迫，观察手转红时间，>7秒即为阳性，提示尺动脉供血不全）。还要注意有无糖尿病、肾病、慢性酒精中毒和营养不良等疾病，要排除上述疾病诱发的尺神经卡压综合征。

第七节　治　疗

如果有与职业有关的致病因素，宜更换工种。减少局部运动，佩戴支具，适当休息。部分患者经非手术治疗可痊愈或缓解。早期通过局部按摩、中药熏洗、封闭、电刺激、理疗、休息、固定制动、非甾体类药物、维生素B族、地巴唑等综合治疗可加速局部血液循环、解除肌肉和肌腱粘连、缓解痉挛、促进无菌性炎症的吸收、消除肿胀、降低管内的压力而止痛。有人以分段进行治疗，即第一阶段以局部按摩、中药熏洗患部；第一阶段治疗无效者行第二阶段治疗，以局部封闭为主；第二阶段治疗无效者行第三阶段的手术治疗。

封闭可采用尺神经管阻滞。首先在腕关节掌尺侧摸到豆状骨，然后使腕关节掌屈，显现尺侧腕屈肌，在其桡侧即为尺动脉及尺静脉。局封进针点在掌中横纹近端横截线与鱼际横纹的交点处，相当于第3、4掌骨近端部位，注意不要将药物注入血管或神经内。有报道因腕部尺神经管封闭导致尺动脉缺血，患者行腕部尺神经管封闭3小时后手掌尺侧及3~5指发黑。腕部疼痛是常见病，是否选择行尺神经管封闭，应严格掌握其适应证。封闭时，除应熟悉局部解剖外，严格掌握药物浓度也是十分重要的。阻滞2~3次症状无改善时，适合手术。占位病变，非手术治疗无效，应及早行手术治疗。

对于神经卡压症状明显者以及尺神经深支受压出现手内在肌萎缩，如小鱼际肌和骨间肌萎缩，或手功能受限较重、腕部尺神经旁有肿物，感觉功能有显著障碍，或症状虽轻但腕部X线片显示有骨性异常者，应考虑手术治疗。目前的观点是非手术治疗一般疗效较差，对非手术治疗效果不佳者应及早行手术松解。对确诊有困难者，也可考虑探查手术或治疗性鉴别诊断。手术目的在于切除压迫因素，解除压迫以达到尺管减压的目的，松解粘连，依神经损害程度行神经内或神经外松解术。扩大豆钩间隙，常行韧带减压、神经松解、异常组织切除术。对于腕部有腱鞘囊肿、脂肪瘤和血管瘤者应切除。术中应注意观察深支与豌豆骨的关系。如两者紧贴，神经呈扁形，内侧偏斜角过大、张力高且色泽苍白，应考虑为动力性卡压伤。建议纠正过度偏斜的深支，消除动力性卡压因素。

临床上应根据腕尺管的解剖特点及临床表现，选择重点探查的部位。对于手的运动、感觉均有障碍者，应重点探查尺侧腕屈肌腱和腕横韧带，对仅有手运动障碍者，首先探查豆钩间隙和小鱼际远端腱组织，然后再探查尺管近端各壁。对于已明确诊断者，宜尽快行手术探查，以免因神经长时间受压而出现不可逆性损害。由于在腕尺管内尺神经可能在两个区域同时被卡压，即同时有两种造成神经卡压的组织，手术时，应想到神经在两个区同时被卡压的可能，仔细探查，避免遗漏。尺管综合征尺神经的卡压多在Guyon管的远端，术中应对Guyon管和尺神经进行全面探查，必要时对尺神经行外膜及束膜松解。对于腕部骨折引起症状者，如8周内仍无好转，则应行手术探查。由于尺神经在该部位位置深在，手术中需将正中神经和屈肌腱拉向两侧，仔细定位，然后自近侧向远侧分离。最好在显微镜下操作，探查有无拇收肌腱弓结构。尺神经深支卡压主要是小指短屈肌的腱性弓状缘，术中应彻底切开弓状缘所形成的全长间隙。切开减压时需从腕尺管入口至小指对掌肌间隙出口沿尺神经行径探查可能存在的卡压因素，结扎与尺神经交叉走行且存在病变的尺动脉，切开小鱼际肌腱弓、小指对掌肌腱弓、小指对掌肌间隙的顶和出口以达到彻底的减压作用。

传统的腕管减压术的主要缺点是切口位于腕掌部，切口较长，术后几乎所有患者均有不同程度的腕掌瘢痕痛，需行相当长时间的理疗后才有所改善；部分患者术后握力下降。随着内窥镜的推广应用，已有不少在内窥镜下行腕管松解的报告。内窥镜手术的优点是创伤小，手术时间短，术后无瘢痕痛，康复快；缺点是一定要在驱血状态下手术。随着微创技术的日益成熟，传统手术所带来的并发症将大为减少，由此而引起的患肢功能障碍将明显减少，微创治疗势必成为治疗该病的重要方法。手术注意事项：①严格止血，防止血肿；②切除腱鞘囊肿后，缝扎囊蒂；③采用显微技术，能最大限度地减少对束膜及束间的微血管损伤，有利于轴索和髓鞘的再生及神经功能的恢复；④术后功能锻炼，可避免术后粘连，减少复发。

第八节　预　后

　　第3、4蚓状肌，全部骨间肌，拇收肌，小鱼际肌都是由尺神经支配。小肌肉失神经营养后早期即发生肌肉萎缩，一旦肌肉变性，即使解除神经压迫，功能也不能很快或完全恢复。这也是尺神经损伤、压迫时间长的患者术后效果差的原因。该病的预后和其他周围神经卡压综合征相同，主要取决于神经的病理损害程度、病程长短以及是否全面、彻底解除卡压因素。若能及早发现，神经病理改变尚轻微，预后较好，反之预后较差。至于肌肉萎缩不恢复的原因，有待进一步研究。病程长和老龄会显著影响疗效。这种功能恢复不全，完全符合影响神经功能恢复的各种因素的规律。

参考文献

　　[1] 王震寰，杨其云，秦登友，等.Guyon管综合征的应用解剖学研究[J].中国矫形外科杂志，1996，3（2）：154-155.

　　[2] 崔明，顾正义，郭伟，等.上肢两个或多个部位神经卡压综合征[J].临床骨科杂志，2000，3（2）：112-114.

　　[3] 张凤兰，杨广忠，钟世镇，等.尺管的应用解剖[J].新疆医学院学报，1998，21（3）：179-181.

　　[4] 孙兆忠，程艳，杨学章，等.尺神经深支卡压的解剖学及临床意义[J].中国矫形外科杂志，2000，7（4）：373-376.

　　[5] 赵少平，王斌，郑桓，等.拇收肌腱弓处尺神经卡压征的应用解剖[J].中国临床解剖学杂志，2000，18（2）：144-145.

　　[6] 曾纳新，杨美玉.特殊群体的腕尺管神经卡压征[J].中华手外科杂志，2002，18（3）：148.

　　[7] 王斌，张志刚，李康华，等.腕尺管综合征39例回顾分析[J].中国修复重建外科杂志，2005，19（9）：737-739.

　　[8] 孙柒林，董惠卿.腕尺管综合征临床治疗及病因分析[J].实用手外科杂志，1999，13（2）：125.

　　[9] 李文翠，陆伟，熊建义，等.腕尺管综合征的诊治分析[J].临床医药实践杂志，2005，14（5）：338-339.

　　[10] 杨立民，李秀华，张基仁，等.腕尺管综合征的诊断及治疗[J].中国临床医学，2005，12（4）：646-647.

　　[11] 罗玉琛，符彦基，游剑明.腕部尺神经管封闭引起尺动脉缺血一例[J].中华手外科杂志，1997，13（2）：86.

　　[12] 宋渊，李盛华.腕部尺神经管综合征的治疗进展[J].甘肃中医，2006，19（3）：

40-42.

［13］丁健，路来金，陈临炜.腕部尺神经卡压的解剖学研究及其临床意义［J］.中国临床解剖学杂志，2006，24（3）：289-291.

［14］周枫，方有生，陈德松.腕部尺神经深支卡压综合征［J］.中国修复重建外科杂志，1999，13（4）：225-226.

［15］刘英，邹艺，李素荣，等.肘管综合征与尺管综合征的神经电生理比较研究［J］.癫痫与神经电生理学杂志，2015，24（5）：257-259.

［16］罗娟，田东.电生理检查在腕尺管综合征分型中的应用［J］.现代电生理学杂志，2017，24（1）：18-21.

［17］李少坤，徐国强，朱东，等.腕尺管综合征36例治疗体会［J］.中国伤残医学，2015，23（19）：12-14.

（李义凯，陈荣庄）

第二十八章　腕手部腱鞘炎的解剖与临床

以扳机指和桡骨茎突狭窄性腱鞘炎为代表的腕手部疾病是临床常见病，治疗多以非手术治疗为主，仅少数需要手术治疗。封闭和制动以及非甾体类药物等均有较好的疗效。针刀的出现，为本病提供了新的有效治疗方法，逐渐在临床推广应用，也是报道较多的一种治疗方法。但以往文献介绍针刀治疗桡骨茎突狭窄性腱鞘炎和扳机指的操作方法多数有误，也不符合扳机指和桡骨茎突狭窄性腱鞘炎的病理特征和临床解剖学的规律，甚至有些操作方法有造成潜在性伤害的可能，对其使用和操作步骤应予规范。

第一节　桡骨狭窄性腱鞘炎

桡骨茎突狭窄性腱鞘炎，又称De Quervain′s病，于1895年和1912年由Fritz de Quervain报道。1930年Finkelstein报道了大量病例。本病是临床常见病和多发病，也是腕部最常见的腱鞘炎，属中医学"筋痹"范畴。好发于抱小孩的妇女及长期从事腕部操作的劳动者，女性多于男性，俗称"妈妈手"或"奶奶手"。腱鞘炎虽非严重之病，但它却给患者的日常工作和生活带来很大困难。本病主要表现为桡骨茎突部疼痛、肿胀以及压痛，严重者活动受限。多因腕部过劳和运动，致桡骨茎突部劳损，产生局部无菌性炎症，局部腱鞘增厚，致使拇短伸肌腱及拇长展肌腱在通过桡骨茎突处腱鞘隧道时磨损，肌腱与腱鞘发生炎症水肿，引起桡骨茎突部疼痛和腕功能障碍。早期、初发或症状较轻的病例应用非手术疗法，如推拿、制动、敷药、封闭或针灸等治疗可获得痊愈，只有少数病例需要行手术松解。在非手术疗法中，以封闭治疗效果最佳，据报道治愈率高达80%以上，目前针刀治疗的报道也越来越多。

一、解剖

桡骨下端桡侧面粗糙，向远侧延伸为茎突，即桡骨茎突为桡骨下端一向下伸出的锥形隆起，在桡腕关节的桡侧能清楚地摸到。茎突基底部稍上方有肱桡肌附着，其末端有桡侧副韧带附着。拇短伸肌和拇长展肌起于前臂骨间膜和桡骨干，前者止于拇指近节指骨背侧基底部，后者止于第一掌骨基底部。每个手指的肌腱在跨越关节的屈或伸面处，如转折角或来回滑移幅度很大处，都有坚韧的腱鞘将其约束在骨上，防止肌腱向关节屈面弹射或向两侧滑移。腱鞘有保护肌腱，使其免受骨骼和其他组织的摩擦及压迫。同时，腱鞘和骨形成弹性极小的骨纤维隧道。茎突的腱沟内不平滑，沟的浅面有腕背侧韧带覆盖，腕背韧带附着于桡骨下端的桡侧缘及茎突，与桡骨茎突形状各异的浅沟（彩图28-1、彩图28-2）一同形成骨纤维管（彩图28-3）。拇短伸肌和拇长展肌腱有腱鞘包裹，共用此腱鞘，经桡骨茎突桡侧浅沟上的骨纤维管到拇指。经过一高低不平的骨面，肌腱出骨纤维管后，呈105°的角度折向止点，此角度在女性较大。在做拇指内收握拳尺偏时，此角度加大。而腕背侧韧带将肌腱束缚在骨沟内，形成一纤维骨性鞘管（彩图28-4）。腱鞘长约7~8cm，分内外两层，内层与肌腱紧密黏附，外层通过滑液腔与内层分开，在两端内外两层相互移行，构成封闭的腔隙，内外两层之间有滑液，以防止或减少肌腱活动时的摩擦。

拇长展肌腱的副腱（彩图28-5）甚多，此腱下部可分成2~4个大小不等的腱，其中有一个副腱者占65%，可止于拇短展肌、拇对掌肌、拇指第1节指骨、拇指腕掌关节或大多角骨。副腱常居于一单独腱鞘内，易受损伤。该肌腱为稳定拇指掌指关节的重要结构，与拇收肌相互协调，将腕掌关节稳定于功能位，发挥最有效功能。如拇指和示指捏物时，为了稳定拇指，拇长展肌经常处于紧张状态。桡骨茎突部软组织由桡神经的骨间背神经支配，并有桡神经浅支通过（彩图28-6）。

二、病因病理

本病的发生与桡骨茎突腱鞘的解剖结构和内容物有着直接的联系，也与腕部解剖生理和腕部特殊体位下的肌腱在腱鞘内的运动有关。经常持久地活动腕部是该病常见的发病原因。由于腕和拇指的活动度大，且以桡骨茎突部为支点，从而增加了肌腱与腱鞘摩擦的力度。桡骨茎突部的腱沟浅而窄，底部骨面凹凸不平，沟面覆盖有腕背韧带，拇短伸肌和拇长展肌两条肌腱被约束在狭窄、坚硬的腱鞘内（彩图28-7）。当拇指及腕关节活动时，转折角加大，增加了肌腱与纤维骨性鞘管管壁的摩擦，特别是用拇指用力捏持操作，做快速动作的工作，拇长展肌经常处于紧张状态，而增加了肌腱与鞘管的摩擦。由于反复的机械性刺激，日久即可造成肌腱、滑膜炎症，进而鞘管壁变厚，肌腱被卡压，逐渐产生症状，引起桡骨茎突部疼痛和手腕功能障碍。女性此转折角较男性大，加之抱小孩等家务劳动较多，因此女性发病率高于男性。

RA病变侵犯腱鞘膜，使得滑液分泌减少，致使肌腱与腱鞘的摩擦加大而产生症状。亦有因医源性刺激发病者，较少见，如可因腕部头静脉穿刺刺激而致病。腕部头静脉与拇长展肌腱和拇短伸肌腱在桡骨茎突的鞘管相毗邻。由于静脉穿刺不当或多次反复穿刺，含有刺激性药物的液体外渗，渗透压高的药物进入腱鞘，反复穿刺及穿刺后出血，针头刺入腱鞘，腕指固定或捆扎不当，如外固定物固定过紧、压力过大、过度曲屈或背伸，使手腕韧带经常保持在一个不良位置等，都可使腱鞘内压增高，刺激桡骨茎突处拇长展肌及拇短伸肌腱鞘产生炎性改变，导致桡骨茎突炎的发生。在该部位头静脉与桡神经浅支关系也较密切，因穿刺不当可导致桡神经浅支损伤。

病变初期由于损伤性炎症，造成腱鞘水肿，甚至纤维变性，继而腱鞘增厚，其厚度由正常的0.1cm以内增厚到0.2~0.3cm，增厚3~4倍。局部受损后滑膜和韧带以及肌腱充血水肿，鞘内基础压力增高，出现纤维素性渗出、变性等无菌性炎性反应，致局部结缔组织增生，纤维鞘壁增厚，造成鞘管窄小。同时其硬度亦增加，使狭窄的腱鞘变得更加狭窄，引起腱鞘内的肌腱滑动障碍。由于狭窄腱鞘的过紧约束和挤压，该部肌腱相应变细，被挤压变细的肌腱两端可膨大，使肌腱出现葫芦状改变，甚至可发生肌腱纤维的磨损。

有时鞘管内有迷走肌腱存在，这种解剖变异亦可产生狭窄性腱鞘炎的症状。此外还与拇长展肌腱的副腱出现率高达88.11%有关。副腱的止端差异很大，当拇指及腕活动时，由于副腱与拇长展肌腱的滑动范围不同，肌肉收缩程度也不同，异常副腱不协调的运动，终将影响拇长展肌腱而出现炎症。

三、临床表现

本病起病缓慢，主要表现为腕部桡侧疼痛，疼痛可放射至手及肘部，偶尔可放散至肩臂。劳累后以及腕部或拇指活动时疼痛加剧。患者手腕活动受限，主要是伸拇受限。握物无力，提重物时自觉手腕乏力以及疼痛加重，尤其是不能提起热水瓶做倒水等动作，严重者甚至影响睡眠。检查时桡骨茎突处有明显的局限性压痛，Finkelstein征（握拳尺偏试验）阳性。

四、诊断

本病女多于男，右侧多于左侧，也可双侧发病。多见于抚育期女性和照顾婴幼儿的中老年女性。病程短者数天，长者数年。起病缓慢，也可因用力过度而突然发病，早期症状仅有腕部酸痛。本病的诊断依据：①有劳损史，如经常抱小孩或局部劳损史。患者腕关节桡侧疼痛或肿胀，可放射至拇指和前臂，腕及拇指活动受限。②桡骨茎突处有明显的局限性压痛。局部有时可扪及黄豆大小的硬性结节或条索状物。③Finkelstein试验阳性，令患侧拇指内收屈曲放于掌心，握拳，再使腕部向尺侧倾斜，可引起桡骨茎突处剧烈疼痛。④化验及X线检查均无异常发现。依据上述临床表现，诊断不难，但应注意与迷走肌腱炎相鉴别。后者在桡骨茎突处无肿胀和压痛性结节，可资鉴别。

Finkelstein征是桡骨茎突狭窄性腱鞘炎的特异性检查。但很多正常人Finkelstein征也呈阳性，即Finkelstein征存在假阳性问题。一般情况下，多数肌腱的走行方向与其腱鞘方向一致，故肌腱活动时对腱鞘产生的牵张应力很小。在握拳尺偏时对腱鞘产生了较大的牵拉应力，这可能是Finkelstein征产生疼痛的机制。

五、治疗

凡能解除或缓解对肌腱卡压的方法，都能治疗此症，因此桡骨茎突狭窄性腱鞘炎的治疗方法众多。非手术疗法是早期、初发或症状较轻病例主要的治疗手段，其中包括单一疗法和综合治疗。前者有玻璃酸钠或类固醇鞘内注射、温针、水针、痛点神经阻滞、隔姜灸、化瘀止痛膏、活血止痛方、回阳散、强刺激推拿、通络止痛洗剂、王不留行局部外敷、局部经皮或口服消炎镇痛剂、温热理疗和腕部支具制动等；后者有温针加特定电磁波照射、隔姜灸配合手法理筋、艾灸加贴敷、封闭加双柏散外敷、推拿加封闭以及针刀配合封闭等。其中封闭配合推拿及针刀是临床常用的治疗组合。急性发作疼痛明显者可予封闭。非手术治疗无效者可考虑手术治疗。虽然针灸治疗桡骨茎突狭窄性腱鞘炎效果显著，但临床并无统一针刺方法和选穴标准，根据病情合理选择针刺方法及穴位，及时缓解疼痛症状，更有效地促进局部功能恢复是临床研究的最终目标。

（一）中药外治

本法是临床常用，并深受患者欢迎的治疗方法。

方一：威灵仙10g，海风藤6g，红花6g，芒硝10g，冰片2g。共碾成细末拌匀，再用凡士林调成膏状，据肿痛部位大小，均匀涂摊，再用纱布敷扎，24h换药1次。

方二：生草乌30g，生川乌30g，生栀子20g，乳香15g，没药15g，羌活15g，石膏15g，蒲公英15g，鸡血藤15g，细辛10g，生蒲黄15g，当归15g，红花15g，冰片10g，黄柏10g，独活10g，丁香10g，血竭10g。将上述诸药碾成细末，拌匀，加适量蜂蜜，再加温开水调匀，根据肿痛部位的大小，将药物均匀涂于大小适中的纱布上，外敷于患处，再用绷带包扎。

方三：栀子（微炒）1份，白芷（焙干）2份，研细粉备用，用鸡蛋清将药粉调成糊状，敷于疼痛部位，外用纱布覆盖。治疗时注意休息。

中药熏洗是常用的治疗方法，方用伸筋草、海桐皮、钩藤、红花、桂枝、附子、乳香、没药、当归等，熏洗患处。洗时可加陈醋30ml，并用手指按揉患处，每次30min，每日1次。

（二）封闭

封闭是缓解疼痛的有效治疗手段，为治疗桡骨茎突狭窄性腱鞘炎的首选方法。有报道采用拇短伸肌腱鞘内封闭加痛点骨膜下封闭优良率高。精确的封闭，结合短期的腕部制动可获得较高的治愈率以及较低的复发率。

第一伸肌间隙的解剖结构异常率很高，包括拇长展肌有多个系带或有迷走肌腱，更为多见的是在拇长展肌和拇伸短肌间有一纤维隔（彩图28-8），即自腕背韧带延至桡骨骨膜将第一伸肌间隙分成2个小间隙，分别容纳拇长展肌腱和拇短伸肌腱。多位作者在尸体解剖和临床手术中均发现此纤维隔的存在，这是一种较常见的解剖变异，标本上出现率是33.0%~77.5%，可双侧出现。手术组30%~90%有异常间隔。间隔的存在可导致注射的皮质激素无法充分作用于整个腱鞘，尤其是拇短伸肌所在的分隔。常规封闭是采用一点注射，在有间隔存在时，容易影响疗效。据此有人提出，异常间隔的存在是局部封闭效果不佳的原因之一，并提出局部封闭应分别注于此二间隔内。对常规封闭效果不好的患者，可选用两点注射：一是在桡骨茎突部的背侧面与腹侧面交界处，支持带中间；二是从第一个封闭点向背侧水平移动2mm处。如果无法确定准确的封闭点，可让患者主动外展拇指，此时可清楚显示拇长展肌腱和拇短伸肌腱。

但皮质激素也会引起封闭部位的疼痛加剧，以及封闭部位皮肤一过性或永久性变白的副作用。有作者报道封闭治疗81只手，优良率为96.3%，复发率为3.7%。但也有19只手在术后出现皮肤变白，占23.5%。导致皮肤变白的原因为桡骨茎突处皮下组织菲薄，封闭液容易渗透至皮下以及激素浓度过高。皮肤变白现象大多出现在封闭后1~2周，封闭后3个月皮肤颜色开始逐渐恢复。此外还有封闭液误入桡动脉浅支引起血管栓塞，致桡侧3个手指末节缺血坏死以及桡神经背侧支激惹等少见并发症。原因是：①对体表解剖标志不熟悉。封闭液要注入纤维鞘管内效果最好。需要注射前确定桡骨茎突位置，以保证在鞘内注射，防止误入桡动脉浅支。②对腕部桡动脉浅支解剖不熟悉。桡骨茎突下略向前即为桡动脉浅支，用手指触摸鼻烟窝部即可扪及动脉搏动。一旦注射液误入桡动脉浅支，即可造成桡侧3个手指血管痉挛或栓塞，导致手指坏死的可能。所以注药之前，一定常规行回吸试验来确定是否误入血管，确定无误后缓慢注入封闭液。醋酸泼尼松龙用量应在0.5ml，不要超过1ml。注射时不要变换方向与深度，防止误入血管内。

（三）针刀

按照大多数作者的看法，针刀治疗桡骨茎突狭窄性腱鞘炎是一种安全可靠的治疗方法，具有简、便、廉、验的中医特色。同时具有痛苦小、见效快、安全性高、患者易接受、多数一次即可治愈的优点。针刀治疗时间短，多数1分钟内即可完成。且创伤小，不遗留皮肤瘢痕，只切开狭窄的鞘管。切开范围有限，不会出现活动时肌腱半脱位。据统计，针刀疗法的治愈率为90.6%，有效率为100%。

针刀治疗的理论基础主要是针刀能够解除卡压及所谓的粘连，以达"松则不痛""通则不痛"之效。针刀治疗常配合鞘内注射局麻药和激素的混合液，以达到止痛消炎、减轻充血、水肿和纤维性粘连的作用。肌腱被松解的标志是拇指伸展活动轻松自如。

多数文献介绍是以桡骨茎突压痛点及硬结节处为进针点。具有代表性的操作方法如下：

"在桡骨茎突处找到压痛点及硬结处定位，选择明显压痛处为进针点，将封闭液注入鞘内，而后行针刀操作。刀口线与前臂纵轴平行，针刀体与皮面垂直刺入，在腱鞘内进行纵行疏通剥离1次，再横行剥离1次，严重者可将刀身倾斜，将腱鞘从骨面上剥离铲起，硬结较大者，术者左手拇指固定住硬结，针刀稍提起，在硬结上切1~3刀。"

"在桡骨茎突部找到最敏感的压痛点，注意避开桡动脉搏动位置。封闭后，刀口线与血管、肌腱走向平行，顺左拇指切压痛点快速刺入皮肤，直达腱鞘，切割4~6刀，每刀切透腱膜时有落空感，然后针刀刺达骨面，将拇长展肌腱和拇短伸肌腱斜行铲剥2~3下。"

"在桡骨茎突处找到最明显的压痛点或腱鞘肥厚处定点，刀口线与腱鞘纵轴平行，针刀体垂直皮肤刺入腱鞘，在腱鞘内纵行疏通剥离。狭窄明显者，<u>可将针刀刺至骨面纵切几刀，并横行铲剥，使狭窄的腱鞘从骨面上被铲起</u>。"

"以桡骨茎突压痛最敏感点为进针点，针刀刀口线与此处肌腱走行方向平行，<u>垂直刺入至骨面，纵横疏剥各2刀</u>，略提针刀离开骨面，使刀尖斜向远端沿肌腱方向由远至近纵行推切2mm，常有明显腱鞘切开感。"

"于桡骨茎突压痛最敏感处，先将泼尼松龙和普鲁卡因注射于<u>桡骨茎突骨膜下</u>，再使小针刀刀口线与桡动脉平行刺入，<u>直达骨面</u>。先纵行而后将刀身稍倾斜（勿横行剥离，以免损伤肌腱、桡动脉及桡神经浅支），将拇长展肌与拇短伸肌两条肌腱从<u>骨面上剥离铲起</u>后出针。"也有针刀后用泼尼松龙加普鲁卡因行局部封闭。

以上各家所述的操作方法各异，有些操作，特别是画线部分，按照我们的解剖学知识和对本病病理学改变的理解，这些操作方法不合理，甚至对局部解剖结构是有伤害的。因为针刀是非直视下操作，尚不能完全肯定针刀的作用机制。此外，针刀治疗前后的封闭的应用有无必要？进针点是否都为压痛点？还是结合以解剖结构为基础的进针点？所以在操作过程中，必须熟知桡骨茎突部的解剖结构和本病的病理特征。对针刀治疗效果不好的病例进行手术后证实，其中有腱鞘松解不彻底、腕背韧带紧张、迷走肌腱存在、外展拇长肌腱及伸拇短肌腱为各自独立的腱鞘等特点，因此没有完全获得松解，为针刀疗法不足之处，有待进一步研究。同时发现，存在间隔的病例，拇长展肌腱鞘也有明显增生。说明本病不仅与拇短伸肌腱鞘有关，而且可能与拇长展肌腱鞘也有关系。

针刀操作的注意事项：①注意不要损伤桡神经浅支，要熟知局部解剖（彩图28-9、彩图28-10、彩图28-11）。②注意保护肌腱，针刀尽量与肌腱平行。针刀必须对准桡骨茎突骨面，真正切开腕背侧韧带，而不能在"鼻烟窝"内操作，因窝内有桡动脉通过（彩图28-12）。③针刀刺切范围不要太大，切割距离不要太长，以免造成肌腱滑脱。解剖发现腱鞘的狭窄不是全程的，而是在靠近茎突尖部受力最大、最痛的部位，一般切割2mm左右即可使狭窄解除。用针刀切割2mm，既可达到治疗目的，又能确保肌腱不至于滑脱。虽然有分析指出，针刀治疗桡骨茎突狭窄性腱鞘炎疗效优于单纯封闭治疗，但由于文献整体质量较低，故影响研究结论的可信度。

（四）手术

手术切口有2种，纵切口显露腱鞘和肌腱较清楚（彩图28-13），但切口愈合后皮肤瘢痕较明显；横切口显露稍差，但切口瘢痕纤细。桡神经浅支经桡骨茎突皮下，手术时应注意保护，勿将其损伤。手术时，将腕背韧带纵行切开，使骨性管沟完全敞开，粘连和迷走肌腱完全松解。腕背第1骨纤维管内间隔的存在使非手术治疗失败率增高。因此既往手术考虑将拇长展肌腱和拇短伸肌腱所在腱鞘包括间隔完全切除。但有人提出，此病主要因拇短伸肌腱鞘卡压所致，手术时只切开此鞘即可，无须处理拇长展肌腱鞘。一般是在桡骨茎突部突起最明显处沿皮纹走行做约2cm横切口，分离皮下组织，显露桡神经浅支及头静脉，加以保护后处理卡压的腱鞘（彩图28-14）。研究认为，正常情况下间隔多偏向尺侧，即拇短伸肌腱所在间隔。切开拇短伸肌腱鞘，游离松解拇短伸肌腱之后，间隔会自然偏向桡侧，多少有一些减缓拇长展肌腱鞘压力的作用。相反，如果单纯切开拇长展肌腱鞘，由于间隔本身即偏向尺掌侧，额外的偏移会很小，不会使拇短伸肌腱鞘压力降低。这也许是单纯切开拇短伸肌腱鞘即可获得减压的机制。该术式的优点是拇长展肌腱有腱鞘包绕，不会出现掌侧半脱位；第1骨纤维管背面较光滑，激惹桡神经浅支的可能性减小，皮肤瘢痕可平坦滑动，粘连的可能性小；拇长展肌腱鞘得以保留，维持了生理性滑车的完整，可继续充分发挥拇长展肌的机械作用。手术虽然能准确地解除卡压，消除症状，但有遗留瘢痕以及可能损伤桡神经浅支（彩图28-15）、肌腱与切口术后粘连、肌腱半脱位及松解不全所致残留痛等缺点。

肌腱镜技术可以缓解早期桡骨茎突狭窄性腱鞘炎的症状，有利于早期康复，并发症更少，并具有相当良好的长期效果。有研究在超声引导下经皮进行桡骨茎突狭窄性腱鞘炎的松解，经证实该方法是安全可靠的，但在术中操作时应格外小心以免感觉神经受损。

对于反复发作的桡骨茎突狭窄性腱鞘炎，由于保守治疗无法改变局部解剖变异引起的第1骨纤维管狭窄，因此临床疗效不满意且病情迁延，进行系统性回顾分析，发现病例症状、体征有显著性特点，建议诊断为顽固性桡骨茎突狭窄性腱鞘炎比较恰当，此时尽早行必要的手术治疗可取得满意的临床疗效。

第二节　针刀治疗扳机指存在的问题

目前很多文献推崇小针刀疗法是治疗扳机指的较为理想的治疗方法。在介绍该疗法治疗扳机指的优点时都不约而同地说："小针刀刀口小而锋利，切割面较小，切割时不会伤及其上面的正常组织，用针刀剥离法治疗手指狭窄性腱鞘炎为闭合性手术，较外科切开松解具有创面小、无痛苦、疗效高、无瘢痕、操作简单之特点，是目前治疗扳机指比较理想的方法。"但我们在仔细阅读小针刀治疗扳机指的操作过程时就可以发现很多错误甚至是伤害性的操作方法和步骤。同时我们也阅读一些有关小针刀治疗扳机指失败的报道，发现这些操作失误或者失败的病例都与操作者的医学知识背景，特别是相关解剖学和病理学知识背景密切相关。为此本文在回顾小针刀治疗扳机指的相关操作步骤的基础上，结合扳机指的病理特点及复习手部的解剖学知识，探讨小针刀的正确操作方法和可能产生损伤的操作步骤，以期减少医源性的损害，提高针刀治疗的准确性和疗效。

一、文献回顾

（一）材料与方法

以"小针刀"或"针刀"和"扳机指""狭窄性腱鞘炎""屈指肌腱狭窄性腱鞘炎""屈指肌腱腱鞘炎""屈肌腱狭窄性腱鞘炎"等为检索词，或单独以"扳机指"或"腱鞘炎"为检索词，检索中国学术期刊全文数据库和中文生物医学期刊文献数据库中从1994年至2021年10月的所有相关文献报道。查阅这些文献报道中有关针刀和类针刀的操作方法和步骤，结合解剖学和扳机指的病理变化，分析探讨这些操作方法正确与否。

（二）针刀治疗扳机指的文献状况

共检索到"小针刀或针刀＋扳机指"的文章114篇，"针刀＋狭窄性腱鞘炎"470篇。这些文章几乎都是介绍针刀疗法的简便易学和疗效好等优点，鲜有介绍针刀疗法的操作失误和可能造成的或潜在性的伤害。检索到几篇有关扳机指治疗失误的文献均为手术治疗失败后的病例报告。

（三）存在问题的操作方法和步骤

多数文献所记载或介绍的针刀治疗扳机指的操作方法或多或少都存在一定的问题，只有少数介绍的操作方法正确。现摘选有共性或普遍存在问题的操作方法或步骤加以讨论。

方法一：明显压痛处即为进针部位。用紫药水定点，刀口线与肌腱走行方向一致，针刀体垂直于掌面皮肤刺入，避开肌腱刺达骨面，纵行疏通剥离。硬结较大者，术者用左手拇指固定住硬结，针刀稍提起，刀口线不变，在硬结上切1~5刀，不可过量切割，也不宜使刀口线与肌腱方向垂直切割。

方法二：刀口线方向与屈指肌腱走行一致，深度达肌腱，感觉组织僵硬或手中阻力较大，切割时有横行纤维切断感，先行纵行切割，然后横行剥离，有松动感时即出针。用5ml注射器抽吸维生素B_{12}注射注5mg液、泼尼松龙25mg、2%利多卡因2ml混合注射液注入鞘内。

方法三：刀口线与肢体纵轴（即桡动脉）平行，针刀体与皮面垂直刺入浅表层腱鞘内，先行切开剥离，再行纵横疏剥，亦可倾斜刀身将腱鞘从骨面上剥离铲起。

方法四：将患指掌侧指横纹触到硬结处或压痛点处作为进针刀点。先用戴无菌手套的拇指垂直按压进针点，以便深层的血管、神经向侧方移开，避免进针刀时受到损伤。平行快速刺入皮肤，深度达骨面，先做切开铲剥法使粘连松解，再做纵或横行剥离1次，若有硬结，将其切开，然后即可出刀。

二、解剖学和病理学复习

（一）相关解剖

腱鞘是套在长肌腱表面的鞘管，存在于活动性较大的手足等处，使腱固定于一定位置并减少腱与骨面的摩擦。腱鞘分纤维层和滑膜层。纤维层位于外层，为深筋膜增厚所形成，对肌腱起滑车和约束作用；滑膜层位于腱纤维鞘内，为双层圆筒形的鞘。两层之间含有少量滑液，起润滑和营养肌腱的作用。整个滑膜鞘内层包在肌腱的表面，外层贴在腱纤维鞘内面，由此构成了密闭、潜在的间隙——滑膜腔。在内、外层滑膜转折部，其间的结缔组织、血管、神经和淋巴管一起，在骨面到肌腱下面，即在肌腱贴骨面的一侧，犹如肠系膜，相互移行形成滑膜皱襞——腱系膜，其中有供应肌腱的血管通过（彩图28-16、彩图28-17）。这是有滑膜肌腱与周围组织之间的重要联系通道。肌腱在跨越关节处有坚韧的腱鞘将其约束在骨膜上，以防止肌腱像弓弦般弹起，或向两侧滑移。因此，腱鞘和指骨形成了弹性极小的"骨-纤维隧道"，肌腱能够在这个隧道，即鞘内自由滑动。腱鞘的近侧和远侧缘为较硬的锐缘，在掌指关节处腱鞘增厚最明显，称环状韧带（彩图28-18）。指神经和指动脉走行于手指的两侧（彩图28-19）。

（二）扳机指病理

肌腱在环状韧带近或远侧缘上长期摩擦后，有可能发生肌腱和腱鞘的损伤性炎症。病变处纤维鞘管增厚，形成环状狭窄。受卡压的肌腱呈局部隆起，色暗黄，失去原有光泽，皮下可触及结节样肿物或硬结。发病早期，手指屈伸时，膨大的屈肌腱可勉强滑过鞘管的狭窄环，产生扳枪机样的动作及弹响，可有明显的局限性压痛。重时不能主动屈曲，或固定在屈曲位不能伸直。手指屈伸时结节处有弹跳感。有关扳机指的病理改变，可参阅有关教材和著作。

三、讨论

（一）针刀刀具的种类

中医治疗狭窄性腱鞘炎的方法很多，归纳起来有中药外敷、针灸、熏洗和手法等，影响最大的是针刀疗法。在小针刀基础之上发展起来的各种形形色色的类针刀疗法，是近年来的一个热点。查阅近几年的相关文献发现，针刀的种类大致包括微型针刀、镰状小刀、虹膜刀、改良克氏针、自制钩刀、输液器排气针、20ml注射器针头、自制M型针刀、锋钩针、小弯刀、自制小针刀、改良针刀、钩针刀、自制微针刀、微型凹刃刀、小宽针、钩刀针、注射针刀、斜刃小针刀、镰状手术刀、尖刀等，方法众多。

（二）针刀治疗扳机指的并发症

在介绍针刀治疗狭窄性腱鞘炎时，大都认为其简单安全，只需要简单的器械，可在许多基层医院开展，比直视下切开腱鞘手术创伤小，费用低，无并发症且疗效好。但根据临床观察，发现针刀治疗有可能造成屈指肌腱断裂、术后肌腱严重粘连、腱鞘炎复发、周围神经损伤以及感染等严重并发症。有文献报告，5例针刀治疗后出现损伤的患者在手术探查时发现拇长屈肌腱断裂；3例患者拇指一侧感觉丧失，探查时发现指神经损伤。主要原因是操作不当。认为其发生与小针刀挑割操作不是在直视下进行、有一定的盲目性有关，且术者多不是手外科专科医生，对手部解剖不熟悉。有作者指出，即便是简单的狭窄性腱鞘炎手术治疗，由于解剖特点及术野窄小，在手术操作过程中极易引起指神经、指动脉损伤（指神经、指动脉或屈肌腱断伤），故需专职手外科医生进行手术。

（三）针刀错误操作步骤分析

在本节前面所介绍的方法一中，针刀如何能避开肌腱直达骨面？何况没有必要刺达骨面，也没有必要在受卡压而膨大的、呈硬结状的肌腱上切1~5刀。在"硬结"上切1~5刀，实际上是在切因卡压呈葫芦状肿大的肌腱，是一种明显的伤害。方法二，没有必要一定要将针刀刺入肌腱，更不能横行剥离，以免伤及侧方的指神经和指动脉。至于术后注射泼尼松龙，则可增加局部感染的可能，没有必要。方法三介绍的"再行纵横疏剥，亦可倾斜刀身将腱鞘从骨面上剥离铲起"是比较危险的操作，如何能将腱鞘从骨面上剥离铲起？如果这样操作则易伤及肌腱或指神经、指动脉以及腱系膜，并使得出血量增加，增加术后肌腱粘连的概率。方法四介绍的操作方法则包括了所有的针刀操作错误。在手指腹面正中肌腱浅面无大的神经、血管，有关"以便深层的血管、神经向侧方移开，避免进针刀时受到损伤"的论述不正确。尸体模拟操作证实按照上述操作方法可损伤相关结构（彩图28-20、彩图28-21）。

从以上所介绍的不正确的针刀操作方法（画横线部分）可以看出，这些操作方法很可能对肌腱、腱鞘和指神经或血管等组织结构造成损伤，导致上述针刀性损害。之所以发生损伤，是因为手掌侧神经、血管以及肌腱结构复杂（彩图28-22、彩图28-23），加之操作者不熟悉肌腱和腱鞘的解剖学关系和有关狭窄性腱鞘炎的病理特征等所致。

虽然针刀治疗狭窄性腱鞘炎可能出现上述损伤，但根据我们临床经验，如果熟悉局部解剖学关系及扳机指的病理特点，操作正确，则针刀同样可以获得很好的治疗效果。关键是熟悉局部解剖，了解其病理特征。针刀治疗扳机指的靶点是造成卡压的环状韧带（彩图28-24），而针刀治疗"妈妈手"时需要注意勿伤及桡神经浅支。

可喜的是，通过针对上面提及的针刀治疗扳机指可能出现的损伤的多年研究和呼吁，目前针刀治疗扳机指的操作规范了许多。

参考文献

［1］李义凯，钟世镇.能这样治疗狭窄性腱鞘炎吗？［J］.颈腰痛杂志，2007，28（1）：13-15.

［2］陈振兵，洪光祥，王发斌.小针刀治疗手指狭窄性腱鞘炎的并发症［J］.临床误诊误治，2004，17（7）：508.

［3］刘德云.针刀疗法治疗屈指肌腱狭窄性腱鞘炎——附398例临床观察［J］.北京中医，2005，24（1）：39-40.

［4］张作仁，冯殿发，李国辉，等.桡骨茎突狭窄性腱鞘炎局部封闭致手指坏死（附3例报告）［J］.中国矫形外科杂志，2005，13（5）：392.

［5］张志钧，刘有生，万道富，等.桡骨茎突狭窄性腱鞘炎封闭疗法的解剖学基础［J］.中国骨伤，2001，14（3）：139-140.

［6］郑锡臣.足量强的松龙治疗桡骨茎突狭窄性腱鞘炎［J］.医学理论与实践，1994，7（8）：45-46.

［7］龚国龄.扳机指手术失误原因分析（附11例报告）［J］.江西医药，1997，32（2）：94-95.

［8］金明东，张万平，杨升彩.狭窄性腱鞘炎手术误伤指神经分析［J］.吉林医学，2005，26（8）：865.

［9］陶红成，黄英如，全贵根.桡骨茎突狭窄性腱鞘炎治疗进展［J］.实用中医药杂志，2021，37（4）：709-712.

［10］时明伟，李海平，薛聪，等.基于数据挖掘分析针灸治疗桡骨茎突狭窄性腱鞘炎的选穴规律［J］.河南中医，2021，41（8）：1243-1246.

［11］杨威，石继祥，姚文亿，等.中西医治疗桡骨茎突狭窄性腱鞘炎研究进展［J］.山西中医药大学学报，2020，21（4）：310-312.

［12］贾文端，康献勇.近现代推拿名家治疗桡骨茎突狭窄性腱鞘炎的思路与方法［J］.中国民间疗法，2020，28（10）：13-15.

［13］王珍，吕敏芳，马忠.针灸治疗桡骨茎突狭窄性腱鞘炎的研究进展［J］.新疆中医药，2019，37（4）：124-12.

［14］申毅锋，周俏吟，李石良.基于解剖结构的桡骨茎突狭窄性腱鞘炎研究进展［J］.中国骨伤，2019，32（5）：479-484.

［15］申毅锋，周俏吟，贾雁，等.桡骨茎突的解剖学观察及其在针刀治疗腱鞘炎中的临床意义［J］.中日友好医院学报，2019，33（5）：288-292.

［16］刘星，张俊杰，景亚军，等.针刀治疗桡骨茎突狭窄性腱鞘炎安全区域的解剖学研究［J］.中医正骨，2018，30（2）：7-9，15.

［17］丁原宏，张君，李剑峰.封闭治疗桡骨茎突狭窄性腱鞘炎的新方案［J］.河南外科学杂志，2017，23（4）：13-14.

［18］汤建华，冯维琪."听声排切法"小针刀单点治疗指屈肌腱狭窄性腱鞘炎的临床观察［J］.中国民间疗法，2021，29（10）：62-64.

［19］郭柱能，钱思琪，黄泽明，等.超声可视化引导下小针刀精准治疗屈指肌腱狭窄性腱鞘炎的临床疗效观察［J］.中国实用医药，2021，16（16）：77-79.

［20］邱祖云，贾雁，李石良.针刀治疗屈指肌腱狭窄性腱鞘炎的临床研究进展［J］.中日友好医院学报，2019，33（6）：372-374.

［21］徐华军，陈士芳，张惠美.超声引导下局部注射治疗类风湿性关节炎手腕部腱鞘炎［J］.中国医学影像技术，2019，35（8）：1123-1127.

［22］申毅锋，周俏吟，李石良.经皮松解术治疗屈指肌腱鞘炎的解剖学实验研究进展［J］.中日友好医院学报，2019，33（2）：109-111.

［23］胡向林，张昶，郭文歆.狭窄性腱鞘炎针刀治疗失败原因及对策分析［J］.中国医药导报，2018，15（15）：147-149.

［24］魏瑞鸿，庄永青，刘志东，等.微创治疗指屈肌腱狭窄性腱鞘炎的临床应用［J］.广东医学，2021，42（5）：569-573.

［25］邱祖云，贾雁，申毅锋，等.针刀经皮松解屈指肌腱A1滑车的局部解剖学研究［J］.中日友好医院学报，2020，34（2）：83-86.

［26］姚若尘，傅立新，王泽坤，等.中医微创技术治疗屈指肌腱狭窄性腱鞘炎的Meta分析［J］.中华针灸电子杂志，2021，10（3）：123-128.

（李义凯，钟伟兴，欧阳洁，肖亮，岳永彬，张佩）

第二十九章　胸椎小关节紊乱症

胸椎小关节紊乱症是指胸椎小关节受到外力作用，致使其解剖位置发生轻微改变，而引起一系列临床症状。本病的称呼较多，其定义、概念、命名以及相关的解剖学基础都十分模糊和混乱。虽然临床对胸椎相关疾病的报道很多，但缺乏相关的解剖学和病理解剖学基础的支持。临床多见推拿治疗本病的文献报告，而鲜有相关的基础及应用基础的研究，使得手法作用的真实性及本病的具体病理变化机制受到质疑。手法治疗多喜欢冠以"复位"二字，但临床所用的推拿手法大同小异，对于所谓的"复位"，均缺少基础研究和影像学的支持。学科界对胸椎小关节"错位"可引起内脏及交感神经症状的说法深信不疑，但这些也多是建立在假说之上的。因此，对于本病应以解剖学为基础，加强基础研究和客观化的诊断，使之从模糊概念走向精确的定义和量化，这样才有助于明确本病，提高治疗的准确性。

第一节　概　述

所谓的胸椎小关节紊乱症，又称胸椎后关节紊乱症、胸椎后（小）关节滑膜嵌顿、胸椎小关节错缝（位）、急性胸椎骨错缝、胸椎部肋脊横突关节扭伤和胸椎小关节旋转半脱位等。有人认为，胸椎小关节错缝是中医骨伤科的诊断病名，相当于西医学中的胸椎小关节紊乱综合征。本病多发于中青年，以T_{3-5}多见。临床表现因受损部位和所累及的组织不同而各异，主要表现为"岔气"、肋间神经痛、季肋部疼痛不适、胸闷、胸部压迫堵塞感及运动功能障碍；严重者可出现相应节段内脏自主神经功能紊乱而引起相应内脏感觉异常甚至功能异常等症状。其病因是在椎间盘及韧带退变或劳损的基础上，由于长期或短暂地提、搬重物以及姿势不良或用力不协调、扭错，破坏了脊柱胸段的内外平衡，导致单个或多个胸椎及相应小关节轻度移位，使相应脊神经和交感神经所支配的组织、器官产生功能失调，出现以疼痛和功能障碍为主的一系列临床表现，也就是由于胸椎小关节解剖位置发生微小改变所引起一系列临床症状。病理改变是外力引起胸椎小关节向后突及侧方错离，并受关节滑膜的阻碍不得复位，或是胸椎小关节的急慢性损伤引起周围软组织的炎性渗出、水肿、出血以致出现钙化，发生小关节微小错位或滑膜嵌顿，导致胸背部疼痛和活动受限。部分患者有轻度棘突偏歪或椎旁有明显的压痛点，痛点固定无放射。诊断主要以临床症状和体征为主。影像学方面尚无该病的诊断标准和特异性征象，但可排除其他相关疾病。目前对胸椎小关节紊乱症的治疗有很多方法，如针灸、注射、药物、针刀、拔罐和推拿等。推拿是临床应用最多的疗法，多采用复位手法以纠正紊乱的胸椎小关节，故以关节活动类手法为主。治疗目的是纠正胸椎小关节的解剖位置。手法的机制是瞬间的推拿力，加大了病变关节突关节、肋椎关节或肋横突关节间的间隙，使嵌顿的滑膜得以迅速解脱回纳，胸部脊柱恢复平衡，避免了对脊神经的刺激，从而解除症状。操作成功的标志是手法操作时所产生的咔嗒响声，多认为这代表错缝的小关节得以复位。

第二节 解 剖

脊柱是椎骨借助关节、椎间盘和韧带构成的。脊柱上附有丰富的肌肉，以加强脊柱的稳定性。胸椎位于脊柱的中段，上连颈椎，下接腰椎，并与胸骨和12对肋骨共同构成胸廓。从解剖结构来看，胸椎内在平衡与其他节段脊柱一样是比较稳定的，其两侧有肋骨支撑，故一般认为比颈、腰段稳定。整个胸部脊柱有活动度小、脊柱结构稳定性强的特点。胸椎之间的结构比较复杂，它通过椎间盘、椎间关节、肋头和横突等关节结构互相联系和运动，使整个胸椎的活动除旋转外，前屈和后伸的范围均不大，相对颈、腰段，胸椎的稳定性较好。胸椎棘突较长并伸向后下方，呈叠瓦状。其后关节囊较紧张，关节面与水平面成60°角，与额状面成20°角。胸椎同肋骨、胸骨借助关节囊及周围韧带和肌肉等软组织紧密结合形成关节，形成相对稳定的状态。关节突关节外面的关节囊紧张、韧带多，背部有强大的肌肉附着在棘突及横突上。棘突间的连接有棘上和棘间韧带，周围有竖脊肌，斜方肌，背阔肌，菱形肌，上、下后锯肌，半棘肌的一部分以及较细小、较短的肌肉如横突间肌等肌。

解剖学中没有"小关节"这一称呼，可将胸椎小关节理解为由胸椎的3个关节组成，即胸椎除由椎体、椎板、椎弓根、关节突、棘突和横突组成外，还与相邻上肋凹、下肋凹、横突肋凹与肋骨头分别构成肋椎关节和肋横突关节，与胸椎关节突关节一起，这3个关节合称为胸椎小关节。至于胸椎后关节这一称呼，应该对应的是胸椎的关节突关节。每个胸椎运动节段有左、右各3个小关节，即共6个小关节，12个胸椎中的小关节总数为72个。但也有人认为胸椎小关节包括关节突关节和肋椎关节两个独立关节。胸椎关节突关节是由相邻对应的上、下关节突组成，构成椎间孔的后壁；肋椎关节由肋骨头与椎体的肋凹及椎间盘相关节；肋横突关节由肋结节与胸椎横突构成，横突粗短，向后外。肋椎关节（肋小头关节）和肋横突关节（彩图29-1、彩图29-2、彩图29-3）在功能上是联合微动关节，具有屈伸、侧弯和轴向旋转的运动形式，其运动具有明显的耦合特征。由于胸椎上关节突近似额状面，限制了背部的前屈运动；后伸时，由于下关节突的边缘与椎板、棘突相接触，也受到限制，胸上部的旋转运动较下部明显，侧屈运动受到肋骨的限制。胸部脊柱活动的支点是上、下关节突，其中上关节突关节面朝向外后方，下关节突关节面朝向前内方，整个关节突位于以椎体靠前侧为中心的弧度上，这种构造有利于胸椎的旋转运动。

脊柱关节突关节是活动的深在关节，具有关节软骨、滑膜、韧带和肌肉等。在其滑膜和韧带中都有丰富的感觉神经纤维。胸交感神经节位于肋骨头前方，共有10~12对胸交感神经节，分布于胸壁的血管、汗腺、竖毛肌、胸主动脉、食管、气管和支气管，并加入肺丛及心丛。由于胸段脊神经及脊柱前方的交感神经链（丛）分布广泛，不但躯干，而且大部分胸、腹腔脏器均受其支配。因此，一旦出现胸椎小关节紊乱，除胸背部出现软组织损伤症状外，还可造成呼吸、消化、循环等多系统、多脏器的复杂病变，形成所谓的"脊柱相关病"。但对此没有包括解剖学在内的相关基础研究，仅是推测和假说。从解剖学角度来分析，最有可能受到影响的是脊神经的后外侧支，而不是交感干（彩图29-4）。

第三节　病因病理

胸椎小关节紊乱症属"筋出槽""骨错缝"范畴。所谓"骨错缝"或"骨缝开错"，是指骨关节正常的间隙或相对位置关系发生了细微的异常改变，并引起关节活动范围受限。"筋出槽"则是指筋的形态结构、空间位置或功能状态发生了异常改变，可表现为筋强、筋歪、筋断、筋走、筋粗、筋翻、筋弛、筋纵、筋卷、筋挛、筋转、筋离、筋长、筋骤和筋缩等多种形式。一般认为脊椎骨错缝的症状和体征是屈伸活动受限，局部可摸到异常隆起的筋肉。

一、胸椎小关节损伤病因及病理

大多数患者无明显外伤史，多为体位或姿势不良所致，如伏案工作，看电脑、电视，及在一些日常工作时处于特殊姿势，睡姿不良，身体扭转姿势不当或受到暴力作用，着凉或长期慢性积累性劳损以及肌痉挛不协调时突然上举上肢，或者在侧身提物、咳嗽及打喷嚏等动作时牵动了胸廓和脊椎，使胸椎两侧关节突关节、肋椎关节或肋横突关节受力不平衡，不能应时承受瞬间应力而引起单个或多个小关节轻微位移而离位。胸椎间盘和椎间韧带等组织退变，使脊柱的内外力平衡失调，由于内外因素的影响，导致一个或多个椎间隙变窄、关节囊和韧带松弛，从而导致椎间结构的松弛。于是脊柱的稳定性减弱，当上肢做不适当的大幅度运动或者由于一侧背肌受寒和劳损等而引起肌痉挛，使胸部单个或多个椎体发生轻微移位，造成小关节错位。错位及异常的应力致使病变周围软组织血运障碍，导致无菌性炎性渗出、水肿甚至日久发生纤维粘连、挛缩，从而刺激、压迫或卡压神经根、肋间神经、交感神经节或节后纤维和肌肉受到压迫、牵拉等机械性刺激和炎性渗出物的化学性刺激双重影响，引起相应的部位和所支配的器官发生疼痛和功能紊乱，主要是背痛和功能障碍。有人认为胸椎小关节紊乱包括胸椎关节突关节错缝及肋椎关节错缝。

胸肋损伤易合并胸椎小关节紊乱症，但外伤致病较少，外伤所致损伤可分为：①旋转型损伤，坠落，单肩着地，身体向一侧扭转；或做前滚翻或后滚翻运动时，姿势不正，单肩着地，全身向一侧歪倒；或打球、摔跤以及肩扛重物突然被撞等，均能使胸椎受到强烈扭转，迫使胸椎小关节错位。②过伸位损伤，胸部伸直位时，背部被暴力打击使背部过伸，造成胸椎小关节过伸位错位。③过屈位损伤，自高处坠落时，头或臀部着地，或弯腰低头工作时背部被重物打击，使胸椎过度屈曲而发生胸椎小关节过屈位错位。

二、胸椎小关节相关病的病因及病理

早在1936年Nachlas就报道了2例颈胸椎小关节错位所引起的类冠心病病例。Hanfling于1936年运用颈椎牵引的方法治愈了心绞痛样病人。脊椎骨关节和椎间盘以及周围软组织遭受损伤或退变，在诱因作用下，发生脊椎关节错位、椎间盘突出、韧带钙化或骨质增生，直接或间接对神经根、动静脉、脊髓或交感神经等产生刺激或压迫，引起的临床多种综合征称为脊柱相关病。因此，心律失常除由器质性心脏病引起外，尚有由心脏以外的病因引起的，常见的是胸椎小关节紊乱所致。脊椎损伤性相关疾病已达100多种，由胸椎小关节错位所引起的心律失常只是其中的一种，临床可表现为肩背部痛、心慌心悸和胸闷疼痛等症状。动物实验证实脊椎错位会造成自主神经功能紊乱，从而引起所支配的脏器出现病症。支配心脏的交感神经来自上5对胸交感神经节的节后纤维，这些节后纤维的交感神经节位于脊柱两旁，肋头的前方，与胸椎小关节和肋椎关节部位邻近。当发生较严重的胸椎小关节错位或同时合并有肋椎关节错位时，局部软组织因错位的损伤肿胀或牵拉作用，刺激了相应节段邻近的交感神经节，即引起交感神经兴奋的一系列表现。此外，发生胸椎小关节紊乱时，可使椎间孔变形、变窄，周围组织出现痉挛、水肿、无菌性炎症、滑膜嵌顿及继发骨赘等改变，这些因素均可不同程度地影响椎管内外或走行于椎间孔内的交感神经成分，引起不同形式的心律失常。有临床研究报道，运用正骨整脊手法治疗后，不同程度地改善了胃肠症状，说明了胸椎小关节紊乱与胃肠功能性疾病的发生有一定关系。但以上均为假说，尚缺乏基础研究的支持。

三、病变节段

关于病变累及节段，各作者的报道不一致，病变在$T_{2\sim10}$都有报道，也有人认为在$T_{3\sim10}$之间。胸椎小关节近似额状位，承受前、后方向的应力能力较差。半躺半靠时的应力多作用于头颈部和上背部，且人类生产劳动和体育运动中的肩扛手搬产生的应力均从上胸段传向中、下段胸椎。因此，上胸段小关节发生紊乱的机会较多。还有人认为胸椎椎体之侧后部有一对肋凹关节小面和肋骨小头相连，因$T_{2\sim9}$肋骨头上移，与上一胸椎体形成关节，在$T_{2\sim9}$椎体的两侧各有一个上关节面。加之人体上段胸椎的活动范围和受力都较下段胸椎大，故胸椎小关节紊乱多见于上中段胸椎，但各作者所述概念的上中段胸椎的定义不一致，有人认为是T_9以上，也有人认为是T_8以上。据文献统计，胸椎小关节紊乱发生于T_5以上（上胸段）者占82.58%。但也有相反的看法，认为胸椎上段较为固定，下胸椎活动度相对较大，故胸椎小关节紊乱好发于$T_{8\sim9}$水平以下。亦有文献认为$T_{5\sim7}$是活动度大与活动度小的交接部位，易发生劳损，故$T_{5~7}$小关节发生紊乱最多。此外，各报道所称病变节段最多的分别是$T_{3~8}$、$T_{3~5}$、$T_{4~6}$和$T_{3~7}$。

有作者认为，$T_{1~3}$小关节紊乱易引起窦性心动过速，$T_{4~5}$小关节紊乱易发生房性早搏；室性早搏因T_4小关节错位引起。一部分右肋部疼痛不适的患者是因下胸段胸椎小关节紊乱而引起神经刺激症状。胸椎小关节紊乱，尤其是T_6以下胸椎小关节紊乱可引起膈肌周围部支配神经功能紊乱以及其他胸神经间的相互作用而引起膈肌的功能异常而产生呃逆。

第四节 临床表现

一、症状

发病年龄8~62岁，以青壮年较常见，病程不等。本病症状复杂多样，表现为多种不同程度的急慢性肋间神经痛、胸背痛、闷胀、呼吸不畅，疼痛常沿肋间向前胸放射，偶有疼痛放射至颈项部和（或）腰部。疼痛范围可广泛，致使身体固定于某一体位，活动、咳嗽、深呼吸或打喷嚏，尤其是深吸气时疼痛加剧。有些患者出现心跳加快及假性心绞痛。

二、体征

胸椎后伸和（或）旋转功能受限，棘突上有明显压痛，并可见棘突有偏歪或后突现象，邻近肌肉痉挛。病变棘突及其一侧旁开3寸范围内有压痛。压痛点常局限于棘突旁，相当于华佗夹脊穴处。

第五节 诊断依据

本病的诊断目前尚无统一的标准，虽然《中西医结合诊断学》《X线诊断学》《推拿学》《实用脊柱学》《实用推拿学》《软组织损伤学》《中医骨伤科学》和《中医推拿学》等专著和教材都介绍了胸椎小关节半脱位的诊断标准，但都缺乏诊断的客观依据。随着研究观察的不断深入，对该症的诊断要点也会逐步形成共识。有作者强调神经定位、触诊定位和X线片定位的"三步定位诊断法"在诊断中的重要性。多数作者认为，棘突偏歪是诊断小关节紊乱的可靠指征。单个间隙相对应椎体增生的X线片可提示胸椎曾有损伤或异常应力存在。通过划定棘突中心线、棘突边线，来检查小关节紊乱，判定移位方向，对X线检查诊断胸椎小关节紊乱有一定的作用。但大多数人认为X线片一般不易反映出胸椎小关节错位，X线片中多无胸椎关节结构异常，影像学不能做出明确诊断。有作者认为胸椎关节的"错缝"一般只有几毫米，属微细结构变化，X线片无特殊表现。所以X线检查不作为诊断本病的主要依据，但在帮助排除胸椎肿瘤、结核、压缩性骨折和畸形等方面有意义。

因此，胸椎小关节紊乱症只能依靠在患者胸椎棘突上查找敏感点，并在相应胸椎棘突可触到偏歪、椎旁压痛、活动受限，再根据其他临床症状、体征及病因来进行综合分析后做出诊断。

多数文献报道的诊断标准为：①有明显外伤史或劳损史。②胸背痛、肋间神经痛，变换体位或咳嗽时加重，胸椎有明显疼痛与压痛。③胸椎棘突偏歪、压痛、叩击痛和椎旁压痛，或有痛性结节及条索状物改变。压痛点位于损伤节段的棘突旁开1~1.5cm处，部位较深。棘上韧带有急性或慢性损伤体征。④胸闷伴呼吸不畅，排除内科疾病之牵涉痛，X线片上无明显阳性改变。⑤除外心脑血管、肝肾、造血系统疾病，精神病和妊娠临产者，胸椎椎间盘脱出，胸椎结核，骨质疏松，肩周炎，肋软骨炎，胸膜炎，带状疱疹，脊柱先天畸形或发育不全，DISH，强直性脊柱炎，类风湿关节炎，肋骨骨折，胸壁筋肉挫伤，肋间关节和胸肋关节损伤等疾病。

有文献报道了胸椎小关节紊乱症被误诊为心脏病、气管病、胆囊炎、膈肌痉挛、癔症、肩背筋膜炎、带状疱疹、肋间神经痛、颈椎病、落枕、风湿痛、肩周炎、劳损和扭伤等疾病。作者认为误诊的原因包括：①病名不一：胸椎小关节紊乱症的名称较多且较乱，有脊椎后关节紊乱、椎骨错缝、筋出槽和椎体微小位移等。②解剖的特殊性：胸椎的仰俯旋转等活动需要多个小关节参与，如外伤或姿势不正，可导致一个或多个胸椎体的受力不均，胸廓内外平衡失调，整体变形，造成小关节错位或半错位。小关节错位后不能自行复位，周围组织则发生炎性水肿，关节囊充血等，形成陈旧性病理改变。这些因素均可以不同程度影响椎管内外或走行于椎间孔内的交感神经成分，引起不同形式的心律失常。③症状与体征相同：主要症状应是脊背痛，但由于错位程度对周围神经、血管影响的不同，除常见的背痛外，还可表现为不同程度的急、慢性肋间神经痛和脏器功能紊乱等症状，而这些症状又常被误诊为心血管、呼吸、消化系统等病症。因此，患有冠心病的老年人发生胸椎小关节紊乱症引起胸背痛时，极易被误认为是"心绞痛"。

判断是肋椎关节错位还是肋横突关节错位很难。有作者介绍前者往往棘突旁压痛不明显，但有叩击痛，X线检查发现间隙变窄及椎体骨质增生改变。后者压痛点位于病变节段的棘突旁开2.5~3cm处，部位较浅，X线检查无异常。但胸椎小关节数量多，发生紊乱后所引起的症状、体征较为复杂。具体表现与错位胸椎的平面高低、数量多寡，累及组织的不同、程度的不一，以及病程长短等诸多因素有关，并有较大差异。

第六节　分　型

虽然分型较多，但现无临床公认的标准分型。

（一）根据发生部位不同，分为高位和低位两类

高位在$T_{1~4}$，表现为腰背酸痛，上肢无力。低位发生在T_5以下，表现为脊背痛和肋间神经痛。

（二）根据发生时间不同，分为急性和慢性两类

1.急性　一般有外伤史，疼痛难忍，活动受限，不能向患侧卧。

2.慢性　急性扭伤治疗不当，转为慢性，或多有受寒、劳损而无明显外伤史。表现为一侧或双侧脊椎旁痛，但多为一侧较重，遇寒或劳累疼痛加剧。

（三）按具体病变关节分

1.胸椎关节突关节错位　多见于胸椎过度旋转时损伤或合并有胸椎间盘的退变，背痛，有沉重感，多为胀痛，劳累或受寒后加重。胸椎旋转、屈伸活动受限，翻身困难。压痛点位于损伤节段的棘突旁开1~1.5cm处，部位较深，X线检查可见损伤关节的间隙稍窄或胸椎间隙变窄。

2.肋椎关节错位　多见于胸椎退变或有慢性劳损史的患者，多有反复发作史，背痛多合并有同侧胸闷痛或上腹胀，劳累后加重，严重时出现心脏功能改变，出现心率、心律的异常以及消化系统的功能异常，棘突旁往往压痛不明显，但有叩击痛，X线检查可有椎间隙变窄及椎体骨质增生改变。

3.肋横突关节错位　多见于胸腔压力突然增大，背痛，多伴肋间神经痛，深呼吸活动受限，压痛点位于病变节段的棘突旁开2.5~3cm处。部位较浅，X线检查无异常。

（四）按累及的神经分

1.后支型　挤压或用力过猛的扭挫伤，甚至咳嗽、打喷嚏等均可引起关节移位，出现急性疼痛，轻者表现为局部疼痛和不适。或由于日常生活习惯喜卧位，长时间看书报、电视、高枕和长期从事前屈位工作的体力劳动者，形成慢性胸背酸痛，或由于旋转或仓促间伸腰挺胸时，突然出现胸背剧痛，不敢活动、深呼吸或大声说话。

2.前支型　继后支型的致病因素出现前支型，表现为"岔气"、肋间神经痛、季肋部疼痛和不适、胸腹部有压迫感，以及相应脊神经支配区组织的感觉和运动功能障碍。

3.交感神经型　由于小关节紊乱及软组织的无菌性炎症，刺激或压迫交感神经节后纤维，致相应内脏自主神经功能紊乱而出现相应内脏感觉异常，甚至功能异常，如心律失常、呼吸不畅、胃脘胀闷痛、肝区胀痛、胃肠功能低下或亢进等，但其继发病损易被忽略或误诊。

（五）其他

有其他作者的分型为：

1.胸椎棘突偏歪型。

2.肋脊关节紊乱型。包括肋脊关节紊乱和肋横突关节紊乱。

还有分为关节突型和肋椎关节型。

第七节 治 疗

可口服非甾体类药物，如布洛芬和对乙酰氨基芬等。此外还有封闭、理疗、膏药、针刺、刮痧、拔罐、针刀和推拿等。针刀操作的深度一般为1.5~3cm，不超过肋骨平面。待患者有针感后，对病变软组织进行剥离。但临床报道最多、效果最好的是推拿疗法。胸椎小关节紊乱治疗的根本在于使胸椎小关节的解剖位置得到纠正，脊柱的力学平衡和脊柱运动的协调性恢复，嵌压解除。推拿治疗胸椎小关节紊乱是目前较为理想的治疗方法之一，手法种类很多。临床操作时多数是按照准备手法、治疗手法和放松手法的顺序进行。俯卧位按压复位法具有定位准、简便易行、成功率高、患者容易接受等优点，是治疗胸椎小关节紊乱的首选推拿手法。

一、具有代表性的手法

1.俯卧位按压复位法 是针对整个胸椎的复位手法。患者俯卧，医者站于患者左侧，双手掌重叠，掌根部紧贴胸椎棘突左缘。嘱患者放松，做深呼吸，医者手掌随其呼吸上下移动，当患者处于呼气末时，乘其不备用力向下、向右侧按压，用力不宜过大。此时，可听到"咔嗒"声，示已复位成功。按压时，掌根紧贴患者背部，根据患者身体情况，用力要适中，严禁用蛮力、暴力按压，特别是对年龄大、有骨质疏松者，以防骨折。卧位复位法适用于病程较长的病例。类似的名称有掌振法、叠掌冲压复位法、推按法、胸椎正骨推拿、卧位推压复位法、整复手法、俯卧推按法、俯卧双掌按压法、俯卧双掌按压复位法和压法等。

2.旋转复位法 用于下胸椎小关节紊乱的复位，如$T_{7~12}$。适用于个别棘突偏歪和病程较长的患者。患者端坐，双足分开与肩同宽，助手固定患者下肢，医者立于患者背后，一手绕过患者前胸固定于健侧肩部上方，肘部固定患侧肩部，另一手拇指固定于偏歪棘突处。嘱患者放松，配合前屈、侧弯、旋转动作，待固定拇指有脊柱旋转力传导时，拇指协同用力，把偏歪棘突向对侧上方推顶。此时拇指下有错位感，并伴有关节弹响声，此复位法即告成功。

3.膝顶扩胸扳法 这是较为传统的推拿手法，用于上中部胸椎小关节紊乱。患者端坐，医者立于其后，嘱患者双手交叉抱在后脑部。医者双手扶握患者的双侧肘关节，一足屈曲以膝部向前顶住病变的棘突部，脚踩在方凳上。就绪后，嘱患者深呼吸，在吸气的瞬间，医者双手向后用力，膝向前顶，共同完成挺胸伸背的动作。此时可闻及关节复位响声，提示复位成功。类似的名称有坐位扳肩膝顶复位法、膝顶提臂法和端坐顶扳法等。

4.端提复位 以患椎棘突向右侧偏歪为例：嘱患者站立，双手上举，手指交叉，手掌托于枕部。医者立于患者背后，双手从患者腋下伸向前，绕其肩部，向上握住患者双腕，以右胸贴于患者右侧背部棘突右侧旁开约5cm处。令患者全身放松，后靠于医者身上，呼吸自然，医者趁患者呼气不防之际，以胸部顶其背部，同时双手用力向上方提拉，可听到数声清脆的胸椎小关节复位的弹响声。

二、按不同病变关节选用的推拿手法

1.关节突关节紊乱　患者俯卧，医者在其背部施行放松疏导类手法，待局部组织相对放松后，医者用一手拇指向患侧顶推偏歪棘突的下位棘突，另一手扳患侧肩部，顺势同时反方向用力将棘突复位。拇指可感觉到轻微的滑动感，表示手法成功。之后辅以放松类手法须臾即可。也可以采用扳肩顶推整复法等。

2.肋椎关节紊乱　患者俯卧，医者在其背部施以放松疏导类手法，待局部组织相对放松后，嘱其端坐于方凳上，双手上举，手指相互交叉抱住枕部。医者立于患者背后，两手自患者背后腋下穿过握其上臂，右膝顶住其病变节段棘突。在患者吸气末，医者双手向后上方牵拉，同时膝盖向前顶（注意用力要协调），可闻及数声清脆的关节弹响声，表示手法成功。之后再施以放松类手法即可。也可采用扩胸顶椎整复法。

3.肋横突关节紊乱　患者坐低凳，医者双手握住患侧上肢手腕并使其上举，牵引约1分钟，在患者吸气末加力提拉上肢，再施以放松类手法。也可采用上肢牵提整复法。

三、按不同病变节段选用的推拿手法

1. $T_{1~3}$小关节紊乱采用坐位膝顶复位法　患者端坐，医者立于其后，患者十指交叉后抱于后颈部，两肘下垂，低头，使上胸部成一弧线，医者两手从患者腋下穿过抓住患者两腕部，同时膝盖弯曲顶住患椎，嘱患者放松，乘其不备，两臂向后上用力的同时膝盖向前顶推，这时可闻及"咔嗒"声，表示复位成功。

2. $T_{4~10}$小关节紊乱采用俯卧位推按法　患者俯卧，两手置于身体两侧，医者立于其左侧，以右掌根放于患椎处，嘱患者放松，并大口呼气，至患者呼气极限时，掌根向前下方推按，闻及"咔嗒"声，表示复位成功。

3. $T_{11~12}$小关节紊乱采用卧位斜搬法　患者侧卧，患侧朝上，略弯腰使腰背部成一弧线且使患椎为弧线顶点，患侧腿屈曲，健侧腿伸直。医者立于患者对面，一手放于患侧肩前，一手放于患侧臀部，嘱患者放松，两手同时向相反方向用力，闻及"咔嗒"声，表示复位成功。

4.病变在下位胸椎（ $T_{9~12}$ ）　嘱患者正坐于方凳上，右手搭于左肩头上，术者立于其后，以右手拇指按住患椎左侧，左手握住患者右肘部，令患者左旋至最大限度，术者双手同时用力推拉。

5.病变在中位胸椎（ $T_{5~8}$ ）　嘱患者正坐于方凳上，双手手指交叉抱在后枕部，术者一只脚踏在方凳上，以膝盖抵住压痛点，双手从患者腋下部向上、向后提拉，同时膝盖向前顶，动作要协调，用力要适当，以免拉伤关节。

6.病变在上位胸椎（ $T_{1~4}$ ）　嘱患者站立，双手十指交叉抱于枕部，肩背部放松，医者立于后侧，双手从患者腋下绕过握住患者双手腕，然后用力上提，可听到关节挫动的响声。此法不可用力过猛，以免造成损伤。

此外还有斜扳复位法、顶按拍打手法、攀悬法、立位牵抖复位法、抱颈拔伸法、双肩端提、掌推复位法、侧卧旋扭法、俯卧顶推法加扣颈拔伸法、压肩膝顶法、端坐提肩拍打法、交错推按手法、垂直按压棘突、侧方推棘突、垂直按压横突、旋转摆动、拔背提胸法、提胸法、攀颈顶背复位法、牵引推压复位法、悬吊牵引复位法、提拉扩胸法、仰卧按压法、强壮手法、低头摇正法、侧卧摇肩法、坐位扶肩推顶法和叩击复位法。此外，还有林氏正骨手法的叠加按压法和分掌斜推法等。

手法操作多在患者呼气末进行，以免"岔气"，影响整复成功，但也有在吸气末进行。如患者胸椎后凸兼偏歪，先以压法整复后突，后以牵法整复偏歪。在复位过程中出现的"咔嗒"声响是复位成功的标志。疗效标准是手法成功后，胸椎棘突偏歪纠正、棘突旁压痛消失、活动受限消除、呼吸自如、胸背部牵扯痛立即消失为痊愈。多数临床报道经过数次治疗治愈率为100%。

手法禁忌证：①年老体弱、妊娠期、月经期患者；②严重内脏器质性病变患者；③急性传染病、恶性肿瘤、骨与关节结核者；④施法部位感染或皮肤病者。施行手法时须注意：准确定位，灵巧操作，稳当用力，辨证施术。因临床检查疏漏、定位错误、施法粗暴等造成气胸、骨折、休克等，屡见于文献报道，应引起高度重视，努力避免。

总之，胸椎小关节紊乱症的解剖学基础及基本概念混乱，所发文章多为低级别、无价值较大的临床报道。文献未明确胸椎小关节的具体解剖位置及结构，一些文献认为胸椎小关节仅为胸椎的关节突关节；还有认为其为肋椎关节，包括肋头关节和肋横突关节；一些则认为其中还包括椎间盘和椎旁肌等周围的软组织结构。综观各作者所报道的胸椎小关节紊乱症，其症状复杂多变，现无明确的诊断标准。诊断多根据患者的临床表现，而这些临床表现不具有特异性，不易鉴别诊断，存在很大的主观性。胸椎小关节紊乱症的治疗方法也是多种多样，但针对性不强，这些治疗往往都未能针对其明确的病变部位，应用也较混乱。由于多数文献缺少分组对照，缺乏说服力，故各作者之间的疗效难以比较。此外，有关脊柱胸段棘突偏歪的众多临床报道都忽略了正常脊柱胸段有向利手侧凸的解剖生理特点。

参考文献

［1］黄明，王华军.胸椎小关节紊乱症的治疗现状和命名商榷［J］.按摩与导引，2008，24（4）：36-38.

［2］张彩蝶，喻灿，李旭成，等.胸椎小关节紊乱的临床研究进展［J］.世界最新医学信息文摘，2020，20（104）：148-150，156.

［3］董倔.整脊推拿手法治疗胸椎小关节紊乱症的效果［J］.中国继续医学教育，2020，12（9）：140-142.

［4］闵自强，李衡.胸椎后伸提拉法治疗胸椎小关节紊乱的疗效研究［J］.当代医药论丛，2020，18（14）：49-50.

［5］李红玉，李康.反向按压复位法应用于胸椎小关节紊乱症的效果观察［J］.中华养生保健，2020，38（6）：12-13.

［6］石海平，赖忠涛，李业甫.李业甫胸椎分段整复法治疗胸椎小关节紊乱疗效观察［J］.安徽中医药大学学报，2020，39（4）：48-51.

［7］王红珍，金晓飞.胸椎扳法治疗胸椎小关节紊乱误诊为冠心病医案1则［J］.中国民间疗法，2020，28（7）：97-98.

［8］王中锐.浅析胸椎小关节紊乱综合征［J］.中国民间疗法，2019，27（18）：90-92.

［9］成严，陈默，陈慧英，等.调整类手法治疗胸椎小关节紊乱引起的肋间神经痛的临床观察［J］.中国民间疗法，2019，27（10）：26-28.

［10］安守伟.针刀配合手法治疗胸椎小关节紊乱51例临床观察［J］.中国现代医生，2018，56（11）：15-17，21.

［11］席常丽，林秋芳.隔姜灸加手法治疗胸椎后关节紊乱症41例［J］.福建中医药，2016，47（2）：52-53.

［12］皮凌红.倒悬整脊法治疗112例胸椎后关节紊乱临床疗效观察［J］.按摩与康复医学，2013，4（10）：62-62，63.

［13］陈义良，石建美.按压对搓法治疗胸椎小关节紊乱58例［J］.按康与导引，2001，17（4）：33.

［14］陈湘岩，徐建军，韩圣辉.胸腰脊椎小关节紊乱X线诊断新方法［J］.黑龙江医学，1993，6（6）：44-45.

［15］陈小砖，谢志敏，后盾.中医治疗胸椎小关节紊乱致心律失常的临床研究［J］.中国中医骨伤科杂志，2007，15（3）：8-9.

（李义凯，张勇，张晓刚，金斌，鞠晓伟，陈庭瑞）

第三十章　腰椎间盘的退变与突出

　　椎间盘退变的病理变化最早可在20岁左右开始，这可在成人椎间盘的组织学和MRI成像中观察到。退变始于髓核内部细胞的凋亡和基质的重建。随着退变的发展，外层纤维环一改其正常的板层排布结构，由此降低了椎间盘承重的机械强度。当椎间盘退变到一定程度时，放射状裂隙从内层纤维环向外层延伸，导致椎间盘完整性的丧失，末梢神经和毛细血管沿着裂隙向内生长。这些变化使得作用到软骨终板的机械力增加，导致微损伤和骨赘的形成。椎间盘退变可产生与腰背痛相关联的细胞炎性因子。近年来研究的重点集中在椎间盘退变的基因学和分子学方面，以明确其病因并确定合适的治疗时机。本章对椎间盘的发育过程、解剖基础以及退变过程中椎间盘的生物力学、生物化学和超微结构的变化进行介绍。

第一节　对腰椎间盘突出的认识

　　虽然1909年Oppenheim和Krause成功完成了首例脱出椎间盘摘除术，但却将手术取出的椎间盘组织认定为"内生软骨瘤"。直到20世纪30年代，人们才开始逐渐认识到许多腰腿痛症状是腰椎管内神经受累所致。德国著名的病理学家Schmorl在1927~1931年间，先后发表了11篇有关椎间盘解剖和病理的文章。Schmorl结节就是以他的名字命名的。20世纪30年代，在腰椎间盘病变的认识史上出现了美国的Joseph S Barr和William Jason Mixter。1932年，Mixter和Barr将1例手术摘除的"内生软骨瘤"与正常椎间盘组织进行病理比较，结果发现两者结构完全相同。于是他们对以往20余类似病例所取病理组织进行了重新认定，结果发现当初所有被诊断为"内生软骨瘤"的病理组织其实均为椎间盘组织。之后他们对更多腰腿痛患者实施手术，通过手术及术后病理证实，并非"内生软骨瘤"，而是破裂、突出的椎间盘造成了腰腿痛。1934年，Mixter和Barr在《新英格兰医学杂志》发表"累及椎管的椎间盘破裂"的论文，阐述他们的观点。

　　Barr和Mixter提出腰椎间盘突出症这一疾病概念，首次揭示引起腰痛病的真正最常见病因，他们使人类对于常见的腰腿痛、腰椎间盘病变的认识取得了巨大的突破。之后，腰椎间盘突出症这一疾病概念得到普及。Barr和Mixter的科学观点开创了20世纪30~40年代所谓的"椎间盘朝代"。期间，一些外科医师对腰椎间盘的手术进行了一些创新和发展。

腰椎间盘病变被确认后，相关的基础研究开始取得进展。20世纪40年代，研究人员认识到成年人存在腰椎间盘的正常生理退变。1945年，Conventry报告20岁时椎间盘即开始发生退变。在临床诊断方面，为了解腰椎间盘退变、破裂、突出的程度，发展了针对性的影像学检查。

由于椎间盘退变不可抗拒，使得椎间盘破裂或突出无法确切预防。20世纪50年代，医学界对椎间盘突出组织的形态学变化进行了比较深入的研究。发现纤维环和髓核组织突出后逐渐失去水分和营养而皱缩，并有血管包绕侵入，产生炎症反应，最终导致突出组织的纤维化和钙化，使突出物缩小，从而使部分患者达到临床自愈。这些研究为指导椎间盘突出症的临床治疗提供了依据。1951年，Chamlay综合腰椎间盘突出症最有意义的一些常见体征，如：下肢感觉异常、肌力下降、腱反射异常、直腿抬高试验阳性等，在《柳叶刀》杂志上发表题为"诊断椎间盘突出症的骨科体征"一文。这篇文章对于专科医师全面认识腰椎间盘突出症的临床表现具有重要作用。基于对椎间盘病理变化的进一步了解以及手术后的长期随访，人们逐渐认识到外科手术并不是治疗腰椎间盘病变的唯一方法，单纯手术也并不能获得百分之百的成功和一劳永逸的结果。许多医生为腰椎间盘突出症的治疗提出新的观点和措施。1963年Lyman首次采用髓核化学溶解术对腰椎间盘突出症进行了注射治疗。此后，这种方法很快传遍世界各地，同时也历经了风雨。1991年，Lyman发表了自己的全部医学专题文稿："髓核化学溶解术：历史、试验、困难"。

20世纪70年代，对腰椎间盘病变引发临床症状、体征的机制提出了许多看法。1979年，邓相华和吴祖尧提出了引起腰椎间盘突出症临床表现的3种主要学说：①机械受压学说；②化学性神经根炎学说；③自体免疫学说。20世纪80年代，将腰椎间盘突出症的临床分型和病理分型进行归纳统一。将腰椎间盘突出症分为3型：凸起型、突出型和游离型。这个阶段，传统造影术被临床进一步扩大应用。椎间盘造影由于在判断椎间盘源性疼痛方面有独到的作用，得到了广泛的应用。这个时期，基础科学的迅速发展带动了医学科技的突飞猛进。CT和MRI的先后出现使人类对腰椎间盘病变的认识得到进一步的提高。随着对腰椎解剖、病理、功能等方面的进一步认识，人们对椎间盘病变的治疗进行了更为深入的研究和探讨，针对不同的病理状态提出了不同的治疗理念。归纳为3个方面：①为减小创伤的微创手术，如采用显微外科技术行腰椎间盘摘除、经皮髓核切除术和髓核激光消融法；②病变椎间节段的融合手术，如后路椎间盘摘除椎间融合术等；③为保留运动节段的人工椎间盘置换术，如椎间不锈钢球植入等。

20世纪90年代以后，对腰椎间盘突出症的病因、病理研究进入了分子生物学阶段。1999年，Annunen等通过研究发现，遗传因素在腰椎间盘退变、突出的发展中具有重要的作用。他们在美国《科学》杂志发表的一篇文章揭示了与椎间盘退变密切相关的等位基因 *COL-9A2*，作者发现 *COL-9A2* 特异性存在于椎间盘突出高危患者的遗传基因序列中，它使翻译谷氨酰胺的密码被更换成翻译色氨酸的密码，从而影响胶原蛋白之间的共价连接，减少了胶原蛋白的铰链连接，导致椎间盘的弹性和韧性下降，使其携带者成为椎间盘破裂或突出的高危人群。其他作者的研究发现，巨噬细胞浸润突出椎间盘后产生的肿瘤坏死因子-α是导致神经根结构和功能变化的重要因素。周围血液中的单核细胞聚集并浸润突出椎间盘，产生大量的细胞因子刺激椎间盘细胞产生大量基质金属蛋白酶-1和基质金属蛋白酶-3，从而引起突出椎间盘组织的再吸收。椎间盘细胞所产生的一氧化氮则在椎间盘的退变中扮演了重要的作用，因为它能够诱导椎间盘细胞的凋亡。这些研究有助于临床开发和应用相应的药物，为椎间盘突出的治疗提供新的手段。这期间治疗原则没有大的变化，但带有微创理念的手术方式以及人工椎间盘置换术在临床的应用不断增加。近十多年来已有数种不同材料和设计的椎间盘假体用于临床，初步随访显示了较好的效果。2004年美国FDA正式批准Charite III型人工椎间盘在临床应用。

由于腰椎间盘退变、突出与基因缺陷有关，因此基因手段有可能成为诊治椎间盘突出症的一种重要方法。根据新研究开发出的药物也可能有助于椎间盘突出症患者在保守治疗方面走得更远。

第二节　椎间盘的组织学、解剖学和生理学

一、概况

腰痛是世界性难题。据估计，多达80%的人口遭受着各种形式的腰痛困扰。腰痛是影响人类的重要健康问题。尽管腰痛的病因多种多样，但椎间盘退变已然成为慢性腰痛的主要原因。当前对椎间盘相关的腰痛可行性治疗的方法主要集中在缓解症状方面，而非解决椎间盘退变这一根本原因，即"治标不治本"。临床结果显示，随着治疗水平的提高，可减缓、终止，甚至可以逆转椎间盘的退变。椎间盘位于人体脊柱两椎体之间，是由软骨板、纤维环、髓核组成的一个密封体。这是一种特殊的，由结缔组织所构成的结构，它负担着独特的功能。椎间盘的任何改变，均影响它正常的机械效能或干扰其正常的平衡功能、吸收和再分配其力量到脊柱去的正常功能。椎间盘由3个部分组成：①中央部的髓核，为富于弹性的胶状物质；②周围部的纤维环，由多层纤维软骨环按同心圆排列；③上、下部的软骨板，由透明软骨覆盖于椎体上、下面骺环中间的骨面。上、下的软骨板与纤维环一起将髓核密封起来（彩图30-1）。纤维环由含胶原纤维束的纤维软骨构成，位于髓核的四周。纤维环的纤维束相互斜行交叉重叠，使纤维环成为坚实的组织，能承受较大的弯曲和扭转负荷（彩图30-2）。纤维环的前侧及两侧较厚，而后侧较薄。纤维环的前部有强大的前纵韧带，后侧的后纵韧带较窄（较薄）。因此，髓核容易向后方突出，压迫神经根或脊髓，造成腰椎间盘突出症。髓核是一种弹性胶状物质，为纤维环和软骨板所包绕。髓核中含有黏多糖蛋白复合体（硫酸软骨素）和大量水分，出生时含水量高达90%，成年后约为80%。椎间盘为纤维软骨复合体，连于椎体间，提供了非常牢固的连结，仅允许椎体间少许度数的弯曲，以完成生理活动和维持椎管的排列。不同区域的椎间盘的尺寸不同，但其结构是相同的，即每个椎间盘都包括了髓核、纤维环和软骨终板3个部分。髓核除以黏多

糖为主的柔软基质成分外，还含少量的胶原纤维。髓核占椎间盘体积的一半以上，因为具有变形性的特点，故能恰当地传递负荷力量。椎间盘之所以能维持适当的功能，与它的含水量有密切关系，而水分又是靠多糖的含量来稳定的。纤维环与髓核的区别虽然还是很显著，但纤维环的胶原纤维呈致密的层页状，每层的纤维交错，相互成直角，与脊椎成45°角，这种层页结构可适应压力和张力，及脊柱所造成的屈曲和旋转应力。软骨板是透明软骨，它附在血管丰富的椎体海绵质骨和无血管的髓核之间。在软骨表面，胶原纤维与表面相互平行，在深层靠近骨骼处，胶原纤维则是垂直的。

二、椎间盘的发育

椎间盘在胚胎第12天就开始发生。三胚层的分化导致细胞增殖扩散并从内胚层分离，而成形的原条最终发育成为脊索和中轴骨。同时，聚集在脊索周围的间叶细胞形成了脊柱和椎间盘的外部。至第10周，生骨节致密区向头端生长，部分为松散的间充质，将形成软骨盘和纤维环的原基，呈膜性结构的原始椎间盘就此生成。这个过程涉及了中胚层部分的转移，形成生骨节。这一间叶细胞柱继而明暗分带，分别发育成椎体及椎间盘。暗带的外间叶细胞排列呈板层结构，分化为成纤维细胞，组成外层纤维环；接着Ⅰ型胶原蛋白开始沉积，从而减少这一区域的细胞数；而内层纤维环则为保留大量细胞成分的纤维软骨。椎间盘随着纤维环的板层厚度的增加而增长，板层数不变，一般为12～16层。

髓核源自内层细胞团，由脊索的椎间扩张和原始软骨的生长逐步形成，是退化的脊索组织。随着髓核的发育，基质软化直接使得基质疏松排列，大量紧凑的脊索细胞分散为排列呈疏松网状结构的索网。从胚胎时期开始，脊索细胞就开始产生基质，直至10岁。由于椎体内脊索的闭合，脊索细胞不断地从椎体迁往椎间隙。至第18周，脊索组织才开始退变，成为出生前髓核的主要来源。持续增大的髓核使得纤维环向四周膨出；同时因纤维软骨性纤维环分化明显，纤维环的分层结构开始体现出来。纤维环的内层向中心生长，与髓核逐步融合而成髓核中的纤维部分，成为出生后髓核的主要来源。髓核的双重来源使得成人的纤维环和髓核之间缺乏明显的界线。

血管约在胚胎第3个月开始沿着椎体缘进入椎间盘，每隔一定距离会向髓核方向发出呈放射状排列的细支。在婴幼儿时期，软骨终板上、下面均有细小血管通过。椎间盘内的血管从出生第8个月开始闭锁，至20~30岁则完全消失。由于血管穿透软骨盘留下空隙，会促使软骨盘骨化，在血管完全退变后瘢痕组织可填补软骨的钙化环。

三、解剖结构

椎间盘的功能是转移和分散作用于脊柱的应力。由外向内，椎间盘分为外层纤维环、内层纤维环、移行区和髓核。早期髓核中能观察到两种特有的细胞：一是类似于软骨细胞的小圆细胞；二是较大且呈空泡样的"气泡样细胞"。"气泡样细胞"有明显的细胞突起和细胞内的糖原贮存，被认为是脊索的起源。这些大型、脊索源性细胞到青春期时趋于消亡，遗留下一组可能是由软骨终板迁移而来的软骨细胞。纤维细胞按纤维环的分层方向排列，各层之间有黏合物质，以保证各层间的紧密结合。由于连续的板层纤维环从相反方向斜向交错，故可限制脊柱的旋转。各板层的纤维平行排布，在椎体之间沿其垂直面呈65°斜行。后部纤维则主要呈垂直排列，增加了髓核脱出的可能性。

椎间盘的主要功能是维持脊柱纵轴的稳定性，并保证一定范围内的前屈、后伸、侧弯和旋转活动。人体直立时，髓核受压。由于结构特殊，髓核能将压力经纤维环内层均匀传至外层转化为张力，使得椎间盘能够承受压力。椎间盘兼具蠕变和应力松弛的特性，受力后的椎间盘会因内部液体的流动而发生形变。在整个运动节段中相当于椎骨之间的缓冲垫，具有储存和传递负荷的作用。由于椎间盘受压向周围膨出，外围的拉伸应力主要作用在周围的环状纤维，椎间盘纤维环后部所承受的拉伸应力甚至可达到轴向负荷的5倍。

椎间盘基质主要由胶原蛋白和蛋白聚糖组成，但在椎间盘的不同位置存在着显著差异。胶原蛋白的交错构型决定了椎间盘的形态和抗张强度，并且高度水合蛋白多糖使得椎间盘具有硬度、抗压能力和黏弹性。胶原蛋白占纤维环干重的60%，而Ⅰ型胶原蛋白占其中的80%；此外，髓核含有20%的胶原蛋白，以Ⅱ型为主。其他型的胶原蛋白也以较少的含量存在于椎间盘当中。蛋白聚糖仅占外层纤维环的一小部分，但随着近椎间盘中部的高水合区，蛋白聚糖含量增高，甚至可达到髓核干重的50%。胶原蛋白与蛋白聚糖的相对比例随着生命进程和椎间盘的退变而不断发生变化。年龄的增长导致髓核中大的蛋白聚糖聚合体的减少和非聚合型蛋白聚糖比例的增高，造成椎间盘水合能力的减弱和结构特性的损害。

毗连骨终板的是椎间盘营养物质交换来源的毛细血管。终板由一层透明软骨覆盖，在椎体和椎间盘之间起到屏障作用，限制溶质进出椎间盘。年龄、遗传和环境因素皆能影响终板脉管系统和对椎间盘的营养供应。

四、椎间盘的营养和神经支配

大多数正常椎间盘没有血管，仅靠终板的扩散作用进行营养和废物代谢。尽管可以在外层纤维环上发现一些细小的血管，但它们穿入的深度仅为1～2mm。椎间盘中心部分的细胞所在位置距最接近的血管有6～8mm的距离，因而椎间盘是人体内最大的无血管器官。然而，椎间盘的营养扩散能力相对较弱，且易受老化等因素的影响。单纯扩散是小分子物质转运入椎间盘内最为重要的机制，还可能是限制细胞活性最重要的因素。大部分椎间盘细胞进行无氧代谢，伴有乳酸等产生。正常椎间盘组织pH值为6.9～7.2，但在椎间盘发生退行性疾病时pH值可降至6.1。尽管椎间盘内测得的氧气或乳酸水平与退变之间不存在明显相关性，但酸性环境能抑制椎间盘细胞的代谢并使椎间盘基质退变。

任何对椎间盘周围毛细血管网产生的干扰，都是影响椎间盘营养供应的潜在危险因素，椎间盘的许多功能可影响流变学系统/椎间盘细胞的运转和代谢。①运动：可改变椎间盘的营养，过度持续运动有损害作用。外部持续承载下，椎间盘变形，影响椎间盘循环及代谢，中等强度运动有益于椎间盘营养。②椎间节段融合：制动相邻椎间节段，影响融合和相邻椎间盘，椎间盘转运乳酸速率降低，使代谢产物堆积，影响椎间盘营养。③震动：脊椎和椎间盘系统过度承载方式或特殊运动，将对椎间盘结构、细胞和大分子产生不利的影响，从而降低椎间盘营养。④吸烟：可使毛细血管阻断、狭窄，进而影响血液循环。长期吸烟影响椎间盘外循环和椎间盘内细胞摄取速率和代谢产物的产生及废物排出，出现椎间盘营养不足。

外层纤维环可观察到有髓和无髓神经纤维末梢分布，但仅有游离的神经末梢穿过纤维环的最外层，故椎间盘还是缺乏神经支配。窦椎神经由腰神经的腹侧支的细小分支组成，提供感觉神经支配并与盘源性疼痛有关。正常椎间盘的内层纤维环或髓核中则尚未发现神经末梢的存在。

五、椎间盘的生物力学

正常椎间盘能承担的压力比周围的骨性结构更大。即使发生骨折，椎间盘也不易破裂。腰椎间盘在繁重的负重时承受着高达17000N的压力。为分散这些负荷，椎间盘通过组织间液施加的流体静压力，在外层纤维环将压缩力转化为张应力。纤维环不同位置的抗张性亦不同，以致在负荷过程中出现了"双相现象"（关节接合中，关节面以固体面和液膜层两种接触方式一起支撑关节内的负载）。由于外环纤维较内环纤维质硬，外层就将压缩负荷转化为环向应力，内层则起到"缓冲器"的作用。正常纤维环的高拉伸模量有助于防止椎间盘膨隆的发生。在退变的椎间盘中，髓核的膨胀压力减小且纤维环刚度增加，导致了负荷分散不足，并使得转移至脊柱骨质的压力增加。

许多研究结果表明，椎间盘的病理负荷是引发椎间盘退变的元凶。转矩负荷会导致早期的退变，包括磷脂酶A2的增加和髓核体积的增大。退变开始时，邻近的背根神经节会出现降钙素基因相关肽及舒血管活性肠肽水平的提高，这为椎间盘退变与腰背痛的关系提供了支持。研究还发现，在动物模型中，与周期性负荷相比，静态负荷更易于引起退变的发生。还有学者认为，高频率、高振幅的负荷可促进体外椎间盘细胞合成胶原蛋白。然而，无论来自何处的病理性高负荷，都可减少椎间盘的新陈代谢并产生分解代谢酶。随之而来的是节段活动范围的短暂性增大，可进一步增加对椎间盘细胞的压力并加速椎体的退变。

腰椎间盘突出症的病理基础是腰椎间盘退变。长期力学负荷被认为是导致腰椎间盘突出的重要原因。由于腰椎间盘突出的发生与其力学状态有着密切关系，因此有必要深入研究腰椎间盘内的应力、应变行为，从而为预防腰椎间盘突出提供启示。有动物研究探讨了疲劳损伤对于腰椎间盘整体及其内部不同区域力学性能变化规律的影响。发现：①所有腰椎间盘均呈现非线性的载荷-位移、应力-应变特性曲线。②疲劳载荷的影响。疲劳加载之后，腰椎间盘的杨氏模量明显增加。③腰椎间盘杨氏模量随着节段变化而变化，且呈现如下变化规律：$L_{5-6}<L_{3-4}<L_{1-2}$节段。④加载速率的影响。对压缩速率为0.01mm/s和0.1mm/s状态下腰椎间盘的力学性能进行比较可知，随着准静态压缩速率的增加，腰椎间盘的杨氏

模量明显增加。⑤内部位移分布。疲劳加载对于垂直压缩下腰椎间盘内部位移分布有显著影响。疲劳加载之前，背侧纤维环上层轴向位移最大，内层径向位移略小于外层；疲劳加载之后，背侧纤维环上层轴向位移最小，内层径向位移明显小于外层。

第三节　椎间盘退变

一、椎间盘退变的遗传学

遗传因素似乎在引发一些早期或症状明显的椎间盘疾病中起到较环境因素更为重要的作用。在那些需要行腰椎间盘手术的患者中，椎间盘退变普遍具有家族性，患者兄妹的发病率呈上升趋势。孪生子研究证明，无论是颈部还是腰部椎间盘的退变都与遗传有较大关系。

遗传研究已经证实分子缺陷对特定罹患人群的椎间盘退变起着一定作用。某些特定基因连锁与椎间盘退变存在相关性，包括维生素D受体的特定等位基因、聚集蛋白聚糖基因内串联重复序列数量上的差异、IX型胶原蛋白基因突变以及MMP-3等位基因等。

二、盘源性腰痛的发生

许多因素，包括脊柱结构的改变、可溶性调控因子和神经/血管长入外层纤维环都被认为是慢性腰背痛的诱因。单核细胞浸润突出椎间盘的边缘表达炎性介质，如IL-1、ICAM-1、淋巴细胞功能相关抗原和成纤维细胞生长因子，可能导致炎症、新生血管形成和疼痛。其他炎症因子，如IL-8等与脊神经根痛综合征有关。椎间盘的改建可引起椎体、关节面、韧带和肌肉排列等机械环境的变化，产生复杂且不甚明了的生物力学环境，这些可能均与腰背痛有关联。退变的椎间盘可产生一系列细胞因子和化学介质，刺激神经末梢产生疼痛并诱导血管和神经长入纤维环。近来，TNF-α被认为在盘源性疼痛和坐骨神经痛的发病机制中起到关键作用。明确导致腰背痛的具体炎症因子很重要，因为这些介质有可能成为药物干预的靶点。

三、细胞凋亡、降解酶和炎性因子

细胞凋亡似乎在年龄相关性退变中起到举足轻重的作用，其在老龄人群中具有较高比例，可能对突出椎间盘碎片的重吸收非常重要。某些表面分子，包括Fas和FasL等参与了此过程。尽管正常椎间盘细胞没有Fas受体，但它们依旧在椎间盘退变开始后不久表达这类分子，提示Fas/FasL系统可启动椎间盘细胞凋亡。终板细胞凋亡发生于椎间盘承受较大负荷时。IGF-1和PDGF等特定生长因子被证实对人工培养的椎间盘细胞发挥了抗细胞凋亡作用，在治疗方面有着一定的前景。

老龄人群椎间盘细胞普遍存在代谢紊乱，例如聚集蛋白聚糖和Ⅱ型胶原蛋白产生减少。有人指出，那些大的、脊索源性的细胞在生命活动的早期就已经消失，而在共培养实验中却对椎间盘细胞有着积极的作用。此类效应似乎源自一种不明可溶性介质，可能解释了此类细胞消失后不久便发生退变的原因。退变椎间盘产生大量的炎性、降解和异化分子，包括蛋白水解酶、降解酶、氧自由基、NO、IL和PG等。包括组织蛋白酶、溶菌酶、集硅酶和一些基质金属蛋白酶（MMPs）在内的蛋白水解酶可参与椎间盘的退变。通过比较退变和正常椎间盘，可发现退变椎间盘存在较高浓度的MMPs1、2、3、9和溶菌酶。在退变腰椎间盘髓核组织中，EGF及EGFR的表达缺乏，而TGF-α仍有表达。

在人工培育的椎间盘细胞中发现有膜破坏氧自由基和NO，NO合成酶亦被证实存在于突出的椎间盘内。这些分子能直接使细胞膜和基质蛋白受到化学损伤。当胶原蛋白和纤维连接蛋白等椎间盘内的大分子暴露于氧自由基时将发生化学裂解，随之在椎间盘内积聚为无功能的高分子量脂蛋白复合物。其他椎间盘内的大分子经过复杂的糖基化反应形成糖氨基酸副产物，从而干扰细胞基质的相互作用。退变的椎间盘堆积了大量部分降解的大分子复合物，部分降解的纤维连接蛋白碎片积累于椎间盘可能加剧椎间盘的退变进程。

在椎间盘内，IL-1会加速基质的损坏，还能减慢椎间盘细胞蛋白聚糖合成的速度，并诱导基质降解因子-1和PGE2的表达。其他在退变椎间盘内产生的降解分子还包括IL-6、NO和PGE2。此外，突出的椎间盘碎片还能产生高浓度的磷脂酶A2，这种能诱导PG和IL生成的酶可引发炎症和疼痛。生长因子随着年龄的增大而减少。在某些情况下，生长因子也会产生，但由于椎间盘细胞表达生长因子受体发生了改变，生长因子失去了效用，使得椎间盘的代谢环境进一步恶化。

四、椎间盘退变的生物学研究

由于生长因子在椎间盘细胞代谢中能发生刺激效应，这些分子因而被视为治疗介入的理想靶点。EGF和TGF-β能使人工培养的髓核细胞的代谢活动增加5倍。TGF-β能提升Ⅱ型胶原蛋白和蛋白聚糖的表达能力，对椎间盘的基质元素十分重要。成骨蛋白-1被证实能在体外培养的椎间盘细胞中阻止IL-1的降解效应。不幸的是，这些因子在体内的半衰期较短，因而直接将重组生长因子注射入椎间盘内并不能对椎间盘退变长期奏效。基因疗法用于在椎间盘内长期制造生长因子。在1周龄兔模型中观察到，携带TGF-β基因的腺病毒能产生多出2倍的蛋白聚糖。然而，退变椎间盘对基因疗法带来的营养和代谢如何反应仍不甚明了。

目前，无论成熟细胞还是多潜能细胞都被列入了细胞疗法的商榷范围。在将自体椎间盘细胞移植入沙鼠的椎间盘的研究中，观察到植入的细胞发育成与宿主椎间盘细胞相似的形态并在体内存活。早期的组织工程学方法已经对将细胞植入椎间盘的细胞支架做了评价。细胞支架的优点在于治疗用细胞被维持于植入位置并给其在椎间盘内提供了一个用于分裂和迁移的必需三维环境。髓核细胞活动暂停于藻酸盐纤维蛋白珠，纤维蛋白珠则能生产细胞外基质。然而，一些细胞支架没有预想中那么有效。而当使用Ⅰ型胶原蛋白和透明质烷作为支架，并植入牛髓核和纤维环细胞时，存在着蛋白聚糖的保留问题。相反，在日本白兔试验中，把同种异体移植的纤维环细胞放置在一个膜密封的去端胶原蜂巢式梳网孔支架中，能扩增、保留Ⅱ型胶原蛋白mRNA，并缩小椎间盘空间。

椎间盘内源性修复的关键是提高椎间盘组织中干/祖细胞活力或促进其从干细胞Niche向需修复的组织迁移。这些干/祖细胞可来源于髓核、纤维环及软骨终板，具有MSCs生物学特点，特异性表达干/祖细胞表面标志物及基因，同时拥有多系分化潜能。但是，椎间盘的发育、衰老及退变消耗了这些干/祖细胞，另外退变椎间盘内极端微环境也会进一步损害干/祖细胞的生物学性能，从而导致椎间盘内源性修复失败。因此，目前相关研究主要从提高内源性干/祖细胞的生物学性能、直接补充内源性干/祖细胞、生物材料及小分子化合物刺激椎间盘内源性修复等方面提高修复效果。目前，椎间盘内源性修复策略用于椎间盘退变治疗的研究已取得一定进展，但仍处于临床前阶段，下一步应着重于体内试验及临床转化研究。

五、椎间盘退变相关危险因素

椎间盘作为全身最大的乏血供组织，其营养供应主要依靠椎体终板的渗透作用。目前关于椎间盘退变（interverebral disc degeneration，IDD）的发生机制有多种探讨，包括氧化应激反应、炎性反应、衰老、低毒力感染、生物节律、烟草吸食、代谢性疾病、雌激素、营养、遗传、与劳作相关的机械应力效应、代谢综合征（MS）性微血管病变在椎间盘内的局部表现等。研究显示椎间盘退变可受多种危险因素影响，这些危险因素之间相互交织、互相作用，并通过不同的作用机制引起椎间盘细胞数量减少、表型转化、代谢紊乱，引起细胞外基质减少、微环境失衡，最终导致椎间盘组织结构完整性丧失和椎间盘退变。其中，细胞衰老是驱动IDD的关键因素，而炎症反应、氧化应激、线粒体功能障碍、端粒缩短、DNA损伤、营养剥夺、机械负荷异常和表观遗传学改变介导了椎间盘细胞的衰老进程。保持良好的生活作息、控制体重和血糖水平、获得充足营养、减少烟草吸食、调控激素水平、适度锻炼、避免外伤以及严格医疗无菌操作，均将有益于改善椎间盘的退变进程。

MS是一组包括糖尿病、高脂血症、高血压及肥胖在内的系统性症候群，其特点是病程长，多累及心脑血管系统。MS作用于IDD的可能机制：①MS致动脉粥样硬化形成，造成相应节段的椎体动脉血供减少。②MS导致的氧化应激反应和产生的炎性因子进一步加重IDD。IDD患者的年龄、BMI、收缩压和糖化血红蛋白值均显著高于非IDD患者，而高密度脂蛋白胆固醇显著低于非IDD患者；高血压、高血脂和糖耐量受损与胸椎IDD存在显著相关性。MS相关性疾病中，糖尿病、高脂血症、肥胖等在IDD中的作用已有较多研究，其中众多的炎性因子已被证明可促进IDD发生，如TNF-α、IL-1、IL-6、NO等；而关于高血压方面的研究则较少，这可能是以后临床和基础研究的方向。

六、腰椎间盘退变动物模型

构建一种贴近于人体的椎间盘退变动物模型，对探究椎间盘退变的病因、病理机制以及非手术治疗方法有重要的临床意义。目前椎间盘退变模型的建立主要包括两大方面：体外模型和体内模型。体外模型主要有两种：体外细胞培养和组织器官培养；而关于体内模型研究得较多，主要有七种两大类：自发性和诱发性两种模型。其中自发性退变模型又称增龄性退变，而诱发性模型是指通过损伤动物的椎间盘结构、改变椎体生物力学结构、手术导致脊柱失稳或构建神经根压迫以及基因敲除等方法构建椎间盘退变动物模型。虽然动物造模的制作方法及文献报道不少，但每种方法均有其各自的优缺点，在选择造模方法时要权衡利弊。目前仍没有一种公认的、全面模拟人类椎间盘退变的动物模型。

第四节　腰椎间盘突出症的相关概念

一、定义

腰椎间盘突出症是因椎间盘变性，纤维环破裂，髓核刺激或压迫神经根、马尾神经所导致的一种综合征，是腰腿痛最常见的原因之一。腰椎间盘突出症中以L_{4-5}、$L_5 \sim S_1$椎间隙发病率最高，约占90%~96%，多个椎间隙同时发病者仅占5%~22%。腰椎间盘突出症神经症状的产生机制包括：机械受压学说、自身免疫学说、化学性神经根炎学说、窦椎神经返支受刺激致痛、硬膜静脉丛（静脉淤滞）及脂肪受压（炎症）学说等。

二、病因

造成椎间盘突出的病因非常复杂，归纳起来，不外内因、外因。内因是因随着年龄的增长，椎间盘的纤维环的弹性和韧性降低，或椎间盘有发育上的缺陷。外因主要是损伤和慢性劳损：①积累外伤：这是引起腰椎间盘突出的主要原因。长期负重，如体力劳动者、运动员、驾驶员等。当向前弯腰时，髓核就向后移动，由于受到体重/肌肉和韧带张力的影响，髓核产生强大的反抗性弹力，如弹力过大就有可能使髓核冲破纤维环向侧后方突出。②急性损伤：一次的急性损伤不会引起腰椎间盘突出，严重的脊柱骨折也很少有椎间盘纤维环破裂者，所以急性外伤是一个诱发因素。椎间盘组织本身缺乏血供，修复能力极差，加之负重大、活动多，一般在20岁以后，椎间盘就开始发生退变，纤维环的韧性及弹性均逐渐减退。此时如遇外伤，尤其是积累性损伤，则成为纤维环破裂的诱因。也有不少病例并无外伤史，而是在着凉后，肌肉和韧带的紧张性增强，使椎间盘的内压增加，促进已萎缩的纤维环发生破裂。

三、突出类型

（一）根据髓核突出的方向，分为三种类型

1.向后突出　一般所称椎间盘突出即是此型。因向后方突出的髓核可压迫神经根产生明显症状，为三类中最重要者。

2.向前突出　不引起症状，无临床意义。

3.向椎体内突出　髓核向软骨板内突出，突出物压入椎骨的松质骨，形成杯状缺口，经时较久后，缺口边缘可以硬化，多发于青年期。

（二）向后突出根据突出部位分为三型

1.单侧型　最多见，髓核突出和神经根受压只限于一侧。

2.双侧型　髓核向后纵韧带两侧突出，两侧下肢皆有坐骨神经痛，但往往是一先一后。当一侧症状出现时，另一侧的症状多已减轻或消失，似有交替现象。两侧症状同时存在时，多是一轻一重，或最后一侧症状消失，一侧存留。此种类型在临床上较少见。

3.中央型　椎间盘自后中部突出。若突出物较小，在突出平面，左、右神经根均不受压，仅马尾神经受压。因此无论突出平面为$L_{3~4}$、$L_{4~5}$或$L_5~S_1$，受压者恒为$S_{3~5}$神经，所产生症状多为鞍区麻痹和大、小便功能障碍。除非突出很大，一般不会引起双侧的典型坐骨神经痛。

（三）根据髓核突出的程度分为三型

1.幼弱型（隐藏型）　为纤维环不完全破裂，环自内向外形成裂缝，但裂缝不大，外层尚保持完整，其破裂部受椎间压力之挤压，髓核可自裂缝部向外膨出。其症状时轻时重，这是突出物大小变化带来的临床表现。

2.成熟型（破裂型）　即纤维环完全破裂，髓核从破裂纤维的断处，自椎间隙向外膨出。有的突出物上被以薄膜，从而与附近组织隔开，不致发生粘连。有的外无被膜，其突出的断端可能与附近组织发生粘连。也有的突出物与破裂纤维环的断端以蒂相连，游离于椎管内，造成对神经根压迫位置的改变，以致发生脊柱侧弯忽左忽右的变换。有时破裂的纤维环组织和髓核大块突出，可压迫马尾神经，表现为中央型突出的症状。

3.移行型（突出型）　介于幼弱与成熟型之间，纤维环接近完全破裂，髓核膨出较大，可转变为成熟型完全突出或缩回椎间隙而消失。

（四）根据突出物与神经根的位置分为两型

1.腋下型　椎间盘突出在神经根内侧时，神经根所受压力可因脊柱侧凸向健侧而缓解。

2.肩上型　椎间盘突出在神经根外侧时，神经根所受压力可因脊柱侧凸向患侧而缓解。

（五）腰椎间盘突出、膨出、脱出

1.椎间盘膨出（bulging）　椎间盘纤维环环状均匀性超出椎间隙范围，椎间盘组织没有呈局限性突出。

2.椎间盘突出（protruded）　椎间盘组织局限性移位超过椎间隙，移位椎间盘组织尚与原椎间盘组织相连，其基底连续部直径大于超出椎间隙的移位椎间盘部分。

3.椎间盘脱出（extruded）　移位椎间盘组织的直径大于基底连续部，并移向椎间隙之外，脱出的椎间盘组织块大于破裂的椎间盘间隙，并通过此裂隙进入椎管内。

四、老年椎间盘突出

老年腰椎间盘突出症是老年人群（≥60岁）在腰椎间盘突出的病理基础上，由突出的椎间盘组织刺激和（或）压迫神经根、马尾神经所导致的临床综合征，表现为腰痛、下肢放射痛、下肢麻木、下肢无力、大小便功能障碍等。随年龄增长，腰椎椎间盘退变逐渐加重，椎间盘膨出、纤维环裂隙、椎间盘突出发生率逐渐增加；与老年男性随年龄的增长退变逐渐加重不同，女性在绝经后，腰椎间盘退变更快；腰椎间盘的退变程度与腰椎间盘突出的发生率呈明显相关性；无症状的椎间盘退变包括椎间盘突出的发生率随年龄增长而逐渐增加（彩图30-3）。老年腰椎间盘突出症的病理类型更容易发生非包容性增加。

五、椎间盘病变的治疗新进展

传统的治疗方式无论是保守治疗还是手术治疗都无法从根源上解决退变的问题。为减轻退变椎间盘内的炎性环境、减少髓核细胞凋亡，细胞移植为治疗椎间盘退变带来新的思路。通过将髓核细胞或多种来源的间充质干细胞植入退变的髓核内，可达到减缓椎间盘退变进程的目的。为将种子细胞定植于髓核内并促进其生存，近年已开发了多种生物材料作为细胞移植的载体支架，同时利用多种细胞因子以减少细胞的凋亡。尽管这种治疗方式用于临床治疗仍有相当距离，但这一治疗方式仍值得进一步探索。椎间盘是一低氧并且营养供应较为困难的组织，其独特的解剖和生理特性是进行基因治疗最主要的挑战之一。现阶段一些基因治疗在退变椎间盘中的应用已初见成效，而且不断有新技术的出现，这也让椎间盘退变的基因治疗再一次步入了全新的起点。目前有病毒介导的基因治疗、非病毒介导的基因治疗和基因编辑技术等。病毒介导的基因治疗有逆转录病毒介导、慢病毒介导、腺病毒介导、腺相关病毒介导、杆状病毒介导的基因治疗等方法；非病毒介导的基因治疗有阳离子多聚物载体、纳米颗粒载体、RNA干扰等。但是目前仍然有许多障碍需要克服，如安全性、高成本和转染效果等。

甲基丙烯酸酐化明胶（GelMA）水凝胶是一种光敏性的生物水凝胶材料，具有良好的生物相容性，在可见光或紫外光下能够快速固化，形成适合细胞增殖、分化且具有一定强度的三维结构，被广泛用于IDD的动物研究。近年研究发现，GelMA水凝胶既可作为携带生长因子的载体，诱导成骨分化，促进骨愈合，又可通过负载药物抑制椎间盘炎症反应，减少术后并发症的发生。同时，GelMA水凝胶还可负载椎间盘细胞，从而有效补充外科手术过程中丢失的椎间盘细胞和细胞外基质成分。此外，GelMA水凝胶还能构建椎间盘适宜微环境，3D打印椎间盘，从而形成椎间盘移植的组织再生支架。另有研究发现，海藻酸钠盐微球凝胶复合多能诱导干细胞定向分化的髓核细胞可显著改善椎间盘内环境，促进退变椎间盘组织修复。

近年来，介导IDD发病早期的信号通路成为研究焦点。Hedgehog（Hh）信号通路是脊椎动物胚胎椎间盘形成和发育中的重要调控因子，在产后组织发育、再生和修复中也被广泛研究。随着人们对Hh信号通路作用的进一步认识，其在IDD发病和椎间盘再生领域作用的研究成为热点，Hh信号通路有望为IDD的机制研究和早期靶向治疗提供新思路。

随着研究深入，我们可从更微观的角度对椎间盘退变进行探索，而不仅仅局限于治疗方法上，还要从根本入手，在预防措施上寻求出路。许多分子参与椎间盘退变过程，因此在分子水平上了解这一过程至关重要，这样才能够寻找到合理的生物和药物治疗方法。尽管寻求解决椎间盘退变这一难题的生物学方法仍处在早期阶段，但医学在这一领域将会不断发展和进步，最终解决这一人类难题。

参考文献

［1］王岩，相宏飞，海涌，等.老年腰椎间盘突出症诊疗指南［J］.中华老年骨科与康复电子杂志，2021，7（3）：132-139.

［2］刘洋，刘浩，孟阳，等.椎间盘内源性修复策略的研究进展［J］.中国修复重建外科杂志，2021，35（5）：636-641.

［3］柴强达，逸峰，王文磊，等.椎间盘退变动物模型的研究进展［J］.中华骨科杂志，2021，41（12）：800-807.

［4］李勇，沈超，李海峰，等.椎间盘退变的基因治疗研究进展［J］.转化医学杂志，2021，10（3）：197-201.

［5］王宇翔，徐海栋，赵建宁.细胞移植治疗椎间盘退变的研究进展［J］.中国矫形外科杂志，2021，29（11）：1009-1012.

［6］邱晨生，邓念，相宏飞，等.椎间盘退变相关危险因素的研究进展［J］.中华骨科杂志，2021，41（10）：654-659.

［7］解志锋，刘清，刘冰，等.腰椎间盘疲劳损伤的生物力学特性［J］.中国组织工程研究，2021，25（3）：339-343.

［8］胡一村，丛梦雪，蔺茂强，等.GelMA水凝胶移植修复椎间盘退变的研究进展［J］.山东医药，2021，61（25）：100-103.

［9］张广智，武作龙，贺学岗，等.细胞衰老与椎间盘退变的相关性研究进展［J］.生命科学研究，2021，25（1）：58-63，94.

［10］宋凯，张池，丁凡.微血管病变与椎间盘退行性变相关性研究进展［J］.脊柱外科杂志，2021，19（4）：270-274.

［11］邵将，贾连顺.腰椎间盘退变及突出发展百年回顾［J］.中国矫形外科杂志，2007，15（11）：833-835.

［12］Kroeber MW，Unglaub F，Wang H，et al. New in vivo animal model to create intervertebral disc degeneration and to investigate the effects of therapeutic strategies to stimulate disc regeneration［J］. Spine，2002（27）：2684–2690.

［13］Kasra M，Goel V，Martin J，et al. Effect of dynamic hydrostatic pressure on rabbit intervertebral disc cells［J］. J Orthop Res，2003（21）：597–603.

［14］Gruber HE，Johnson TL，Leslie K，et al. Autologous intervertebral disc cell implantation：a model using Psammomys obesus, the sand rat［J］. Spine，2002（27）：1626–1633.

［15］Perka C，Arnold U，Spitzer RS，et al. The use of fibrin beads for tissue engineering and subsequential transplantation［J］. Tissue Eng，2001（7）：359–361.

［16］Alini M，Li W，Markovic P，et al. The potential and limitations of a cell-seeded collagen/hyaluronan scaffold to engineer an intervertebral disc-like matrix［J］. Spine，2003（28）：446–454.

［17］Sato M，Asazuma T，Ishihara M，et al. An atelocollagen honeycombshaped scaffold with a membrane seal（ACHMS-scaffold）for the culture of anulus fibrosus cells from an intervertebral disc［J］. J Biomed Mater Res，2003（64）：248–256.

（李义凯，周永富）

第三十一章　常见腰痛的基础与临床

　　腰痛病因复杂多样，涉及组织多，诊断困难。腰痛需要分清是椎管内，还是椎管外病变；是炎症性，还是结缔组织病性；是内脏，还是脊椎病变；是软组织性，还是骨性；是深部结构，还是浅层结构的病变等问题。还要与腰椎横突骨折、腰椎压缩性骨折、AS、肿瘤、腰椎间盘突出症等疾病加以鉴别，甚至与心肌梗死和痛风等相鉴别。不同病因所致腰痛虽相似，但亦各有其特点。通过专科检查，分析症状，询问病史，多可以明确诊断予以区分。腰扭伤是对腰部所有结构所致急性腰痛症状性病变的统称。相信随着对以往熟知的急性腰扭伤和腰肌劳损研究的深入，其将会被更加细化，以解剖结构和病理学为基础的诊断术语所取代。要警惕以腰痛为首发症状的肿瘤病变，需要全面了解与患者疾病有关的各种情况以及辅助检查结果的临床意义。

第一节　概　述

　　俗话说，"病人腰痛，医生头痛"。这是由于引起腰痛的病因众多，以往对腰痛的诊断和治疗显得非常棘手。随着基础研究，特别是解剖学、影像学及相关病理学研究的深入，人们对腰痛的病因和病理有了更深入的了解，由此提高了腰痛的诊断水平和疗效，使得"病人腰痛，医生头痛"这句俗语成为历史。临床上，引起急、慢性腰痛的病因有很多，如腰椎间盘突出症、盘源性腰痛、胸腰筋膜炎、臀上皮神经损伤、臀中肌筋膜炎、L_3横突综合征、腰椎管狭窄症、棘上或棘间韧带炎、竖脊肌筋膜炎、骨质疏松症、AS、RA、肿瘤及结核，甚至痛风等。其他章节介绍过的内容以及为人熟知的腰椎间盘突出症、腰椎管狭窄症、AS及腰椎滑脱症等，在此就不予累述。

　　腰椎具有支持、活动和保护三大功能。这些功能与腰椎解剖结构相关，支持功能主要由椎体承担，邻近韧带辅助完成，由此形成腰椎乃至整个脊柱良好的支撑框架。活动功能主要由上、下椎体之间的椎间盘、关节突关节等完成。椎间盘和左、右两个关节突关节共同称为三关节复合体。保护功能主要是指椎管、椎间孔等对邻近神经、血管等所起的保护作用。直立活动使得人类腰椎既不同于爬行动物的腰椎，又不同于人类脊柱其他节段。在进化、完善过程中，腰椎解剖结构出现了特征性的改变，各种腰痛也由此相伴而生，故腰椎的解剖特点是正确认识腰痛病理最基础的内容。

腰区范围：上界为第12胸椎棘突、第12肋下缘、第11肋前份的连线；下界为两髂嵴后份及髂后上棘连线；两侧为腋后线。腰椎位于躯干脊柱中段，上连胸椎，下连骶椎。正常人的腰椎共5个。每一个腰椎均由椎体、椎弓及从椎弓上发出的突起等基本解剖结构组成。每个解剖结构都具有其相应的特点，腰椎较颈椎或胸椎的椎体大而厚，主要由松质骨组成，外层的密质骨较薄。从侧面看，略呈楔状，横径大于前后径。由于腰椎自上而下每一椎体所承受的负荷逐渐增大，因此椎体体积也从L_1~L_5逐渐增大，这一特点可使腰椎承重和传递力的功能更为稳定。与颈/胸椎一样，腰椎的椎体之间由椎间盘相连。椎体的后方为椎弓，椎弓包括椎弓根，椎弓板，上、下关节突，棘突和横突共7个突起。椎弓根短而厚，起于椎体上部，几乎与椎体呈垂直方向，向后方突起。椎孔由椎体后方和椎弓围绕构成，有2个径，即矢状径和横径。上一个椎体的椎弓根下切迹与下一个椎体的椎弓根上切迹共同构成椎间孔，其间有脊神经通过，是一个极其重要的脊椎结构。椎间孔呈上宽下窄耳状形，自上而下逐渐变小。椎间孔的上、下界为椎弓根，前界为椎体和椎间盘的后外侧面，后界为椎间关节的关节囊，黄韧带外侧缘亦构成部分椎间孔后界。椎间孔为腰神经根出椎管处，供应椎管内软组织和骨结构血运的血管、神经也由此出入。正常情况下，神经根紧贴椎间孔上界出椎管，单纯椎间盘突出一般不会导致神经根在椎间孔外侧处受压，但若同时存在椎间盘退变/高度变窄，则下位椎骨的上关节突可向上嵌入椎间孔，从而造成椎间孔狭窄，并有可能压迫脊神经根。但有研究显示，椎间孔高度的变化与神经根受压无关，而与椎间孔前后径存在相关性。

第二节　棘上和棘间韧带损伤

一、棘上和棘间韧带的解剖

腰椎的重要韧带包括前纵韧带、后纵韧带、黄韧带、棘间韧带和棘上韧带。①前纵韧带：自颈椎延伸而下，纵贯脊柱前方。腰部前纵韧带宽约2cm，与椎体紧密相贴，但与椎间盘纤维环相贴较松，主要作用是防止腰椎过度伸展并限制椎间盘向前突出。②后纵韧带：位于椎体后方，自颈椎和胸椎延伸而下。在椎间盘水平，后纵韧带伸出侧纤维与椎间盘纤维环紧密相贴，使后纵韧带呈齿状。作用为加强纤维环，椎间盘多自齿状韧带的上方或下方突出（彩图31-1）。③黄韧带：介于上、下椎弓板之间，呈淡黄色，故称黄韧带。黄韧带具有一定的弹性，在腰椎过度伸展时，可松弛并向前折叠，使椎管矢状径减小。黄韧带常因慢性劳损而肥厚。④棘上韧带：连接于各棘突顶端，但下达L_3棘突后，则有可能缺如或薄弱。弯腰时，由于这一区域缺少棘上韧带保护，易造成该区域的棘间韧带劳损。⑤棘间韧带：位于相邻棘突间，弯腰时紧张。L_4~S_1间由于棘突发育不全而使之变得少而薄弱，或因棘上韧带缺如而缺少保护，活动时局部易损伤或断裂（彩图31-2）。

（一）棘上韧带

棘上韧带位于脊柱的后方，是附着在从枕外隆凸到L_3或L_4棘突表面的索状纤维组织。颈段的棘上韧带宽而厚，称项韧带。故棘上韧带又可视为起自C_7棘突，下至骶中嵴，其纤维较长，分层附着于棘突后方。胸段棘上韧带较薄弱，故中胸段棘上韧带易损伤。腰部的较厚，但$L_3 \sim S_1$处常较为薄弱或缺如（彩图31-3）。

棘上韧带主要在脊柱屈曲时承受拉伸负荷，抵抗脊柱的过度屈曲。在棘上韧带的骨附着部，其组织结构为纤维软骨。这样的结构不仅使棘上韧带坚强地附着于骨组织，更重要的是在棘上韧带与骨组织之间形成一层组织学上的过渡区，可有效地缓冲韧带与骨这两种不同性质组织交接区的应力变化，避免了局部应力集中，可使棘上韧带更好地发挥其传递邻近棘突间应力的作用。

棘上韧带前方有左右交叉的背阔肌腱纤维通过棘上韧带与棘突尖和棘间韧带之间。过去所认为棘上韧带纵贯脊柱后正中线全长的看法不甚确切。解剖观察发现，95%的棘上韧带下端止于L_3或L_4棘突尖，故对大多数人而言，L_3棘突尖以下无棘上韧带。由于L_3棘突尖以下无棘上韧带，在L_3棘突尖以下穿刺时所通过之层次，须从理论上予以修正。因L_3以下无棘上韧带，前屈活动的弯度可能稍大。故其下的棘间韧带损伤则多发。

同脊柱的其他韧带一样，在体内外各种因素的作用下，棘上韧带也可发生退行性改变，使胶原纤维的排列与结构发生变化，甚至出现骨化，只不过棘上韧带不参与椎管的构成，它的增生与骨化不构成脊髓压迫。因此，长期以来并没有引起足够重视。各种脊柱带的退变与骨化有着共同的病因学基础，故有人提出棘上韧带可作为研究黄韧带、后纵韧带等其他韧带退变和骨化的模型。因此，加强对棘上韧带结构与功能的研究很有必要。

正常的棘上韧带以网状排列的胶原纤维为主，间以少量弹力纤维，这样的结构是与其生理功能相适应的。棘上韧带为由弹力纤维捆扎在一起的"Z"字结构。当脊柱屈曲时，棘上韧带受到纵向牵拉。这时，棘上韧带的"Z"被拉直，韧带变长。而当其受到的拉力解除后，胶原纤维在其周围弹力纤维的牵拉下，可恢复其"Z"字结构，故棘上韧带具有一定的弹性。

胶原纤维属类韧性材料，主要为韧带提供刚度和强度，其纵向变长是靠牺牲其"Z"字结构而获得的。一旦"Z"字结构被拉直，它将表现出钢铁般的抗拉伸强度。而弹力纤维具有很强的延伸及弹性变形能力，在正常的棘上韧带组织内，胶原纤维与弹力纤维以微妙的比例关系相结合，能允许椎体间有一定活动度，而又保持了脊柱的稳定性。

胶原纤维坚强的抗拉伸功能基于其高度精密和高度有序的内部结构。在透射电镜下，胶原纤维是由若干平行排列的胶原原纤维构成，其胶原类型为Ⅰ型胶原，即有周期性的横纹结构。生化研究表明，胶原原纤维是由胶原蛋白分子相互平行聚合而成的，相互平行的相邻胶原分子间纵向错开1/4分子长度（约70nm），而同一直线上首尾相随的两胶原分子之间却又保持了43.8nm的距离，故平行相邻的胶原分子间首尾约26.2nm的段落相互重叠。胶原蛋白分子以此方式聚合成胶原原纤维，于是胶原原纤维表现出周期性的横纹结构。在胶原蛋白分子内，极性和非极性氨残基有规律地分布，使每个周期内又呈现出明带与暗带。

（二）棘间韧带

棘间韧带左右各一，呈膜状，位于棘上韧带深部、上下相邻两个棘突之间，前方与黄韧带相连以维持棘突间之平衡，其纤维较短，分3层，相互交叉排列。各节段棘间韧带均为肌腱、筋膜和韧带的复合体，与运动功能有关。实际上，棘间韧带并不局限于棘间隙内，其前端左右分开夹持黄韧带，附着于黄韧带后面及下位椎弓板后面的1/3份，它的纤维颜色与黄韧带明显不同，纤维方向几乎呈正相交，能成片剥离翻起直达上位棘突下缘后端。这个十分明显的事实过去似乎未被学者们注意。《格氏解剖学》中认为黄韧带与棘间韧带在中线上互相融合。有人认为黄韧带后面与椎旁肌之间只有疏松组织。有研究发现黄韧带后面存在一块尚未命名的组织——椎板间韧带，对此有争议。解剖观察发现，实际上棘间韧带起止较广，连于下位上关节突、椎弓板、棘突上缘和上椎板棘突下缘之间。棘间部分两片相贴合，其间前份可有裂隙，将前两者分开，贴黄韧带后面。

棘间韧带纤维为多向性，纤维方向主要与棘突平行，即前后位，水平方向的纤维中杂有少量斜行纤维，分别斜向后上和后下，两斜行纤维的夹角约为16°，屈位时夹角增大。总的趋势是斜向后上，但局部看来棘间段近乎水平，棘间后端则有斜向后下的纤维束，椎板部纤维则向内上。纤维方向还具有显著的年龄性变化，幼儿棘间韧带腹侧部浅层纤维呈直线走行，随年龄的增长变成凹向下的弧形，这可能与腰曲逐渐增大有关。老年时棘突间隙缩窄，弧形可变为近乎直角的折曲。对腰段棘间韧带的描述目前存在意见分歧。传统认为纤维斜向后下，也有认为纤维斜向后上。棘间韧带分为腹侧部（从黄韧带至上位棘突下缘前半）、中间部（主部，从下位棘突上缘前半至上位棘突下缘后半）和背侧部（从下位棘突上缘后半编织入棘上韧带）。纤维的多向性是导致意见分歧的原因。关于棘间韧带的功能，传统观点是防止脊柱过屈。

根据纤维起止，棘间韧带可分为3个部分：①关节囊部，起自下位椎骨乳突内侧或下端，贴关节囊向内上后附于上椎板下缘和棘突基部。此部以下腰段最为明显，成年才充分发育。纤维多少个体差异较大，多者可掩盖关节囊下半部，少者只绕关节下端，有稳定椎间关节的功能。②腹侧部，为棘间韧带的主部，分深浅两层。浅层起自椎弓板后面上1/3，向上内经黄韧带后方并弯向后，几乎与棘间水平后行，附于上位棘突下缘后份。深层起于黄韧带后面，几乎水平地向后行，附于上位棘突下缘后半，功能是防止上位椎骨向后脱位及伸腰时黄韧带突入椎管内。③背侧部，背侧部纤维主要来自竖脊肌腱和腰背筋膜，附于棘突上缘全长，此外尚有棘上韧带延入棘间的纤维，自棘突后端和前上附至上位棘突下缘后份。

棘间韧带的功能为参与脊柱运动并防止脊柱过屈。各部分的功能：①关节囊部稳定椎间关节，防止过度侧屈和旋转。腰椎越前屈，其对下关节突的压迫就越紧，从而防止关节后脱位。②腹侧部浅层防止上椎向后脱位，深层则将黄韧带固定于上位棘突，脊柱无论过伸还是过屈，黄韧带均不致向前压迫或打褶，以免对马尾神经或脊髓造成损伤。③背侧部斜向后下的纤维功能与棘上韧带相同，对脊柱过屈起节制作用。

棘间韧带过去只被看成一种节制带，机械地执行防止脊柱过屈的功能。实际上，腰部每个节段的棘间韧带都是一个由竖脊肌腱、腰背筋膜（主要是背阔肌腱）和韧带构成的复合体，其韧带部分可视为肌腱向下位椎骨的延伸。在内侧，腰背筋膜浅层既附着于棘突，也附着于棘间韧带而非棘上韧带，具有部分腱纤维从棘上韧带前及棘突与棘间韧带之后向对侧交叉。因此可以认为：棘间韧带是腰部伸屈调节结构的一个组成部分，直接参与了伸屈运动过程而非机械地节制，这是它同棘上韧带的根本区别。棘间韧带参与了弯腰举起重物或上肢悬吊时摆动躯体的运动过程，其损伤正是在这些运动中产生。过屈运动在棘上韧带未断裂前损及棘间韧带是不可能的。但在 L_3 棘突以下多无棘上韧带而只有棘间韧带，故 L_3 以下棘间韧带损伤多见。

二、棘上和棘间韧带的病因病理

腰部韧带很多，除了强大的前纵韧带、后纵韧带和黄韧带外，还有横突间韧带、关节囊韧带、棘上韧带、棘间韧带等。其中最易造成损伤的是棘上韧带和棘间韧带。长期低头弯腰工作，不注意定时改变姿势或脊柱因伤病不稳定，使棘上、棘间韧带经常处于紧张状态，即可产生小的撕裂、出血及渗出。如伴有退行性变，则更易损伤。这种损伤性炎症刺激分布到韧带的腰神经后支的分支，即可发生腰痛。病程长者，韧带可因退变、坏死而钙化。

由于腰骶部承受纵向的压应力、剪力、应力，弯曲和旋转的负荷及活动量大，退变较其他关节早。要维持其稳定性，主要依赖于脊柱内源性稳定因素与外源性稳定因素。前者主要指髓核内在使上、下椎体分离的压应力与纤维环及周围韧带抗髓核分离的压应力之间的平衡。二者不同方向的综合力为脊柱稳定性的重要保证。而外源性稳定因素则主要指脊柱周围、髋部以及胸、腹腔内外肌群内部的协调与平衡。如二者去其一，脊柱的稳定性将遭到破坏，尤其是若外源性因素丧失，脊柱则难以维持其正常外形与功能。随着退变加剧，椎节失稳、松动，椎间隙变窄，后纵韧带与椎弓板前方的黄韧带必然突向较为空虚的椎管，以致神经根或马尾易受刺激或压迫、椎间隙内压升高和分布不均，使得髓核易向周围膨出。这些均可使包括棘间和棘上韧带在内的腰骶部韧带处于被动牵拉状态，产生慢性劳损，甚至损伤断裂，使椎体间活动度加大，破坏了脊柱的内在稳定性，加速退行性变或纤维环破裂、髓核突出。因此，临床以无明显外伤的慢性损伤多见，且多与工作性质有关，尤以体力劳动者较多，如建筑工人和搬运工等需长期伸屈脊柱劳动。国外有研究统计，20 岁以上棘间韧带即有不同程度退变者占 21%，退变发生的最高峰在 30~40 岁，达 75%。韧带中出现裂隙、囊腔和穿孔等改变，绝大部分位于椎间盘最易突出处（ L_{4-5} 和 $L_5 \sim S_1$ ）。由于此间大多无棘上韧带，且处于活动腰椎和固定的骶椎之间，受力最大，故此处棘间韧带损伤也最多。

有人回顾了214例腰部手术的患者，发现有76.6%合并有不同程度的棘上和棘间韧带损伤。表现为椎间盘突出或病变节段间隙的棘上和棘间韧带部分或全部断裂，部分伴有相邻或上、下间隙韧带的部分或全部断裂。由此可见，腰骶痛与棘上或棘间韧带损伤有关联。

一般认为棘间韧带退变是由于屈伸频繁导致其疲劳性断裂。腰部旋转时，棘间和棘上韧带离旋转轴最远，受到的拉力也最大。如竖脊肌和多裂肌软弱或萎缩，腰骶部这些韧带承受的应力更大，易损伤变性。但这种假说是以棘间韧带纤维直接连结上、下棘突作为解剖学依据的。研究表明，脊柱韧带的生物学特性随年龄的增长而变化。根据观察，棘间韧带裂隙方向并非与纤维方向呈正交平行，说明裂隙的形成并非由于纤维断裂而是分裂所致。此外，棘上韧带距屈伸轴最远，屈时受到的张力最大，理应首先断裂。但术中看到的病变节段棘上韧带不但没有断裂，反而松弛。因而有作者认为，棘间韧带退变并非张力作用下的疲劳性断裂，而是压力作用下的磨损以及本身受到挤压和牵拉所致。棘间韧带退变总是伴随棘间隙缩窄，两者明显地呈正相关。棘突间隙缩窄正是由椎间盘退变、椎间关节退变失稳、椎间隙丢失及腰曲前突增大等因素所致，这与腰椎间盘突出症的病理改变是一致的。椎间盘退变使重力线后移，棘突间隙进行性缩窄，棘间隙内近乎水平的棘间韧带纤维受到夹压。屈伸活动时，棘间韧带纤维相对位移最显著的部位是在中间部后下缘和背侧部前上缘之间，此处正是裂隙的初发部位，在无明显退变征象的腰骶段标本上已能看到这种裂隙。

退变时，韧带组织中出现裂隙，胶原纤维排列紊乱，形成明显的纤维软骨组织，间质中毛细血管增生，出现小血管炎和小血管内膜增生，纤维母细胞增多，炎症细胞弥漫，并有玻璃样变。椎间盘退变可加重棘间韧带的退变，棘间韧带的退变又破坏了腰椎的稳定性，促进突出，阻碍韧带修复，形成恶性循环。对此，有人认为，与其称为棘上或棘间韧带损伤，不如称为棘上或棘间韧带炎更为恰当。

三、临床表现

棘间或棘上韧带急性损伤是引起急性腰痛的病因之一，常被误诊为急性腰扭伤。本病患者多数为体力劳动者，尤其是青壮年，男性多于女性。临床分为急性损伤和慢性劳损两种。

（一）棘间韧带损伤

1.**急性损伤** 可有急性外伤或劳损史，受伤时有撕裂样或刀割样的剧痛，腰部活动严重受限。检查时，可见局部肿胀和压痛，多数患者伴有腰背肌不同程度的保护性痉挛。

2.**慢性劳损** 可有过多或长期弯腰劳损史。初期出现局部的酸困不适，逐渐发展到疼痛。检查时，棘间有明显的压痛，压痛多在$L_{4\sim5}$和$L_5\sim S_2$处。

造影检查时，在正常情况下造影剂注射到棘突间一侧，由于棘间韧带的阻隔，造影剂无法透到对侧。若有棘间韧带断裂，造影剂可渗透到对侧而显影。近来有研究发现，$L_{4\sim5}$

棘间韧带炎发生率最高，占86%，其次是$L_{3~4}$棘间韧带炎发生率相对较高，占78%，之后分别是$L_5 ~ S_1$、L_{2-3}，L_{1-2}棘间韧带炎发生率相对最低，占6%，这一研究结果与临床发生率相符。

（二）棘上韧带损伤

1.急性损伤　多因骤然使腰椎向前屈曲的暴力所致，多见于弯腰搬取重物或剧烈的运动或比赛。断裂时，患者可自觉有一突然响声，并且腰部随之产生宛如"折断"的感觉。局部剧烈疼痛，前屈时更为明显，后仰时疼痛减轻。腰部前屈、侧弯及旋转功能明显受限。棘上韧带损伤处压痛，且多在L_4棘突以上。这是因为棘上韧带多止于L_4或L_3棘突，故压痛在L_{4-5}或$L_5 ~ S_1$间的多为棘间韧带损伤。压痛点利多卡因封闭可缓解疼痛，即可确诊。

2.慢性损伤　多由长期反复的损伤或急性期治疗不当所致。劳动或弯腰过久时，患者即感腰部酸痛不适，甚至不能胜任较重的体力劳动。疼痛局限在1~2个棘突。

MRI的独特优势是能直接显示软组织结构，包括脊柱韧带。有关MRI应用于黄韧带和后纵韧带退行性疾病的研究，已有较多文献报道，而对于棘间韧带的研究极少。

四、治疗

可分为非手术疗法和手术疗法。绝大多数患者可经非手术治疗痊愈。急性损伤者宜卧床休息，减少弯腰运动，保证组织正常修复。也可用硬质腰围加强局部力量，保护腰椎，促进愈合。局部封闭可获良效，但急性期推拿的效果往往不佳，有时甚至会加重疼痛。亦可服抗炎镇痛药和舒筋活血药物。慢性疼痛者可行针灸或理疗以及功能锻炼等。对于非手术疗法无效，疼痛影响生活和工作者，可施行损伤韧带修补、切除术或椎板间植骨融合术，但临床很少采用。

第三节　腰椎棘间滑囊炎

当腰椎间盘突出或退变造成椎间隙狭窄和失稳或各种原因引起腰椎前凸曲度增大时，棘突间隙狭窄，两棘突互相摩擦，而使棘间滑囊发生损伤性炎症。多数文献认为这是由棘间韧带损伤或囊性变等无菌性炎症而致痛。但有作者认为这种诊断并不确切。因为棘间滑囊有正常的滑膜组织和囊内滑液，在棘突间隙变窄时，处于其间的滑囊在压力的作用下，可出现磨损性炎性改变而致临床症状进一步发展，由于刺激，可引起黄韧带增生肥厚，压迫硬膜囊，导致椎管狭窄，使症状加重。以往对腰椎棘间滑囊及其病理改变的报道较少见。病理解剖证实腰椎棘突间有滑囊存在，且腰痛与腰椎棘间滑囊炎有相当密切的关系。

腰椎棘间滑囊是位于腰部两棘突间，韧带中间，内充满滑液的滑囊。在左、右棘间韧带之间偏前中部位，有大小不等的椭圆形囊腔。腰椎棘间滑囊与人体其他部位滑囊一样，有完整滑膜组织和滑液，只不过出现的时间较晚。对不同年龄的腰椎段脊柱标本解剖观察，发现幼儿的棘间韧带只有腹侧浅层，且呈膜状；少年的棘间韧带腹侧部浅层纤维明显，并呈弧形，与不发达的背侧部之间留有较大的空间，由膜状组织填充，膜上出现孔裂。成人的腹侧部与背侧部之间出现裂隙，隙壁平滑。老年的裂隙明显延长，形成囊腔。研究发现，$L_{4\sim5}$棘间均存在滑囊，而在$L_5\sim S_1$棘间韧带中出现率为70%，囊内为少量胶体状液体。滑囊最大直径为：$L_{4\sim5}$间5~14mm，$L_5\sim S_1$间5~12mm。滑囊壁主要是纤维结缔组织，有的区域见排列呈腔样结构，内衬以排列整齐的上皮细胞。有的为裂隙状滑膜组织，囊内仅见干酪样组织。囊壁组织周围为肌肉和脂肪组织，并有少量淋巴细胞浸润，局部血管丰富。

腰椎棘间滑囊是在人体停止发育后出现的。在正常情况下，腰椎棘间滑囊在脊柱过伸时，上、下棘突间隙变小，甚至紧密接触。此时滑囊内液体可起到润滑作用，防止因两棘突互相摩擦而引起病理改变。在弯腰时，棘突间韧带张力增大，滑囊内由于有液体存在，一可起到缓冲、减少棘突摩擦和棘间韧带张力的生理作用；二可防止棘间韧带撕裂伤。随年龄增长，劳动强度增加，主要是脊柱纵轴压力加大，棘间隙狭窄，两棘突后部叠压在一起，摩擦刺激增大，易发生炎性改变，导致腰痛；或腰部外伤、椎间关节退变、腰椎间盘突出及腰椎滑脱时，易使该滑囊受到挤压摩擦损伤，甚至发生滑囊破裂。一般临床上只重视了椎间盘突出之诊断，而很少有人提及由椎间盘突出所继发的棘间滑囊炎。

临床表现为腰骶部酸胀痛，活动受限，局限性棘间压痛及叩痛。甚至有腰部"断裂"感，出现腰部活动受限。局限性棘间压痛是棘间滑囊炎的重要体征。腰椎X线侧位片显示腰椎棘间隙变窄，腰椎生理前凸增大，部分两棘突相对面骨密度增高。

棘间滑囊炎损伤的治疗以非手术疗法为主，主要包括封闭、非甾体药物及针刺等，封闭效果显著。封闭深度根据病人胖瘦而定，一般2cm。

第四节　急性腰扭伤

一般认为急性腰扭伤是一种急性软组织伤病，是由突然遭受外力所致，或是因腰部活动不当而引起腰部软组织急性损伤性疼痛。这是一种骨伤科临床常见病，占全部腰痛的12%以上，骨伤科门诊量的10%。本病属中医学"筋伤"及"腰痛"范畴，俗称"闪腰"或"岔气"及"弹背"等。也有人称其为"小关节半脱位""滑膜嵌顿"或"腰背肌筋膜拉伤"。多发于青壮年和重体力劳动者。

一、病因及病理

急性腰扭伤的发病多因突发性的不当外力、闪挫负重、突然改变体位、劳动姿势不当、用力过度、体位不正、活动不慎、抬重物等甚至是由咳嗽、喷嚏或翻身以及弯腰拾物和系鞋带等日常动作而起。在这些病理性诱因的作用下，腰肌等组织结构受到突然的剧烈扭转、牵拉而受伤。一般认为，急性腰扭伤多以竖脊肌和胸腰筋膜附着处损伤以及腰椎小关节紊乱为主。病理改变是肌痉挛、出血、渗出和水肿，以及腰部解剖位置出现轻度移位等改变，造成腰椎关节紊乱、滑膜嵌顿、棘上（间）韧带和肌肉或筋膜的损伤，甚至是腰椎间盘的病变。

有人认为急性腰扭伤后腰痛剧烈，伴有绞锁感，或在运动的某一角度突然出现，应该不是一般的肌肉或韧带撕裂，可能是某些敏感组织受到了钳夹，或是关节突关节发生了绞锁或半脱位，因此提出了腰部椎间关节的滑膜嵌顿、半脱位等概念。目前普遍认为，此种腰痛是腰部软组织、椎间关节急性损伤所造成的局部神经刺激症状。局部神经主要指支配腰部感觉与运动的腰部脊神经后支。有人认为腰椎关节突关节病变约占腰部软组织损伤的35%。

过去认为腰椎间关节损伤、L$_3$横突综合征、臀上皮神经损伤分别属于不同疾病，但从临床及脊神经后支的角度可以看出，三者有着密切的联系。腰部脊神经后支由脊神经发出，主干长约0.5~1cm，在下位脊椎横突的上缘、上关节突的外侧向后下走行，以30°角分为内、外侧支。内侧支经下位椎体的横突根部及上关节突外侧向下，经骨纤维管，下行3个椎体，在中线附近穿深筋膜到皮下。沿途发支支配下位棘突及1~2个节段的关节关节、筋膜和韧带。外侧支跨过横突向外下走行，肌支支配竖脊肌，皮支穿胸腰筋膜，在皮下行程较长。内侧支行径分布在后正中线与关节突关节连线之间，外侧支行径分布在关节突关节连线以外（彩图31-4）。关节突关节为内侧支支配区域，而L$_3$横突、臀上皮神经处属神经外侧支行程所至。急性腰扭伤时，在造成腰部肌肉、椎间关节损伤的同时，会产生对腰部脊神经后支及其分支的刺激，从而出现包括椎间关节损伤、L$_3$横突综合征、臀上皮神经损伤在内的复杂的腰、臀、腿疼痛症状。内侧支与外侧支分布区域组织损伤的相互影响，使疼痛、肌肉痉挛及活动障碍形成恶性循环。因此有了"脊神经后支综合征"的提法。因此，腰扭伤的临床诊察，不仅要考虑腰部软组织的解剖与功能，还应紧密结合脊神经后支的解剖。急性腰扭伤后，受伤平面的脊神经后支所经过和分布的棘突，上、下关节突，横突、髂嵴外下方区域可能有压痛，特别是偏斜棘突的棘突旁及横突条索状硬结处可能有明显压痛，并向患者主诉痛区如下节段腰部或臀部放射，痛区在关节突关节连线以内，说明内侧支受累；痛区在关节突关节连线以外，说明外侧支受累。外侧支受累可能出现臀上皮神经受累表现。从软组织损伤角度看，急性腰扭伤的触诊重点在棘突，上、下关节突，横突。从脊神经后支损伤的角度看，触诊也在神经经过和分布的棘突，上、下关节突，横突。不难看出，腰部软组织损伤的诊察与脊神经后支损伤的诊察是相似的。

二、临床表现

本病发病年龄多在30~50岁，可有慢性腰痛史，多因腰部轻微扭伤发作，疼痛性质较模糊。腰痛可逐渐加剧，也可在损伤后立即出现腰部或一侧腰臀部剧烈疼痛或伴绞锁感，腰部运动及负重功能受限，站、坐、弯腰、挺腰、翻身困难，常保持一定强迫姿势，或以两手扶住腰部。改变体位时腰痛加重，患者常需自我寻找合适角度进行体位的改变。严重者不敢呼吸和大声说话，转侧、俯仰、屈伸活动受限以及卧床翻身困难，不能直腰行走；甚至任何搬动均可引起难以忍受的疼痛，严重影响患者的工作和生活。体检见腰部生理曲度减小或消失，脊柱可有侧凸。整个腰肌痉挛，也可有臀肌痉挛。棘突上、棘突间、棘突旁、椎间关节、竖脊肌起点、L$_3$横突、骶髂关节后方和臀上皮神经分布区域等处可能有压痛，按压时疼痛剧烈，痛点固定。但有些患者虽然疼痛剧烈，却检查不到明显的压痛点，患者一般没有阳性神经体征。X线片多无明显异常，实验室检查正常。棘突偏歪及棘突旁软组织剥离感可能无太大的临床意义。

三、诊断

对本病的细致的压痛点检查非常重要，有时仅靠确定以解剖学结构为基础的压痛点检查，即可判明病变部位及组织结构，由此明确诊断而选择有针对性的治疗方法。如L$_3$横突尖、臀中肌、阔筋膜张肌、臀上皮神经、竖脊肌骶骨附着部及L$_{4~5}$、L$_5$~S$_3$棘间等部位压痛点的检查对于明确诊断非常重要。以AS为代表的骶髂关节病变，有时与急性腰扭伤的临床表现相似，对此针对骶髂关节病变的叩击痛和4字试验等可明确疼痛是来自骶髂关节还是其他部位的组织结构。

有人将急性腰扭伤分为以下五种类型：①腰肌拉伤：受伤部位肿胀、压痛，不能弯腰；②棘间韧带撩伤：伤部压痛明显，不能弯腰；③小关节扭伤：疼痛的位置较深，伤后因关节肿胀，关节的活动严重受限，甚至不能活动；④小关节滑膜嵌顿或轻度绞锁：多因小的腰部动作偶然所致，表现为腰部突然不能活动，伸腰时疼痛剧烈，经推拿可立即缓解；⑤骶髂关节扭伤：常因弯腰或扭转受伤，伤后走路时患侧腿不能持重、跛行，坐位时患侧臀部也不敢持重，立位时不能弯腰。也有人根据损伤性质的不同，将急性腰扭伤分为腰后关节紊乱型、腰后关节滑膜嵌顿型、肌绞索型、肌损伤型、骶髂关节错位型、混合型。根据年龄大小、体质强弱及损伤部位的不同分别采用推顶复位法、顺拔法、推髂扳腿法等治疗方法。但这些分类法尚没有得到公认。

在临床上，经常可遇到腰痛剧烈，活动严重受限，甚至无法翻身的腰痛患者，但在体格检查时，却无任何压痛点。对此，临床多诊断为小关节滑膜嵌顿、急性腰扭伤和小关节半脱位等。脊柱推拿中的腰椎斜扳手法、坐位旋转手法和背法等都有很好的疗效。但实际上，除了上述可能的病变和诊断外，随着影像学的发展，特别是MRI的出现，使我们对椎间盘早期病变的了解成为可能，由此出现了盘源性腰痛的诊断术语和概念。对于此类病变的机制和手法治疗机制，如"鞋子里进沙子"的致痛理论可能逐渐被人们所理解和采纳。急性腰扭伤时若损伤腰椎间盘，可出现臀上皮神经及腹股沟区的疼痛。过去命名的L$_3$横突综合征及臀上皮神经损伤的临床特征与之极为相似。我们采用骶管注射治疗此类患者，有时可起到意想不到的疗效，由此推断这类病变有可能部分是椎间盘病变所致。在临床上如何区分单纯椎间盘损伤与腰段其他软组织损伤还有一定的困难。其实，作为运动单元的三联结构，腰椎间关节与椎间盘生理上关系密切，病理上相互影响，两者的损伤可以并发。

通常认为，急性腰扭伤是指腰段脊柱的软组织突然受到牵拉而受到的损伤。由于目前本病的实质并未阐明，基础及临床对其认识尚不统一。"急性腰扭伤"的命名仅仅是一个笼统的诊断术语。腰扭伤的原因多种多样，损伤后的临床表现也轻重不一。一般而言，腰扭伤不包括椎体及附件的骨折及关节脱位。那么损伤多应位于骨连结和肌肉筋膜等运动系统软组织。从损伤的软组织上讲，可能包括腰骶部的肌肉、筋膜、棘上或棘间韧带，也包括腰部椎间关节、腰骶关节、骶髂关节乃至椎间盘等深层组织。故其临床诊断名称甚多，除急性腰扭伤外，有关的诊断名称尚有闪腰、腰肌扭伤、慢性劳损急性发作、腰臀部肌筋膜炎、筋膜疼痛综合征、棘上或棘间韧带损伤、椎骨错缝、椎间关节紊乱、椎间关节滑膜嵌顿、关节突关节综合征、第三腰椎横突综合征、臀上皮神经损伤、脊神经后支综合征、非特异性腰痛和盘源性腰痛等。因此，我们对于在急性腰扭伤发生时，到底发生了什么样的病理变化并不清楚。对急性腰扭伤的研究，应从损伤组织与疼痛感受两方面进行考虑。即急性腰扭伤时，什么组织发生了损伤？腰痛由什么神经感受与传导？从上可知，腰骶部所有组织结构的损伤，都可引起所谓的"腰扭伤"。腰扭伤实际上是腰部多种病变所共有的一个症状，而不是单一疾病。对其病理、病机的认识不统一，必然带来临床治疗方法的差异。

四、治疗

对急性腰扭伤的治疗多采用非甾体药物及休息和理疗等，而中医传统的治疗方法，如推拿治疗本病具有神奇的疗效。用"妙手回春"和"躺着进去，走着出来"等来形容推拿手法治疗本病的疗效一点也不为过，推拿治疗急性腰扭伤是首选的治疗方法之一。但推拿手法治疗本病的差异很大，有的是采用传统的穴位按摩，有的是腰椎旋转手法，有的则是经典的腰椎斜板手法等。

有人检索了1995~2004中国期刊全文数据库中关于推拿、按摩、手法治疗急性腰扭伤的相关文章163篇，认为推拿治疗急性腰扭伤均为复合手法，其中以斜扳法、按揉法、弹拨法等为主，而斜扳法为最常用的手法。体现了中医推拿对急性腰扭伤的认识及推拿治疗急性腰扭伤的治疗原则。中医学认为损伤造成"筋伤"与"骨错缝"，手法治疗在于"舒筋通络、理筋整复、行气活血、点穴镇痛"。一般对椎间关节紊乱的治疗以扳法为主，对L_3横突综合征、臀上皮神经损伤以点拨法为主。推拿治疗时，除以放松类手法放松局部软组织外，一定要找准压痛点施术。

从临床上讲，急性腰扭伤的治疗应解决患者的腰痛及功能障碍，而从解剖及损伤的角度，应解决损伤组织的恢复问题及相应神经的刺激问题。因此，应搞清楚是否手法可以更好地解决疼痛问题、功能受限问题和损伤组织的恢复问题等。比如不同解剖结构的损伤和不同的功能活动受限是否应有不同的手法。对于推拿疗法的安全性争论已久。哪些手法应当用于急性腰扭伤的治疗？其具体适应证与禁忌证是什么？手法的力度应控制在什么范围之内？目前并没有明确的结论。不论是损伤部位痛点的点拨法还是脊柱扳法整复，都有可能使局部肌肉、筋膜、关节囊的损伤及炎症加重，手法后出现腰痛不减或腰痛加重者，临床并不少见。许多临床观察往往缺乏空白对照或与标准对照，不能说明临床效果来自推拿治疗。因为急性腰扭伤具有自限性，本身预后良好，不经任何治疗症状可自行缓解。

要认识到由于急性腰扭伤是一临床综合征，其治疗需要在部位诊断明确的基础上，对不同病因所致的腰扭伤采用有针对性的治疗。临床明确诊断，甄选手法，有利于进一步提高临床疗效，减少手法的不良反应。适于推拿治疗的急性腰扭伤应不包括合并椎骨及附件骨折、韧带严重撕裂或断裂、椎间关节脱位等重度损伤及结核或肿瘤等骨质破坏者。推拿治疗适用于急性的腰部肌肉、筋膜损伤，椎间关节紊乱，椎间盘病变和所谓的骶髂关节紊乱等损伤。

针灸治疗急性腰扭伤也具有很好的疗效。有人通过检索筛选出现代使用频次比较高的20个穴位。按照各条经脉被采用腧穴的绝对数排列为膀胱经、奇穴、督脉、胆经和大肠经等。常用腧穴为：后溪穴、委中穴、阿是穴、腰痛穴、人中穴、肾俞穴、扭伤穴、手三里穴、龈交穴、养老穴、大肠俞穴、承山穴和攒竹穴等20个腧穴。后溪穴的使用频率排在第一位。人中穴和委中穴治疗急性腰扭伤也具有显著疗效；而奇穴和部分小肠经、大肠经穴与督脉穴、膀胱经穴一样，对急性腰扭伤也有立竿见影之效。古代针灸治疗腰痛以腰俞穴、委中穴、承浆穴、申脉穴、仆参穴、承筋穴为配伍核心腧穴，强调远近配穴及随症取穴。在具体治疗中，委中穴、环跳穴、肾俞穴、昆仑穴、足三里穴、阳陵泉穴等古代运用最多的穴位，也是现代针灸临床医生运用较多的穴位。而现代医生运用较多的后溪穴、人中穴、阿是穴、腰痛穴，在古代被选用次数并不多，尤其是奇穴的应用。有人统计，在针刺治疗急性腰扭伤的193篇论文中，选取独穴的有172篇，选取2穴以上的有21篇，单用针刺的占114篇，采用针刺加艾灸、拔罐、按摩、穴位注射等复合手法的占63篇，其他耳针、鼻针、头针、眼针、腕踝针、电针占16篇，采用针刺并配合腰部轻微运动的所谓"运动针法"占47篇。据临床文献报道，针灸单穴治疗急性腰扭伤疗效明显，故很多医生推崇一针疗法，刺激扭伤穴（第二掌骨侧穴位）和龈交穴等，不仅疗效可靠，而且简便廉易。但针灸同样存在疗效标准不够统一、缺乏严格控制影响临床试验的因素、缺少针灸单穴治疗的机制研究等问题。

第五节　骨质疏松性腰痛

骨质疏松症是一组以骨量减少和骨组织微结构破坏为特征的常见全身性骨骼疾病，发生率居常见病的第6位，全球约有2亿人患此病。随着中国老龄化社会的加剧，本病已经成为临床多发病和常见病，其常见症状就是骨痛，尤其是腰臀部的急性和慢性疼痛，但对骨质疏松与腰痛的关系，多年来一直处于模糊状态，少人问津。虽然目前对骨质疏松的研究已相当深入，但临床对骨质疏松性腰背痛的重视程度不够，鲜有规范化的诊疗方案，也很少有作者对此关注和进行深入的研究，故很多临床医生在对本症进行治疗时显得束手无策。

多数有关骨质疏松症的专著均认为，"疼痛是骨质疏松症最常见、最主要的症状"，但都未阐述其发生的确切机制。各种学说较为杂乱，很难统一，也缺乏系统性的实验研究提供有力证据。一般认为：①疼痛主要局限在脊柱两侧的腰背部，有时可表现为腰骶、腰臀及股后痛，疼痛一般不超过膝关节。②疼痛最初发生在从静息状态转为运动状态时，以后逐渐发展为持续性，较长时间采取同一姿势可加重疼痛。③有些患者表现为严重的腰背痛或腰骶部疼痛，活动时加重，甚至出现静止痛或夜间痛。在腰骶部常见软组织压痛点上可有明显的压痛，有时叩击痛明显（提示可能有椎体的压缩性骨折）。

骨质疏松一个重要的特征是骨组织微结构破坏与腰背痛的关系。目前认为，骨质疏松引起腰背痛的机制至少有以下4种：①骨小梁破坏，骨的感觉神经受激惹：骨的痛觉神经广泛分布于骨小梁表面、皮质骨骨小管和穿通管内表面的骨内膜上，当骨密度降低、骨小梁正常结构遭到破坏时，骨强度明显下降，骨板支持力不足以保护骨的痛觉神经，塌陷或断裂的骨小梁可能激惹神经，产生疼痛。②骨折：骨质疏松导致骨力学性能下降，在轻微外伤或没有外伤的情况下即可出现椎体压缩性骨折、楔形或鱼嘴样变形。从而引起疼痛。由此继发的腰椎退变可能累及脊髓或神经根，引起麻木、乏力和腰腿痛。③肌痛：骨质疏松患者的负重能力不及健康人的35%，因此患者躯体活动时腰背肌必然处于高度紧张状态，以维持腰椎的稳定性。久之，肌肉疲劳，收缩力减弱，新陈代谢减少，从而出现肌肉及肌筋膜性腰背痛。④尾椎不全骨折：老年人尾椎不全骨折并不少见，骨质疏松患者在未受外伤的情况下也可发生。然而有一部分严重骨质疏松的患者却无腰痛，因此腰背痛的机制并不清晰。总的说来，骨质疏松性疼痛与破骨细胞活性、中枢敏化、脊柱畸形、情绪状态等因素关系密切。

随着对本病的逐渐重视，发现骨密度与骨质疏松引起的病理性骨折并不是原先想象中的线性关系，骨密度值并不能预测绝经后妇女的骨折发生情况，而且在骨密度值相同的情况下，不同患者的腰椎抗压强度可相差50%以上。有研究将发生髋部骨质疏松性骨折的患者与正常人按照年龄匹配进行回顾性研究，发现前者腰痛的发生率反而只有后者的一半，这与研究前设想的完全相反。流行病学调查发现，骨质疏松引起的骨折以胸段最多，可以因突发的局限性疼痛而发现，但大多数患者并没有明显的疼痛，而是由偶然原因摄X线片发现的。更令人意外的是，随着年龄的增长，尤其是65岁以后，椎体骨折的发生率增加，腰痛的发生率却逐渐下降。身高降低多的妇女的椎体发生楔形变的机会显著增高，腰背痛与椎体楔形变以及腰椎骨密度值与腰背痛强度之间没有显著相关性，而新发骨折（指4年内发生的骨折）是腰背痛的危险因素，发生骨折的椎体数越多，腰背痛的可能性越大。

随着骨量测量技术不断完善，精密度高的骨密度快速测量成为现实，可通过测量骨密度来更直接地研究骨质疏松与腰背痛的关系。但研究发现，骨密度值与腰背痛没有显著相关性。有作者研究了各年龄组骨密度值与腰背痛的关系。研究中还考察了年龄、身高、体重、体重指数、生活方式、初潮年龄、绝经年龄、绝经年数等许多因素与腰背痛的关系。研究发现，骨密度值、吸烟与腰背痛呈现显著相关性，是其危险因子，而锻炼对腰背痛有保护作用。值得关注的是，45~64岁妇女的骨密度值增高反而提示更可能出现腰背痛。疼痛程度与体重指数呈弱相关，有腰背痛的骨质疏松患者比没有腰背痛者的体重指数要更大一些。

老年骨质疏松症的病理基础为骨重建的负平衡。破骨细胞功能亢进，或骨细胞的功能衰减，即骨吸收大于骨形成，导致骨小梁破坏、消失，骨膜下皮质量破坏，应力作用下的微小骨折，继发骨赘增生以及耐负荷降低所致的肌肉超常紧张，肌肉疲劳与肌痉挛导致骨痛。因此，骨质疏松症疼痛的治疗应着眼于抑制骨吸收及提高骨密度。

降钙素是调节骨代谢的激素之一，其分泌和储备功能随年龄的增长逐渐下降。在哺乳动物，其由甲状腺滤泡旁C细胞分泌，而鱼类的降钙素却产生于其后部腮腺。所有的降钙素结构上相似，为具有单链、排列顺序不同的32个氨基酸的多肽。氨基酸的排列顺序取决于物种，其作用基本相似，降钙素C为其降解产物。降钙素可来源于鲑鱼、鳗鱼、牛、羊、猪和人等。目前人工合成的有4种，即鲑鱼降钙素、鳗鱼降钙素、人降钙素和猪降钙素，临床常用的是前两种降钙素。而鲑鱼降钙素是几种不同来源降钙素中骨代谢激素活性最高的一种，其氨基酸排列顺序与哺乳动物的很不相同，但其生物活性较哺乳动物的高30~60倍。这是因为鲑鱼降钙素与哺乳动物的降钙素受体的结合能力超过哺乳动物的降钙素，这点十分特殊。因此，目前临床应用的均为鲑鱼降钙素。鲑鱼降钙素多是人工合成，由于是生物制剂，故需要低温保存，主要剂型有注射剂和鼻喷剂。常用于骨质疏松症、Paget骨病、高钙血症和高钙血症危象等，尤其是骨质疏松性骨折和疼痛。

鲑鱼降钙素具有周围与中枢性作用，在注射后绝对生物利用度约为70%，能有效减轻骨质疏松症疼痛。由于安全、有效和方便，目前鲑鱼降钙素已成为绝经后及老年性中重度骨质疏松性疼痛的首选药物。降钙素控制疼痛的机制：①能抑制破骨细胞活性、减少骨吸收。破骨细胞表面有大量降钙素受体，每个细胞有100万个以上。这些受体亲和力高，与降钙素结合后，细胞内cAMP产生增多，激活蛋白激酶，从而抑制破骨细胞活性，减少其数量和成熟的速度，进而缓解疼痛。②中枢镇痛作用，其机制可能是促进离子钙在神经细胞膜内尤其是脑内移动，降低脑细胞内钙离子水平，从而调节疼痛受体的敏感性，提高痛阈。另外可提高β2内啡肽浓度，抑制神经肽类的释放。β2内啡肽为一内源性阿片肽，可与吗啡受体特异性结合，具有止痛作用。③通过抑制环氧化酶活性减少或抑制疼痛介质前列腺素（前列腺素可增强致痛物质的敏感性而加剧疼痛）和血栓素的合成，从而达到止痛的作用。④直接降低血钙浓度从而调节疼痛受体的敏感性而止痛。⑤增加肠道对钙的吸收。⑥调节成骨细胞，促进其增生，有利于骨形成，增加骨密度，提高骨骼的生物力学稳定性，减少骨质流失。⑦降钙素在维持骨小梁的正常形态方面还起着重要作用。长期使用降钙素可防止骨矿含量的进一步丢失，并使骨密度有一定程度的增加。

研究提示，以小剂量降钙素治疗骨质疏松，患者骨痛改善的总有效率达91.3%，较单纯服钙剂缓解疼痛效果明显且起效快。对中度以上的骨质疏松疼痛患者，一般用药第2周起效，以后更趋明显，2个月后疼痛改善率即达到94.7%，停药2周有效率仍然达90.21%。说明鲑鱼降钙素用于骨质疏松性疼痛治疗止痛迅速，疗效稳定。这是由于降钙素在血中的半衰期虽短，但在骨组织中可长期维持其生物有效利用度。降钙素长期不间歇用药可产生一种"逃逸"现象，使药物出现抵抗，失去作用。可以使用3个月后停1~2周，再重新启动下一疗程的治疗。

由于单独使用降钙素可引起低血钙及其所致的继发性甲状旁腺功能亢进，引起甲状旁腺激素分泌增多，不能有效发挥其抑制骨溶的作用。因此通常将降钙素与钙剂联合使用，防止机体分泌过多的甲状旁腺激素。鲑鱼降钙素联合钙剂治疗老年性骨质疏松症及其疼痛，可有效增加骨密度及取得良好的镇痛效果。采用降钙素和钙尔奇D联合治疗，患者腰椎骨密度均值在治疗后3个月有显著提高。治疗后疼痛缓解率为82%，而对照组则为32%。

降钙素的常见不良反应有恶心、呕吐、面部潮红、头晕、嗜睡、全身皮疹、瘙痒、局部红肿，肌内注射后出现胸闷、气急、面色苍白、血压下降、腹部绞痛与心律失常等，发生率为11.7%。鲑鱼降钙素是一种多肽，故有可能出现过敏反应，但较为罕见。为避免和减少不良反应，建议临床在使用本品时尽量采用皮下注射。此外，为避免过敏，建议使用前必须用其稀释后的无菌液做皮肤试验。不良反应发生时间主要在用药的最初一周内。面色潮红、恶心、呕吐、头晕、嗜睡等与激活阿片类受体引起的不良反应有关；另外可能与剂量也有关系。由于肌肉组织内毛细血管丰富，且毛细血管是多孔的类脂质膜，药物通过的速度较透过其他的生物膜快，肌内注射药物是在浓度梯度和压力梯度的基础上，以扩散方式通过毛细血管吸收的，而皮下的疏松结缔组织和脂肪组织中毛细血管不丰富，故对药物吸收能力较差。因此，肌内注射比皮下注射药物吸收快，药物起效也快，产生的不良反应快且多，故建议临床采用皮下注射法。

密固达（唑来膦酸钠）是一种较新的抗骨质疏松的药物，属于双磷酸盐药物，具有较强的抗骨吸收功能，能够有效抑制骨质吸收，进而达到治疗骨质疏松的目的。因此，密固达可有效缓解老年OP患者疼痛程度，显著提高腰椎及髋部骨密度，且药物不良反应发生率较低，其可作为临床首选用药。

第六节　腰椎骨关节炎

腰椎骨关节炎又称为腰椎退行性骨关节病、腰椎增生性骨关节炎、腰椎骨质增生症等，属中医学"骨痹"的范畴。临床资料显示约15%的年轻患者与约40%的老年患者的慢性腰腿痛是由腰椎骨关节炎所致。腰椎骨关节炎也是中老年腰痛的常见病因之一，但在临床更关注的是椎间盘的病变，腰椎骨关节炎性腰痛尚未引起足够的重视。中华医学会骨科学分会于2007年10月颁布的《骨关节炎诊治指南》在诊断、治疗、预防中均未提及腰椎骨关节炎，临床也少见报道。随着人口老龄化，腰椎骨关节炎的发病率逐渐上升。过去长期认为椎间盘退变后椎间高度丢失是引起腰椎关节突关节骨关节炎的主要原因，但研究证明腰椎骨关节炎系人体的自然老化。1911年Goldthwait最先认识到部分腰痛可能是由腰椎关节突关节病变引起。Ghormley将源于腰椎关节突关节的腰腿痛命名为"小关节综合征"。

Badglay在对腰椎关节突关节进行病理解剖研究后证实该关节存在骨关节炎，其病理特点为关节软骨损害、关节边缘和软骨下骨反应性增生。腰椎骨关节炎与腰痛的关系越来越受到重视，更加规范的诊治措施正在完善，相关的基础研究也已相继展开。

事实上，腰椎关节突关节退行性变是正常的生理老化过程，通常并不引起腰痛。腰椎关节突关节的创伤、炎症、软骨面剥落，神经末梢纤维裸露以及腰椎节段不稳致关节囊过度牵拉等病理改变或病理状态才是引起腰痛更直接的原因。本病的基本病理特点为关节突骨赘形成、关节软骨损害、关节边缘和软骨下骨反应性增生、炎性反应所致的腰痛。在腰椎关节突关节的创伤和炎症过程中可以释放致痛性的化学介质，使周围神经末梢敏感化，降低了关节突关节痛觉感受器的阈值，从而使其在受到较低的应力刺激时即可兴奋，并且维持持续的兴奋状态，有时甚至不需要机械刺激也可自发产生冲动。这可能是导致慢性腰痛的重要因素。

腰椎关节突关节具有完整的神经支配和痛觉传导通路，且骨关节炎是关节突关节最多见的病变。因此，很早人们便将腰椎关节突关节骨关节炎与慢性腰痛联系起来。20世纪70年代出现了两项新技术，一是Mooney提出的"小关节阻滞"，利用阻断关节突关节神经传导的方法观察病人的反应，并以此作为诊断关节突关节源性腰痛的标准；二是CT扫描在脊柱外科领域的应用，CT可以更好地显示关节突关节的病理改变。很多学者将以上两项技术结合起来用于关节突关节与腰痛关系的研究。早年研究结果显示由关节突关节引起的腰痛最多可占全部腰痛的75%，那么作为关节突关节的优势病变，骨关节炎便自然而然地被相当一部分作者当作腰痛的主要原因。然而进一步的研究使人们很快发现，关节突关节病变不是腰痛的常见原因。腰痛可以来源于许多部位，包括椎间盘、韧带、肌肉、骶髂关节和关节突关节。迄今为止，判定关节突关节源性腰痛的唯一标准仍然是关节突关节阻滞。以往研究由于判定尺度、操作方法和暗示效应等多方面因素的影响，显示关节突关节源性腰痛的发生率高达75%，而近年来通过严格掌握判定尺度和操作方法并排除暗示效应等，发现关节突关节源性腰痛的发生率仅为8%~15%，而椎间盘退变是引发腰痛的更主要的原因。腰椎关节突关节骨关节炎与关节阻滞效果无关。

一、流行病学

骨关节炎是中老年人最常见的关节疾病，在超过60岁的人群中，患病率高达50%，在大于75岁的人群中患病率甚至达80%。骨关节炎好发于膝、髋、颈椎、腰椎等部位，以膝关节最为多发。资料显示约15%的年轻患者与约40%的老年患者的慢性腰腿痛是由于腰椎骨关节炎所致。因肥胖、过度体力劳动及体育运动等原因所造成的关节突关节负重增加是发病的主要原因。本病无明显的遗传特征，女性较男性多见。既往脊柱外伤史人群发病率较无外伤史人群高。

二、病因病理

腰椎关节突关节骨关节炎与四肢滑膜关节骨关节炎一样分为原发性和继发性两大类。与腰椎关节突关节继发性骨关节炎有关的病因主要包括：脊柱先天性畸形或结构性侧弯、脊柱感染和血液病等。而原发性腰椎关节突关节骨关节炎的确切病因及发病机制尚未完全明了。研究表明，年龄大于50岁、男性或绝经后女性、偏向矢状面的腰椎关节突关节、腰椎间盘退变以及$L_{4～5}$节段等是腰椎关节突关节骨关节炎的危险因素。

（一）椎间盘退变

关节突关节退变常出现在椎间盘高度退变的节段，反之，没有椎间盘退变的节段通常也没有关节突关节的退变，故关节突关节的退变是由椎间盘退变造成的。当椎间盘退变较轻时，可不伴有关节退变；而当椎间盘退变严重时，必定伴有关节突关节的骨关节炎。腰椎间盘退变在前，关节退变在后。椎间盘退变后椎间高度丢失是引起椎间关节退变的主要原因。研究发现，随着椎间高度的递减，关节突关节承受的压力显著增加。在不同姿势下腰椎椎间关节突关节承受的压缩负荷从0到35%。在腰椎退变致椎间隙狭窄的情况下，关节突关节和椎弓板甚至承担高达70%的轴向压缩负荷。长期的异常应力必然诱发和加重关节突关节的退变，出现骨关节炎。当关节软骨载荷增加时，一方面软骨的胶原纤维网架遭受破坏，软骨细胞失去保护；另一方面应力增加影响滑液分泌以及软骨组织中物质的交换，使软骨细胞失去营养，出现退变且逐渐加重。

骨关节炎的退变过程是随着年龄的增长而呈慢性、渐进性发生、发展的。据统计，人从20岁起就进入了退变期。首先是腰椎间盘（彩图31-5）的退变，纤维环和髓核的含水量分别由出生后的80%和90%，逐渐下降到35岁左右时的65%和78%，椎间盘的高度因之而丢失，致相应椎间隙变窄，纤维环松弛，椎体附属的上、下关节突承重力增大而不稳，并直接导致腰椎应力平衡失调，椎间盘退变继发生物力学异常可导致关节突关节的骨关节炎。一般认为，椎间盘退变的发生先于腰椎关节突关节骨关节炎发生20年或更久。但对于这个结论也存在争议。有人认为椎间盘的退变与关节突关节骨关节炎在低龄人群中就有发生，对椎间盘退变的发生先于关节突关节骨关节炎的观点提出疑问。免疫组化研究发现，椎间盘的退变程度与关节退变仅存在微弱的联系，进而得出，在大多数情况下椎间盘退变可能不是关节突关节退变的始动性因素。对40岁以下的腰椎标本进行的组织学研究发现，腰椎间盘退变程度和腰椎关节突关节骨关节炎的程度没有明显的相关关系。但也有研究发现，腰痛组椎间盘退变、椎间盘突出、纤维环后方高信号、关节突关节退变和关节积液发生率均高于对照组。

（二）年龄

年龄与骨关节炎病情严重程度呈正相关，年龄越大，腰椎关节突关节骨关节炎的病情越严重。研究发现，30岁以下组病例无一例发生骨关节炎，而70岁以上组全部发生骨关节炎，其发生率和严重程度随年龄增大而增加，这种正相关关系支持腰椎关节突关节骨关节炎系自然老化的过程这一观点。解剖学研究表明，在45岁前，关节软骨只发生微小的变化。但45岁后，关节软骨却发生明显的变化，出现软骨下的硬化和普遍的骨质增生。有研究也证实，小于50岁的人群很少发生椎间盘突出、终板异常、神经根受压和腰椎骨关节炎。调查发现，年龄大于60岁的病例中由于腰椎关节突关节退变引起腰背痛的比例明显高于年龄小于60岁的病例。

但在少数正常的年轻人中有时也能见到明显的腰椎关节突关节退变，患有腰痛的年轻人（<30岁），其腰椎关节突关节存在明显的退行性改变。有资料显示，20~29岁的年轻人发生腰椎关节突关节退行性改变的比例为57%，表现为关节软骨缺损，有些病例的缺损部分由血管翳代替。小于30岁的年轻人发生腰椎关节突关节退变可能与20岁前从事重体力劳动有关。

在所有原发性骨关节炎危险因素中，年龄是最强的危险因子。这有两种可能：①骨关节炎的进展非常缓慢，以致关节突关节在生命早期遭受过的损伤在几年后才出现骨关节炎的改变。②随年龄的增加，腰椎关节突关节生物力学行为发生改变，导致骨关节炎。具体机制可能是供应关节突关节的血流进行性减少，使得关节软骨和软骨下骨出现营养匮乏，软骨下骨的重建下降。这种形态学改变既干扰软骨的营养，又改变关节突关节的应力分布。应力分布异常使关节囊受损，关节滑液分泌功能降低甚至消失，又进一步加速了骨关节炎的发生。

骨关节炎的发生和发展与年龄因素密切相关。随年龄增长，人体骨关节自然进入退变的过程。Fujiwara将脊柱退变分为椎间盘退变、关节突关节退变、韧带结构退变和肌肉组织的退变，而关节突关节的退变主要表现为骨关节炎。关节突关节组织形态改变随年龄增长有明显不同。在40岁左右，腰椎关节突关节的前1/3表现为软骨细胞萎缩、变性，软骨下骨板坏死、穿孔，而后2/3则出现关节间隙边缘骨赘形成。大于60岁则上述变化更趋严重，表明年龄与骨关节炎关系密切。研究表明，关节软骨对剪切应力有很强的耐受性；相反，软骨对反复的压缩负荷高度敏感，这种压缩负荷会引起关节磨损（尽管腰椎关节突关节所承受的力主要不是来自负重，而是来自使腰椎运动节段稳定或使腰椎正常运动肌肉收缩所产生的剪切应力。）在过度的压缩负荷状态下，关节软骨本身由于太薄，不能作为有效的冲击缓冲层，此时缓冲的主要因素依赖于张力下的肌肉拉长和软骨下骨的变形，网状的软骨下骨由于其可塑性是一个主要的缓冲因素。但是过度的压缩负荷则引起软骨下骨的微骨折，伴随微骨折的愈合，软骨下骨得到改建而变硬，导致其缓冲作用下降。如此反复，软骨下骨就无法随负荷的变化而变形，关节面受力的均一性降低，结果应力将集中在关节面软骨的局限部位。最终结果是软骨破坏和软骨下骨坏死及"象牙样变"，导致骨关节炎的发生。退变关节的软骨下骨的病理改变分为结构破坏和结构增生，在同一关节的不同部位，两者可同时发生。在关节突关节承受压力侧，退行性的软骨下骨结构破坏是关节形态改变的主要特征，而骨赘形成则发生在剪切应力侧。关节突关节的不同部位所承受的应力不同。腰椎关节突关节前1/3主要承受轴向压缩负荷力，而后2/3主要承受剪切力。骨质结构破坏主要发生在承受轴向压缩负荷力的关节前1/3部分，而承受剪切力后2/3主要发生骨质增生。

免疫组化证实在退变性腰椎的关节突关节囊以及肌腱附着部位的胶原、多糖和其他细胞外基质可发生改变，这是关节突关节增生肥厚，产生骨赘和纤维软骨化生的病理基础之一。其病理分型包括关节面边缘软骨退变为主型、腰椎关节突关节退变为主型、下关节突退变为主型、进行性对称型和头尾退变为主型5种形式，最终均出现关节突关节的骨关节炎。

（三）性别

尸解发现，男性所有节段的腰椎骨关节炎的发病率均高于女性。软骨是对雌激素敏感的组织，软骨细胞核和细胞质内有高度特异性的雌激素受体。雌激素水平下降，可使细胞酶活性发生改变，抑制胶原和弹性蛋白合成，促进前列环素合成，从而引起软骨损伤，导致软骨的退变。由于绝经前女性体内雌激素的水平较高，所以可减轻软骨的退变，但随着绝经后女性体内雌激素水平的降低，软骨的退变可能会加剧。研究发现，在椎间盘退变与骨关节炎的相关程度上男女之间存在差异，一般男性在45岁以上，女性在55岁以上，两者才存在密切关系。腰椎关节突关节的软骨上存在雌激素受体，且雌激素受体的数量与腰椎骨关节炎的严重程度成正比。绝经后妇女雌激素水平减低，可能导致关节软骨上的雌激素受体表达水平上调，因此绝经后妇女腰椎骨关节炎的发病率可能明显增高。有研究证实，骨质疏松与腰椎关节退变存在正相关关系。

（四）关节角度

腰椎关节突关节骨关节炎可能存在关节偏向矢状面的病理特征，越是偏向矢状面的腰椎关节突关节，其关节软骨破坏越严重。这从生物力学方面是很容易理解的，偏向矢状面的腰椎关节突关节存在着腰椎后柱结构力学上的薄弱点，即对抗腰椎前移载荷的相对面积减小，增加了关节局部的应力，从而加速了关节退变，使关节突关节出现增生内聚，甚至由此导致椎管狭窄的发生。

腰椎关节突关节具有完整的滑膜和关节囊组织。上关节突斜向后外方，关节面凹向后内侧；下关节突面凸隆，伸向前外方，与上关节突关节面相对应并构成关节突关节。在腰椎不同节段关节突关节所处位置和形态不完全一致，$L_{1\sim2}$关节间隙处于矢状面，上关节突形成前后环状结构包绕着大部分下关节突，具有相当的稳定性。腰椎关节突关节自上而下逐渐形成冠状位。两侧关节突关节位置、大小和形态并非完全对称。关节突关节间隙与矢状轴交角，自上而下逐渐增大。婴儿出生时，关节面方向近乎冠状，随后其外侧缘渐渐向矢状方向生长，且关节面与横截面成直角。关节囊主要位于关节突的后外侧，而前内侧的关节囊大部由黄韧带所代替。关节囊的最内层为滑膜，滑膜组织向关节间隙内突出形成皱襞。研究表明，关节突关节的形态异常与退变性腰椎疾患之间有密切关系。关节的外形、大小和方向性异常被认为是腰椎关节突关节骨关节炎的重要原因之一，特别是在$L_{4\sim5}$和

L_5~S_1节段。腰骶关节骨关节炎患者存在左、右两侧关节突关节的不对称，其中关节面呈矢状方向者，其一侧骨关节炎多见且较重。腰椎滑脱患者$L_{4~5}$节段两侧关节突关节不对称占26.5%，L_5~S_1节段占17.4%。X线片表现为骨关节炎者占34.2%，均有不同程度的关节面方向不对称。关节不对称的腰椎活动节段承受扭转载荷时，其轴向旋转总是更倾向于关节面呈矢状方向的一侧，从而推测该侧关节面受力较大，以致发生退行性变早于对侧，最终导致腰椎的节段性不稳。在退变性腰椎滑脱的患者中一个重要的特征是关节突关节的矢状位角度较大和骨关节炎比较严重。当关节突关节在冠状位角度相差在40°范围内，矢状位角度越大，关节的软骨缺损越严重。骨关节炎与关节面矢状位方向性之间存在显著相关性，与冠状位方向性则无关。

但也有研究认为，关节形态可能是腰椎骨关节炎的继发性改变，导致腰椎关节突关节面偏向矢状位。腰椎关节突关节发生骨关节炎可引起关节突关节形态的重塑，而关节突关节矢状位方向性增大是这一重塑过程中的表现之一。在不同的应力环境下，关节突关节的形态改变也是不同的，骨关节炎长期作用可改变关节的形态，使其偏向矢状位。

（五）脊柱节段水平

$L_{1~2}$、$L_{2~3}$、$L_{3~4}$、$L_{4~5}$及L_5~S_1骨关节炎的发病率分别为53%、66%、72%、79%和59%。$L_{4~5}$骨关节炎的严重程度显著高于$L_{3~4}$，而$L_{3~4}$与L_5~S_1水平没有显著的差异。退变性椎管狭窄常与原发在$L_{4~5}$的骨关节炎有关。但是目前对$L_{4~5}$节段骨关节炎高发的原因还缺乏相关的研究。可能是因为$L_{4~5}$节段的关节承受各种负载较大，且$L_{4~5}$比L_5~S_1的关节活动度大，所以导致骨关节炎的发病率增高，故$L_{4~5}$节段可能是发生腰椎关节突关节骨关节炎的高危处。

目前普遍认为关节突关节骨关节炎是人体正常老化的普遍现象，与腰痛无关。理由是临床上经常见到一些关节突关节退变严重的人毫无症状，另一些关节突关节正常的人却表现出剧烈腰痛。骨关节炎是关节突关节的常见病变，但都不是引起腰痛常见的、单纯的和根本的原因。"骨关节炎是病变区域产生症状的倾向性因素而不是原因。"腰椎关节突关节骨关节炎是人体正常的老化过程，并不是腰痛的根本原因。关节的创伤、炎症、软骨面剥落、P物质阳性纤维裸露以及腰椎节段不稳致关节囊过度牵拉等病理改变或病理状态才是引起腰痛更直接、更明确的因素。如关节软骨面的局限性全层坏死、剥落和软骨下骨裸露。这一特征与"髌软骨软化症"相似，并因此被命名为"小关节软骨软化"。软骨面不规则和纤维化，更有意义的是在裸露的软骨下骨内发现P物质阳性纤维。目前已公认P物质和P物质阳性纤维参与疼痛传导。

三、诊断

本病疼痛性质为钝痛，不局限，定位不准确，病人只能笼统地指出疼痛部位，此特点与人体其他部位骨关节炎的疼痛性质相似。无论是直立，还是平卧，腰椎关节突关节处均承受着一定应力，休息后关节突关节软骨面炎症胶着状态产生晨僵，并伴有疼痛，活动后应力改变，疼痛缓解也是本病特征之一。

（一）症状与体征

主要表现为反复腰痛，以钝性、位置深且不易定位的疼痛为主，偶有急性疼痛发作。部分患者伴有腰部晨起僵硬或疼痛，能随着轻微活动或休息而改善，有时后伸时腰痛加重。腰痛常向臀部或大腿后侧放射，但很少向大腿前方或膝关节以下放射。理疗或叩击腰部时，患者有舒适感，变换体位和姿势及活动可缓解疼痛。体征主要以脊柱活动受限为主，伴有保护性背部肌肉僵硬、步态和姿势改变，部分患者有脊柱侧弯等畸形，关节突关节区广泛性轻压痛。下肢无神经系统病理体征。

（二）辅助检查

X线平片是关节炎源性腰痛最基础的检查，可显示椎体结构以及关节大致轮廓，初步了解关节突关节退变和骨质增生情况。对于骨质增生，有人称骨刺，这是由于X线片为二维所致，而称骨赘更符合其病理（彩图31-6）。CT可发现关节骨赘、关节间隙变窄、关节囊钙化及关节真空等现象。MRI主要用于显示关节结构（包括软骨退变情况）以及脊髓和神经根等情况，也可显示囊肿。血清学检查可排除其他疾病，如腰椎结核、椎间盘炎和肿瘤等病变。

（三）封闭

关节突关节封闭是目前诊断腰椎骨关节炎最可靠的治疗性诊断方法。对于症状、体征符合，影像学检查提示关节病变的患者，对病变关节进行封闭注射，如疼痛得到缓解，则可明确诊断。有时内侧神经干阻滞也能达到相同的效果。目前，大部分还是采取关节突关节内封闭注射作为该病诊断性治疗的主要手段。为了避免出现假阳性或假阴性结果，应在X线引导下准确穿刺，并掌握注射药物的量，建议不超过2ml。

四、治疗

（一）非药物治疗

非药物治疗包括改变生活方式、支具保护、物理治疗和中医疗法等。首先可通过改变生活方式以缓解疼痛。教育患者正确的站、坐姿，减少关节进一步损伤，包括避免久站和久坐，坐位时保持骨盆前倾姿势，搬动物品时使用下蹲姿势。减肥、平衡饮食以及适宜运动也有一定的保健和缓解作用。同时，对严重者采用腰围或支具固定，限制腰部活动，减少局部疼痛，预防腰椎不稳。使用夹克式背架能有效限制腰部活动，但不适宜长期使用，以免腰肌废用性萎缩。热效应物理治疗也能有效改善部分患者的症状。火罐及推拿也是行之有效的治疗方法，特别是叩击类手法和棒击法，有时会起到意想不到的效果。

（二）药物治疗

腰椎骨关节炎是炎性改变所致的疼痛，药物治疗是最主要的治疗方式。目前其治疗药物主要有以下几种：①非阿片类镇痛药；②NSAID；③阿片类镇痛药；④氨基葡萄糖；⑤玻璃酸钠；⑥肌肉松弛剂。对乙酰氨基酚是最常用于治疗炎性疼痛的非阿片类镇痛药，其能从中枢部位抑制前列腺素的合成，因此能迅速发挥解热镇痛效应，缓解轻到重度疼痛，但不能解除组织炎症。NSAID是最基本的抗炎镇痛药物，主要通过抑制炎性组织花生四烯酸代谢中的环氧化酶和脂氧化酶，阻碍前列腺素、前列环素和白三烯的合成而产生镇痛效应，由于其兼具抗炎作用，因此对于各种炎症性痛都能发挥较好的抗炎镇痛功效。COX-2选择性抑制剂在骨组织中的浓度能达到血药浓度的一半，明显优于同类药物，是治疗关节源性疼痛的首选药物。

（三）介入及手术治疗

介入逐渐成为横跨多学科的热门治疗手段。腰椎骨关节炎的介入治疗方式主要有关节突关节封闭和去神经术。关节突关节封闭是目前临床上除非甾体药物治疗外最主要的治疗手段。多选择类固醇和局麻药物的混合剂，在X线下行关节腔封闭。进针点一般位于腰椎棘突旁1cm左右，纵行向上0.5cm，斜向外10°，进入1~2cm，注入1~2ml药物。一般每周1次，不超过3次。目前已很少使用。

去神经术可分为低温冷冻、射频消融及等离子消融几种方式。根据局部压痛和X线片确定病变关节，阻滞其同节段及上一节段的腰神经后内侧支。在X线下穿刺至横突根点，给予50Hz电刺激感觉功能测定，通常患者会出现与平时症状相吻合的腰骶部异常感或疼痛。确定靶神经在操作范围，即可开始消融。去神经术能最大程度地缓解患者的疼痛，但由于对神经根进行破坏，未解除关节炎症，不能阻止关节炎的病理改变。

手术治疗可分为非融合手术及融合性手术，对这两种术式的选择存在分歧，也很少有此类患者进行手术治疗。非融合手术包括棘突间稳定术、关节突关节支撑术及关节突关节置换术等，但尚需生物力学研究及长期随访的支持。融合性手术临床效果确切，特别适合神经根管狭窄患者，对于合并腰椎不稳的患者，也可作为相对适应证。

第七节　第三腰椎横突综合征

1974年《人民军医》最先报道了第三腰椎横突综合征，并对其发病机制做了详细描述，后续陶甫等于1981年也进行了报道。第三腰椎横突综合征又称为L_3横突周围炎或L_3横突滑囊炎，是骨科常见病。据统计，本病占腰腿痛患者的1/3~1/2，是临床常见的急、慢性腰痛病因之一，也是常见的软组织痛性疾病。本病是以L_3横突处有局限性压痛为主要特征的一种临床综合征，多因长期慢性积累性损伤引起。一般认为L_3作为5个腰椎的活动中心，成为腰椎活动的枢纽，加之L_3横突最长，胸腰筋膜在L_3横突末端附着范围最大，腰神经后外侧支被纤维束固定于横突背面等解剖学因素，使得L_3横突在活动中与附近软组织发生摩擦、牵拉和压迫等刺激，而后形成一系列的临床症状。非手术疗法为本病的首选治疗方法，并具有较好的疗效。目前针刀治疗本病的报道逐渐增多，但存在依据不足和机制不明等一些问题。

一、病因和病理

本病具体损伤病因有三：一为急性损伤，如扭伤、滑倒和撞击等；二为慢性的静力牵拉损伤，如长时间坐姿下的学习和工作等；三是慢性的反复牵拉伤，如频繁行走和超负荷训练等。但具体发病机制尚不清楚。腰椎位于活动度很小的胸廓和固定于骨盆的骶骨之间，呈生理性前凸。L_3 居全腰椎之中心，为活动的枢纽，在周围肌的协同作用下完成各种活动。L_1 和 L_2 椎体后面的厚度大于前面，L_4 和 L_5 椎体则与之相反，只有 L_3 椎体的前后厚度相等。L_3 横突不似 L_1 和 L_2 横突有肋骨保护，也不同于 L_4 和 L_5 横突有髂骨保护。由于位于腰椎前凸的顶点，横突最长，活动度大，故受到的拉应力和杠杆力也就最大，损伤的机会也就最多。分布于 L_3 横突附近的骨骼肌与肌腱连接处的痛觉感受器，因牵张性刺激而引起疼痛。L_3 横突左、右侧长度分别为（36.9 ± 4.6）mm、（36.8 ± 4.9）mm（彩图 31-7），有的标本可长达一般横突的两倍。L_3 横突的尖部有许多与躯干活动有密切关系的肌肉和筋膜附着。尤其是胸腰筋膜中层的纤维由外向内交叉聚集、逐渐成束，附着于 L_3 横突尖部，如胸腰筋膜深层、横突间韧带，前侧的腰方肌、腰大肌，后侧的竖脊肌，横突之间的横突间肌、多裂肌及回旋肌等。此外，还有借助胸腰筋膜起自 L_{1-4} 的横突的腹横肌、腹内斜肌、腹外斜肌以及背阔肌的深部筋膜等。一旦腰部受力过大，超过正常生理承受的限度，或长期不良姿势引起 L_3 横突末端处软组织渗出、出血，出现无菌性炎症，可导致横突周围肌肉、筋膜产生粘连、增厚、肌腱挛缩等病理变化，使穿过肌筋膜的神经、血管受到炎性刺激和机械性挤压而产生一系列临床症状，这是本病的主要病理机制。

L_3 横突末端组织形态学研究表明，其末端属于牵拉型末端结构，也说明 L_3 横突的末端所受的牵拉应力较邻近腰椎横突大。临床上，L_3 横突处骨折多因腰部外伤时止于横突上的软组织强烈收缩或牵拉而引起。不难看出止于横突上的肌纤维、筋膜等被如此强的拉应力拉断、撕裂的机会则会更多。这些解剖及生物力学特点应是导致 L_3 横突综合征有如此高发病率的重要因素。镜下可见增生的纤维侵入包绕甚至分割附近的横纹肌组织，少数增生的纤维组织内可见软骨化生或骨化象。证明了增生的病变组织确系结缔组织。损伤刺激或压迫使穿过横突处的腰部深筋膜或穿出髂部浅层筋膜的脊神经后外侧支（L_{1-3}）受到"卡压"，从而引起腰臀部痛以及所谓的臀上皮神经痛。

二、临床表现

本病男女发病无差异，病程不等，可见于各个年龄段，但好发于从事体力劳动的青壮年以及瘦长体型的人群。患侧腰肌紧张，酸胀疼痛，或腰臀部弥漫性痛，晨起或弯腰后疼痛加重，久坐直起困难，侧屈或旋转活动时疼痛加重，有时疼痛可向下肢放射至膝部，但一般不过膝。疼痛的程度和性质不一，多呈持续性。有时久睡后加重，需活动或侧卧缓解，此点需与 AS 相鉴别。疼痛可双侧，也可单侧，有时伴有腹或臀痛。可有腰部扭伤或慢性劳损史。喷嚏和行走等一般对疼痛无影响。所有患者的 L_3 横突尖，偶见 L_2 或 L_4 横突尖有明显的局限性压痛，定位明确，这是本病的特点。有些患者于 L_3 横突尖处可触及痉挛性结节，在臀中肌和阔筋膜张肌处可触及隆起的条索状物。直腿抬高试验多为阴性。有时股内收肌也有紧张性压痛，多为反射性痉挛。本病一般无坐骨神经痛的体征，立位时无脊柱侧弯和畸形。

三、诊断

根据症状和体征多能明确诊断，但要排除腰背及臀部肌筋膜炎、腰椎退行性骨关节病、腰椎间盘突出症及 AS 等疾病。对少数难以确诊者，于 L_3 横突尖部诊断性注射利多卡因，若疼痛消失或明显改善即可确诊。诊断标准：①可有急性损伤或慢性劳损史。②一侧或双侧腰痛，伴有或不伴有同侧臀或大腿牵涉痛。腰痛性质不一，劳累后加重，尤其是弯腰工作和搬运重物时明显，休息后缓解，有时可引起臀部放射痛。③ L_3 横突尖有明显或敏感压痛，可触及硬结或条索状物，有时臀上皮神经分布区有压痛。④X线片多无明显改变，可有 L_3 横突过长上翘或左右不对称等。⑤实验室检查正常。⑥排除其他腰骶部疾患。

主要临床表现为腰痛，但也有部分患者表现为其他症状，如腹痛等，常被误诊。这是因为股外侧皮神经（ $L_{2\sim3}$ ）、股神经（ $L_{2\sim4}$ ）及髂腹股沟神经（ L_1 ）与臀上皮神经（ $T_{11}\sim L_4$ ）有相应的脊髓节段，故来自 $T_{11}\sim L_4$ 脊神经后支的外侧支组成的臀上皮神经（其中部分神经纤维入臀中肌）的炎症刺激，可反射性引起这些神经支配区的疼痛。本病为腰段椎管外病变，但有时椎管内病变早期可表现为第三腰椎横突综合征，如腰椎间盘突出症所致的脊柱侧凸常伴发第三腰椎横突综合征。

L_3 横突定位方法：①肋弓下缘定位法，两手中指桡侧紧贴肋弓下缘，双拇指在同一水平面上距后正中线 5~8cm，即竖脊肌外缘处可触及深压痛点，瘦者可触到 L_3 横突尖部。②棘突上缘定位法，先在髂嵴平面确认 L_4 棘突，再向上找到 $L_{2\sim3}$ 棘突间隙，在 L_3 棘突上缘，旁开 5~8cm 处可触及 L_3 横突尖。③肋弓下缘和棘突上缘结合法，在肋弓下缘水平找到相应的 $L_{2\sim3}$ 棘突间隙，在 L_3 棘突上缘旁 5~8cm 找到 L_3 横突尖部。

四、治疗

多数患者经非手术治疗即可缓解，可酌情使用药物、理疗、针灸、推拿、封闭、膏药等疗法，极少情况需要手术治疗。西药主要为非甾体药物，中药多以活血化瘀，温经通络的药物为主。手法是治疗本病的重要手段，早期以柔和的轻刺激推拿手法为主；慢性者可适当加重手法刺激，但应以患者能忍受为度，可起到剥离粘连和软化瘢痕组织的作用。封闭能减轻疼痛或使疼痛消失，既是治疗又是诊断，可区别于椎管内病变，如椎间盘突出症等。注药于 L_3 横突表面和周围或压痛点外侧 1cm 处。进针的深度，大多数为 3~7cm，如进针超过 7cm 须慎重。有人认为本病多伴发腰椎后关节紊乱，通过双拇指触诊法检查发现棘突的偏歪多与 L_3 横突局限性压痛相一致。有研究认为，两者方向相一致者占 89.86%，故可配合腰椎斜扳法或脊柱定点旋转复位法等脊柱推拿手法。据文献介绍，采用"三剥三切"法或按针刀4步进针法进针到横突尖部稍内侧骨面做纵行切割，再横行剥离，并在横突尖部上缘及下缘纵行剥离，有效率达100%。关于其机制，作者认为针刀和封闭一样有抑制成纤维细胞增殖的作用。但针刃达横突尖部后有切断或损伤横突前动脉的可能，以及对局部组织可能造成损伤。对症状严重、发作频繁、保守治疗无效，严重影响工作和生活者，可行横突周围软组织松解术，亦可做L_3横突剥离或切除术。但针刀和手术都属于有创治疗，不一定符合其适应证，须慎用。

综合治疗，即以两种以上疗法配合使用，或以一种疗法为主、其他疗法为辅进行治疗，其特点在于具有协同性和互补性。目前临床上多是以综合疗法来治疗第三腰椎横突综合征。

目前在治疗第三腰椎横突综合征方面尚有一些有待解决的问题：①在临床疗效评定上主要是根据患者的自觉症状及一些体征的改善情况来加以评判，故客观性程度较低。②对第三腰椎横突综合征治疗的研究多停留在临床近期疗效，对远期效果评述很少。③有相当一部分文献对治疗结果缺乏统计学分析，未做对照观察，从而影响了研究结果的可信度。④本征与臀上皮神经损伤、臀中肌筋膜炎以及腰神经后外侧支的关系是什么？此外，L_3横突过长，在解剖学上具体是个什么概念，目前尚无定论。

第八节 对"腰肌劳损"的再认识

"腰肌劳损"是对原因不明，且无影像学改变的腰部疼痛、功能障碍的病变的统称，在国内应用广泛。"腰肌劳损"对应的是一个相似疾病多、定义含糊的疾病群，不能视为一种诊断。本节从"腰肌劳损"概念在国内的应用现状、"腰肌劳损"的病因和发病机制两个方面进行了探讨，以期引起学术界的重视，尽早取消这一不规范的诊断术语，并对其进行细化。

2012年发表的一篇关于腰痛全球患病率的系统综述显示，持续时间超过1d的腰痛的发病率为（11.9 ± 2.0）%、持续时间超过1个月的腰痛的发病率为（23.2 ± 2.9）%。目前腰痛的发病率仅次于上呼吸道疾病，已成为患者就医的第2位原因。但临床上大约85%的腰痛患者的症状与影像学表现之间没有明显关联，最终无法得到一个精确的病理解剖学诊断。因此，临床上出现了诸如"扭伤""劳损"等不规范的诊断，其中"腰肌劳损"在国内应用最为广泛。现总结报告如下。

一、"腰肌劳损"概念在国内的应用现状

目前临床上所谓的"腰肌劳损"，一般是原因不明，且无影像学改变的腰部疼痛、功能障碍的病变的统称，也称为功能性腰痛、腰背部肌筋膜炎等。这一概念对应的是一个相似疾病多、定义含糊的疾病群。我们以"腰肌劳损"为关键词，检索中国知网建库至2021

年3月收录的所有相关文献，共检索到1600余篇文献，其中近5年的文献共400余篇。虽然"腰肌劳损"这一概念在国内应用广泛，但我们必须清楚地认识到，目前临床在"腰肌劳损"的诊断、治疗方面仍存在很多误区，主要表现为诊断名称不统一、病因和发病机制认识不准确、诊断过于随意、很少针对病因治疗等。

我们检索到的国内最早关于"腰肌劳损"的报道是1960年发表在《人民军医》杂志的《腰皮神经切除术对腰肌劳损近期疗效满意》，作者根据患者的症状、体征，采用腰皮神经切除术治疗，疗效甚佳。仔细分析可以看出，文中报道的治疗方式与脊神经后支综合征的治疗方式相似。

目前，国内越来越多的临床医生已开始质疑"腰肌劳损"这一诊断。有人将其细分为脊神经后支综合征、盘源性腰痛、腰椎峡部裂、髂嵴综合征。还有将其细分为关节突关节源性腰痛、盘源性腰痛、神经根及背根神经节病变。叶启彬将其细分为第三腰椎横突综合征、臀中肌综合征、臀上皮神经卡压综合征、腰背部肌筋膜炎、腰椎关节突关节嵌顿、腰肌拉伤。此外，骨质疏松性腰痛、腰骶部筋膜脂肪疝、肌筋膜扳机点、人巨细胞病毒活动性感染、棘上韧带和棘间韧带损伤、棘间滑囊炎、腰骶结构不稳、腰椎椎体后缘离断症、腰椎关节突关节骨关节炎等也被认为属于"腰肌劳损"范畴。其中腰椎峡部裂、盘源性腰痛、腰椎椎体后缘离断症、骨质疏松性腰痛、关节突关节源性腰痛（如腰椎关节突关节骨关节炎）、神经根及背根神经节病变（如腰椎间盘突出压迫神经根）等均有明确的影像学改变；腰椎关节突关节嵌顿、腰背部肌筋膜炎、腰肌拉伤、腰骶结构不稳等均不存在病理解剖学的特征性改变；脊神经后支综合征患者在腰部疼痛区上方2~3个脊椎节段的横突根部存在压痛点；髂嵴综合征患者在髂嵴处可有明显压痛；第三腰椎横突综合征患者体形偏瘦，第三腰椎横突处可有明显压痛；臀中肌综合征患者在臀部可有明显压痛；臀上皮神经卡压综合征患者在臀部外上象限可找到一个明显压痛点；腰骶部筋膜脂肪疝患者多为体型肥胖的中年女性，可在压痛区触及光滑圆形肿物；存在肌筋膜扳机点的患者则在局部有明显压痛、牵涉痛及其他不适；人巨细胞病毒活动性感染可通过实验室检查确诊；棘上韧带和棘间韧带损伤患者在相应的棘突与棘间韧带处有明显压痛、放射痛、凹陷及空虚感；棘间滑囊炎患者在相应棘间韧带处可有明显压痛、叩击痛。

二、"腰肌劳损"的病因和发病机制

根据发病原因，目前多将腰痛分为3类，即特异性腰痛（specific low back pain，SLBP）、根性腰痛和非特异性腰痛（nonspecific low back pain，NLBP）。SLBP是指结合病史、实验室检查及影像学检查可明确诊断的腰痛，主要包括累及腰椎的恶性肿瘤、骨折、感染、马尾综合征、主动脉瘤等引起的腰痛。根性腰痛是指腰椎间盘突出、骨赘形成、腰椎滑脱、椎管狭窄等压迫神经根引起的腰痛，通过影像学检查可明确诊断。NLBP则是指病因不明，除SLBP及根性腰痛以外的其他原因所引起的腰痛。国内常将NLBP诊断为"腰肌劳损"、腰扭伤、腰肌痉挛、腰肌筋膜炎等。

对于"腰肌劳损"的病因和发病机制，目前尚未达成共识。不同作者有不同的看法，有人认为，"腰肌劳损"是由于工作时腰部长时间处于一种姿势，使部分腰部肌肉纤维处于紧张状态或发生部分撕裂导致的；还有人认为，"腰肌劳损"是由于腰部承受过大负重引起无菌性炎症，进而诱发腰部疼痛以及"腰肌劳损"，是一种腰部肌肉、筋膜及韧带组织慢性损伤导致的腰痛。通过仔细分析可以看出，目前关于"腰肌劳损"病因和发病机制的认识是不精确的。脊柱后路手术时，即使腰背部肌群被剥离、牵扯，甚至切断，大部分患者数天后就不再疼痛，这说明单纯的肌肉损伤并不会引起长久的疼痛。越来越多的证据表明，"腰肌劳损"真正劳损的不是肌肉，而是腰椎间盘、脊神经后支、关节突关节等结构。Modic 改变（Modic changes，MCs）也是常见的慢性腰痛病因之一，症状类似"腰肌劳损"。作为终板的一种改变，Modic 改变在腰痛人群中的患病率是普通人群的7倍，而且随着年龄的增长，MCs 的患病率也在升高。Modic 改变是指脊柱终板及终板下骨质MRI的信号改变，1987年由Roas等人首先报道，1988年Modic 等系统地阐述了MCs的特点，认为MCs是由椎间盘退变所引起，其病理演变是椎间盘退变→终板的保护作用减弱或消失→邻近松质骨水肿→椎体脂肪浸润→发生纤维化及钙化。该研究根据MRI信号的差异将这一改变分为MCs Ⅰ、Ⅱ、Ⅲ型。有研究发现，腰椎间盘突出症予以经皮椎间孔镜手术治疗时，Modic 改变可能是术后遗留腰痛及复发的影响因素之一。此外，约1/3的慢性腰痛患者合并抑郁症，抗抑郁治疗有效。这也给我们明确"腰肌劳损"的诊断增加了难度。随着对腰部疾病研究的深入，"腰肌劳损"这一概念将会被进一步细化，被以解剖结构和病理学为基础的诊断术语所取代。

未分化疾病是指医学上无法解释的躯体症状或指疾病早期尚未明确归属某一系统的疾病。"腰肌劳损"就是一种临床常见的未分化疾病，没有组织学和解剖学上的特征性变化，只是临床上对于没有明确病因的腰痛症状的统称，不能视为一种诊断。学术界应该取消"腰肌劳损"这一诊断术语，对其进行细化。在精确解剖学指导下的准确诊断是任何治疗方法的基础和根本保障。其实相当一部分所谓的"腰肌劳损"是第三腰椎横突综合征。

第九节 "low back pain"的译法

近年来在本专业医学期刊上频频出现"下腰痛（low back pain）"的字样，对大多数读者来讲，很容易将"low back pain"理解为下背痛或下腰痛。给读者的印象是"low back pain"即等于下腰痛，但仔细推敲起来，其中有不同语言文字造成的误解。其实对"low back pain"一词的译法，早有作者提出不同意见。李义凯最早认为应译为"腰痛"（《颈腰痛杂志》，2001），南登昆认为应译为"下背痛"（《中华物理医学与康复杂志》，2002）。繁体文献中有人将"low back pain"译为"下背痛"或"腰背痛"。

"Low back pain"一词在国内绝大多数译文或译著中被译为"下腰痛"。其实此译法不妥，这是曲解了"low back pain"的原意。此词翻译的关键在于对"low back"一词解剖部位的理解。在英文中，"back"一词在解剖上指"背或背部，即躯干从颈至骨盆的后部"（《英中医学辞海》，第2版，1999）；"the posterior portion of the trunk of the human body between the neck and the pelvis"（《美国传统词典》，第3版，1996）；"rear surface of human body from shoulder to hip"（《当代牛津英语袖珍词典》，第7版，1984）。实际上，"back"不是腰，也不完全是背。《英中医学词汇》对"back"的解释是，"从颈到骨盆的背面"。英文中将中文的背及腰，甚至腰骶部统称为"back"，因而文字中有"upper back""middle back"和"low back"等不同区段。除"upper back"（常包含肩背）勉强可译为上背部外，其余不能直译为中背、下背和最下背部，也不能直译为中腰、下腰、最下腰部。应该按中文的习惯，称为背、胸腰、腰及腰骶部。在解剖学术语上则没有上背部和下背部之分。因此，"下腰部"一词也只是俗称。在中文里，"背"一词在解剖上是指"人体后面从肩到腰的部分"（《国际标准汉字大字典》，第1版，1998），"腰"一词在解剖上是指"紧接肋或胸以下的部分，胸和髋之间的身体的一部分"（《高级汉语词典》，第1版，1996）；"胯上肋下的部分，在身体的中部"（《国际标准汉字大字典》，第1版，1998）。结合英文与中文对腰背部解剖部位的释义，英文中的"back"应包括中文里的"背"和"腰"两个解剖部位，而"low back"在解剖部位上实际上是指中文里的"腰"，所以将"low back pain"译为"腰痛"较为妥当。至于"lower back pain"，有的与"low back pain"不区分，有的则专指腰骶部痛，包括腰骶关节、骶髂关节、臀部甚至髋部的疼痛。根据中文的习惯，还是使用"腰痛（low back pain）""腰骶痛（lower back pain）"为宜。至于"back pain"，因其所包含的中文意义不只是背部痛，也包含腰部痛，称为腰背痛更恰当。按解剖学，脊柱区分为项区、胸背区、腰区和骶尾区。由于腰骶部相互比邻，所以习惯上也将骶部痛列入腰痛范畴。故应将"low back pain"一词理解或翻译为"腰痛"。

什么是"low back"？AAOS on line/Home/Spine对"low back"有明确定义："low back"是脊椎、椎间盘、脊髓、神经的复合结构。它们是：①5块将上部脊柱连接到骨盆的腰椎；②6个吸收振荡的椎间盘（包括$T_{12} \sim L_1$椎间盘）；③通过腰椎管的脊髓以及延伸至下肢的神经；④腰椎关节突关节；⑤腰段肌肉和韧带。即"low back"实际指的是腰段脊柱及其相关结构。另有文章指出，腰部的解剖结构包括腰椎，椎间盘，围绕脊柱及椎间盘的韧带、脊髓及神经，腰部肌肉以及覆盖在腰部的皮肤。此外，也有作者将腹部及骨盆脏器也包含在腰部之中。

查阅资料发现，"腰痛"（low back pain）和"下腰部"在中文里无明确定义，如果文章作者将下腰部内容限定在下腰段（通常指$L_{3 \sim 5}$节段），无可非议。但不能用"low back pain"来注解。这样的范围太局限，多非作者原意，原意多指的是腰部。依据中国医学科学院医学信息研究所于1999年发布的中文医学主题词表（CMESH），"low back pain"指"a continuous pain in the lower back or lumbar region"，中文主题词为"腰痛"；美国国立医学图书馆"MEDLINE/PubMed"的主题词数据库将"low back pain"定义为"acute or chronic pain in the lumbar or sacral regions"，即对"low back pain"的范畴有了一个明确的定义。

此外，"lumbago"和"low back pain"这两个医学词汇有什么异同？一般认为"low

back pain"是指发生在下腰部(一般是L~3~以下)以及臀部的疼痛;"lumbago"是指急性下腰部的疼痛,疼痛从下腰部放射或者牵涉至臀部。从定义上看,两者的含义应该是一致的,不矛盾。术语"lumbago"一词源自19世纪的英国。当时,一些铁路工人以坚硬的铁轨和枕木作为床铺,一段时间后出现了急性腰痛。目前,"lumbago"一词已很少使用。

尽管权威机构已论证,在多位作者的呼吁下,医学论文的作者也逐渐重视起来,但目前仍有较多的文献使用"下腰痛"或"下背痛"。有人检索了中国知网(CNK1)1994至2005年医药卫生辑中国学术期刊全文数据库,题目中含有"下腰痛"的文献有137条,含有"下背痛"的文献有45条,这种混乱给科研、临床以及交流带来了诸多的不便。Low back ≠ 下腰部,应理解为腰臀部,将"low back pain"翻译为"下腰痛"不准确。应将"low back pain"译为"腰痛"。

参考文献

[1] 刘婷婷,廖晓琴,曹铁炜,等.慢性腰痛病人疼痛灾难化研究进展[J].护理研究,2021,25(11):1954-1958.

[2] 李鑫,王楚怀.慢性腰痛的物理治疗新进展[J].中国康复医学杂志,2021,36(6):738-742.

[3] 谈俊,李炜,代震宇,等.腰椎间盘直径及椎间孔直径与神经根压迫间的解剖关系[J].重庆医学,2021,50(10):1737-1740.

[4] 杨艳婷,高升,毛萍,等.健康成人腰椎段棘上韧带超声测值及图像的性别与年龄特征分布[J].颈腰痛杂志,2020,41(4):432-434.

[5] 张永兴,王全平,吕荣,等.棘上韧带的组织学观察及临床意义[J].中国矫形外科杂志,1998,5(6):543.

[6] 董建文,李海,李庶斌.棘间韧带的病理学改变与腰椎间盘突出症发病的关系[J].中国中医骨伤科杂志,2007,15(7):39-41.

[7] 董忻,潘志轩.棘间韧带腰段的形态特点及年龄变化[J].中国临床解剖学杂志,1994,12(1):3.

[8] 李春燕.MRI对腰椎棘间韧带炎诊断的探讨[J].现代医药卫生,2021,37(S1):144-145.

[9] 冯宇,杨文东,毕永民.腰椎间盘突出症脊柱定点旋转复位法前后棘间韧带MR影像的意义[J].颈腰痛杂志,2017,38(4):313-316.

[10] 刘永棠,江先能,徐国洲,等.腰椎棘间滑囊与下腰痛关系的研究[J].实用医学杂志,2000,16(1):20-21.

[11] 薛卫国,张党升,于天源,等.对急性腰扭伤及其推拿治疗的再认识[J].按摩与导引,2007,23(5):4-7.

[12] 刘荣芬,邹积波.急性腰扭伤现代针灸取穴归经与古文献的比较[J].中国中医

基础医学杂志，2009，15（4）：306-307.

［13］李宗洋，崔镇海，谷天，等.针刺治疗急性腰扭伤研究进展［J］.长春中医药大学学报，2021，37（2）：456-459.

［14］张琴明，房敏.急性腰扭伤推拿治疗现状［J］.颈腰痛杂志，2003，24（4）：248-250.

［15］苏临荣，谢素君.单穴治疗急性腰扭伤近十年进展概况［J］.亚太传统医药，2009，5（3）：119-121.

［16］谢思航，樊旭.基于CiteSpace软件的针灸治疗急性腰扭伤常用腧穴的可视化分析［J］.中国民间疗法，2020，28（24）：36-38，137.

［17］饶子龙，廖安庭，宋南昌.推拿治疗急性腰扭伤的系统评价［J］.中医正骨，2019，31（12）：29-33.

［18］陈元川，庞坚，詹红生.骨质疏松症慢性疼痛机制的研究进展［J］.医学综述，2020，26（7）：1249-1253，1258.

［19］王华勇，周莉娜，王贞贞，等.鲑鱼降钙素对老年骨质疏松患者腰背疼痛及骨代谢的影响［J］.中国药业，2021，30（3）：60-62.

［20］张松山.唑来膦酸钠对老年骨质疏松症患者疼痛评分、腰椎及髋部骨密度的影响［J］.首都食品与医药，2021，29（9）：79-80.

［21］谢俊雄，申思敏，曹毅，等.骨质疏松性疼痛的管理及研究进展［J］.中国疼痛医学杂志，2021，27（8）：611-615.

［22］凌小鹏.唑来膦酸钠联合鲑鱼降钙素和钙剂对骨质疏松症患者骨痛及骨密度的影响［J］.药品评价，2021，18（10）：608-610.

［23］赵宇捷，席宁，袁宏伟，等.腰椎骨关节炎针刺治疗进展［J］.现代中医临床，2018，25（1）：52-5.

［24］王锋.MRI及螺旋CT对中晚期腰椎小关节骨性关节炎的诊断价值比较［J］.中国CT和MRI杂志，2021，19（8）：157-158，162.

［25］唐振坤，刘晋闽，范奕松，等.手法整复治疗腰椎小关节紊乱症研究进展［J］.新中医，2020，52（5）：17-19.

［26］戎利民，冯丰.腰椎骨关节炎源性腰痛的诊断和治疗［J］.新医学，2009，40（9）：569-570.

［27］殷刚，邱勇.腰椎小关节骨关节炎危险因素的研究进展［J］.中国矫形外科杂志第，2009，17（13）：995-997.

［28］杨海青，解京明，王迎松，等.腰椎小关节骨关节炎与椎间高度及年龄的相关性研究［J］.昆明医学院学报2009，30（9）：108~112.

［29］余辉.腰痛患者腰椎小关节MRI影像学异常征象特点与临床意义［J］.当代医学，2021，27（24）：29-31.

［30］顾党伟，樊效鸿.腰椎小关节解剖学及生物力学研究研究进展［J］.世界最新医

学信息文摘, 2020, 20 (16): 49-50.

[31] 米婧, 高丽, 张元智.腰神经后支阻滞治疗腰椎小关节综合征的数字化研究进展 [J].中国骨科临床与基础研究杂志, 2019, 11 (4): 243-248.

[32] 袁林章, 朱毅松, 谢冰, 等.手法及针刺治疗腰椎后关节紊乱症的研究进展 [J].中国中医急症, 2021, 30 (3): 558-560, 564.

[33] 陶甫.第三腰椎横突综合征 [J].中华骨科杂志, 1981, 2 (3): 163.

[34] 刘仁义, 黄殿栋, 刘成德, 等.第三腰椎横突症的病理形态学研究 [J].中医药学报, 1991, 19 (1): 32-34.

[35] 张普, 赵继荣, 师宁宁.第三腰椎横突综合征临床研究现状 [J].亚太传统医药, 2019, 15 (9): 164-168.

[36] 刘志阳, 刘斯文, 崔庆同, 等.推拿治疗第三腰椎横突综合征临床研究进展 [J].世界最新医学信息文摘, 2020, 20 (104): 133-135.

[37] 李义凯.小资料 [J].颈腰痛杂志, 2001, 22 (4): 270.

[38] 周秉文.Low Back Pain ≠ 下腰痛 [J].中国脊柱脊髓杂志, 2005, 15 (6): 333.

[39] 苗军, 夏群. "Low back pain" ——下腰痛? 腰痛? [J].中华骨科杂志, 2005, 25 (5): 305.

[40] 罗容, 章薇, 石文英, 等.古代文献中针灸治疗腰痛的选穴规律分析 [J].中医药导报, 2021, 27 (4): 126-130.

[41] 徐峰, 张秦, 陈小云, 等.腰痛康复研究的文献计量学和可视化分析 [J].中国康复理论与实践, 2021, 27 (3): 349-360.

[42] 贺宪, 张新亮, 孔畅, 等.Modic改变对腰椎间盘突出症经皮椎间孔镜手术疗效的影响 [J].广东医学, 2021, 42 (4): 430-435.

[43] 胡博, 丁洪伟.腰椎疾病中Modic改变的相关研究进展 [J].临床骨科杂志, 2021, 24 (2): 288-292.

（李义凯，容英潮，钟伟兴）

第三十二章 盘源性腰痛

椎间盘源性腰痛是指一个或多个椎间盘内部结构和代谢功能出现异常,刺激椎间盘内疼痛感受器所引起的腰痛,且不伴有根性痛或腰椎不稳等影像学表现。MRI有助于发现椎间盘内破裂,而有创的椎间盘造影则可直接明确疼痛的原因,但应结合放射学和MRI检查,准确评判是否有一致性疼痛的产生。本病是极其复杂的一组非根性痛综合征,易被误诊误治。只有在熟悉其发病机制和临床表现的基础上,有针对性地进行相关的检查和鉴别诊断,才能最终确诊,并提供及时、有效和正确的治疗。目前治疗方法有椎体间融合术、假体置换术和各种微创手术及非手术疗法等,但由于本病的发病机制尚未完全清楚,对其诊断和治疗存在许多争议,因此,应慎用有创性的治疗方法,脊柱推拿、针灸、中药及理疗等非手术疗法应是最佳选择。

第一节 概 述

流行病学调查表明,腰痛在45~65岁人群中的发病率列第3位,仅次于心脏病和关节炎。全部人群中75%~85%在一生中的某个阶段会受到腰痛的困扰,15%~20%每年受到腰痛的困扰。仅在美国,每年约有1300万人因腰痛到医院就诊,所花费用约500亿美元。我国在腰腿痛患者诊治和劳保方面的费用以及因劳动力丧失所带来的损失也是巨大的。腰痛是临床难治性疾病,CT或MRI检查发现正常人群中约1/3有椎间盘突出,但无任何临床表现。临床上诊断最困难的情况是,腰痛患者经影像学检查无椎间盘突出。腰痛是临床常见症状,其病因复杂繁多,常见的有创伤、退变、炎症、肿瘤和异常应力等。1934年Mixter和Barr首次提出腰椎间盘突出可致腰腿痛,长期以来椎间盘突出被看作是椎间盘疾病导致疼痛的先决条件。认为只有椎间盘突出压迫或刺激窦椎神经时才会产生腰痛,强调突出椎间盘的机械压迫在腰痛中所产生的作用,但机械压迫不能解释许多临床现象。长期以来,由于腰痛发病机制不清,给临床诊断和治疗带来了很大困难。

慢性腰痛是一个严重的医学和社会问题,人群中有80%均曾发生过腰痛。DePalma等研究发现椎间盘源性腰痛(discogenic low back pain,DLBP)在慢性腰痛患者中占26%~42%,并有年轻化的趋势。DLBP的发病机制主要与椎间盘退变后纤维环撕裂、椎间盘炎性介质释放及伴随的微血管与异常末梢神经长入等有关。DLBP的治疗方法很多,其中以降低椎间盘内压、修复破裂或退变纤维环、阻断炎症信号转导通路和神经传导通路等为机制的微创治疗是临床治疗的重要方法，但总有效率报道不一。这种腰痛不是由于椎间盘突出引起，而是由于椎间盘内部的病变而诱发。DLBP是腰椎间盘内部各种病变刺激椎间盘内的疼痛感受器产生的腰痛，以其不伴有根性症状、无神经受压和无节段过度活动为临床特点。目前对DLBP的诊断和治疗都有了明显的进展。研究表明，发生于椎间盘内部的病变也能引起腰痛，这是由椎间盘自身结构病变所引起的，称为盘源性腰痛。它不同于椎间盘突出或膨出，是新命名的病种。Milette等对盘源性腰痛的定义是：由于髓核漏出到外层纤维环所致，但没有明显疝出的腰痛。目前，普遍接受的是，影像学检查排除神经根受压，基本病因是椎间盘内部结构——髓核的紊乱和纤维环出现裂隙，致DLBP。有研究认为这是目前临床上最常见的腰痛类型，约占40%，其主要的病理特性是髓核的破裂和纤维环的撕裂。Park等于1979年首先提出DLBP的概念，其定义为，影像学除外神经根压迫的情况，由椎间盘内部结构紊乱、退变导致的顽固性腰痛。当时这一概念并未得到广泛的认同。1986年，Crock将椎间盘内破裂与DLBP联系起来作为一种新的疾病提出。通过对退变椎间盘内部结构的形态学研究提出了椎间盘内破裂（internal disc disruption，IDD）的概念，并认为IDD是导致DLBP的原因。该术语首次出现在1978年Kirkaldy-Willis等的文献综述中。

DLBP是指一个或多个椎间盘内部结构和代谢功能出现异常，如退变、终板损伤或释放出某些因子，刺激椎间盘内疼痛感受器所引起的腰痛，临床表现主要以腰部自发性胀痛为主，活动或长时间站立、端坐后加重，平躺后常不能立即缓解。疼痛位置主要是腰部中线区域，有时可扩展到臀部和大腿后侧。部分患者合并有下肢疼痛。发生机制是由于退变的椎间盘对邻近神经根产生机械或化学性刺激，引发局部神经根炎，导致部分患者出现下肢牵拉性疼痛。这种神经根炎并非神经根受压的结果，所以临床查体时神经牵拉试验常为阴性。另外也没有明确的运动、感觉障碍的相应体征。既往认为腰椎间盘突出是导致腰痛的最主要原因，但实际上只有不到15%的患者是由于腰椎间盘突出压迫神经根而导致的腰痛，绝大多数是非神经源性的腰痛，包括DLBP。据不完全统计，椎间盘内部紊乱所致的DLBP约占慢性腰痛病例的40%，在有慢性腰背痛症状的人群中，DLBP占65%。

目前该病的发病机制尚未完全清楚，对其诊断与治疗也存在许多争议。MRI上一些所谓的特征性表现仍有争议，而椎间盘造影术作为诊断DLBP的主要手段已被认同。目前有许多方法治疗DLBP，但椎间融合治疗为多数脊柱外科医生认同的术式。

第二节　发病机制

导致DLBP的病理学基础包括：①髓核和纤维环的破裂；②椎间盘内化学物质的刺激；③椎间盘内机械压力的改变；④椎间盘神经的异常分布。

一、生理解剖学基础

椎间盘的可变形性和不可被压缩的特性是保证相邻椎体既可相互活动又能保持椎体稳定和力学负荷传导的解剖生理学基础。椎间盘作为椎间关节在脊柱活动中的"弹性垫"，在做各向运动时能传导负荷、吸收或缓冲震荡、增加运动幅度和稳定脊柱，是保持椎体间相对稳定和力学特性的重要结构（彩图32-1）。

椎间盘由髓核、纤维环及终板构成。髓核是一种半流体的弹性或黏弹性胶状物质，占椎间盘切面的50%~60%，其超微结构显示由胶原纤维网组成。髓核主要包含蛋白多糖、胶原、透明质酸、角蛋白和硫酸软骨素等基质，并与大量的水构成胶样复合体。该复合体具有很好的水合特性，正常椎间盘可很好地吸收水分，并可使自身体积膨胀到200%。纤维环由含有胶原纤维束的纤维软骨构成，包含同轴心的10~12个板层，每个板层与椎体成65°~70°的夹角，由紧密连接的胶原纤维相互交织而成（图32-1）。椎间盘的上、下方是由透明软骨构成的终板，终板损伤不能自行修复。正常椎间盘内部无血管结构，是人体内最大的无血管区，其营养供应、滋养和代谢产物排出均通过终板的易化扩散来完成。通过椎体间压力的改变来调节椎间盘内的渗透压，从

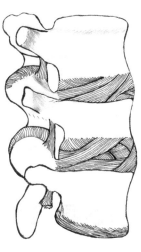

图 32-1 纤维环的走行

而实现营养物质的交换。胶状物质的髓核形成椎间盘的中心。纤维环含水量占自身重量的60%~70%，主要以水合蛋白多糖的形式存在于纤维环的各板层之间，起到紧密黏结各板层的作用，并赋予纤维环抗扭力和耐磨的特性。只有当各板层处于健康状态并被蛋白多糖胶原紧密连接成一体的情况下，纤维环才能抵抗轴向压力和扭力。由于纤维环结构不平衡，髓核在椎间盘中的位置略偏后。在脊柱的不同部位，椎间盘的大小和形状也不同。研究发现，在站立位或静坐6h后，椎间盘的高度减少16%~21%。而卧床休息一夜后，MRI检查发现椎间盘的T_2加权像信号增强25%。

二、椎间盘的退变

椎间盘受到来自不同方位的应力，最易发生萎缩和弹性减弱等退行性变。随着年龄的增加，椎间盘结构发生一系列变化。20岁以后椎间盘即开始退变，纤维环变性、增厚，从内层至外层纤维环可见不同程度的破裂，弹性和抗负荷能力也随之减退。30~40岁时椎间盘蛋白多糖含量减少，髓核趋于胶原化，失去弹力及膨胀性能。髓核的退变最早，髓核含水量以及髓核中活性软骨细胞逐渐减少，退变细胞最多，髓核面积减小，软骨基质增多。软骨板产生软骨囊样变性及软骨细胞坏死。纤维环的附着点亦松弛，加之腰椎间盘纤维环后外侧较为薄弱，因而造成了自然结构方面的弱点。因此，椎间盘源性腰痛的主要致病机制可能是椎间盘形态结构的改变作用。

软骨终板随着年龄的增长和椎体间的压力作用逐渐变薄，软骨板和椎体骨之间的毛细血管网因压力增大而变得稀少，这直接导致了通过扩散来滋养软骨板、髓核和纤维环的营养障碍，加速了椎间盘的退变过程；同时也导致了软骨囊样变性和软骨细胞的坏死，造成软骨终板的不完整，而纤维环亦部分附着于软骨终板，这就造成纤维环松弛，椎体间的不稳定性加重，横向剪切力和扭转力增加，加速了纤维环的退变破裂。椎间盘的解剖结构特点决定了它对轴向负荷耐受力强，而对水平剪力和扭力耐受差。当椎间盘退变时，水合蛋白多糖的减少导致纤维环各板层之间黏附能力下降，当遇到剪力和扭力作用时，各板层分离，导致纤维环松弛，甚至破裂（彩图32-2、彩图32-3）。

研究表明，衰老、吸烟、交通工具的振动、过度的轴向负荷可加速椎间盘的退变。椎间盘退变的过程中，Ⅰ型胶原的含量显著增加，Ⅱ型胶原含量减少，蛋白多糖的数量大大减少，由其构成的聚蛋白多糖分子也明显变小。大量亲水物质的丢失导致椎间盘吸收和分散载荷的能力大大下降。最后，退变椎间盘内的负荷在各个方向上的分布不再均匀，这些承重及载荷分布上的改变导致椎间盘内某些部位的高压力，从而使局部的组织结构受损（彩图32-4）。

三、椎间盘神经的异常分布

Luschka发现窦椎神经，是腰椎神经支配研究的里程碑。窦椎神经是一混合神经，由脊神经返支和灰交通支组成。它发自脊神经节远侧的脊神经前部，转向中间与来自交感支的交感神经汇合，然后穿椎间孔进入椎管，到脊神经节的腹侧，发出分支，分布在此神经起源之上和之下2~3个脊椎节段。支配硬膜囊的腹侧、后纵韧带和表浅纤维环。长期以来，人们一致认为髓核、软骨板和纤维环的深层没有神经纤维支配。健康的椎间盘仅在纤维环外1/3可发现有神经末梢分布。椎间盘的神经支配可以分为三个区域：第一个区域是纤维环的后部，由窦椎神经支配，每一个窦椎神经支配上一个脊椎节段及下两个脊椎节段；第二个区域是纤维环的两侧和前侧，其支配神经来源于脊神经腹侧支和交感神经；第三个区域是纤维环的后外侧，神经支配来源于灰交通支的终末支。

纤维环的慢性损伤和慢性炎症刺激可引起纤维环内神经末梢增生。研究证实，产生疼痛的退变椎间盘内比单纯的退变纤维环内有更多的伤害感觉神经末梢。椎间盘退变不仅直接导致组织水分的丢失，而且还伴有退变椎间盘组织中神经和血管分布的改变。变性椎间盘中，神经纤维可随着肉芽组织深入到椎间盘深层，且在病变椎间盘外层纤维环中，神经纤维的密度明显高于正常椎间盘。研究显示，80%病变椎间盘的内层纤维环有神经分布。另外，病变椎间盘的终板软骨乃至软骨下的松质骨中，均有远多于正常数量的神经末梢和神经肽的出现。椎间盘出现这些改变后，窦椎神经末端的伤害感受器处于超敏状态。痛阈下降，在轻微的机械和化学刺激下，就可能产生神经冲动，引起疼痛。由于分布在椎间盘的神经末梢大部分是无髓纤维，因此易感受间质变化而引起疼痛。当致痛炎性介质经破裂的纤维环到达纤维环外层与其相应的神经末梢接触后，可使神经组织处于超敏状态或直接刺激外层纤维环和后纵韧带内的伤害感受器而产生疼痛，也可直接刺激背根神经产生远端肢体的牵涉痛。

DLBP病理特征是沿着后方纤维环的放射性裂隙形成的伴有广泛神经分布的血管化肉芽组织条带区，此条带区是腰椎间盘造影术时疼痛复制和DLBP的产生部位。痛性椎间盘中原本去血管支配的终板软骨内会有微血管和神经末梢长入，该节段退变终板软骨的血管长入的程度与椎间盘造影时诱发痛的严重程度有相关性。

至今为止，对盘源性腰痛的确切机制尚无统一说法，但有一点是肯定的，就是腰痛区域一定有传导疼痛信号的神经纤维分布。研究者先后描述了脊柱及其相关结构的神经分布，指出有神经分布的脊柱结构主要包括脊椎静脉丛、硬脊膜、关节突、椎弓韧带、肌肉和筋膜、椎体及其周围的骨膜、椎弓板、前/后纵韧带和椎间盘。理论上，这些具有神经分布的结构都有可能成为腰痛潜在的解剖学起源。令人困惑的是，DLBP传导的解剖通路不沿任何已知的周围神经或神经根的支配区域分布。神经生理学研究表明，在正常生理状态下，交感神经系统与感觉神经系统极少发生解剖学上的直接联系，交感神经对感觉神经几乎没有调制作用。然而，在外周神经损伤或出现炎症的情况下，交感神经系统可通过交感-感觉联系参与慢性痛的形成和调制。DLBP的腰臀部牵涉痛主要由$L_{1~2}$腰神经后支所致。有些患者伴有腹股沟区疼痛，这是因为DLBP主要通过L_2神经根传递，而腹股沟区皮肤是由L_2脊神经的分支之一的生殖股神经支配，但这很难用单纯神经根节段性支配来解释。研究发现交感神经在DLBP的病理、生理学中起着非常重要的作用。大腿前外侧的麻木和疼痛也是DLBP的特异性体征。大鼠$L_{5~6}$椎间盘内窦椎神经由L_1和L_2脊神经节通过椎旁交感干灰交通支支配。痛觉冲动信号向中枢传递的同时又在神经纤维的分叉处传向另一周围神经末梢，产生牵涉痛。又经过脊髓水平及高级中枢的调节，最终形成伤害性刺激停止后的持续性疼痛和痛觉过敏。临床证实，对腰痛患者的L_2神经根行局部封闭后，腰痛消失。从一个侧面肯定了交感神经系统在腰背痛的产生过程中起重要作用。

四、盘源性腰痛的发病机制

椎间盘是上、下椎骨之间的软骨结构，这种结构使得脊柱具有大幅度的运动范围。影响椎间盘功能的因素很多，包括衰老、创伤性损伤、遗传等。病变组织往往有功能和结构的变化，包括细胞的衰老与凋亡，以及生物力学的受损。椎间盘相关疾病是一类慢性进行性疾病，同时也是一种非常"昂贵"的疾病。在其进展过程中，免疫反应和炎症反应的作用日益明显。因而有关炎症介质在椎间盘疾病中作用的研究成为目前的热点方向。其中，白细胞介素（IL）家族、肿瘤坏死因子-α（TNF-α）、Toll样受体（TLR）、胰岛淀粉样多肽（IAPP）、生长转化因子β1（TGF-β1）等因子已被证实在椎间盘病变进展中起重要作用，并与腰椎间盘突出症的根性疼痛密切相关。

目前主要有两种学说解释DLBP的发病机制，第一种是由于退变导致纤维环撕裂、松弛，椎间盘的稳定性遭到了破坏，椎间盘出现"异常活动"。这些"异常活动"对窦椎神经的痛觉神经末梢产生机械性刺激而引起疼痛，即所谓的"力学机制"。椎间盘损伤和退变与神经纤维向心性内生相关，椎间盘内压力增高作用于退变和撕裂的纤维环区域，使纤维环内的伤害感受器的敏感性增加而产生腰痛。通过对无退变椎间盘标本模拟椎间盘内压力变化，发现发生了显著的终板离心性偏离，从而认为终板本身或骨内压的增加可能是疼痛来源。机械压力可将椎间盘内的炎性介质通过终板泵入邻近椎体，刺激相应敏感神经而引起疼痛。但在研究椎间盘内机械压力的增加能否引起疼痛时发现，当髓核内压达到较高程度时，一部分受试者可产生疼痛，而有一部分受试者即使压力再大也不产生疼痛。因此椎间盘内机械压力的变化能否单独引起疼痛尚存在争议。椎间盘退变后，出现髓核紊乱和纤维环裂隙（髓核变性，出现纤维环应力分布失衡，致使内层纤维环呈放射状撕裂而形成裂隙），这些裂隙通常伴有肉芽组织的侵入及炎性细胞的渗出，从而形成自纤维环外层到髓核的炎性肉芽组织条带区，新生神经末梢即入住这些条带区。退变的椎间盘内炎性介质的含量非常高，在炎性介质的作用下，窦椎神经末端的伤害感受器处于超敏状态，对机械压力的痛阈下降，在轻微的机械压力刺激下，就可产生神经冲动。正常椎间盘在生理负重下不会刺激外部纤维环上的伤害感受神经末梢。一个完整椎间盘承受的负荷由纤维环板层均匀地分散和承担，当椎间盘退变后，破坏了椎间盘的稳定性，原来相同的负荷则由很少几层没有破裂的纤维环承担。因此，这些纤维环承受的压力非常大。这时，轻微的生理性负重就能刺激伤害感受器，如果神经纤维再被炎症介质致敏，就更易达到机械阈值而引发腰痛。第二种学说是椎间盘退变，纤维环破裂，髓核组织经破裂的后侧纤维环进入椎管，在局部产生自身免疫反应，导致疼痛。在纤维环后侧或背根神经节的炎性介质刺激外层纤维环内的感受器产生疼痛，即所谓的化学机制。研究表明，细胞因子和炎性介质在腰痛的发病中起着更为重要的作用，退变的椎间盘组织出现神经分布异常和血管浸润后，炎性细胞可能在某种因素刺激下通过新生血管内壁移入椎间盘组织内，或髓核本身作为抗原刺激机体产生抗体，这些非特异炎性反应及特异性免疫反应可产生许多炎性介质，如白细胞介素-6（IL-6）、一氧化氮（NO）、碱性成纤维细胞生长因子（bFGF）、转化生长因子-β（TGF-β）、单核细胞趋化因子、肿瘤坏死因子（TNF）、基质金属蛋白酶（MMPS）、P物质、前列腺素-2（PGE-2）、磷脂酶-2（PLA-2）和乳酸等。其中，PGE-2和乳酸是直接致痛物，IL-1、IL-6和TNF等可促进炎症进展或促进直接致痛物的合成与释放。实验证明bFGF、TGF-β及其受体在疼痛椎间盘中大量表达，在生理性退变的椎间盘中有少量表达，在正常对照的椎间盘中没有表达；在疼痛椎间盘的肉芽组织区大量表达，在非肉芽组织区有少量表达。这说明退变椎间盘只有出现了纤维环裂隙，有炎性肉芽组织和血管浸润的情况下，才会有细胞因子和炎性介质的大量表达，其中血管浸润最为关键。这些炎性细胞主要来自血液，有些也可能来自椎间盘本身的细胞，但究竟由哪种椎间盘细胞产生炎性介质目前尚不明确。许多人认为DLBP的根本发病机制是炎症反应。

正常椎间盘的髓核主要是由胶原或蛋白多糖构成的同源结构，而退变椎间盘的髓核变为含胶原碎片、液体甚至气体的非同源混合物。有人提出了"鞋内石子假说"，认为椎间盘外部组织（如纤维环碎片或终板碎片）有时可进入松弛的椎间盘混合物内部，体位变动的过程中，这些碎片就可能成为主要负重区，从而引起疼痛的急性发作。该假说可以解释某些急性腰痛患者可以通过手法按摩获得疼痛缓解的现象，因为按摩有可能使碎片发生移动从而将局部高负荷区转移，同时也可解释退变程度与疼痛症状不完全相符的现象。DLBP是椎间盘内部结构和代谢功能出现异常所致的腰痛，腰痛机制主要包括化学机制和物理机制，以化学机制为主，如退变、终板损伤、纤维环损伤，释放出某些炎性因子刺激椎间盘内疼痛感受器。

第三节　临床表现

DLBP患者多为青壮年，一般在40岁左右，部分患者有明确的外伤史，如搬重物、高处坠落和腰部扭转等。伤后出现腰骶部、腹股沟、臀部和大转子等处的胀痛或酸痛，咳嗽或喷嚏等可使疼痛加重。病程可达数月以上。可在负重及活动时出现臀部和下肢的沉重和绞痛感，具体表现为腰骶部的深在痛。患者常需要手扶大腿才能坐在椅子上或从椅子上站起，活动后尤其是脊柱垂直应力加大后症状加重，休息后常不能迅速缓解。部分患者可能引发局部的神经根炎，导致下肢反应性疼痛，往往在腰痛后缓慢出现。这种下肢疼痛并不具有根性痛那样比较明确的区域，也极少伴有皮肤的麻木、无力和痛觉减退等神经根损伤表现。查体可见腰椎活动范围正常，有腰肌痉挛，疼痛严重时腰部活动受限。腰椎及椎旁的压痛点不明确或不典型；坐骨神经或股神经牵拉试验阴性；肌力、感觉或反射改变极为少见。

第四节　诊　断

关于DLBP临床诊断标准，由于其没有特异性的临床表现，客观体征极少，又无特异的生化指标，因而影像学检查是最重要的依据。常规检查如X线和CT平扫等多无特异表现。目前，该病的诊断仍主要依赖于椎间盘MRI及椎间盘造影，MRI在筛选和预测诊断DLBP方面的作用越来越受到重视，以椎间盘造影的结果最具临床诊断价值。一般认为，DLBP的临床诊断需要满足下列条件：①有或无外伤史，症状反复发作，持续时间>6个月；②有上文所述典型临床表现；③CT椎间盘造影阳性（尤其是有诱发痛的出现）或MRI表现为典型的单节段责任椎间盘信号降低、纤维环后部出现高信号区。

本病是建立在椎间盘退变基础上的，在MRI T_2 加权像上椎间盘呈暗色，俗称"黑椎间盘"。但黑椎间盘只是反映了正常的生理老化过程，不能作为筛选依据，特别是60岁以上的人群几乎100%都有椎间盘信号异常。在MRI T_2 加权像中矢状位上椎间盘纤维环后方的高信号区（higher intensity zone，HIZ）在诊断方面具有重要价值。April和Bogdukl于1992年首先描述了HIZ，并认为HIZ预示疼痛，其敏感度为82%，特异度为89%，阳性预测值为90%。一些作者认为MRI显示的椎间盘后缘高信号是椎间盘纤维环撕裂和DLBP的影像学标志。但HIZ产生的病理学机制还不十分清楚。多数认为后部纤维环撕裂后继发的炎症反应区是形成HIZ的可能原因。MRI上单节段椎间盘信号减低以及后纤维环出现HIZ，可较可靠地说明该椎间盘为疼痛来源，不必行椎间盘造影。MRI上既无椎间盘信号减低，又无纤维环撕裂的相应HIZ改变，95%可以排除椎间盘为疼痛来源。但有作者对以上观点提出疑问，HIZ在腰痛患者中出现率为59%，在无症状个体中出现率为24%，腰痛组70%HIZ椎间盘造影呈阳性，40%无HIZ椎间盘造影呈阳性。因为出现HIZ的比例在无症状退行性改变人群中较高，不能代表存在症状性腰椎间盘破裂。一个大样本的调查发现，HIZ对诊断DLBP的敏感性只有26.7%，故HIZ在DLBP的诊断中作用不大。但目前大多数学者认为退变性黑椎间盘和HIZ可作为筛选，进一步的椎间盘造影是明确诊断的重要依据。

椎间盘造影术（discography）是在X线透视下将一定剂量的造影剂注入椎间盘髓核内，通过观察髓核形态及是否有纤维环破裂导致造影剂渗漏来判断椎间盘病理特点的一种有创检查手段，是目前临床上诊断DLBP最重要的方法。椎间盘造影必须包括四个要素：①椎间盘形态，显示椎间盘有退变；②椎间盘内压力或可注射的液体量；③注射时诱发主观感觉的疼痛，即诱发痛的临床特点与平时发作时类似或一致；④相邻节段注射时没有主观疼痛反应以及有阴性对照椎间盘。四个要素缺一不可，其中造影时诱发的疼痛复制是否与主观记忆痛相一致最为重要。正常椎间盘能够容纳1.5~2.5ml的造影剂，大于3ml时为异常。同时，必须对相邻节段进行椎间盘造影，因为并非所有造影形态异常的椎间盘都是疼痛性的。大量的椎间盘造影临床试验研究认为其特异性好、敏感度高。多数认为椎间盘造影迄今为止仍为诊断DLBP的金标准。研究显示，疼痛更易在有撕裂的椎间盘中诱发而不是在退变的椎间盘中诱发，有腰痛且椎间盘形态异常患者中仅53%可出现一致性疼痛反应，椎间盘形态正常的患者中13%也可在注射后诱发出一致性疼痛。

CT腰椎间盘造影术通过显示阳性椎间盘对DLBP具有定性诊断价值，与普通腰椎间盘造影术比较，CT腰椎间盘造影术具有定位和诊断精确等优势。尽管其有一定的假阳性率，但它是目前唯一有患者主观意识参与的一项检查，其他方法无法替代。椎间盘造影是一项有创操作，术后并发症的发生率为0%~2.5%，其可诱发如急性椎间盘突出症、椎间盘炎、蛛网膜炎、腹膜后出血等，患者的畏惧心理也限制了该法的应用。

椎间盘造影技术存在有创性和放射线暴露等问题，且其诊断效能尚存在争议。因此人们致力于寻找一种无创和价格低廉的诊断方法。有人认为棘突振荡刺激结合超声检查能够基本取代椎间盘造影，只有经超声诊断为纤维环完全撕裂的病例才需要行椎间盘造影检查。比较椎间盘的棘突振荡刺激和MRI、CT椎间盘造影结果，棘突振荡刺激和椎间盘造影的诊断符合率达到70.9%，因此认为棘突振荡刺激结合超声检查能够基本取代椎间盘造影。但棘突振荡刺激诊断缺乏敏感性，而MRI诊断缺乏特异性，将二者结合起来则诊断效能加强。然而棘突振荡刺激也存在一定的局限性。首先振荡模拟无法模拟椎间盘造影注入造影剂时可能产生的化学刺激。另外，振荡是通过棘突传导到椎间盘的，因此整个脊柱运动单位中其他相邻的部位也会受到刺激，如退变的关节突和韧带等结构，也可能会对结果的判断产生干扰。

盘源性腰痛是一种病理机制较为复杂的疼痛性疾病，临床表现缺乏特异性，不具备诊断价值，目前诊断主要依靠腰椎MRI及椎间盘造影，即腰椎MRI显示椎间盘未见明显突出，而在T_1、T_2像为低信号、终板炎，纤维环后缘、后纵韧带前方存在不规则高信号（HIZ），在此基础上给予椎间盘造影，确定责任椎间盘，明确诊断。

第五节　治　疗

虽然有射频热凝术、椎间盘纤维环射频电热成形术联合臭氧、脊神经后支射频消融结合腰椎间孔镜、经皮穴位电刺激（TEAS）、葛根泥为媒介的盘龙灸法、温通刮痧疗法等诸多方法。但目前对于椎间盘相关疾病的治疗方法十分有限，其治疗往往侧重于缓解症状，而不是减轻疾病的进展。治疗DLBP的目标是改善腰部功能，提高生存质量，减轻疼痛，预防将来可能的腰部损害和失能，因此早期干预是非常重要的。预防措施包括避免重复性的屈曲和扭转应力，减少水平应力和剪切应力。治疗关键在于正确诊断，只有在正确诊断的基础上才能制订出合理的治疗方案。具体治疗包括非手术和手术治疗。前者包括卧床休息、牵引、按摩、支具保护、针灸、经皮电刺激、功能锻炼、理疗、非甾体类药物以及骶管注射等。半数以上患者的症状可通过上述非手术治疗逐步缓解。

目前临床普遍采用微创治疗，其种类较多，如化学溶核、亚甲蓝注射、经皮髓核吸除、椎间盘内激光切除髓核、椎间盘内射频消融术、椎间盘内电热环成形术（IDET）、椎间盘内类固醇注射等。从原理上讲都是采用微创技术对病变椎间盘进行减压或去神经支配的一类治疗手段。这是介于椎间融合术和非手术治疗之间的一类治疗方法，目前关于其有效性及应用的争议还很大。激光对椎间盘撕裂疗效不明，并且有很大危险性。作为治疗选择，瞄准改变椎间盘内力学环境或去除盘内神经分布的椎间盘内治疗近年来被提倡，其中就包括经皮等离子髓核成形术。椎间盘内部结构的改变被认为对盘源性腰痛的症状起重要作用，退变的早、中期，纤维环裂隙的出现及髓核延伸到纤维环边缘是其主要的病理特征，由于纤维环外部分布有痛觉感受器神经纤维，因此，通过裂隙溶解髓核组织可有效缓解盘源性腰痛症状。微创椎间盘内电热疗法亦引起了临床的广泛重视，并逐渐应用到临床。其原理是利用65~80℃高温来热皱缩和重塑胶原蛋白，从而封闭纤维环的裂隙，同时热凝固纤维环上的伤害感受器（伤害性感受器以及长入椎间盘内的无髓鞘神经纤维），以改善脊柱节段的稳定性及椎间盘内炎性环境，减少刺激的传导，可减轻甚至消除椎间盘引起的腰痛。等离子射频髓核成形术是较IDET出现更晚的新技术，其工作原理为运用40℃低温射频能量在椎间盘髓核内部切开多个槽道，移除部分髓核组织，完成椎间盘内髓核组织重塑，并配合70℃热凝封闭，使髓核内的胶原纤维汽化、收缩和固化，缩小椎间盘总体积，减轻椎间盘内压力。其与IDET相比有以下优点：工作温度较低，对周围组织结构热损伤小，消融刀头只局限在髓核范围内，安全性好，操作更为简单。利用亚甲蓝具有较强的亲神经性和直接阻碍感觉神经传导的特性，采取椎间盘内直接注射均有一定的治疗效果。

但目前尚未见长期有效和对椎间盘及脊髓的影响的相关报道，临床应用较少。

椎体间融合是目前治疗DLBP的金标准。研究表明，融合率与临床满意率呈正相关。椎间盘切除和椎体间融合是目前治疗DLBP最有效和最普遍的方法。其不但切除了疼痛源，而且通过植骨融合消除了椎间存在的不稳定因素，从而彻底解决了导致DLBP的致病因素。手术融合的方式主要有前路融合、后路融合和前后路联合融合。为期2年的随访发现，术后融合率为100%，改善率为87%。文献报道的后路椎体间融合（PLIF）的成功率多在56%~94%之间，临床满意率多在60%~96%之间。前后路360°环形融合术融合成功率普遍在95%以上，临床成功率多在70%~80%之间。

环形融合术创伤大、并发症多。在PLIF基础上发展出的经椎间孔椎间融合术（TLIF）坚持环绕脊柱360°固定的理念，对神经侵扰更小，对一些有特定适应证的病例其疗效优于PLIF。但TLIF无法解决椎管内压迫，适用范围相对较小。目前应用BAK、TFC等椎体间金属融合器技术避免了上述并发症，使融合率与临床满意率基本达到90%。尤其是腹腔镜下椎间融合术，其具有创伤小、手术时间短的优点。但也必须看到，椎间盘切除和椎体间融合是以牺牲椎间盘的生理结构和功能为代价。融合后，腰椎活动时因临近椎间盘代偿负荷加重，导致临近节段椎间盘退变加速和椎间盘突出的可能增加。同时，手术也会带来一些并发症，如逆向射精、移植骨脱出和植骨不融合导致椎间假关节的形成等。此外，融合失败、内固定断裂和手术创伤大也都是融合手术的弊端。在美国，椎体融合术成功率为50%~80%，有的患者术后疼痛不但没有减轻，反而加重，手术费用昂贵，再手术率为15%~30%，术后并发症发生率为5%~18%。一般认为，椎体融合术仅适用于椎体有严重损坏，纤维环再生机会较小的患者。

由于椎间融合存在多种难以避免的缺陷，所以植入人工椎间盘假体，在不牺牲脊柱节段活动度的前提下治疗DLBP成为一种相对理想的治疗方式。其主要手段包括人工髓核移植及人工椎间盘置换术。人工髓核可分为椎间盘内植入体和原位灌注型植入体。前者吸水后膨胀，可恢复椎间盘原有高度，保持椎间盘功能，如已进入临床应用的PDN和处于实验研究阶段的Aquarelle、NeuDisc和Newcleus。后者是一种液态混合物的多聚体，注入椎间盘后变为固态，充填性好，手术损伤小，正在研制的有DAS-COR和BioDisc。目前，人工髓核假体的代表是美国Raymedica公司出品的prosthetic disc nucleus（PDN），其结构为脱水的水凝胶，外面由高分子聚乙烯包裹，植入体内后，水凝胶吸收人体内的水分而膨胀并获得弹性，从而恢复椎间盘的高度和生理功能，并将松弛的纤维环重新拉紧，从而缓解由于椎间盘退变等而引发的腰痛，其成功率可达91%。但髓核移植要求椎间盘纤维环完整，否则容易造成假体脱出，这在很大程度上限制了人工髓核移植的应用范围。理想的人工全椎间盘置换术（total disc replacement，TDR）应能保持椎体生理状态下的活动度，使压应力通过椎间盘传递，避免椎体后柱异常活动，并且可在体内长期留存。目前SB Charite和Prodisc假体已通过美国FDA验证，并开始在全球范围内广泛应用。与椎间融合相比，TDR的优点在于更符合人体生理环境。随着相关技术的不断完善，TDR也许会取代椎间融合成为治疗DLBP新的"金标准"。但是实际假体设计并不能完全达到理想的要求，如TDR的本质是半关节置换，脊柱后方结构关节突关节的受力模式必然受到影响，易发生关节炎。另外，TDR手术的适应证相对狭小，术中和术后的并发症也限制了其应用，目前尚无足够证据证实其疗效优于椎间融合。人工椎间盘置换近期并发症包括椎体骨折、假体位置不良、感染、术后放射性神经痛等，远期并发症有假体疲劳衰竭、假体下陷、关节硬化和相邻节段椎间盘病变等。

有研究表明，使用PRP注射治疗盘源性腰痛效果良好。该疗法的主要优势是自体PRP本身的安全性。除少数暂时性不良反应（注射部位疼痛或腿麻）外，没有一项研究报告注射导致的任何严重不良事件或并发症。由于自体PRP是从患者自身血液中获得的，因此PRP疗法具有较低的疾病感染和过敏反应风险。另外，据报道，PRP具有抗微生物特性，这反过来可以降低手术后感染风险。

椎间盘退变中起主导作用的因素是椎间盘细胞的不断减少、功能减退，继而其分泌的细胞外基质成分开始发生变化，最后椎间盘的形态发生明显的变化，脊柱运动节段的功能严重受损。转基因治疗可使细胞内合成相关基质蛋白的基因重新编码蛋白质，也许能从根本上治疗椎间盘退变。转基因治疗的靶基因主要选择调节基因。目前，基因治疗椎间盘退变尚处在探索阶段，还有很多理论及技术障碍，但仍可设想，基因和细胞水平治疗DLBP将是以后临床和基础研究的重点方向之一。

第六节　问题与展望

什么是"椎间盘源性腰痛"？目前尚无统一和明确的定义。所谓"椎间盘源性腰痛"从广义上来讲，是指与腰椎间盘退变有关的腰痛症状。Crock在研究突出腰椎间盘形态学的基础上，提出了椎间盘内部结构紊乱可引起腰痛的学说。造影研究证实了椎间盘内层纤维环存在结构紊乱，推测IDD与慢性腰痛有一定的相关性。国内对DLBP的认识起步较晚，存在对其概念扩大化的趋势。许多医生甚至将DLBP与椎间盘突出所致腰痛、老年退行性腰痛混为一谈。

一些诊断名称，如腰椎病（lumbar spondylosis）、腰椎间盘退行性病（disc degenerative disease，DDD）、椎间盘内紊乱、DLBP等都缺乏明确的临床定义。由于这一类名词只能反映腰椎退变的不同阶段，故使用时有相互混用或相互替代的倾向。而实际上，这些名词在最早提出时是有着严格、明确的定义的。按照Zedblick提出的概念，DLBP应当包括椎间盘内紊乱、退行性椎间盘疾病以及腰椎节段不稳（segmental instability）这三个阶段的三类不同疾病。很显然这种概念临床针对性较差，这也是临床概念混用的一个原因。严格来讲，严重退变性椎间盘疾病和节段不稳都不应包括在此概念内。因为在临床上对严重退变性椎间盘疾病和腰椎节段不稳已有相应的明确诊断标准。而在影像学方面，诊断DLBP缺乏特异性，仅MRI扫描椎间盘表现为T_2加权像低信号改变，这并不能确切地表明疼痛是来源于该椎间盘。DLBP除作为一种独立的诊断外，还常参与构成一些复杂的腰椎疾病的临床症候群。如以腰痛为主的椎间盘突出症或椎管狭窄症，其腰痛应由DLBP的疼痛机制来解释。

DLBP理论的提出，使许多以前不明原因的腰痛患者得到了准确的诊断和有效的治疗。但其发病机制尚未明了，缺乏具特异性的症状和体征，常规影像学检查常无阳性发现，使得本病的诊断和治疗较为棘手。椎间盘造影对诊断DLBP比其他的检查手段具有更高的精确性和敏感性。临床上还缺乏各种术式对比的大宗病例报道，因此对DLBP术式的选择还无法统一。不过多数认为，椎间盘切除和椎体间融合术可能是目前治疗DLBP最成熟和最有效的方法。椎体间融合术是目前DLBP治疗的"金标准"，但由此导致的邻近节段退变所引发的问题仍使临床医生感到相当头痛。开放手术、内窥镜和经皮椎间盘成形术等微创手术虽然能缓解症状，但并非针对椎间盘退变本身的治疗，而且手术过程中不可避免地改变椎间盘结构，进而继发脊柱不稳，不但难以预防椎间盘退变，还存在促进椎间盘退变的可能。

对于DLBP的治疗关键在于正确认识和诊断该病，由于不清楚其具体发病机制，虽然治疗方法较多，但都无肯定的结论，因此必须严格掌握各种疗法的适应证。许多微创的治疗方法为临床医生提供了更多的选择，但还没有足够的证据证明其确切的疗效。向椎间盘内或脊神经注射局麻药可有效地缓解疼痛，但前提是诊断明确。各种脊柱融合术、髓核摘除术和溶核术等治疗方法虽亦有报道，近期疗效满意，但远期疗效不肯定。

在常规非手术治疗无效的基础上，IDET技术可能取代椎体融合术为主的手术治疗而成为首选的治疗方法。但其尚处于起步阶段，缺乏长期的临床随访资料，临床疗效尚需进行更严格的评价。有人采用预期的随机双盲法分别对椎间盘内电热疗法和安慰剂疗法对DLBP的疗效进行评估，认为在治疗的6个月内两者的疗效无显著差别，电热疗法并不比安慰剂疗法更有效。应用等离子消融技术治疗DLBP，尤其是单间隙病变者，可获得比较满意的疗效。但由于等离子射频髓核成形术开展时间不长，其远期疗效还有待进一步的观察。

融合术疗效肯定，既可清除导致疼痛的椎间盘及炎性物质，同时又重建了脊柱的稳定性，只要术前定位准确，一般疗效满意。但融合术毕竟是以牺牲椎间盘的生理结构和功能为代价，在传统椎间或椎板植骨融合术后手术相邻脊柱功能单位出现运动代偿增加，导致该部位的应力增加。手术相邻节段出现各种病理情况，如椎管狭窄、椎间盘及椎间关节的退变等。另外，手术创伤大及治疗费用昂贵也都是融合手术的弊端。脊柱融合术后虽然腰椎节段已完全融合，但仍然存在腰痛，因此很多文献开始对脊柱融合提出质疑。经椎间盘造影诊断的患者通过手术治疗可取得较好效果，但客观上最终的治疗结果还受到不同研究者所使用的融合技术和融合率的影响。研究显示，对椎间盘造影阳性而MRI检查正常的椎间盘进行融合往往不太可能取得好的效果。有研究表明，MRI的结果对预测IDET治疗椎间盘源性疼痛的成功率有帮助。

目前以人工椎间盘置换术为代表的更多的新技术被用于临床治疗中。与人工椎间盘置换术相比，人工髓核置换通过后路植入，创伤较小，出血量较少，减少了损伤大血管等严重并发症的发生。人工椎间盘假体的植入达到动力固定可避免这一缺陷，但目前尚未找到一种假体能满意代替受损的椎间盘。假体的设计、磨损碎屑、骨质疏松症、翻修策略、病例选择，以及手术的一些并发症，如血管损伤、逆行性射精、深静脉血栓、植入物相关的假体位置不良或移位、椎体骨折、术后根性痛、假体下沉和骨溶解等诸多因素均在很大程度上影响手术的疗效。与关节置换一样，骨溶解是人工椎间假体长期植入后的一个主要问题，由骨溶解引发的假体下沉是其远期失败的一个重要的原因。这些问题中还有许多没有明确的对策，需要进一步的研究来考验、完善假体植入这一新技术。目前动力装置应用较普遍，但也存在一些问题，如这一装置需控制多大的运动范围，需分享多大的负重以使退变椎间盘达到正常的负重范围，同时在脊柱屈、伸状态下怎样改变其负重形式。这些动力性内植物的耐久性、长期安全性以及长期疗效如何不得而知。因此，具有安全性且能有效缓解症状的脊柱推拿、针灸及中药等应该在所谓的盘源性腰痛的治疗中占有一席之地。

到目前为止，关于DLBP的概念、发病机制、诊断和治疗还存在诸多争议，标准化和规范化问题亟待解决。应加强对其病理机制的深入研究，为解决其治疗问题提供依据，并从其诊断方法以及治疗等多方面进行深入研究，以寻找DLBP最佳治疗手段和方案。有研究对一组椎间盘造影诱发痛阳性却因各种原因未行手术治疗的患者进行了回顾研究，发现68%的患者5年后症状明显缓解（平均年龄45岁），24%症状加重（平均年龄33岁）。作者认为对中老年患者来说，该病是自限性疾病。这是目前唯一一篇描述该病自然病史的文章。随着认识的不断深入和诊断水平的提高，特别是对腰部神经支配研究的深入以及对本病与炎性介质关系的进一步认识，将会为DLBP的预防和治疗提供新的方法和途径，有望找到更好的治疗方法。如随着人类基因组计划的进展，或许会出现用基因疗法保持椎间盘的年轻状态并减少其受外伤机会的手段。因此，需要加强对DLBP相关解剖及病理生理改变的认识，这有助于改进现有的诊断及治疗方法。

参考文献

［1］彭宝淦，侯树勋，吴闻文，等.椎间盘内亚甲蓝注射治疗椎间盘源性下腰痛［J］.中华医学杂志，2006，86（11）：782-784.

［2］邓惠群，邝雪辉，李雪媚，等.夹脊电针治疗盘源性腰痛急性发作的临床观察［J］.中国中医急症，2021，30（3）：501-503.

［3］Suja Mohammed，James Yu，汤洋，等.富血小板血浆注射：慢性盘源性腰痛的新疗法［J］.中国疼痛医学杂志，2019，25（10）：721-724.

［4］席志鹏，李敬池，康然，等.诱发性椎间盘造影联合完全可视经皮内窥镜技术诊治盘源性腰痛的价值［J］.中华诊断学电子杂志，2019，7（4）：239-243.

［5］王明宇，查旭东，徐海栋.盘源性腰痛炎性相关介质的研究进展［J］.临床与病理杂志，2019，39（1）：175-181.

［6］王晶，曾宪明，漆海如，等.经皮等离子髓核成形术联合胶原酶溶解术在盘源性腰痛中的应用［J］.中国疼痛医学杂志，2018，24（2）：140-142.

［7］牛玉珍，杨吉凤，李功伟，等.盘源性腰痛的诊断及治疗方法的选择［J］.实用骨科杂志，2016，22（12）：1112-1115.

［8］王晶，曾宪明，漆海如.盘源性腰痛微创治疗技术的研究进展［J］.中国临床实用医学，2016，7（5）：99-101.

［9］史剑倩，章勇，张达颖，等.亚甲蓝注射联合靶点射频治疗盘源性腰痛的临床疗效研究［J］.中国疼痛医学杂志，2015，21（10）：791-793.

［10］吴彩勤，范秀英.温通刮痧疗法治疗急性期盘源性腰痛的疗效观察［J］.中国中医急症，2021，30（4）：698-700.

［11］陈晓琳，老锦雄，谢韶东，等.电针联合肌内效贴治疗急性期盘源性腰痛的临床观察［J］.中国中医急症，2020，29（7）：1258-1260.

［12］陆丽娟，施建中.椎间盘源性腰痛的治疗进展［J］.临床麻醉学杂志，2007，23（6）：521-523.

［13］Aoki Y, Rydevik B, Kikuchi S, et al. Local application of disc-related cytokines on spinal nerve roots［J］. Spine, 2002, 27（15）：1614-1617.

［14］Aoki Y, Akeda K, An H, et al. Nerve fiber ingrowth into scar tissue formed following nucleus pulposus extrusion in the rabbit anular-puncture disc degeneration model：effects of depth of puncture［J］.Spine, 2006, 31（21）：E774-E780.

［15］Saal JA, Saal JS.Intradiscal electrothermal treatment for chronic discogenic low back pain prospective outcome study with a minimum 2-year follow-up［J］.Spine, 2002, 27（9）：966-974.

［16］郭钧，陈仲强，郭昭庆，等.椎间盘源性腰痛的诊断与治疗［J］.中华骨科杂志，2007，27（3）：167-171.

［17］刘保卫.对椎间盘源性腰痛治疗如何选择?［J］.中国脊柱脊髓杂志，2007，17（11）：807.

（李义凯，周永富）

第三十三章　腰椎管狭窄症、腰椎滑脱与不稳、骶部硬膜外囊肿和脊髓栓系综合征

腰椎管狭窄症、腰椎滑脱与不稳、骶部硬膜外囊肿和脊髓栓系综合征这四种疾病是引起腰腿痛的常见病变，在病因病理、诊断、鉴别诊断、治疗以及预后方面都存在许多较为棘手的问题。引起腰椎管狭窄的原因有很多，包括骨性因素和软组织因素。盘黄间隙和侧隐窝等概念和压迫、循环障碍及炎性致痛等学说的提出，加深了对腰椎管解剖和病理变化的理解。腰椎滑脱是一种静态概念，而腰椎不稳则是一个力学上的动态概念，但对两者之间的关系尚不明了。骶管囊肿和脊髓栓系综合征均是与先天性发育相关的疾病，手术治疗是主要的治疗手段，但诊疗方案尚未统一。随着对脊柱和脊柱功能以及相关病理学认识的不断加深，新理论及新概念的不断提出，相信对这四种疾病的各种行之有效的新疗法也会随之出现。

第一节　腰椎管狭窄症

腰椎管狭窄症（lumbar spinal stenosis，LSS）是由于腰椎的骨与软组织因某种原因而发生形态与组织结构方面的变化，引起椎管容积变小，造成腰椎管、神经根管及椎间孔狭窄，脊神经根、马尾神经及硬膜囊等受到机械性压迫而出现特有临床症状的一种综合征，但不包括椎管内占位性病灶所引起的狭窄。1910年Sumito报道因软骨发育不全而发生椎管狭窄；1911年Bailey报道退行性变所导致的椎管狭窄；1937年Parker报道黄韧带肥厚引起的椎管狭窄；1954年Verbiest对椎管狭窄症做了系统介绍；1955年Shlesinger第一次提出骨性侧隐窝的概念；1972年Epstein提出狭窄可因发育性和退变性原因所致，且退变性多见，并指出神经根嵌压于侧隐窝亦可引起根性神经痛，目前此观点被普遍接受。现对腰椎管狭窄症的病因、临床表现和治疗已有了较深刻的认识。腰椎管狭窄可分为骨性椎管狭窄和非骨性椎管狭窄两大类。骨性椎管狭窄又有发育性、退行性和外伤性之分。而非骨性椎管狭窄的原因更多，如腰椎间盘突出、黄韧带肥厚以及椎管内占位性病变等。通常所说的腰椎管狭窄是指发育性和（或）退行性骨性椎管狭窄。腰椎椎管分为中央椎管、侧隐窝和神经根管三部分。还有人将其分为中央椎管和椎间管（包括侧隐窝和神经根管）两部分。腰椎

管可出现一处或多处管腔狭窄，好发于下腰椎，依次为 $L_{4\sim5}$、$L_5\sim S_1$、$L_{3\sim4}$ 间隙，且多为两个或两个以上间隙发病。典型的临床表现是间歇性跛行。

一、相关解剖学

1.椎孔　由椎体的后方和椎弓共同形成，其前壁为椎体的后部，后壁和侧壁为椎弓，腰椎椎孔的形状可为卵圆形、三角形或三叶草形（彩图33-1）。

2.椎管　脊柱的全部椎孔借助韧带等组织相连，组成椎管、脊髓、马尾神经和脊神经等神经传导系统，从腰椎管内通过，故腰椎管病变会导致腰部与脊神经支配区的疼痛。L_1 或 L_2 以下无脊髓，仅存在马尾神经。

3.侧隐窝　为椎管向侧方延伸的狭窄间隙，主要存在于三叶形椎管，多见于下位两个腰椎，即 L_4 和 L_5。侧隐窝分为上、下两部分，上部为骨关节部（盘黄间隙），前为纤维环和椎体上后缘；后为上关节突/关节囊/黄韧带及下关节突前缘；外为椎间孔，内向硬脊膜囊开放。侧隐窝下部为骨性部，前为椎体后面；后为椎弓板峡部；内为硬膜囊；外为椎弓根外下，椎间孔内口呈一扁三角间隙。侧隐窝内含有离开硬膜囊后穿出椎间孔前的一段脊神经。

4.盘黄间隙　腰椎管的两侧部分平对椎间盘者称为盘黄间隙，平对椎体者称为侧隐窝，其中央部分称为中央管。盘黄间隙的前壁为椎间盘侧部，后壁为上关节突及其前方的黄韧带，向外通连椎间管，向下续侧隐窝。有人称之为椎间盘后间隙，也有人称之为侧隐窝上份。盘黄间隙内主要是硬膜囊侧部及其包容的马尾神经，可因椎间盘后突/黄韧带增厚或上关节突骨赘内聚而缩窄，这时受压迫的是下1位甚至是下2位的脊神经，即神经根硬膜囊内段。

5.腰椎管内容物的解剖　①椎管除容纳脊髓/马尾神经和神经根外，还容纳动脉/静脉丛、脊髓膜及其内的脑脊液；②硬脊膜与椎管壁之间以及血管丛的周围，填充有丰富的脂肪组织（彩图33-2）；③腰段的神经通道分为盘黄间隙、侧隐窝、椎间管和脊神经后支通道等；④腰神经出椎间管后即分为前支和后支（彩图33-3），后支及其分支在行程中有数处穿过骨性纤维管（彩图33-4），在其内可能会受到卡压（推测成分多）；⑤腰神经（1~4）后支骨性纤维管，位于椎间孔后外方，横突根部上缘处。L_5 神经后支的骨性纤维管分前后两段。

二、病因

按其病因不同，可分为先天性（发育性）狭窄和后天性（获得性）狭窄两大类。先天性或发育性狭窄的病因包括特发性（遗传性）与软骨发育不全性。获得性狭窄的病因包括退变性（最常见类型）、先天性合并退变性、AS、椎弓峡部不连/滑脱等。此外，还有医源性、创伤和代谢性疾病（变形性骨炎和氟中毒）等所致的腰椎管狭窄。腰骶部是人体承重及活动的主要部位，承受的压应力、旋转应力和剪力均较大。随着年龄增大，出现椎间盘退变、椎间盘突出或膨出、黄韧带肥厚、关节突肥大增生、椎体边缘骨赘等，均从椎管后部加重椎管的狭窄，导致神经根受压。故退变是造成椎管狭窄的主要原因之一（彩图33-5、彩图33-6）。

黄韧带肥厚是引起腰椎管狭窄和脊髓压迫的另一主要因素。黄韧带又称弓间韧带，为富有弹性的黄色弹力纤维，它是连接两个相邻椎骨的节段性短韧带，上方起于上位椎板下缘的前面，止于下位椎板上缘的后面，向前可达椎弓切迹的侧隐窝的后缘和椎间关节的内侧缘，与椎弓板间隔交替排列，参与椎管的两侧侧后壁的组成，具有限制脊柱过度前屈及维持身体直立姿势的作用。黄韧带的正常厚度为0.2~0.3cm，颈段最薄，向下逐渐增厚，以腰部厚度最大。正常腰段黄韧带厚度应<5mm，而在椎管狭窄患者中其厚度可达7~8mm。黄韧带肥厚与伴随老龄化过程而发生的退行性变或因脊椎失稳而产生的机械性应力有关。黄韧带的肥厚减少了椎管的容积，从而引起椎管狭窄。

腰椎椎体后缘骨内软骨结节也可引起腰椎管狭窄症。腰椎后缘软骨结节是边缘性软骨结节的一种特殊类型，是椎间盘组织疝入椎体后缘的结果，起始于骨骼成熟之前，缓慢发展的软骨结节逐渐扩大，使结节后壁骨质呈弧状突入椎管，甚至断裂、游离挤压硬膜囊致椎管或侧隐窝狭窄，引起相应症状和体征。

50岁以上的肥胖者是退变性腰椎管狭窄症的易患人群，其与肥胖有关的内分泌改变是否为退变性腰椎管狭窄的病因之一，有待进一步研究。适当活动、控制饮食、减轻体重有助于改善腰椎不良载荷，减少退变性腰椎管狭窄症的危险因素。

此外，椎管内静脉高压综合征是因脊髓引流静脉回流受阻，或椎管外静脉血液逆流入椎管内静脉系统所致的椎管内静脉压力增高、循环减慢而造成脊髓功能受损的一组综合症状。

三、解剖和病理

按发生的解剖部位不同，腰椎管狭窄可分为中央椎管狭窄和侧椎管狭窄。中央椎管狭窄即腰椎中央椎管发生狭窄，狭窄位于椎间隙水平。一般是因黄韧带变形或肥厚、椎间盘突出、关节突肥大以及退变性腰椎滑脱所致。中央椎管狭窄中，40％继发于中央椎管内软组织病变。中央椎管狭窄可在椎间盘水平发生对马尾神经前后方向的压迫。CT扫描时，腰椎管正中矢状径<10mm者为绝对狭窄，<13mm者为相对狭窄。

腰椎侧椎管包括神经根管（侧隐窝）和椎间孔，这两部分共同构成神经根通道。侧椎管分为3个解剖区：入口区、中区和出口区。入口区即侧隐窝区。侧隐窝的高度≥5mm为正常，3~4mm提示有侧隐窝狭窄，≤2mm为病理性。侧隐窝狭窄最常见的原因是关节突肥大内聚，多见于上关节突受累；另一个原因是椎间盘向后外侧突出，使神经根从硬膜囊发出后受压。中区在椎板的关节部下方，位于椎弓根之下。该区内的神经结构为脊神经节和脊神经前根。由于脊神经节较大，故占去该区大部分空间，且对轻度狭窄也较敏感。中区狭窄时神经根受压最常见的原因是椎板间部有缺陷，此缺陷可由该部位下面黄韧带附着处有骨赘形成或在峡部不连处有纤维软骨或滑囊组织增生所造成；另一个原因是伴有明显椎间隙狭窄的椎间盘退变，当上、下两椎体互相靠近，上位椎体下沉而致椎弓根有时会压在神经根上。出口区即椎间孔，其形状如倒置的泪滴。正常椎间孔高为17~23mm，宽为8~10mm。若椎间孔高<15mm、宽<4mm，易引起神经根受压。出口区狭窄的常见原因是关节突骨赘伴关节半脱位和椎间盘上缘椎体的骨嵴形成。

退变性椎管狭窄是指脊柱在退变的基础上，因椎弓板增厚、关节突增生、黄韧带或后纵韧带肥厚甚至钙化、骨化等而造成的骨性椎管或神经根管有效容积的相对或绝对减少，可伴有脊髓（马尾）或神经根受压而出现临床症状。骨矿物质的代谢变化，特别是全身骨量增加在导致椎管退变及进一步狭窄的过程中起重要作用。由黄韧带、后纵韧带、关节囊组成的软组织椎管因应力及退变所造成的改变，是导致腰椎管狭窄的重要因素。黄韧带中的弹力纤维含量超过75%，此外还含有少量Ⅰ型胶原纤维。此结构使黄韧带易于伸展和回缩而不弯曲，始终为腰椎管提供一个平滑的后衬。黄韧带受力较大而易出现增生和肥厚，其病理学变化有三个方面：①由Ⅱ型胶原纤维增生导致黄韧带纤维软骨样变；②黄韧带骨化；③黄韧带钙盐结晶沉积。Ⅱ型胶原纤维增生在退变性椎管狭窄中起重要作用。黄韧带弹性下降且肥厚可导致或加剧椎管狭窄。组织内钙的沉积与胶原纤维密切相关，且钙化的发生最早也是从胶原纤维开始的。腰椎管狭窄的黄韧带及后纵韧带镜下表现为纤维肥大，基质内可见脂肪及小囊肿。

研究表明，适度的体力活动可使软组织得到强化，但由于黄韧带及后纵韧带血供较差，长期强应力造成的微损伤无法提供适应性重建，断裂的韧带不能完全恢复其弹力纤维及胶原纤维结构，在基质内可出现异常物质。由于黄韧带的弹力纤维及后纵韧带的胶原纤维呈卷曲排列，在承受高张力时会逐渐伸直。胶原之间存在四分之一的交错排列，轻微损伤则可使胶原纤维间逐渐增加交联，而这种交联可使纤维肥厚，从而影响卷曲机制，使黄韧带的弹力减小，一定程度上使黄韧带肥厚、硬化；另一方面，当脊椎做屈曲和旋转等动作时，黄韧带及后纵韧带承受牵引扭转应力，部分纤维和胶原不能承受应力而表现为微小损伤及血肿，血肿机化后形成纤维组织，长期反复则使韧带肥厚。长期重体力劳动造成腰椎的微损伤，并且随着年龄的增加，椎间盘的退变致椎间隙变窄，黄韧带出现肥厚、皱缩、弹性下降，故在背伸时形成内折，加上后纵韧带的纤维改变，从而形成腰椎软性椎管的狭窄，使硬膜囊及神经根受压，从而引起腰椎管狭窄的各种症状，成为腰椎狭窄的成因之一。

脊神经根的营养主要来源于内部和外部的动脉网，其次来源于脑脊液。任何由于血供减少而引起的营养障碍在一定程度上均能被持续的脑脊液的营养代偿。腰椎管狭窄症病人狭窄所致的压迫主要位于脊神经根的近端，严重者中央管狭窄，压迫硬脊膜囊，致脑脊液循环不畅。脊神经机械压迫与周围神经压迫一样，只引起麻木和功能异常，而存在炎症的神经根在受压和被牵拉的情况下可诱发疼痛。腰椎管狭窄所致临床表现与以下三种因素有关。

1.压迫因素　狭窄造成对神经根或马尾的压迫，从而产生神经传导功能障碍。研究表明，神经功能障碍与神经受压的强度、受压的时间和体位关系密切。压迫时间越长，神经功能的损害越重。本病症状与体位关系十分密切。即行走或站立时，由于腰椎需要伸直甚至后仰，症状立即出现。而坐、卧或下蹲时，腰椎处于屈曲状态，症状可缓解。这种症状对姿势的依赖性与椎管容量有关。实验表明，腰椎屈曲位时的椎管容量比伸直位时平均增加了4.85ml。容量的变化可引起硬脊膜囊内压力的改变。研究发现，腰椎管狭窄症病人体位由屈曲变为伸直时，狭窄处硬脊膜囊内压力逐渐升高，至完全伸直时可达11.8~22.8kPa，在绝大多数病人超过了其平均动脉压。行走时甚至可高达25.5kPa。狭窄处硬脊膜囊外压力的变化与囊内变化相同。卧位时硬膜囊外压力最低，坐位和站立位时逐渐升高，以站立腰伸直位时最高，同时诱发了马尾及神经根性症状。这说明，体位变化是造成硬脊膜囊内、外压力改变的重要因素。这种硬脊膜囊内、外压力间歇性升高，造成了对神经根间歇性的压迫，导致腰椎管狭窄症病人出现神经源性间歇性跛行。压迫是导致神经源性间歇性跛行的基本因素。目前普遍认为，压迫只能导致神经功能的损害，例如感觉、肌力减退和腱反射减弱，但压迫并不能单独引起疼痛。因此，腰椎管狭窄症的间歇性下肢痛可能还有其他原因。

2.**血液循环障碍**　腰椎管狭窄症神经源性间歇性跛行的另一重要因素是血液循环障碍。神经受压时首先是静脉回流受阻，其次是毛细血管血流障碍，最后才影响到动脉供血。在马尾神经压迫模型中观察到，当压力为4kPa时，静脉血流消失，压力增大到8~9.3kPa时，动脉供血停止。无论是静脉充血还是动脉缺血，均可造成神经功能损害。在一定的压力下，血供不足造成的神经功能损害先于压迫直接造成的神经传导功能障碍。在低血压状态下，神经传导功能减慢。相反，升高血压能增加马尾神经的血流，且能更好地耐受压迫，去除压迫后能很快地恢复。这些研究都说明，腰椎管狭窄症存在着血供不足的情况。狭窄处硬脊膜囊内、外压力随姿势改变呈间歇性升高，也就会间歇性地压迫神经。因此，所造成的马尾或神经根充血或缺血也是间歇性的。脊髓镜观察证实，间歇性跛行病人在两个硬脊膜囊内压低于动脉压部位之间的狭窄段，其马尾神经呈充血状态。因此，可以认为，神经源性间歇性跛行的另一因素是缺血。

3.**炎症刺激**　压迫可造成神经传导功能障碍，产生神经根缺血，但不会直接引起疼痛。腰椎管狭窄症的间歇性下肢痛与炎症刺激有关。神经根受到轻度压迫时，静脉血流受阻，引起充血和水肿等炎症反应。中度压迫时，动脉供血部分障碍，去除压迫后有一缺血再灌注过程，此过程中亦发生炎症反应。炎症反应释放缓激肽、组织胺、前列腺素E1和E2以及白三烯等炎症介质，这些炎症介质具有强烈的致痛和刺激作用。由于压迫是间歇性的，这种炎症反应也可呈间歇性。因此，发生在马尾、脊神经根和脊神经节的不同程度的压迫所导致的血循环改变加上炎症反应，诱发了神经源性间歇性跛行。

四、临床表现

本病典型症状为神经源性间歇性跛行，这是指病人开始时可以行走，或走了一段路程后，出现单侧或双侧下肢酸痛，麻木无力，以至跛行，但蹲下或坐下休息片刻后，症状可以很快缓解或消失，病人仍可继续行走，但再走一段时间后，上述症状又复出现。因为跛行呈间歇性，故称间歇性跛行。这是腰椎管狭窄症的主要临床特点之一。腰椎管狭窄症早期通常呈隐匿性，以后可出现腰痛和晨僵，活动后缓解。随着时间延长，逐渐发生腰臀及下肢不适（通常为痉挛或烧灼感），还可伴有麻木和麻刺感，有时还会出现感觉减退。L_5 和 S_1 神经根支配的肌肉最易受累。少数会出现足下垂或跟腱反射减退。

五、诊断和鉴别诊断

与腰骶椎神经根性疾病相比，腰椎管狭窄症体格检查阳性者很少，且症状与体征多不相符。诊断腰椎管狭窄症，除仔细询问病史外，有的放矢地进行体格检查和必要的辅助检查是必不可少的。腰椎管狭窄症虽无典型体征，但体格检查仍应系统进行，尤其要检查髋、膝、踝、足功能情况以及下肢神经感觉和反射情况。间歇性跛行须与血管性间歇性跛行、闭塞性动脉硬化症及血栓闭塞性脉管炎等相鉴别。血管源性下肢痛的典型症状为活动（行走、骑单车、下楼，尤其是上楼）后小腿痉挛，休息后可缓解。神经源性跛行在上楼时很少诱发，可能因为上楼时躯体部分屈曲；下楼时身体后伸，使脊柱伸直以维持平衡，易诱发症状。骑单车时身体屈曲，不易诱发症状。腰椎管狭窄症多无椎间盘脱出样剧烈的神经刺激或去神经症状，也没有类似脊椎转移癌及化脓性脊椎炎的静止时的剧痛。

六、辅助诊断

X线是基本检查手段，但由于X线显像有放大率，测量取点不同，测量值有一定误差。椎管造影术是诊断椎管狭窄的可靠方法，有重要价值，能从多角度动态观察椎管狭窄情况，显示椎管全貌。但椎管造影中病人伸屈可造成硬膜囊矢径差异增大，加之有创性，现已很少使用。CT扫描能清晰地显示腰椎横断面的骨性和软组织结构，尤其是关节突、侧隐窝、椎间盘和椎管内、外结构的变化，可了解椎管狭窄的性质和原因。CT扫描诊断与临床符合率达96%。MRI诊断符合率为82.91%，可根据腰椎组织结构的不同，利用信号强度的差别，构成不同影像，借以鉴别骨性、非骨性组织结构的变化，包括纤维环是否破裂、硬膜囊与神经根的关系、椎管后部结构变化、椎管矢径大小及形态等。

七、治疗

非手术治疗包括针灸，药物内服、外敷，综合物理治疗，休息，腰围以及腰背肌锻炼等，非手术治疗虽不能根治腰椎管狭窄症，但能在相当大程度上缓解临床症状，为患者带来免受痛苦的福音。症状明显者的非手术治疗可选择口服非甾体药物和骶管注射，以缓解症状。据报道，骶管注射有至少50%的明显缓解率。各种疗法都有利弊，要多从病人的实际情况出发，选择适合的疗法。鉴于鲑鱼降钙素在缓解骨质疏松性疼痛及改善生活质量方面有很大优势，同时几乎没有相关不良反应，目前有人将其应用于腰椎管狭窄症的治疗上，但对此尚有争议。根据LSS的临床表现、发病位置，可将其归属于中医学中"腰痛""腰腿痛""痹病"等范畴。中医学认为，LSS之病因可分为内因和外因，肾虚不固是其内因，反复慢性劳损、外伤和风、寒、湿、邪的侵袭则为常见外因。主要病机是肾虚不固，邪阻经络，气滞血瘀，以致腰腿筋脉痹阻，而发为腰痛。临床多将LSS分为肾气亏虚型、气虚血瘀型、风寒痹阻型等3个证型，据此进行辨证论治，如再配合中医外治法，有时具有较好的临床效果。

非手术治疗无效者，可采取手术治疗。主要包括：①减压手术，进行全椎板切除减压、半椎板切除减压、多孔开窗减压术；②椎板融合；③内固定术；④非椎体融合的内固定术；⑤棘突间分离装置、棘突间纽带装置、经椎弓根钉纽带装置、经椎弓根钉半硬式纽带装置；⑥微创椎管减压术等。随着医疗技术的不断发展、进步，不可否认的是，目前手术治疗已成为腰椎管狭窄症的首选治疗手段。

虽然手术疗法大部分都很成熟，近期疗效较好。随访4年的满意率在62%~100%之间。对手术疗效有影响的因素包括：女性、糖尿病、肥胖、吸烟、膝关节炎、腰椎骨折史或手术史、术前神经根阻滞史、术后脊柱不稳及减压不充分、跛行的距离、病程的长短、骨质疏松症以及抑郁状态等。因此，术前要明确：①是以中央管狭窄为主还是侧方椎管狭窄为主；②狭窄的节段是单个还是多个；③是否存在退行性滑脱；④是否有腰椎不稳。术前诊断时不能满足于典型的临床表现，要做进一步的病理分类。对疑有多段狭窄者应行椎管造影或MRI检查，以明确狭窄的范围。根据详尽的资料进一步分类，以决定减压的节段和侧别。确定有无椎间盘突出，尤其要明确是否存在脊柱不稳，从而决定是否需要进行融合和椎弓根内固定。

要兼顾彻底减压和维持腰椎稳定性的关系。退行性腰椎管狭窄主要是椎管内软组织退变和骨赘形成所致，椎管减压必须充分、彻底，但一些术后并发症如滑脱、脊柱不稳和关节突骨折也随之出现。腰椎后部结构在承受压缩载荷方面具有重要作用，而后部韧带结构在维护脊柱稳定性中有无法替代的价值。因此，术前应对腰椎的稳定程度做出全面的评估，明确有无腰椎不稳的潜在因素。采用保留后结构的椎管减压术，尤其是保留关节突关节的完整性，可防止术后腰椎不稳。随着微创技术的进步，目前微创手术方式多种多样，已成为临床上治疗腰椎管狭窄症的主要方式，如通道下减压融合术，可根据手术进度及手术需要调整手术视野。与用传统的开放式手术治疗腰椎管狭窄症相比，用微创手术治疗此病具有创伤较小、术中出血量少及术后恢复快等优点。但椎间盘镜及椎间孔镜受视野影响，腰椎管狭窄减压不彻底是造成微创术后再手术的主要原因之一。手术治疗创伤性较大，却能达到对应效果。随着智能化新时代的到来，有限元技术相对完美地辅助腰椎管狭窄的治疗，可为临床提供客观量化数据支撑。

参考文献

［1］贾璞，原晶，唐海.降钙素治疗腰椎管狭窄症的机制［J］.中华骨质疏松和骨矿盐

疾病杂志，2021，14（2）：181-185.

　　［2］李建垒，曹向阳，宋永伟，等.老年腰椎管狭窄症的治疗研究进展［J］.中医临床研究，2021，13（1）：142-145.

　　［3］雷剑飞.腰椎管狭窄症手术治疗的研究进展［J］.国际医药卫生导报，2021，27（3）：469-471.

　　［4］邬尚忠.微创手术治疗腰椎管狭窄症的进展［J］.当代医药论丛，2021，19（13）：12-13.

　　［5］陈业煌，薛亮，魏梁锋，等.显微神经根减压术治疗腰椎管狭窄症［J］.中国微侵袭神经外科杂志，2021，26（2）：66-69.

　　［6］左世国，庹绍彬，侯智颖，等.中药治疗腰椎管狭窄症的临床研究进展［J］.中国中医急症，2021，30（8）：1497-1500.

　　［7］叶勋.CT及MRI在腰椎管狭窄症诊断中的应用［J］.影像研究与医学应用，2021，5（2）：239-240.

　　［8］李傲宇，冀全博，王岩.退变性腰椎管狭窄症手术治疗的现状和研究进展［J］.中国骨与关节杂志，2021，10（2）：152-157.

　　［9］谭芳，谭江威，王春晓，等.微创手术在退行性腰椎管狭窄症中的应用进展［J］.医学综述，2021，27（5）：967-972.

　　［10］丁浩，金新蒙，杭栋华，等.腰椎管狭窄症经关节突减压术后新发腰腿痛的原因［J］.中国矫形外科杂志，2021，29（14）：1327-1329.

第二节　腰椎滑脱及腰椎不稳

　　腰椎不稳或腰椎滑脱是导致腰腿痛的常见病因。然而在临床上，有关不稳和滑脱的界定、两者之间的关系、影像学诊断、治疗方案的合理选择、滑脱的复位等方面，仍然存在许多的争议，有待进一步理清。在同一个病例中，这两种病变经常同时存在，但这两种病变的概念是有区别的，腰椎滑脱应是一种静态概念，而腰椎不稳则是一个力学上的动态概念。腰椎滑脱是指因椎体间骨性连接异常而发生的上位椎体与下位椎体之间的滑移状态，而腰椎不稳是指腰椎在正常的生理载荷下即可出现过度的活动或异常的活动。两种病变所造成的临床症状可以有相同点，也可以有不同点。明确其概念对两种疾病的诊断和治疗具有指导作用。

一、腰椎不稳和腰椎滑脱的定义

　　"spondylolisthesis（滑脱）"一词来源于希腊文"spondy（vertebral）"和"olisthesis（to slip）"，是指一个椎体相对于另一个椎体发生滑移。腰椎峡部不连性滑脱（isthmic spondylolisthesis，IS），即真性滑脱，于1930年第1次被描述。随后，1950年Macnab第1次

描述了峡部完整的滑脱，并提出"假性滑脱"的概念。1955年，Newman第1次将峡部完整的滑脱定义为退行性腰椎滑脱（degenerative spondylolisthesis，DS），认为关节突关节退变是滑脱的原因。研究发现，90%的IS发生在L_5~S_1节段，其中2/3的患者为男性。而DS最常发生在L_{4-5}节段，女性是男性的5~6倍，黑人女性是白人的3倍。其中，韧带松弛被认为是女性DS好发的原因；而腰椎前凸降低和L_5骶化，导致更大应力作用于L_{4-5}节段，这被认为是黑人女性DS好发的原因。近年来，DS越来越受到关注，目前已制定了以循证医学为证据的DS临床指南。腰椎滑脱是指一个椎体节段向前、后或侧方移位。当影像学显示腰椎滑脱，且合并有临床症状时，方能诊断腰椎滑脱症。有人根据病因将腰椎滑脱分为退变性、峡部裂性、外伤性、先天性、病理性和医源性，但以IS和DS最为常见。大多数重度腰椎滑脱是由椎体峡部裂引起的，因为通常只有在峡部裂的解剖学改变的前提下，才能达到这种程度的椎体位移。

腰椎不稳至今仍缺乏一个被普遍接受的定义。究其原因，主要是不同领域的学者，如临床医师、放射科医师和生物工程学者，对不稳定可能有不同的定义。美国骨科医师协会（American Academy of Orthopaedic Surgeons，AAOS）将腰椎不稳定义为在应力作用下的异常反应，其特征是腰椎运动节段的活动超出了正常限制。而放射科医师则更倾向于直接在影像学资料上测量移位或成角改变。目前，腰椎不稳最常用的定义为，腰椎丧失了在生理载荷下维持椎体间正常位置关系的能力，从而造成对脊髓和神经根的损伤或刺激，或发生运动节段的畸形和疼痛。认识和理解腰椎不稳定，需要区分功能不稳定和放射学不稳定。放射学不稳定是指在屈伸X线片上，矢状位移位超过4mm；或成角大于10°；或L_{1-2}、L_{2-3}、L_{3-4}旋转超过15°，L_{4-5}旋转超过20°，L_5~S_1旋转超过25°。而功能不稳定是指未见解剖学异常，但出现机械性疼痛。此外，腰椎不稳定尚须与腰椎过度活动相区别，过度活动是指腰椎活动超出预计范围，但并未引起临床症状。

二、腰椎峡部裂与腰椎滑脱

腰椎峡部裂是一种常见的脊柱疾病，指一侧或两侧腰椎的上、下关节突与横突移行区的峡部发生骨不连续或者缺损，部分患者合并椎体之间的不稳和滑脱，也称为峡部不连或者椎弓根崩裂，该疾病在进展后期可造成椎体滑脱，带来相关神经症状。腰椎上、下关节突之间较为狭小的部分称椎弓根峡部，简称峡部（彩图33-7）。椎弓峡部裂一般无症状，但随着青少年参与高强度、高难度体育运动的人数逐渐增多，其发生率有所上升，成人发病率为3%~10%，青少年发病率为3%~7%。在一些青少年患者当中，峡部裂可引起剧烈腰痛。严重时患椎向前滑脱，使马尾和（或）神经根受压，表现为腰痛和臀部痛，部分患者还可出现坐骨神经痛以及跛行等症状。腰椎滑脱由产科医生Herbineux在1782年首次描述，并由Kilan正式命名。1858年由Lambl首次报告其基本病变是峡部骨断裂，使关节突对抗剪切应力能力的丧失，腰椎失稳，最终导致椎体向前滑脱。腰椎斜位X线片可证实椎弓根骨折，其有特殊影像学表现——"狗脖子上戴项链"，狗头表示同侧的横突，狗眼为椎弓根的纵切面，狗颈为峡部，前、后腿为同侧和对侧的下关节突，狗身为椎弓板，狗尾为棘突。峡部裂时，狗颈处可见一密度减低的阴影，宽度在0.2~0.5cm之间（彩图33-8）。资料表明，椎弓峡部裂多发于L_4和L_5，尤以L_5多见，约占85%，这与其形态特点和结构薄弱，又受到应力作用有关（彩图33-9）。

（一）相关的解剖生理特点

人类是唯一发生腰椎峡部裂的动物，这与人直立后脊柱产生了腰骶反向弯曲有密切关系。L_5椎体负重大，处于活动范围广的腰椎和相对固定的骶骨的交接部，最易损伤。对峡部裂患者的X线研究发现，先天性发育不良只见于L_5峡部裂者，外伤性因素则多见于L_4峡部裂。据此提出了外伤导致L_4峡部裂，腰骶部发育不良导致L_5峡部裂的说法。对500例腰椎椎弓峡部形态和结构的观察显示，L_4和L_5峡部与其他腰椎的峡部在形态学上有差别，L_4（26%）和L_5（76%）的峡部为新月形柱；L_5峡部背内侧密质骨菲薄，骨小梁横向排列，骨质构造不坚。L_5峡部明显外展，与上关节突间形成60°~100°的仰角，在剪力作用下常易发生应力骨折。在X线斜位片上对有峡部裂和无峡部裂的L_5峡部斜径与相邻上、下关节突距的测量中发现，椎弓断裂者峡部较细，相邻上、下关节突距离较近，说明峡部解剖结构上的弱点，是发生峡部裂的内在因素。

成人腰椎峡部裂发病率为5%~7%，青少年腰痛患者中约50%为腰椎峡部裂所致。85%~95%的腰椎滑脱发生在L_5椎体，而发生在L_4椎体者仅占5%~15%，自然病程下有40%~66%的双侧腰椎峡部裂患者最终发展为腰椎滑脱，单侧腰椎峡部裂患者一般不会出现腰椎滑脱。因此，按病变特征可以分为腰椎峡部裂伴滑脱和单纯腰椎峡部裂。有流行病学调查表明，峡部裂的发病率在一般人群中为4%左右，而在运动员中则达20%，且运动年限与发病率成正比，发病年龄远较非运动员提前，说明运动量与发病率确实有密切关系。而在不能行走的中枢性神经瘫痪患者中没有发现腰椎峡部裂，提示腰椎峡部的过度负荷造成局部结构损伤是引起该症的重要原因。从解剖方面看，L_5椎体呈楔形嵌于腰骶间，处于易向前滑、使椎弓峡部承受力较大的状态。此外，峡部恰居于上、下两关节突尖端之间，在腰部大幅度后伸活动时，还会受到上、下关节突的冲击，使峡部骨质不断遭受过大的应力作用。L_5椎弓峡部在直立位和后伸位都有明显的应力增高，与L_4峡部应力水平比较，其差别显著，这可能是峡部断裂常发生于L_5的原因。因此，腰椎椎弓峡部裂实质上是局部应力增高所导致的峡部疲劳性骨折。

腰椎前凸增大会使峡部应力增高。正常关节突承受腰椎压缩载荷的3%~25%，后伸程度越大，承载比例也越大。因此腰部后伸活动过多，造成峡部应力过分集中而受到损伤，久之产生疲劳性骨折是峡部裂的主要原因。

（二）病因

峡部裂的病因目前尚不十分明确，各家观点亦很不一致，归纳起来主要有以下几个方面。

1.创伤因素　虽然部分患者有明确的外伤史，但大多在伤前即存在腰痛，且伤情并不严重，伤后X线摄片证实已非新鲜骨折，经腰围、支架等外固定治疗后亦不见有骨折修复迹象，迄今为止，能证实为急性外伤所致的峡部骨折还非常少见。本病一般出现于小儿开始行走后，20岁之前发病率呈逐渐上升的趋势，随后趋于平稳。峡部裂与运动及体力劳动具有非常明确的关系。有人对2707名青少年学生用腰椎X线摄片的方法进行普查，发现参加课外体育活动者的发病率(9.1%)明显高于不参加者(3.1%)，而优秀运动员的发病率竟高达18%~28%，显然是由于峡部的过度负荷造成局部结构破坏。生物力学研究证实，峡部是应力集中的区域，受到循环载荷时，如反复屈伸最容易发生破坏。目前多数意见认为峡部裂系局部应力异常增高所致的疲劳性骨折。腰椎椎弓峡部断裂是在解剖结构薄弱的基础上，受到后伸负荷过多，致峡部骨质损伤，久之发生疲劳性骨折。

2.姿势因素　研究证实，腰椎前屈时循环载荷可引起峡部的疲劳性骨折。腰椎处于后伸位时峡部所受到的剪切力最大。少年女子体操运动员峡部裂的发病率高达11%，比正常人群高出4倍，提示腰椎后伸使峡部的应力增大，在此基础上的腰椎侧弯活动又将使其进一步加剧。Scheuermann病患者常在胸腰椎后凸的基础上出现代偿性腰椎前凸增加，其椎弓峡部裂的发生率也随之明显上升。腰椎后伸位时椎弓峡部的应力集中较中立位与前屈位时更为明显，应力水平增加了1倍多。对26个运动项目优秀运动员的普查发现，腰椎后伸动作多的项目如排球、技巧、跳高和跳远等的运动员发病率均很高，其中排球运动员高达50%，而举重运动员在取消了要求腰椎后伸的推举项目后，椎弓峡部裂的发病率明显下降。除后伸外，腰椎的轴向旋转活动最可能导致单侧的峡部裂。运动使得峡部遇受巨大应力与峡部裂高发病率有关。随着骨骺未成熟的运动员参加高水平竞技运动人数的增加，这类患者的人数也在增多。

3.先天因素　以往常将椎弓峡部裂归咎于先天原因，最早有人提出当一侧椎弓的两个骨化中心不愈合或一个骨化中心分裂为二时即可导致峡部裂，但迄今为止尚无足够的胚胎学与解剖学证据。大量胎儿尸体解剖并未发现有峡部缺损，同时亦未能证实在一侧椎弓有两个骨化中心共存，因此先天因素对于本病的发病似乎并不起决定性作用。但也无法否认，腰椎的先天发育畸形及局部结构的薄弱具有特殊的病因学意义。临床上发现椎弓发育较为细长时局部易发生骨折，据此推断，峡部发育不良与峡部裂可能是同一病理过程的不同阶段。还有人提出，腰椎受到轴向旋转载荷时，如果两侧关节突不对称，就会出现一侧峡部应力的明显增大，造成疲劳性骨折。据对峡部裂患者X线片的统计，脊柱裂和移行椎的发生率均高出对照组。

4.遗传因素　已有研究证实，峡部裂在发病率上具有种族和性别的差异。据统计，峡部裂发病率在黑人女性为1.1%，黑人男性为2.8%，白人女性为2.3%，白人男性则达到6.4%。而在爱斯基摩人中甚至可高达20%~60%。对腰椎峡部裂患者进行的家系调查还发现，其近亲的发病率是15%，直系亲属中则达50%。此外还有一些作者报告了在双胞胎中发生的峡部裂。部分学者认为，由于发育性的结构缺损或者发育性的峡部骨性结构不良，在剧烈的反复过伸或旋转运动中，造成峡部应力性骨折，是腰椎峡部裂的主要诱因。

（三）病理

包括椎体、椎间盘、关节突关节和骨盆四个方面，椎体与上关节突向前滑脱，与椎弓分离。游离椎弓的下关节突与下位椎体的上关节突因受脊椎向前滑移的影响，根据滑脱的程度分为 I～IV 度。滑脱时关节压力大，易发生创伤性关节炎。正常情况下，椎间孔上隐窝有足够的空间允许神经根通过，能使神经根在正常的生理活动中不受卡压。峡部裂使腰椎失稳，抗剪切力能力下降，使椎体存在易滑脱倾向，导致脊柱失稳、相邻关节突关节退变错位及所伴发的椎间盘病变、椎管狭窄、侧隐窝狭窄或椎间孔狭窄（峡部裂处纤维组织增生、椎体滑脱，将椎间孔分为前上和后下两部分），从而导致神经根牵拉或受压。有研究对峡部裂患者进行 MRI 检查发现，在 25 岁之前，无论是在峡部裂的上方还是下方，椎间盘发生退变者均少见；而在 25～45 岁之间，峡部裂下方存在明显的椎间盘退变，但在峡部裂上方椎间盘退变却不如下方那么明显。腰椎向前滑移，腰椎生理前凸增加，躯干重心线向后移，由骶骨前移至骶骨基底。带来的结果是腰骶部后面结构的代偿增强，造成劳损的发生。

腰椎滑脱引起腰痛的原因，比峡部裂更复杂，以下几个方面：①腰骶部软组织及关节的劳损；脊椎滑脱后前纵韧带、后纵韧带、椎间盘以及关节突关节的负担加重，易于劳损。②骨结构改变和生理前凸增加时，关节突关节负重增加，由不负重关节成为负重关节，且下位棘突可撞击或挤压棘间韧带，甚至引起创伤性关节炎，造成腰痛。③腰神经及马尾神经受压迫或受刺激而致痛。

峡部裂和椎体滑脱与年龄和活动度相关，病变大多数发生在幼儿期，而最常见于青少年快速生长期。成人轻度滑脱一般较少进展，多与滑脱节段的椎间盘退变有关（彩图33-10）。成人滑脱加重最易发生在40~60岁间，因为退变椎间盘对向前剪切力的抵抗能力此时明显减小，这样在峡部裂的病理基础上就可致椎体滑脱的潜在危险。出现椎间盘退变可解释为何峡部裂可隐匿20~30年而无症状。有人对30例患者进行了长达45年的随访，在间隔10年的随访中，进行性椎体滑脱呈明显减速趋势，且无一例患者的椎体滑脱超过40%。成人椎体滑脱的病因多样，其发生、发展在不同个体有不同的病理作用机制。研究显示，退变性腰椎滑脱的关节突关节和椎间盘退变程度重、骨盆入射角较大、L_{4-5} 关节突关节的方向更趋向矢状位等因素有关联。腰椎骶化加剧了 L_4 峡部裂性滑脱及椎间盘退变，且骨性融合越明显，相应的滑脱程度越严重。据手术观察，神经根主要受到峡部残端骨赘和纤维软骨增生团块的压迫，而椎间盘突出、椎体后下缘的骨赘有时也是造成神经根受压的原因。马尾神经主要是受到上一椎体的椎板前移影响及下一椎体后上角间的压迫。

三、腰椎假性滑脱症

腰椎假性滑脱症，或退行性脊柱滑脱症（DS），又称完整椎弓峡部的脊柱滑脱症。本病多见于女性，发展缓慢。其病理基础是随着年龄增长，椎间盘及关节突软骨软化、变薄蚀损以致纤维化，椎体上、下关节面及关节突又因机械应变而形成骨赘，同时髓核水分逐渐减少，椎间隙狭窄，纤维环松弛，失去原有的弹性。椎体之间的连接不稳定。当脊柱过度屈伸时，发生一定程度的向前或向后滑动，导致关节突关节的滑移而产生失稳，日久关节突关节产生纵向移位、重叠甚至半脱位。关节周围滑膜进一步充血、水肿，出现骨关节炎改变，引起椎间孔狭窄，刺激或压迫神经根而产生马尾神经根症状致使疼痛向臀部及下肢放射。

DS主要发生在$L_{4\sim5}$间，此节段是不稳定区。L_4高于骨盆，缺乏骨盆的保护作用，且L_4活动幅度大，应力也大。正常站立姿势时，上腰椎对下腰椎有向前下滑移的趋势，易产生慢性劳损，故继发性不稳定常发生在这两个椎体之间。至于$L_{3\sim4}$和$L_{2\sim3}$，均是向后滑脱，一方面是退变性脊柱病，椎间隙狭窄，同时也因为胸腰椎移行部有后凸趋势，故易形成向后滑脱。

椎间盘退变导致椎间隙狭窄和运动节段沉降，随后发生黄韧带皱曲，由此产生节段间不稳定。随着椎间隙进一步狭窄，滑脱进展，运动节段发生继发改变，如骨赘形成、软骨下硬化、黄韧带肥厚和骨化、肥大性关节炎等，这些继发性改变，尤其是骨赘形成，可使运动节段重新获得稳定。脊柱退变分为3个阶段。第一阶段，即暂时功能障碍期，表现为轻度可逆的解剖改变；第二阶段，为不稳定期，其特征是椎间盘高度丢失、韧带和关节囊松弛、关节突关节退变；第三阶段，特征是骨赘形成，明显椎间隙狭窄导致运动节段重新稳定，并伴随运动范围减小，为稳定期。从一个阶段过渡至另一阶段，并没有明确、清晰的临床症状或体征来鉴别，每个阶段持续时间差异很大。DS可在不稳定期发生，但随着退变的进展，发生DS的运动节段可重新获得稳定，因此DS可伴或不伴节段不稳定。

四、腰椎不稳

腰椎是整个脊柱中承受应力最大及活动幅度最大的节段。稳定性对腰椎行使功能至关重要，而腰椎稳定性则有赖于所有静力及动力结构的共同作用，任何一环的失效都可能产生关联反应，导致腰椎不稳。要保证脊柱支持体重和活动这两个功能的实现，稳定是最重要的。两个相邻的椎体及连接它们的椎间盘、关节突和韧带结构构成脊柱功能单位（FSIJ）。正常脊柱的每一个功能单位都有相应的生理活动范围，超过此范围的运动即为过度活动，但是过度活动并不等于不稳。脊柱复杂的运动形式使得很难对不稳进行确切定义。首先应该明确，不稳是一个动态性概念，所谓动态性包括空间动态性和时间动态性。空间动态性指不稳不是单一体位下椎体的位置失常，而是不同体位下相邻椎体间相对位置的变异，超过一定程度即为不稳；时间动态性则是指某一脊柱运动单元超过其极限运动参数和（或）出现异常活动，经定期随访发现这些指标进行性恶化，此时就可认为该节段处于不稳状态。在此基础上出现临床症状，如腰腿痛和（或）神经功能缺失，则可认为是腰椎不稳症。Kirkaldy-Willis等提出临床不稳的概念：一般的生理负荷即可使椎间关节变形，受累节段运动异常，并出现相应的临床症状。目前在诊断和治疗功能性腰椎不稳上仍存在争议，缺乏统一的临床及影像学诊断标准，导致其治疗方案、手术适应证以及预后等均存在不确定性。

腰椎不稳的诊断较为复杂，目前还存在诸多的争议，主要在于不稳定的判断标准上的不统一。目前，普遍较为接受的标准仍然是腰椎动力位X线片，也就是屈伸侧位X线片的测量，包括病变椎间隙的椎间角差值大于11°，椎体间的位移超过3mm。但此标准尚不能得到统一的认可。因为受到摄片条件的不一致和不规范操作的影响。如站立位或是卧位拍片，拍片时腰椎由于各种原因导致活动范围的不一致等都可能影响诊断的标准，因此其真实诊断价值存在争议。第一，目前尚缺乏一个非创伤和常规应用的参考标准来定义椎间不稳定；第二，可重复性不佳，患者体位的轻度改变或X线球管方向的改变即可导致10%~15%的误差；第三，正确地获取屈伸位X线片和测量移位的方法仍缺乏统一标准；第四，如果在矢状位旋转或移位的同时，伴随轴向旋转或冠状位移位、旋转，将明显影响测量的正确性。由于存在上述问题，因此不能仅凭功能位屈伸X线检查结果而选择治疗方法，尤其是手术治疗，而应综合分析患者的症状、体征以及其他辅助检查结果等。一般认为，45°斜位X线片是诊断腰椎峡部裂的重要手段。但只有当射线束与峡部裂骨折平面相平行时才能获得理想的效果。即只有当峡部裂平面与冠状面成45°夹角或接近45°夹角，且与腰椎峡部垂直时，45°斜位X线片才具有诊断价值。

五、治疗

国内外对腰椎峡部裂的成因及病理机制尚未形成完整共识，对其诊断、治疗等问题目前还处于探讨阶段。近年来各种诊疗技术层出不穷，对于其规范治疗还未形成一致的意见。外科手术包括非融合手术和融合手术两大类，优先选择非融合手术，特别是脊柱无滑脱、椎间盘无明显退变的患者应首选非融合手术。

（一）治疗原则

腰椎滑脱和腰椎不稳在治疗原则和手术方式上都存在很大争议。腰椎滑脱可以是稳定的滑脱，也可以是不稳定的滑脱，前者在进行减压术的同时，不一定需要进行融合术。而后者则应在减压的同时进行稳定的融合术。关于腰椎滑脱的复位问题，虽然复位可以恢复腰椎的生理曲度、生物力学特性及增加融合的面积而提高融合率，但完全的复位不是目的，而手术的目的是减压和融合。关于在何种情况下需要手术，首先要明确的是，腰椎退变第1期为早期退变期，此时关节囊稍有松弛，施加外力时出现移位，症状轻微，可以恢复，不需手术干预；第2期为不稳定期，关节囊松弛明显，关节软骨退变明显，出现临床症状，动力位摄片见椎体移位，此期较多进行手术干预，需进行稳定融合手术；第3期为固定畸形期，关节突周围及椎体间形成明显骨赘，使脊柱运动节段重新获得稳定。但常常发生继发性椎管狭窄，此期以减压为主。手术治疗在腰椎滑脱治疗中占主要地位，但非手术治疗对于一些病情较轻或不能耐受手术的患者仍是主要的治疗手段。当患者生活质量严重降低或疼痛不可耐受且经非手术治疗无效时，才考虑手术治疗；同时症状和体征应与影像学检查相符，单纯影像学改变不能作为手术指征。手术既不可能使已经发生退行性改变的椎间盘和关节恢复正常，也不能中止腰椎退变的自然发展过程。

基于各种理论发展起来的术式种类繁多，但总的来说可分为节段间融合和节段内修复，联合或不联合减压。融合手术经过长期临床验证，证明其对恢复脊柱的稳定性、缓解峡部裂和滑脱症状是有效的，但它以牺牲节段运动功能为前提。在如何选择融合方式，是否加用内固定，以及滑脱椎体是否复位等方面并无明确的规定。循证医学证据表明，单纯减压术临床效果明显不如减压加融合手术的效果。而内固定对于加强脊柱的即刻稳定性及提高融合率有明确的效果，但内固定的使用并不能明显地改善临床效果。也就是说，内固定的使用与临床效果之间并没有显著相关性。同时，内固定的置入增加了手术的创伤，增加了与内固定相关的并发症的风险，也增加了医疗费用。因此，应严格掌握内固定的手术指征，对于明确有不稳及预见到医源性不稳者，建议使用内固定。而对于处于稳定状态的滑脱，不宜盲目扩大内固定的手术指征。对于同时存在椎管狭窄及神经根受压表现者，则以后路减压加融合的方式为好。

关于腰椎滑脱和腰椎不稳进行融合术后是否会导致邻近节段退变加速，引起了广泛的关注和争议，多数学者支持腰椎融合后会加速邻近节段退变的观点。为此，人们设计了多种多样的动态固定非融合系统，包括棘突间植入撑开系统、椎弓根钉之间的弹性支撑系统及微动半坚固系统等，这些系统的设计理念是保持病变节段的活动度，限制腰椎的异常活动，且操作相对简单，手术创伤小，但其效果有待时间的检验。

（二）治疗方法

非手术疗法如制动、理疗及非甾体类药物等可改善疼痛，牵引治疗可纠正滑脱程度，中医特色疗法包括中药内服和外用，以及针灸、推拿等，疗效确切。有研究显示绝大多数采用类固醇注射（如骶管注射）、药物镇痛治疗及功能锻炼者可获得良好的疗效，随访3年接受手术治疗的患者仅占21.6%。提倡蹬踏自行车，因为屈曲可扩大神经孔，使神经根和硬脊膜减压，从而缓解神经性跛行的症状。硬膜外皮质类固醇注射广泛应用于滑脱伴椎管狭窄的治疗，理论上可减轻腰痛和神经根痛。经过积极的非手术治疗，大多数腰椎不稳或滑脱患者的症状可得到缓解，仅10%~15%的患者需要手术治疗。手术适应证包括：持续或复发腰痛伴腿痛，或神经性跛行，导致生活质量明显降低，经正规保守治疗无效（≥3个月），进行性神经功能缺失或有膀胱或直肠症状。

目前常用的手术方法：减压伴或不伴后外侧融合、减压伴后外侧融合和内固定、前路椎体间融合（ALIF）、前后路联合术、后方椎体间融合（PLIF）、经椎间孔椎体间融合（TLIF）、后外侧融合（PLF）及360°融合等。临床研究表明，与单独椎体间融合比较，前后路融合并不能提高临床效果和融合率；而且由于更广泛的软组织剥离，术后6个月内肌源性腰痛的发生率更高；成本效益分析也不支持前后路融合。因此，除非腰骶椎严重畸形，单独后路减压复位困难，前后路联合手术并非必需。当前，单独减压已很少应用，除非是以根性症状为主，前方存在骨痂提示继发性稳定的老年患者；而以腰痛为主的患者，或不稳定的腰椎滑脱，是单独减压的禁忌证。目前，减压的同时进行融合已获得共识。经后路途径的椎体间融合更符合脊柱退行性疾病的手术需求：切除椎间盘可消除盘源性腰痛的化学致痛因素，椎板切除和关节突关节部分切除可对神经直接减压，椎间隙撑开可实现椎间孔的间接减压，内固定配合椎间融合器的应用更利于滑脱椎体的复位和维持，继而改善脊柱正常的生理序列和力学平衡。此外，椎体间融合也提供了更理想的植骨融合环境：椎体占据了90%的植骨面积、有更丰富的血液供应、承担了80%的应力载荷。PLIF和TLIF已成为当前治疗腰椎不稳和滑脱的标准术式，TLIF可应用于轻、中度滑脱或不稳，而PLIF更适用于中、重度滑脱和狭窄。

原位融合曾被认为是治疗腰椎滑脱的"金标准"，并在一些腰椎滑脱症患者中成功应用并取得满意的疗效。然而，在长期随访中发现，原位融合术后存在较多的畸形进展、假关节形成和神经损伤等并发症。同时，它违背了恢复脊柱生理性排列和平衡的原则，导致邻近节段受到异常载荷，加速了椎间盘的退变。有作者回顾了200例原位融合的病例，有12例发生了马尾综合征；而其假关节形成的发生率更高达30%。因此目前多认为，腰椎滑脱的手术治疗虽无须刻意追求解剖复位，但应尽量恢复腰椎的正常生理序列，以降低局部的剪切应力。多裂肌由腰神经后支的内侧支支配，分支间无交通，因此腰椎手术中大范围剥离和暴露容易引起肌肉的失神经改变。研究发现，椎旁肌受牵拉的时间越长，术后肌萎缩变性越严重。故应重视脊柱手术造成椎旁软组织损伤及继发的病理改变。

尽管该病普遍存在，但关于退行性腰椎滑脱症患者的最佳治疗策略仍存在争议，与非手术治疗相比，退行性腰椎滑脱症的手术治疗具有更好的临床效果。手术指征：①保守治疗3~6个月后，患者腰腿疼痛不能得到有效缓解；②影像学检查可见神经根压迫，且有较典型的皮节支配区的感觉减退或者反射减弱；③表现出马尾综合征症状的患者，如肠、膀胱功能障碍，需要紧急手术干预。目前对于腰椎滑脱症手术的方案大体可以分为两大类：仅减压和减压融合。目前，对于DLS的治疗尚未形成统一的标准及认识，临床上存在多个争议点。在DLS治疗过程中存在保守与手术选择，减压与融合、融合方式的选择，融合是否需要内固定，滑脱是否需要复位以及微创还是开放手术等相关争议问题。

参考文献

［1］万大地，袁野，范鑫超，等.腰椎滑脱症的分类及治疗进展［J］.中国医药导刊，2021，23（3）：190-194.

［2］刘越，姜洪丰，黄洪超，等.有关退变性腰椎滑脱治疗的争议问题［J］.天津医药，2021，49（8）：883-886.

［3］魏见伟，陈龙伟，姜良海，等.退变性腰椎滑脱发病的相关因素探讨［J］.中国矫形外科杂志，2021，29（2）：131-134.

［4］肖婧，张建新，方川源.退行性腰椎滑脱症的非手术治疗概括［J］.中外医学研究，2021，19（1）：189-191.

［5］姚欣强，刘中原，丁若汀，等.腰椎骶化对峡部裂性腰椎滑脱影响的影像分析

［J］.中国矫形外科杂志，2021，29（7）：586-590.

　　［6］徐海栋.腰椎峡部裂治疗现状及思考［J］.医学研究生学报，2021，34（7）：673-678.

　　［7］陈峰，滕乐群，秦永超，等.单纯腰椎峡部裂的治疗进展［J］.中华骨与关节外科杂志，2019，12（10）：816-820.

　　［8］陆云华，李金矿，龚福林，等.MRI矢状位及轴位参数与退变性腰椎不稳的相关性［J］.颈腰痛杂志，2021，42（2）：252-254.

　　［9］杜玲怡，樊天佑，王亚伦，等.功能性腰椎不稳诊断研究进展［J］.陕西医学杂志，2021，50（5）：634-637.

　　［10］陈小锋，张天宇，许庭珉，等.腰椎不稳诊断方法的研究进展［J］.中国脊柱脊髓杂志，2020，30（2）：175-179.

第三节　骶部硬膜外囊肿

骶部硬膜外囊肿（sacralepidural cyst，SEC）是一种临床上少见的椎管内良性肿瘤，也是引起腰腿痛的少见原因之一。骶管囊肿为起源于脊神经根袖的囊性扩张，囊肿通过位于硬脊膜囊内的漏口与蛛网膜下隙相通，其内充满脑脊液。骶管囊肿是骶管内囊性病变的总称，包括神经束膜囊肿、脊膜囊肿、脊膜憩室、蛛网膜囊肿等多种类型。为方便临床及手术应用，国内一般根据囊肿内有无神经根穿行将骶管囊肿分为单纯型和神经根型两型。症状性骶管囊肿发病率低，约1%，其占椎管肿瘤的0.01%左右，常见于女性。症状与其他占位性病变相似，主要临床表现包括腰背痛、下肢放射痛、直肠/膀胱功能障碍、下肢无力和性功能障碍等。因特殊的发病机制，诊治上有其特殊性。但以往未引起重视，常被误诊为腰椎间盘突出症而得不到有效治疗。随着医学影像学，尤其是MRI技术的发展，骶管内囊肿的诊断水平有了很大的提高，治疗上，轻者观察，重者手术。

一、命名

骶管囊肿又名Tarlov囊肿，是椎管内良性肿瘤的一种特殊类型，它属于原发性椎管内脊髓邻近组织的肿瘤，是起源于硬脊膜或蛛网膜组织的一种罕见的囊性肿物。本病最早于1932年由Enderle描述，命名为骶椎内隐性脊膜膨出。1938年Tarlov在一次尸检中偶然发现并描述了一种脊柱脊髓疾病。他发现有囊性肿物发生在神经束膜和神经内膜之间，是由神经周围腔液体贮留而形成的囊肿，其液体多为外伤出血性变化所产生，囊肿含有神经纤维和神经节细胞，命名为骶神经膜囊肿。1951年Schreiber认为囊肿是位于骶神经硬膜外，由纤维组织构成的，偶尔含有膜样细胞，故命名为骶神经硬膜外囊肿。1972年片冈治等认为骶神经膜囊肿和骶神经硬膜外囊肿均来自骶神经根，可总称为骶神经根囊肿，但其实两者在发生和组织学上并不相同，因此该观点没有得到学者们的一致认可。囊肿所在部位是骶管内、硬膜外，病变较为固定，所引起的临床表现与病理改变相一致，命名为骶管内硬膜外囊肿较为确切。而实质上它是一种与硬脊膜或蛛网膜紧密相连的囊肿，可以在椎管内生长，也可以在椎管外生长，常引起邻近骨的骨质改变，故1955年Schurr首先采用了SEC的名称。

二、病因病理

骶管囊肿的致病因素目前尚不明确，一般认为与硬脊膜的先天性发育异常、后天继发性创伤、神经根鞘炎症等有关。SEC与蛛网膜下隙相通，这是其形成并逐渐扩大的解剖基础。目前多认为是硬膜的先天性缺陷所致，如先天性或自发性的硬膜憩室或蛛网膜疝。在骶神经根鞘与硬脊膜的延续处，蛛网膜较薄弱。此缺陷可发生在硬膜囊（下方）正中或神经根的硬膜袖处，多数与蛛网膜下隙相通。此病多伴有脊柱先天性异常，它的形成和扩大在很大程度上又与脑脊液的压力有关。长期站立和劳动等，引起脑脊液的搏动和流体静压增高，使脑脊液通过蛛网膜的薄弱处逐渐流入先天性缺陷的憩室内，这一薄弱处即形成了交通孔，从而形成囊肿，并逐渐扩大。随年龄的增长，流入的脑脊液越来越多，形成的蛛网膜囊肿越来越大，压迫马尾神经，从而引起临床症状。硬膜囊内脑脊液的压力受体腔的压力变化而变化。咳嗽等活动导致脑脊液通过交通孔进入囊肿内，但囊肿内脑脊液的回流却受到受压的囊肿颈部的阻挡，使得囊肿越来越大，瓣膜样的交通孔也就形成了。研究表明，咳嗽时，脑脊液的压力可以达到180mmHg。术中未见明确交通孔的病人术后也有明确的脑脊液渗出，说明囊肿仍然与硬膜囊相通，只不过交通孔较小术中肉眼无法辨别而已。

交通孔常位于后正中线与神经根之间，而不是神经根处。交通孔有瓣膜样和非瓣膜样之分，有临床症状者，交通孔为瓣膜样，囊内脑脊液不能回流。交通孔非瓣膜样，或还没有形成瓣膜样，脑脊液自由流通，囊内压力与硬膜囊内压力一致，不引起临床症状。在囊肿形成初期，囊肿较小，交通孔并不是瓣膜样，硬膜囊内的脑脊液与囊肿内脑脊液相通，脑脊液自由流动，压力相等。此时囊肿的扩张是由于硬膜内的压力大于硬膜外腔的压力，囊肿在硬膜外腔有限的空间内扩张所致。但扩张到一定程度时，由于受到骶管骨壁的阻挡，囊肿的球型扩张受到限制，转为柱型扩张，从而压迫囊肿的颈部。瓣膜样交通孔的形成更进一步导致囊肿的扩大，囊肿内的压力已大于硬脊膜内的压力，从而压迫马尾神经和周围骨性结构，引起临床症状。骶管内囊肿的临床症状是囊肿与周围骨壁挤压周围的骶丛神经引起的（图33-1）。

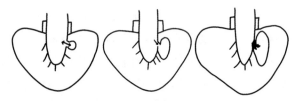

图33-1　骶管内囊肿

左：囊肿发生早期，囊肿的扩张是由于硬膜囊内的压力大于硬膜外腔的压力，但囊肿内压力和硬膜囊内压力相等，没有临床症状。中：由于受骶管周围骨壁的限制，囊肿开始上下扩张，压迫到囊肿颈部，从而形成瓣膜样交通孔。此时囊肿的扩张主要是由于咳嗽等原因引起的脑脊液脉冲式的压力增高。囊肿内的压力大于硬膜囊内压力，引起临床症状。右：囊肿进一步扩大，瓣膜样交通孔压迫更紧，马尾神经及骶管骨壁受压严重，临床症状加重囊肿压迫周围骶管壁的骨质，形成不同程度的压蚀。椎板可受压变薄，甚至穿破。囊肿近端与硬膜囊相连，远端在神经节结以近，为梭形或椭圆形，张力较大。肉眼可见囊性肿物位于骶椎管内骶神经鞘膜处，包膜完整，囊肿为淡蓝色或灰白色，圆形或椭圆形，囊壁菲薄，上、下极与神经干相衔接，内容物为无色透明清亮、稀薄或是黄色富于蛋白的脑脊液，液体含量多少不等。镜下观察SEC是由纤维结缔组织胶原变性构成的囊壁样结构，未见内衬上皮，偶含膜样细胞和少量水肿变性的神经纤维组织或神经束，有时见淋巴细胞和单核细胞浸润，符合胶原纤维及胶原变性的硬脊膜囊肿改变。

三、分型

1. 根据影像学中SEC位于椎管的位置分　起源于硬膜囊下方，在椎管内生长，造成椎管腔改变的为椎管内型，约占SEC的72%；起源于神经根的硬膜袖处，通过椎间孔或骶骨裂孔在椎管外生长，造成骶管外骨皮质改变者为椎管外型，约占SEC的17%；两者兼有者称为混合型，约占SEC的11%。

2. 根据术中SEC所见分　①疝样囊肿，疝囊为囊肿壁、疝内容物是马尾神经纤维，属椎管内型。②积液型囊肿，囊肿内充满脑脊液，有颈口与蛛网膜下隙相通，分椎管内型、椎管外型和混合型。③神经根袖膜型囊肿，神经根袖由硬膜及蛛网膜构成，神经根袖膜之硬膜发育缺陷，此处薄弱时，在脑脊液流体静力学的作用下形成囊肿，多为椎管外型。内含终丝的骶管囊肿罕见，以腰骶部及会阴区疼痛和脊髓栓系症状为主要表现。MRI有助于该病的诊断，表现为囊肿内脑脊液信号和终丝结构，伴有脊髓圆锥低位。手术应在显微镜下切除囊壁、切断终丝并松解脊髓栓系和重建终池。

四、临床表现

本病可发生在任何年龄，多见于成人，有的则在幼年发病。多数报道男性多于女性，一般病程缓慢，最长者可达10余年。以骶部椎管内为好发部位，且多为单发，少数于骶部椎管外生长并有巨型硬膜外囊肿形成，偶见椎管内外混合型。临床表现与SEC大小及骶神经根是否受压迫有关，如果囊肿较小，对骶神经根或硬膜囊未产生压迫，则患者往往无任何症状和体征。相反，如果囊肿扩大，具有张力时，可压迫周围神经的骶丛神经而引起临床症状。

1. 腰骶部钝痛　最常见，占95%。疼痛多发生在站起和坐下的变位动态过程中，因为站和坐的动作可增加腹压，引起脑脊液的动力学变化，导致原已充盈的囊肿对神经根产生脉冲样压迫而引起疼痛，以$S_{1\sim2}$最为显著，伴有压痛和叩击痛。

2. 下肢疼痛和间歇性跛行　发生率为90%，与体位改变有明显关系。站立时疼痛加重，卧位时减轻，头低位时疼痛更轻。因为囊肿大部分与蛛网膜下隙相通，行走及站立时由于液体重力作用，脑脊液逐渐注入囊肿内，使囊肿扩大而压迫神经根，症状加重。卧位或头低位时，囊肿内脑脊液返流入蛛网膜下隙，囊内压力降低，囊肿体积缩小，从而减轻对神经根的挤压，症状也减轻。依此特点可与腰椎间盘突出症、腰椎管狭窄症及椎管内肿瘤疾病相鉴别。

3. 神经功能损害 发生率为75%。①运动：受累神经根所支配的肌肉发生萎缩，肌力减退，极少数完全瘫痪。常有第3、4、5伸趾肌肌力减退或足跖屈无力。②感觉：受累神经根分布区可出现感觉过敏、减退或消失。会阴部马鞍区感觉障碍，患侧臀部、大腿外侧、小腿后外、足跟部及足外侧感觉减退。③反射：常有跟腱反射减弱或消失。④括约肌及性功能障碍：大、小便功能发生障碍，出现大便秘结、尿频、尿急、排尿控制困难，可发生阳痿等性功能障碍。

4. 肿块 随着囊肿的生长，个别椎管内型SEC可突出椎管外，进入骶前腹膜后间隙，或椎管外型SEC，直接生长在骶前腹膜后间隙，在囊肿的部位出现无痛性、渐进性肿块，主要表现为盆腔或下腹部肿块。肿块深在而固定，边界较清楚，且呈进行性增大。压迫肠管引起腹胀、便秘及肠梗阻；压迫膀胱出现尿频、尿急；压迫髂血管而引起双下肢血运障碍；压迫神经可引起感觉功能丧失和运动肌肉麻痹以及四肢活动障碍。肛门指诊可扪及肿块，了解其大小、质地及是否压迫周围组织。

五、影像学表现

影像学对本病的诊断具有重要价值，但值得注意的是，X线、CT、MRI及脊髓造影等几种检查手段不能相互替代。

1. X线 早期阳性率较低，故诊断意义有限。但对于怀疑有骶管囊肿者，还是应该常规拍摄骶骨正侧位片。囊肿小者不易发现，而病史较长、囊肿大者，显示骶骨有压迹或缺损性改变，表现为骶管扩大，骶管后壁即椎板变薄或中断，椎体后缘骨质侵蚀，呈扇状花边样改变。骶骨中线区$S_{2\sim3}$平面有一椭圆形或圆形透亮区，侧位片可见骶骨前壁有一浅弧形压迹等。

2. CT 存在局限性，漏诊率高。主要受扫描范围的限制和体位的影响，因为行CT检查时患者基本采用卧位，此时囊内脑脊液因压力作用返流入蛛网膜下隙，囊肿体积缩小，甚至不明显，因此检查阳性率不高。文献报道CT阳性率或诊断率仅为53.8%，不建议作为常规检查。CT特征性表现为骶管明显扩大，骶骨椎板变薄，骶椎椎体后缘受压失去正常半月形弧度，骶骨骨质侵蚀，其周边呈扇形分叶状改变，边缘清晰、锐利，其扩大区内有一光滑的囊性低密度影充盈，密度均匀一致。对临床诊断为椎间盘突出，而CT没有明显发现时，为避免漏诊骶管囊肿，不妨向下多扫描几个平面。

3. MRI 为无损伤而又最具诊断价值的影像学检查方法，可对SEC做出明确诊断，并能对临床手术治疗提供帮助，是目前本病最好的检查方法，阳性率100%。MRI不仅可以发现囊肿的所在部位、形态和大小、毗邻关系及伴随疾病，而且可以做出定性诊断，可与椎管内其他占位性病变加以鉴别。特异性的长T_1和长T_2信号，可与脂肪瘤、神经鞘瘤、脊膜瘤、胚组织起源的肿瘤等相鉴别。但难以与硬膜下肠源性囊肿相区分，因为两者内容物均是脑脊液，其鉴别诊断须依靠病理检查。肠源性囊肿壁中含有柱状上皮细胞，而蛛网膜囊肿壁仅由纤维结缔组织构成。

4.脊髓造影　既往诊断SEC主要靠脊髓造影来显示囊肿的轮廓与位置。但在囊肿的交通孔很小时，造影剂进入囊肿内较慢，易造成假阴性。另外，椎管内造影的并发症，如腰痛、粘连性蛛网膜炎等也不容忽视。

5.其他　钡餐或钡剂灌肠检查可了解肠管受压或移位征象。排泄性尿路造影和肾盂造影可了解输尿管或膀胱受压及肾盂积水情况。腹部彩色多普勒超声波检查可见腹腔内肿块呈液性暗区，可了解肿块大小、位置及与周围脏器的关系，还可在超声引导下使用细针穿刺活检，吸出无色透明液体。

六、诊断标准

根据病史、特有的症状和体征及影像学特点一般不难做出正确诊断。有骶管内神经受压表现，如腰骶部痛，下肢痛，会阴部痛，鞍区麻木不适，大、小便障碍，下肢无力等。MRI清晰显示骶管内囊肿影，与脑脊液一致。除外椎间盘突出、椎管狭窄或骶管内肿瘤即可确诊。骶管内囊肿的临床表现常与椎间盘突出、椎管狭窄、骶管内肿瘤以及下腹部腹膜后间隙肿瘤相混淆。有的患者被误诊为椎间盘突出症长达十年。如果患者主要表现为腰腿痛，还应与隐性脊膜囊肿、骨肿瘤、神经根鞘膜瘤、黄韧带囊肿等椎管内占位性疾病相鉴别。骶丛受压症状在椎间盘突出巨大或椎间盘突出破入椎管时方可出现，所以对于腰椎CT扫描结果不足以解释骶神经根受压的表现时，应考虑骶管内囊肿的可能性。

七、治疗

SEC较小时，一般无明显神经症状，无需治疗。症状轻者，主要以对症治疗和理疗为主。有文献报道，对有轻微神经根压迫与刺激症状而囊肿累及少于1个椎体节段的病例，可在CT引导下经皮穿刺抽液减压。这种介入治疗法可降低囊肿内的压力，缓解神经根、脊髓的刺激及受压症状，其因操作简单，创伤小，可反复多次应用，而不失为一种便捷有效的治疗方法。然而由于CT的局限性和抽吸后囊肿易再度复发，这种方法的疗效值得商榷。

对于伴有椎管外型或混合型骶前囊肿者，可在腹腔镜直视下了解腹腔内或盆腔内肿块大小、部位、包膜血运与周围结构粘连或压迫情况，并同时行腹腔镜囊肿摘除术。但腹腔镜手术不能解决骶椎管内囊肿问题，目前还有待脊髓或椎管镜摘除骶管内囊肿临床应用的报告。

手术是治疗SEC最主要、最有效的手段。骶管囊肿通过位于硬脊膜囊内的漏口内口与蛛网膜下隙相通，因此，封堵漏口内口以阻断脑脊液自由流通是治疗的关键。手术适应证的选择非常重要，只有当囊肿扩大压迫周围骶丛神经引起症状时才考虑手术。手术指征：①腰骶痛放射至会阴部，保守治疗无效者；②伴有大、小便障碍，性生活障碍者；③腰腿痛伴有下肢神经功能障碍或间歇性跛行者；④累及1个以上椎体节段的硬膜外囊肿；⑤囊肿较大，骶管扩张明显，椎体或椎板破坏者；⑥伴有骶前或椎管外巨大囊肿或混合型SEC者；⑦合并椎间盘突出症或椎管狭窄者。对单发囊肿以直视下彻底摘除囊肿、解除压迫为主，并在囊肿蒂部，即囊颈交通口处仔细双重结扎，阻断脑脊液循环，以防止复发或术后发生脑脊液漏。对于多发囊肿可行囊肿切开、囊壁紧缩缝合术。对粘连严重，难以剥离，无法完全切除者，可切除大部分囊肿壁，剩余囊壁翻转缝合。剥离和摘除囊肿时最好在显微镜下进行，以求操作精细，勿伤及骶脊神经。对囊肿与硬膜囊交通孔的处理：如果交通孔内有脊神经通过，在修补时缝至靠拢神经根即可，不要缝合太紧以免引起医源性神经卡压；对于包绕神经根之囊肿，切除后蛛网膜瘘口处应予以修补或用筋膜、明胶海绵或骨胶填塞覆盖，以免形成脑脊液漏。

理论上，将囊肿与周围粘连的神经分离后结扎修补交通孔是最好的方法，但囊肿与周围的神经粘连非常紧密。有时神经变扁紧密粘贴在囊肿的外壁，与外壁增厚的部分难以区分，因此直视下完全分离并切除囊肿几乎是不可能的，且易误伤神经，即使勉强剥离，对神经的刺激也很大。另外，此种囊肿的内壁并没有分泌功能，不必强行剥离。绝大多数囊肿内有神经走行，结扎修补交通孔易造成神经卡压。采用切除大部分囊壁后，将剩余的囊壁重新包绕囊内神经后缝合修补的方法，实际上是将囊肿缩小，减轻囊肿与骨壁的挤压，从而减轻或消除临床症状。此方法没有去除囊肿与硬膜囊的交通孔，从理论上仍是不可取的。用肌肉填塞封堵交通孔后，缝合切除后剩余的囊壁，既可彻底消除囊肿，也封闭了交通孔，手术操作相对简单，是一种可取的方法。术后平卧时骶尾部易受压，加上伤口的肿胀，易造成皮肤溃烂。由于骶尾部肌肉较少，只要术中止血彻底，不必放置引流条。放置引流条易导致逆行感染，特别是颅内感染的发生。

值得注意的是，骶管内囊肿在MRI检查中十分常见，大多数无症状，对无症状者一般不需要处理。目前骶管囊肿的诊治尚无统一的标准。对于该病病理生理学机制的研究有助于其治疗更加规范化，可作为今后的研究方向。

参考文献

［1］宋朋杰，曹雪飞，田夏威，等.骶管囊肿的治疗及发病机制的探讨（附25例病例报告）［J］.中国现代医学杂志，2016，26（7）：84-87.

［2］陶惠人，王全平，李新奎，等.全骶管内囊肿的诊断及其发生机制的探讨［J］.中国矫形外科杂志，2002，9（4）：325-328.

［3］朱含硕，沈霖，陈正，等.S_1水平症状性骶管囊肿的手术策略［J］.中国微侵袭神经外科杂志，2020，25（11）：497-499.

［4］林国中，王振宇，谢京城，等.内含终丝的骶管囊肿21例临床研究［J］.北京大学学报（医学版），2020，52（3）：582-585.

［5］中华医学会神经外科学分会，林江凯，王振宇.骶管囊肿诊治专家共识［J］.中华神经外科杂志，2019，35（4）：325-329.

［6］宋朋杰，曹雪飞，周海宇.骶管囊肿的诊治进展［J］.医学综述，2016，22（16）：3186-3190.

第四节　脊髓栓系综合征

脊髓栓系综合征（tethered cord syndrome，TCS）是由多种原因（先天和/或后天因素）造成脊髓纵向牵拉、圆锥低位、末端脊髓发生病理改变而引起的神经损害症候群。主要是脊髓和神经被非弹性结构固定，在生长发育过程中圆锥被固定在低位，导致脊髓和神经损伤，并由此产生一系列神经功能障碍的综合征。圆锥位置正常的TCS为隐匿性TCS。TSC可发生于任何年龄段，根据病理类型和年龄不同，临床表现各异，主要包括躯体感觉运动功能障碍、肌肉骨骼畸形、大小便功能障碍等，常伴有脂肪性脊髓脊膜膨出、腰骶部脂肪瘤和终丝增粗、短缩等，发病率为0.7%。1976年，Hoffman等首次提出TCS这一术语，其报道了31例表现出大小便失禁和下肢运动感觉功能缺损的患者，这些患者的症状在手术切除了增厚的脊髓终丝后均有所改善。1981年，Yamada等报道了具有相同临床表现的患者外科手术后症状缓解的情况。自此，人们才逐步对这一临床综合征有了更深的认识。临床研究表明，TCS多发于婴幼儿，出生时症状尚不明显，但随着年龄增长会逐渐发展，以致患者生活质量受到影响，甚至危及生命。因此，对TCS不同治疗方法的比较和疗效的评定具有重要的临床意义。

一、病因

脊髓圆锥受到牵拉导致脊髓栓系综合征的理论已经存在数十年，但近年来的研究表明，本病并不只存在脊髓圆锥的牵拉损伤，还包括马尾神经和周围神经根的牵拉损伤，病因研究也就成为热点，主要包括基因和染色体异常、胚胎发育异常和后天原因等。具体的相关疾病包括脊柱畸形、脂肪瘤、感染、肿瘤、骶尾皮肤窦道、血管痣、毛发异常生长、非脂肪瘤性肿块、酒窝样凹陷、皮赘、皮肤色素沉着及腰骶部尾样结构等。具有皮肤异常者，提示可能存在隐性椎管闭合不全。如脊柱裂（spina bifida）是一种常见的先天性疾病，又称神经管缺陷畸形（neural tube defects，NTDs），可导致TCS，引发一系列临床症状和体征，包括腰背痛、躯体畸形、排尿排便功能障碍和双下肢运动感觉障碍等，这些功能障碍会随着患者的生长发育和脊柱屈伸而加重。胚胎发育期障碍造成神经管结构异常，可累及脊髓，导致病变水平以下感觉和运动功能的损害，并造成儿童残疾。

二、病理

本病的病理变化是脊髓和神经被牵拉，随后出现下肢感觉、运动和/或膀胱、肛门括约肌功能障碍。研究发现TCS的发生与脊髓发育过程异常有关，如果这一过程中脊髓与周围组织粘连或因其他因素造成脊髓上升受限，导致脊髓被牵拉而紧绷，可引起血管功能不全及继发性的缺血、变性而出现症状。栓系对脊髓牵拉产生的张力可使脊髓的小动脉、小静脉及毛细血管拉伸、扭曲和变形，导致神经元间歇性缺氧和蓄积性损伤。脊柱伸屈性运动、做Valsalva动作时腹肌紧张造成静脉淤血作用于脊髓，导致脊髓反复出现缺血缺氧状态，使脊髓的损伤进行性加重，逐渐发生变性坏死或呈退变，出现下肢感觉、运动功能障碍或畸形、大小便功能障碍等神经损害的症候群，这是一种渐进性进展的神经发育障碍性疾病。椎管内脂肪瘤的生长造成脊髓牵拉过度可能是导致TCS的重要因素。脂肪瘤型脊髓栓系主要是与椎管内相通的皮下脂肪瘤，与脊髓神经粘连较重，终丝增粗，使脊髓位置固定、难以回升，进一步使脊髓受牵拉，神经侵害，呈现相应的功能受损表现。因脂肪瘤与脊髓粘连程度的差异，临床对脂肪瘤型脊髓栓系进行了分型。近些年提出了隐性TCS（occult TCS，OTCS）的概念，患者有TCS相似症状，表现为泌尿功能障碍，这是终丝牵拉、束缚脊髓所致，但圆锥却处于正常位置。

以前认为终丝是没有功能的结构，但这种观念随着对TCS的研究而有所改变。20世纪初，动物实验和大体标本的解剖及染色证实终丝中含有神经元细胞、神经胶质前体细胞、神经胶质细胞、少突胶质细胞和由室管膜细胞排列而成的中央管结构。动物实验证实近端终丝中也含有灰质、白质、中央管等脊髓中的结构。对人类大体标本和胎儿圆锥及终丝的研究发现，终丝除了含有结缔组织外，也含有室管膜细胞。该细胞拥有嗜酸性细胞质和散在包含染色质的细胞核，同时也在人类的近端终丝中发现了神经细胞、神经干细胞和狭窄的灰质及白质。说明终丝的结构具有复杂性，并不是简单的纤维性胚胎发育的残留物。研究发现，OTCS的病因主要是终丝纤维化而失去弹性，正常有弹性的终丝在受到牵拉时有一定的线性延伸作用，脊柱活动，尤其是在腰椎屈伸等运动时，终丝的弹性允许圆锥和终丝之间的连接部分适应这些活动，但如果腰骶部的病变改变了正常组织的组成成分和终丝的位置，终丝丧失了弹性，便会成为限制脊髓圆锥运动的"锚"，即形成栓系，最终导致神经功能的损伤。而一部分患者虽然终丝外观正常，但终丝中存在浓密的胶原纤维，在显微镜下还可看到脂肪细胞、透明样变性以及部分毛细血管扩张；另一部分患者的终丝外观是增粗的，其胶原纤维更加浓密，而且有大量的脂肪细胞浸润，透明样变性和扩张的毛细血管及中央管也更多。

三、临床表现和诊断

成人TCS的主要临床表现为排尿困难、腰骶部疼痛、下肢感觉及运动功能障碍等，但儿童TCS疼痛症状不明显，更多表现为皮肤病变、排尿困难、下肢运动障碍以及下肢畸形（如足内翻畸形）等。TCS病程呈渐进性进展，可逐渐造成严重后果，最终导致神经功能缺损。

TCS的影像学特征表现为圆锥位置低于L_2水平。近年来的研究发现圆锥位置正常，即圆锥位于L_2椎体下缘以上的TCS。但由于这类TCS发病隐匿，诊断困难，常被漏诊、误诊。圆锥位置正常型TCS是近期才定义的，对其治疗仍存在争议。关于其病理生理学尚不清楚，可能与现在对于脊髓栓系综合征的理解在概念上不相一致。正常胚胎发育的早期，脊柱与脊髓的长度大致相等。随后脊柱生长速度快于脊髓，进而造成脊髓的位置逐渐上升，至出生后3个月，脊髓位置可达到成人水平，即圆锥位于L_{1-2}水平。对于表现为TCS，且圆锥位置正常，但又不存在腰椎间盘突出、腰椎管狭窄、腰椎滑脱等退变性疾病的病例，应该高度怀疑TCS的可能性，需要行尿流动力学检查、俯卧位腰椎MRI检查、双下肢神经电生理检查等辅助检查，以明确是否为圆锥位置正常型TCS。

与典型TCS一样，OTCS临床表现多变，具有多种非特异性症状。本病症状主要包括四种：神经系统表现（即运动或感觉功能障碍）、泌尿系统表现、皮肤异常和畸形。最常见的是泌尿系统功能障碍，发生率为68%~100%，对生活质量有较大影响。儿童主要表现为尿频和尿失禁，且继发性尿失禁比原发性尿失禁更为普遍。频发尿路感染表明存在膀胱功能障碍，可在多达50%的OTCS患者中见到。成人表现为尿频，而尿失禁较少。几乎100%的成年患者存在鞍区、骶尾和会阴部痛及下肢痛，且疼痛可能是唯一症状。代谢损伤首先发生在脊髓神经元需氧量大的部位，如神经元间的轴突连接处；相反，支配肌肉运动的神经长束对早期缺氧相对不敏感。这就解释了为什么膀胱功能障碍常是本病的唯一症状，后期才出现下肢症状。对OTCS，一个重要检查是俯卧位腰椎MRI，圆锥位置正常型TCS患者仰卧位腰椎MRI很难发现脊髓栓系的征象，但俯卧位腰椎MRI可观察到紧张的终丝不会下沉到椎管腹侧，可提示存在脊髓栓系。总之，OTCS是一个新的概念，对其认识仍然很少。虽然其最常见的症状是泌尿系统功能障碍，但也可出现疼痛和神经功能障碍。根据定义，诊断取决于临床检查，辅以尿动力学或神经功能检查。没有客观的影像学异常指标使得是否考虑进行松解手术变得困难。

四、治疗

传统TCS治疗局限于栓系松解、硬脊膜修补，但随着对TCS病理生理学认识的增进，显微外科及内镜外科技术的发展，术中神经电生理监测技术的临床应用，术后康复护理水平的提高以及最新神经干细胞移植研究的突破等，TCS的治疗正向更加完善、更加科学的多学科综合治疗的方向发展。临床对典型TCS的治疗策略相对一致，然而，对OTCS的诊疗甚至对其存在都有争议。

（一）保守治疗

有人认为TCS的保守治疗仅限于对症治疗，如物理治疗、肌松剂和止痛药等。为了防止脊髓被进一步牵拉，成年患者应当避免剧烈运动，如重复的弯曲、伸展腰骶脊柱以及过度的拉伸动作等。有研究发现对于有症状的患者，手术疗效是明确的，但对于无神经功能缺损的患者，保守治疗也可取得很好的效果。

（二）手术治疗

手术是治疗TCS的唯一手段。通过手术能消除脊髓的张力，以避免或减轻神经功能损害。手术能保护现有神经功能，改善损伤的神经功能。手术原则是在保证重要脊髓神经功能的前提下，最大限度地松解脊髓栓系，降低腰骶段脊髓和神经的张力。手术可改善TCS患者的症状。当患者出现骶尾部皮肤形态学改变或相关神经功能损伤症状时，应及时行MRI检查以明确是否存在脊髓栓系，一旦明确存在脊髓栓系应及早行手术干预，以免产生更加严重且手术治疗不能有效缓解的神经功能损伤症状。

目前手术治疗多采用脊髓栓系松解术，其目的是在最大限度保护神经功能的基础上，尽可能做到脊髓圆锥和马尾神经的松解和释放。国外有人提出TCS松解手术指征包括：特征性的症状与体征，并有影像学检查证实；其中患者症状、体征急剧进展是手术的明确指征。如果这些症状继续发展，可能会导致脊髓不可逆性损伤。所以在出现症状的早期，经过影像学检查特别是MRI的确诊后，应及时采取手术治疗。TCS手术治疗需要制订个性化手术方案，即根据患者术前MRI、超声、尿动力学、电生理等检查结果，以及是否合并脊膜膨出、脊髓纵裂、脂肪瘤等情况的自身特点设计手术方案。TCS手术适应证包括：①感觉功能障碍，如腰痛或下肢痛等；②神经运动功能障碍，如一侧下肢活动不利等；③膀胱功能障碍，如排尿困难等。研究认为：这些症状一旦出现就需要尽早行手术治疗。

对手术难度、如何选择手术形式及预后情况需要有一个较好的评估。有人将TCS分为终丝型、脊髓型，其中脊髓型又分为背侧型、尾侧型、混合型和脊髓脊膜膨出型。其中终丝型手术较为简便，其他4种类型均属于圆锥脂肪瘤，因脂肪瘤多延至皮下，并与神经根粘连等，手术难度大，并发症较多。TCS合并末端脊髓空洞症的发病机制与脊髓蛛网膜下隙梗阻导致脑脊液动力学改变密切相关，根据MRI显示空洞/脊髓大小选择不同的手术方式可取得良好的治疗效果。

小儿脊髓栓系综合征疗效的影响因素复杂多样，临床上主张早发现、早诊断、早手术。在硬膜腔内脊髓栓系松解术的基础上，进行硬膜外腔探查，松解硬膜外腔栓系，能进一步提高手术效率，更大限度地改善神经功能。

临床上对于TCS手术的适应证，何时手术以及选择何类手术等存在较多的争议，所以有必要深入了解TCS的自然病史、病理生理和神经损伤机制等方面的知识。随着对本病胚胎发育机制认识的加深，病理生理学方面研究的进展，以及多种疗效评价机制的探索，TCS的治疗正向逐渐成熟的显微神经外科治疗的方向发展。目前用于研究TCS动物模型的制作方法有物理因素、化学因素和手术制作。这些动物模型普遍存在的问题是未能真实反映人类TCS渐进性进展的病程。未来研究方向是选取一个病因，单因素地分析该疾病，并逐步叠加，直至对该疾病有一个较深的了解。

参考文献

［1］姚健，汪瑞丰，陈彦君，等.脊髓栓系综合征的手术治疗时机与预后的关系［J］.临床神经外科杂志，2021，18（3）：280-284.

［2］李伟，罗意革，黄名.影响小儿脊髓栓系综合征疗效的Logistic回归分析［J］.中

华小儿外科杂志，2019，40（4）：298-303.

　　［3］唐义锋，王陈，汪立刚，等.隐性脊髓栓系综合征的研究进展［J］.中国临床神经外科杂志，2018，23（4）：289-291.

　　［4］陈可夫，卢一玮，钱维，等.圆锥位置正常型脊髓栓系综合征病例分析与诊断的再审视［J］.中华骨与关节外科杂志，2018，11（12）：887-891.

　　［5］李大鹏，杨德刚，张文豪，等.脊髓栓系综合征动物模型制作方法的研究进展［J］.中国康复理论与实践，2017，23（6）：677-680.

　　［6］蔡明，刘建民.脊髓栓系手术治疗新进展［J］.中华神经外科疾病研究杂志，2017，16（1）：90-91.

　　［7］陈可夫，贾连顺，史建刚.脊髓栓系综合征病因的研究进展［J］.中国矫形外科杂志，2016，24（1）：55-57.

　　［8］张林，殷玉华.脊髓栓系综合征治疗的研究进展［J］.中国临床神经外科杂志，2016，21（5）：310-312.

　　［9］陈波，田复明.圆锥位置正常型脊髓栓系综合征研究现状［J］.内蒙古医科大学学报，2015，37（S1）：21-24.

（李义凯，陈荣庄）

第三十四章　腰椎牵引疗法的临床应用

牵引被广泛应用于以腰椎间盘突出症为代表的腰椎疾病治疗中，但牵引的方式、体位、重量和时间等参数各异。近年来，各种高科技的牵引床不断推出，如多维度和多模式的腰椎牵引治疗装置控制系统等。随着治疗水平和收费的提高，人们对这些腰椎牵引疗法的疗效和安全性也提出了质疑。对此要加强研究，以明确其治疗机制和适应证。适宜的牵引重量和正确的体位是提高疗效和减少牵引损伤的关键。三维有限元模型可以分析牵引条件下，髓核、关节突关节和纤维环等结构的变化，以验证生物力学研究结果并弥补其不足，可进一步阐明牵引的治疗机制。但近10年来有关腰椎牵引的文献多为临床病例报道，基础研究甚少，没有大的进展。

第一节　概　述

古希腊Hippocrates的时代就有采用牵拉和按压背部的方法治疗腰腿痛的记载。中医应用牵引治疗腰腿痛的方法更多，除了手法牵引和简易的门框悬吊牵引外，还有患者俯卧，医者双手握住患者的双踝，分别用绳索系于患者的踝部和医者的腰部，医者身体后仰的缓慢持续牵引法，或是将患者踝部绑于直立的梯子上，身体倒置，猛烈摇晃梯子的方法，以及固定患者上身，4人快速牵拉其双下肢的同时按压患者腰部的牵引方法等，这些都是利用牵引的原理。20世纪30年代腰椎间盘突出症概念的出现，使得腰椎牵引逐渐成为治疗本病的常用方法和重要手段。最初，人们应用的多为俯卧位短距离徒手大力对抗牵引，并在牵引状态下在腰部实施手法。但由于人的力量有限，无法长时间持续，且不能同时对多点实施治疗，故需要借助机械牵引，由此诞生了牵引床。到了20世纪中叶，机械和电动腰椎牵引床已广泛应用于临床。关于牵引的疗效，近年已有不少报道，但各家报道的疗效不一，这主要是作者采用的疗效标准不同引起的，大多报道总有效率在90%左右。但临床上，牵引疗法多配合其他疗法进行综合治疗，缺乏严格设计的对照研究，因此目前还无法确切得知牵引疗法的疗效。但牵引可使疗程缩短，患者1年内的复发率为14%。

虽然腰椎牵引广泛使用，但诸多因素影响其疗效。具体操作方面存在着各种各样的观点，牵引参数的选择各家报告结论不一，甚至存在相互矛盾的地方。牵引体位也不相同，有仰卧、俯卧和悬吊等。目前关于腰椎牵引操作方法尚无统一操作规程，应用较混乱，牵引的重量虚高不准。腰椎牵引临床如何应用才能取得最佳效果是一个值得探讨的问题,这方面的观察研究尚待深入。

第二节 腰椎牵引的临床应用

腰椎牵引主要用于治疗腰椎间盘突出症、腰椎管狭窄症、腰扭伤、腰背筋膜炎、腰椎退行性骨关节炎、胸腰椎压缩性骨折、腰椎关节突关节功能紊乱、腰椎滑脱以及早期强直性脊柱炎等。也有人对无手术指征的骶管囊肿进行腰椎牵引对症治疗。治疗腰椎间盘突出症或腰椎管狭窄时,很少单独使用腰椎牵引,多配合其他疗法,如骶管阻滞、β-七叶皂苷钠静滴、中药内服、推拿、穴位注射、中药熏蒸及理疗等。

急性化脓性脊柱炎、孕妇、脊柱畸形、大块腰椎间盘突出、严重椎管狭窄、严重的骨折脱位、椎管内外结核或肿瘤、腰椎峡部裂、重度骨质疏松、严重高血压或呼吸系统疾病、心脏病、有出血倾向及高龄患者等应视为禁忌证。后纵韧带骨化、突出椎间盘的骨化以及髓核摘除术等术后患者应慎用。

胸腰椎压缩性骨折的牵引方法有很多,如大重量过伸位牵引、腰部垫枕配合牵引、充气式弹性脊柱固定牵引系统、充气垫枕牵引、牵引加顶伸复位、背伸牵引、三维动态牵引复位、快速牵引复位、俯卧过伸牵引加手法复位、悬吊牵引配合功能锻炼和过伸位持续悬吊牵引等。如布带悬吊牵引是用布带将患者腰背部提起,使脊柱呈过伸位,提升的高度以腰背臀离开床面约5cm为度。采用电动腰椎牵引器复位时,背伸位下的牵引力宜控制在体重的1/10~1/7。

腰椎假性滑脱的牵引复位治疗是采用合理的牵引力量和角度,以使滑脱椎体达到一定程度的复位。有报告认为,采用瞬间成角牵引辅以手法治疗能使滑脱的椎体部分复位。方法是医者站立于患侧,两手掌重叠放置在患椎相邻部位,在牵引的同时,用力并有节奏地施以颤腰手法,以促使滑脱的椎体最大程度地复位。治疗前X线平片测量滑脱程度平均为7.1mm,治疗后平均为3.99mm,复位率达43.8%。

腰椎牵引的注意事项:

1.确定牵引体位、重量和时间等。

2.一般每日1次或隔日1次。牵引过程中,应注意患者有无不适感,以便在发生异常情况时及时采取措施。

3.在牵引一段时间后,症状可有所缓解,此时不应过早中止牵引。即使症状缓解或消失得较快,也不宜太早结束牵引,以减少复发的可能。

4.若牵引后症状无明显改善,应及时查明影响因素,并及时改换条件或更改治疗。

5.牵引后如果出现疼痛加重现象,应停止牵引,明确诊断。

6.其他注意事项:①高龄患者多有骨质疏松,牵引力不宜过大,应以较轻重量的牵引为主,以免造成患椎损伤。②家庭牵引时重物放置的高度一般以40~60cm为宜。过低易与地面相接触而失去作用；过高则有可能在牵引过程中产生撞击现象。③悬吊牵引和过伸牵引等操作复杂，有加重损伤之虞，建议采用卧位对抗牵引。④改变体位时必须在牵引保护下进行。

第三节　腰椎牵引的生理效应

不管牵引力来源如何，各种牵引的基本原理是一致的，即应用作用力和反作用力原理，这一对方向相反的力作用于腰椎，达到治疗目的。

一、腰椎椎间隙增大

实验表明，牵引效应作用于腰椎，并有明确的放射学证据证明一定的力量可以使椎体分开。在20世纪50~60年代，就有人研究了腰椎牵引对腰椎间隙增大的作用。发现在牵引过程中和牵引停止后10min内可观察到这一效果，但停止牵引后30min，这种机械效应消失，并且认为只有>25%体重的牵引力量方可有此作用。这种使椎间隙增大的作用进而可使腰椎生理曲度变直、椎间盘高度增加、侧隐窝容积增加、腰肌和韧带展长增加、椎间孔增大。相当于1/2体重或稍多的牵引力量就可使腰椎间隙增加约1.5mm，$L_{3\sim4}$椎间隙增大2mm，这样即可使狭窄的椎间隙回复到近似正常椎间隙的宽度；但当解除了牵引力并处于站立位时，椎间隙又回到牵引前的水平。研究表明，持续重力牵引下，测量突出椎间盘的椎间隙，31个椎间距平均增宽1.34mm，以$L_{4\sim5}$椎间隙增宽最大。

二、放松腰肌

持续和间歇腰椎牵引时的竖脊肌肌电活动表明，牵引可使腰肌较好地放松，降低痛阈，且<25%体重的牵引力也有这一作用。慢速牵引可持续对肌肉进行牵伸，缓解肌痉挛效果比较明显。快速牵引时，快速强力地伸展腰肌，可使肌出现反射性松弛。

三、有争议的使突出椎间盘还纳

牵引是否会使突出的椎间盘还纳？历来是关注的焦点。早年Levernieux（1960）和Cyriax（1978）相信牵引的力学效果可使椎间盘内产生负压，有吸吮作用，能使突出的椎间盘还纳。然而，Andersson等在研究了椎间盘内压之后指出，此种假说是没有事实依据的。有研究对197例经牵引治疗痊愈的病人，进行了治疗前后CT扫描对比观察，其中：突出的髓核未见明显变化者144例，变形或略缩小，与神经根分界稍清晰者53例，无1例突出的髓核完全消失。事实上，椎间盘纤维环破裂，髓核突出后，必然与硬脊膜、神经根、后纵韧带和椎体后缘产生粘连，而纤维环裂口月余即可愈合。所以，髓核一旦突出，即很快丧失了还纳的解剖学基础，除非是髓核突出后1个月以内进行牵引治疗，才有可能还纳或部分还纳。因此，试图用牵引的方法使撕裂的纤维环恢复，或是通过拉长脊柱使突出或脱出的椎间盘回纳并稳定于纤维环内是不可能的。

但有影像学研究表明，腰椎牵引可减轻椎间盘膨隆。有研究采用硬膜外造影观察了14例腰椎间盘突出症患者牵引前后突出的椎间盘改变情况，其中10例在持续牵引后10~15d突出物缩小或还纳。这可能是椎间隙增大所致，因为在牵引后10~15d，每个椎间隙较牵引前平均仍增宽0.5mm。牵引力作用于后纵韧带，使后纵韧带张应力明显加大，使突出物特别是中央型突出，产生向腹侧的压力。同时牵引使椎间隙增宽，椎间盘内压降低，两种因素共同作用可使突出的椎间盘部分回纳或变形。在腰椎前屈下牵引和旋转，突出物在三维空间内可发生不同程度的变位及变形，增加了神经根和硬膜囊间的相对空间，减轻了对神经根的压迫和刺激。牵引后突出的髓核组织可部分还纳，但不能完全消失。故牵引除使突出物部分缩小外，还可通过纠正椎间关节功能紊乱、松解粘连、消除神经及周围组织的水肿等达到治疗目的，即目前所说的复位，但这并非真正的"椎间盘复位"。

四、降低椎间盘内压

有研究发现，牵引前47个突出椎间盘内压大多数为负压，均值为–1.3kPa，牵引下绝大多数压力下降，均值为–3.2kPa。牵引使腰椎间隙增宽，盘内压下降。也有研究发现在牵引治疗时没有观察到盘内压有明显改变，故不支持由于降低椎间盘内的压力，牵引能"吸回"突出的椎间盘的观点。牵引减少椎间盘损害的较可能的机制是增加纤维环后部和后纵韧带的张力。

五、纠正椎间关节的病理性倾斜

关节突关节对脊柱的稳定性起重要作用，腰椎间盘突出症可继发关节的倾斜和不稳。研究表明，腰椎旋转时，关节突关节滑动、移位，关节间隙增加，关节囊受到牵伸。牵引可松动关节突关节，纠正腰椎间盘突出症继发的关节突关节功能紊乱（半脱位或关节滑膜嵌顿）。

六、松解神经根粘连

椎间盘突出时机械性压迫和髓核组织的炎性刺激，使神经根出现明显的充血、水肿和炎症反应。反复刺激神经根及其周围组织时可引起粘连，产生运动和感觉功能障碍。腰椎牵引可缓解腰肌痉挛，使椎间隙增宽，减轻神经根的机械压迫，松解粘连，从而使神经根水肿减轻，消除无菌性炎症反应，缓解疼痛，恢复神经功能。

七、改变突出物与神经根的相对位置

在腰椎前屈下牵引和旋转，可使突出物在三维空间内发生不同程度的变位、变形，增加了神经根、硬膜囊的相对空间，从而减轻了神经根的受压和刺激。在持续腰椎牵引下，神经根袖和神经根松弛及位移、后纵韧带张应力增加，突出的髓核承受向腹侧的压力而变形，使之与神经根和硬脊膜之间的粘连产生分离。牵引力中的水平与垂直分力的改变，亦可促使粘连分离与髓核变形，从而使神经根和硬脊膜偏离突出髓核，神经根受压减轻或消失，建立了新的、和谐的"根-盘"关系，临床症状缓解或治愈。此外，牵引力可使粘连组织、痉挛韧带和关节囊牵开，椎间隙增宽；同时牵引还可使脊柱前凸减小，增加了椎管和侧隐窝的容积，黄韧带伸展、盘黄空间和神经根与硬脊膜的相对空间增大，Hoffman韧带松弛，改善了局部血液循环和缺氧状态，解除或减轻了对神经根的压迫。

新鲜尸体研究发现，在屈曲旋转腰椎牵引时，椎间隙增宽，椎间孔上2/3增大、下1/3减小，关节突关节面上下滑动、旋转、间隙增宽，黄韧带紧张，神经根在神经通道内被牵伸滑动，这种滑动在旋转时以对侧神经根较为显著。因此，屈曲旋转牵引治疗腰椎间盘突出的疗效较好，特别是向健侧旋转时效果更明显。水平牵引时，椎间隙增宽，椎间孔扩大，关节突关节面上下滑动。在牵引的同时背伸，椎间盘后部及髓核向腹侧移动。以上现象表明，旋转或手法斜扳方向不应只限于一侧，最好分别向两侧，这样既可松动椎间关节，又能更好地松解神经根粘连。

因牵引力与固定力的交叉点主要集中于腰骶部背侧，故可有效地作用于腰骶神经根。在牵引下，腰神经根和神经根袖松弛，发生位移，有一定的活动度。在新鲜人体标本上，给$L_{1\sim5}$神经根各施加100g重力，受到垂直牵拉力时，神经根产生位移，移动范围在8.57~23.27mm；神经根袖受到同样牵拉力时，位移<1cm者为11.59%，1~2cm者为78.26%，>2cm者为10.14%。用新鲜猪脊柱标本，做硬脊膜蠕变率测试，随着时间与牵拉力增加，蠕变率不断增加，其中控温40℃组，牵引5min硬脊膜可产生（2.69±0.588）mm左右的蠕变，但第4h后蠕变减小。由于蠕变，神经根袖松弛、发生位移。在椎间盘突出症中，首先是神经根袖，即硬脊膜承受压应力，故硬脊膜蠕变的特性，应该是症状缓解的力学基础。尸体解剖证实：神经根袖与椎管前壁通过韧带连接固定，受到牵拉时它可在椎管内移动。但由于神经根在椎管内的活动度与紧张程度有很大差别，牵引治疗的次数和疗效不尽相同，病程越长，粘连越重，牵引治疗的效果就越差。有资料回顾性分析了1516例临床资料，优良率83.5%。3年及以下者1016例，优良率90.1%，3年以上者455例，优良率68.1%。

在腰椎徒手牵引临床应用方面，用徒手牵引治疗腰椎间盘突出症，其主要的技术是用一突然的、单侧方向的猛推，以达到使脊柱松动的目的。随着科技的进步，机械牵引逐渐发展成为最广泛的一种牵引方法。结合中医的斜扳和旋转手法，将机械传动的快速牵引床改造成屈曲旋转快速牵引床，又称三维多功能牵引或多方位牵引床。在电脑控制下，牵引、成角和旋转动作瞬间完成。由于屈曲旋转快速牵引的重量大，对腰部组织易造成一定的损伤，在牵引后6小时~3日内，部分患者可出现腰及患肢痛加重、腹痛、腹胀和胸壁痛等，一般在3日后逐渐恢复。对此，应加强屈曲度数、旋转角度和牵引距离与腰椎间盘突出症分型间的关系研究。自体牵引床可在水平至垂直之间多个角度操作。可选择仰卧位、俯卧位并配合摆动牵引和重力辅助牵引。其最大特点是在很大程度上由患者自身提供牵引重量。研究表明，牵引前与60°和90°两种角度分别牵引后比较，牵引后各腰椎间隙宽度均不同程度地增加。牵引前后比较，椎间隙平均增宽0.54mm，其中以$L_{4\sim5}$间隙增宽最明显，达0.67mm，$L_5\sim S_1$间隙增加0.5mm。两种角度牵引后各腰椎间隙均明显增宽。牵引过程中血压和脉搏无明显升高，两种角度自体牵引疗效无显著性差异。

第四节　腰椎牵引的分类

牵引主要包括无重力的人工牵引、动力式的机械牵引、倒置以及悬吊牵引等几种。根据牵引力来源不同主要分为四类：

1.倒立牵引　由Sheffield（1964年）最先使用。它需要用一特殊的皮带系于患者骨盆，或在双踝部穿上一固定的"靴子"，然后将患者悬吊于一颠倒体位，以患者上身、双上肢和头部的重量（约体重的50%）作为牵引重量。

2.重力牵引　是通过装置牵引双下肢，用一特制的背心固定胸廓而实施的一种牵引方法，患者悬吊于垂直位，靠双腿和双髋的重量牵引。

3.滑轮-重量牵引　是利用滑轮转换力的方向，应用沙袋或重锤等附加重量充当牵引力的一种牵引方法。

4.动力牵引　是利用电动装置施加外在牵引力的一种牵引方式，是目前应用最为普遍的牵引方法。

根据牵引时患者的体位，可分为立位牵引和卧位牵引。立位牵引即自重牵引，患者躺于牵引床上，将胸廓下端固定，通过牵引绳悬挂于床头竖杆上。当床面旋转偏离水平位时，胸廓固定带以上的部分对腰部的压力消失，固定带以下的部分对腰部产生拉力。拉力的大小与床面偏离水平位的角度呈正相关。目前腰椎牵引设备种类繁多，但多为卧位牵引，即骨盆对抗牵引模式。自重牵引是依靠自身重力进行牵引的，此时腰部没有受到其他外力，椎骨间的连接结构处于相对放松的状态，这种状态下牵引与在其他外力下牵引的效果可能会有所不同。自体重力牵引对正常组织顺应性的影响有限，不会因牵引重量不当而造成损伤，是一种较为安全的牵引疗法。自体重力牵引可使腰椎间隙明显增宽，特别是自体重力悬吊牵引很容易使椎间隙扩大，具有较好的疗效，有时会有立竿见影的效果。研究发现，影响自体重力牵引疗效的主要因素是牵引套具引起的不适反应。通过调整其松紧度，这种不适反应会减轻或消除。

目前较流行的三维牵引床具有平行对抗、前屈后伸、左右旋转和左右侧屈的功能。主要体现在平牵与侧屈的组合上。平牵可减轻椎间盘的压力，平牵和侧屈以及前屈、后伸和侧屈运动可能为髓核的还纳提供了条件。倒挂牵引系自体牵引的一种，即将患者踝部固定，头向下进行牵引。这种牵引有许多危险，如可能诱发高龄患者脑出血等，现已很少应用。对有高血压、出血性疾病和青光眼等的腰痛患者要慎用，对此尚缺乏实验研究。

根据牵引力的大小和作用时间的长短，可将腰椎牵引分为慢速牵引和快速牵引。慢速牵引的重量为患者体重的30%~120%，每次牵引时间为20~40min，需多次牵引，是临床治疗的常用方法。快速牵引重量大，为患者体重的1.5~2倍，作用时间短，仅0.5~2.0s，多在牵引的同时加正骨手法，此类牵引源于中医学的"人工拉压复位"法。

此外，还有腰椎家庭牵引或自我牵引，如患者取仰卧位，双膝屈曲置于胸前，双手抱膝，以达到分离腰椎后部的目的。"攀单杠"牵引是一种患者可自行开展的悬吊牵引的方法。利用自身下坠的重量产生牵引作用。

第五节　腰椎牵引的副作用

尽管许多证据均已说明牵引治疗腰腿痛的有效性及安全性，且并发症较少，但误诊、牵引力过大或角度不当，也可出现较严重的并发症和无效的病例，故腰椎牵引的副作用也不可忽视。有调查发现，腰椎牵引后舒适改变程度最重的前4位因素依次是腰痛增加、牵引套过紧引起胸痛、牵引无效和活动受限。还有少数患者因牵引导致腰椎滑脱的发生。

一、牵引后疼痛加重

1.腰背酸胀或疼痛　有资料介绍了牵引治疗腰椎间盘突出症患者995例，发生牵引后疼痛加重者28例，占总牵引人数的2.8%。牵引致疼痛加重发生的时间见于各个牵引治疗期间。表现为原有的疼痛加剧和运动障碍，原因是病程较久，突出的椎间盘与神经根出现粘连，牵引时粘连产生撕裂，出血水肿，进一步压迫神经根而致疼痛加重。另外，牵引使腰部韧带被拉长，解除牵引后，韧带较松弛，患者在韧带未完全复位之前在床上翻身或下床时用力不当，造成椎间关节错位，从而使腰痛加重。过大的牵引力可使肌肉撕裂。另有资料报道，1516例患者在牵引过程中出现牵张反射182例（1.2%），表现为在牵引结束除去重量的瞬间，患者突然感到腰背痛，难以忍受。原因是在重力牵引下，竖脊肌松弛，骤然除去重量，若神经根有明显水肿，可引起竖脊肌反射性痉挛，产生剧痛。有30%的患者在牵引后6小时~2天内有腰腿酸胀。此反应与牵引参数有关，参数越大，反应越重。主要是腰背肌受到快速牵拉和扭转引起的，类似急性腰扭伤，此反应经休息后可自行消失。牵引可引起腰背肌痉挛，乳酸堆积，使腰痛加重。少数患者可有一过性下肢麻木或疼痛，这可能是快速牵引时神经根滑动引起的刺激反应。

2.腹胀腹痛　上位4支腰神经的腹侧支，出椎间孔后穿进腰大肌形成腰丛，腰骶交感神经干位于肌肉的前方。牵引使腰大肌痉挛而压迫这些神经以及髂腹股沟神经、股外侧皮神经、生殖股神经等。如压迫髂腹下神经可引起下腹部胀痛、隐痛或牵扯痛；压迫髂腹股沟神经和生殖股神经可引起腹股沟、会阴部的坠胀痛；压迫交感干则可出现胃肠道症状等。腰椎牵引后致剧烈腹痛，可能是：①精神过度紧张，致自主神经功能紊乱；②与牵引过重或过久以及患者的耐受性有关，瘦高患者较易刺激脊神经根。

3.牵引后突出物增大　多次重复牵引，特别是在屈曲、旋转角度过大下牵引，易加重椎间盘突出。若屈曲位快速旋转，超过一定范围，可造成纤维环外部剪切应力过大，使破裂口加大，髓核组织突出，这与椎间盘突出的原理相似。

4.马尾损伤　大块突出造成严重椎管狭窄，快速牵引对马尾有一瞬间的撞击力，使马尾神经缺血或水肿。有报道5例腰椎间盘突出症经手法致椎间盘急性破裂，术中可见纤维环破裂、髓核脱入椎管压迫神经根或马尾、神经根充血及水肿，且有较严重的粘连。严重者造成骨折块或破碎的椎间盘占据椎管而直接压迫马尾；另外硬膜囊血肿也可压迫马尾神经。椎间隙在拉力的作用下明显增宽；与此同时，韧带和肌肉也被拉长。韧带长期受到牵引，必然造成松弛无力，使腰椎稳定性受到影响，患者有腰椎脱节感觉，不胜负重。肌受到牵拉时肌梭变长，可造成肌肉疲劳，患者有腰部酸困、隐痛和易疲劳等症状。

治疗：应立即再继续给予重量牵引，当牵引重量达20~30kg，最多不超过40kg时，疼痛即减轻并逐渐消失。也有人认为发生疼痛后，要解除牵引，用冰块外敷腰痛处。如疼痛仍不能减轻，可行痛点封闭，或用脱水剂、激素静脉滴注，疼痛剧烈者肌肉注射杜冷丁。

预防：选择合适的牵引力，首次牵引时重量不宜重，等患者适应后逐渐增加重量。牵引结束时，逐渐减轻重量，缓解放松牵引。牵引后患者应于牵引床上静卧片刻，使松弛的韧带完全复位。下床时应先侧卧，由侧卧而缓缓坐起。

二、牵引后心率及血压升高

持续牵引或重量过大时对心血管系统会产生一定的影响。牵引时机械挤压胸腹部，使血压升高；牵引后血压降低，使颅内血流动力学发生改变、颅内压一过性降低，这些均可导致头痛的发生。文献报道，在腰椎牵引过程中部分患者可出现胸闷和气短等不适症状及血压升高或尿潴留等现象。有的患者会出现不同程度的血压逐渐升高，停止牵引后30分钟血压恢复正常。有研究观察了牵引前后5分钟和30分钟时的血压变化情况。相比非高血压患者，部分高血压患者在牵引后心率和血压有升高，个别甚至不能耐受牵引治疗。有的患者在结束牵引松解固定带后坐起时即感头痛剧烈，全身出汗，平卧休息后症状消失。研究表明，患者的心率和血压随牵引力的增加而加快或升高，并与牵引力成正比。不同年龄和不同性别患者的血压及心率变化略有差异。男性血压升高幅度及心率加快幅度略高于女性，18~40岁组血压上升及心率加快幅度略高于40岁以上组，且以牵引重量在80~100kg时变化最显著。有研究比较了牵引中5、10、20分钟时间点与牵引前血氧饱和度的变化，发现牵引后各个时间段比牵引前血氧饱和度均下降。老年和肥胖患者较其他患者牵引时更易出现血氧饱和度低于96%的情况。老年人易合并心血管和呼吸系统疾病，肥胖导致心肺负担过重，吸气量和肺活量降低，与正常人群相比，处于较低水平，牵引时加重了肺换气和血流灌注不足。因此，对冠心病、高血压、糖尿病和肥胖等患者，牵引带松紧要适度，牵引时间不宜过久。牵引前要排空大小便，高龄者和饭后30分钟内不宜牵引。

很早就观察到一些肥胖患者在应用大重量牵引时有昏厥倾向，这是胸部固定带压迫使静脉回流减少以及影响吸气而产生的一种反应。固定带限制了胸腔的活动，故可限制呼吸。腰椎牵引是靠牵引套套在胸部和腰部或骨盆进行对抗牵引。牵引套的松紧及位置的高低均可影响患者的舒适度，调查发现90%的患者因牵引套缚扎有不同程度的舒适改变。可在上牵引套前在患者的胸部、腰部或骨盆部位加放2cm厚的高密度海绵垫，并把患者的衣服拉平整防止皱褶，减少对抗牵引时牵引套过紧所造成不适而引起的胸痛。

牵引致使血压升高的原因：①牵引带机械性压迫，导致呼吸受限及肌紧张，使外周阻力加大，血压升高；②牵引时，胸腹内压升高，导致脑脊液压力增高，脑血流受阻，神经中枢部位CO_2浓度上升，直接刺激缩血管中枢，使患者血压升高；③当腹内压升高时，腹腔内脏器官受到刺激，致使肾素释放和血管紧张素形成，导致血压升高；④牵引时易出现精神紧张或焦虑等心理和情绪变化，从而引起交感神经系统兴奋，使小动脉收缩，血压升高。

牵引致使心率增快的原因：①固定带对胸腹腔的压迫，使胸腔内压力升高，肺张力受限；同时心脏也受到挤压，使肺活量及回心血量减少，导致代偿性呼吸。胸廓因牵引带束缚，呼吸运动受限，肺部顺应性降低，肺组织有效气体交换面积减少，导致动脉血氧分压降低而使心率加快。②不断增加的牵引拉力，使患者紧张，机体的防御性反射增强，交感神经兴奋，血管紧张素及儿茶酚胺分泌量增加，则出现呼吸、心率加快。③牵引力直接刺激脊柱腹侧的交感神经链，引起交感神经兴奋，促使心率增快。

腰椎牵引过程中要细心观察患者变化，随时监测血压是预防因牵引造成意外发生不可缺少的措施。为防止血压过高造成意外，要随时根据患者的血压变化和症状，给予调整，尤其对老年患者。有资料表明，牵引后30分钟患者血压方可降至正常范围，故重点患者应在30分钟后无其他不适方可离开。有报道指出，如采用体重1/2的重量进行牵引，或牵引后静卧数分钟，可起到较好的预防作用。

三、牵引致臀上皮神经损伤

牵引治疗围腰捆扎时紧贴髂嵴用力捆扎，可使臀上皮神经在扎带与髂嵴间遭受挤压而损伤；且变形、缩窄的骨纤维管也可能压迫神经。当牵引力逐渐加大时，由于直接挤压或牵拉可以损伤臀上皮神经，所以产生疼痛。另外，不平衡或猛力牵引也可使已被骨纤维管牢固固定的臀上皮神经受牵拉而损伤。为避免损伤臀上皮神经，牵引时要注意两侧力量平衡，保持牵引方向与脊柱纵轴重合，并逐渐加大牵引力。捆扎扎带前，让患者脱去外裤和皮带，平整内衣。扎带上缘要距离髂嵴3指以上，捆扎力量适中、均匀。

四、胸壁挫伤或肋骨及横突骨折

有报道采用三维牵引床治疗腰椎间盘突出症150例，其中3例发生肋骨骨折。原因包括：①牵引时腹部固定太紧；②牵引床臂腿板的屈曲度数太大；③牵引时速度过快，胸壁受到挤压力，轻则胸壁挫伤，重则肋骨骨折，甚至有血气胸发生。此外，在牵引过程中，患者前胸7～10肋受到捆扎带起始部金属固定杆硬性强力顶压，加上快速牵引时瞬间侧旋扭转力，在受伤处肋骨形成的剪力超过了肋骨本身的承载能力，致使肋骨骨折。在施术过程中，如发现肩胸捆扎带向肩头部上行滑移，应立即停止操作，这一点是避免肋骨骨折的关键所在。牵引还可造成横突骨折，原因是牵引力太大或牵引速度太快。此外，牵引时部分肌肉反射性强力收缩，也可拉断横突。

五、泌尿系统损伤

有报道，双侧先天性多囊肾患者在腰椎牵引后出现阵发性疼痛加剧，并突然排出肉眼血尿。腰椎牵引时，由于力的作用使腰部肌肉、筋膜、韧带直接或间接被上、下牵拉，当牵引重量达到50kg，可使$L_3 \sim S_1$间距增加5mm。当牵引突然加力或重量过大时，与肾囊壁相连的腹后壁肌肉被动受牵拉时有可能撕破较薄的囊壁而致出血。这提示，多囊肾患者不适宜腰椎牵引或应慎用该治疗。此外，有资料表明，有病例在牵引后尿中出现少量蛋白，有的患者尿潜血（＋），血清尿素氮和肌酐有不同程度的增高。在540例腰椎病牵引病例中，有55例尿中出现蛋白和（或）潜血以及出现轻度而短暂的肾功能检测值增高。可能有如下原因：①牵引过程中患者施术部位靠近肾区，在牵拉、左右上下旋转及捆绑作用下，损伤到肾脏是可能的；②牵引后腰围紧束腰部，影响到肾以及出入血管的血液循环，致使尿素氮等其他代谢产物排出不畅，浓度增高；③牵引后，患者按要求平躺数日，有意识限制饮食，控制大小便次数，有可能导致血液浓缩。

六、小关节嵌顿

腰椎牵引过程中会出现腰椎关节突关节滑膜嵌顿，给患者造成很大的痛苦和精神紧张。牵引在拉宽椎间隙的同时，也造成了椎间关节的受力增大。在持续牵引过程中，关节囊一直处于紧张状态，不会发生滑膜嵌压，而在快速卸载牵引力的过程中，关节囊由拉直状态快速变为松弛状态，此时的关节囊由于牵拉造成的弹性疲劳，来不及充分恢复其初始状态，就有可能被吸入关节腔内而造成滑膜嵌顿。同样，牵引过程中上、下关节突相互离位，卸载时可由于牵引造成关节囊的回缩不及而造成关节错位。滑膜和关节囊有丰富的感觉和运动神经纤维，对于刺激和炎症反应十分敏感。嵌顿后，可引起剧烈的疼痛和反射性腰肌痉挛。卸载牵引力操作的原则首先是使腰椎各解剖结构回位，其次是恢复腹压。合理程序是牵引结束时，在解除骨盆带时动作应缓慢，去枕并嘱患者平卧5分钟左右，规范的操作是预防此类医源性伤害的重要措施。

腰椎牵引有积极的治疗作用。然而，其副作用也是显而易见的。因此，牵引时，要根据病情，选准适应证。牵引前，要充分询问病史，全面了解情况，诊断明确。初诊患者，所用牵引力要小，时间要短。待患者适应后，再调整力度与时间。牵引时间不宜过长，以免损伤肌肉、韧带。牵引过程中，应密切观察患者，避免发生意外。如果腰椎间盘突出症患者合并脊髓改变，如脑疝、寰枕畸形和脊髓空洞症等，行腰椎牵引时有可能导致脑脊液压力升高或牵拉脊髓，造成脊髓压迫加重，要慎用牵引治疗。

第六节　影响腰椎牵引生理效应的因素

一、体位

从力学角度分析，牵引力可分解为与脊柱纵轴平行和垂直的两个分力，而改变其夹角，即可调控两个分力的大小。从脊柱三维结构分析，还存在一个扭转外力（很小）。在临床应用方面，平行分力大于垂直分力。因此，牵引时，患者的体位对牵引力有重要影响，根据临床治疗需要，通常采用仰卧位或俯卧位牵引。

不能忽略牵引所产生的屈曲力矩，因为它对腰椎产生的力学影响有临床意义。首先，屈曲运动可导致椎间盘前部的厚度减小和椎间盘后部厚度的增大。椎间盘后部厚度的增加暗示椎间盘纤维环后部和后纵韧带的拉紧。纤维环后部的拉长可以防止椎间盘内物质过度地向后运动并帮助减少椎间盘后部的膨隆。但只有在纤维环和韧带没有损伤并且拉力足够大的情况下才可能被操作，也不能使脱出纤维环和髓核等突出物还原。腰椎间盘突出症患者在俯卧位伴略微保持生理前凸的条件下牵引相对有效，因为大部分患者的突出物是向后侧方突出，这样的体位牵引是使椎间盘向前，对减轻突出物引起的症状有帮助。而椎间关节活动功能减退和退行性椎间盘病变的患者在仰卧位和腰椎生理曲度展平的条件下牵引更为有效。应该说，腰椎牵引时患者的体位和腰椎曲度的改变没有严格的规则可循。原则是患者的体位可使关节面间达到最佳的分离以及使关节尽可能处于自然位，因为关节囊越松弛，达到分离程度所需的牵引力就越小。要注意有时患者也许不能耐受某一体位，因为牵引力或许不能将髓核向预定方向移动，反而会产生相反方向的压力而导致疼痛加重。在这种情况下，应考虑尝试另一种体位。对椎间孔受累的患者，牵引最佳体位是可使椎间孔最大程度展开的体位。在选择牵引姿势时，应考虑是否舒适。

以前多数建议牵拉角度为18°。现多提倡应用水平牵引以获得最大的力学牵拉效果。在进行牵引时，需要考虑牵引力量的大小、方向及节段水平的变化。Judovich和Nobe（1957）最早研究了腰椎牵引的力学效果，他们测量了牵引时身体与牵引床之间的摩擦力，并在尸体上发现L_3/L_4以下的身体与牵引床之间的平均摩擦力为体重的27%。因此，他们建议使用能分离的牵引床以消除摩擦力，现在这种牵引床已被普遍地应用于临床。使用时，牵引力可达到350N（约为体重的一半），牵引的力线与水平线成18°。牵引力（Ftrac）可分解为水平分力（Fh）和垂直分力（Fv）。如果Ftrac=350N，那么，Fh= $350 \times \cos18° = 333$N，Fv= $350 \times \sin18° = 108$N。Fh提供了有效的牵拉力，它与作用在胸廓绑带上的反作用力（P）相抗衡。

坐位牵引时，患者取坐位，其支撑部为双侧腰部，用骨盆的重量使腰椎受到牵引。研究发现，坐位下牵引，腰椎长度增加，椎间隙增加最大的时间是牵引后10min，以L_{4-5}间隙增宽最明显，腰椎生理曲度在牵引中和牵引后明显减小。

仰卧位腰椎牵引时，髋关节的位置十分重要。研究表明，在髋关节屈曲角度从0°逐渐增大到90°的过程中，椎间隙后部的分离程度逐渐增大，尤以$L_{4~5}$和$L_5 \sim S_1$最为明显，而椎间隙前部则没有同步的改变。因此，欲达到最大程度的椎间隙后部分离，须使双髋关节在牵引时屈曲90°。可将小凳置于双膝下，这样可使腰大肌放松，腰椎前凸变平，此称为腰大肌姿势体位。双髋屈曲可使腰椎前凸；同样，牵引绳与牵引床之间的角度也在一定程度上控制着腰椎屈曲的程度。如果骨盆牵引带从两侧予以牵拉，则可能保持较大的腰椎前凸曲度；而骨盆牵引带从臀下牵拉则可使骨盆产生倾角而减少腰椎的前凸。如果治疗的目的是扩大椎间孔，则应增大屈曲力矩，并且Fowler体位比仰卧位（下肢伸直）更好。牵引可产生腰椎的屈曲和轴向分离，采用Fowler体位在脊柱可引起有效的屈曲力矩。Fowler体位，即仰卧在牵引床上，屈髋屈膝，下肢放在一个凳子上，是仰卧位牵引常用的方法之一。放射学研究证明采用Fowler体位的患者，牵引可致椎间隙前部变薄而后部增厚，这些变化与腰椎前凸变平有关，且椎间隙高度的增加与髋关节屈曲幅度有关。但在牵引结束10min后，脊柱又返回到原来的位置。尸体在持续的牵引状态下，牵引后脊柱拉长的时间不超过30min。有人提倡应用伸髋、伸膝水平位进行牵引，但此种体位是不正确的，它可使骨盆前倾，腰椎前凸加大，因而不利于牵引力学作用的发挥，甚至适得其反。

俯卧位腰椎牵引时，患者的舒适程度较好，并且能保持良好的放松。俯卧位牵引，脊柱处于伸展位，牵引力直接作用于椎间盘并使其向前。此时腰椎屈曲度可由骨盆下的垫枕控制。俯卧位牵引适用于有中度或重度疼痛和（或）肌肉紧张的患者。因为俯卧位牵引时或治疗后还可以在不需要搬动患者的情况下开展物理治疗等其他康复措施。而且可触诊棘突间隙以确定牵引作用的节段。有作者认为，仰卧位牵引主要用于$L_{4~5}$椎间盘突出症，牵引绳从臀下牵拉，与腰椎纵轴成20°~35°夹角，使骨盆后倾，减少腰椎前凸。俯卧位牵引主要用于$L_5 \sim S_1$和多间隙腰椎间盘突出症。

为了确定腰椎牵引过程中不同腰椎间盘对应的最优牵引角度，以便为新型腰椎牵引设备的开发提供依据，有研究基于CT图像构建人体全腰椎三维有限元模型，利用Ansys软件，遵循优化设计的方法，定义牵引角度为设计变量，以各节段腰椎间盘伸长量最大值为目标函数，以最大许用应力为状态变量，求得牵引治疗中各节段腰椎间盘的最优牵引角度，结果发现，$L_5 \sim S_1$、$L_{4~5}$、$L_{3~4}$、$L_{2~3}$、$L_{1~2}$腰椎间盘对应的最优牵引角度分别为斜向上10°、15°、20°、23°和25°。

二、牵引力

牵引重量的大小是腰椎牵引治疗效果的决定因素，其力学作用是，牵引时身体相关的骨性和（或）软组织腔隙增大，解除对神经根的压迫，使神经根与突出髓核间的粘连松解和产生位移等。因此，牵引力必须首先克服软组织被牵伸后产生的内在张力和身体与床面间的摩擦力。在软组织内在张力中，皮肤、韧带、关节囊所占的份额较小，主要是肌肉，故应根据牵张反射的机制，应用足够的牵引重量缓慢进行牵引和放松牵引，可避免出现反射性肌痉挛，产生牵张反射，影响牵引效果。在腰椎小重量持续牵引的作用下，椎间盘内呈负压，有利于水分渗入；而牵引的时间、天数决定着充水的稳定，保持椎间盘的弹性及可塑性。目前腰椎牵引的方法有很多，主要是人工牵引和动力式的机械牵引等。但这些牵引方法作用于患者腰椎时的确切牵引力是很难测量的，特别是人工牵引更难测定。机械牵引力似乎是明确的，但在牵引过程中设定的牵引力和实际作用于腰椎的牵引力之间存在着一定的差异。设定的牵引力越大，这一差异则越大，这是因为牵引绳和滑轮系统的摩擦力可导致牵引力的消耗。腰椎间盘突出症治疗的关键是牵引的重量，可以想象，在无法测知的情况下重量可能不足或过大。如重量不足，不能有效牵开脊柱，则疗效不佳；如重量过大，拉伸的程度超出了正常组织的顺应性范围，可引起肌肉和韧带的撕裂拉伤，产生新的充血和水肿，甚至神经损伤。

骨盆牵引一般是患者仰卧于牵引床上，牵引时用固定带分别捆绑固定在患者胸廓及两肋下缘处，两侧髂嵴上缘及臀部，固定于牵引床的头部和尾部。施加一定牵引力后，使腰椎受到牵伸，以达到治疗的目的。这类牵引方法最多，根据患者的年龄、性别、体重及身体状况，牵引重量多为体重的25%~70%，有的超过体重的10%，每日1次，每次持续牵引30分钟。有作者报告，重量为40kg+（15%~20%）体重，部分患者可渐增加至与体重相等，优良率为84.1%。病程长、神经根与突出髓核粘连重者，可适当延长治疗时间，不可做超重量牵引。

由于仰卧位时身体与床的摩擦系数为0.5，而L_3以下的身体重量为体重的50%，故腰椎牵引力至少为25%体重才可克服牵引时的摩擦力。但这只是克服摩擦力的最小牵引力，不能引起腰椎结构的改变。有报道44.76kg的15min持续牵引能产生一可测量的椎体分离，由此提出等于患者50%体重的去摩擦力是使腰椎出现治疗效果的最小力量。其他的研究报告表明，29.84~74.60kg（平均40.86~49.94kg）不等的牵引可使腰椎椎体发生分离。也有研究报道了造成椎体结构危险效果的牵引力大小。新鲜尸体研究发现，149.2kg的牵引力可致胸腰椎椎间盘的破裂，表明较大的牵引力有一定的风险。但未见25%体重的牵引力对腰椎结构产生影响的报道。有研究观察了腰椎间盘突出症患者牵引重量对椎间隙增宽的影响，发现以相当于体重的重量牵引，椎间距平均增加0.137cm，以超出体重10kg的重量牵引时，$L_{4~5}$椎间距增宽最明显，平均增加0.135cm；以超过体重20kg的重量牵引时，椎间距平均增加0.110cm。牵引重量增加，椎间隙不仅不增大，反而会出现反射性肌痉挛，而对抗牵引。这可能与牵引重量过大而刺激椎间关节周围韧带的本体感受器，引起反射性肌收缩对抗牵引有关。如果牵引力量过大，各韧带势必受到牵拉而过度伸长，易导致脊柱的相对稳定及平衡态受到破坏；而以适宜的力量牵引时，各韧带受到的牵拉作用较温和，故能保持脊柱的相对稳定及平衡，疗效佳。有报道指出，牵引力达到人体重量的50%时就可使椎体分离。总结大量腰椎间盘突出症牵引重量及其疗效后认为，最佳牵引力应为体重的60%~70%。对老年腰椎间盘突出症伴腰椎骨质疏松患者，选择适当的牵引力显得尤为重要，因为过大的腰椎牵引力可诱发或加重已疏松椎体的损伤，加快腰椎退变，反而会进一步加重腰椎间盘突出症的症状。

三维多功能牵引，治疗时可同时完成3个动作：水平牵引、腰椎屈曲或伸展、旋转。治疗机制是在腰椎牵引的作用下，椎间盘纤维环内呈负压的状态，利用纵向旋转聚向轴心的作用及后纵韧带扭曲张力而迫使突出物还纳；一般屈曲−5°~0°~25°，旋转−26°~0°~26°，牵引时间0~70min。牵引过程极短，一次组合动作多在1s内完成。牵引力在0~3000N内，是一个变量。经验表明，屈曲角度不宜过大，以15°内为宜。因为即使在牵引状态下腰椎前屈，患椎间隙仍有前窄后宽。若前屈过大，则有加重突出的可能。另外，成角过大，患者在接受牵引治疗时，胸腹部受到挤压过重，此时再行快速牵引，易发生胸壁挫伤，甚至肋骨骨折。

腰椎牵引的治疗机制主要是通过牵拉使腰椎间隙增宽，从而使突出或膨出的椎间盘组织回缩或者减轻增生的腰椎对神经的压迫而发挥治疗作用。腰椎牵引的质量有不断加大的趋势，很多作者主张使用相当于患者体重或超体重10kg左右的重量，甚至倍体重的重量进行腰椎牵引，以期提高腰椎牵引的疗效。但是随着对腰椎牵引研究的深入，已证明了疗效并不与牵引力成正比，而且大重量牵引对人体的不良影响已有报道。

三、牵引时间

牵引时间在很大程度上受到牵引力的影响。一般牵引力大则牵引时间相对要短，反之则相对要长。通常每次牵引持续的时间以20~40min为宜，平均30min。但牵引20min是多数研究认为有效且适宜的时间。腰椎间盘突出症通常采用持续牵引模式或"较长时间牵引−较短时间放松期"的间歇牵引。报道有牵引60s，放松20s，或每牵引30s，间歇10s，即3∶1的间歇牵引。治疗频率一般为每周5~6次。采用连续牵引，一般10天为1个疗程，年龄在20~30岁指定3个疗程，30~50岁指定4个疗程，50~70岁指定5个疗程。这些报道是否是最佳的比例尚待进一步探讨。

腰椎牵引的其他影响因素，如骨盆牵引带的形式、牵引带固定的位置、牵引的模式以及牵引开始/结束的方式、禁忌证的界定和不良反应等都可能影响牵引的效果。骨盆牵引带上缘的皮带准确位置应在髂嵴之上，胸廓牵引带的位置在第8、9、10肋的下缘。胸廓固定后牵引时易出现两个问题：①胸廓牵引带固定不稳易产生向上滑动；②胸廓牵引带向上滑动或捆束过紧后产生压迫，影响呼吸。这是牵引装置普遍存在且尚未得到很好解决的问题。

单侧椎间关节功能障碍或存在保护性脊柱侧凸的患者，单侧牵引可能较双侧腰椎牵引更为适合。虽然理论上如此，但在临床上却很少应用单侧腰椎牵引。因为存在两个问题：一是大部分商品化的腰椎牵引床并不适合此项技术的开展；二是当应用单侧腰椎牵引时，患者的身体可随牵引力移动，并不由自主地使之与牵引力方向对齐。X线比较发现正常受试者单侧腰椎牵引在牵引侧可产生10mm的椎体分离，在牵引侧的对侧则有2mm的椎体分离。判定是否适合单侧牵引的基本方法是徒手牵引试验，如单侧徒手牵引可使疼痛缓解，患者则可能适合单侧机械牵引；反之，若徒手牵引激惹了患者症状，则不适合单侧牵引。

牵引过程分为初始、持续和结束3个阶段，时间在30min左右。因为腰背肌群多为慢反应肌，抗重力作用较好，但过长时间牵引，高张力状态效应的积累，将产生循环不良和代谢产物积聚。因此，在初始阶段应采用各种降低肌张力的措施，如理疗，以增强牵引效能。临床上采用的间歇脉冲牵引或持续牵引，术前先行理疗，在结束阶段逐渐放松。持续阶段，腰背肌能承受大重量和较长时间的牵引。而快速牵引，在1min内就可达牵引最大值，然后放松至0，从理论上分析，这种方法似有不足之处。

关于旋转的方向，不应"左突左旋，右突右旋"，因为旋转的目的多数是为了纠正腰椎椎间关节的功能紊乱。其同侧旋转力矩并不能完全达到纠正的目的，也可能需要对侧的力矩。所以，旋转方向最好是两侧旋转以松动椎间关节。

要视病情选择牵引方式，同时配合其他疗法。绝对卧床为腰椎间盘突出症治疗的基础。研究发现，卧床可使其承受的压应力降低70%，从而改善静脉回流，有助于疼痛的缓解。卧床时，应取平卧位，并认真进行腰背肌、腹肌和下肢肌功能锻炼，增强腰椎外源性稳定，改善局部循环和营养，防止废用性肌萎缩。以往认为，牵引后患者须绝对卧床休息，但有研究随访了快速牵引后CT片上突出物的变化，发现突出物无1例完全消失，但有不同程度的缩小。认为快速牵引除使突出物部分缩小外，还可通过纠正关节突关节功能紊乱、松解神经根粘连达到治疗作用，而不是牵引当时的椎间盘"复位"，所以无须绝对卧床休息。应用腰围能制动腰部，可减少30%腰椎负荷，但不要长期持续佩戴，以防止肌萎缩。有研究发现，体重指数（body mass index，BMI）对腰椎间盘突出症行腰椎牵引疗效有影响，腰椎间盘突出症以腿部为主要症状表现者牵引疗效最好。

参考文献

［1］岳寿伟.腰椎牵引［J］.中华物理医学与康复杂志，2006，25（6）：429-431.

［2］张洁，岳寿伟，王安民.自体牵引对正常人腰椎间隙的影响［J］.中国康复医学杂志，2006，21（5）：412-414.

［3］邓露露，喻洪流，严泽宇，等.腰椎牵引治疗装置控制系统设计［J］.软件导刊，2020，19（3）：159-162.

［4］彭熙文，杨少锋，聂颖，等.功能锻炼和腰椎牵引治疗慢性下腰痛Meta分析［J］.亚太传统医药，2020，16（12）：181-185.

［5］蔡华治.腰椎牵引联合针刺、拔罐疗法治疗腰椎间盘突出症的效果分析［J］.当代医药论丛，2020，18（21）：34-35.

［6］陈艳，董刚，刘梦瑶，等.过伸位腰椎牵引结合腰骶肌锻炼治疗腰椎间盘突出症的疗效观察［J］.浙江临床医学，2020，22（11）：1608-1609.

［7］陈艳，邵荣学，张亮，等.腰椎牵引在不同屈髋角度下对腰椎间盘突出症的疗效观察［J］.中国现代医生，2019，57（22）：23-25，30.

［8］司素梅，李海文，萧博睿.腰椎牵引治疗腰椎间盘突出的生物力学分析［J］.中国继续医学教育，2017，9（22）：132-133.

［9］刘治华，许伟超，徐新伟，等.腰椎牵引角度有限元分析及优化［J］.郑州大学学报（医学版），2015，50（4）：507-511.

［10］朱保华，时超.骨盆牵引致臀上皮神经损伤15例报告［J］.实用中医药杂志，2001，17（6）：46.

［11］伍伟良.腰椎牵引后致疼痛加重28例分析［J］.现代医药卫生，2008，24（5）：737.

［12］王斌，李玲，年翔，等.腰腿痛患者腰椎牵引失败的病例分析［J］.中国临床康复，2003，7（1）：546-547.

［13］马太平，陈子前.腰椎三维牵引致肋骨骨折3例原因分析［J］.中医正骨，2003，15（11）：64.

［14］寇炳祯，董玲生，刘桂然.腰椎牵引致腰三横突骨折1例［J］.现代康复，1999，3（4）：510.

［15］郭英，谢宏文.腰椎牵引致剧烈腹痛2例［J］.中国康复，1994，9（4）：154.

［16］夏新蜀.腰椎牵引致多囊肾出血一例［J］.中华物理医学杂志，1997，19（1）：23.

［17］林映龙.腰椎牵引致一过性剧烈头痛一例［J］.中华理疗杂志，1994，17（3）：181-182.

［18］陈峰.牵引不当致腰椎关节滑膜嵌顿1例［J］.颈腰痛杂志，2008，29（1）：20.

［19］于波，孟德芹.腰椎牵引对病人心率、血压的影响［J］.长春中医学院学报，2005，21（3）：19.

［20］杨光升.牵引疗法对腰椎病人肾功能的轻度影响［J］.实用医技杂志，2004，11（3）：310-311.

［21］彭利群.颈腰椎牵引的利与弊［J］.中国民间疗法，1999，9（1）：26-27.

［22］徐军.脊柱牵引治疗技术［J］.中国临床康复，2002，6（10）：1388-1391.

［23］宗立本.神经根在牵引作用的位移变换及其临床意义［J］.颈腰痛杂志，1998，19（4）：252.

［24］龙贤亮，刘朝生，王理.腰椎牵引不良反应分析与对策［J］.颈腰痛杂志，2014，35（3）：226-228.

［25］曾业龙，陈东，赖美桂，等.体重指数对腰椎牵引治疗腰椎间盘突出症效果影响［J］.右江民族医学院学报，2013，35（1）：32-33.

（李义凯，周永富）

第三十五章　骶管及骶管注射疗法

骶管注射疗法广泛用于治疗腰椎间盘突出症和腰椎管狭窄症，在获得较好临床疗效的同时，也有不少问题亟待解决。如骶管注射的药物配方较多，注射的剂量和方式各异，药物的选用随意性较大，临床运用多为经验治疗。出现较多的问题是两种激素合用、所用药物种类过多、利多卡因用量过大、各种中药注射液的使用以及注射速度过快等。安全注射的方式是穿刺时有突破感，阻力消失后即可注药，不必再进针。现尚无明确的指南或者指导原则用以规范临床操作，在药物的选择、配伍、剂量和容量、注射方法和速度以及pH值等方面都需要进一步的研究和规范化。骶管注射应遵循最少药物、最低浓度和最小容量的原则。在没有完全明确中药注射液的药理作用之前，建议尽量不要选用。

第一节　概　述

骶管注射疗法是将一定量的治疗药物，如局麻药、激素或神经营养等药物经骶管裂孔注入或滴注入骶管内硬膜外腔来达到治疗目的的一种治疗方法。药物注入骶管后可浸润腰、骶神经根，并渗到椎间孔，沿骶丛神经扩散，消除无菌性炎症，阻断疼痛刺激的传导，起到快速缓解腰腿痛的作用。这种治疗方法简单，易于操作，相对安全，疗效肯定，技术要求不高，痛苦小，起效快，病人容易接受，优于单纯的推拿或牵引等疗法。已被广泛应用于以腰椎间盘突出症和腰椎管狭窄症为代表的腰腿痛疾病治疗中。

多年来，针对骶管注射的进针深度、剂量、配伍和穿刺等问题，从骶管的应用解剖和药理试验等多个方面开展了研究。但回顾文献仍发现有许多问题亟待解决，如骶管注射多是凭经验使用，随意性强。各种中药注射液、维生素、胶原酶、臭氧、加强剂和能量合剂等也相继运用于骶管注射当中。在药种品种、剂量、配伍、浓度、推进速度、药物pH值、渗透压和温度等方面始终没有一个统一的量化标准，相关的基础研究不多。临床上各行其法，莫衷一是，较为混乱，以致临床使用中出现诸如血压降低、颅内压升高、感染、截瘫等并发症，甚至导致死亡的发生，这不能不引起我们的注意和深思。因此，本疗法可能带来的损伤值得探讨，下一章就骶管注射疗法的并发症进行了专题的讨论，可供借鉴。

骶管注射的临床应用缺乏理论依据和基础研究。需要进一步明确本疗法的合理性、作用机制、药物配伍、操作以及副作用等核心问题。针对骶管注射的临床疗效较好，应用广泛，但同时也存在较多并发症的这一现状，有必要对相关的解剖学、药理学和应用现状做一回顾，为骶管注射疗法的安全及科学应用提供依据。

第二节 骶管注射的历史和现状

一、骶管注射疗法回顾及应用

骶管注射疗法是将药物经骶管裂孔注入硬膜外腔，直接作用于病变局部，达到消除炎症并缓解疼痛目的的一种疗法。1901年法国的Sicard和Cathelin首次分别成功地从骶管尾侧穿刺入硬膜外腔进行骶管阻滞，至今已有百余年的历史。20世纪40年代以来先后广泛应用于无痛分娩、外科手术麻醉、腰腿痛和一些泌尿生殖系统疾病，甚至用于颈椎病的治疗。1953年Lieverer等首先采用硬膜外腔注射氢化可的松治疗腰椎间盘突出症。1978年国际腰椎研讨会上认为"硬膜内与硬膜外类固醇药物注射对腰痛患者的治疗是最有效的方法"，自此确立了糖皮质激素在骶管注射治疗腰腿痛中的不可替代地位。我国自20世纪70年代开始对骶管注射的解剖和临床应用进行了研究，并将该疗法应用于腰椎间盘突出症和腰椎管狭窄症的治疗，取得了较好的疗效。

由于激素的副作用和诸多禁忌证，某种程度上限制了骶管注射疗法的临床应用和推广。为了能在发挥该疗法优势的同时尽可能避免副作用的发生，国内已将中药制剂用于该疗法并设想其能最终替代糖皮质激素。据报道，硬膜外腔注射中药制剂治疗腰椎间盘突出症的疗效明显优于西药。实践证明，对以局部无菌性炎症为主以及机械性压迫较小的病例，如腰椎间盘突出症早期、轻中度突出及轻度腰椎管狭窄等，骶管注射的疗效较好。对多种原因引起的复杂性腰腿痛及反复非手术治疗无效者、椎管狭窄和神经根严重受压者疗效欠佳。

二、骶管注射疗法的疗效及优势

本疗法源于硬膜外腔神经阻滞，根据药物不同，有着不同的临床用途。在治疗腰椎间盘突出症中，骶管注射疗法的疗效是肯定的。药物通过骶管注入硬膜外腔，直接作用于硬膜和神经根，通过阻断疼痛的传导通路，阻断化学刺激因子对神经根的刺激，缓解或消除疼痛而达到治疗目的。骶管注射的操作相对简单方便，一般医师经过短期培训即可掌握。只要注意严格无菌操作，熟知局部解剖，因操作失误引起的意外还是比较少见的，因而被广泛应用于治疗腰椎间盘突出症，已成为非手术治疗腰椎间盘突出症的基本疗法之一。国内外大量的临床实践表明，本疗法的有效率在55%~80%，多数报道的有效率接近70%。对于腰椎间盘突出症的根性坐骨神经痛，约有65%的患者经硬膜外激素治疗可不必手术，而干性痛者的疗效较差。国内报道2120例骶管封闭治疗腰腿痛，其治愈率为51.98%，显效率42.88%，有效率0.75%，无效率4.39%，总有效率95.61%。骶管注射法还用于手术麻醉、分娩和一些泌尿生殖系统疾病的治疗。硬膜外腔穿刺的一般规律是穿刺部位越低越安全，骶管注药是在硬膜外腔的最底端，距硬脊膜囊下端S_2以上较远，不易误入蛛网膜下隙或损伤静脉丛，所以最安全，这也是临床多采用骶管裂孔注射疗法的主要原因。

三、骶管注射疗法的称谓

骶管注射治疗简称骶疗，也称为骶管封闭或骶管神经阻滞，有人也称之为液体刀疗法。其他称呼还有骶管药物注射、骶管硬膜外充填法、骶管冲击疗法、骶管快速注射、骶管滴入冲击疗法、骶管阻滞、骶管滴注药物法、骶管点滴充填法、骶管灌注、骶管超容量填充法、硬膜外腔活血化瘀中药灌注疗法、骶管加压滴注、骶管硬膜外腔注射疗法、骶管内封闭、骶管硬膜外滴注药物、骶管药物冲击疗法和骶管内滴注疗法等。名称繁多，至今也没有一个统一的称谓。众多的称谓对学科的健康发展不利，目前使用较多的是骶管注射和骶管封闭以及骶管阻滞。

第三节　骶管注射的适应证和禁忌证

骶管注射的运用有其严格的临床适应证和禁忌证，并不是所有的腰腿痛都可行骶管注射疗法。关于本法的具体适应证和禁忌目前无统一的定论，本文仅就文献所介绍的内容做一简单的汇总。

一、适应证

本疗法主要用于腰椎间盘突出症、腰椎管狭窄症以及其他一些椎管源性的腰腿痛，如急性腰扭伤、腰臀部疼痛、梨状肌综合征、坐骨神经痛、马尾神经痛、腰骶神经根炎、腰椎间盘突出术后疼痛及术后神经根粘连等。此外，骶管注射疗法还用于治疗外阴营养不良、子宫内膜异位症、小儿遗尿、遗尿症、痛经、尿潴留、多种痛症、眩晕症、颈椎病、功能性阳痿、盆腔淤血综合征和慢性前列腺炎等病症。此外，还有人将骶管注射用于隐性脊柱裂、腰椎骶化或骶椎腰化等腰骶部常见的解剖学变异上，但尚缺乏科学依据。骶管阻滞麻醉主要适用于肛门、直肠、阴道、阴囊、会阴部、下肢和尿道的手术麻醉，婴幼儿和学龄前儿童的中、下腹部手术，阑尾切除，疝修补术，无痛人工流产术，术后镇痛和产科镇痛，会阴和肛门等疼痛综合征及一些非疼痛性疾病。

文献介绍较多的大剂量骶管冲击疗法，其适应证为：发病时间短、疼痛症状较重的腰椎间盘突出症，病程长者的急性发作期，未经正规非手术治疗的腰椎间盘突出症，腰椎间盘摘除术后复发者，腰椎间盘突出在0.5cm以下、无椎管狭窄者。

二、禁忌证

1.全身情况不佳，身体极度衰弱，患有严重心、脑、肝、肾等器质性疾病，如慢性三度房室传导阻滞，急性心肌梗死伴有二度房室传导阻滞，或冠心病、病态窦房结综合征伴有室早者、活动性消化道溃疡和高血压等。

2.妊娠初期、月经期、糖尿病和重度骨质疏松者慎用。

3.全身脓性或脓毒性感染、活动性结核和穿刺部位或深层组织有细菌感染者。

4.凝血功能障碍或应用抗凝药者，骶管封闭治疗易造成硬膜外血肿。

5.中枢神经系统疾病，如脊柱或脊髓肿瘤、炎症和脓肿等。

6.腰椎间盘突出症中央型合并马尾神经压迫，或大块椎间盘突出者。

7.骶管裂孔闭塞或骶骨畸形，或严重椎管狭窄，致使穿刺困难者。

8.外侧型椎间盘突出、游离型椎间盘突出、黄韧带增厚、严重的脊柱滑脱、脊柱侧弯、AS及椎管外软组织损伤等疾病，疗效不佳。

三、骶管封闭的注意事项

1.疗效及并发症与穿刺的准确性有直接关系，如骶管裂孔变异或肥胖者，操作应以解剖定位为准，以提高穿刺成功率。穿刺时穿刺点及穿刺针尖深度不应超过S_2水平，以免刺入蛛网膜下隙导致全脊麻。

2.穿刺后回抽无血液、无脑脊液，试注药液无阻力，无局部隆起、腰胀或下肢放射痛症状加重等，说明穿刺成功。

3.骶管内血管丰富，穿刺时易损伤出血，注药后吸收加快而引起局麻药中毒，回抽时如有回血可调整穿刺针位置，回血较多应放弃注射。进针时禁止反复穿刺，避免刺破血管。

4.年老体弱者用药量宜酌减，心存恐惧或体虚者以及空腹时禁用。

5.注药时如出现头痛、头晕、恶心、呕吐、头皮发麻等症状，应立即停止注射或减慢注药，若发现躁动、神志异常等应终止治疗，改平卧体位观察患者情绪变化及生命体征。注药后应卧床观察。

6.骶管注药是低位硬膜外穿刺，靠近会阴，应严格执行无菌操作，避免感染。

7.由于有皮质激素，给药次数不可过多。应避免大剂量应用激素，短时间使用皮质类固醇最常见的副作用是出现所谓的"皮质类固醇性精神病"，表现为有欣快感、异常动作、兴奋或失眠，可予地西泮对抗；长时间或大量使用有造成骨坏死的风险。疗程及注射次数须从严控制，注射次数一般不要超过3次，行第2个疗程时要间隔较长时间，早上注射符合糖皮质激素的生理作用特点。

8.注射速度并非越快越好，当根性症状明显时应减慢注射速度，以防加重神经根损伤。

9.高浓度麻醉药物不增加疗效，反而会增加毒副作用，大剂量快速冲击也不能提高疗效，反而会使颅内压增高而出现不良反应。

10.配制中加入复方丹参等制剂，会发生混浊，中药及其他药物的作用及配伍值得研究。

11.对椎管内机械性压迫所致的腰腿痛者，若有明确的手术指征，应及早行手术治疗，不可一味依赖骶管注药，以免耽误病情，或注射后效果不佳者改用其他疗法。

12.将药物温度设定为40℃更贴近人体温度，可能更符合人体的生理。

第四节　骶管的临床解剖学

骶管注射的治疗机制有待探讨，产生的损害也值得重视，因此要加强骶管注射的基础研究。与临床广泛应用相比，其基础研究仍显薄弱。

一、骶骨的观察与测量

胚胎时每个脊椎骨出现3个初级骨化中心，1个发育成椎体，其他2个发育为两侧的椎弓。成年后，各节段相互愈合成一块倒三角的骶骨（彩图35-1），上部宽大而厚，下部窄小而薄。骶骨后壁上、下部各有一缺损，分别为腰骶间隙和骶尾间隙，骶尾间隙也称骶管裂孔或骶管裂隙。两个间隙表面均有坚韧的纤维膜覆盖，为黄韧带的延续。骶管裂孔上的纤维膜亦称骶尾韧带（cathelin膜），厚约1~3mm。骶骨背面粗糙隆凸，沿中线的隆起是骶正中嵴，是由骶椎棘突融合而成，可在体表扪及。骶正中嵴外侧有4对骶后孔，与4对骶前孔一样，均通入骶管，分别有骶神经前支和后支通过（彩图35-2）。骶管（彩图35-3）是由骶椎椎孔连接而成，是椎管的一部分，为椎管的末端部，位于椎体的后部，是一呈扁平状的管。骶管前后径由上而下逐渐缩小，下部开口于骶管裂孔，硬膜外腔终止于骶管裂孔。骶管裂孔（彩图35-4）为骶管后壁下部，骶管下口的开放性缺口，是S_{4-5}椎弓板在中间矢状面缺如而形成的"Λ"形裂孔。在骶管裂孔两侧有S_5下关节突构成的骶角，为隆起的骨性结节，可在体表扪到。骶管注射时常以骶角触摸定位作为确定骶管裂孔位置的骨性标志（彩图35-5）。骶管后壁的形态复杂，变异很多，分为完整、完全开放、上部裂口、下部裂口、上下部裂口和后壁有孔等，其中后壁完整者占55%~59.4%，完全开放者占1.2%，后壁上下裂隙有不同程度增高或出现异常裂孔者占39.4%~45%（彩图35-6、彩图35-7、彩图35-8）。有时骶角位置不等高或只能触到一侧骶角，造成穿刺困难。有些骶管裂孔尖矢径小于2mm，这也是穿刺困难的常见原因。腰骶间隙和骶后孔穿刺较少运用。骶骨后壁、骶管裂孔及周围结构形态变异大给穿刺造成了困难。

二、骶管裂孔的解剖

骶管裂孔一般呈三角形凹陷，上有厚的骶尾韧带覆盖，两旁骨性隆起为骶角，其间为骶管裂孔。有时在骶管裂孔的尖端有向下延伸的骨片，将骶管裂孔分为左右两半。有些为横行裂孔，有些覆盖骶管裂孔的骶尾韧带钙化后弯曲或闭塞，有些骶椎背侧全部或部分开放未愈合，或骶角不明显。形状分为三角形、长方形和不规则形等7种，其中呈三角形者占45%，各种不规则形裂孔占53%；骶管裂孔边缘有异常结节或有桥者占总数的49%。少数骶骨无骶管裂孔或骶角不明显、不对称而无法确认骶管裂孔以及无骶管者占2.78%。骶管裂孔周围形态变异可分为无裂孔、周边异常结节、骶角不明显等6种类型（彩图35-9）。骶管裂隙高度多为骶裂至S_4，两骶角对称、等高者多，不对称者以偏左者为主。形态分为3种情况：①两侧骶角同高占70.8%；②两侧骶角不同高占24.8%；③两侧骶角扁平不显者占4.4%。男女两骶角距离有显著性差异，男性较女性大。骶角明显者可在骶部准确触摸到，当触摸不到骶角、骶角缺如或不明显时，必然定位困难。两侧骶角不等高或只能触到一侧骶角时，应以低侧骶角为准。少数骶角融合、骶角扁平难以触及、骶管裂孔狭窄或方向偏歪等变异是穿刺失败的主要原因（彩图35-10、彩图35-11）。此外，尾骨骶化、腰椎骶化、尾骨骶化合并腰椎骶化、骶后有孔、骶管裂孔上有骨块或骨性凸起等变异，也是造成定位穿刺困难的原因（彩图35-12、彩图35-13、彩图35-14、彩图35-15）。

　　骶管穿刺有骶管裂孔穿刺法、骶管后壁穿刺法和骶管上口穿刺法。穿刺部位的选择多根据年龄、性别、个体差异和治疗需要而定。一般多选用骶管裂孔穿刺法，此法简单安全，距硬脊膜囊下端远，不易误入蛛网膜下隙或损伤静脉丛。儿童确认骶角和骶管裂孔有困难时，可行骶管后壁穿刺法。成人骶管后壁有裂或孔的位置大小不恒定，穿刺较困难。骶管上口穿刺法是在L_5和骶骨之间进针，此处骶管腔较大，穿刺容易。骶管裂孔的外形与穿刺有着直接的联系。骶管裂孔外形不一，形状差异很大。两侧髂后上棘下方13mm处的水平连线通过S_2，相当于蛛网膜下隙的终点处。但有少数硬膜囊终点部位有变异，骶管裂孔的前方可能就是硬膜囊，如果穿刺针进入过深会刺入蛛网膜下隙，因此骶管裂孔到蛛网膜终端的距离有重要的临床意义。但骶管裂孔高、底宽和孔尖矢径的测量结果存在较大的差异，这可能与标本的来源、地域差别和测量方法有关。总体来看，从骶管裂孔到蛛网膜下隙终端的距离平均长度为45mm（15~75mm），变异较大。骶管裂孔距离尾骨尖端约4cm，从皮肤到骶尾韧带的距离约7~30mm，因人胖瘦不同而异。多数骶管的延长线在骶管裂孔处与皮肤的夹角为40°±5°，进针至皮下后针头略向前倾穿刺更容易进入骶管。

三、骶管的解剖

　　目前对骶管的解剖已经相当明了，这促进了骶管注射疗法的开展。此疗法的解剖依据在于骶管下端与硬膜囊之间存在较大的硬膜外腔隙，此处重要的神经和血管不多，故骶管注射不易造成蛛网膜下隙损伤，穿刺简便安全。硬膜囊一般止于S_2，少数止于S_4节段。硬膜囊与椎管的骨内膜和黄韧带之间的间隙称硬膜外腔，呈负压。骶管与颈、胸、腰各段的硬膜外腔相通。但骶管注射疗法的主要适应证为腰椎以下椎管内病变。病变节段愈高，治疗优势愈无法体现，同时治疗的危险性也随之增加。骶管由上向下呈倒置的三棱锥状，长度平均为97mm。研究显示，骶管腔的容积个体差异较大，小者约10ml，大者约65ml，平均为20~30ml。这些数据对骶管注射剂量有指导意义，而骶管穿刺用药量是保证骶管治疗效果的关键之一。据此估算肛肠手术最佳的局麻药用量为16~20ml。

骶椎从胚胎时期到发育成形与脊髓的生长速度不一致，脊髓在胎儿时期发育迅速，3个月时硬膜囊和脊髓下端十分贴近，位于S_5和S_2之间。此后由于二者生长速度不同，出生时脊髓下端基本达到L_2或L_3水平，硬膜囊下界位于S_2水平。11~16岁前椎管后壁由韧带、结缔组织或软骨覆盖，如果儿童确认骶角和骶管裂孔有困难，可用骶管后壁穿刺法，在$S_{1~2}$或$S_{2~3}$之间进针，成功率较高。成人骶骨后壁完全骨化，此法运用较少。脊髓尖端下延成一细丝（即终丝），长约20cm，上段15cm在蛛网膜下隙中，为内终丝，主要由软膜延伸而成；下段5cm穿出硬膜囊，止于尾骨，为外终丝，表面由硬膜延伸而成。

骶管注射成败不仅与骨结构有关，也与骶管内组织密切相关。对骶尾部硬膜外腔的认识有助于骶管穿刺的成功。硬膜外间隙内富含脂肪、韧带、神经和血管。骶管内静脉丛丰富，是组成椎管内静脉的部分，附着在骶管前壁。骶管前方静脉丛较后方的管径大而密，吻合丰富，无明显的纵行干，愈靠近骶管上端管径愈大，血管多而密，愈向下则血管逐渐变得细小和稀疏。组成椎静脉系统的椎外静脉丛和椎内静脉丛均无静脉瓣，所以骶管内静脉丛损伤后，出血即来源于整个骶静脉系统。骶管内的硬膜外静脉丛一般止于S_4节段，但也有贯通整个骶管者。因此，穿刺沿骶管前壁推进时损伤和误入血管概率较高，出血也较严重，沿后壁时则较少。故穿刺成功后，针尖应避免不必要的推进。进针过深（大于68mm）易误入蛛网膜下隙或损伤静脉丛造成出血，穿刺时应给予重视。

硬膜囊在骶管内几乎紧贴后壁，硬膜囊与终丝前后方中部有较致密纤维样结构连于骶管前后壁，形成"中隔"。行骶管裂孔麻醉时，穿刺针有可能进入"中隔"的一侧，有时会不利于药物的左右扩散，而出现单侧被阻滞麻醉，另一侧效果较差的现象。骶神经和神经节在骶管内列于两侧，有时个别神经根和神经节会阻塞管腔，造成药物注射阻力增大，这也是一些治疗效果不良的原因。L_1~S_1硬膜外腔充满致密脂肪，如胶冻，构成横膈样，也可能造成骶丛阻滞失败。

四、骶管注射并发症与骶管解剖的关系

尽管骶管注射疗法是一种简便安全的治疗方法，且硬膜外间隙为位于椎管骨膜与硬脊膜之间的窄小间隙，与颅内硬膜外隙互不相通，但其所引发的并发症亦常有报道。研究表明，一个住院医生经过适当的短期训练就能较安全地掌握骶管注射疗法。但与此同时也发现，即使穿刺中有明显的针尖"落空感"，经X线造影检查，穿刺的失误率仍高达14.2%。这些失败与操作者对骶管局部解剖形态的不熟悉有着很大的关系。

骶管注射的穿刺方法很多，包括骶管裂孔穿刺法、骶管上端穿刺法、骶管后壁裂孔穿刺法等，各有利弊。在解剖上，骶管腔隙从上到下由大到小，逐渐缩窄。因此穿刺点愈高，骶管腔愈大，穿刺自然方便容易。从这一特点看，骶管上端穿刺法为优，其次为骶管

后壁裂孔穿刺法，再次为骶管裂孔穿刺法。成人骶管后壁有裂或孔者占45%，但裂或孔的位置大小不恒定，穿刺较困难。采用骶管上端穿刺法，在L_5和骶骨之间有硬膜囊，且硬膜囊仅靠骶管后壁，囊周围有较多静脉丛，易损伤。骶管上段的硬膜囊紧贴骶管的后壁，骶管内椎内静脉丛自上而下由密到疏，管径由大渐小，因此穿刺点愈高，进入蛛网膜下隙和损伤静脉的机会也就愈多。从这些解剖学特点来看，骶管裂孔穿刺法却又明显地优于骶管后壁裂孔穿刺法和骶管上端穿刺法。

五、骶管裂孔穿刺点

骶管穿刺成功的关键在于骶管裂孔的定位，而其定位一般是以骶角为标志的。操作时在骶角定位的同时，能准确地触摸到裂孔后的骶骨面，对注射准确定位与穿刺成功有很大的帮助。进针部位一般要选择裂孔稍下的地方以保证注射安全。临床有下几种定位方法：①直接触摸骶角法：先在骶部触摸骶角，70.8%的骶角明显且左、右两侧同高，可准确摸到。但在两侧骶角不同高时，以低侧骶角为准。在骶角明显时此法简单方便，但骶骨背面突起较多，除骶角外可有其他异常结节存在，有时会出现定位困难。②间接触摸法：当摸不到骶角时，可采用尾骨末端测定，即在后正中线上，先摸到尾骨尖，沿后正中线尾骨尖向上约4~4.5cm处，旁开1cm即可触到骶角。③表面定位法：骶管裂孔中心与两髂后上棘约呈一等腰三角形，两髂后上棘至两骶角间中点连线左、右8cm也可定位骶角或骶管裂孔。上述方法可根据患者不同情况综合使用。

穿刺进入骶管裂孔最多不超过40mm，即不得超过S_2水平线，防止刺入过深进入硬膜囊内而引起麻醉反应。S_2至两骶角连线中点的垂直距离为（2.73±0.22）cm，进针深度不宜超过2.4cm。但临床上行骶管注射时，并非垂直进针，进针深度应该根据体表骨性标志定位。裂孔的宽度（即两骶角距离）从0.1cm到1.8cm、高度从0.2cm到4.6cm、深度从0.2cm到1.1cm不等。骶管裂孔前后径狭小以及深度较浅，均可增加骶管注射的难度，临床操作时应注意个体差异和解剖变异。男女两骶角距离有显著差异，男性两骶角间距比女性大，性别差异也应作为骶管穿刺的参考依据。

骶管裂孔狭窄或偏歪等又是穿刺失败的另一原因，如中部狭窄、不规则形异常骨片从骶管裂孔的顶部和周边向孔深入构成穿刺的直接抵触，常导致穿刺失败。骶角缺如或不明显使得触摸骶角或从尾骨尖向上定位骶管裂孔较困难。两侧骶角不对称时可使骶管裂孔的开口偏向一边，此时不宜沿中线进针，否则穿刺针易偏向一侧而出现单侧麻醉，影响疗效。研究发现，两侧骶角不对称时，偏左者多于偏右者，因而可有两个解决方案：①病人取左侧卧位；②骶管注射时，在两侧骶角连线中点进针时针尖可适当偏左。

骶管的解剖形态个体差异较大，约20%有解剖学变异。22%的骶管后壁有缺损，甚至完全敞开，这种缺损可发生于一侧、两侧或中部，有时因相邻椎板未愈合而在中间呈锯齿状。约10%的人有骶管裂孔畸形或闭锁。进针过深或骶管前壁缺如时，穿刺针可进入直肠。骶骨下1/4向前弯曲，使该段骶管呈扁平状。这是传统法穿刺常遇到进针受阻的原因，也是传统阻滞法失败率高的主要原因。

由于骶管内的其余部分多为硬膜外脂肪充填，这些组织的性质依年龄有所不同，儿童时期较疏松，局麻药易于扩散，而到成年时期，纤维组织变得致密，这导致婴幼儿骶管阻滞平面较高。来自骶髓排尿中枢（S_{2-4}）的骶神经和阴部神经被阻滞时可发生尿潴留。

第五节　骶管注射的药物组成和配方

一、骶管注射的药物

骶管注射疗法治疗腰椎间盘突出症的用药存在很大的主观性和盲目性。在药物的种类、配伍、剂量和注射速度等方面差异颇大。回顾文献，常见的骶管用药有35种之多，但基本药物是局麻药、糖皮质激素、B族维生素和一些活血化瘀及改善微循环的中药注射液。主要包括：①糖皮质激素类药，为主要成分，可抑制炎症，消除水肿而止痛。激素种类较多，有地塞米松、倍他米松、醋酸泼尼松龙、曲安奈德等。②局麻药，可解痉止痛。常用的有利多卡因、普鲁卡因和布比卡因。③维生素类，可营养神经，减轻神经损伤。常用的有维生素B_1、维生素B_{12}、维生素C以及甲钴胺等。④中药注射液，有复方丹参、野木瓜、健骨、正清风痛宁、脉络宁、丹参、当归、川芎嗪、红花、β-七叶皂苷钠、腰宁、脊痛舒、忆诗安、夏无天、黄瑞香、红茴香等。⑤胶原酶，用以溶解纤维环和髓核。⑥其他，如ATP、654-2、透明质酸酶、3%过氧化氢溶液、5%碳酸氢钠、盐酸山莨菪碱或东莨菪碱、糜蛋白酶、胞磷胆碱钠、肌苷和辅酶A等。所用药物的种类繁多，很多药物的使用缺少基础研究的支持，缺乏理论依据；是否有确切的疗效还没有一个准确的答案，这也是今后研究需加强的地方。研究表明注射药物超过4种会增加感染风险，应避免4种以上药物混合使用，以免出现不良反应。

二、糖皮质激素的应用

目前临床上仍没有充分的证据来证明糖皮质激素在骶管内的确切作用机制，多数认为是激素的消炎镇痛作用。但有人通过研究认为醋酸泼尼松龙对椎管内的炎症毫无作用，长期应用甚至会产生严重的并发症。大量应用还会在椎管内形成高渗透压，对神经根造成化学性刺激，使其脱水变性，甚至导致不可逆损伤。激素的选择、用量和给药次数与疗效、疗效持续时间及并发症有直接关系。有2例一次注射泼尼松龙125mg后当晚彻夜失眠，减少到75mg后未发生此现象的报告。对1~2次注射无效者不要再次注射，连续注射不超过4次，长效激素不超过2次。激素局部注射后能降低局部的免疫力，细菌易从局部或远处病灶经血流到达骶部引起感染。所以骶管注射时，应严格无菌操作，掌握用药剂量、间隔时间。目前多主张采用中短效激素，如地塞米松和醋酸泼尼松等。有报道骶管内注射泼尼松龙悬浊液可引起强烈的化学刺激，造成疼痛加剧，此时可选用曲安奈德混悬液代替。

糖皮质激素剂量：地塞米松10~20mg，泼尼松龙30~50mg，曲安奈德20~40mg，曲安西龙20~40mg，醋酸氢化可的松25~50mg，甲泼尼龙40~80mg等，短效的可每周一次，长效类以2~3周一次为宜。以地塞米松应用最多，用量多为5~10mg/次，也有选用氢化可的松（40mg/次）、醋酸泼尼松龙（60mg/次）和曲安奈德（40mg/次）。

三、局麻药的应用

骶管注射所使用的局麻药主要是利多卡因和普鲁卡因。普鲁卡因性质稳定，副作用少，毒性小，对组织无刺激。维持时间约30~60min，临床应用广泛。但应用前应常规做普鲁卡因皮试，过敏者可改用利多卡因。局麻药应以最小有效浸润浓度和剂量为宜，尽量用低浓度低毒性麻醉药（最好是普鲁卡因）。临床应用局麻药的浓度和剂量各不相同，应用最多的是2%利多卡因5~20ml、1%~2%普鲁卡因10ml、0.125%~0.75%布比卡因20ml等，没有统一的标准。有显著窦性心动过缓，高度窦房、房室或束支传导阻滞的患者禁用或慎用利多卡因。对于重度心力衰竭或肝功能损伤者，因局麻药半衰期显著延长，需减少剂量。

四、维生素、中药注射液及其他药物的运用

关于是否加用维生素B类药物尚存在争议，研究显示在激素中加入低浓度的局麻药，或再加入维生素B_{12}、654-2等，其临床疗效与单纯注射激素无明显差异。维生素B族可能有营养神经、修复损伤的作用，甲钴胺可提高疗效。但有研究证实，维生素B_{12}的加入对疗效无明显的增强作用，也没有缩短病程的功效。但也有研究证明，在硬膜外腔使用维生素K_1和维生素B_{12}与布比卡因有协同镇痛效应。

五、配方及剂量

（一）配方

治疗腰椎间盘突出症的常用配方如下：局麻药+激素、局麻药+激素+营养液、局麻药+激素+营养药+血管扩张剂、局麻药+激素+营养药+能量合剂、局麻药+激素+营养药+各类中药注射液、局麻药+激素+营养药+酶制剂、局麻药+激素+营养药+其他（胶原酶、碳酸氢钠、肾上腺素及臭氧等）。

（二）骶管注射的用药及剂量

整个硬膜外腔的容量约为100ml，一般认为骶管容积约20~30ml，注入20ml较为安全。但有人增加骶管推注的压力和加大注射剂量，试图起到使椎间盘复位的作用，药液容量可多达250ml。我科及文献具有代表性或特点的配方：

1.我科的配方是低浓度的普鲁卡因或利多卡因注射液2ml、糖皮质激素1~2ml，加生理盐水或注射用水稀释至20ml，每周1次，2~3次为1个疗程。

2.2%利多卡因10ml、地塞米松20mg、复方丹参注射液20ml、肾上腺素注射液（1∶20万），用生理盐水稀释至40ml。间隔7天，3次为1个疗程。

3.2%利多卡因10ml、泼尼松龙50~75mg或曲安奈德30~40mg、维生素$B_1$400~800mg、维生素B_{12}1000μg，每次间隔7~10天。

4.0.25%普鲁卡因（或低浓度利多卡因）15~20ml、醋酸确炎舒松-A混悬液10~15ml，必要时加山莨菪碱8~10mg及维生素B_{12}100μg，或选用胶原酶，但目前少有使用。

5.1%利多卡因10ml、5%碳酸氢钠10ml、生理盐水30ml、维生素$B_1$100mg、维生素B_{12}500μg、地塞米松10mg，每5~7天注射1次，一般不超过2次。

6.曲安奈德20mg、5%碳酸氢钠10ml、透明质酸酶3000U、地塞米松5mg、维生素B_{12}1mg、维生素$B_1$100mg、复方丹参8ml、盐酸山莨菪碱10mg、2%利多卡因5ml，加生理盐水至50ml，每周1次，5次为1个疗程。

7.生理盐水250ml、0.5%利多卡因5ml、地塞米松10mg、维生素$B_1$0.1g、维生素B_{12}1mg，注入骶管，整个操作过程20~30min。一般首次注射120~180ml药液；隔5~7天后行第2次骶管冲击疗法，第2次注射根据情况允许可把药液全部注入骶管，注射时根据患者情况变化施以不同的注射速度，最多注射3次。

8.维生素$B_1$200mg、维生素B_{12}500μg、0.75%布比卡因5ml、醋酸泼尼松龙50mg、生理盐水150ml。用30ml注射器推药，前30ml推药速度0.5ml/s，继续给药，患者可出现头晕，腰部发胀，而后降低给药速度，以患者能耐受为原则，注射液体量最多者为120ml，最少者为80ml，注药时间10~15min。

9.2%利多卡因5ml、得宝松1ml、维生素B_{12}1mg、维生素$B_1$200mg、胞磷胆碱钠500mg、5%碳酸氢钠5ml、生理盐水12ml。

10.复方丹参注射液8ml、2%利多卡因4ml、醋酸地塞米松注射液10ml、维生素B_{12}注射液1000μg、5%碳酸氢钠注射液4ml。

11.骶管加压注射：2%利多卡因8~10ml、维生素$B_1$200mg、维生素B_{12}1mg、地塞米松5mg、曲安奈德30mg、透明质酸酶1000U，加生理盐水至40~50ml，缓慢加压推注。

12.治疗腰椎管狭窄症：确炎舒松-A 25mg、2%利多卡因5ml、生理盐水10~20ml、654-2 10mg、维生素$B_1$100mg、维生素B_{12}1mg、地塞米松5mg、5%碳酸氢钠5~10ml，每周1次，3次为1个疗程，个别病例可增加1~2个疗程。注入空气5~10ml（推测其目的在于扩充硬膜外腔，使药液充分扩散，但不推荐，有风险）。

13.地塞米松10mg、确炎舒松-A 25mg、2%利多卡因5ml、维生素B_{12}0.5mg，加生理盐水稀释至30ml。

14.维生素$B_6$200mg、曲马多100mg、5%碳酸氢钠4ml、生理盐水10~20ml。每周注射1次，4次为1个疗程，需进行第2疗程者，应间隔2周。

15.注入加强剂（H_2O_2）8~10ml，注射后多数患者出现患肢发热或下肢出汗，持续3~5

分钟。

（三）骶管滴注的剂量

骶管滴注的剂量要比骶管注射多得多。常用骶管滴注配方：

1.生理盐水250ml、地塞米松10~15ml、2%利多卡因、复方丹参10ml、透明质酸酶1500U，以每分钟40滴的速度滴入。

2.0.9%氯化钠注射液200~250ml、2%利多卡因10ml、泼尼松龙75~100mg、地塞米松10mg、维生素B_1 700~1000mg、维生素B_6 100mg、维生素B_{12} 1000μg、三磷酸腺苷40mg、辅酶A 50μg混合液点滴，点滴速度为15~20滴/分，每次间隔10天，5次为1个疗程。

3.2%利多卡因5ml、维生素B_1 100mg、维生素C 1g、维生素B_{12} 1mg、地塞米松5mg、ATP 20mg、复方丹参注射液等加入100ml等渗盐水内。液体通过电脑输液泵泵入，速度为100ml/h。输入速度可根据病人的耐受程度进行调整。1次/周，3~5次为1个疗程。

4.生理盐水200ml、2%利多卡因10ml、地塞米松10ml、维生素B_{12} 500μg、维生素B_1 100mg、夏无天注射液4ml、黄瑞香注射液4ml，每周1次，5次为1个疗程。

5.生理盐水250ml加地塞米松15mg、曲安奈德40mg、维生素B_{12} 500μg、维生素B_6 100mg、三磷酸腺苷40mg、夏天无2支、2%利多卡因15ml。

6.康宁克通-A 50mg、2%利多卡因20ml、维生素B_{12} 250μg、维生素B_1 100mg。2~3次为1个疗程，常需1~2个疗程。对伴有椎管狭窄者，将上药加生理盐水稀释至200ml，行骶管硬膜外腔缓慢滴入，2~3小时滴完。

7.生理盐水300ml、脉络宁30ml、利多卡因300mg、泼尼松龙125mg、维生素B_{12} 2mg、维生素B_1 100mg，100滴/分，30~40分钟内滴完。隔日1次，3~5次为1个疗程。

8.骶管冲击治疗：0.9%盐水150ml加泼尼松龙125mg、维生素B_1 500mg、维生素B_6 500mg、维生素B_{12} 1.5mg、山莨菪碱10mg、透明质酸酶150U组成的冲击液快速滴入。

9.超容量填充法：野木瓜注射液6ml、地塞米松10mg、维生素B_{12} 1mg、维生素B_6 100mg、加入250ml 0.9%氯化钠注射液。

10.骶管灌注：2%利多卡因5ml、维生素B_1 200mg、维生素B_{12} 1000μg、得宝松1ml，加维脑路通4ml或加入维生素C注射液2g、5%碳酸氢钠注射液30ml、地塞米松注射液10mg、红茴香注射液4ml、当归注射液4ml、0.9%氯化钠注射液100~400ml。

11.骶管点滴充填法：生理盐水200ml、甲基泼尼松龙40ml、2%利多卡因80~100mg、维生素B_1 0.3g、维生素B_6 0.3g、维生素B_{12} 250μg、复方丹参注射液2ml。8或9或12针头穿刺，持续点滴充填液60滴/分。7天注射1次，7次为1个疗程，最多治疗2个疗程。

12.2%利多卡因注射液20ml、维生素B_1 200mg、维生素B_6 200mg、维生素B_{12} 2mg、地塞米松10mg、甲基泼尼松龙50mg，加生理盐水至200ml。先以30~60滴/分的速度滴入，观察5~10 min，无不良反应后再使滴速增至60~150滴/分，以病人能耐受为度，1次/周，5次为1个疗程。

13.灌注液为生理盐水250ml、维生素B_6 100mg、维生素B_{12} 1mg、地塞米松5mg、

ATP 40mg、辅酶A 100μg、辅酶Q 1支、复方当归1支，30~40滴/分，100分钟左右滴完。每日1次，4~5次为1个疗程。

14.健骨注射液6ml（每毫升含柚皮素不少于50μg）、地塞米松10mg、维生素B_{12} 1mg、维生素B_6 100mg，加入250ml生理盐水中。

15.大剂量高渗液骶管冲击：生理盐水250ml、地塞米松10~15mg、2%利多卡4ml、复方丹参10ml、维生素B_6 1mg及透明质酸酶1500U配成复方液体，行骶管滴注。

16.骶管大剂量冲击疗法：2%利多卡因4ml、0.75%布比卡因3ml、维生素B_1 100mg、维生素B_{12} 0.5~110mg、地塞米松5~10mg、甲强龙针40mg；1%亚甲蓝0.5ml及等渗溶液。分单次冲击法与连续冲击法。连续冲击法为上述药物加入250ml等渗生理盐水内，输入速度为30~60滴/分，总时间为80~90分。加压指征为患者主诉感觉腰骶部发胀不能忍受，暂停给药，过3~5分钟发胀感消失再给药。每次推入10~20ml液体。一般给药50~80ml，多者可达100~150ml。

骶管滴注疗法治疗神经根型颈椎病：

1.2%利多卡因5ml、曲安奈德25mg、维生素B_1 300mg、维生素B_{12} 2mg或2%利多卡因5ml、脉络宁注射液20ml，加生理盐水稀释至300~500ml。药液上升到颈部时有颈部酸胀痛及僵硬感，调整滴速，以能耐受的最快速度为好。维持30~40滴/分。滴注完平卧观察30分钟。

2.生理盐水160ml、2%利多卡因6ml、地塞米松5mg、维生素B_1 300mg、维生素B_{12} 1mg，配成复合药液180ml，每周1次，4次为1个疗程。

3.生理盐水300~500ml、泼尼松龙50mg、透明质酸酶1500U、维生素B_{12} 250μg、当归注射液4ml、2%利多卡因5ml。上药混合经骶管裂孔注入椎管，约需1~1.5h。每周1次，4次为1个疗程。

第六节　骶管注射的操作

硬膜外腔穿刺的一般规律是越低越安全，骶管注射是将药物注入硬膜外腔的最低端。

一、体位

俯卧位或患侧在下的侧卧位，临床多取俯卧位。俯卧位时腹下垫枕，暴露骶尾部。侧卧位时患肢在下，头弯向胸部，两腿屈向腹部，使腰骶部后突，充分暴露骶管裂孔。

二、穿刺点

两侧骶角下方的凹陷为骶管裂孔，多数情况下容易确定。如骶角不明显，由尾骨中线向上约4~5cm处触及一凹陷即穿刺点，或沿尾骨尖向上触摸，可触及一倒"V"型或"U"

型的凹陷，其两旁各有一豆大隆起的骶角，此凹陷即骶管裂孔。骶管穿刺成功的关键在于骶管裂孔的定位，而它的定位一般又是以骶角为标志的，骶角的缺如或不明显，或骶管裂孔极细小等必然引起触摸骶角定位，或尾骨尖向上定位骶管裂孔的困难，致使操作障碍。一些肥胖患者骶角及骶管裂孔凹陷均不明显，可触摸两侧髂后上棘，以连线为底边向下形成的等边三角形的顶点下方约一横指处为穿刺点。

三、穿刺及注射方法

文献中有代表性的几种骶管穿刺方法，其给药方式及注射方法没有统一的标准，随意性比较大。一些作者建议尽可能快地推入，以达到液体剥离的效果。研究显示，骶管注射与骶管滴注及骶管套管的疗效差别不大。

（一）俯卧位

临床多采用俯卧位操作。

1.在臀沟终点处触及骶管裂孔并用指甲压出标志，消毒、铺巾、2%利多卡因局麻后，腰穿针与冠状面成约60°夹角刺入，有明显突破感后，拔出针芯，用局麻后剩余的少量利多卡因进行试注射。如阻力较大，说明穿刺未到位，应再调整腰穿针深度或角度；如阻力较小，则说明穿刺已到位，可将药液注入。

2.在两侧骶骨角之间、尾椎尖上3cm处，常规消毒铺洞巾，先用7号短针，在骶管裂孔处作皮丘，然后用8号长针垂直进针，突破韧带后，以25°斜刺3cm，当针抵住骶管前壁后，回撤0.5~0.8cm并回抽，无回血即代表穿刺成功。

3.摸清骶管裂孔后，选用10ml注射器，取2%盐酸利多卡因2ml、生理盐水5ml，于骶管裂孔中心处作皮丘，将穿刺针垂直刺入皮肤，而后针体向尾部倾斜45°，待穿过骶尾韧带有落空感，即阻力突然消失，回抽有阻力时（此时进针深度约2~3cm），说明已进入骶管。此后，穿刺针与皮肤成20°角，再进针约1cm，回抽无血及无脑脊液，注液无阻力即可推注或滴注药物。注药完毕后，针孔以消毒棉球覆盖，胶布固定，撤去骨盆下所垫之枕，俯卧位休息30min。

4.垂直刺入皮肤，当针尖穿过骶尾韧带时有明显的落空感，阻力消失，再将针干向尾侧方向倾斜，与皮肤成30°~45°，针干与骶管轴线方向一致，继续进针2cm左右，穿刺成功后接上注射器，回抽无血液或脑脊液，注药无明显阻力时即可确认进入骶管，然后将药物缓慢注入。

5.用18号穿刺针进入骶管4~8cm，回抽无血液或脑脊液，注入滤过空气无阻力，即证明已进入骶管，再置入带钢丝的麻醉导管。根据突出物位置的不同，在X线透视下调整导管深度，位置准确后拔出钢丝，缓慢注入1200U溶于5ml生理盐水的胶原酶。

（二）侧卧位

进针点选在两骶角连线中间，用16号穿刺针垂直向头端进针。一旦穿过骶尾韧带，便有落空感，注气阻力消失，且无皮下气窜感，证明针头已进入骶管，回抽无血无液，向硬膜外腔前间隙置入导管便可注药。进针至皮下后针头前倾30°~45°较易进入骶管。但对一些消瘦者，倾斜角度可小至15°~20°，肥胖者倾角可达70°~80°。如穿刺时回抽有血，可退针少许改变角度后重新穿刺。从骶管裂孔中心进针，由于针体倾斜度不易准确掌握，穿刺针也较为粗长，故而容易损伤骶管内丰富的静脉丛，导致局部出血和局麻药毒性反应。在S_2平面以下，以7号针垂直自裂孔中线穿入，针细而短，对骶管损伤小，成功率高，并发症少。

四、穿刺成功的标志

穿刺时出现落空感，注气注药无阻力，回抽无血无脑脊液，注药后局部无隆起表示穿刺成功。在推注药液时，患者可出现腰骶部胀痛，会阴部麻木，下肢疼痛、麻木、发凉或放射感，以及术后一过性下肢麻软无力等，均为骶管注射的正常反应。反应明显者预示疗效佳，反应轻者疗效差。

第七节　骶骨注射疗法的机制

一、骶管注射治疗腰椎间盘突出症的机制

骶管注射的作用机制复杂，缺乏相应基础研究。所注药物具有抗炎，减轻神经根的充血、水肿，抑制致痛物质释放的作用，并能激发体内内源性镇痛物质的产生、释放，其对体内疼痛调节机制的影响越来越受到关注。

1.液压分离　骶管注射注入的液体量较大，超过骶管容积，推测产生的液压能分离神经根的粘连，解除神经根受压；同时药物集中在神经根处，可改善局部组织的充血、水肿。利用冲击原理，短时间内经骶管输入大量液体，使得椎管内形成高压，硬膜外腔充盈扩张，高压液从下而上产生冲击力，在硬膜外间隙扩散，起到液体剥离作用，并对硬膜囊及神经根产生推移作用，使神经根与周围组织的粘连产生物理性液体分离。药液注射至骶管后，药液充满硬膜外腔，在一定时间内保持一定压力，具有加压和松解的双重作用。用药后使神经根和病变部位直接浸泡在药液中，药液沿神经根蔓延，可使药物发挥最大的作用。通过抗炎作用缓解炎症刺激引起的疼痛，减轻脊神经根水肿，使神经根管相对容积增大，解除压迫。但大剂量液体注入骶管后的分布状态及其对神经组织的治疗作用尚不清楚，有待深入探索。此外，胶原酶可溶解纤维环和髓核，达到解除机械压迫的治疗作用。

2.阻断疼痛传导通路　注射液中局麻药的神经阻滞作用可阻断疼痛刺激的传导，解除局部肌肉痉挛和血管收缩，使局部血液循环及代谢得到改善，内环境趋向稳定，从而使疼痛减轻或消失。低浓度的局麻药对神经鞘膜有轻度麻醉作用，可抑制神经末梢的兴奋性，

阻断"疼痛→肌紧张和小血管平滑肌紧张→代谢产物聚集→疼痛加剧"的恶性循环，达到缓解肌肉痉挛的目的。糖皮质激素可降低毛细血管通透性，抑制炎性渗出，减轻神经根无菌性炎症水肿和细胞损伤，促进炎性介质吸收，改善神经根淤血状态，阻断炎症介质对软组织的进一步损伤，并且降低神经根的敏感性，有利于神经功能的恢复。阻滞交感神经可使血液循环得到改善。

3.调节疼痛机制　骶管注射可影响机体内在的疼痛调节机制，从而产生镇痛作用。骶管注射高渗药液，根据渗透压原理，高渗液可使受压和水肿的神经根脱水，并可使神经根周围的钠离子浓度升高，有利于神经动作电位形成，恢复神经正常生理功能。从而产生更明显的镇痛抗炎效果，解除运动神经兴奋和肌张力增高所致的恶性循环，也解除了恶性循环对内源性阿片样物质（OLS）释放的抑制作用。另外，药物缓慢地渗入到蛛网膜下隙，起到与降钙素相同的作用。通过阻滞Ca^{2+}向细胞内流动，对细胞信息传递功能起到抑制作用。OLS可作用于阿片受体，产生比等量吗啡强几倍甚至几十倍的直接镇痛作用，发挥下行性镇痛；OLS还可通过抑制突触前神经元末梢的放电而抑制P物质的释放，抑制交感神经及其介质的释放，从而发挥间接的镇痛作用。

4.改善微循环　骶管注射液中的活血化瘀和改善微循环的药物，如丹参、654-2以及盐酸青藤碱等，可使血管扩张，解除痉挛的血管，缓解血管阻塞，从而改善血液循环，促进侧支循环的形成。病变局部血液循环的改善，有利于消除无菌性炎症。

5.营养神经　B族维生素易进入神经细胞内，可改善神经营养，促进神经细胞中的代谢，刺激轴浆结构蛋白的合成，使受损神经再生及修复受损的髓鞘，从而起到营养神经纤维，促进受损神经恢复的功能。透明质酸酶或糜蛋白酶可预防粘连；胞磷胆碱钠、肌苷、维生素B_{12}直接作用于神经根，可维持神经组织生理功能的完整性，改善神经根的循环和营养供给，减轻神经根的水肿及脱髓鞘程度，抑制神经的兴奋性。

6.淡化炎性介质的浓度　髓核突出或破裂后释放H^+，局部pH值下降，刺激伤害感受器产生疼痛。碳酸氢钠可直接提高局部pH值，减轻刺激，缓解或解除疼痛。还可中和髓核组织本身所含的高浓度乳酸及炎性的神经根组织因缺血引起的局部酸中毒，消除由高浓度H^+刺激感受器所引起的疼痛。在顽固性腰椎间盘突出症治疗无效时，应首先考虑到pH值的影响，在治疗液中加入适量的碳酸氢钠，以提高疗效，但一定要注意适量。如病程长，存在神经根粘连时，可在上述混合液中加入透明质酸酶。碱性液能使利多卡因的作用时间延长，有利于炎症的吸收。注入的大量液体还能稀释并带走病区的代谢产物，减轻局部炎症反应，改善椎管内环境，纠正病灶及周围的酸性环境和高渗状态。

二、骶管注射治疗腰椎管狭窄的机制

与腰椎间盘突出症机制接近，但对此研究不多。可能是液压分离、阻断恶性循环、改善微循环、抗血栓形成、钙拮抗和自由基清除等作用。

三、骶管注射治疗颈椎病的机制

骶管滴注治疗颈椎病的报道少见，根据目前的报道，其对神经根型疗效显著，但对椎动脉型疗效较差。有作者介绍应用大量药液经骶管滴注，能够使颈硬膜外腔得到有效充盈，持续较长时间而产生液压剥离，使颈神经根及硬膜囊与周围的粘连得以解除。并使病变椎间隙的神经根管、椎间孔管扩张，神经根与椎间孔的位置得以改善。直接浸泡受损的神经，加强了药物在炎症部位的扩散。药液可以较快地由骶部扩散至颈部硬膜外腔，发挥效应，在注射后20min患者即感症状缓解。硬膜外腔上端在枕骨大孔处闭合，液体注入骶部硬膜外腔可扩散至颅底。因硬脊膜止于S_2，经骶管滴注不易进入蛛网膜下隙，较颈部硬膜外穿刺给药安全，同时可避免椎旁注射因影响颈部重要血管、神经所引起的诸多不良反应。

四、中药制剂骶管注射治疗腰椎间盘突出症的作用机制

药理研究证明很多中药，如脉络宁、丹参、复方丹参、当归和川芎嗪等，具有抗炎止痛和调节免疫等作用。研究证实，脉络宁硬膜外腔注射无刺激性，对硬膜腔内、外组织无任何损害性，疗效肯定。临床多将中药制剂作为辅助用药与激素类药物同用，如当归或骨宁加激素。也有单纯用中药制剂或中药制剂与局麻药等组成复合液而不用激素。有报道指出，中药制剂用于骶管注射治疗腰椎间盘突出症可以取得与激素相同的疗效，甚至优于激素。缺点是起效相对较慢，故一般仍需与小量局麻药合用以迅速减轻患者痛苦。

第八节　骶管注射疗法存在的问题

骶管注射实质是低位硬膜外麻醉的一种，故不易造成蛛网膜下隙损伤，安全性较好；同时药物吸收快，可迅速获得疗效。骶管注射基本用药以局麻药、糖皮质激素和营养神经等药物为主，已为大家所认可，但具体用药选择及配伍差异较大。一些涉及骶管注射疗法的基本问题尚未得到阐明，如大剂量、超容量灌注以及冲击注射的具体概念是什么？关于药物的种类、浓度、剂量、配伍、注射速度，加强剂，注射液pH值、温度、渗透压以及容积等报道不一。临床上用药存在一定的盲目性和主观性，临床应用主要依赖于医师的经验，依据不足。因受解剖、生理、病理和体质等方面诸多因素的影响，特别是骶管后壁解剖学发育不全等变异（彩图35-16）使得操作人员很难准确掌握，因此迄今对本疗法仍缺乏量化研究，缺少统一的标准和理论依据。

最主要的问题集中在注射液的合理配伍上，其选择和用法并不统一。配方种类较多，有的配方甚至多达9种药物，缺乏研究支持。就激素而言，就有地塞米松、泼尼松龙、曲安奈德等，使用的剂量多为正常人体每日分泌量的4~6倍。最多的错误是将2种激素一起

使用以及药物配伍比较混乱。多种药物尤其是中药注射液混合后，药物之间还存在着化学反应或药理拮抗作用的可能。研究发现泼尼松分别与当归、丹参、骨宁、麝香以及麝香分别与地塞米松、氢化可的松混合后，试管内反应显著。因此，选择什么药最有效，如何配制最科学有效的注射药液，将是今后需要努力研究和探讨的问题。

骶管注射的药量及药液总量也不尽相同。就药液总量来说，少则17ml，多则60ml，甚至达100~200ml，但多数在20~30ml。该剂量不仅能充盈病变部位的椎管节段，且少有不良反应。药量不足影响药物的渗透，达不到治疗的目的；而药量超过20ml，麻醉平面偏高，常有下肢软弱无力。因此，注射容量应适当，最少不小于17ml。为使药物充分浸润病变部位，容积应以20~30ml为宜。一般认为骶管注药小于20ml为小剂量，30ml以上为大剂量，20~25ml为常规剂量。大于硬膜外腔容量2倍以上容积（>200ml）为超容量。药液中各种药物的量为多少时既有效又安全，药液总量多少合适，也需要进一步研究。

有关注射速度问题也无定论。一些作者认为给药速度过慢，药液在硬膜外腔达不到一定的冲击力，则起不到松解粘连的效果，疗效差。为此，在注射时，一定要快速加压注入。硬膜外腔有脂肪构成的致密如胶冻状的"横隔"，其可造成骶丛阻滞的失败。大剂量冲击或快速注射的冲击力可冲破横隔，有剥离神经根粘连及解除突出物压迫的作用。但注药速度过快时可致颅内压增高，不良反应也随之增加。有报告骶管封闭致神经根损伤2例（均为腰椎间盘突出伴有椎管狭窄），其原因是快速注药后，药液无法立即扩散，造成椎管内压骤增，强大压力造成神经根再次受损。颅内高压的发生及严重程度与药量和推药速度有关，而与药物无关。研究证明，注射速度不影响药液在硬膜外间隙的扩散，缓慢或间断注药，并不会使扩散减弱，盲目快速加压只会增加不良反应。若无特殊情况，注药速度要求缓慢。大剂量快速冲击并不是学科所认同的方法。小儿骶管腔容积小（1~5ml），有研究表明，1.5ml/kg的骶管阻滞可明显降低小儿脑平均血流速度和脑血氧饱和度，其根本原因是骶管阻滞增加颅内压。

目前临床上用于腰椎间盘突出症骶管注射的中药种类较多。用中药取代激素是一个思路，但目前实验研究和临床观察都还不够成熟。中药制剂在本病的治疗中仍属一种辅助疗法，问题在于：①其止痛作用不快速，可否使用单纯中药制剂而达迅速止痛作用，以替代麻醉药物？②尽管激素存在副作用，其在硬膜外腔注射治疗中的作用仍十分重要，中药制剂在治疗中还不能完全取代激素的作用。针对中药注射液在骶管注射中应用的研究很少，中药成分复杂，从众多中药中选出药效肯定、持久、无不良反应的药物，还有待临床探索、研究。目前研究多从中药制剂硬膜外腔注射对实验动物体内一些致炎物质的影响角度，来探讨中药抗炎止痛的作用机制。但这方面的研究有待进一步深入，各种制剂的最佳有效剂量与合理配伍等还需研究。

骶管内注射的药物过多以及浓度过高可造成严重的硬膜外粘连，药物吸收慢还可能引起感染。故应严格掌握用药原则，力求简单，需要制定基本的骶管注射用药配方，切忌盲目配伍。骶管注射的良好疗效已得到了临床的验证，相信随着骶管注射疗法的进一步完善，其应用前景将非常乐观。

参考文献

［1］张勇，马忠立，李义凯.骶管注射疗法的应用解剖学研究［J］.颈腰痛杂志，2001，22（4）：330-331.

［2］高彦平，李义凯.骶管注射疗法的现状及存在问题［J］.颈腰痛杂志，2005，26（1）：77-79.

［3］叶永亮，梁善皓，童飞飞，等.骶管裂孔的解剖学观测及其临床意义［J］.颈腰痛杂志，2007，28（4）：259-261.

［4］温优良.骶管注射疗法的药物配伍稳定性及临床运用规范化研究［D］.广州：南方医科大学，2011.

［5］胡德新，金丽华.骶管疗法药物的研究进展［J］.颈腰痛杂志，2005，26（5）：391-392.

［6］祁建龙.大剂量液体骶管滴注治疗腰椎间盘突出症的疗效观察［J］.基层医学论坛，2018，22（32）：4629-4630.

［7］董世恒，刘寒茹.读"大剂量与小剂量骶管注药治疗腰间盘突出症疗效比较"后［J］.颈腰痛杂志，1999，20（1）：77.

［8］涂强，陈虎，潘伟城，等.腰椎间盘突出症骶管封闭疗法的随机对照研究［J］.实用医学杂志，2019，35（17）：2751-2754.

［9］周晓宁，许金海，王国栋，等.骶管注射治疗腰椎间盘突出症疗效因素的研究进展［J］.世界中西医结合杂志，2020，15（1）：189-192.

［10］杜建明，王正琴，吴昔钧，等.骶管冲击治疗神经根型颈椎病的临床分析［J］.中国现代医生，2019，57（9）：70-72.

［11］宋强，伊智雄.硬膜外腔活血化瘀中药灌注疗法治疗腰椎间盘突出症的研究进展［J］.四川中医，2004，22（2）：28-30.

［12］秦进锁，黄芳.丹参、碳酸氢钠复合液骶管注射治疗腰、腿痛体会［J］.中国社区医师，2007，23（12）：32-33.

［13］程伟，支满霞.硬膜外腔注射脉络宁对腰椎间盘突出症患者脑脊液中P物质的影响［J］.中国骨伤，2001，14（2）：97-98.

［14］吴迎星，顾亚夫，王海英，等.野木瓜与地塞米松等合用行骶管超容量填充法治疗腰椎间盘突出症的临床观察［J］.解放军药学学报，2002，18（3）：191-192.

［15］黄建华，陈金春，鲁光钱，等.弥可保骶管注射治疗腰椎间盘突出症疗效观察［J］.中医正骨，2007，19（6）：15-16.

［16］崔凤德.经骶管裂孔置管注射胶原酶治疗腰椎间盘突出症82例随访报告［J］.四川医学，2002，5（23）：463-464.

［17］张雄辉，钟强.骨宁骶管内注射治疗腰椎间盘突出症［J］.中医正骨，2002，14

（11）：41-42.

［18］雷永向，李杰兵，历肇奇.复方腰痛液骶管注射治疗腰椎间盘突出132例［J］.中国乡村医药杂志，2003，10（12）：32.

［19］赵育乾，刘通.骶管注射中药制剂治疗腰椎间盘突出症进展［J］.颈腰痛杂志，2007，28（6）：521-523.

［20］邵东浩，赵丞.频脉冲电磁场治疗仪联合骶管臭氧注射在腰椎间盘突出症患者中的应用［J］.中国疗养医学，2021，30（9）：954-955.

［21］刘敏，胡鹏，刘萍.2种骶管裂孔穿刺方法的骶管麻醉效果比较［J］.中国现代医学杂志，2017，27（20）：96-98.

［22］孙瑞台，周丽宁.骶管与骶管套管注药治疗腰椎间盘突出症疗效对比［J］.临床军医杂志，2002，30（1）：32-33.

［23］于克治，张秀军，张学峰，等.骶管注射加强剂治疗腰椎间盘突出症的应用研究［J］.颈腰痛杂志，2002，23（3）：184-187.

［24］邓芳，孟凡民，牛全玉，等.硬膜外腔注射多种配方的试管内反应及清晰度观察［J］.中医正骨，2000，12（11）：13.

［25］孙盈盈，刘俊霞，蔡玉柱，等.不同容量局麻药骶管阻滞对学龄前儿童视神经鞘直径的影响［J］.皖南医学院学报，2021，40（4）：382-385.

（李义凯，温优良，杨波）

第三十六章 骶管注射的并发症

骶管注射如果运用不当则会造成伤害，所导致的并发症复杂多样。所以医生应充分认识到骶管注射所致并发症的后果、严重性、发生原因以及防治措施。骶管注射治疗的药物种类、剂量和配方多样，各不相同，尚无公认的最佳配方，处于经验学阶段。所用药物和剂量有随意及滥用的趋势，治疗的适应证也在不断扩大。在治疗液中加入维生素B族等辅助性药物并不能提高临床疗效，要注意骶管不是"垃圾箱"，要考虑骶管的特殊环境，随意配药不科学且有害。骶管注射所致并发症多是由于局麻药剂量过大、配伍用药过多（多超过4种）、不熟悉局部解剖和穿刺过深所致。因此，药物配制宜精简，应严格遵循最低有效浓度和最低剂量给药的原则。骶管穿刺时有落空感即可推药，没有必要再继续进针，因为有落空感即表明针头已进入骶管的硬膜外腔。

第一节 概 述

自1978年国际腰椎研讨会认识到"硬膜内与硬膜外类固醇药物注射对腰痛患者的治疗是最有效的方法"以来，经骶管行腰椎硬膜外注射激素治疗腰腿痛已得到广泛的应用，并取得了满意的疗效。临床表明，骶管注射疗法是治疗腰椎间盘突出症和椎管狭窄症的一种行之有效的方法，有效率为55%~83%。本疗法简便、安全、有效，应用范围广。除治疗腰腿痛外，还用于多种镇痛和麻醉等治疗。虽然骶管注射疗法安全有效，但如果使用不当，就容易导致各种并发症，给患者造成伤害和痛苦。常见的并发症包括头晕、恶心、心慌、视力减退、血压下降、意识不清、过敏、月经异常、精神障碍、全脊髓麻醉、椎管内外感染、马尾神经或神经根损伤、脊髓栓塞或脊髓梗死、嗅觉减退，甚至导致截瘫和死亡。不良反应的发生主要是由于注药速度过快、药物的毒副作用、容量或剂量过大、消毒不严、不熟悉解剖、穿刺失误注入蛛网膜下隙和错药误注及误诊等。为使骶管注射疗法更加安全有效，现将有关骶管注射疗法所致各种并发症的文献做一回顾。

第二节 骶管注射所致各种并发症及发生率

目前骶管注射治疗腰腿痛的药物种类及配方不少，药物有泼尼松龙、曲安奈德、地塞米松、维生素 B_1、维生素 B_{12}、普鲁卡因、利多卡因、布比卡因、654-2、透明质酸、ATP、臭氧、过氧化氢及各种中药注射液等。虽然所使用的药物较多，但多以激素、局麻药以及维生素 B 族为主。查阅相关文献发现，不同作者报告的骶管注射疗法发生并发症的种类及发生率不尽相同，综合各家的报道，其发生率在 2.73%~8.9%，主要相关文献如下。

资料一：将泼尼松龙 50mg、5g/L 利多卡因 20ml、维生素 B_1 100mg、维生素 B_{12} 0.5mg 注入骶管治疗腰椎间盘突出症。并发症发生率为 2.73%（89/3260），其中暂时血压下降、意识不清 52 例（有 48 人为 50~70 岁老人，体弱，卧床时间较长，推射药物时速度过快、量大），颅内压一过性升高 28 例，感染 6 例，误注蛛网膜下隙 2 例，错药误注 1 例。

资料二：治疗用药：2% 利多卡因 5~10ml、曲安奈德 25mg、维生素 B_1 400mg、维生素 B_{12} 2mg、当归针 6ml、麝香针 6ml。骶管注射给药时以上配方加生理盐水稀释至 50~100ml，骶管滴注给药时以上配方加生理盐水稀释至 250~500ml。并发症的发生率为 5.32%（31/583），其中药物的毒副作用 7 例、药液注入骶棘肌鞘内 6 例、广泛硬膜外阻滞 3 例、腰腿痛加重 7 例、腹胀及尿潴留 8 例。

资料三：药物配方为曲安奈德注射液 40mg、生理盐水 30ml、2% 利多卡因 8~10ml、维生素 B_{12} 注射液 500mg。对 456 例腰椎间盘突出症患者进行骶管内注射治疗，出现并发症共 26 例（5.7%），其中月经紊乱 9 例，畏寒发热 8 例，骶管内感染 4 例，骶后裂孔处剧痛 2 例，过敏反应、短暂性失明及眩晕各 1 例。

资料四：配方：2% 利多卡因 2~5ml，先后推入生理盐水 10ml+ 地塞米松 10mg，生理盐水 10ml+ 曲安奈德 40mg。期间询问患者感受并调整推药速度。骶管注射治疗腰腿痛患者 16580 例，出现并发症 1480 例（8.9%），其中月经紊乱 785 例（53%），头痛、头昏 251 例（17%），短暂性昏厥 176 例（11.9%），腰腿痛加剧 150 例（10.1%），低钾麻痹 45 例（3%），小便困难 40 例（2.7%），骶管裂孔处皮下组织萎缩并皮肤色素减退 25 例（17%），癔症发作 2 例（0.1%），急性马尾神经瘫 2 例（0.1%），双下肢麻木、感觉及肌力均减退 2 例（0.1%），骶管裂孔处皮肤感染 2 例（0.1%）。

资料五：药物配方为 2.0% 利多卡因 5.0~10.0ml，肌苷注射液 100mg，胞磷胆碱钠注射液 0.25mg，三磷酸腺苷二钠注射液 25mg，地塞米松注射液 5.0~10.0mg，维生素 B_{12} 注射液 0.5mg，加 0.9% 氯化钠注射液至 20.0~40.0ml。骶管注射法治疗以腰椎间盘突出症和腰椎管狭窄症为主的腰骶部疾病 4824 例，出现各种不良反应 218 例（4.5%），其中头痛、眩晕 87 例，虚脱 66 例，腹痛 17 例，寒战 11 例，腰痛及月经紊乱各 9 例，过敏反应 8 例，穿刺部位剧痛 6 例，一过性截瘫 5 例。

资料六：1162 例骶管麻醉，最常见的并发症是局麻药入血，即中毒反应，共 58 例（4.99%）。

第三节 骶管注射疗法的并发症

一、局麻药毒性反应及颅内压增高

麻醉药的毒性反应是骶管注射最常见的并发症，其与选用的药物、浓度、剂量、患者的体质及是否误入血管等因素有关。低血压是常见的并发症，多是局麻药入血的反应，首发症状是舌尖发麻，舌根发硬，其次逐渐出现语言不清、头晕、胸闷、呼吸困难等症状。不熟悉骶管的解剖结构易误穿损伤骶管内的血管和蛛网膜，使局麻药入血速度过快，引起毒性反应，可引起药物中毒，甚至严重的中枢神经麻痹。进针后回抽在一定程度上可避免这些并发症的发生。注射部位越高，损伤椎内静脉丛而致出血和药物入血引起毒性反应的可能性也就越大。骶管注射的药物成分、浓度以及剂量都与局部麻醉有所不同，目前临床上报道的药量在15~300ml之间，存在相当大的差异，主观随意性大。有研究证明，在皮质激素用量相同的情况下，给予高浓度或大容积的布比卡因不增加疗效，反而会增加风险和不良反应。反应痛与局麻药量相关，可能是大容积局麻药加重了受累神经及周围组织的水肿，局麻药作用消失后激素未能及时消炎去肿所致。骶管用药应以最低有效浓度为宜，低浓度、小容积局麻药有效率为90%，且给药简便，不良反应少，值得提倡。

二、全脊髓麻醉

这是一种很危险的并发症，若处理不当则后果严重。多是由于穿刺过深或硬膜囊的位置过低以及骶管裂孔变异等，穿刺针进入蛛网膜下隙而将药物注入所致。骶管裂孔是硬膜外间隙的终点，S_5愈合不全或缺损可使骶裂管裂隙更为宽大，使得实际椎管裂孔不局限于S_5。髂后上棘连线在S_2平面，是硬膜囊的终止部。穿刺针如果越过此连线，有误穿蛛网膜下隙而发生全脊髓麻醉的危险。有报道1例因腰椎间盘突出症行第2次骶管注射后出现全脊髓麻醉，药液为生理盐水70ml、2%利多卡因4ml、3%丁卡因4ml、维生素B_6、维生素B_{12}和曲安奈德1ml混均。另1例患者穿刺针进入骶管腔后回吸无脑脊液及血液，于注药后5分钟出现头晕、呼吸困难、针刺皮肤无痛感，考虑药液可能注入蛛网膜下隙。作者分析可能是推注药液时针头固定不牢致针尖误入蛛网膜下隙所致。还有报告1例在确定骶管裂孔后，取7号针头，倾斜20°角进针2.5cm，手下有突破感，回吸即有脑脊液。

三、过敏性休克

这也是一种后果严重的并发症。但骶管注射导致过敏性休克少见，一般患者多有其他药物过敏史，如利多卡因，甚至是糖皮质激素等。从药理学角度看，糖皮质激素具有抗炎和抗过敏作用；利多卡因引起的过敏反应很罕见，但也有利多卡因局部麻醉致过敏性休克的报道。维生素 B_1 毒性极低，注射时偶见过敏反应，但也可以发生过敏性休克；维生素 B_{12} 用量过大时可能引起过敏反应。有报告 1 例行第 2 次骶管注射后出现过敏性休克的病例。所使用的药物为 10% 葡萄糖注射液、维生素 B_1、维生素 B_{12}、2% 利多卡因注射液、曲安奈德注射液。作者分析利多卡因、维生素 B_1、维生素 B_{12} 均可以引起过敏反应及过敏性休克，故在应用此类药行骶管注射时一定要询问患者是否有药物过敏史。另有报告 1 例行骶管冲击疗法时导致支气管哮喘休克的病例。作者分析可能是推注速度偏快，致使药液在硬膜外腔迅速扩散至胸段，刺激了胸段交感神经节，引起支气管平滑肌和肋间肌等呼吸肌的痉挛，从而诱发支气管哮喘的急性发作。

四、截瘫

骶管注射造成截瘫很罕见，但由此造成的损害则无法补救。有作者报告 1 例女性腰椎间盘突出症患者，给予 2% 利多卡因 10ml、生理盐水 50ml、维生素 B_1、维生素 B_{12}、0.5% 布比卡因 3ml、康宁克痛 A 80mg，共 68ml 行骶管注射后，患者立即出现双下肢无力，下半身对疼痛刺激无反应，截瘫平面在耻骨联合，1 个月后 T_{10} 以下平面感觉丧失。提示：一次性大容量（大于 30ml）的药物注入骶管，药液可以扩散到胸腰段，硬膜外腔压力急剧升高，以及注射药液的化学刺激导致相应脊神经根损害。由此可见，采用大容量给药，容易发生意外。此外还有注射后出现一过性截瘫者，这可能与药物浓度过大或药量过多，或注射速度过快有关，导致药液在硬膜外腔扩散。

五、死亡

虽然罕见，但这是后果最严重的并发症。有报道 1 例 50 岁女性，因腰椎间盘突出症行骶管冲击疗法发生脑干出血而致死的病例。药物组成：2% 利多卡因 15ml、维生素 B_1、维生素 B_{12}、康宁克通 A 40mg 和生理盐水 150ml，以每分钟 20 滴的速度行骶管滴入。治疗结束后 1 小时患者出现呕吐和剧烈头痛等，并迅速进入昏迷状态，昏迷 15 小时后死亡。再查脑脊液为血性，考虑为自发性脑干出血。骶管是硬膜外腔的延伸，骶管大容积（150ml）快速滴注药物不可能将已突出的腰椎间盘"冲击"复位，已有充分证据证实其消除粘连的作用，骶管注射的目的仅是治疗神经根炎。另有报告 1 例 65 岁男性，因腰椎间盘突出症行骶管封闭（醋酸泼尼松龙 50mg、2% 利多卡因 10ml、维生素 B_1、654-2 10mg、灭菌注射用水 20ml 的混悬液 36ml），采用 7 号注射针头于骶管内硬膜外腔注射，10 分钟后出现呼吸衰竭，行骶管封闭 20 分钟后死亡。作者认为致死亡原因为药物过敏。但对此解释有不同的看法，有人认为死亡原因为骶管硬膜外腔注射含利多卡因导致血压下降，机体缺氧，继而发生呼吸和循环衰竭。也有人认为是判断有误导致患者死亡。由于判断是药物过敏，致使抢救措施不对。另有医生认为死亡原因为全脊髓麻醉。7 号针头穿刺极易刺破硬脊膜，将药物注入蛛网膜下隙，回抽无脑脊液并不能说明问题。患者出现症状的时间及顺序也符合全脊髓麻醉的表现。该病例术前准备不足，病情判断有误也是患者死亡原因之一。

六、癫痫或癔症发作

骶管阻滞麻醉可诱发癫痫大发作或癔症发作，但少见。有报道1例患者在骶管阻滞时出现癫痫发作，原因可能是硬膜外注药产生一过性颅内压升高（6~10s达到峰值，持续达3~5min）所致。硬膜外腔内压力陡然增高使硬脊膜压迫蛛网膜下隙，可向颅内传导或移动。癫痫大发作可能为术前患者精神紧张及骶管腔内注入药物刺激引起。另1例17个月患儿，行骶管穿刺注入0.2%布比卡因1ml/kg（内含新斯的明2μg/kg），于术后8h出现癫痫样短阵发作。作者认为癫痫样发作与椎管内应用新斯的明有关。新斯的明除抑制胆碱酯酶外，还能直接兴奋骨骼肌运动终板的N2受体，大剂量应用可引起广泛而严重的肌肉震颤，甚至导致整个机体的强烈抽搐。本例虽然所用剂量不大，但由于椎管内应用可直达中枢，故导致癫痫样发作。另有2例硬膜外穿刺置管注入利多卡因后出现癫痫大发作的病例。2例患者既往均有癫痫发作史。癫痫发作可能是血中局麻药浓度高，刺激机体代谢的改变，引起两侧大脑半球同时放电，诱发癫痫发作。

七、全身肌肉痉挛

本并发症少见。有报告1例52岁女性，用2%利多卡因20ml、维生素B_1、维生素B_{12}、醋酸泼尼松龙、地塞米松、ATP、CoA组成的混合液计42ml行骶管注射，当混合液推注剩8ml左右时，患者突然出现意识丧失，全身肌肉挛缩，伴有惊厥。急救15分钟后恢复。初步判断为局麻药中毒引起。原因可能有三：一是骶管内静脉丛丰富，短时间内局部麻药浓度过高吸收入血而致；二是药液成分较多（7种），仅激素就用了2种，可能也是造成患者出现病症的原因；三是利多卡因虽未超过极量，但用量较大。

八、神经根损伤

骶管注射造成神经根损伤也属罕见。有2例患者在骶管快速推入药物后出现腰部剧痛、下肢感觉减退、肌力下降和足下垂。这可能是在有较大椎间盘突出及椎管狭窄时，神经根受到物理和化学等因素刺激，产生明显的神经根水肿。加之骶管内有疏松结缔组织、脂肪、丰富的静脉丛及神经根，对各种化学药物刺激非常敏感。快速推注药物后，椎管狭窄导致药液无法立即扩散，形成囊状物，使椎管内压骤增，强大的压力造成神经根再次受损。因此，对腰椎间盘突出伴有椎管狭窄、神经压迫严重以及病程较长、大块椎间盘突出者不宜快速推注药液。推注时要缓慢，以免造成神经根的损伤。

九、月经紊乱

本症报告较多，发生率较高，与使用糖皮质激素有关。糖皮质激素可刺激脑垂体前叶使中枢神经兴奋性增强而导致月经紊乱。表现为月经量的增多或经期延长，或绝经1~2年的患者再来月经，持续1~2个月经周期即可消失。因此女性适龄患者应避开月经期进行骶管注射，对有月经紊乱史的患者，应将激素减量。对育龄妇女，特别是更年期患者应注意并告知该疗法可能发生月经紊乱。

十、视力障碍

骶管注射后出现视力障碍也屡有报道。1例因腰椎间盘突出症予骶管封闭，加压推注2分钟注完后，患者即出现眼前发黑、眩晕和耳鸣。眼底镜检查显示：右眼视乳头边缘模糊，并有轻度视网膜静脉曲张。考虑为药液推注过快导致颅内压升高，造成视网膜静脉和视神经内组织液内流受阻，而发生视乳头水肿。骶管注射时为俯卧位，以手代枕，压迫眼球，眼内压力增高，眼部血液循环受阻，进而导致视网膜中央动脉阻塞。另1例行骶管注射，采用曲安奈德混悬液注入血管内，经过视网膜中央动脉而形成药物性栓塞导致视力障碍。以往曾有泼尼松龙皮下注射、曲安奈德下鼻甲注射与甲基泼尼松龙下颌关节注射引起视网膜中央动脉阻塞的报道。

十一、感染

骶管注射引起的感染病例报告较多。骶管注射所致的感染分为骶管内和骶管外感染两种。若累及椎管外软组织，可形成椎管内外脓肿。有报道1例因腰椎间盘突出症行骶管注射（滴注药液250ml）1天后出现金黄色葡萄球菌所致的骶管感染并脓肿形成的病例。骶管外感染的原因主要包括：①骶管注射的药物较多，浓度较高，吸收较慢；②局部消毒不严，术后针眼未包扎，骶尾部距肛门较近，易造成细菌的侵入；③注射或滴入药量超过骶管容积（25~30ml），易使药液外渗，药液渗漏到皮下，在局部难以吸收，加上激素具有免疫抑制作用，易引起感染；④穿刺过程中难以准确定位，多次穿刺，针眼过多，易感染。

误将药物注射到骶管外的情况有2种：一是部分药液在骶管内，部分在骶管外；二是全部在骶管外。原因：①注射针过短，未进入骶管内。肥胖者则需要较长的针头方可刺入骶管。如果针身过短，深度则达不到。②推注药物时未能判断出是在椎管内还是在椎管外。如是在椎管内，则推药很轻松，无阻力；如是在椎管外，则推药时会有一定阻力，其阻力大于肌肉注射时的阻力。骶管外感染主要是注射局部的刺激反应，仅表现为局部压痛，有时伴有肿胀，诊断上一般不难，大部分可治愈。椎管内感染则后果严重，危害大，难治疗。因椎管内感染而死亡的病例也有报告。若误注入竖脊肌鞘内，一般不会引起不良后果。泼尼松龙和曲安奈德屡有感染的报道，可改为地塞米松，后者吸收快，局部不易形成粘连。

十二、其他

有过敏反应，表现为皮疹和皮肤瘙痒等，多于推注药物后出现。可能与药物，如维生素 B$_{12}$ 引起的不良反应有关。腰痛，主要表现为推注药液过程中或注射后腰痛加重，见于巨大型或突出较大的腰椎间盘突出症患者。寒战，多于注射后 20~60min 出现，未见伴发热者，可能与患者过度紧张或治疗室内的温度过低或药液温度过低有关。穿刺治疗后局部出现剧痛，持续 1~5 天不等，无放射，皮肤无红肿、无发热，局部皮肤不高，可能与骶管裂孔的解剖变异或闭锁，或刺激痛觉神经末梢有关。S$_{2~4}$ 的阻滞可使膀胱张力丧失，肠蠕动减弱，出现肠麻痹及尿潴留。小便困难为麻药过多所致，将 2% 利多卡因由 5ml 减少至 2~3ml 后，可有效避免该并发症的发生。

第四节　讨　论

一、骶管注射药物的选择

骶管注射的药物配方较多，但目前尚无公认的最佳方案，骶管注射的剂量和速度也没有统一的标准。一般来讲，最基本的药物是局麻药加糖皮质激素，而骶管注射并发症的发生与所用药物有关。骶管注射麻醉药物为低位硬膜外麻醉的一种，局麻药物的毒副作用和低血压是硬膜外麻醉常见的并发症。短暂性昏厥为局麻药物中毒反应，不仅与药物剂量和浓度有关，而且也取决于机体对局麻药物的耐受力；少数特异体质患者，即使应用很小量局麻药就可以产生中毒反应。对 60 岁以上合并高血压患者慎用骶管注射疗法，利多卡因用量宜减少，并减缓推药速度，随时观察患者的反应，以减少并发症的发生。

老年人发生骶管注射性低血压的原因：①年老生理功能衰退，以致硬膜外麻醉后阻滞区血管高度扩张，非阻滞区血管收缩代偿功能差，回心血量减少，导致血压下降；②老年人椎间孔进行性闭塞，药液在硬膜外腔容易扩散，引起广泛交感神经阻滞。老年人一般基础血压较高，心率较慢，血压下降时不易被发现。局麻药中毒最早出现的症状是中枢神经反应，按其轻重程度排序：舌或唇麻木、头痛、头晕、耳鸣、视力模糊、注视困难或眼球震颤、言语不清、肌肉颤搐、语无伦次、意识不清、惊厥、昏迷和呼吸停止。中枢神经症状可在注药时或注药后出现，慢者在注药后 5~10 分钟出现。

糖皮质激素具有保钠排钾作用，大剂量应用可致血钾降低，导致低钾血症。癔症发作与糖皮质激素对中枢神经系统，如情绪、行为和神经活动的影响有关。对于精神紧张、焦虑不安，特别是有精神病史的患者，应慎用骶管注射治疗，以免诱发癔症。糖皮质激素可抑制局部毛细血管、纤维组织的增生及胶原合成，促进脂肪及蛋白质分解。因此一旦被注射至骶管裂孔处皮下，可造成皮下组织的萎缩及皮肤色素的减退。激素本用于抗过敏，但有骶管封闭注射地塞米松致过敏反应的报告。此外，激素还可引起前列腺增生、过敏性皮炎、肝脏肿大和哮喘等不良反应。

如果激素用量过大或药物的刺激性过强，易在椎管内形成高渗透压或刺激，对神经根造成化学性刺激，导致脱水变性，甚至是不可逆损伤。腰椎间盘突出较大时可阻止药液扩散，加重对马尾神经的压迫，导致急性马尾神经瘫。所以骶管注射用药剂量和种类必须严格选择，科学配方，才不至于造成损伤。

对于碱化药用于骶管注射，有人质疑："碱化药液（5% 碳酸氢钠 10ml）注射到椎管内，会不会引发马尾神经的刺激症状，会不会导致下肢的感觉及运动障碍和大、小便失禁的现象？"对此有人认为，碱化药液 pH 值为 7.3，脑脊液 pH 值为 7.4，两者仅差 0.1，均为弱碱性。采用碱化药液骶管封闭治疗时不会引发马尾神经的刺激症状，也不会导致下肢的感觉及运动障碍和大、小便失禁。对于骶管注射后腹痛，有作者认为是推注的药量过大（多见于冲击疗法）或药液过凉，或月经期所致。但根据本科室的经验，也可能与同时注射 ATP 或辅酶 A 有关。至于各种中药注射液等药物的使用目前研究不多，本团队进行了一些研究，从研究的结果来看问题较多，故不提倡贸然使用。至于诸如鼠神经生长因子、牛痘疫苗致炎兔皮提取物注射液以及臭氧等，还有待深入研究方能得出结论。

二、骶管注射的操作

骶管穿刺相对容易，但由于体质不同及解剖变异，穿刺导致的意外情况时有发生。骶管注射是一种盲探性的操作，穿破血管的可能性很大，也可以说是无法避免的，穿破血管致使局麻药入血是局麻药中毒的常见原因。骶管内硬膜外腔有丰富的静脉丛，并与脑血管之间存在着直接通路。多数文献介绍，操作时针头垂直刺入至有落空感时，将针柄向尾侧方向倾斜，与皮肤成 30°~45° 角，继续进针 2cm 左右，回抽无血液或脑脊液时，缓慢推注药液，速度因人而异，一般 1~3min 完成。需要注意的是，穿刺进针不能太深、太向上，以免针头进入蛛网膜下隙，垂直进针比斜刺进针相对安全。进针后一定要回抽，无脑脊液和血液时方可缓缓注入药液。当反复抽吸有较多回血时，应稍停片刻，待无回血时再行注药或停止注药。骶管麻醉多用 9 号注射针穿刺，由于针尖锐利，较硬膜外穿刺针易刺破血管造成局麻药物入血。骶管注射时，以中国人的体型一般使用 7 号针头已足够。

骶管注射时要熟悉骶管的解剖和变异。硬膜囊呈管状，其下端终止于 S_2 水平。骶管穿刺一旦超过髂后上棘连线，则有将药物注入硬膜囊下腔的可能。骶管裂孔和骶角是骶管穿刺的主要标志，自硬膜囊至骶管裂孔的平均距离为 47mm。但有少数人硬膜囊终止有变异，硬膜囊终于 S_2 平面以下，更有极少数人骶管裂孔的前方就是硬膜囊，硬膜囊终止于骶管裂孔，在骶管裂孔垂直进针即可进入蛛网膜下隙。有作者报告从骶管裂孔垂直进针后回抽出脑脊液，其中 1 例没有回抽就将药物注入硬膜囊下腔造成严重并发症。还有 S_5 愈合不全或缺损可使骶管裂孔更为宽大。实际上骶管裂孔不仅限于 S_5，很多人自 S_{2-4} 均可裂开，在骶骨背部形成长条状缺如。所以行骶管封闭时，在熟悉该处局部解剖的同时，应想到可能出现的变异。

硬膜外注药可以产生一过性颅内压升高，可能是硬膜外腔内压力陡然增高，致使硬脊膜压迫蛛网膜下隙，通过脑脊液向颅内传导或移动所致。颅内压增高的幅度与注药量和速度有关，与药物无关。所以不主张骶管注射一律采用液体快速冲击疗法，而应根据患者的年龄及体质等因素做到个体化用药。60岁以上老年患者，多合并有不同程度高血压，推药过快易导致颅内压突然升高，产生头痛、头昏。

三、注意事项

骶管注射时应严格消毒和无菌操作，认真做好"三查七对"，掌握用药剂量及间隔时间。在行骶管注射时，一定要注意局麻药的极量和推注的速度。进针后一定要回抽，检查有无脑脊液及血液回流。注射时不宜过快，要随时观察患者的意识、血压以及脉搏的变化。患者体质衰弱，对一些药物耐受性差，或有严重肝功能受损或药物代谢障碍，是发生药物毒副作用的原因。长期服用抗凝血药物的患者更应注意。对于年龄较大，体格较弱者应适当减少用量，术后应静卧观察。广泛硬膜外阻滞发生率虽不高（约0.4%），但颇值得警惕，注射后静卧20~30min。如骶管注射后2~3d症状加重，并出现对侧肢体的症状，体温升高，应考虑有感染的可能。此时应停止骶管内注射，取半卧位，及时足量应用抗生素。如症状不好转，应及早行骶管探查术，以免感染上行或侵犯蛛网膜下隙，引起脊髓炎或脑膜炎等严重后果。

"手术有大小，麻醉无大小"，骶管注射与骶管麻醉一样，都存在局麻药物的应用，故不能掉以轻心，治疗前要准备急救药物并检查急救器械是否齐全，积极预防和细心观察对防止局麻药中毒具有重要的作用。

第五节　骶管注射的临床思考

骶管注射疗法是从麻醉学基础上发展起来的，目前普遍认为骶管注射的作用机制是注入硬膜外腔的糖皮质激素直接阻断疼痛的传导通路，阻断化学刺激因子对神经根的刺激及抑制无菌性炎症，消除水肿及抑制粘连，从而达到治疗目的。不少作者认为注入大量的等渗药液，对硬膜外腔产生一定的冲击力和压力，有可能达到钝性、无创伤性分离粘连的目的，推移压迫神经根的突出椎间盘，起到所谓的"液体刀"作用。为了达到"液体剥离"的效果，许多医生选择一味地加压推药。但骶管内充满疏松结缔组织、脂肪、丰富的静脉丛及神经根，故骶管注射不可能产生"液体剥离"的效果。

目前关于骶管注射治疗腰腿痛的药物及配方不少，但药物的种类和剂量却各不相同，尚无学科公认的最佳配方，仍然处于经验学阶段。如不考虑骶管的特殊环境，随意配药，是十分不科学和有害的。骶管注射药物有随意使用以及滥用的趋势，有的配方多达9种药物，适应证也在不断地扩大，甚至用于颈椎病的治疗。要注意骶管不是"垃圾箱"，骶管注射药物的配置宜精简，以免药物间产生不良反应。如康宁克与碳酸氢钠配伍，可出现悬浮液沉淀，不易吸收，而配置的药液如发生混浊或沉淀，最好不要使用。注射液组成中维生素 B_1 和维生素 B_{12} 是常见的成分，而是否加用维生素B类药物存在争议。研究表明，在治疗液中加入维生素 B_1 和维生素 B_{12} 等辅助性治疗药物行硬膜外腔注射，并没有提高临床治愈率，也没有缩短病程的功效，且超过4种药物，易造成感染等并发症。

尽管骶管内注射疗法临床应用已40余年了，但仍存在着大量的模糊现象。骶管注射的次数和疗法以多少为宜？多次注射是否会起到相应的疗效？还是会造成新的病理变化？有报道1例接受过3次连续硬膜外阻滞麻醉的患者，再次注射时引起心脏骤停。作者推测可能是多次注射引起硬膜外腔组织粘连，硬膜外腔容积相对减小，引起异常的硬膜外广泛阻滞所致。但目前有关合适的推药速度，也众说纷纭。应充分认识骶管注射可能出现的各种不良反应。应根据患者的个体状态，精心地遴选适宜的药物，科学地组成最佳的混合药液配方，严格地遵守无菌操作规程，以提高疗效，预防不良反应的发生。对骶管注射疗法的应用应持科学、严谨、认真和负责任的态度，明确适应证和禁忌证，加强骶管注射疗法的基础研究，规范药物配方和操作规程，严格遵守最低有效浓度和低剂量给药的原则。

我们课题组对骶管注射配方进行了系列研究，结论是：骶管注射疗法的药物配伍越简单越稳定，不论是西药还是中药制剂，随着配伍药物成分的增加，其稳定性降低，且中西药物不宜同时配伍使用；骶管注射疗法的药物配伍应该严格遵循最低有效浓度和低剂量给药的原则，不宜盲目通过加大药物剂量来增强临床疗效；在骶管注射疗法的药物配伍中，随糖皮质激素混悬液剂量的增加，其药物配伍稳定性下降，不论是水剂的地塞米松注射液，还是醋酸曲安奈德注射混悬液，均不宜与中药制剂配伍。中药成分复杂，从众多中药中选出药效肯定、持久、无不良反应且适宜众多药物配伍的药物，还有待进一步探索研究；在骶管注射疗法的药物配伍中，糖皮质激素混悬液之配伍液在4h内基本稳定，但最好现配现用；在腰椎间盘突出症的骶管注射疗法中，从临床疗效观察，中药制剂的作用与生理盐水无异，中药制剂在本病的治疗中仍属一种辅助作用。目前临床上用于腰椎间盘突出症的骶管注射中药种类较多，用中药取代激素也是一个思路，但从我们的临床观察发现，此方法还不够成熟；腰椎间盘突出症的骶管注射疗法中，起关键作用的仍是糖皮质激素，但临床疗效与糖皮质激素的剂量并不明显相关，考虑到混悬液误注血管的危险和骶管内结晶所引起的组织粘连等意外，建议临床运用中最好遵循低剂量给药和缓推水剂优先的原则。

参考文献

［1］彭春辉，李清，刁平.骶管药物注射致椎管内脓肿及马尾神经损伤1例报道［J］.中国脊柱脊髓杂志，2021，31（2）：189-192.

［2］彭宏.骶管滴注疗法治疗神经根型颈椎病［J］.中医正骨，2003，15（8）：54.

［3］陈峰，齐晓东，郑光磊，等.骶管注射治疗腰椎间盘突出症根性痛的效果及安全性［J］.中国社区医师，2016，32（3）：86-87，89.

［4］刘家天，郑贵永，翟才栋.当归复合液骶管注射治疗妇科疾病疼痛30例［J］.淮海医药，2004，22（1）：74.

［5］孙瑞台，于绍纲.骶管药物注射致月经紊乱6例报告［J］.临床军医杂志，2001，

29（3）：111-112.

［6］郭成悦，姜成瑛，崔林江.骶管注射的经验教训［J］.河北医学，1998，4（8）：20-22.

［7］蔡兵，王望才，李绪贵，等.骶管注射疗法并发症及处理［J］.中国中医骨伤科杂志，2006，14（3）：38-39.

［8］曾祥文，高长明.骶管注射引起双下肢暂时性全瘫一例［J］.中国疗养医学，2015，24（4）：442-443.

［9］王化京，彭宏，翟光和，等.骶管注射疗法相关的意外及并发症分析［J］.中医正骨，2002，14（8）：54-55.

［10］杨波，李义凯.骶管注射疗法中糖皮质激素的应用进展及存在的问题［J］.颈腰痛杂志，2012，33（2）：138-140.

［11］沈曙晶，曾美容，张帮械，等.骶管内注射疗法并发症的分析和预防［J］.颈腰痛杂志，2005，26（1）：48-49.

［12］杜杰，张国龙，张松，等.骶管内注射疗法的副反应分析与对策［J］.中国疗养医学，2007，16（10）：597-598.

［13］马合肖，赵清臣，徐实现，等.骶管注射时药液误入骶管外引起感染问题分析［J］.中国误诊学杂志，2001，1（1）：78.

［14］沈永林.骶管注射致全脊髓麻醉样反应一例［J］.苏州医学院学报，2000，20（11）：1078.

［15］李爱青，王艳菊.骶管封闭误入蛛网膜下腔一例［J］.临床误诊误治，2003，16（4）：301.

［16］贺淑文，李吉平.骶管阻滞回吸有脑脊液1例报告［J］.吉林中医药，2003，23（12）：46.

［17］黄伟.骶管注射致过敏性休克1例报告［J］.中医正骨，2001，13（9）：36.

［18］丁炜，谭宪湘.骶管神经阻滞镇痛治疗致截瘫1例［J］.杭州医学高等专科学校学报，1999，20（4）：42.

［19］魏立友，张宏伟.骶管冲击疗法治疗腰椎间盘突出并发脑卒中死亡1例［J］.中国疼痛医学杂志，2002，8（1）：51.

［20］史守良.骶管封闭过敏致死亡1例报告［J］.颈腰痛杂志，2002，23（3）：209.

［21］周卫，陈丽丽，赵书丽.骶管阻滞诱发癫痫大发作1例［J］.山东医药，2008，48（2）：48.

［22］金大龙，万中祥.小儿骶管注入新斯的明致延迟性癫痫样发作一例［J］.临床麻醉学杂志，2004，20（2）：101.

［23］厚兆军，朱绍兴，黄国华.骶管注射致全身肌挛缩一例［J］.中国骨伤，2001，14（9）：570.

［24］陆晓文，羊国民，刘同行.骶管封闭致神经根损伤2例报告［J］.颈腰痛杂志，

2002，23（3）：264.

[25]贾喜梅.骶管注射曲安缩松致视网膜中央动脉阻塞1例报道[J].中国现代医生，2007，45（24）：136.

[26]夏文涛，董大安.椎管内造影医疗纠纷分析[J].中国临床医生，2003，31（9）：63-64.

[27]戴学虎，徐建民，董桂青.地塞米松的少见不良反应[J].医药导报，2003，22（5）：351.

[28]邝银英，伍伟军，郑三女，等.椎管内麻醉局麻药中毒的抢救及护理[J].国际医药卫生导报，2007，13（20）：47~49.

[29]李英，钟贵诚，张增容.硬膜外腔封闭引起心脏骤停1例报告[J].颈腰痛杂志，2000，21（3）：246.

[30]温优良，李义凯.骶管注射疗法药物配伍的现状及存在问题[J].颈腰痛杂志，2009，30（6）：537-539.

[31]温优良，梁兴森，林吕，等.骶管注射疗法的药物配伍稳定性研究[J].南方医科大学学报，2010，30（4）：810-812.

[32]温优良，李义凯，梁兴森，等.糖皮质激素在骶管注射疗法中的配伍稳定性[J].颈腰痛杂志，2010，31（6）：407-410.

（李义凯，温优良，杨波，梁兴森，杜春晓，黄颖）

第三十七章 针刀治疗腰椎间盘突出症的现状及临床思考

目前针刀已广泛应用于腰椎间盘突出症的治疗之中，但多是低档次的临床报道，且绝大多数是在针刀治疗的同时配合其他疗法，如非甾体类药物或中药、封闭、骶管注射、推拿及牵引等。相关理论基础的主观性较强，多为推测或臆断，针刀操作也多是凭操作者手下的感觉而定，缺乏客观性，也缺乏解剖学基础的支持。一些论述自相矛盾，如在是否切割黄韧带、是否进入椎管、疗程以及痛点治疗的数量等方面。对于腰椎间孔，微创手术是将其作为操作的通道，而针刀将其视为治疗的靶点。在此，作者忠告：在针刀治疗腰椎间盘突出症机制未明的情况下，不要盲目应用针刀治疗，针对椎间孔、椎管内以及沿坐骨神经走行痛点进行的所谓松解是十分危险的，也缺乏相应的理论基础和解剖学研究支持，特别是针刀始终未对腰椎间盘突出症的根本病因——突出的椎间盘进行直接的治疗，并且盲切针刀进入椎管内可能造成伤害。对此，应加强相关研究，明确针刀治疗腰椎间盘突出症的机制及安全性，以此决定取舍。

第一节　概　述

20世纪70年代末，朱汉章将针刺疗法与开放性手术结合，创立了"小针刀疗法"。按照针刀界的说法，这是将中医针刺和西医手术融为一体的一种闭合性手术疗法，具有痛苦小、见效快、方法简便等特点。针刀可直接解除卡压的组织，较针刺疗法前进了一步。针刀既是针又是刀，利用针刀"针"的作用，刺激局部穴位，疏通经络而达到"通则不痛"的效果，通过整体调节来缓解疼痛；另一方面又发挥了"刀"的作用，直接作用于病变部位，对局部粘连、瘢痕和卡压等具体病灶进行松解、剥离、切割等操作，可解除局部组织的粘连或卡压等病理改变。如针对扳机指的准确切割，行之有效，这是其优势所在。

针刀疗法在治疗多种慢性软组织损伤性疾病方面取得了较为满意的疗效。根据相关的针刀临床文献报道，针刀为临床上治疗腰椎间盘突出症增添了一种新的治疗手段，具有疗程短、见效快、费用低、创伤小、不破坏脊柱的稳定性和疗效巩固等优点，尤其是对于侧突型，效果较佳，值得进一步推广运用。"由于小针刀直达病所，进行纵行切割，横行剥离，可解除突出椎间盘对组织、神经根的压迫，改善血液循环"。据文献报道，其有效率均在90％以上，治愈率在70％以上，有的甚至达到90％。

20世纪80年代，有人在小针刀的基础上，研制出了空心注射水针刀，这是将小针刀与药物注射疗法融合在一起。水针刀治疗腰椎间盘突出症，一是通过针刀的松解剥离来消除组织粘连；二是通过封闭类药物的注射消除炎症，从而达到治疗目的。此外，激光针刀是以针和刀为载体，将激光输入人体特定穴位或病变部位，通过不同功率产生不同的刺激作用，以加强针感和产生灸的治疗效果，同时借助针刀介入组织，选择性作用于神经感受器而达到止痛和修复创面的目的。其可最大程度发挥激光的光效应和针刀的微创松解效应，以解除软组织的粘连和痉挛，阻断其对血管、神经的恶性刺激，恢复局部组织的动态平衡。

第二节　针刀治疗腰椎间盘突出症的机制

针刀界对腰椎间盘突出症的病理有着与其他学科不同的认识，认为突出的椎间盘压迫和刺激并非导致腰腿痛的主要原因。综合相关文献，其假说及针刀治疗机制如下。

一、脊柱内外平衡失调在发病中的重要性

此学说最早由冯天有教授提出。腰椎间盘与其相应的一对椎间关节构成一个"三位一体"的功能单位。腰神经出椎间孔后分为脊膜支、前支和后支。后支经骨纤维孔至横突间肌内侧缘分为后内侧支和后外侧支。后内侧支较细，自后支分出后，绕上关节突的外侧缘，进入乳突和副突之间的骨纤维管，至椎板后面，分布于棘间肌、多裂肌、黄韧带、关节囊、棘上韧带和棘间韧带等组织结构。椎间盘突出后致椎间隙狭窄，上、下关节突错移，椎间孔上下径和前后径均减小，造成腰神经后内侧支扭曲、牵拉或挤压。同时可使突出节段的椎间关节损伤，发生创伤性滑膜炎。腰椎关节突关节属滑膜关节，损伤后可引起充血、水肿或积液等炎症反应。继而出现无菌性炎症，炎性刺激所致的粘连可使腰神经后内侧支卡压而产生腰痛。而慢性滑膜炎可致滑膜肥厚、增生和挛缩，导致局部组织出现粘连、增生、瘢痕等病理改变，可卡压或牵拉神经，刺激腰神经后内侧支及后外侧支而诱发症状，引起腰腿痛。"椎间盘退变致使脊柱生物力学的改变可引起局部软组织挛缩或弛缓，使脊柱处于失衡状态，导致血液供应不足、缺氧、乏能和代谢产物的堆积，产生缺血性肌痛，进而导致腰椎间关节压迫神经根并释放化学致痛物产生腰腿痛和酸、麻、胀等一系列症状。"从腰椎关节突关节及腰神经后内、外支着手是针刀治疗腰椎间盘突出症的一个方面。"由于腰椎小关节及其附近的腰神经后内、外侧支所处部位较安全，易于针刀到达和操作，针刀可通过纠正腰椎小关节及腰神经后支的病理改变以解除腰腿痛。"

二、针刀的松解作用

1.脊神经根离开硬膜至椎间孔外口要经过一骨纤维管道，包括两个部分：侧隐窝和由其向前外下方延伸至椎间孔的神经管。管内有神经根和动、静脉通过，还有由结缔组织构成的一些纤维隔（彩图37-1、彩图37-2）。纤维隔在椎间孔管外口附着于横突根部及横突间韧带，将外口分为上、下二孔，神经根由下孔通过。外口与神经根的面积看起来似乎差异甚大，纵向较横向尤为明显，似有较大的活动空间，但实际上椎间孔外口为锁眼形，有效空间很小，加之存在纤维隔，神经根被固定在一个比较窄小的孔道内，尤其是在下腰椎，纤维隔位置低而坚厚（彩图37-3）。此外，神经根由硬膜囊发出后有鞘袖包绕。鞘袖腹侧有韧带附着于后纵韧带和椎体后骨膜。在外侧，神经根有纤维束带附着在椎间孔的外口。神经根的这些附着组织是腰椎间盘突出时妨碍神经根避让而导致神经根牵张性损伤的原因。"针刀可松解椎间孔外口纤维隔及神经根纤维束的附着部，减轻神经根的紧张度，使过度牵张的神经根松弛，腰腿痛得以缓解。"

2.腰椎间盘突出症是一种神经卡压性损伤。一条神经的近侧受到卡压或损伤除了引起相应的临床症状外，还可使该神经的远侧对卡压性损伤的易感性增强，原来并不引起神经损伤的压迫和牵拉，即可使该神经受到卡压性损伤，即神经双卡综合征。其机制是卡压导致神经轴流障碍。椎间盘突出引起的神经痛，并不是沿整条神经根的均等痛，而是以其分支途径易卡压处为疼痛常见部位，如：①腰脊神经后支及后内侧支在途经横突根部及副突-乳突间骨纤维管时易受卡压，产生腰痛和椎旁压痛；②发自$L_4 \sim S_1$神经根的臀上神经在跨过坐骨大孔上缘后反折向上，易受卡压，出现臀部痛和臀中肌内侧肌束的紧张及压痛；③腓浅神经斜穿腓骨表面处易受卡压，出现小腿外侧麻木和疼痛。上述三个部位卡压是引起腰椎间盘突出症腰腿痛的常见原因。突出椎间盘对神经根的压迫是原发性卡压，而后三个部位为继发性卡压。有些腰椎间盘突出症术后残留症状与上述三个部位吻合，这是由于继发性卡压点呈慢性炎性变，局部产生粘连、增生，或瘢痕形成。原发卡压虽解除，而继发卡压点由于自身的病理改变，局部神经卡压表现未能随之解除。针刀对椎管内的病理改变实难有所作为，但对远端继发性神经卡压点的治疗却是可行的。针刀可松解继发性神经卡压点以消除腰腿痛。第一，继发性卡压点一般有明确的压痛点，这使确定部位成为可能。第二，继发性卡压点多位于骨面附近，使器械达到病灶有较明确的标志。第三，继发性卡压点并无明显的管腔结构，主要是慢性炎症所致的神经与周围组织粘连，神经受卡压及延伸性不足以适应肢体需要。针刀达病灶部后沿骨面进行推剥松解，可达到治疗目的。

3.椎间盘的损伤、退变、髓核突出后压迫神经根或硬膜囊或释放的组胺所引起的化学炎症，可引起充血、水肿或积液等反应。形成慢性滑膜炎时可导致增生、肥厚或挛缩。针刀治疗腰椎间盘突出症的思考点之一是如何使神经根及周围无菌性炎症得到有效控制。使用针刀松解、疏通、刺激这一系列的反射传导，可达到消炎、镇痛和活血的目的。从而调整内在平衡，达到"以松为通，通则不痛"的目的。"针刀治疗定位准确，在病灶部位施术，所以能较彻底地解除肌肉、韧带、筋膜的粘连、挛缩、瘢痕，减轻椎间盘的内压力，有利于机体的恢复。"

4.针刀治疗并不是针对突出的椎间盘，但可有效地解除引起腰腿痛的一些因素，如松解椎管外的软组织，通过闭合性松解粘连及对一些肌肉、韧带的高应力点进行松解，从而阻断疼痛与肌痉挛之间的恶性循环，解除痉挛性缺血，改善血液循环，使氧供充分，能量产生趋于正常，腰椎的动态平衡恢复，无菌性炎症消除，疼痛也随之消失。故能起到良好的止痛效果。针刀能有效地缓解脊柱两旁肌肉和韧带的紧张和痉挛，改善脊柱的稳定性，有助于椎管内外动态平衡的恢复，使神经根回复到正常位置。酸感的压痛点多在软组织粘连处，粘连影响了肌组织各自的正常运动，造成牵拉性疼痛。"针刀能快速松解肌组织间的粘连，恢复肌组织动态平衡，疼痛随之消失。针刀可直接松解患处粘连组织，直达受脱出物挤压之神经根袖膜进行松解，解除对神经根的压迫，消除神经根局部水肿，缓解症状。"

三、针刀镇痛、调节神经功能的作用

1.针刀在压痛点处进行松解，疼痛随之消失。其机制：针刀对病变组织的机械刺激，产生微量热效应，这种热能可促使局部毛细血管扩张，血流量增加，微循环畅通，病灶局部血运丰富后，能迅速带走病变部位堆积的致痛物质，如五羟色胺、缓激肽和乳酸等。

2.针刀的机械刺激可使局部组织蛋白分解，末梢神经介质增加，局部毛细血管扩张，血流量增加，微循环通畅，淋巴循环加快，从而提高局部新陈代谢能力，增强组织器官活动能力。针刀剥离松解病变椎间盘的周围组织，深入到椎管外的椎静脉丛、动脉支及神经根出椎间孔后的背支神经，这些组织来自椎管内的神经、血管，当针刀刺激椎管外侧椎间小关节处的韧带及黄韧带、棘间韧带、横突间韧带等软组织时，此处的神经血管感受器必将引起椎管内和椎间盘周围的神经、血管相应的保护性修复。

3.针刀深入椎管内触及神经根鞘膜，调动机体自身的防御和修复机制，使神经根的位置发生相对改变，与周围组织的粘连得到松解或部分松解；并可激活内源性镇痛系统，降低组织对痛觉的分辨能力，提高耐痛能力。针刀机械刺激直接作用于椎管内，所产生的热能直达病所，毛细血管扩张，新陈代谢能力提高，逐步减轻或消除了神经根水肿或无菌性炎症刺激。所以能达到解除症状、治疗疾病的目的。

4.腰椎间盘突出症压痛点大部分位于华佗夹脊穴、棘间阿是穴、腰眼穴；臀部压痛点大部分位于臀大肌下缘、环跳穴；下肢压痛点多位于承扶、殷门、承山穴下约2cm处。上述穴位用手指可触及筋结样物或条索状、挛缩状粘连。在相应的椎间隙、椎旁或棘突旁软组织内常可扪及筋节（结节）、筋索（条索）状等反应物，并且有压痛。这些慢性软组织损伤改变是导致椎间盘突出、膨出、变性的主要因素。利用针刀来松解这些软组织的结节、条索状阳性反应物，对局部血管活性物质的合成与分泌具有良性调节作用，使其恢复到正常水平，从而使炎症和局部微循环障碍得以减轻。同时可疏通经络，调节平衡，激活瘀滞的神经末梢，使其达到新的静态和动态平衡。针刀松解臀部和腿部的阿是穴，有利于疏通经络，调畅气血，调和营卫，镇痉止痛。

四、针刀的"减压"作用

1.在松解椎间孔内口时，紧贴小关节内侧面的切割铲磨有助于削磨少量增生的骨质，达到减压的目的。

2.针刀从椎间孔外口到达硬膜囊前间隙进行切削，能松解突出物和神经根、硬脊膜及周围组织的粘连。

3.针刀在松解椎间孔的过程中也切割了黄韧带，使因黄韧带增生、肥厚、挛缩而造成的神经根受压得到缓解。松解黄韧带和侧隐窝，一方面松解了挛缩、增生的黄韧带，另一方面也降低了椎管内的压力，使椎管内血液循环得到改善，无菌性炎症消退，从而减轻了对神经根的刺激和卡压，使疼痛缓解或消失。

4.针刀松解椎间孔外口的神经根及纤维隔，特别是通过切割椎间孔纤维隔可松解受到限制的神经根。

5.神经根周围的无菌性炎症导致大量渗出物填充在椎间孔及其周围的软组织中，使组织间压增高，针刀贯通椎间孔后可起到引流减压的作用。

6.针刀松解关节囊及脊神经后内侧支穿过的乳-副突管韧带，使关节囊内压降低，关节囊内无菌性炎症消退，消除了对脊神经根和脊神经后内侧支的炎性刺激和卡压，使腰腿痛症状迅速缓解。

7.针刀松解棘上韧带、棘间韧带和黄韧带，起到椎管后减压作用，椎管相应扩大，减轻了对硬膜囊、神经根的压迫。

上述"减压"作用可消除或改善神经根管中各种压迫或限制神经根活动的因素。

五、恢复脊椎内外组织的动态平衡和生物力学平衡

1.针刀这种多孔道的小创伤，不仅为新生的小血管开辟了新的通道，同时也使局部病灶产生新的创伤性、化学性和免疫性反应，从而调整了病变处的不良反应，促使神经根处炎性水肿的吸收和病变椎间盘的修复，从而达到脊椎内外组织的动态平衡和生物力学平衡。

2.针刀可直接松解痉挛组织，剥离肌肉和韧带、神经、血管之间粘连和松解肌肉。松解粘连及一些肌肉、韧带的高反应力点，切碎结节及钙化物，改善局部血液循环，解除粘连的纤维组织对神经根的牵拉和压迫，改变突出的椎间盘与神经根的相互位置，使椎旁肌肉、韧带、筋膜、神经的病理状态得以纠正，从而达到解痉止痛的目的。

3.对椎间盘突出损伤的棘间韧带和横突间韧带等进行松解修复，以恢复脊柱及椎间隙的平衡，促使突出的椎间盘组织回缩，减轻压迫与刺激。在痛点或痛性结节处进行针刀的切割剥离治疗，而这些痛点或痛性结节的松解是保证腰椎间盘突出症患者的脊柱力学平衡

恢复的关键。

4.通过剥离椎管外的腰及下肢部软组织附着点和压痛点，使肌肉和韧带间的各种粘连解除，使微循环恢复，肌肉之间的动态平衡恢复，从而达到新的脊柱的三维应力平衡而解除疼痛。

5.针刀在椎间孔周围松解，能改变神经根与其周围组织的位置，通过调整外部肌肉、关节的平衡来逐步达到改善椎间盘内部平衡的目的，减轻对神经根的卡压和刺激。

第三节　适应证、禁忌证及注意事项

腰椎间盘突出症发病1个月以上适于针刀治疗，但很少有文献介绍针刀治疗腰椎间盘突出症的具体适应证。下列情况不适宜针刀治疗：①反复发作3次以上，病程较长，估计突出物与周围组织粘连较严重者。②突出髓核巨大或髓核脱出。③合并马尾综合征，出现鞍区麻木或大小便功能障碍。④合并椎管狭窄者。有作者介绍了椎间孔松解的适应证：腰椎间盘突出症有脊神经受压体征，直腿抬高试验≤50°、CT或MRI表现与临床相符合，且证实为单纯椎间盘突出症，无脱出或游离。有椎管狭窄症状者可给予黄韧带松解。椎间孔松解的禁忌证：腰椎严重退变、关节突内聚、腰椎骨性狭窄者；中央型突出、纤维环外层已破裂，髓核脱出或游离者；穿刺部位及周围有软组织感染者；既往有腰椎手术史，特别是术后硬膜纤维化者。实践证明，年龄较大、病程较长、病变部位较多、合并严重椎管狭窄或髓核游离者疗效差。

注意事项：①严格无菌操作，手术前仔细检查所用针刀有无针体隐约断裂或刀刃卷曲。②在棘突间施术时，深度不能超过黄韧带，以免损伤脊髓。在横突间施术时，针刀一定要在横突骨面上活动，不可刺入过深，深度不得超过横突深度，以免损伤神经根及腹内脏器。急性发作时，应绝对卧床休息1~2周，对症治疗，不宜行针刀手术。③入针深度一定要心中有数，控制深度。④选择进针刀点时，若无横突部压痛，则不在横突间进针刀。针刀不宜深刺，切割动作不宜过大，以避免损伤大的神经及血管。⑤术前进行血常规、凝血等检查。

第四节　针刀操作

一、进针点

在棘突旁、关节突、棘突、棘间/棘上韧带、横突、椎间孔、腰骶三角区、臀上皮神经出口点、髂嵴后缘、髂嵴最高点、骶骨旁、臀肌（臀大肌、臀中肌和臀小肌）起止点、梨状肌、坐骨结节、阔筋膜张肌、髂胫束、股骨小转子、股骨中点、腘窝、腓骨小头及前下方、腓骨长/短肌、小腿三头肌、小腿后正中等处以及沿神经根和坐骨神经走行寻找敏感压痛点、硬结、条索状物或变硬的肌纤维等为进针点。也可按照"以痛为腧"的原则，将患侧膀胱经循行部位之阳性反应点或穴位处作为进针点。对存在周围神经卡压处，多以臀上皮神经、坐骨神经、腓总神经、股神经和股外侧皮神经出口为进针点。沿坐骨神经的进针点包括：①梨状肌肌腹中点；②腘横纹偏外上约4cm处，坐骨神经分支部；③腓骨小头与外踝连线上1/3处，腓深神经部；④腓骨小头与外踝连线下1/3处，腓浅神经部；⑤外踝以外1cm处。

二、治疗方法

以四步进针刀法，松解有明显压痛和条索状物的部位。针刀深达反应点的基部，纵疏横剥以及横行摆动3~4次，对有硬结者做纵切剥离消除后出刀。切割的顺序是先松解腰神经后支，再松解棘间韧带，最后松解软组织。对于进针点的数量，各家观点不一，有的认为每次不超过3个点，也有人认为每次治疗不超过8个点，多数是在3~10个点之间，少数每次取12个点。各家介绍的疗程也不一样，有的是每周1次，4~6次为1个疗程，3次后休息1周；也有10~15天1次，治疗1~3次；还有每3日1次，连续治疗5次，疗程间隔2天，多是6次为1个疗程。有作者认为3次症状未缓解者，视为治疗失败。

三、具体操作方法

（一）椎间孔内口松解

患者俯卧，腹部垫枕，在CT扫描的侧位像上确定欲松解的椎间孔，并从椎间孔的中下1/3处行横断面扫描，用CT测量由椎间孔O点紧贴上关节突内缘至皮肤A点的距离，以及A点至正中线的水平距离AM，计算出OA线与皮肤表面的夹角度数（80°左右）。用7号长针从A点按此角度数大约5°斜向患侧进针到达上关节突内上缘C点后，如回吸无血无液，给予局部麻醉。然后用勺形孔针刀按局麻入路进刀，注意使刀口斜面向外，弧面向内，当针刀尖到达上关节突骨面后将针尾向中线倾斜，针尖紧贴小关节内侧面滑下，此时针下有落空感，回抽无血无液，注气无阻力，表示针尖已穿破黄韧带进入盘黄间隙。根据CT扫描将针尖位置调整到椎间孔内口中下1/3处后，行小幅度切割松解3~5刀。另一方法是于腰椎棘突中上1/3处旁开0.5~1cm定点进针，穿过黄韧带，有落空感，斜向外下紧贴骨面，探及椎间孔内口，此时患者有放射性窜麻感。应小幅度松解神经根与椎间孔内口，针下有松动感时出针。针刀到达椎间孔内口后不能刺伤神经根。若患者有触电或疼痛感，应稍退针刀，改变方向后再进针刀，以免损伤神经或大血管。

（二）椎间孔外口松解

以腰椎棘突为标记点，画一横轴平行线，在平行线上，棘突旁开8cm左右即为穿刺点。局麻后，选长8cm的7号或9号穿刺针向内倾斜45°并与划线方向一致进行穿刺，至针尖触及骨质，即上、下关节骨面，注射利多卡因后退针1~2cm，针尖偏向外侧移动少许，重新穿刺。针尖滑过关节骨面时，有落空感，即针尖进入椎间孔，回抽无血液或脑脊液，缓慢注入封闭液，边回吸边注射。注射完后观察5min，无脊髓麻醉征象，则进行针刀椎间孔外口松解。在穿刺点进针，方向与神经阻滞方向相同。当刀口触及关节突骨面时，退针少许后向下调整针刀进针方向，紧贴骨面进针，边询问边进针。如患者出现触电或麻痛感，则退针重新调整进针方向，无异感后切割椎间孔外口韧带3~4刀，手下有松动感为止。如能达到突出的椎间盘后缘（硬膜囊前间隙），则对突出物行切削处理或松解硬膜囊前间隙。患者在针刀椎间孔松解治疗后一般会出现腰部无力感，这可能是针刀切断了腰椎周围的部分韧带所致，一般1个月后即可自行缓解。

（三）压痛点松解

腰椎间盘突出症时，从棘间到椎旁以及沿坐骨神经的走行多有压痛点的存在。①以棘突间、突出侧椎体旁2cm（小关节突点），以及病变椎间盘下腰椎棘突水平线旁4.5cm（椎间孔外口点）压痛明显处的阿是穴为进针点。在行棘间松解时，上位棘突尖下向下扇推，下位棘突尖上向上扇推松解棘间韧带。在关节突处，针刀向外扇推松解横突棘肌及骨纤维管。在椎间孔外口处松解卡压的神经根，待手感无阻滞时出针。针刀对横突上、横突间、横突下的肌腱、韧带、筋膜进行切割、剥离、松解。在竖脊肌起点、肌痉挛部及臀部痛点，切断部分痉挛的肌肉，剥离松解粘连的软组织。②取腰臀部软组织损伤之压痛点为治疗点。针刀紧贴横突下缘骨面，由外向内切开横突间韧带。当针刀触及韧带时，会产生阻力感。以手下有松动感，或患者有酸胀感为度。腰臀压痛点松解时要摸索进针刀，一般到达病变的软组织时，患者会有明显的痛胀感，此时即可纵行切割数刀，再予横行剥离。痉挛和粘连的组织被切开时，刀下有落空感。③横突间松解：即在突出间隙中线旁开3~4cm处进针刀，触及横突尖时在横突尖周围松解几刀后，刀刃稍向内下方移动，对横突间肌和横突间韧带进行松解，边松解边向内移动刀刃，使其紧贴横突下缘。④在腰、臀部压痛点和软组织有异常处（如筋结、筋索、钝厚等）进行松解，遵循"小针刀四步规程和手术八法"，缓缓推进针刀，直达病变层次，患者产生酸麻胀感，以耐受为限。注意棘突间的深度不得超过黄韧带，横突间的深度不得超过横突深度，行纵向和横向摆动针刀2~3次，疏通分离粘连，切开瘢痕，出针，如遇筋索或筋结，则纵行或横行切割2~3刀后出针。遇有硬结者，则行铲剥，可在所有压痛点处施术。

对于手术后复发者，在原手术部位，自上而下按压查找敏感压痛点。切割松解棘间韧带、横突棘肌、横突间肌、竖脊肌、黄韧带，以及瘢痕、挛缩等处病变软组织。觉手下有松动感时出刀。注意对椎板缺损的部位刺入不宜过深，一般不超过4cm，以免损伤马尾和神经根。

（四）关节囊松解

测量突出间隙两对小关节水平至棘突的距离，按X线片放大或缩小比例换算成人体实际数据，体表定位。取7号穿刺针垂直刺入皮肤，直达关节面，注射封闭液，略退针寻找关节囊，手下有落空感时即到达关节腔，回抽无液体，注入封闭液。针刀沿关节方向快速刺入皮肤，直达关节囊，将关节囊切割2~3下。切开、切碎肿胀、肥厚、积液的关节囊。

（五）黄韧带松解

在患椎上、下棘突间，刀口线与脊柱纵轴垂直刺入，先切割棘上、棘间韧带，感觉手下有松动感时，再加压深入直达黄韧带，深度一般在2.5cm左右，到达黄韧带的感觉是刀下柔韧、阻挡感，纵行剥离松解黄韧带数刀后出针，或刺入遇椎板骨质后，朝头端倾斜30°沿椎板滑入椎板间，再进针刀向内外切割黄韧带3~4下。在剥离松解黄韧带时，应紧贴椎板骨缘，切断黄韧带部分纤维。正中是黄韧带间隙，不可切开。

（六）穴位松解

本病属足太阳膀胱经经筋症候，以针刀疏通松解术疏通足太阳膀胱经经筋和足少阳胆经经筋，以解除对足太阳和足少阳经脉的卡压，起到通经止痛的作用。一般在患侧选取华佗夹脊穴、腰眼、秩边、承扶、殷门、承山、环跳、风市、承山和棘间阿是穴等。也可取经筋病灶点，如大肠俞、关元俞、环跳、光明、腰阳关、十七椎、白环俞和委阳等穴位。以针刀依次疏通松解这些穴位，要注意避开重要神经和血管。先纵行疏通，再横行铲剥数刀。松解时必使针感传向下肢。有的松解后，每个病灶点注射祖师麻注射液。术后7天复查，如腰腿痛未愈，则行第2次针刀松解术。一般7~10天治疗1次，2~4次为1个疗程。也可每穴针后当即给予拔大号火罐10分钟，一般都可拔出少量血液。在承扶、殷门、承山穴下2cm处治疗时，进针刀不能过深，以免损伤坐骨神经及大血管，每次治疗时根据患者情况可选1~6个穴位进行治疗。如遇有硬结、索条和软组织痉挛，即做与肌纤维走行方向相垂直的切开手法。

（七）触激术

1.针刀肌肉触激术 腰部两侧横突与棘突之间部分的肌肉（压痛及软组织异常改变处），每侧选3~4个点，针刀刃方向与后正中线方向一致，到达肌肉层，纵行切割，留针15分钟。适用于只有腰痛而无腿痛的患者。

2.针刀脊神经触激术 ①从正中入路刺入，依次经过皮肤、皮下、棘上韧带、棘间韧带以及黄韧带，阻力感消失后，在继续深入的同时微动针刀，以触及神经根鞘膜产生反射，患肢有突发触电放射感，并且患者不由自主地颤动或抬起患肢，视为成功。②经小关节间隙入路，刺入过程中如触及上、下小关节突，可微调针刀寻找间隙，阻力感消失后，证明针刀突破黄韧带进入侧隐窝，微动针刀以触及神经根鞘膜，患肢出现触电样放射感，并不由自主地颤动或抬起，视为手术成功，以有下肢反弹为佳。③经椎板外切迹入路，达椎板后，针刀向外侧滑行，寻找椎板外切迹，沿外缘继续进针，当阻力感消失后，说明针刀突破黄韧带进入侧隐窝，微动针刀，触及神经根鞘膜，患肢有突发触电样放射感，并不由自主地颤动或抬起，视为成功。④经小关节外缘入路，在刺入过程中可能触及上关节突骨质，可向外微调针刀继续深入，以触及神经根鞘膜，有突发触电样放射感，并且患肢不由自主地颤动或抬起，视为成功。

3. L_5横突处腰丛神经触激术　刺入深达L_5横突骨面，然后稍退针刀向尾侧倾斜，使针刀滑过L_5横突上缘，有明显落空感时说明针刀已进入腰大肌间隙。固定针刀深度进行纵向、横向摆动以加强刺激，增强患者的应激反应。

4. 针刀神经干触激术　以环跳穴压痛点为进针点。针刀顺着肌纤维进针后通过臀大肌和臀中肌达到梨状肌内侧缘，有酸胀、触电或麻木等感觉辐射到下肢时，保持针刀位置作轻微的上下切割和剥离，再次发生肢体反弹为度；或针刀达骶骨，搜寻骶骨缘后，转刀锋，紧贴骶骨缘横切梨状肌3~5刀，顺势向外平推坐骨神经2~3下，此时可出现下肢放射痛。

第五节　基础和临床研究与临床思考

一、文献讨论

我们在中国期刊全文数据库以"针刀"和"腰椎间盘突出症"为检索词进行检索，时间范围为1994至2009。共有针刀治疗腰椎间盘突出症的文献167篇，其中，有30篇从题目看为单纯的针刀治疗，8篇为护理文章。这30篇从题目看为单纯针刀治疗的文献，仅22篇为单用针刀治疗，而另外8篇实际上是配合其他疗法的综合治疗。有Meta分析研究了单纯针刀治疗腰椎间盘突出症的疗效。研究者使用计算机检索了2010年1月至2019年3月中国知网（CNKI）、维普（VIP）、万方等数据库文献。共计检索出相关文献826篇，最终纳入研究8篇，均为中文文献。其中1篇为高质量文献，其余都为低质量文献。纳入的研究质量整体不高。由于单纯针刀治疗腰椎间盘突出症文献较少，纳入的高质量文献仅有1篇，低质量文献居多，其多数随机方法不明确，多数未提及分配隐藏、盲法，对撤出与退出试验机制未进行描述，致使文献评分较低，且样本量筛选有局限性，需要更多设计合理，随机方法准确，大量样本的文献来证实单纯针刀相对于其他传统疗法的疗效。

目前多认为针刀是闭合性微创手术，可使因粘连、瘢痕、挛缩、关节微小错位等所造成的椎间力学动态平衡失调得到迅速缓解。但文献报道绝大多数针刀治疗腰椎间盘突出症是配合其他疗法的综合治疗，多数是配合封闭、牵引、推拿、针灸以及药物，还有配合骶管注射、埋线、麻醉后大手法复位、臭氧以及胶原酶等。最多的是在针刀施术前或后，每点加推封闭液。有人比较和评价了4种方法治疗腰椎间盘突出症的疗效，结论是采用腰椎旁神经阻滞、针刀松解和腰椎牵引综合治疗腰椎间盘突出症疗效优于单一治疗。但这究竟是针刀的功效，还是其他疗法的功效？值得探讨。

针刀疗法实质上是一种有创的、破坏性的治疗手段，这就要求医者熟知局部解剖，严格掌握腰椎间盘的定位。虽然文献报告针刀治疗腰椎间盘突出症的效果良好，但术后并发症却不容忽视，一旦发生损伤，预后较差，常给患者带来终身痛苦。可能发生的损伤包括脑脊液漏及头痛、血管损伤、神经根损伤、马尾神经损伤、腰椎间盘炎和术后感染等，但对此报道不多。有文献报道，4例接受过针刀治疗的腰椎间盘突出症患者，术后表现为双下肢或单侧下肢运动无力，肌力为2~3级，小便功能障碍，表现为尿频、排尿延长、残尿感，会阴区及骶尾部皮肤感觉减退，双侧或单侧下肢皮肤感觉减退；2例出现阳痿。有报道因腰椎间盘突出症接受针刀剥离松解，术后发生腰椎间盘炎6例。特征为术后3~12天出现痉挛性腰痛，较原有腰痛剧烈而难以忍受，夜间尤甚，伴有腰背肌紧张、腰部深压痛及叩击痛。发生事故的施术者多非外科医师，未接受过严格的无菌操作训练。因此规范针刀治疗和严格无菌操作是预防此类事故的关键。目前的针刀操作大部分是在盲视下进行，如进针角度稍微偏差一点，其针尖就可能偏离椎间孔，很难做到对椎间孔的准确松解。在科技如此发达的当今社会，仍存在这种随意性大、准确性低的操作方式，不能不说是一种遗憾。有人提出在C臂X线机引导下对椎间孔进行松解的术式，以期能更好地对神经根与周围组织的粘连进行松解。但由于X线和CT均无法显示椎间孔软组织以及是否存在粘连，针刀在此松解仍为盲术。

二、对针刀治疗腰椎间盘突出症机制的质疑

一般认为针刀治疗腰椎间盘突出症的机制包括：①改善局部血液循环，消除炎症；②松解粘连，改变突出的椎间盘与神经根的相对位置；③恢复脊柱力学平衡；④镇痛作用。有作者认为，治疗机制的第①、③、④方面，完全可以用针灸、推拿、牵引、理疗等更简便、痛苦更小的方法取得同样效果，没有必要使用针刀行椎管外松解术。关于第②方面，针刀是否可以通过椎间孔的松解来改变突出的椎间盘与神经根的相对位置，安全性和准确性如何？还有待于进一步研究证实。有作者发现，从治疗结果上看，仍有相当大的比例为无效或疗效较差的病例。治疗机制的第①、③、④方面，是难以证实，亦难以证伪的；而第②方面，据我们的解剖研究，这个理由相当牵强。

三、针刀操作的主观性

针刀治疗点的确定和治疗成功的标志多是凭操作者手下的感觉而定，比较多强调的是酸胀感，将其作为针达病灶的标志。如认为"当刀下有酸胀感时，即为得气，即行针刀治疗"，"在棘突上、下部位进针，以有酸胀感为宜，进针后切1~2刀"。酸胀感表示直达疼痛部位。一般针刀到达病变的软组织时，患者有明显的酸胀感，此处即病变治疗区域，即可纵行切割和横行剥离。比如"在梨状肌压痛点处进针，患者诉有明显酸胀感时，说明针刀已达梨状肌病变部位。下肢坐骨神经有酸胀感，说明此时刀锋已经到达逸出的病症瘢痕组织与神经根间，沿神经根方向切开2~3刀出针"，"针刀直达骨面，患者诉说酸胀感时进行剥离。切碎痛性硬结，切断腰部筋膜中挛缩的硬性条索，剥离、松解粘连的软组织，这是治疗中最为关键的一环"。此外强调较多的是放射感，如"针刀快速刺入，待局部有酸

胀感或向下肢放射感时出针刀"，"摸索进针，当感到有麻感向下传导时，针稍上提，行纵行疏通剥离再横行剥离"，"以患者下肢有酸胀电麻感为佳，纵向点刺及横向点刺，以手感无韧性阻力为宜"，"针刀缓慢向下，患者有酸胀感时继续进刀，直到针感向下肢远端放射。若无，轻轻摆动刀柄，直至出现向下肢远端放射的针感。针感和放射感一出现，患者下肢疼痛往往立即消失"。

松动感是针刀剥离出刀的标志，多是剥离完毕手下有松动感时才出针刀。如"进刀至棘间韧带，抵及痛性硬结，切开纵横剥离2~3下，有松动感，出针""紧贴骨面提插切割1~2刀，术者手下有松动感，患者出现操作点沿同侧下肢放射的酸胀感，即可出针"。其他感觉，如"到达黄韧带的感觉是刀下柔韧，阻挡感""当针尖抵触到腰椎椎板上缘，即小幅度提插、切割黄韧带，伴有轻微的咔咔声。如果剥离时针刀下有韧性阻挡感且能听到嗤嗤切割声，说明局部软组织有粘连形成""如果剥离时针刀下无韧性阻挡感，但局部可触及紧张的肌肉，一般为肌痉挛""若上关节突副韧带钙化、骨化，针达其上有硬韧感，可用针刀在关节突边缘仔细摸索切割，把变性的韧带切开松解""若出现下肢不自主弹动或麻木感，为触及硬膜囊"，等等。上述这些概念均带有明显的主观性，可操作性不强。如，何为彻底松解的概念，如何能感觉到肥厚、积液的关节突关节囊，怎样判断切断痉挛的腰肌以及剥离松解粘连的软组织，等等。诸如此类疑问，如何确定？统观针刀治疗腰椎间盘突出症的现状，即可发现，其治疗机制不明，理论基础和操作的主观性较强，缺乏客观性，很多都是以患者和术者的感觉为依据进行操作。在这种情况下，贸然使用锐性的针刀对神经根、黄韧带、椎间孔、侧隐窝、椎管内和坐骨神经走行等重要结构和部位进行所谓的松解，必然带来危害。

四、椎间孔及其外侧区的解剖

此处解剖结构复杂，在此操作易损伤神经和血管，而致严重的后遗症和医源性损伤。故对椎间孔及其外侧区的临床解剖学研究尤为重要，术者对该区域解剖的熟悉程度，直接关系到治疗的安全性和有效性。以往关于腰椎间孔及其外侧区的韧带和血管的解剖，各家报道不一致。有研究将腰椎间孔分为入口区、中央区和出口区。一般是以上、下椎弓根的内侧缘连线和外侧缘连线为界限，将椎间孔分为3个区，由内向外分别为入口区、中央区和出口区。按部位将韧带分为椎间孔入口区韧带、椎间孔中央区韧带、椎间孔出口区韧带（包括横孔上、下韧带）、椎间孔外侧区韧带（包括体横上、下韧带和横突间韧带腱弓，在 L_5 椎间孔处还包括腰骶弓状筋膜）。将椎间孔出口区的外侧称为椎间孔外侧区。专家认为解除其对腰脊神经的卡压是针刀治疗LDH的机制之一。

（一）椎间孔及其外侧区的韧带

椎间孔入口区并没有明显的韧带结构，只有一些神经、血管和四壁的纤维样组织，脂肪组织几乎将剩余空间填充。

椎间孔中央区韧带的数目、大小、起止、位置没有明显规律。所谓的"椎间孔中央区韧带"很纤细，易拉断，即使是较粗的几条，也只是纤维筋膜样结构的增厚，且数目众多，有4条以上，较松散地张于神经、血管、椎间孔四壁之间。"椎间孔中央区韧带"在 L_{1-3} 椎间孔处较松散、纤细，数量较多；在 L_4 和 L_5 椎间孔处则较紧张而粗，数量较少。

椎间孔出口区韧带有两组，即横孔上韧带和横孔下韧带（彩图37-4、彩图37-5）。

1.横孔上韧带　位于椎间孔出口区上部，横过椎弓下切迹，起自峡部外缘，止于同位椎体外下缘、椎间盘纤维环后纵韧带外侧。100个椎间孔中只有8个 L_1 椎间孔和4个 L_3 椎间孔出现横孔上韧带。

2.横孔下韧带　在 L_{1-3} 处较粗大， L_4 、 L_5 处较纤细或缺如。并且椎间孔下横韧带有时是两条，或两条相合形成一个水平面的"Y"字。起于横突根上缘与上关节突交界处、上关节突前缘骨面，止于下位椎体或椎间盘纤维环后纵韧带外侧。

横孔上韧带和横孔下韧带将椎间孔出口区分成3个孔（间隔），上孔和下孔较小，中孔较大。上孔有椎间静脉上支通过，中孔有脊神经和节段动脉脊支通过，下孔有椎间静脉下支通过。有的横孔下韧带分出一小束至椎弓上切迹，将椎间孔下孔再分为两个小间隔，各纳有1支椎间静脉下支。

椎间孔外侧区韧带包括：

1.体横韧带　多见于 L_5 椎间孔，分为体横上、下韧带。部分体横韧带在起点处与横突间韧带、腰骶韧带和腰骶弓状筋膜融合。体横上韧带自横突下部连结于同位椎体外下缘、椎间盘侧壁或下位椎体外上缘；体横下韧带连结于横突上缘和同位椎体外上缘、椎间盘侧壁或上位椎体外下缘。体横韧带将椎间孔分为3个孔，即前上孔、后上孔、下孔。前上孔有腰交感神经交通支、椎间静脉上支的前支通过；后上孔有椎间静脉上支的后支、髂腰动脉腰支通过；下孔有 L_5 神经，有时有椎间静脉下支通过（彩图37-6）。

2.腰骶弓状筋膜　是一片覆盖在 L_5 ~ S_1 椎间孔外侧的扁阔筋膜。起于 L_5 椎体下外缘、 L_5 ~ S_1 椎间盘、 S_1 椎体上外缘。向后分为2束，后上束止于横突前下缘，后下束止于腰骶韧带的前面。将椎间孔外侧区分为3个大小不同的小孔，即前上孔、后上孔、下孔。前上孔有腰交感神经交通支、髂腰动脉腰支的分支、椎间静脉上支的前支通过；后上孔有髂腰动脉腰支的另一分支、椎间静脉上支的后支通过；下孔有 L_5 神经，有时有椎间静脉下支通过（彩图37-7）。

3.横突间韧带腱弓　简称腱弓（彩图37-8），其不连于横突间。起始部很广，由椎弓根下切迹、副突下内缘甚至峡部外上缘沿横突下缘向后外与横突间韧带相连；向下止于横突根与上关节突相接处的前上缘。腱弓并非冠状，而是从前内斜向后外，与脊神经后支及分支垂直而伴行。腱弓在 L_{1-4} 椎间孔外侧区都有，脊神经的前后支分支处几乎紧挨腱弓； L_5 椎间孔处无此腱弓。腱弓前后都与神经血管束紧挨，前面紧贴较粗大的腰升静脉。腱弓有分束至关节突关节，形成一个"E"形弓。脊神经后支和分支，及其伴行的下关节血管行于"E"形弓的下部，上关节血管行于"E"形弓的上部。

（二）椎间孔及其外侧区的神经

在椎间孔中央区，腰脊神经被椎间孔中央区韧带固定。在椎间孔出口区，脊神经行于横孔上韧带下、横孔下韧带上。在离开椎间孔后，前后支分叉处几乎紧贴腱弓，脊神经如一个"Y"字岔在腱弓两旁。交感神经在椎间孔出口区或外侧区的腹侧中下部连接脊神经前支（彩图37-9）。

（三）椎间孔及其外侧区的动脉

L_{1-4}腰动脉行至椎间孔处分为3组终末支，即前支组、脊支组和背侧支组。入L_5椎间孔的是髂腰动脉腰支或L_4动脉下支。

1.前支组主要是横突前支（前支、横突前动脉）。横突前支为腹壁支，较粗大，沿途在横突前方发出许多肌支，有交通支与相邻横突前支吻合。在L_3椎间孔处一般有两支横突前支，分别斜向上行于上横突前下缘和斜向下行于下横突前上缘。

2.脊支（椎管支、椎间孔动脉、脊髓支）进入椎间孔后，在后纵韧带外缘进一步分成前侧支（椎间孔前动脉）、后侧支（椎间孔后动脉）和神经根支（根动脉）。有时脊支的3个分支并不共干，而是后侧支单独从腰动脉发出（彩图37-10）。

3.椎管外血管网主要由背侧支组的关节间动脉及上、下关节动脉组成。上关节动脉跨过"E"形腱弓前上，与上关节静脉伴行，下关节动脉通过"E"形弓前下，与下关节静脉伴行，在椎间关节处折返，两者都终止于椎旁肌。

（四）椎间孔及其外侧区的静脉

由椎内静脉发出的椎间静脉出椎间孔后汇入腰升静脉或腰静脉。另外伴神经出硬脊膜的根静脉随根动脉一起，在椎间孔出口区处汇入腰升静脉或腰静脉。同时腰升静脉或腰静脉在椎间孔外侧区收纳横突前静脉、椎外静脉后丛的属支。

1.椎间静脉在侧隐窝的前内椎静脉或前外椎静脉处发出，分为椎间静脉上、下支，通常上、下支各包括两支，也有观察到1支和3支的情况，向外行于横孔上韧带上孔的两侧和横孔下韧带下孔的两侧。L_5椎间孔往往缺乏椎间静脉下支。

2.椎外静脉后丛的属支上关节静脉于上关节突下缘与腰动脉背侧支上关节动脉伴行，行向椎间孔外侧区，经"E"形弓的上部，穿过骨纤维孔。下关节静脉与腰脊神经后支和下关节动脉伴行于横突根部内上缘，经"E"形弓的下部穿过骨纤维孔。上、下关节静脉合为1支或单独汇入腰升静脉、腰静脉（彩图37-11）。

3.腰升静脉在脊神经前支的腹侧或背侧，紧贴横突根和横突间韧带腱弓腹侧，在横突根下、上缘收集椎间静脉上、下支和来自背侧的上、下关节静脉，以及横突前静脉。腰升静脉恒定，但类型、管径大小差异较大。

横突上缘三角工作区即脊神经前后支、上关节突和横突根上缘构成的三角工作区，是临床上很多腰椎手术的入路。但是，有时此"三角工作区"亦有腰升静脉或（和）椎间静脉下支至腰静脉的连接支。这两条静脉管壁薄，管径大。相邻两横突根（或横突与骶翼）连线的中点紧贴椎板外缘三角工作区（简称椎板外三角工作区）。此三角的底边是椎板和椎间关节外缘，上边是上关节血管，下边是下关节血管和脊神经后支（彩图37-12）。

有人认为椎间孔外侧韧带是非正常组织，与腰腿痛关系密切。针刀界则一致认为椎间孔韧带是导致腰腿痛的一个重要原因，并成为针刀治疗腰椎间盘突出症椎间孔松解的理论基础。之后，人们普遍接受并继承这种观点。但也有人认为椎间孔韧带是正常组织，起固定、保护神经和血管的作用，或认为其对于腰骶节段的稳定有一定的力学功能（彩图37-13、彩图37-14）。我们在婴儿尸体标本中也发现有椎间孔韧带（图37-15），故我们认为椎间孔韧带是正常结构，其作用包括：①与椎间孔及其外侧区纤维一同起到固定脊神经的作用。在神经受牵拉时保护神经，不至于牵扯脊膜和脊髓。②起支持脊神经的作用。易忽视的一点是，腰椎间孔出口区多呈锁眼形，少数呈三角形，横孔下韧带将椎间孔分为较大的上孔和较小的下孔，如果横孔下韧带被切断，则会使有效空间变小，导致神经根坠入椎间管下部，更易遭受卡压。③保护血管，尤其是椎间静脉下支。如果没有横孔下韧带，椎间静脉下支势必受到脊神经的压迫。而 L_5 椎间孔处尚没有观测到横孔下韧带，也常没有椎间静脉下支。腰椎侧方手术和经椎间孔硬膜外神经阻滞、麻醉或注射其他药物，最常见的并发症就是神经、血管的损伤。

关于椎板外三角工作区经椎间孔硬膜外注射，我们建议针尖从两横突根中点处紧贴椎弓椎板外缘刺入，有落空感后针尖向内再进约0.5cm。椎间孔及其外侧区的解剖结构复杂，有重要的脊神经和相应血管通过，在此操作极易损伤神经和血管，故从解剖上来说，椎间孔注射比骶管注射危险性大。横突根上缘三角工作区是很多腰椎侧方手术的入路，阻滞单一腰神经，也可从此区穿刺进入，但药液难以进入硬膜外隙。

针刀松解椎间孔的报道屡见不鲜，从解剖上看其操作存在较大危险性，易造成潜在损伤。横孔韧带主要在上腰椎间孔出现，在 L_4 和 L_5 椎间孔几乎不存在，而腰椎间盘突出症主要发生在 L_4 和 L_5 椎间盘，也就是说该操作是无意义的，只会增加操作损伤神经和血管的危险性。松解横孔上韧带并不是紧贴椎弓根下切迹，从文献报道的操作来分析，实际上是在切割椎弓根下切迹的骨膜和椎间静脉上支。在 L_5 椎间孔处松解横孔下韧带，首先，由于有髂骨的遮挡，再加上 L_5 椎间孔距离皮肤较远，横孔下韧带用针刀很难精确切割到；其次，不管是在 L_4 还是 L_5 椎间孔内，横孔下韧带均止于椎体或椎间盘纤维环后外侧处，韧带上方有脊神经和伴行动脉，下方有椎间静脉下支，针刀的切割松解损伤神经、血管的可能性较大。因此，我们建议慎用针刀松解椎间孔，至于体横韧带，针刀几乎是切割不到的。我们的研究结论是：①"三角工作区"为相对无血管区；②腰椎侧后方手术时要注意入路区可能存在血管；③腰椎间孔穿刺时，针尖宜从两横突根中点紧贴椎板外缘刺入。

从解剖上看，腰椎间孔几乎被神经、血管封闭整个出口区（彩图37-16、彩图37-17），而不是简单的仅有神经根走行的骨性通道（彩图37-18、彩图37-19），针刀无法精准确定目标，且目标韧带变异较大，松解横孔韧带的操作是无意义的，只会增加损伤神经和血管的危险性。椎管内并无所谓的"瘢痕"或"挛缩"，针刀在此处盲切松解的危险性大。至于针刀脊神经触激术的操作，就更危险。由于缺乏解剖学和病理学等基础研究的支持，贸然使用锐性的针刀对神经根、黄韧带、椎间孔、侧隐窝、椎管内和坐骨神经走行等重要结构和部位进行所谓的松解，甚至是铲剥，必然带来危害。

参考文献

［1］邱祖云，贾雁，李石良.针刀疗法治疗腰椎间盘突出症临床研究进展［J］.中华中医药杂志，2020，35（4）：1951-1953.

［2］张勇，汪进良，肖建国，等.腰椎间孔韧带的解剖观测及其临床意义［J］.中国临床解剖学杂志，2002，20（2）：112-114.

［3］袁仕国，李义凯，王华军，等.腰椎间孔侵入性操作的应用解剖［J］.中国临床解剖学杂志，2010，28（2）：127-130.

［4］陈龙豪，陆延.针刀治疗腰椎间盘突出症研究进展［J］.现代医药卫生，2021，37（2）：240-244.

［5］刘永辉，赵烨，王向阳，等.针刀治疗腰椎间盘突出症的研究概况［J］.中国疗养医学，2021，30（3）：250-252.

［6］俞年塘，华航飞，余涵.超微针刀配合推拿治疗腰椎间盘突出症的研究进展［J］.当代医药论丛，2021，19（17）：162-164.

［7］刘宏宇，孟馥芬.臭氧、胶原酶、针刀联合治疗腰椎间盘突出症的临床应用［J］.新疆医学，2008，38（9）：1-3.

［8］姚军，佘丽娟，安海水.腰椎间孔神经阻滞配合椎间孔外口针刀松解治疗腰椎间盘突出症的临床观察［J］.实用疼痛学杂志，2008，4（4）：256-258.

［9］刘觅超，景海龙，谢瑜，等.针刀联合理疗、按摩治疗腰椎间盘突出症的临床效果［J］.临床医学研究与实践，2021，6（8）：35-37.

［10］沈玉杰，熊涛，瞿群威，等.CT下针刀加胶原酶治疗神经根型腰椎间盘突出症［J］.颈腰痛杂志，2006，27（2）：119-122.

［11］刘仁毅，刘伯龄.小针刀配合手法、药物治疗腰椎间盘突出症108例［J］.实用中西医结合临床，2002，2（1）：27-28.

［12］朱光全，宋熠林，宋康康，等.针刀神经定位法治疗腰椎间盘突出症的临床疗效观察［J］.中医临床研究，2021，13（2）：94-97.

［13］徐毅高，周红海，陈龙豪，等.单纯针刀治疗腰椎间盘突出症的Meta分析［J］.中国中医急症，2020，29（5）：784-787.

［14］石捷.针刀配合局封和推拿治疗老年人腰椎间盘突出症的疗效观察［J］.中国中医骨伤科杂志，2001，9（6）：41-43.

［15］望开森，彭定国.针刀配合椎间孔神经阻滞疗法治疗腰椎间盘突出症［J］.湖北中医杂志，2005，27（6）：53.

［16］王顺兴.小针刀治疗腰椎间盘突出症并发梨状肌综合征［J］.中医外治杂志，2001，10（3）：33.

［17］黄辉，董河.针刀治疗腰椎间盘突出症的干性坐骨神经痛［J］.针灸临床杂志，

1999，15（6）：21-22.

［18］李增新，黄惠萍，陈雪琴.针刀疗法为主的序贯五法治疗腰椎间盘突出症200例分析［J］.颈腰痛杂志，2004，25（3）：205-206.

［19］张燕，宋振江，王祥生.水针刀埋线法为主治疗腰椎间盘突出症疗效观察［J］.中医正骨，2004，16（10）：19.

［20］刘庆国.针刀术后腰椎间盘炎的预防与治疗［J］.湖南中医杂志，2005，21（4）：57-58.

［21］刘晓峰，陈健，杜天乐.针刀治疗腰椎间盘突出症研究概况［J］.湖南中医杂志，2019，35（3）：169-170.

（李义凯，陈荣庄）

第三十八章　臀上皮神经损伤

本病在国内最早由冯天有提出，为中医学经典的"筋出槽"，从解剖结构特点的角度解释了臀上皮神经损伤的发病机制，并以此创立了行之有效的治疗手法。推拿、封闭和其他非手术疗法也具有较好的疗效，但在诊疗方法和准确度等方面存在很大的差异，目前学科内尚未形成统一的诊断标准和治疗原则。对本病确切的损伤机制以及这一病症是否存在还有不同的看法。长期以来，学科内多将腰神经后外侧支与臀上皮神经混为一谈，臀上皮神经损伤还缺乏解剖学基础和证据，关于臀上皮神经是否易引起损伤以及究竟是神经"移位"还是"受压"，也有争议。目前的趋势是否定臀上皮神经"出槽"学说，相关文献报道较之前明显减少。近年来针刀和射频等具有毁损性的疗法也开始应用，对此要加强基础研究，特别是临床解剖学研究，以规范臀上皮神经损伤的诊疗。

第一节　概　述

臀上皮神经损伤，也称为臀上皮神经卡压、臀上皮神经嵌压（症）、臀上皮神经炎、臀上皮神经痛、臀神经综合征、臀上皮神经卡压综合征、臀上皮神经嵌压综合征、臀上皮神经综合征，甚至称为臀筋膜综合征等。冯天有自20世纪60年代起对腰痛病人进行了临床观察和研究，发现腰臀部急性软组织损伤中有40%~60%的病人是臀上皮神经在走行中离位（中医学称之为"筋出槽"，属"筋伤"范畴）所造成的，用其所独创的手法治疗可收到满意疗效。通常认为，臀上皮神经损伤是造成腰腿痛的常见病和多发病之一，其症状常和腰椎疾患相混淆，临床以青壮年发病较多，以往大多将其归属于坐骨神经痛。

1953年谢夫钦科首先对本病进行了报道。1957年Strong提出了"臀神经综合征"，采用手术将受累的臀上皮神经支切除。在国内，冯天有提出了臀上皮神经损伤，后续胡声字和黄文志霖等发表了"臀上皮神经的解剖与腰部软组织损伤的关系"和"臀上皮神经的解剖学观察及其与腰腿痛的关系"的论文。1982年陶甫等提出臀上皮神经在髂嵴入臀点处被骨纤维管固定，如果该管狭窄，对神经产生约束、限制，及出现脂肪嵌顿压迫，可引起臀上皮神经损伤。目前多认为，臀上皮神经损伤是指因腰臀部肌筋膜急性扭伤，导致该组神经经过髂嵴处的骨纤维管被撕裂，管腔变形，或骨纤维管腔隙内脂肪病等各种原因导致筋膜内压力升高，卡压管内神经或血管所引发的急性腰臀部痛。检查时，可在髂嵴下触摸到肿胀离槽的臀上皮神经。按摩、封闭、针灸、理疗及非甾体类药治疗均有较好的疗效。但对这一病症的发病机制有不同的看法，有作者认为臀上皮神经卡压综合征临床上少见，也很难发生，其在两年中诊治了4000余例腰腿痛病人，尚未发现一例。而解剖研究也没有发现"沟槽样"结构。1984年曾昭荣等发表了"臀上皮神经损伤的探讨"一文，认为绝大多数臀部痛性索条实质上是肌筋膜病变所致的纤维性条束和肌束痉挛的结果。

第二节　解剖学基础及研究

各解剖学专著和教科书对臀上皮神经的解剖及相关问题，论述不一。如"第1~3腰神经后支的皮支在竖脊肌缘、髂嵴上侧穿出，越髂嵴，合成2~3条分布于臀上部的皮肤，称为臀上皮神经""臀上皮神经在髂嵴中部上方浅出，越过髂嵴，斜向下外，远至股骨大粗隆后边的皮肤""三个腰神经束之后支，即臀上皮神经，位于竖脊肌的外侧皮下组织内"，以及Gray's解剖学对腰神经后支的介绍："上三腰神经后支系皮神经，在竖脊肌外侧缘从背阔肌腱膜穿出，同时越过髂嵴后部，抵达臀部皮肤，其终支延续到大转子水平面"，等等。因此，有必要做进一步的深入研究。

一、臀部的范围及其皮神经

关于臀部的范围，各家报道不一，最早的提法是，上界为髂嵴，下界为深而横行的臀皱襞，内侧界是骶尾骨的外侧缘，外侧界为阔筋膜张肌。另有资料的境界为，上界髂嵴（全长），下界臀襞，内界骶尾骨，外界为从髂前上棘至大转子的引线。还有所定的臀部范围是上界髂嵴，下界臀襞，内界骶尾骨，外界为由髂前上棘沿阔筋膜张肌前缘向下的引线。目前多认为，外侧界应该是从髂前上棘沿阔筋膜张肌前缘向下的引线，因为阔筋膜张肌的胚胎发生及其神经支配都属于臀区。

臀部皮肤的神经分布分别为臀上皮神经、臀中皮神经和臀下皮神经。有作者将臀部的皮肤分为四区，各区有不同的神经来源及分布，虽然各区之间的神经有不同的吻合支，仍能界定出这四个区。根据Wolt-Heiegger的皮节及皮神经分布图，臀部皮肤四区的神经来源和分布分别为臀上皮神经、臀中皮神经、臀下皮神经和臀外侧皮神经。就吻合部位而言，相邻腰神经后外侧支在横突附近以及在竖脊肌表面或穿出筋膜后吻合。臀上皮神经在臀部吻合更为广泛，其外、中、内三支间都可有吻合，而以中、内支间的吻合最多，但也可没有吻合。

二、臀上皮神经

根据解剖学定义，所谓的臀上皮神经是指$L_{1~3}$或$T_{12}~L_4$神经后外侧支向下外斜行穿过竖脊肌和竖脊肌鞘后层，以及穿出胸腰筋膜浅层，越髂嵴后达臀区皮下脂肪中的这一段，而穿髂嵴处筋膜前的一段神经仍属于腰神经后外侧支。也有作者认为，在靠近髂嵴上方，距腰骶正中线外侧6~8cm处，腰神经后外侧支穿出背肌分布于臀部皮肤的这一段称为臀上皮神经。但目前临床上是将腰神经后外侧支这一段也称为臀上皮神经，这从解剖概念上讲是错误的。臀上皮神经为一感觉神经，通过胸腰筋膜进入皮下，在跨髂嵴后在臀部浅筋膜中下行，分布于臀之上及中区皮肤，主要呈楔形分布。

臀上皮神经起自T_{12}~L_4脊神经后支的外侧支，主要是$L_{1~3}$，未发现T_{11}参与。少数起自T_{12}，但不直接分布于臀部，而是与L_1吻合后随L_1分布于臀部的外侧。据相关观察，臀上皮神经亦可来自$T_{11~12}$或L_4~S_1后外侧支，而来自$L_{1~3}$后外侧支者近90%。不同报道虽有出入，但相差不大。但把S_1的外侧支列入臀上皮神经的来源，似乎欠妥，因为S_1是组成臀中皮神经的主要来源。臀上皮神经中有的分支长达20cm，这已到达臀下部和股后部。臀上皮神经有一些分支在髂嵴上方穿出胸腰筋膜，受腰部活动影响较小。有近半数分支（中间支、内侧支和最内侧支）在越过髂嵴后受附着部纤维束的固定较紧，且胸腰筋膜与臀筋膜的纤维方向并不一致。故除在此处神经易受髂嵴骨赘或炎症的挤压影响外，因固定较紧，在腰部急剧扭转时固定点以上的神经也易被拉伤。

三、臀上皮神经的分型和分支

臀上皮神经分型不一致，根据腰神经后外侧支在髂嵴附近组成臀上皮神经支的数目多少，把臀上皮神经分为四型，即一支型、二支型、三支型和四支型，以三支和四支型多见。也有分成单支型、多支型和混合型。三支型：即在髂嵴附近形成外、中、内三主支，分别称外侧支、中间支和内侧支。各支不论穿出点高低，都越过髂嵴下行而至臀部。外侧支分布于臀之上外部；中间支和内侧支一般较长，有的达臀沟附近，两者分别分布于臀之中部及靠内侧区。四支型：即在髂嵴附近合成四个主支，穿出胸腰筋膜或穿出胸腰筋膜后层髂嵴附着部的深面，下行布于臀部皮肤。较长的臀上皮神经中支约20cm，最长者可达大腿后外部皮下。实际上，臀上皮神经的数目是1~6支，以3支和4支最多见。组成臀上皮神经的各腰神经后外侧支在横突附近、竖脊肌内、竖脊肌表面或穿出筋膜后彼此吻合。形成臀上皮神经后，在臀部吻合更为广泛，偶尔也与股外侧皮神经相吻合。臀上皮神经各型主支的干越过髂嵴后，即进入臀上部不同深度之浅筋膜中。一般外侧支居浅层，中间支居中层，内侧支居深层。此外，也有各支均在同一平面的和浅深互相颠倒的。研究发现，臀上皮神经左、右同型者占64%；左、右异型者占36%。臀上皮神经的数目、粗细、长短和来源等变化较大，其中最粗，较长者称为主要臀上皮神经。主要臀上皮神经穿竖脊肌后至分支处的长度平均为（45.24±1.87）mm，穿竖脊肌和分支处的宽度在2mm以上，厚度在0.8mm以上。

四、臀上皮神经的走行

$L_{1~3}$后外侧支穿过竖脊肌，行至其外缘，再穿过背阔肌腱膜，向下越过髂嵴，穿出臀筋膜到表层，分布在臀上部的皮肤。有研究发现，几乎所有的臀上皮神经纤维（实际上为腰神经的后外侧支）在穿出背阔肌腱膜前均行于竖脊肌纤维与背阔肌腱膜之间。整个行径可分为4段、6个固定点和1个管。4段即骨表段（位于横突上）、肌内段、筋膜下段（胸腰筋膜浅层深面）及皮下段。6个固定点为出孔点（出椎间孔）、横突点、入肌点（入竖脊肌）、出肌点、出筋膜点（出深筋膜至皮下浅筋膜）及入臀点。1管为骨纤维管，即臀上皮神经下行越过髂嵴进入臀部时，经过胸腰筋膜在髂嵴上缘附着处形成的骨纤维管或纤维鞘。各段之间均有转折点，此点既是神经的迂曲回转处，也是神经的固定点。前3个固定点在关节突和横突附近，后3个固定点在髂嵴附近。$L_{1\sim3}$椎间孔发出的脊神经后支的外侧支，穿出横突间韧带之后，走行在$L_{1\sim3}$横突背面，穿起于横突的肌肉至其背侧，通过胸腰筋膜进入皮下。在出椎间孔后经横突背面斜向下的走行中，有较薄的纤维束将其固定于横突上。臀上皮神经从筋膜孔穿出至皮下的行程大部分位于软组织内。越过髂嵴处的纤维鞘约长1cm，该纤维鞘紧紧地包绕着臀上皮神经和伴行血管。有作者发现，臀上皮神经走行在髂嵴缘时，与原走行方向成95°角。外侧支在越过髂嵴时，与血管同行于一个纤维鞘内，其层次由外向内分别为神经、静脉、动脉。在穿出深筋膜的部位与第4腰动脉后支相邻。有腰血管分支伴随臀上皮神经共同穿过髂嵴骨纤维管者约占97%。

五、臀上皮神经体表投影及分布区

沿髂嵴最高点及其下方约1.3cm处作2条与后正中线垂直的水平线（A、B），在距后正中线外侧6.4cm和7.4cm处作两条垂直线（C、D），4条线交点区域内即为臀上皮神经的体表投影。

腰神经后外侧支的大多数分支，在L_3棘突平面（最高点）高度，自竖脊肌外侧缘斜向下内到达髂嵴的一条斜线（有时近水平线）上分散穿出胸腰筋膜后层；仅有小部分在髂嵴附近集中穿出。至于穿出情况，不同作者的观测有所不同，如有作者述及臀上皮神经的分支在跨越髂嵴处互相靠近，约在1.6cm的范围内。另有作者测量是以竖脊肌外侧缘与髂嵴交点为定点，在此点内侧1.01cm和外侧1.6cm之间共2.11cm的范围内为臀上皮神经的体表定位。因此，竖脊肌外侧缘与髂嵴交点或稍内侧，为臀上皮神经的体表定位点。臀上皮神经入臀点的体表投影，第1至第3条分别在髂后上棘外侧、髂嵴上缘5.7cm、4.9cm及3.9cm处。

臀上皮神经分布于臀上及中部之条形皮区，分布上部范围大，下部范围小。内侧支离骶正中嵴最近者约1cm，下方可达臀沟，个别可达臀沟下方8.5cm处。有作者报告甚至达股后外侧皮肤。有些臀上皮神经损伤的病人，疼痛可扩及腘窝附近。这除了与臀上皮神经的分布达于股后部有关外，可能还与臀上、下皮神经的吻合，以及臀上皮神经和股外侧皮神经的吻合有一定的关系。

研究发现，后方切取髂骨最常见的并发症为臀上皮神经损伤。臀上皮神经出筋膜点2/3在髂嵴上方，1/3在髂嵴平面或下方，跨越髂嵴点至后正中线距离为51.5~76.7mm，至髂后上棘距离为49.5~81.5mm。后方沿髂嵴切口宜在距髂后上棘4.5cm以内，以刮取碎骨片为佳；大块髂骨宜在前方进行切取，若需取自后方，应充分显露、游离臀上皮神经并妥善保护后实施。

根据传统胚胎学的皮节阶段配布规律，$L_{4~5}$脊神经后外侧支没有皮支，但从解剖所见，$L_{4~5}$后外侧支确实存在皮支，并参与臀上皮神经的组成。$L_{4~5}$脊神经后支有大量的外侧皮支，这与以往文献引用的胚胎学的说法不一致（彩图38-1）。这说明在发生过程中，有些人还是保留了$L_{4~5}$皮节和支配它的$L_{4~5}$脊神经后外侧支，这可能与$L_{4~5}$皮节迅速发育而没有能被邻近皮节发育所取代有关。

六、臀上皮神经跨越髂嵴情况

各家报告所述很不相同，如有作者介绍"在髂嵴外唇表面覆盖一层纵行纤维束……其余的分支由纵行纤维束的深面越过髂嵴至臀部……被固定较紧"，但亦有作者在观测中未见到纵行纤维束。覆盖髂嵴处的筋膜，也如身体其他部位一样，分为浅筋膜与深筋膜。浅筋膜内所含脂肪较多，髂嵴的后份更多，尤其是在女性。深筋膜紧连于髂嵴外唇，与骨膜不易分开。竖脊肌鞘后层附着髂嵴后可分为二层：浅层较厚，纤维方向相互交织；深层薄弱，纤维方向与髂嵴相一致。臀上皮神经最内侧支跨越髂嵴时行走于竖脊肌鞘后层附着于髂嵴处浅、深二层的裂隙内。故臀上皮神经跨越髂嵴时，不受任何约束作用。只有最内侧支的一部分分支在跨越髂嵴后，行走于臀大肌筋膜下约1~3cm，由于臀大肌筋膜与肌纤维连接较紧，可能受到不同程度的约束。

有作者发现，胸腰筋膜后层下缘或其下缘稍上方深面的腱性纤维束平行地附于髂嵴后部的外唇，有的标本附着较紧，有的附着较松。臀上皮神经的某些支，即由此胸腰筋膜后层髂嵴附着部的深面跨越髂嵴至臀部浅筋膜中。臀上皮神经跨越髂嵴的情况大概可归纳为三类：①在髂嵴上方穿胸腰筋膜后层至皮下；②在髂嵴处穿过附着于其上的腱纤维束后至皮下；③在髂嵴腱纤维束深面经过，然后在臀筋膜深面走行一段距离，再浅出于皮下。以两侧髂嵴最高点连线为上界，髂嵴后份为外侧界，脊柱为内侧界，主要臀上皮神经均经此三角区再跨越髂嵴至臀部，距离连线平均为（10.34 ± 0.86）mm，其中在连线下方5~15mm之间者占92%。以后正中线为准，距后正中线平均为（70.82 ± 1.20）mm，其中距后正中线60~80mm之间者占82%。

七、骨纤维管

骨纤维管位于髂嵴上，竖脊肌与背阔肌之间，宽度为3~5mm。在髂嵴上缘的软骨突起处，上覆的横行纤维与髂嵴共同构成了骨纤维管。骨纤维管分上、下、内、外四壁，前、后两口。上壁由竖脊肌筋膜鞘、背阔肌腱膜和深筋膜的横行纤维所组成，下壁由髂嵴缘所组成，内侧壁由竖脊肌处髂骨的骨突起组成，外侧壁由背阔肌处的骨突起组成，前口开口于竖脊肌筋膜，后口开口于深筋膜。骨纤维管非常光滑，摩擦系数极小。臀上皮神经从此管中通过。神经在骨纤维管内运动幅度较大。臀上皮神经穿出深筋膜后形成臀上皮神经的"髂嵴上段",其在跨越髂嵴进入臀部时,穿过由坚硬的竖脊肌及胸腰筋膜在髂嵴上缘附着处所形成的扁圆形骨纤维管道。入臀后,先在深浅筋膜之间斜行经过臀肌间沟上部或平行于臀肌间沟下行一段距离后再至皮下,此段称为臀上皮神经的"髂嵴下段"。此二段之间有一坚韧的骨纤维管道固定,管道两端神经纤维相对游离且位于皮下较表浅的部位。另有资料介绍,臀上皮神经穿经骨纤维管处至后中线距离约为59.0~76.1mm,距髂嵴最高点连线下约5.5~19.6mm。

第三节　病因病理

关于本病的损伤机制,尚有争论,特别是对于解剖学基础的认识尚不一致。最早冯天有提出臀上皮神经在髂嵴下方的槽沟内走行,离位后可使神经与周围组织产生无菌性炎症,并可在髂嵴下触及到肿大的臀上皮神经,称之为"筋出槽"。第一军医大学解剖教研室的孙博教授对此进行研究,未找到沟槽,并提出臀上皮神经可能是在纤维鞘内扭转而引起的损伤。一般认为,臀上皮神经损伤可与臀上皮神经的走行有关。臀上皮神经行程长、位置浅,行径中转折多、角度锐、穿过两层筋膜,以及邻近脂肪异位是其易受损伤的重要因素。由于$L_{3\sim4}$的活动幅度较大,L_3及L_4的后外侧支在腰部急剧活动时易受损伤。分析文献,臀上皮神经损伤的致伤因素包括:不正确的骨盆牵引、功能锻炼、腰椎手术、髂骨取骨、推拿整复手法不当、感受风寒、过度疲劳等;髂嵴发育缺陷或变异,如高髂嵴或髂嵴外翻等更易损伤。本病患者多为中年妇女及有生育史者,这可能与怀孕时腰部负重过大所受损伤有关。此外,本病与臀部注射史有关,提示可能是注射所致疼痛引起或刺激竖脊肌反射性痉挛,从而压迫臀上皮神经产生症状。年轻患者可有外伤史,而年老患者外伤史多不明确。

一、臀上皮神经损伤的解剖学因素

臀上皮神经在L_3横突及入臀点的骨纤维管处受卡压最多。L_3横突最长,杠杆作用力最大,附着其上的韧带、肌肉、筋膜和腱膜所受拉力最大。横突肌肉附着处的撕裂、出血或血肿等均可导致肌紧张、痉挛及瘢痕、粘连等,刺激或压迫后外侧支,引起临床症状。臀上皮神经在髂嵴入臀点处被坚韧的骨纤维管固定,神经纤维在管内运动时,受到刺激,产生症状。在暴力作用时,筋膜在髂嵴的止点处易撕裂,而臀上皮神经恰在此筋膜和髂嵴缘之间穿过。剧烈活动、外伤或碰撞时,特别是躯干向健侧过度弯曲或旋转时,腰臀部皮肤紧张,可使臀上皮神经受到牵拉,造成该神经在髂嵴下方出固定点的一段发生微细的解剖位置改变,造成臀上皮神经本身及周围组织充血和水肿等无菌性炎症,使得神经肿胀变粗,或造成臀上皮神经通道狭窄而引起卡压,或使髂嵴上缘的骨纤维管横行撕裂,神经被牵拉、异位或受压等,导致臀上皮神经与臀筋膜粘连而呈绳索样结节。这种损伤可能就是所谓的"筋出槽"，临床表现为患侧臀部疼痛及大腿外侧牵涉痛。

研究表明，臀上皮神经穿出由骶髂筋膜形成的卵圆形的空隙处是一个薄弱环节。臀上皮神经越过髂嵴的纤维管道长约10mm，由于该骨纤维管壁均由骨和腱纤维组织构成，缺乏弹性，且其内口通向胸腰筋膜下间隙，臀上皮神经在穿出卵圆形的孔隙时，其剩余空间可见周围有脂肪组织，此处即为可能引起脂肪组织疝出、嵌顿的薄弱点。在一定条件下，胸腰筋膜下间隙内脂肪可经骨纤维管内口向浅层疝入该管隙，对管内臀上皮神经造成卡压而引发疼痛。

在此以前的研究大多注意在髂嵴附近的损伤，即仅注意了臀上皮神经行径中后3个固定点的损伤而忽略了前3个固定点的损伤。有人观察了19例手术松解臀上皮神经入臀点的卡压，发现有15例患者在该点存在神经压迫，但4例患者在该点没有压迫表现，术后随访，这4例患者的症状改善也不大，反证了臀上皮神经卡压症可能存在其他卡压点的问题。有作者通过试验性神经阻滞的方法证实，臀上皮神经卡压除了存在入臀点卡压外，还存在椎间关节处的卡压，即可能存在双重卡压甚至多重卡压。

二、索状物的临床意义

在介绍臀上皮神经损伤时，很多作者强调在髂嵴中点直下3~4cm处，即髂嵴中点下二横指处的软组织内多可触及一滚动的高起"绳索样"或"条索样"痛性肿物。有人认为这是由于躯干旋转造成臀上皮神经扭转而出现淤血、水肿所致；或损伤后，神经发生微细解剖位置改变，偏离原位，中医学谓之"筋出槽"。传统认为，在身体旋转时，易使臀上皮神经在髂嵴下方的一段在行走中偏离原位而成"筋出槽"性损伤。急性期可触到该神经原位之沟痕，局部肿胀。慢性损伤者可触到"绳索物"，较粗厚，活动幅度大，但压痛较轻。但据解剖观察，臀上皮神经的外侧支、中间支和内侧支都走行在皮下组织中，未见沟、槽，只有少数标本有一长约1~3cm的光滑的"管"，主支即行于该"管"中。此管是由于提起主支后，神经周围的水分被挤出而形成的，并非真正的"管"。所以，关于臀上皮神经走出"槽"外的说法，解剖观测并不支持。有人在所观察的标本中，于髂嵴及其下方均未见到任何沟槽样结构。有作者对臀上皮神经进行了测量，发现臀上皮神经在越髂嵴处的主支的横径为0.8~2.3mm，髂嵴以下就更小了。在解剖过程中，用手指触摸此神经时，与皮下组织无明显区别。因此，在活体上触及臀上皮神经恐亦非易事。

有作者认为"索状物"与臀上皮神经无关。研究发现，在臀部上方，有58.8%的病例可触到大小不等的"索状物"。解剖表明：臀上皮神经各分支均走行在浅筋膜内，包埋在皮下脂肪中，在跨越髂嵴处，此神经的横径为2mm左右，用手指触摸时没有束状感，也不易与皮下组织区别。臀上皮神经的每条神经干周围并无沟槽，而仅裹以薄层的神经外膜。此膜能在一定范围内延伸和回缩，不论躯干处于何种运动状态，神经都能随同皮下组织相应移动，不受牵拉，不易出现神经卡压或扭转，何以致淤血、水肿，而形成"索状物"？临床资料显示：51.5%患侧的"索状物"位于深部，需重压才能触及，而臀上皮神经位置较浅，倘若是由于皮神经淤血、水肿所致的"索状物"，应轻触可及，何须重按？有研究发现，术中并未见到神经粘连，镜下"索状物"为纤维及脂肪组织或横纹肌纤维。至于"索状物"形成的机制，尽管众说纷纭，但可以肯定，该物与臀上皮神经无关。

手术观察也发现，在皮下组织中均未发现神经组织，而仅在臀中肌的筋膜上发现紧张、变硬的白色纤维条索，与臀中肌的走行方向相一致，将其切断后切片观察，纯系结缔组织，而非神经组织。手术显示，术前手指触到的滚动、高起的绳索样物不是离位的神经（即不是所谓"出槽"之筋）。依据如下：①上三对腰神经后支外侧皮支发出后斜向外方行走，穿过背阔肌筋膜，在竖脊肌的外缘，相当于骶髂关节附近越过髂嵴，分布于臀上区的皮肤。它是由后内向外走行的，所以不应该与髂嵴中点相垂直，而摸到的条索基本与臀中肌肌纤维平行，与髂嵴中点部近垂直。此外，臀上皮神经到臀上区时已变成末梢，不应该，也不可能用手指触到。用手指能触到粗大、滚动的"绳索"，是不符合末梢神经特点的。②皮神经顾名思义是司皮肤感觉的神经，它的部位应当在皮下组织中。但手术病例中，皮下未发现任何肉眼可观察到的神经组织，亦未见到任何条索样物，局麻前压迫皮下时，既无压痛，亦无放射感，这也就证实了病变不是皮神经造成的。临床上，不少病例在其髂骨背面臀中肌覆盖区可以摸到痛性筋束。筋束的方向大致与髂嵴外侧唇垂直，与臀中肌肌纤维方向一致，也可以说与臀上皮神经主支的走行方向一致。对此类患者的手术观察发现，所谓的筋束均系纤维性粘连，与臀中肌及臀腱膜粘着，呈束状或小片状，较临床触及的筋束短小。全部束状物均非神经，与肉眼所见到的神经支亦无粘连。将此痛性筋膜切除后，在手术台上全部患者的症状均立即消失。因此，在臀中肌覆盖区触及的痛性筋束，是臀中肌筋膜综合征特征之一，不是"臀上皮神经损伤"。

综上，对"筋出槽"不能单纯地理解为神经出槽。就臀上皮神经而论，解剖上并无沟或槽的结构。因此对此痛性条束应理解为肌腱、肌束、筋膜束及韧带的病变，似乎更为恰当。将此痛性条束称之为"筋束"，实质上是肌筋膜病变所致的纤维束和肌束痉挛的结果。在臀中肌覆盖区触摸到的痛性条束样物，不是臀上皮神经，而是纤维性的"筋束"。此处的痛性筋束，是臀中肌筋膜综合征的特征之一，并非"臀上皮神经损伤"。

第四节　临床表现

本病主要表现为腰臀部的疼痛。在臀上皮神经表面投影处的深筋膜浅层可扪及条索状物，压痛明显，并可传导至大腿外侧，但大腿外侧无压痛。臀上皮神经在腰椎横突以及越过髂嵴处穿过骨纤维隧道，任何原因引起该隧道狭窄变形，均可引起该神经出现炎性水肿而发病，故压痛点多在腰椎横突及神经出筋膜处。一般认为此病疼痛多不过膝，少数放射至属 $L_5 \sim S_1$ 神经支配区的小腿外侧和足背外侧，产生疼痛及酸胀感，这可能与组成臀上皮神经的腰神经后外支之间存在着吻合支有关。

第五节　诊断及鉴别诊断

目前尚缺乏对本病的客观诊断依据，诊断多依靠临床表现。主要为患侧腰臀部痛，呈刺痛、撕裂样疼痛，大腿后侧膝以上部位可有牵扯痛，一般不过膝，弯腰受限。患者常诉疼痛部位较深，区域模糊，没有明显的分布界限。检查时疼痛最明显的部位往往在竖脊肌外侧缘与髂嵴交会点，有时可触及"条索样"硬物，压痛明显，有麻胀感，可向下肢放散。在竖脊肌外侧缘与髂嵴交会点或压痛最明显处行封闭，疼痛可立刻消失。

诊断依据：①患侧臀上部，即臀上皮神经分布区有触痛及皮肤的牵扯痛，活动受限。②髂嵴最高处内下3~5cm处（臀上皮神经入臀点）有压痛及软组织"条索状"硬物（为臀上皮神经变粗大及钝厚的表现），压之疼痛剧烈。有时L_3横突处也有压痛。③腰臀部疼痛呈酸痛或撕裂样，并向下肢后侧放散，一般不超过腘窝。疼痛较弥散，与根性定位体征不符，腱反射正常。④经按摩，痛点、L_3横突或入臀点封闭后疼痛即可消失或明显减轻。⑤实验室及影像学检查通常无异常。

国外有人提出诊断标准：①症状：患侧腰臀部臀上皮神经支配区域疼痛，可有大腿后部的窜痛，但不超过膝关节；②体征：弯腰活动受限，对侧下肢直腿抬高受限，一般在髂嵴中点或下方有固定压痛点并且阻滞该点能缓解疼痛。

有作者介绍热像图可显示臀上皮神经损伤部位与范围，患者的热像图表现为在健康者热像图的基础上出现了沿皮神经走行方向的串珠状热区，其热点和热区与临床沿皮神经走行的压痛点、结节和索条相一致。

临别诊断：本病需要与股骨头无菌性坏死、AS、结核、肿瘤、腰椎间盘疾患、梨状肌综合征、腰椎管狭窄、臀中肌筋膜炎、脂肪疝、L_3横突综合征、棘上韧带和棘间韧带损伤、泌尿系结石、急性骶髂关节损伤等疾病相鉴别。这些病虽有腰腿痛，但在髂嵴下3~5cm处无压痛，亦无"条索状"硬物，特别是局部封闭臀部也无效。

实际上，本病与臀中肌筋膜炎的鉴别十分困难，因为有作者通过研究认为，臀上皮神经损伤实际上是臀中肌的损伤，是由于人体在工作或活动时某种不协调的转身动作致使肌肉拉伤，而发生痉挛，进而产生局部无菌性炎症，刺激、压迫臀上神经的末梢（该神经支配臀中肌），通过反射的方式出现下肢后侧的放散痛。手术中也发现，臀中肌上有紧张、变硬、发白的纤维索条，普鲁卡因浸润或切断后，疼痛立即消失，这就说明病变不在皮神经，而在臀中肌筋膜。从临床介绍的封闭方法看，主要是封闭臀肌及筋膜。如"针头垂直髂骨刺入，针头顶到髂骨后稍退一点推药"。这些操作说明针头正好在臀肌及其筋膜部，而不是皮神经部位。

此外，本病还易被误诊为腰椎间盘突出症，有些患者误做了髓核摘除术。因此，医生在临床诊疗过程中不能仅依靠影像学检查结果，还要结合临床症状和体征，以及进行全面的体格检查。腰椎间盘突出症可同时合并本病，临床上不能见到相关影像资料就诊断为腰椎间盘突出症。腰椎间盘突出症的疼痛常在卧床休息后缓解，咳嗽、大便等引起腹压增加时加重，疼痛常放射至小腿及踝关节，伴有肌力、皮肤感觉以及腱反射异常等。

有作者认为，单纯臀上皮神经损伤不可能导致运动功能障碍。臀上皮神经司臀上区的皮肤感觉，不支配肌肉的运动。有临床资料表明，6.4%的患者出现患侧臀上区皮肤感觉障碍，但却有70.5%的患者出现患侧运动功能障碍，如不能屈髋或直立、行走困难等。有些患者虽然起病骤急，但67.6%经过手法治疗都可达到立竿见影之功效，有的当即就可以步行。因此，这些症状和体征与臀上皮神经损伤的特点不符，可能是由于患者体位骤变而引起臀部某些肌肉强直痉挛所致。倘若是皮神经损伤引起的炎症反应，症状是不可能骤减或消失的，这一点可以肯定。对于此类病例，即使有臀上区的皮肤感觉障碍，也应诊断为腰神经后外侧支损伤。

由于臀上皮神经发自脊髓腰段，要从腰背肌穿过，越过髂嵴到臀部，所以在诊断和治疗臀上皮神经损伤时，不仅要把注意力放在臀部神经上，而且要考虑到腰背部因素。临床表明，臀上皮神经的损伤往往和腰背部因某种损伤引起的腰背肌痉挛有密切关系。解剖证明，当出现髂肋肌痉挛，或髂肋肌与最长肌产生痉挛，或腰方肌挛缩，或竖脊肌与背阔肌腱有炎症发生和粘连形成等，均会牵拉或压迫臀上皮神经，而产生一系列臀上皮神经损伤的症状。

神经穿出处的筋膜形态分为狭窄的裂隙和呈卵圆形的孔隙，在间隙处有脂肪组织。此处为脂肪组织疝出、嵌顿而压迫神经引发腰痛的薄弱点，在病因的作用下，可引起脂肪疝，其发生率在腰腿痛病例中不高。脂肪疝临床常见，女性多于男性，成年肥胖者多发。对本病认识不足或检查不细易造成诊断错误而延误治疗。臀上皮神经可受到脂肪瘤或纤维束条的压迫，或由于外伤等因素致神经移位，引起其分布区域的疼痛。检查时，可触及皮下圆形、光滑、边界清楚的活动痛性肿物，最终诊断需依靠组织学检查。手术探查可见从胸腰筋膜深处疝出到筋膜浅层的表面光滑的球形脂肪，常分叶、成串珠。病理证实，肿物皆为变性增生的脂肪组织，这可能是临床上摸到的皮下"筋结"。临床发现，L_3横突末端有压痛，同时可有臀上皮神经的症状和体征。在L_3横突末端痛点行局部封闭，则臀上皮神经的症状和体征获得缓解以至消失，可见两者关系密切。有人称之为L_3横突-臀上皮神经综合征。L_3横突末端的软组织前内侧为从腰大肌内缘穿出的闭孔神经，从外缘穿出者，自上而下分别为髂腹下神经、髂腹股沟神经、股外侧皮神经及股神经，外侧则是臀上皮神经。L_3横突末端的病变可波及其周围软组织和神经。这是L_3横突末端软组织损伤病变所产生的腰、背、臀、下肢、腹部等复杂症候群的解剖学依据。

第六节 治 疗

臀上皮神经的损伤系一综合征，它由多种因素引起，既有局部神经的"移位"，也可能有血管损伤，也可能是腰背部肌痉挛或粘连所致。因此，在治疗时应根据发病时间、症状轻重及发病原因来选择治疗方法。对发病时间短、症状轻者可进行手法或局部封闭治疗。而发病时间长、症状重，经非手术治疗未缓解或症状复发者可采取手术治疗。

一、推拿

手法治疗本病具有很好的疗效，以冯天有的手法影响最大。推拿后配合局部热敷则疗效更佳。有作者验证了冯氏手法的临床疗效，认为对大多数患者能取得良好效果，其机制是手法缓解了肌痉挛，促进了血液循环，改善神经营养状况，从而减轻了疼痛，即"痛则不松，松则不痛"。腰椎斜扳法可调理腰椎椎间关节，改变臀上皮神经发出点及行程中软组织与椎间关节的病理状态，解除对神经的刺激和压迫。手法松解 L_3 横突点、髂嵴中点下方 3~4cm、臀中肌中点和髂后上棘等处，重点是髂嵴中点下 3~4cm 处皮下。

（一）冯氏手法

按臀上皮神经的表面投影或压痛点行手法复位。用双拇指触诊法按到异常滚动或高起的绳索样物后，再触清原位的沟、痕。一拇指将其向上牵引，另一拇指将之按于原位，再顺向按压。双拇指触诊该部位已平复，手法即毕。

（二）捏筋拍打法

1.先用掌根由轻到重按揉臀腰肌 5min，使紧张痉挛的肌肉放松，如伴有下肢牵扯痛，同时按揉下肢。再用拇指分筋理筋手法弹拨、点揉臀上皮神经分布区域 5min，若能摸到条索状物或结节样硬物，可用拇指尖端进行弹拨及顺推按压。

2.用肘点法点揉髂嵴直下 3~4cm 压痛明显处，再稳压约 1min，使之产生酸、麻、胀感，舒筋止痛。

3.斜扳肩髂部，患者取侧卧位，健侧在下，下肢伸直，患肢屈曲，使膝关节呈 90°，置于健腿上，嘱患者全身放松，用一肘关节按住臀部，另一肘关节按住腋下，先轻轻做斜扳动作，待患者肌肉放松时，用力斜扳腰部，再在患者健侧重复斜扳动作。

4.拍打，用钢丝、棉垫和胶布做成具有弹性的拍子，由上而下有节律地拍打患侧腰臀部和大腿后外侧，重点拍打髂嵴直下 3~4cm 处，反复拍打 3~5 遍，由轻到重，再由重转轻结束。

5.伴有其他部位损伤者则加用相应的手法辨证施治。

每天 1 次，5 次以上无效者，改用他法治疗。

（三）舒筋弹拨法

1.**放松手法**　施㨰法于患者双侧腰部、患侧臀部及下肢，手法应轻柔，治疗时间 5min。

2.**舒筋手法**　患者取坐位，医者以矮凳坐于患者之后，以头顶住患者背部，嘱患者以医者头部为支撑适度后仰。医者以拇指沿患者腰部竖脊肌做轻柔的横向放松弹拨手法，自上而下，往返2~4次，再至对侧臀部，以拇指做由内向外上方的弧形放松手法5min，在髂嵴缘下压痛点或索状硬结处做紧贴皮肤的弧形舒筋弹拨复位松解手法（由内向外上方单向），力度适当加大，反复10次。可加以坐位腰椎旋转扳法。

3.结束手法　患者取俯卧位，医者以揉法放松患侧腰臀部2min，在髂嵴缘下压痛点或索状硬结处以双手拇指叠加用力向下按压5~8次，最后从腰向下至小腿用擦法擦3~5遍，结束治疗。

每日1次，共10次。

（四）揉揉弹拨法

1.患者取俯卧位，用轻手法按揉、揉摩腰臀部，以松弛肌肉。

2.用双拇指强力弹拨臀上部压痛点或条索状物，至肌肉松弛为止。

3.按压、轻揉腰臀部或揉揉腰臀部及大腿，手法由轻到重，由重转轻。

4.用轻手法拔伸、扳摇腰臀部，同时点按阳陵泉穴。

5.患者取侧卧位，反复揉揉腰臀部。

6.患者取俯卧位，压按平抚腰臀肌，用双拇指弹拨，至不能触清条索状物为止。

7.推拿后，嘱患者活动髋、膝部。

（五）一指禅推法

1.患者取俯卧位，先用掌推法从患侧腰部推至臀及大腿部6~8遍，使腰臀部及大腿部肌肉放松。

2.用拇指指腹压在髂嵴最高点内侧2~3cm，可触压到条索状物，且出现疼痛向臀及大腿外侧放射，但不超过膝部。

3.用一指禅推法以条索状物为中心向周围推，初推时因局部疼痛较明显，应由轻到重，反复10余次，将条索状物推至松软，疼痛即可缓解。

4.患者取侧卧位，患侧在上，屈髋屈膝。术者一手掌根按于腰臀部，一手托住胫腓骨近端，使膝部紧贴胸部，两手同时挤按，然后再使患侧下肢向后过伸，屈伸数次，施术完毕。

（六）分筋理筋法

1.点揉法　患者取平卧位，放松，用拇指指腹或掌根部分别在患处紧贴皮肤，由慢至快、由轻至重、由浅入深地做顺时针或逆时针的回旋揉动20~30次，术者的拇指或掌根不离开患者的皮肤，使该处的皮下组织随拇指的移动而滑动。

2.分筋法　用单拇指或双拇指指腹与肌纤维相垂直，左右拨动20~30次，以松解肌痉挛。

3.下肢顿拉法　患者取健侧卧位，患侧充分屈膝，术者面向患者足部，双手拇指相对按住第三腰椎横突尖并扣紧，助手两手握拿患侧踝部，用力将屈膝之腿向后下方迅速拔拉挺直，至术者指下有跳动感即可，然后再使患侧下肢屈曲，可重复2~3遍。

4.理筋法　用单拇指或双拇指指腹，顺肌纤维走行方向，以均匀持续的压力做理筋手法数次，使偏离的肌筋复原。

（七）弹拨按揉法

沿髂嵴直下3~4cm处条索状硬块的垂直方向施以拇指弹拨按揉法，以及以拇指罗纹面着力于压痛点（病灶）处，与肌纤维方向垂直，横向拨动条束状肌束来消除压痛与紧张。

二、针灸

针刺治疗方法很多，且据各家报告都具有很好的疗效。主要针刺相关穴位或压痛点和条索状物，但针刺多配合其他治疗方法。

三、封闭

主要分为3种情况，一是对臀上皮神经走行区痛点做垂直及扇形注射，或固定痛性筋束，针头对准筋束刺入，不宜过深（一般1~2cm），过深超过深筋膜，则无效；二是向与髂骨面垂直方向刺入，针尖顶到髂骨后稍退出一点推药，再换方向在周围浸润；三是于痛点处进针直达深筋膜，注药后继续进针使针尖达髂骨面注药，再将针稍退，向四周肌肉做扇形浸润注射。封闭部位多位于髂嵴上缘与竖脊肌外缘交点内外2cm范围内的压痛最明显处。封闭液多为局麻药加糖皮质激素或维生素B_{12}及一些中药注射液等。一般封闭1次即可获得良效，需要时可1周后再注射1次。有作者认为，痛点激素封闭易复发，反复封闭治疗易造成局部粘连，使症状进一步加重。针刀治疗可克服这些缺点，但此说法无理论依据。据作者观察，封闭疗法对本病具有很好的疗效。

四、针刀

和封闭疗法一样，也分为三种，一是针刀刺入患处达到骨面后，将针体与髂骨面垂直，行纵横剥离，操作时刀口始终贴近骨面进行，术中觉针下有松动感即出针；二是刀口线与条索或臀上皮神经方向平行，针体垂直皮肤刺入条索，酸胀明显时切开数刀，纵行疏通剥离，大幅度横向摆动，当刀下有松动感、无阻力时出针；三是刀口线和人体轴线平行，垂直皮肤刺入，直达痛性筋束内，纵行切割和横行摆动后，针刀继续下行至骨面，行横摆铲掀，觉刀下有松动感时出针刀。有作者建议对顽固性疼痛者可用平刃针切断臀上皮神经。

有作者介绍了结合解剖学基础上的针刀操作：先在体表标定髂嵴骨纤维管的位置，即在竖脊肌外缘与髂嵴交点上，或在距后正中线外约70mm的髂嵴高点连线下10mm处的髂嵴上缘处定位。刀口线沿骨纤维管长轴走向，即与后正中线夹角呈40°~45°垂直皮肤进刀，直达髂嵴上缘骨面，获确切针感后，使刀口顺骨纤维管长轴方向纵切，以切断该管后壁的横行筋膜纤维；而后刀口线方向不变，使之沿骨纤维管垂直方向横行刮削数次。

各家介绍的针刀进针点不一，根据报告可选择髂后上棘附近压痛明显处、臀部皮下条索压痛处、神经出筋膜点压痛明显处、竖脊肌外缘与髂嵴交界部压痛明显处、髂嵴中点下方疼痛敏感区或痛性筋束处、臀上皮神经入臀点压痛明显处、骨纤维管处（压痛点明显）、臀上皮神经交嵴点等。针刀治疗后多配合熏蒸、中药、热敷、推拿、穴位照射、封闭和理疗等，以皮质激素封闭为最多。

五、手术

对顽固性痛，非手术治疗无效者可考虑手术。自1957年Strong报道用神经切断术治疗臀上皮神经综合征以来，研究显示此法效果良好，但术后遗留有臀部皮肤浅感觉丧失。以竖脊肌与髂嵴交界部附近压痛最明显处为中心，做弧形切口，长约5~8cm。切开皮肤、皮下及浅、深筋膜，找出臀上皮神经，沿其走行方向探查，如果在神经穿出深筋膜处及神经越过髂嵴处有较多纤维脂肪样物质压迫神经，可切除压迫神经的组织，切开髂嵴附近的骨纤维性管，充分解除神经的压迫，直到神经浅出到皮下。在深筋膜的浅面仔细分离臀上皮神经，至纤维管处，如发现神经在纤维管内受压或粘连，则将纤维管切开，松解神经。当轻牵拉臀上皮神经，未见受压时，可以在深筋膜浅层切断局部的皮神经分支。如发现臀上皮神经被周围脂肪团块压迫，可将脂肪团块切除，从而解除神经受压。受嵌压的神经大多为1~2支，手术探查应根据髂嵴压痛点的部位而定。必要时3支都要进行探查，避免漏治。也可应用显微外科技术治疗臀上皮神经卡压，于髂嵴处压痛点做纵行切口，长5cm，于深筋膜下寻找该神经，镜下显微剪切开神经缩窄处膜性结构，松解游离神经。但由于臀上皮神经的广泛吻合，治疗腰腿痛的神经切除术要扩大范围，否则，一两支的切除往往不能解除患者的痛苦。

六、脂肪瘤所致臀上皮神经痛的治疗

手法还纳脂肪瘤，扩大裂孔，松解臀上皮神经。先触诊明确脂肪瘤的部位、数目，一般以拇指轻手法揉按，还纳疝出的脂肪，脂肪还纳后可触及或感到筋膜上的疝孔或薄弱区，改用拇指尖按于该孔或薄弱区，以重手法用力向两侧持续按压并逐渐移动，以最大限度地扩大疝孔2min，最后弹拨、理顺臀上皮神经，每日1次，直到疝孔可容纳拇指尖为止。手法治疗时，根据患者耐受程度，可酌情加用局部麻醉，一般经3~5次治疗，疝孔多已扩大到直径1cm左右，症状明显减轻。也可采用手术治疗：局麻后，取横切口，切开皮肤浅筋膜后即可见到疝出的脂肪，其上有完整包膜，界限清楚，自蒂部切断，即可见到胸腰筋膜的疝孔，疝孔一般为1个，在疝孔处或周围有时可见到穿出的臀上皮神经，应注意保护。用剪刀扩大疝孔，如为多疝病变，可把各疝孔沟通扩大，如术中能找到臀上皮神经，应充分松解。

其他疗法包括：非甾体药物、红花注射液或野木瓜合剂痛点注射，温针，火针，电针，理筋手法配合温针，按摩加封闭，针刺加理疗，手法配合药沙袋，弹拨手法加火罐，手法配合热敷及离子透入，扬刺法，铍针，砭石，针刺加微波，带刃针，皮神经离断和中药热熨法等。

参考文献

［1］冯天有.臀上皮神经损伤所致的腰痛［J］.人民军医，1974，17（6）：65-67.

［2］兰宝金，陈玲珑，林桐生，等.根据臀上皮神经的解剖学特点再论腰腿痛［J］.中国临床解剖学杂志，1997，15（3）：200-202.

［3］曾昭荣，张文禹，周正池，等."臀上皮神经损伤"的探讨［J］.贵阳医学院学报，1981，6（3）：50-53.

［4］李澎，李诚，李靖年，等.臀上皮神经营养血管筋膜皮瓣移植的应用解剖特点［J］.中国组织工程研究与临床康复，2008，12（53）：10432-10436.

［5］周正池，王贵根，朱泽，等.臀上皮神经的解剖与测量［J］.贵阳医学院学报，1981，6（3）：43-49.

［6］薛厚军，潘磊，黄杰彬，等.射频热凝术在臀上皮神经炎中的临床应用［J］.颈腰痛杂志，2021，42（3）：413-415.

［7］朱德友，张继海，王术云，等.近二十年臀上皮神经卡压综合征临床研究概况［J］.光明中医，2020，35（9）：1438-1440.

［8］何宁宁，李开平.针刀治疗臀上皮神经卡压综合征临床疗效的Meta分析［J］.辽宁中医杂志，2017，44（5）：914-917.

［9］王斌，刘卫，刘玉凤，等.应用神经阻滞方法验证臀上皮神经卡压综合征存在另一卡压点［J］.中国临床康复，2003，7（17）：2460-2461.

［10］黄志霖，朱加环，贾本立，等.臀上皮神经的解剖学观察及其与腰腿痛的关系［J］.解剖学报，1980，11（4）：372-378.

［11］吕欣，魏焕萍，单云官.梨状肌、臀上皮神经卡压和坐骨神经盆腔出口狭窄综合征的解剖与临床研究进展［J］.四川解剖学杂志，2004，12（2）：114-116.

［12］李思忠，冯文超，王险峰.臀上皮神经及其入臀点的解剖学观察［J］.解剖与临床，2006，11（1）：62-63.

［13］黄枢，刘建民.臀上皮神经的解剖与损伤［J］.解剖学杂志，1994，17（2）：102-105.

［14］陈立东，马金千，杨成.对"臀上皮神经损伤"发病机制的探讨（附手术治疗20例报告）［J］.青海医药，1981，11（4）：39-40.

［15］李传夫.臀上皮神经相关腰痛的应用解剖［J］.南通医学院学报，1996，16（4）：488-489.

［16］汪立鑫，纪荣明，朱吉林，等.臀上皮神经的显微外科解剖［J］.解剖学杂志，1989，12（2）：131-133.

［17］陈兆金，宋玉军，曾金丰，等.疝切除加疝孔扩大与臀上皮神经松解术治疗腰骶脂肪疝42例［J］.临床军医杂志，2002，30（4）：108.

［18］顾树明，汤继文.臀上皮神经疼痛综合征［J］.骨与关节损伤杂志，2001，16（6）：451.

［19］王正义.臀上皮神经松解术［J］.中华骨科杂志，1995.15（12）：864.

（李义凯，容英潮）

第三十九章　对骶髂关节错位的临床思考

本团队对此进行了20余年的研究，积累了大量的临床和解剖学资料。我们系统、全面地回顾、总结和分析了骶髂关节错位的病因、病理、临床表现和诊治等相关文献，发现手法治疗骶髂关节半脱位有一套比较完整的理论（假说）体系，并有一些所谓的特色诊疗手法，但诊疗标准中缺少客观化的指标，主观标准较多，称呼上也有多个不同的名称。骶髂关节的解剖学结构特征，如耳状面的形态特征，以及关节的韧带及周围肌肉都决定了本关节是一个以稳定为主的结构，骶髂关节发生半脱位（错位和错缝）的可能性很小。文献所介绍的骶髂关节半脱位和错位的诊断标准并不是本病所特有的，这是一组可以引起腰骶部疼痛的疾病所共有的症候群，包括腰椎管内各种病变，而骶髂关节处最常见的病变是强直性脊柱炎和致密性髂骨炎。

第一节　概　述

"关节错位"，也叫"错缝"或"半脱位"等，是指骨关节之间，由于不同的损伤，使正常的解剖结构发生了微小位移。这种骨节间开合不利，可以看作筋伤、筋错位、筋出槽或筋扭转等。由于这种改变程度轻，所以在X线片上还不能得到准确反映。推拿科和伤科对于此类损伤，不论从诊断上还是治疗上均具有特色。"椎骨错缝"见于1983年版高等中医院校教材《推拿学》，其在临床上又与"岔气""屏伤"和"进伤"等的病因病机以及临床特点极为相似。早在20世纪60年代，樊春洲曾提出"小关节半脱位"之说，后又有小关节错位、小关节滑膜嵌顿症、小关节绞锁症、小关节扭伤、小关节紊乱症及小关节综合征等提法，名称虽各有异，但其发病过程、临床表现以及治疗手法等均有共同之处。

骶髂关节错位是指在外力和其他致病因素的作用下，骶骨与髂骨的耳状关节周围韧带或肌肉损伤，或因超出生理活动范围使耳状关节面产生微小移动（最微小者只有1~2mm的错移）而不能自行复位，由此导致关节内外力学环境失衡和相关软组织损伤，并出现临床症状。即因骶髂关节面的对应关系发生轻微改变而导致局部疼痛与功能障碍者，称为骶髂关节错位。本病又称骶髂关节半脱位、骶髂关节错缝、骨节半掉环、骨节关节关闭不严等。

在临床工作中，骶髂关节错位缺乏客观的诊断标准。这种改变在X线摄片上目前还不易得到反映。一些被用来诊断骶髂关节半脱位的症状和体征，也同样会出现在腰骶部其他疾病当中，诊断过程中医生的主观性太强。临床报道较多的骶髂关节错位究竟是一种独立存在的疾病，还是多种腰骶部疾病所共有的症候群？以及骶髂关节半脱位发生的可能性，都有待进一步研究分析。在研究骶髂关节疾病之前，我们首先要澄清和明确关于骶髂关节的一些基本问题，如骶髂关节和骶髂间隙的概念，骶髂关节是滑膜关节还是纤维韧带连结，副骶髂关节的概念，骨盆正位X线片上骶髂关节前、后间隙的解剖学基础，以及骶髂关节的常见疾病、发生部位及临床特征等。

第二节　骶髂关节的解剖

骶髂关节的解剖有其特殊性，骶髂关节位于骨盆后壁，骶骨和髂骨之间，由骶骨耳状面和髂骨耳状面构成。骶髂关节耳状面不同于其他任何关节，其关节面凹凸不平，大小和形状差异或变异很大。不同个体及同一个体不同侧之间，几乎没有完全相同的形态。男性耳状关节面的形状类似倒置的"L"形，女性则较短小且坡度较大，呈"C"形（彩图39-1）。耳状面并非矢状面，而是呈螺旋状，是一个极其不规则的关节面，呈三维立体结构。耳状关节面的上后方较前上方宽大，而其后下方的前部较后部增宽，即前宽后窄。这种解剖学上的结构特点，可增加骶骨屈伸时的稳定性，而骶骨的主要运动就是屈伸。骶骨耳状关节面空间又呈近似半螺旋形，关节面极其不平整，伴有高低不平的凸凹状结构，并且耳状面前部与后部的关节结构也并不完全相同，部分可有两个关节面，即除了正常的耳状面之外，还有下后方的副耳状面（彩图39-2、彩图39-3）。骶髂关节从解剖上看是活动关节，从功能上看是微动关节，关节活动度很小，这与其特殊的解剖结构，尤其是骶髂关节面的特殊形态有关。

骶骨耳状面约位于上2个半~3个骶椎外侧，耳状面向外向后，其前面较后面宽。髂骨耳状面位于髂骨后部的内侧面，耳状面向前向内。骶髂关节显得向后向内，倾斜度约为45°。其中骶骨关节面呈凹面，而髂骨呈凸面，关节间隙极窄。骶髂关节为滑膜关节和纤维连结的复合体，即在构造上属于滑膜关节，但部分也是纤维连结。在解剖上是非典型的滑膜关节，骶髂关节逐渐由前方尾侧的滑膜关节向后方头侧移行为韧带联合性关节。骶髂关节的前下1/3~1/2为滑膜部分，关节内仅有很少的关节液，后上1/3为骶髂骨间韧带连结，韧带部间隙随层面的上升逐渐加宽，形态不一，变异较大（彩图39-4、彩图39-5、彩图39-6）。滑膜关节部分的骶骨关节面覆被以一层较厚的透明软骨（厚2~4mm），髂骨关节面上的透明软骨少且薄，多为纤维软骨，不足1mm（彩图39-7至彩图39-10）。由于骶髂关节的髂骨关节软骨面仅为骶骨关节软骨面厚度的1/3，小的穿孔即可使髂骨骨髓与软骨接触，引起骶髂关节炎。软骨下是一薄层致密骨，称软骨下骨，含有与软骨表面平行的哈氏系统，其排列与主要受力面垂直，变形性很强。异常刺激可形成骨组织，导致软骨下硬化，使其变形性减弱，从而减弱关节的功能。骶侧的软骨下骨较厚，下方是松质骨，呈多孔网状，含有丰富的血管，骨小梁间为骨髓，髂侧松质骨密度较骶侧高。骶髂关节两侧解剖结构的不同可能是髂侧在骶髂关节炎症性病变或退行性病变中易先被累及且病变较重的原因。骶髂关节的透明软骨和纤维软骨构成，与年龄有关。年轻者骶髂关节面为透明软骨；随着年龄的增加，逐渐有纤维成分加入。

　　骶骨的耳状关节面上宽下窄，其短臂适对髂骨翼平台，长臂前缘即骶骨盆缘。髂骨的耳状面也是前宽后窄，髂骨关节面中部多有点状隆起，并沿髂骨关节面的头尾中轴线方向延伸。骶骨侧相对应的部位凹陷，类似滑槽轨迹。骶、髂两侧关节面在外形上相对应嵌合，紧密靠拢，呈齿轮样相互咬合的极特殊的关节面形态（彩图39–11）。Smith认为骶髂关节的耳状面形状类似于飞机的螺旋桨。耳状关节面前缘为直角相交，其直角缘为钝角，此角被称为盆缘角。足月儿的骶髂关节光滑平整，两侧关节面相互反向成形，而非相互吻合。部分凸起和凹陷呈纵行分布，而女性的骶骨凹陷和髂骨凸起以髂骨结节为中心，多呈圆弧形分布。随着年龄的增加，关节内凸起与凹陷更加明显并发生相互交锁，男性比女性更明显，且关节面较女性更为粗糙。这种凹凸不平是正常的生理表现，其功能是为了适应关节的应力，增加关节的稳定性。文献报道，髂骨面凸起最大高度平均为2mm（临产胎儿）~11mm（50岁以上），主要位于头侧和尾侧。对骶髂关节的形状，在概念上有误解。许多人认为其关节面扁平且光滑，而这只是在胎儿或婴儿时才有。随着年龄的增加，甚至在青春期的早期，关节面边缘即可出现不规则，关节内凸起与凹陷增加并发生相互交锁，到30岁后关节开始僵硬并限制骶髂关节活动。骶髂关节逐渐发生纤维性或骨性强直，活动度逐渐减小甚至消失，以后逐渐发生融合，一些老年标本则完全融合，这在男性中更为明显。这表明骶髂关节面的变化是终身不断增加的应力作用于骶髂关节的结果。研究表明，60岁以上者的骶髂关节骨间韧带中央区骨化，因此老年人骶髂关节很少甚至没有运动。虽然一些研究发现老年人骶髂关节软骨存在，但是增生的纤维组织形成"纤维性关节强直"，可影响骶髂关节运动。"骨性关节强直"患者的骶髂关节边缘含有纤维软骨样组织，这提示完全的纤维性关节强直是骨性关节强直的第一步，骨性关节强直者的骶髂关节运动完全丧失。

　　骶髂关节上部向后下再向前，呈弧形走行。关节面与矢状面的夹角在上缘最大，约30°~50°；向下逐渐减小，至下缘约为0°~10°。骶髂关节下1/3段的上半部，关节面与矢状面夹角较小，为0°~15°。X线和CT所见骶髂关节间隙包括滑膜关节部和韧带连接部两部分。真正的滑膜关节（关节面有透明软骨覆盖）位于骶、髂骨间隙的前下部，在X线片上约占骶髂间隙之下1/3至1/2，而后上部则为骶髂骨间韧带连结。

　　骶髂关节也是强直性脊柱炎最常见的发病部位，对此已进行过大量的影像学研究。但由于骶髂关节深在，结构复杂，加之骨盆骨性结构的重叠性等，常规X线检查AS经常造成误诊。对骶髂关节面的形态，尤其是与其生物力学特点间关系的研究有一定的难度，而放射学检查难以清晰显示，增加了认识和诊断相关疾患的难度，有关骶髂关节的研究显得极为欠缺。如髂骨皮质边缘模糊者占48.8%。骶骨面恰恰相反，骨皮质常均匀一致，边缘清晰，皮质厚度也较薄，厚度为1~2mm者占62.5%。骶骨面皮质有韧带附着处常不规则，酷似侵蚀。近年来，国内外不断出现有关骶髂关节的研究，如骶髂关节穿刺技术、骶髂关节三维运动分析、骶髂关节病变对强直性脊柱炎的诊断价值等，但有关骶髂关节的基础解剖学研究相对较少。

骶髂关节的研究有着悠久的历史。Hippocrates最早注意到骶髂关节的运动，直到1886年才由Duncan直接证明骶髂关节的运动功能。1905年，Goldthwaite和Osgood指出，骶髂关节松弛及移动性增加可发生于月经期、创伤、身体虚弱及其他疾病时。1928年，Smith-Peterson首创骶髂关节融合术治疗创伤性关节炎。Colachis等以克氏针插入髂后上棘拍摄X线片测量骶髂关节的运动。Pattee报道一例骶髂拉力螺钉压迫骶神经的并发症。Matta和Sauedo报道了以骶髂拉力螺钉固定后骨盆的技术。此后对骶髂关节的研究日渐增多。Harrison等指出："对于骶髂关节半脱位，至今没有阐明其确切的变化机制，对于骶髂关节损伤的治疗，我们需要更多的研究。"Voorn认为："骶髂关节的正常功能和功能障碍以及骶髂关节运动试验检查的可靠性和研究方法的确切性仍然可疑。对于骶髂关节运动和损伤的机制，需要更多的研究。"

第三节　骶髂关节的生物力学

一、骶髂关节的稳定功能

骨盆由两块髂骨和一块骶骨构成，具有三个关节，即两侧的骶髂关节和耻骨联合。骶髂关节周围包绕着强大的韧带结构，构成一个复合体（彩图39-12、彩图39-13）。其功能是将人体行走和运动时的上身重量传导并分散至下肢。骶髂关节的骨性结构、关节面的大小和形状以及周围的韧带、肌肉等组织结构的作用是增加骨盆环的稳定性，使骶髂关节的活动减至最小。骶骨呈楔形，尖端由前向后、自上向下，以凹面紧密嵌入髂骨的凸面，有研究认为，关节面两侧的对应性仅相差 ± 0.5mm。骶骨支撑脊柱和上部躯干的重量，起到支撑人体躯干负载并将其传导至下肢的作用，而它本身又通过两侧的骶髂关节为左右两块髂骨所支撑。骶髂关节面软骨凹凸不平，相互嵌合，可增加关节的稳定性。骶髂关节中部隆起，并向髂骨关节面头支和尾支的中轴线方向延伸，关节面中部凹凸程度最大，形成稳定的力学结构。凹凸的增多适应于骶髂关节间强大的应力作用，应力载荷是造成骶髂关节面粗糙的主要因素，可有效增加摩擦系数。体重与地面的反作用力关系使得骶髂关节紧密相接。骶骨底运动朝向前下，而骶骨内侧面的运动朝向后上。这种排列与拱桥上拱心石的作用相似，所施加的压力越大，其抵抗力就越大。此外，骶髂关节的关节面并非矢状面，而是呈螺旋状。即耳状关节面的上后方较前上方宽大，而其下方的前部较后部增宽。这种解剖学上的结构特点，可增加骶骨屈伸时的稳定性。

骶髂关节面高低不等，形状和方向各异。在X线片上，这些凸起常被误认为是骨赘。其实这些凸起是为了适应关节的应力，其功能是在传导自身重力至下肢时限制关节的活动，增加关节的稳定性。男性的骶髂关节面较女性更为粗糙，骶髂关节面的摩擦系数是0.4，凹凸的增多是为了适应骶髂关节间强大的应力作用，可有效增加摩擦系数，应力载荷是骶髂关节面粗糙的主要原因。关节面越粗糙，摩擦系数就越大，就越限制骶髂关节间的运动。也就是说，骶髂关节面形状的功能是减少韧带系统的应力，以增加骶髂关节的稳定性。应力增加导致了副骶髂关节的出现。副骶髂关节出现率为8%~50%，单侧或双侧，单发或多发。副骶髂关节的出现产生了两种类型的骶髂关节，即轴向关节和副关节。轴向关节由骶骨和髂骨关节面上相匹配的凸凹构成，以疏松结缔组织加固，再辅以韧带相连。而副骶髂关节则是由关节囊包绕，属滑膜关节。

骨盆环前部结构对骨盆环的稳定作用只占40%，而后部结构的稳定作用占60%。骶髂关节属于骨盆环的后环，是支撑人体躯干负载并完成力学传导的重要结构。骶髂关节的稳定结构有两种，即解剖学稳定系统和生物力学功能稳定系统。解剖学稳定系统包括了骨性稳定结构和软组织结构，骨性稳定主要由骶髂关节面凹凸、相互嵌合的内锁形态决定；辅助稳定结构是耻骨联合、腰骶关节和髋关节；软组织稳定主要由骶髂关节周围韧带完成。耳状关节面后侧有骨间韧带连于骶、髂粗隆间，再后侧有坚硬的骶髂后韧带连接，总称为后韧带复合体。生物力学稳定系统包括静力性稳定组织和动力性稳定组织。静力性稳定组织主要由完整的骨盆骨骼及骨盆内部的韧带结构组成；动力性稳定组织主要由骶髂关节周围的肌肉及筋膜构成。即使在静力状态，骶髂关节周围肌肉仍处于动态，维持拮抗肌的张力平衡，起到稳定骶髂关节的作用。关节囊附着点紧邻耳状面的边缘，周围有韧带加强关节囊，其中最强厚的是骶髂关节后部的骨间韧带，它充填在骶髂关节上面和后面骶髂骨间不规则形的间隙之中。骶髂关节的楔形复合结构和骶髂关节面内不规则的凹凸咬合"自锁装置"都增加了骶髂关节的稳定性（由于骶椎上宽下窄，呈楔形插入两侧髂骨之间，故负重越大，骶髂关节接触越紧密，这就是骶髂关节的"自锁现象"），这种结构形成了骶髂关节内在的骨性稳定性，从而也限制了关节的活动。

总之，骶髂关节的组织结构特点，如楔形的骶骨、粗糙的耳状关节面、对称性的凸凹和强大的骨间韧带等，所有这些都增加了骶髂关节的稳定性，限制了骶髂关节的活动，使骶髂关节的活动度减至最小，因而骶髂关节不大容易发生旋转或位移。

二、骶髂关节的运动功能

骶髂关节的运动与受限一样，都是一方面由其解剖结构决定，另一方面又是其正常生理功能的需要。从解剖上看，骶髂关节是活动关节，从功能上看，是微动关节，这与其特殊的解剖结构，尤其是骶髂关节面的特殊形态有关。骶髂关节具有独特的解剖部位和特殊的解剖结构，其关节面形态不同于几乎其他所有的关节，它既非杵臼式关节，也非铰链式或鞍垫式关节。髂骨耳状面的结节呈楔形突入骶骨侧块，骶骨的凹陷和髂骨的凸起皆呈以此结节为圆心的类似圆弧分布，提示骶髂关节沿此轴旋转运动；而承重时骶骨有向前移位及向前旋转的倾向。

研究表明骶髂关节的运动不是单一、简单的轴向运动，而是在6个自由度上的耦合运动。但骶髂关节的旋转和位移幅度非常小，最多只有几度的旋转和几毫米的位移，因而很难测量。骶髂关节的运动存在着性别差异。在男性是以位移为主；而在女性则主要是旋转。男性骶髂关节最大旋转幅度为1.2°，女性是2.8°。另外，在骶骨前屈过程中，两侧髂骨的相对最大位移是1.0~1.5mm。提示：不同性别骶髂关节运动上的差异是由关节面的解剖形态所决定的。但也有研究证实，年龄、分娩和性别对骶髂关节的运动无影响。骶髂关节属滑膜性微动关节，其关节囊虽较为薄弱，但关节周围有6个方向不同的韧带组成稳定关节的坚韧结构，骶髂关节复合体的功能是将人体行走和跑跳时的上身重量传导并分散至下肢。骶骨和髂骨的结构、骶髂关节面的大小和形状以及附近的韧带、肌肉组织等，都影响着骶髂关节的生物力学性质，这些解剖结构的作用是增加骨盆环的稳定性，使骶髂关节的活动减至最小。

胸腰筋膜在腰椎横突附近增厚，形成联合部。研究证实，在L_4、L_5和S_1段，胸腰筋膜的横行纤维与中线部结构相连紧密，深层附着在竖脊肌、腹内斜肌、下后锯肌、骶棘韧带、骶髂关节后韧带、髂嵴和腰椎等处，稳定下腰椎和骶髂关节，这在胸腰筋膜退变性腰背痛中得到证实。由于上述解剖特征，任何一块与胸腰筋膜和骶髂关节相连的肌肉活动增加，都将影响骶髂关节周围组织的张力，借助胸腰筋膜、骶髂韧带、骶结节韧带以及多裂肌的收缩，构成骨盆的自我支架系统，将自身重量传导至下肢。由此得出一重要推论，肌肉收缩活动不会引发骶髂关节的活动；相反，肌肉收缩会造成腰骶部组织结构的紧张，有效增加了骶髂关节载荷时的稳定性，这也是为了对抗骶髂关节部强大的剪切力。因此，腰部和骨盆部的肌肉痉挛可造成骶髂关节处韧带张力和应力的增加，使关节的运动幅度减小，而不是增加。

腰背和下肢的肌肉系统及胸腰筋膜构成的骨盆自身支架系统，有助于静态和动态时重力的传送。这些复杂结构起到稳定骶髂关节的作用，从而也限制了关节的活动。骶髂关节的活动是在旋转的同时，伴有多个轴的位移。这些运动幅度很小，腰痛患者可能有骶髂关节的活动幅度增大，但很少出现。对这类患者可使用支架和进行康复锻炼，以使骶髂关节韧带的蠕变时间缩短，强壮的肌肉可增加骶髂关节的稳定性。损伤严重时，骶髂关节间的凹凸结构在理论上可能发生错位，造成不匹配，由此产生疼痛和功能障碍。然而，目前尚无直接证据。或许，推拿可减轻关节间的不匹配。但是，如果推拿能够减轻这种不匹配，那么推拿也有可能造成正常骶髂关节的不匹配。骶髂关节周围的韧带和肌肉是构成骶髂关节的稳定结构，因此，推拿不大可能扳动骶髂关节。实际上，推拿很可能扳动的是骶髂关节的附属结构和（或）腰骶关节，是这些组织结构在手法扳动过程中发出可闻及的咔嗒声和手下的错动感。但不管怎样，骶髂关节的推拿手法似乎能够引起反射，由此减轻肌肉痉挛。

骶髂关节由于独特的解剖结构和生物力学特性，在其损伤机制中有一系列的改变，了解其中的变化，对于研究人体的生物工程学，探讨与之相关疾病的生物力学病理机制及解剖学病理机制，提高对疾病的认识和治疗水平，有重要意义。

第四节　骶髂关节半脱位

为了深入地研究和分析以及评价骶髂关节半脱位的诊治现状，作者系统性汇总、整理和分析了有关骶髂关节半脱位或错位的文献，总结出骶髂关节半脱位的临床资料如下。

一、病因

骶髂关节非常稳定，一般是不会出现错位的。但在一定条件下也可能会发生错位，如超过生理活动范围的扭转、强大的外力、妇女怀孕期间体位不正或体质虚弱。骶髂关节的微小错位，可使周围的关节囊、韧带等被拉紧，进而使该关节不能自行复位；或关节内负压增高，将滑膜吸入关节腔内，阻碍关节自行复位。本病好发于已婚青壮年女性，且都有分娩史，也可见于小儿。很多女性患者无明显外伤史，可能与女性妊娠、分娩时内分泌变化有关。中老年患者的男女比例接近，病程长短不一。主要原因有：

1.外力作用。本病多由间接暴力，包括突然的旋转力、牵拉力、侧向传导力等急性外力以及长期的肌腱侧方牵拉等慢性外力所致。在一定方向的暴力作用下，股直肌、股后肌、股四头肌等受牵拉可引起骶骨或髂骨移位。创伤所造成的骶髂关节错位在临床中也很常见，如车祸撞击腰骶部后，单侧臀部突然坠地，或从高处坠下，单侧臀部呈半仰卧位着地或单足猛力着地，使骶髂关节过度前后旋转，将髂骨向上内方推顶而引起错位。

2.妇女经期、怀孕、分娩和产后，由于内分泌的变化，使得包括骶髂关节周围韧带在内的骨盆韧带松弛，造成骶髂关节不稳。在分娩过程中，胎儿对骨性产道的挤压，腹直肌及腹外斜肌的强力收缩、牵拉耻骨上附着点，都可通过暴力传达，使骶髂关节出现错位。分娩后松弛的韧带未完全恢复，此时劳累或轻度的扭伤及碰撞伤等都可导致骶髂关节错位。此与产后气血虚弱、血不荣筋和筋不束骨的理论相符合。

3.中老年骶髂关节错位，多原因不明，可能是由慢性劳损、老化和退变所致；加之内分泌失调、韧带松弛、关节退变，使关节松弛，从而引起本病。年老、体弱多病、肥胖、活动量少或久坐等，使骶髂关节负重增加；老年人肌张力及弹性减弱，拉应力下降，导致骶髂关节失去正常稳定性，也是产生骶髂关节错位的主要原因。

二、病理机制

1.关节由于外力的作用，发生过度牵伸扭转或推挤而发生关节关系轻度错动，造成关节排列改变、失稳、嵌卡、功能受限，同时所附着的软组织伴有不同程度的损伤等，由此导致疼痛及功能障碍。骨盆的骨性稳定结构为耻骨联合及骶髂关节，上述各种原因引起的损伤均以耻骨联合为支点，以耻骨联合与着力点的连线为旋转轴，沿受力的方向旋转，导致患侧髂骨有向后外或后外上旋转移位的趋势，又因同侧骶髂关节周围软组织受到突然牵拉刺激而收缩，使髂骨向内上后移位并固定。暴力还会造成肌肉平衡失调，也可导致本病的发生，使患者相继出现不同症状。

2.正常情况下，骶髂关节承受三方面的力，即躯干的重力、两下肢向内上的支撑力以及耻骨联合的内聚力。这些力的静态和动态的协调是维持正常骶髂关节结构的主要力学因素，当有暴力作用或盆腔及周围组织结构病变时，这些力的平衡失调，容易发生骶髂关节错位。紧贴该关节前方有重要的骶丛神经经过，创伤所致的关节滑膜水肿或出血，可刺激神经产生症状。如刺激到股后侧皮神经及坐骨神经时出现大腿后侧痛及坐骨神经刺激症状，很容易与腰椎间盘突出症、梨状肌综合征和臀上皮神经损伤等混淆。

3.骶髂关节周围有强大的肌肉和韧带，未成年者在损伤错位瞬间有自动复位的可能，即骶髂关节错位后可借助韧带的拉力，使关节面自动还原复位。在自动复位的过程中，骶髂关节周围撕裂的韧带等软组织可能同时卡入关节中。此时患者可能有剧烈疼痛，而X线片无明显改变。但成年后骶髂关节的关节面间有许多隆起和凹陷，关节错位后靠韧带拉力自动复位的可能性不大。这是导致患者长期腰腿痛的重要原因。

三、临床表现

①一般均有腰扭伤、臀部坠伤或重体力劳动等符合骶髂关节错位机制的外伤史。②患侧下肢不能负重，不能端坐，严重者疼痛可向股外侧及大腿前方放散，患肢因疼痛而不敢负重，咳嗽、喷嚏、弯腰、翻身和仰卧等均可使疼痛加剧。患者活动受限及困难。常采取手掌撑住患侧臀上部，躯干偏向患侧并略微前倾之姿势。平卧困难，多采取髋膝略屈之健侧卧位。少部分患者出现小腿外侧麻痛，患侧下肢后伸引起局部疼痛。也可出现腰痛放射至臀部，或放射至腹股沟区及会阴部。③患侧骶髂部有明显压痛，髂后上棘和骶髂关节部有肿胀，耻骨联合处压痛。有时可触及痛性筋结。叩击时疼痛可向臀部及下肢放射。有时下肢可有纵向叩击痛，两侧髂后上棘不等高。④下肢不等长（相对长度）。⑤屈髋屈膝试验、"4"字征、直腿抬高试验、单腿跳跃试验、床边试验、对抗性髋外展试验、骨盆分离挤压试验均可呈阳性。但屈颈和挺腹试验为阴性。⑥X线骨盆平片均未见明显异常，有时可显示患侧骶髂关节密度增高，关节下缘骨质增生，两侧关节间隙不等或重叠、毛糙。髂骨横径宽窄改变；闭孔大小、形状改变；股骨颈变长或变短。

四、诊断

需要根据致伤原因、临床症状、检查和临床经验而定。首先问清致伤原因及经过，排除其他疾病。有引起骶髂关节错位的损伤外力及机制时，应怀疑是骶髂关节错位，再做检查，基本可以确诊。X线摄片大多数无明显变化，可作为排除其他疾患的一种手段。除"4"字试验阳性外，床边试验、挤压骨盆和骨盆分离试验引起骶髂部痛、骶棘位置的改变和髂后上棘压痛也是诊断本病的主要依据。触诊在诊断骶髂关节错位中起着不可替代的作用。方法是医者用双手拇指仔细触摸双侧髂后上棘，患侧髂后上棘凸起为旋前错位，髂后上棘凹陷为旋后错位。依此将骶髂关节错位分为旋前错位和旋后错位或前错位型和后错位型。本病需要与腰椎间盘突出症、梨状肌综合征、臀上皮神经损伤、前列腺炎、产后妇科疾病或腰部错位等疾病相鉴别。

五、治疗

手法整复是本病最理想的治疗方法，其机制主要在于使错动、嵌卡的关节在手法外力的被动作用下，通过活动，解除嵌卡，使其复位，恢复正常的生理功能。确诊后，要判断是前错位还是后错位，然后使用不同手法使其复位。手法是反旋转及推动髂骨，向与原来暴力相反的方向进行。临床常用复位手法有侧卧牵抖冲压法、屈髋屈膝旋髋按压法、按骶搬髂法、脚蹬手拉复位法、推送复位法、过伸后推复位法和牵抖法等。手法治疗成功的标志：复位时多数可听到关节"咔嚓"声响或有关节轻度移动感。术后检查两侧骶后上棘在一水平线上，即两侧髂嵴等高，双下肢等长，同时患者痛减，方为复位成功。

此外，还有很多推拿手法和其他疗法。如摇髋屈伸手法、短杠杆微调、改良斜扳法、平乐推按法、反向顿挫手法、旋扳内收、拔伸复位法、牵引侧推、机械振动疗法快速矫治、拍打手法和关节运动等；理疗有中频电、半导体激光；针灸有电针、针刺和针刀松解术等。综合疗法有针刺配合理疗、手法配合中药熏蒸、消肿止痛膏配合手法、推拿加正骨手法、针刺加手法、小针刀配合手法、外展配合中药外敷、针灸配合TDP、手法配合中药热敷、封闭加手法、推拿结合理疗和药物及骶髂关节注射皮质激素等。

第五节　骶髂关节半脱位的临床思考

一、存在问题

腰腿痛是临床常见病症，病因非常复杂。骶髂关节病变所引发的腰腿痛也是临床热点之一。很多临床报道认为，骶髂关节在某种因素的作用下，正常的关节解剖结构发生了微小错缝，即发生半脱位，诱发腰腿痛。这种改变的半脱位很轻，所以在X线摄片上目前还不能得到反映。解剖结构出现病理改变后，影响到骶髂关节的生理功能，故出现肿胀疼痛。但在临床实际工作中，我们发现大多数所谓的骶髂关节半脱位的患者，在诊断和疗效评价方面缺少客观指标，多为主观性的内容。如临床多是靠拇指触摸髂后上棘来判断有无错位及是否复位等。髂后上棘骨性凸起本身不规整，体积较大，虽然位于皮下，但触之并不是很清楚。双侧髂嵴的高低以及双下肢等长与否受诸多因素的影响，如体位、肌肉痉挛或紧张等。在这些检查过程中，医生的主观性太强，缺少可操作性。而一些被用来诊断骶髂关节半脱位的症状和体征，也同样会出现在腰骶部其他一些疾病当中。骶髂关节错位的许多诊断标准不具备特异性，如"4"字试验、床边试验、挤压骨盆和骨盆分离试验阳性主要见于强直性脊柱炎等疾病，不是骶髂关节错位所特有。骨盆正位X线片示患侧骶髂关节密度增高、关节下缘骨质增生、两侧关节间隙不等和毛糙等征象亦多见于强直性脊柱炎。即使形态上有改变，也往往由于投照时各种因素的影响而变得不确定。以这样的诊断标准来诊断骶髂关节半脱位，多少会影响诊断的准确性。因此，有必要明确目前临床报道较多的骶髂关节半脱位究竟是一种独立存在的疾病，还是多种腰骶部疾病所共有的一组症候群。此外，对本病的称呼也较为混乱，如骶髂关节半脱位、骶髂关节滑膜嵌顿症、骶髂关节绞锁症、骶髂关节扭伤、骶髂关节紊乱症及骶髂关节综合征等。对骶髂关节损伤性疾病的介绍就有骶髂关节损伤、扭伤、急性损伤、韧带损伤，创伤后骶髂关节痛和周围软组织劳损等。对骶髂关节损伤伴位置改变性疾病的称呼有骶髂关节紊乱症（征）、错位、半脱位、脱位、微小移位，骨盆旋移症（征）、错缝、陈旧性错位、错动、扭伤和半脱位，骨错缝和骶髂关节滑膜嵌顿等。而对生产损伤性疾病的称呼有产后骶髂关节损伤、错位、错缝、功能障碍，产后骨盆环损伤综合征，妊娠期骨盆痛，非对称性骶髂关节松弛，以及分娩并发骶髂关节分离等。其他的有小儿骶髂关节后错缝、关节松动症，中老年骶髂关节骨错缝，腰骶髂关节综合征和骶髂关节内积气等。称呼的混乱不利于学科的规范、发展和交流。

不同学科内对骶髂关节部病变的诊断也不尽相同，如推拿及正骨科对本部位疾病多以半脱位来诊断，而风湿科多以AS诊断，这种学科间的诊断差异是一种疾病的两种诊断，还是本身就是两个独立的疾病？在治疗上多采用手法治疗，但所谓的特异性手法缺少对照研究的验证，如特异性的推扳手法是否能准确地作用于骶髂关节，还是一个未解的问题。相反，有研究认为所谓的特异性地扳动骶髂关节的手法很可能是作用于腰骶关节，而非骶髂关节。骶髂关节囊极薄弱，关节腔极为狭小，滑膜是否会被其负压吸入而发生所谓的滑膜嵌顿？骶髂关节周围的韧带非常坚韧强大，是否会被撕裂，进入关节腔内而发病？针对这些问题，需要同道们认真地加以研究，解决这些核心问题，以提高本学科的科学性和治疗水平。目前文献所介绍的治疗骶髂关节功能障碍的推拿手法、X线片表现和运动学触诊尚有不完善之处。因此，对有疑问的内容要进行临床对照研究，特别是对矫正骶髂关节错位的推拿手法进行研究，这需要采用有效的三维测量手段。

二、骶髂关节半脱位的临床病因学研究

目前来看，有关骶髂关节半脱位的诊断标准都缺乏客观性，也无统一的诊断标准，且特异性不强。很多医生仅凭触诊和X线平片来诊断有无骶髂关节半脱位。由于引起骶髂关节部疼痛的疾病较多，且所表现的临床症状都有类似骶髂关节半脱位的征象。针对以上问题，我们对148例符合骶髂关节半脱位诊断标准的病例进行体格检查、影像学和实验室检查以及治疗效果等方面的研究，以进一步分析诊断其病因。根据临床报道较多的骶髂关节半脱位的诊断标准，确定本研究骶髂关节半脱位的纳入标准：腰腿痛症状（无坐骨神经痛）、骶髂关节部有局部明显的压痛及叩击痛、两侧髂后上棘不等高、"4"字试验或骨盆

挤压或分离试验阳性等。由于多数文献认为骶髂关节 X 线摄片大多数无明显变化，故未以骶髂关节 X 线片改变作为骶髂关节半脱位的诊断标准，而只作为参考。在这些患者中，有58 例符合臀中肌筋膜炎的诊断，50 例符合 AS 的诊断，20 例符合致密性髂骨炎（OCI）的诊断，10 例符合腰椎间盘源性腰骶痛的诊断，其他 10 例为不明原因骶髂关节病变。从本研究的结果看，文献所介绍的骶髂关节半脱位的诊断标准并不是本病所特有的，而是多种可以引起腰骶部疼痛的疾病所共有的一组症候群。

临床上，可引起腰骶部出现类似骶髂关节半脱位表现的疾病有很多，按照发病率高低依次为臀中肌筋膜炎、AS、OCI 和腰椎间盘突出症等。此外，还有骶髂关节结核、肿瘤以及少数原因不明的骶髂关节部损伤或病变等。确诊骶髂关节部发病率最高的臀中肌筋膜炎最可靠的证据是本病患者的臀中肌部有明显的压痛，腰椎无叩击痛，无神经根征象，以及痛点封闭后症状消失或明显缓解。由于臀上皮神经跨越髂嵴后分布于臀部，一旦损伤，需要与臀中肌筋膜炎相鉴别。一般来讲，臀上皮神经的压痛点多见于竖脊肌外侧缘与髂嵴交界处下 1~2 横指的内/外数厘米处，根据压痛点所在的部位可以确定是臀上皮神经还是臀中肌损伤。另一个需要与其鉴别的病变是梨状肌综合征，本病压痛点的位置较低，骨性定位标志明确，很容易与臀中肌区分开来。AS 多见于青少年，男女比例基本相同。患者呈隐匿发病，多有晨僵，活动后缓解。4 字试验、骨盆挤压和分离实验阳性，骶髂关节部叩击痛明显。X 线片或 CT 示骶髂关节有改变。实验室检查可见血沉、C 反应蛋白等升高。需要与 AS 相鉴别的疾病是 OCI，后者主要见于生育期女性，是以髂骨骨质硬化为特点的非特异性炎症，以髂骨下 2/3 更为明显，出现高度致密的骨硬化现象，但无关节间隙改变及破坏，预后较好，非甾体抗炎制剂治疗效果良好。至于本组的腰椎间盘突出症，多是无坐骨神经痛的盘源性腰痛，临床并不少见。其致痛机制可能是：①椎间盘纤维环破裂，髓核突出压迫、刺激椎管内的窦椎神经，而诱发腰背的疼痛；②椎间盘的退变，椎间隙高度的下降，造成椎间关节的紊乱，刺激了关节内的神经纤维，而出现腰背痛；③椎间盘突出压迫或刺激背根神经节，而引起腰背痛；④椎间盘突出压迫神经，出现牵涉性腰背痛；⑤椎间盘纤维环破裂，椎间盘内炎性化学物质、疼痛因子释放，刺激神经而诱发腰背痛等。而目前盘源性腰痛尚无诊断的金标准。除上述引起骶髂关节部疼痛的常见疾病外，还有少数疾患鉴于诊疗水平和其他客观因素的限制还不能明确诊断。

综上，骶髂关节半脱位实际是多种疾患所共有的一组症候群，而不是一种单独的疾病。一些被用来诊断骶髂关节半脱位的症状和体征，也同样会出现在腰骶部其他疾病当中。在临床上我们也发现一些腰椎间盘突出症或其他疾病患者也可出现严重臀中肌压痛。如何更好地鉴别诊断和阐明其机制是今后需要进一步研究的内容。多数骶髂关节半脱位的诊断是源于 X 线片上的投影错误和临床猜测，而 X 线片一般无法显示患者立体结构上的半脱位。

三、骶髂关节穿刺的问题

骶髂关节穿刺在临床上尚未广泛开展，这是因为骶髂关节穿刺的体表定位困难。尽管如此，临床还是有些作者运用CT引导的方法进行骶髂关节穿刺，将药物注射至骶髂关节内，以达到治疗的目的。构成骶髂关节的骶、髂两骨相互嵌合，紧密靠拢，其关节面还附着薄薄的软骨。关节间隙很窄，为极细的缝隙，真正有关节囊和滑膜的部分只位于骶髂关节前下部的1/3~1/2处，后上部为骶髂骨间韧带联结（彩图39-14、彩图39-15）。骶髂关节呈弧形，所以做关节穿刺很难成功。经臀骶髂关节穿刺的最佳途径和穿刺的安全性研究发现：经臀骶髂关节最佳穿刺部位为骶髂关节下1/3的上半部。另有人进行了经臀骶髂关节穿刺最佳途径的体表定位研究，分析了30例脊柱关节疾病患者骶髂关节CT片。其认为，可穿刺层面第3层占33.3%，第4层占100%，第5层占100%，第6层占90%，第7层占43.3%，故最佳穿刺层面为第4、5、6层。但有专家认为，骶髂关节内封闭术在骶髂关节源性腰骶痛的鉴别诊断中的价值值得怀疑，在CT引导下将药液注入骶髂关节是不可能的。因为骶髂关节周围有极其坚韧的向各方向走行的韧带纵横交错地将骶骨和髂骨紧紧地捆绑在一起，而所谓骶髂关节间隙只是像一根头发丝样的缝隙，极细而紧凑。在切除周围韧带后，尚且很难将针头穿刺进关节腔，何况临床操作时要远隔厚突的臀部肌肉和坚强的韧带。建议注射时可添加造影剂，然后拍片观察液体是否注入了骶髂关节腔内。

第六节　骶髂关节常见疾病：强直性脊柱炎和致密性髂骨炎

骶髂关节常见的病理改变包括畸形、损伤、劳损、退变及炎症等。骶髂关节源性腰骶痛主要分布在髂嵴后下方10cm和侧方3cm的范围内，但也可至腰骶、臀部、腹股沟区、大腿部和小腿后部等，少数也可放射到足部和腹部。临床上骶髂关节病变所致的疼痛缺乏特异性，X线、CT、MRI等影像学手段对于腰骶痛的诊断有一定的价值，但很难鉴别和排除各种类型的腰骶痛，如盘源性、关节突关节源性、脊柱韧带和肌肉病变源性及炎症性腰骶痛等。当前骶髂关节部以结缔组织疾病为多发，主要是AS、幼年AS、RA并骶髂关节改变，未分化的脊椎关节病，及与溃疡性结肠炎相关的骶髂关节病变，其外还有致密性髂骨炎。其他少见的包括肿瘤或结核以及感染等，如骶髂关节透明细胞型骨肉瘤、各种转移性骶髂关节肿瘤、骶髂关节尤因肉瘤、结核、化脓性炎症和布鲁氏菌急性感染等。

以AS为代表的骶髂关节病变，早期即侵犯骶髂关节，发病年龄多在青少年时期。表现为骶髂关节的下部1/3~1/2被破坏，软骨下骨质局限性硬化，骨皮质中断，骨质下小囊样改变，骨质疏松等现象。髂骨的耳状面骨质破坏较骶骨耳状面为甚。病变易穿破骶骨面较薄的软骨组织而侵入骨皮质、软骨下造成侵蚀和囊变，韧带部很少受累。所以骶髂关节的破坏以双侧骶髂关节的髂骨面下1/3或1/2为甚。研究发现AS患者骶髂关节毛糙、模糊、受侵蚀的出现率最高为68.1%，关节硬化者占50%，关节间隙变窄者占36.3%（彩图39-16）。熟悉正常骶髂关节的X线表现，对早期发现病变、正确认识病变、正确诊断具有十分重要的意义。

骶髂关节X线平片费用低、操作方便，是AS的常规检查之一。骶髂关节常用的X线平片检查方法有骨盆正位（前后位）、骶髂关节正位（前后位）和骶髂关节斜位。骨盆正位是骶髂关节X线检查的首选，也是最佳检查位置。斜位片的诊断价值不如正位片。在骨盆前后位及其他投照位置中，骶髂关节的上下段均可显示，但以中上段暴露最好。但有关骶髂关节的解剖与X线平片的研究极少。骶髂关节X线检查显示不佳的原因：骶髂关节结构复杂，关节面凹凸不平，不规则，不同个体间差异较大，关节间隙呈"S"形走行，加之盆腔组织影响，造成关节前后位重叠，细微结构显示欠佳，任何角度均不能显示完整的骶髂关节间隙。X线检查显示的关节间隙，是与射线平行的部分；而与射线不平行的关节间隙就不能显示出来。此外，X线检查空间分辨力差，对前后位置关系难以确认，无法反映真实的骶髂关节间隙。由于上述特点，普通X线检查难以清晰显示，增加了对骶髂关节疾患认识和诊断的难度。CT扫描与X线检查对骶髂关节病变诊断的对比性分析结果显示：X线检查在化脓性、结核性、创伤性所致的骶髂关节病变中诊断阳性率低于CT扫描，但是差异性不显著；而在AS、RA、赖特综合征中差异性显著，AS的X线误诊率可达68.6%。专科医师应熟悉骶髂关节的解剖结构，特别是骶髂关节及耳状面的解剖学特点，这样有助于准确地判断骶髂关节X线表现的解剖学意义及正常与否。

OCI在医学著作上很少作为一种疾病论述，专著中也很少提及，偶见于AS或骶髂关节炎的鉴别诊断。放射学专著将其作为骶髂关节的"正常变异"。曾有人认为本病是女性AS的特殊类型，但其HLA-B27阳性率与普通人群相近，故这种观点不受支持。其产生可能有异常压力作为诱因，病理检查仅为受累部位骨组织数量增多，骨质更加致密。且关节间隙正常，无骶髂关节炎存在。本病有自限性，故虽发生于青年经产妇，但至绝经期后几乎见不到这种X线变化。

AS和OCI均可发于年轻女性，且发病部位相同，即骶髂关节是OCI和AS均易累及的部位。由于女性AS症状不典型，两者的鉴别存在很大困难。OCI是以骶骨和（或）髂骨骨质硬化为特点的非特异性炎症，尤以髂骨下2/3更为明显，出现高度致密的骨硬化现象，但关节间隙无改变，预后良好。AS骶髂关节炎病变关节面呈波浪样改变，关节间隙由宽变窄，关节周边模糊，呈现浸润样改变，甚至逐渐融合。OCI病变部位主要在髂骨，不累及关节面，关节间隙无变化，病变周边清晰锐利，呈三角形致密病灶。腰痛及骶髂关节边缘硬化是其共性，但AS骶髂关节炎增生密度没有OCI高，内部有囊状破坏，密度欠均匀，病变从骶髂关节开始，逐渐蔓延至脊柱；OCI是以骶髂关节周边骨质均匀致密和硬化为其X线特征，但无骨质疏松及破坏。

AS病变不易被控制，复查总表现有进展趋势。OCI可以稳定和控制，进展比AS温和。AS会造成骨强直，治疗宜尽早联合用药，包括慢作用药物。而OCI是良性自限性疾病，其骨化在3~20年后可自行减少或完全消失，一般行对症治疗，不使用慢作用药物。治疗原则和预后的差异决定了应尽早对这两种疾病做出鉴别。有研究表明，女性AS外周关节累及率为76%，其中膝关节为58%，踝关节为53%，两个以上关节被累者占34%，HLA-B27阳性率为74%，虹睫炎表现者占24%，大肠炎病史者占11%。而OCI患者总关节累及率为14%，HLA-B27阳性率为18%，无虹睫炎和大肠炎。两者临床表现不同，说明OCI并不是

AS的变异，而是一种独立的疾病。

为了解早期骶髂关节炎和致密性髂骨炎的鉴别诊断要点，有学者对经X线诊断的33例OCI患者全部进行骶髂关节CT扫描，对CT未能确诊的病例进行骶髂关节细针穿刺活检。结果：33例中，17例经CT或病理检查证实存在骶髂关节炎症，其临床特点包括：①80%以上病例HLA-B27阳性；②年龄较OCI病例小；③有1/3为男性，女性多为未婚或未育者；④临床都有骶髂关节炎的症状和体征；⑤实验室检查多有γ球蛋白、ESR、CRP、碱性磷酸酶（ALT）升高。而OCI病例的HLA-B27阳性率同一般人群，均为女性，且多为经产妇，少有骶髂关节炎体征或实验室检查异常。结论：经X线诊断的OCI中，不少病例可能是早期骶髂关节炎，应注意深入检查以除外之。我们的研究发现，临床上许多被X线诊断为致密性髂骨炎的患者，实际上就是强直性脊柱炎（彩图39-17），两者之间的关系还需要仔细认真地加以研究。骶髂关节周围的肌肉和神经结构的病变也容易被混淆在其中，需要加以鉴别。

第七节　基于文献计量学分析骶髂关节错位的历史沿革

骶髂关节错位是指在外力和其他致病因素的作用下，骶骨和髂骨耳状面及关节周围的韧带、肌肉受损，关节活动超出生理范围，使耳状面产生微小移动，不能自行复位，导致该关节内外力学环境失衡及相关软组织损伤，并出现临床症状的一种疾病。命名上，亦称为"骶髂关节半脱位""骶髂关节错缝""骶髂关节紊乱""骨盆旋移综合征"和"骶髂关节滑膜嵌顿"等。近年来，骶髂关节病变所引发的腰腿痛已成为国内外骨科等相关学科重点关注和研究的内容。国际疼痛协会研究发现，有10%~26.6%的患者其腰痛是由骶髂关节病变所引起。国内对骶髂关节错位也展开了大量的研究，但目前对于国内骶髂关节错位相关研究的历史沿革和研究现状还缺乏客观、量化的总结和分析。文献计量学基于文献事实，能客观、定量地反映学科的整体布局，揭示新理论发展的方向，已被广泛用于诸多领域。为了探讨骶髂关节错位研究的历史沿革和研究现状，本研究运用文献计量学方法对1975年至2016年间发表于国内期刊的有关骶髂关节错位的相关文献进行统计、归类和整理分析，旨在探索骶髂关节错位的研究特点及走向，为临床与教学提供客观的文献计量学资料，现报告如下。

一、研究对象与研究方法

1.研究对象　选取中国知识资源总库（CNKI）、万方数据知识服务平台和维普期刊资源整合服务平台为检索源，检索三大数据库中公开发表的关于骶髂关节错位/骶髂关节半脱位/骶髂关节错缝/骶髂关节紊乱/骶髂关节滑膜嵌顿/骨盆旋移综合征的文献。

2.检索方法　选择跨库高级检索入口。CNKI和万方数据库中的检索策略：（主题=骶髂关节错位）或者（主题=骶髂关节半脱位）或者（主题=骶髂关节错缝）或者（主题=骶髂关节紊乱）或者（主题=骶髂关节滑膜嵌顿）或者（主题=骨盆旋移综合征），精确匹配，检索时间为不限—2016年12月31日。维普数据库的检索策略：（题名或关键词=骶髂关节错位）或者（题名或关键词=骶髂关节半脱位）或者（题名或关键词=骶髂关节错缝）或者（题名或关键词=骶髂关节紊乱）或者（题名或关键词=骶髂关节滑膜嵌顿）或者（题名或关键词=骨盆旋移综合征），精确匹配，检索时间为：1989—2016（维普最早只能搜到1989年的文献）。

3.文献纳入标准　阅读文献摘要，确定内容包括骶髂关节错位/骶髂关节半脱位/骶髂关节错缝/骶髂关节紊乱/骶髂关节滑膜嵌顿/骨盆旋移综合征的论文；文献涉及临床研究、基础研究、综述、基础理论及名医经验等。

4.文献排除标准　保健、科普、专利类文献；非医学类研究文献；重复发表的文献。

5.文献筛选　由2位评价员依照既定的纳入与排除标准独立进行鉴定和选择。先阅读文题，筛选出相关文献，再阅读摘要，如无摘要则直接阅读全文，而后纳入符合标准的文献。遇到意见不统一处则通过讨论或者由第3者仲裁解决。

6.文献数据提取与分析　由2位评价员按照统一的表格从纳入的文献中提取相关数据，采用Excel 2007建立评价表数据库，录入文献相关信息并进行统计分析。提取的信息包括：骶髂关节错位/骶髂关节半脱位/骶髂关节错缝/骶髂关节紊乱/骶髂关节滑膜嵌顿症/骨盆旋移综合征等相关文献的年代分布、文献类型、期刊分布、骶髂关节错位的命名及其治疗方法、高频关键词。

二、结果

（一）检索结果

CNKI检索到相关文献453篇，万方数据库284篇，维普数据库359篇，合计1096篇。将初检获得的文献进行查重，剔除重复及不符合纳入标准的文献后共获得472篇文献。

（二）文献分布的年代特征

骶髂关节错位相关文献的年代分布如彩图39-18所示。1975年1月1日至2016年12月31日期间共有472篇有关骶髂关节错位/骶髂关节半脱位/骶髂关节错缝/骶髂关节紊乱/骶髂关节滑膜嵌顿症/骨盆旋移综合征等的文献发表。由图可见，近40年骶髂关节错位的相关研究整体呈上升的趋势。1975年至2005年期间呈波动性的增长趋势，而2005年至2013年呈持续快速增长趋势，2013年达到一个高峰，共发表37篇论文（占总论文数量的7.84%）。还可以看出2000年以后是骶髂关节错位研究的热门时期，共发表论文354篇，占全部论文数量的73.60%。

（三）文献类型与论文类型

文献类型如彩图39-19所示，472篇文献中期刊论文最多（422篇，89.4%），其次是会议论文（41篇，8.7%），学位论文（9篇，1.9%）。论文类型如彩图39-20所示，临床研究占71.8%（339篇），文献综述占13.6%（61篇），病例报道占7.4%（35篇），个人经验占3.2%（15篇），基础研究占1.9%（9篇），其他占2.8%（13篇）。

（四）期刊分布

422篇期刊文献共分布于159种期刊，其中有91个期刊40余年间均仅发表1篇骶髂关节错位的相关论文；有26个期刊40余年间均仅发表2篇相关论文；有13个期刊40余年间均仅发表3篇相关论文。载文量前15的期刊见表39-1。

表39-1　载文量前15的期刊载文量及其构成比

排序	期刊	载文量（篇）	构成比（%）
1	按摩与康复医学杂志	56	13.30
2	中医正骨杂志	22	5.21
3	中国骨伤杂志	17	4.03
4	中国中医骨伤科杂志	16	3.79
5	广西中医药杂志	11	2.61
6	颈腰痛杂志	10	2.37
7	中国民间疗法杂志	7	1.66
8	陕西中医杂志	7	1.66
9	中医药学报	6	1.42
10	中医外治杂志	6	1.42
11	中外健康文摘杂志	6	1.42
12	新中医杂志	6	1.42
13	现代中西医结合杂志	6	1.42
14	中国误诊学杂志	5	1.18
15	中医药临床杂志	5	1.18

（五）骶髂关节错位相关研究命名情况

骶髂关节错位相关研究的命名情况如彩图39-21所示：以"骶髂关节错位"命名的占33.3%（157篇），以"骶髂关节半脱位"命名的占27.1%（128篇），以"骶髂关节错缝"命名的占23.7%（112篇），以"骶髂关节紊乱"命名的占13.3%（63篇），以"骨盆旋移综合征"命名的占1.7%（8篇），以"骶髂关节滑膜嵌顿"命名的占0.8%（4篇）。

从彩图39-22和表39-2还可以看出，不同时间段，骶髂关节错位相关研究的命名情况也不同：1975年至1985年，骶髂关节错位相关研究较少，主要是以"骶髂关节半脱位"和"骶髂关节错位"命名，暂无其他命名的相关研究文献；1986年以后，以"骶髂关节错位""骶髂关节半脱位""骶髂关节错缝"和"骶髂关节紊乱"命名的文献均逐渐增多，尤其以"骶髂关节紊乱"在2008年至2016年的增长最明显。

表39-2 不同时间段不同命名的载文量

命名	载文量（篇）			
	1975—1985	1986—1996	1997—2007	2008—2016
骶髂关节错位	3	28	54	72
骶髂关节半脱位	6	23	45	54
骶髂关节错缝（症）	0	21	38	53
骶髂关节紊乱（症）	0	3	13	47
骶髂关节滑膜嵌顿（症）	0	1	3	0
骨盆旋移综合征	0	0	1	7

注：文献的命名归类统计以其第一命名计数

（六）高频关键词

472篇文献中关键词出现频次前15的关键词情况见表39-3。（注：属同义词的关键词归为同一类）

表39-3 高频关键词出现频次和频率

排序	高频关键词	频次（次）	频率（%）
1	整复/整脊/推拿/（整复/正骨/推拿）手法/手法（治疗/复位）/推拿（疗法/治疗）/正骨（推拿/疗法/手法）/按摩疗法	335	14.90
2	骶髂关节错位/关节错位	124	5.47
3	骶髂关节半脱位/关节半脱位	104	4.59
4	骶髂关节	87	3.84
5	骶髂关节错缝/关节错缝/骨错缝	96	4.24
6	骶髂关节紊乱（症）/关节紊乱（症）	46	2.03
7	（临床）治疗	45	1.99
8	腰椎间盘突出（症）	42	1.85
9	临床疗效/疗效观察	36	1.59
10	（急性/慢性）腰腿痛	34	1.50
11	针刺/针灸（治疗/疗法）	27	1.19
12	（临床）诊断	27	1.19
13	（下）腰痛	26	1.15
14	临床分析/临床观察/临床研究	24	1.06
15	误诊	20	0.88

（七）临床研究文献中骶髂关节错位的治疗方法

对339篇临床研究文献中骶髂关节错位的治疗方法进行统计分析后发现，近40年来对骶髂关节错位的治疗方法中，推拿治疗占60.50%，针灸+推拿治疗占7.1%，中药+推拿治疗占2.9%，均高于其他治疗方法。常用的治疗方法中排前10位者见表39-4。

表39-4　临床研究文献中骶髂关节错位的治疗方法篇数及其构成比

排序	治疗方法	篇数（篇）	构成比（%）
1	推拿	205	60.50
2	针灸+推拿	24	7.10
3	中药+推拿	10	2.90
4	牵引疗法	8	2.40
5	针灸疗法	7	2.10
6	美式整脊	6	1.80
7	封闭疗法+推拿	5	1.50
8	针刀疗法+推拿	5	1.50
9	针刀疗法	4	1.20
10	中药	3	0.90

三、讨论

（一）骶髂关节错位的解剖学基础及其发病机制

骶髂关节是由骶骨与髂骨的耳状关节面相对而构成，位于骨盆后壁，是维持骨盆环功能的重要结构，具有支持体重和缓冲从下肢或骨盆传来的冲击和震动的作用。骶髂关节解剖结构特殊：骶骨和髂骨耳状关节面呈螺旋状且凹凸不平，相互嵌合；关节囊紧张，周围有强韧的韧带进一步加强其稳固性；关节间隙窄，关节活动度很小，功能上属于微动关节（彩图39-23）。目前认为，骶髂关节错位多由长期软组织的侧面牵拉、慢性积累性外力造成，或由忽然的旋转力/牵拉力/侧向传导力等急性间接外力造成。当外力强大到超出约束骶髂关节的韧带和肌肉固定的力时，就有可能引起骶髂关节错位。此外，妇女妊娠或产后过早负重，由于内分泌的变化或滑膜嵌入关节间隙，造成骶髂关节不稳，在分娩前后骨盆的旋转外力作用于骶髂关节也是关节错位的外因。

（二）骶髂关节错位的研究动态

从文献发表的年代分布来看，近40年骶髂关节错位的相关研究整体呈上升的趋势，2000年以后是骶髂关节错位研究的热门时期，尤其是在2013年达到了研究的高峰，可见骶髂关节错位已逐渐被人们所重视。但从论文类型的情况看，近40年来骶髂关节错位的相关研究主要以临床研究为主，基础研究还非常缺乏。在大量的临床研究中也存在许多问题：李义凯认为目前临床上骶髂关节错位的诊断和疗效评价均缺少客观的指标，医生的主观性太强，不具备可操作性。另外在治疗上特异性的推拿治疗缺少对照研究的验证，如特异性的推扳法是否能准确地作用于骶髂关节还是一个未解的问题。王廷臣也认为目前临床上骶髂关节错位的许多诊断标准不具备特异性。如床边试验、"4"字试验、骨盆挤压和分离试验阳性主要见于强直性脊柱炎等，不一定就是骶髂关节错位所特有，而影像学上骨盆正位X线片示患侧骶髂关节密度增高，关节下缘骨质增生，两侧关节间隙不等和毛糙等征象多见于强直性脊柱炎。即使形态上有改变，也往往由于投照时各种因素的影响而变得不确定，并不一定就是骶髂关节错位所致。

（三）骶髂关节错位的命名情况

本研究文献分析的结果还显示，目前有关骶髂关节错位的相关研究存在命名混乱的现象，命名上除了"骶髂关节错位"外，亦有"骶髂关节半脱位""骶髂关节错缝""骶髂关节紊乱""骨盆旋移综合征"和"骶髂关节滑膜嵌顿症"等。但在众多命名中，以"骶髂关节错位"最为常见，其次是"骶髂关节半脱位"和"骶髂关节错缝"。然而，从表39-2中还可以看出，"骶髂关节紊乱"在2008年至2016年的增长相对其他命名的增长最显著。目前国外对于类似"骶髂关节错位"的疾病基本以"sacroiliac joint dysfunction"命名，即"骶髂关节紊乱"，可能近些年来国内注意到此问题，因此以"骶髂关节紊乱"命名的相关研究也显著增加。杨晓伟等人认为："错缝"属中医学范畴内的概念；"错位""半脱位""骨盆旋移"均是从解剖位置的角度来概括本病；而"紊乱"是对疾病表现出的各种症状群的综合概括。李义凯也认为，骶髂关节错位/半脱位的可能性很小，目前临床上所说的骶髂关节错位/半脱位可能是一组可以引起腰骶部疼痛的疾病所共有的症候群。

（四）骶髂关节错位的治疗现状

对骶髂关节错位的治疗方法进行统计分析可见，近40年推拿一直是治疗骶髂关节错位最主要的治疗方法。推拿治疗骶髂关节错位有着悠久的历史，清代吴谦在《医宗金鉴》里就对本病的治疗有详细记载："骨错者，臀努斜行，宜手法推按胯骨复位，将所翻之筋向前归之，其患乃除。"目前治疗骶髂关节错位的推拿方法种类繁多，常用的复位手法主要有"斜扳法""单髋过伸复位法""单髋过屈复位法""屈髋屈膝按压法""足蹬过伸法"和"蛙式四步扳法"等。包新任等对骶髂关节紊乱患者采取改良腰椎斜扳法治疗，发现该疗法疗效肯定，与传统腰椎斜扳法相比，具有着力点精准，用力轻巧等优点，且可有效保护周围肌肉、韧带等组织；范炳华等采取蛙式四步扳法与传统手法治疗比较，认为这种方法的操作简单，且具有针对性强、见效快、成功率高、疗效巩固、患者痛苦少等特点；秦家超根据骶髂关节前后不同类型的错位分别运用单髋过伸复位法和单髋过屈复位法进行复位，而对于妊娠期骶髂关节错位的患者，由于周围韧带松弛，腹部不宜加压而使用"患肢牵抖手法复位"，并辅以分筋、理筋手法，以松解局部挛缩的软组织，结果显示具有确切的临床疗效；另外，也有临床医生采取美式脊柱矫正技术治疗骶髂关节紊乱，吴勤峰通过研究发现，美式脊柱矫正技术能够迅速解除关节紊乱，恢复正常的生物力学结构，缓解症状，进而恢复骶髂关节正常的生理功能。然而，目前推拿虽种类众多，但不同治疗手法孰好孰坏没有定论，缺乏临床随机对照研究，不同推拿的适应证及其治疗的作用机制也尚未完全明确，有待进一步深入研究。

综上所述，近40年来骶髂关节错位的相关研究逐渐增多，但主要以临床研究为主，基础研究严重缺乏；骶髂关节错位命名混乱、种类繁多，但主要以"骶髂关节错位"和"骶髂关节半脱位"命名为主，近10年"骶髂关节紊乱"的使用也显著增多；目前治疗骶髂关节错位多采取保守治疗，其中以推拿治疗最为常见，但临床治疗应用的推拿种类繁多，所谓特异性的推拿治疗缺乏对照性研究进行论证。有关推拿治疗骶髂关节错位改变其静力性平衡和动力性平衡的生物力学依据较少，无论是临床上还是实验上都缺乏大量的数据来证实。如何运用磁学、力学、光学等技术并通过在体和离体研究观察推拿对骶髂关节错位的动力学及生物力学改变的影响，是未来更好地认识骶髂关节错位及其治疗机制的一个研究方向。

第八节 基于文献计量学的骶髂关节半脱位影像学诊断标准的探讨

多种疾病可累及骶髂关节，但其位置深在，结构复杂，关节间隙不规则，加之骨盆结构的重叠性，放射学检查有时难以清晰显示，增加了认识和诊断其疾患的难度。基于"骨错缝"的理论，在20世纪80年代，推拿正骨学科界提出"骶髂关节半脱位"的概念，指关节在外力作用下，虽没有出现骨折、脱位，但仍然使关节的解剖结构发生了细微的改变，即关节面相互嵌合的凹凸结构出现了半脱位或错位的情况，从而诱发腰腿痛等症状。但目前还没有学科公认的影像学客观表现证实骶髂关节半脱位，临床多根据症状和体征诊断，而这些症状、体征也常见于腰椎间盘突出、强直性脊柱炎（AS）、致密性髂骨炎（OCI）等疾病，鉴别较困难。故本研究回顾骶髂关节半脱位相关的中文文献，整理分析相关影像学诊断标准，探讨骶髂关节半脱位概念中可能存在的问题，以期为骶髂关节半脱位的诊断提供参考。

一、资料与方法

（一）检索策略

1.数据库及检索时间 中国知识资源总库（CNKI）、万方数据知识服务平台、维普期刊资源整合服务平台和中国生物医学文献网络版数据库（CBM）中2017年5月30日前骶髂关节错位相关文献。

2.检索词 骶髂关节半脱位、骶髂关节错位、骶髂关节错缝、骶髂关节紊乱、骶髂关节滑膜嵌顿、骨盆旋移综合征。

3.原文获取途径 检索电子期刊全文数据库。

（二）文献纳入标准

①骶髂关节半脱位相关文献，无其他并发症；②文献中有明确的诊断标准；③文献涉

及临床报道、临床研究、基础研究、名医经验、综述等。

（三）文献排除标准

①骶髂关节半脱位并发其他疾病；②无明确诊断标准的文献；③保健、科普、专利类文献；④重复的文献；⑤无法获取全文的文献。

（四）统计学方法

使用 Epi Data 3.1 建立数据库，采用双人录入方法录入数据，并由第三人校正。使用 SPSS 20.0 统计分析软件对数据进行一般描述性分析。

二、结果

（一）检索结果

剔除重复的文献后，共检索到相关文献479篇，有明确诊断标准并符合纳入标准的共283篇。其中临床报道216篇，占76.3%；经验心得36篇，占12.7%；临床研究24篇，占8.5%；病例报告3篇，占1.1%；基础研究2篇，占0.7%；综述2篇，占0.7%。临床研究中没有随机对照临床试验。具体见表39-5。

表39-5　文献中骶髂关节半脱位诊断标准相关研究类型分布

	临床报道	经验心得	临床研究	病例报告	基础研究	综述
频次（篇）	216	36	24	3	2	2
频率（%）	76.3	12.7	8.5	1.1	0.7	0.7

表39-6显示，骶髂关节半脱位的病因按出现频率由高到低依次为：暴力外伤、急性扭伤、妊娠分娩、慢性劳损、退变、小儿发育性因素等，其中大部分为单侧骶髂关节半脱位，17篇文献中报道有双侧骶髂关节半脱位，具体病例数不详。

表39-6　文献中骶髂关节半脱位的病因分布

	暴力外伤	急性扭伤	妊娠分娩	慢性劳损	退变	小儿发育性因素
频次（篇）	141	70	59	36	1	4
频率（%）	49.8	24.7	20.8	12.7	0.3	1.4

（二）检查方法

骶髂关节半脱位的诊断标准中有影像学依据的有167篇，采用的检查方法包括X线、CT和MRI。表39-7显示，各种方法按使用频率由高到低依次为：骨盆X线正位片、骨盆X线斜位片、骨盆（骶髂关节）CT、骨盆（骶髂关节）MRI、骨盆X线轴位片。其中，骨盆X线正位片和斜位片最为常用；有9篇文献以骨盆X线正位片结合斜位片诊断；文献中CT、

MRI、X线轴位片均结合骨盆X线正位片共同诊断。

表39-7　文献中骶髂关节半脱位影像学诊断方法的分布

	骨盆X线 正位片	骨盆X线 斜位片	骨盆（骶髂关节） CT	骨盆（骶髂关节） MRI	骨盆X线 轴位片
频次（篇）	150	27	13	5	1
频率（%）	89.8	16.2	7.8	3.0	0.6

（三）影像学依据

表39-8显示，文献中使用的影像学依据主要包括：患侧骶髂关节间隙宽度异常（增宽或狭窄）、髂嵴高度异常（双侧髂嵴不等高）、双侧耻骨联合不等高、骶髂关节密度增高（粗糙）、骶髂关节间隙模糊、骶髂关节骨质增生、骨盆倾斜、骶髂关节关节面紊乱、骶骨中轴偏移、骶骨向上错位、耻骨联合间隙增宽、腰骶椎小关节紊乱和骶骨不平等。

表39-8　文献中骶髂关节半脱位常用影像学诊断依据分布

影像学依据	频次（篇）	频率（%）
骶髂关节间隙宽度异常（增宽或狭窄）	104	36.7
髂嵴高度异常（双侧髂嵴不等高）	77	30.7
双侧耻骨联合不等高	36	12.7
骶髂关节密度增高（粗糙）	33	11.7
骶髂关节间隙模糊	20	7.1
骶髂关节骨质增生	14	4.9
骨盆倾斜	11	3.9
骶髂关节关节面紊乱	8	2.8
骶骨中轴偏移	3	1.1
骶骨向上错位	3	1.1
耻骨联合间隙增宽	2	0.7
腰骶椎小关节紊乱	1	0.3
骶骨不平	1	0.4

（四）骶髂关节间隙

骶髂关节间隙变化是文献中报道最多的影像学诊断标准，共104篇，根据半脱位的方向可出现间隙的增宽或狭窄。其中，88篇通过与对侧比较诊断，占84.6%；16篇有报道关节间隙变化的量化标准，占15.4%，15篇以3mm为标准，另有1篇以3.5mm为标准。具体见表39-9。

表39-9　文献中骶髂关节间隙增宽或狭窄标准的分布

	相比对侧	3mm	3.5mm
频次（篇）	88	15	1
频率（%）	84.6	14.4	1.0

（五）髂嵴高度

共有77篇文献报道了髂嵴高度异常的影像学诊断标准，文献中观察髂嵴高度异常主要有双侧髂嵴最高点高度比较、双侧髂后上棘高度比较或观测双侧髂嵴最高点和水平线的夹角（错动角）。其中，54篇是以双侧髂嵴最高点不等高为标准，占70.1%；17篇以双侧髂后上棘不等高为标准，占22.1%；5篇以出现错动角为标准，占6.5%；另有1篇以错动角出现合并有双侧髂后上棘不等高为标准，占1.3%。具体见表39-10。

表39-10　文献中髂嵴高度变化标准的分布

	双侧髂嵴最高点不等高	双侧髂后上棘不等高	出现错动角	出现错动角并双侧髂后上棘不等高
频次（篇）	54	17	5	1
频率（%）	70.1	22.1	6.5	1.3

三、讨论

（一）对骶髂关节半脱位概念的认识

20世纪80年代樊春洲教授首次提出"骶髂关节错位"和"骶髂关节半脱位"的概念，此后，这两个概念便在国内广泛应用，中文文献中习惯将骶髂关节错位、半脱位、错缝等均翻译为"sacroiliac joint subluxation"，但国际上并没有这一概念，更多被提及的是骶髂关节疼痛（sacroiliac joint pain）。骶髂关节半脱位的概念在学科界存在争议。解剖学研究证实，骶髂关节活动度很小，稳定性好，只有在暴力、妊娠分娩等情况下出现关节损伤或骶骨、髂骨移位。目前认为造成骶髂关节半脱位的原因有暴力、扭伤、劳损、退变、妊娠分娩、小儿发育性因素等，尤以暴力外伤、扭伤、妊娠分娩引起者多见。以上病因在本研究所纳入的相关文献中均有报道，且也以外伤、妊娠、扭伤为多，故本研究所纳入的骶髂关节半脱位诊断标准的相关文献具有一定的代表性。影像学检查在骨关节疾病的诊断中有重要意义，AS等骶髂关节常见病均有典型的影像学诊断依据，但骶髂关节半脱位的影像学诊断依据一直没有学科公认的标准。本研究回顾相关文献中影像学诊断标准，发现相关文献整体质量不高，大多无明确诊断标准，所纳入的有明确诊断标准的文献又以临床报道为主，而随机对照临床试验或基础研究相对较少，这可能也反映出一直以来对本病的概念、发病机制和诊疗的认识都不太完备。

（二）骶髂关节半脱位影像学检查方法的选择

骨盆X线正位片和斜位片是文献中最常用的影像学检查方法，既能清楚地显示骶髂关节周围骨性结构，又简便易行。CT在AS等有骨质破坏的骶髂关节疾病中诊断价值较高，而骶髂关节半脱位仅是位置变化，故在相关文献中也多辅助骨盆X线正位片和斜位片进行诊断。MRI可清楚显示韧带等软组织的损伤、水肿等改变，骶髂关节半脱位时会有骶髂关节周围韧带肿胀，可触及条索，但在骶髂关节半脱位的文献中MRI实际应用较少，这可能是因为髂腰韧带、骶髂后韧带、骨间韧带等骶髂关节周围韧带位置深在、走形不规则等降低了MRI的诊断价值。

（三）骶髂关节半脱位影像学诊断依据可能存在的问题

文献报道的影像学诊断标准可概括为骨盆解剖结构不对称。骶髂关节的间隙和髂嵴高度是报道较多的影像学诊断依据。这些标准可以反映单侧半脱位或错位的病变，但骶髂关节半脱位也有双侧病变，对于双侧病变的影像学诊断标准，相关文献中均未提及。

文献报道的骶髂关节间隙变化有形态变化和宽度变化两种，均从骨盆X线片上观察。形态上，文献中认为骶髂关节半脱位会出现关节模糊或关节密度增高、粗糙等改变；宽度上，文献多认为骶髂关节间隙增宽或狭窄是重要诊断标准。不过，文献中的标准可能还存在一些问题。首先，骶髂关节间隙是一不规则的间隙，包括后上部分的纤维连接和前下方的滑膜连接，单从骨盆X线正位片或斜位片上观察骶髂关节的间隙并不全面。杨先文等总结了骨盆正位片上骶髂关节间隙的形态，分为Ⅰ型（双侧单间隙）、Ⅱ型（双侧双间隙）和Ⅲ型（一侧单间隙和一侧双间隙）。可见骶髂关节间隙并不是均匀、单一的，那么增宽或狭窄的变化是以哪种形态的间隙变化为准？其次，文献中对关节间隙增宽或狭窄的定义也不明确，大部分参照对侧，但关节间隙可能存在细微的双侧变异，也会影响诊断的准确性；且文献中判断关节间隙变化多缺乏客观标准，仅少数文献明确以3mm为准，认为>3mm是后错位，<3mm是前错位，考虑到关节间隙的不均匀性和多样性，此标准可能还不够全面，这些在文献中尚没有充分的解释。再者，骶髂关节间隙的增宽或狭窄、关节间隙模糊、关节密度增高和粗糙也常见于AS、OCI、感染和结核等，也会表现出与骶髂关节半脱位相似的腰腿痛的症状、骨盆挤压分离试验和"4"字试验阳性等骶髂关节受累的体征，而多数文献并没有通过CT或MRI进一步鉴别，有可能造成漏诊、误诊。

髂嵴高度的变化也是文献提及重要的诊断依据，包括双侧髂嵴最高点不等高、双侧髂后上棘不等高或有错动角。髂嵴最高点和髂后上棘是观察髂嵴高度常用的位置，但大部分文献未明确双侧高度对比的量化标准，如"一侧抬高或降低"或"双侧不等高"；而文献中报道的"错动角"相对准确，即双侧髂嵴最高点连线和水平面的夹角。不过，髂嵴的高度也可能受姿势、体位、脊柱侧弯、下肢长度和力线等因素的影响，研究显示影像学观察的髂嵴高度存在一定的双侧变异性，即正常生理性的不等高。此外，髂后上棘体积较大，形态不规则，加上投照角度的影响和骨盆其他结构的遮挡，在骨盆X线正位片上不易观察清楚，对诊断有影响。

文献中的影像学诊断标准还有双侧耻骨联合不等高、关节面凹凸紊乱等。双侧耻骨联合不等高也见于正常产后女性，且耻骨联合软骨炎或骨质增生也可能影响双侧对比的准确性。虽然关节面凹凸结构排列紊乱被认为是骶髂关节半脱位的发病机制，但骨盆X线正位片并不能清楚显示骶髂关节关节面，依此来诊断关节面紊乱缺乏相关基础研究支持。由于骶髂关节半脱位的影像学诊断标准相对混乱，而骶髂关节半脱位的症状、体征又和其他骶髂关节常见疾病相近，文献报道的骶髂关节半脱位可能仅仅是软组织的损伤，或者是AS、OCI等其他腰骶部常见疾病表现出的一种症候群。

综上，骶髂关节半脱位的相关文献中缺少客观、全面、学科公认的影像学诊断标准，已有的标准如骶髂关节间隙变化、髂嵴不等高等，其准确性和特异性不高，可能会导致误诊、误治，特别是将AS误诊为其他疾病而误治（彩图39-24）。单从解剖形态分析，骶髂关节非常稳定，很难发生位置上的改变。不过，本研究仅从文献角度分析骶髂关节半脱位的影像学诊断标准，影像学表现与症状、体征的相关性仍不清楚，有待后续结合相关基础研究和临床试验进一步研究、分析骶髂关节错位的发病机制、诊断和治疗。

参考文献

［1］曾庆馀.强直性脊柱炎和其他血清阴性脊柱关节病［M］.北京：华夏出版社，1994：48.

［2］王庆文，曾庆馀，肖征宇.早期骶髂关节炎和致密性髂骨炎的鉴别［J］.中国实用内科杂志，2006，26（2）：130-132.

［3］朱通伯，颜小琼.评"CT引导下骶髂关节注射配合中医辨证治疗强直性脊柱炎"［J］.中国骨伤，2005，18（8）：488.

［4］梁善皓，叶淦湖，陈唤亮，等.骶髂关节半脱位的临床研究［J］.中国康复医学杂志，2007，22（2）：172-173.

［5］朱通伯，余海波，颜小琼，等.骶髂关节解剖与影像学对比研究［J］.放射学实践，2004，19（1）：57-58.

［6］庄礼尚，陈肃标，郑少瑜，等.骶骨耳状面倾斜度及相关径线［J］.广东解剖学通报，1992，14（1）：1-6.

［7］李明，徐荣明.骶髂关节的解剖学和生物力学研究现状［J］.骨与关节损伤杂志，2003，18（7）：493-495.

［8］莫东明.骶髂关节错缝的临床分型和治疗［J］.按摩与导引，1997（5）：30-31.

［9］陈正标，陈卫国.强直性脊柱炎的X线平片和CT诊断［J］.现代医用影像学，2006，15（2）：88-90.

［10］郭健红，林木南，高晖，等.手法整复治疗骶髂关节错缝240例［J］.福建中医药，2005，36（6）：19-20.

［11］杨先文，谌祖江，王莉，等.骶髂关节的放射解剖学研究［J］.中国临床解剖学

杂志，2014，32（1）：41-44.

[12] 陈润祺，于成福，杨先文，等.致密性髂骨炎与性别、发病年龄因素的相关性研究（附212例病例分析）[J].中国中医骨伤科杂志，2014，22（5）：28-30.

[13] 杨先文，张少群，谌祖江，等.骶髂关节正位放射学分型及其临床意义 [J].中国临床解剖学杂志，2016，34（6）：630-634.

[14] 袁锋，于成福，原嘉民，等.正常老年人骶髂关节CT影像特点 [J].中国老年学杂志，2016，36（19）：4875-4878.

[15] 张少群，李乃奇，祁冀，等.基于文献计量学分析骶髂关节错位的历史沿革 [J].中国组织工程研究，2018，22（27）：4316-4321.

[16] 张少群，冯梓誉，陈燕萍，等.成年人正常骶髂关节间隙的CT影像解剖学观测及其临床意义 [J].中国临床解剖学杂志，2019，37（1）：14-19.

[17] 张少群，任茹霞，陈奕历，等.骶髂关节周围各韧带对骶髂关节稳定性的影响 [J].医用生物力学，2019，34（5）：500-506.

[18] 祁冀，武凯，平瑞月，等.基于文献计量学骶髂关节半脱位影像学诊断标准的探讨 [J].中国中医基础医学杂志，2020，26（3）：341-344.

（李义凯，谌祖江，陈润琪，张少群，袁锋，祁冀，杨先文，林楚华，武凯）

第四十章 强直性脊柱炎的早期诊断

目前尚无成熟的AS早期诊断金标准，也还没有一种特异性的检查方法可以排他性地确诊AS，而本病的早期临床表现易被误认为腰骶部其他劳损性疾病而被误治，但骶髂关节的物理检查方法对其早期诊断至关重要。作者于20余年前开始率领课题组对本病相关的解剖学和放射解剖学及其与AS的相关性进行了系统研究，并系统地收集、整理和分析了千余例患者。在对AS早期诊断的意义及方法汇总分析的基础上，根据作者团队多年的研究提出了详细的问诊和体格检查方法，针对骶髂关节炎性变的物理检查方法对发现和筛选早期AS具有重要的指导意义，并依此提出了完善后的AS早期临床诊断标准。专业人员应熟知骶髂关节的解剖学和放射解剖学特点，而MRI和CT的广泛应用，大大提高了本病的早期诊断率。

第一节 强直性脊柱炎误诊分析与对策

AS是以影响中轴关节慢性炎症为主的全身性疾病，病情不能逆转、致残率高，严重影响健康，也给社会及家庭带来沉重的负担。本病发病高峰为20~30岁，主要特点是几乎所有病例均累及骶髂关节，造成包括骶髂关节在内的中轴骨及其关节周围组织的侵袭性无菌性炎症和韧带钙化。晚期出现脊柱强直、严重驼背畸形、髋关节强直或坏死等。AS多隐匿发病，病程长，发病表现多样，因此造成诊断的困难。部分患者有多系统受累时易被诊断为其他结缔组织疾病。文献报道误诊率为65%~76%，误诊病种依次为RA、风湿性关节炎、痛风、赖特综合征和腰椎间盘突出症等。由于本病误诊率高，治疗上普遍仅停留在非甾体抗炎药的水平或错误地长期使用大剂量激素上，导致本病治疗尤为困难。

一、误诊的危害性

AS病程进展缓慢，早期抗炎治疗和运动可降低本病的致残率。资料显示，即使有了CT和MRI的应用，患者确诊时病程多已达6~7年。其临床特点是病变从骶髂关节开始沿脊柱向上蔓延，在肌腱和韧带等骨附着点代谢旺盛处出现慢性炎症和侵蚀，造成肉芽组织形成，受累部位钙化和新骨形成。多发生椎间盘纤维环及其附近韧带钙化，病久使得整个脊柱韧带完全骨化，形成骨桥，致使脊椎关节强直。此时可出现竹节样脊柱或驼背畸形，因肋椎关节强直而影响呼吸。由于病情不能逆转，致残率很高，给患者生活和工作带来很大的痛苦。许多患者一经发现就已经到了中期或晚期。目前还没有一种特异性的检查方法可以排他性地确诊AS，因此本病难以早期诊断。资料显示，初发时即确诊者不过6.3%，3年内确诊者仅为43.2%，少数患者甚至15年以上才诊断。很多患者确诊时已有不同程度致残、肺纤维化，甚至部分患者需行全髋关节置换术。

误诊的直接危害就是导致误治。以误诊为腰椎间盘突出症为例，腰椎间盘突出症急性期需要卧床休息，而AS则需要多运动，以防止关节僵硬和强直，保持关节的运动功能，起到"以动防残"的效果。如果将AS患者误诊为腰椎间盘突出症而要求其卧床休息，减少活动，那么长此以往，患者的脊柱将出现不可逆转的强直。目前治疗AS基本上是以对症治疗为主，即使服用柳氮磺吡啶，也只是对早期或有外周关节病变者效果好，而对已经出现强直者的效果较差。由于病因未明，目前尚无根治的方法。因此减少AS致残率的基础就是减少误诊和及早确诊。

二、误诊的原因

（一）对AS不认识，概念不清

误诊原因首先是部分专科医生观念陈旧，很多AS患者被错误地诊断为"风湿性关节炎"而加以治疗。部分医生仍然认为AS是RA的中枢型，面对典型病例仍然诊断错误。甚至在患者出现腰背僵硬感和脊柱强直时仍未考虑到AS。这反映出部分医生对本病的临床特点缺乏基本的认识，甚至头脑中根本没有AS这一疾病概念。很多放射科医生对本病及骶髂关节改变的临床意义不熟悉，即使患者有很明显的诸如骶髂关节面毛糙、模糊、虫蚀样或囊性改变、关节间隙变窄甚至融合等病理改变，还误认为是正常改变或骨质增生。不重视问诊的重要性，不了解本病的特征，对AS的警惕性不高也是误诊的主要原因。AS有晨僵以及休息后，特别是久睡后腰骶部疼痛或僵硬症状加重，活动后缓解的特性，即静止痛或炎性痛的特点。而劳损或损伤性疾病，如腰椎间盘疾病所致腰痛为活动后加重，休息后好转，即机械痛或劳累痛的特点。对病例不能全面分析，导致盲人摸象式地诊断，出现腰痛即诊断"风湿或椎间盘突出"，出现髋关节痛即诊断"股骨头坏死"，出现下肢和臀部痛即诊断"坐骨神经痛"等。除此之外，经治医生很少对腰骶痛患者做腰椎屈伸和侧弯及胸廓扩张度等检查，因而也就无法发现AS。特别是一些医生不了解骶髂关节炎是AS的特征性改变，未细致、重点地检查骶髂关节有无疼痛，由此造成了漏诊。AS起病隐匿，早期症状无特异性且多不严重，常表现为乏力、腰背酸痛、关节酸痛，易误诊为"腰肌劳损""纤维组织炎""骨关节炎"和"骨质增生"等。

（二）忽略AS外周关节的表现

目前通用的AS诊断标准中的临床指标均只包括了脊柱症状，加之强直性脊柱炎的称呼，使得人们忽视了AS的外周关节和关节外的病变，造成许多临床医生在谈到AS时，只理解为单纯脊柱病变，这也是造成AS高误诊率和漏诊率的原因之一。许多AS患者以外周关节肿痛为首发症状，表现为踝痛或足跟痛等。据统计，AS患者中，有外周关节受累者占72.6%，有关节外系统损害者占29.9%，多以肌腱或韧带附着点的无菌性炎症为首发症状，年龄越轻这一特点越明显。有的发病为不对称髋、膝等关节或单关节肿痛，伴低热、多汗，易误诊为关节结核、风湿性关节炎或RA等。有关节外损害和外周关节受累者误诊率高达69.4%，而无关节外损害者的误诊率为25.2%，两者差异显著。儿童AS的发病比想象的多见，且几乎全部都有骶髂关节影像学改变，外周关节必定受累，以此为首发症状者达75%。儿童AS发病年龄越早，越容易被误诊。有随访研究显示，许多出现生长痛的患儿最后被确诊为AS。

（三）过分依赖或忽视辅助检查

由于一些临床医师缺乏对AS临床特点的认识或只满足于X线检查，过分依赖骶髂关节的影像学检查，而忽视AS的临床表现和体格检查，因此易造成误诊和漏诊。另一方面，由于盆腔内结构和骶髂关节的复杂性等因素，放射科医生对Ⅰ~Ⅱ级关节改变较难判断，造成临床对一些AS患者无法做到早期诊断，而出现误诊。另外，一些医生不熟悉相关实验室检查的目的及意义，对于风湿五项检查的具体临床意义不甚清楚，发现抗"O"升高就诊断"风湿热"或"风湿"；对有ESR或CRP升高的患者还没有警惕，仍然诊断为"腰肌劳损"或"腰椎间盘突出症"等；依据HLA-B27阴性就否定AS的诊断。ESR和CRP作为反映疾病活动性的最简单和最经济的检查，在活动期50%~70%患者的ESR和CRP升高，特别是CRP增高明显，这可用于区分劳损性疾病。而HLA-B27对诊断具有一定的意义。

三、避免误诊的措施

（一）加强教育

鉴于目前还有相当一部分临床医生和放射科医生不熟悉本病，相关学会和业务管理部门应组织有关人员加强学习，以了解AS这一疾病，熟悉和掌握AS的基本特征和临床诊断或筛选标准。医生要加强学习，以掌握和了解学科的新进展、新知识和新概念。只要相关学科的医生了解和重视AS，即可大大减少AS的误诊情况。社会经济的发展也使一些疾病谱发生改变。如珠江三角洲地区，当地经济的发展，吸引了大批的外地年轻劳动力进入本地，大大改变了当地人员的年龄构成。以东莞市石碣镇为例，本地常住人口只有4.6万，而外来人口却达到了20多万，因此也改变了当地人员的年龄组成。加之职业等方面的特点，当地骨科的病种和排序依次是创伤、软组织损伤和非化脓性关节炎（主要是AS）。本病50%以上患者的发病年龄集中在20~40岁。由于当地经济和社会结构的特殊性，决定了医院主要以创伤和急重症为主，如手外科、创伤骨科、神经外科和妇产科。而医院拥有的医疗设备，可以完全满足AS等结缔组织病的诊断要求。目前东莞市AS主要发生于年轻的外来务工人员这一部分高危人群中，其中半数以上为晚期患者（Ⅲ级和Ⅳ级占78.2%，误诊率达74.5%）。因此，加强乡镇医院相关学科的建设已刻不容缓。

（二）强调体格检查的重要性

重视最基本的视、触、叩检查即可避免许多误诊。通过进行弯腰（指地距离）、板状腰、骶髂关节检查（"4"字试验和叩击痛等），即可对患者做出初步的诊断。40岁以前、隐匿发生伴晨僵、活动可缓解的慢性腰背痛是AS的特征，故问诊中应注意询问这些特点。由于骶髂关节炎是AS的标记性特点，所以骶髂关节的特殊检查是体格检查中的重点。对于下肢单个关节、肌腱及韧带的骨附着点处的疼痛应予重视。

（三）适当的辅助检查

AS从某种意义上讲就是有症状的骶髂关节炎，几乎100%的病例早期即有X线改变，诊断的关键是放射学骶髂关节炎的成立，而X线平片是诊断AS的首选检查方法。CT对骶髂关节病变的早期发现和分级优于X线平片，可适度选用（图40-1）。但AS从不典型到典型、从无骨质破坏到出现典型的X线骶髂关节表现是一个过程，故目前AS早期诊断还有一定的难度。AS现有的诊断标准均不适合于本病的早期诊断。如果对AS的特点缺乏认识，不做相应的体检及骶髂关节影像学检查，常导致误诊。对于腰骶部痛、晨僵或下肢关节以及肌腱、韧带附着点肿痛的患者，应仔细询问是否有家族史和病史等。对怀疑AS者应拍骨盆X线片、骶髂关节CT平扫或MRI，以及行必要的实验室检查，以期尽早确诊和治疗。除此之外，还应注意与其他骶髂关节病变的鉴别诊断，如致密性髂骨炎、骶髂关节感染、布鲁氏菌病、结核及肿瘤等。

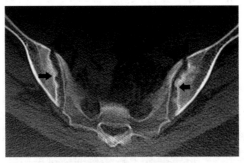

图40-1　强直性脊柱炎
骶髂关节髂骨侧关节面的虫蚀样改变

第二节　强直性脊柱炎早期诊断的临床思考

AS的主要病理特点为几乎所有病例均累及骶髂关节。患者脊柱呈"竹节样"时诊断不难，但这时病程已达晚期。及早治疗可有效地减缓本病的发展速度，减少或避免致残、提高患者的生活质量。但由于病因不明，AS至今尚缺乏普遍满意的诊断标准。国际通用的AS诊断标准为1961年的罗马标准、1966年的纽约标准以及其后的修订纽约标准。虽然诊断更具敏感性，但仍不能满足早期诊断的需要。目前，国内外尚无成熟的早期诊断和筛选标准。

一、强直性脊柱炎的危害性

AS致残率很高，且不受性别影响。本病特点为几乎全部累及骶髂关节，常发生椎间盘纤维环及其附近韧带钙化和骨性强直。病理特点是滑膜、关节囊和肌腱、韧带的骨附着点等代谢旺盛部位的复发性和非特异性炎症。在这些附着点中心部位的慢性炎症和侵蚀，造成肉芽组织形成，受累部位钙化，新骨形成。在此基础上又发生新的附着点炎症和修复，如此多次反复的弥漫性纤维化，使整个脊柱韧带完全骨化，形成骨桥或骨板。由于韧带钙化、骨桥形成而致关节强直。上、下椎体随后逐渐连成骨桥。如双侧相连，在X线正位片上很像竹节，广泛者称为竹节样脊柱。半数AS患者因发生肋椎关节强直而影响呼吸。早期难确诊，从而失去最佳治疗时机。虽然详细问诊和体格检查很有帮助，但目前还没有一种特异性的检查方法可以排他性地确诊。AS的缓解期可达数年，且对症治疗后可产生一相对的稳定期，患者能照常工作及学习，故诊断有时很困难。文献报道发病至确诊平均为4.6~10.5年。发病年龄越轻，髋关节受累发生率越高，且预后越差，即发病越早，致残率越高。随着发病年龄增加，髋关节受累发生率下降，严重性也随之减低。有资料表明，15岁之前发病者15%，18~20岁发病者10%，而39岁以后发病者仅1%于18年内需接受全髋关节置换术。AS强直后一般伴有严重的骨质疏松，故易发生骨折，尤其是颈椎，是死亡率最高的伴发症。

二、强直性脊柱炎早期诊断存在的问题

所谓的早期AS，一般是指骶髂关节炎≤Ⅱ级者，即X线表现为轻度异常以下者。目前所采用的诊断标准较为严格，都要求存在肯定的放射学骶髂关节改变，即X线检查Ⅱ级以上骶髂关节炎才可诊断，这使很多早期AS患者被排除在外。AS的X线征象较临床症状晚出现，一般来讲AS发病6个月~3年骶髂关节可有改变，韧带钙化形成骨桥时至少发病已3~6年，出现竹节样脊柱改变至少9年。临床研究证实，AS病程愈长，X线分级程度愈重，反之亦然。Ⅰ级、Ⅱ级、Ⅲ级、Ⅳ级的中位数病程分别为3/12、1、3.5、8年。多数在发病后7年才能被诊断，此时属中、晚期，已造成残疾。减少AS致残率的关键在于早期治疗，故早期发现和早期诊断非常重要。

X线检查有Ⅱ级以上的骶髂关节炎的形态学改变，说明患者已经发生了局限性的骨侵蚀或硬化。从治疗角度讲，此时已失去最佳的治疗时机。因此，AS早期诊断方向应该是在肯定的放射学骶髂关节炎，即形态学变化出现以前尽可能早地明确诊断。但一些主、客观因素决定了早期诊断的困难性。目前的诊断标准都过于严格，这样不利于早期诊断。因为在出现放射学骶髂关节炎表现以前，骶髂关节炎早已存在。X线平片显示骶髂关节炎是确诊AS的关键，但由于骶髂关节结构复杂，加之盆腔内脏结构的影响以及技术因素和读片经

验问题，X线对Ⅱ级及Ⅱ级以下的骶髂关节炎诊断误差较大，不易做到早期诊断，而MRI和CT，特别是前者，可弥补X线的不足。

AS缺乏典型的临床表现，易误诊，早期则更难诊断。很多AS早期被误诊为其他疾病。AS常伴有外周关节损害。很多患者以外周关节痛为首发症状，如髋、膝、踝、跟骨和跟腱等处。许多临床医生谈到AS，只理解为单纯而典型的脊柱病变，这也是造成早期AS高误诊率和漏诊率的原因之一。过分强调X线片的骶髂关节改变和HLA-B27阳性结果，忽视临床检查，对AS缺乏认识，甚至不认识，是误诊的根本原因。而诊断标准中要求必须有肯定的骶髂关节炎，亦限制了人们的思路。

AS早期诊断的关键在于早期发现骶髂关节炎。而目前国内外尚无成熟的早期诊断标准，仅有临床筛选标准，但这也为AS早期诊断提供了重要线索和依据。研究表明，应用ESSG分类标准诊断早期AS，有较好的敏感性及特异性，可减少早期误诊率。ESSG标准和Amor标准较修订的纽约标准更有利于AS的早期诊断。由于这两个标准重视临床表现，无疑将AS的诊断提前了相当长一个病期。早期AS临床表现复杂，影像学和实验室检查缺少特异性指标。因此，临床对AS的早期诊断有一定的困难。但是，AS从某种意义上讲就是有症状的骶髂关节炎，几乎所有AS患者均出现骶髂关节炎，骶髂关节炎是AS的标志性特点。因此早期发现骶髂关节炎是早期诊断AS的关键线索。

鉴于放射学骶髂关节炎表现是诊断AS的关键，提高骶髂关节炎放射学诊断的敏感性成为AS早期诊断的重要手段。对于典型的骶髂关节炎，X线平片已足够。而对于X线平片Ⅱ级及以下的骶髂关节炎，CT诊断有较高的优越性，较平片敏感一个级别。MRI可清楚地显示出积液和炎性变，这也是X线和CT所不能及。CT和MRI有助于发现骶髂关节轻微病变，使早期确诊成为可能。问题是随着CT、MRI及HLA-B27的应用，确诊率虽大大提高，但诊断费用也随之快速增长。

病理组织学检查是目前早期诊断AS的较好手段，但需要CT引导，操作困难，且有一定的创伤性，难以被患者接受。创伤性检测不是临床诊断的最佳手段，且骶髂关节穿刺的操作较为复杂，盲穿进入真正的关节部位困难较大。

AS早期诊断必须建立在详细问诊和体格检查的基础上。体格检查可初步发现患者有无骶髂关节炎，但骶髂关节阳性体征不能作为骶髂关节炎的确诊依据，仅可提供线索，在此基础上，合理地选用影像学检查，结合其他检查方法和短期随访可早期诊断AS。

第三节　影像学检查

一、骶髂关节影像学检查方法

影像学骶髂关节炎的确定是AS诊断的关键和必不可少的条件，有无可替代的作用，是最重要的依据；同时也是临床判断病变程度的重要依据。骶髂关节的影像学检查方法有X线、CT、MRI和核素扫描等。骶髂关节炎的放射学诊断是本病的标记性特点和确诊的重要依据。X线检查显示双骶髂关节炎的敏感性和特异性不高。缺乏明确的骶髂关节炎证据，AS的诊断就难以成立。目前诊断主要依靠放射学检查，它是反映骶髂关节炎最简捷、经济的常规检查手段。凡是具有AS早期临床症状的病例，而又难以确诊为其他疾病时，一定要详细观察骶髂关节的X线片，必要时加拍CT片，防止漏诊。但平片诊断敏感性低，AS从不典型到典型、从无骨质破坏到出现典型的X线骶髂关节表现是一个过程（图40-2）。任何X线改变都是病程积累的结果，当X线达到双侧Ⅱ级或单侧Ⅲ级时病程已非早期。研究显示，即使有了CT和MRl等先进技术的应用，患者确诊时病程多已达6~7年。

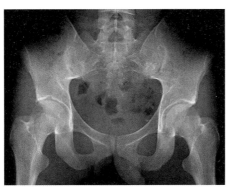

图40-2　强直性脊柱炎累及双侧骶髂关节致双侧关节间隙消失
此类骶髂关节改变常被一些没有经验的医生认为是正常

　　X线平片费用低、方便，是AS的常规和首选检查方法之一。研究显示：AS骶髂关节病变征象，X线与CT显示基本相同。但是CT对细微结构显示清楚，能更直观地反映病变的范围及关节间隙的改变，对早期病变及较小病变的诊断优于X线平片，对Ⅲ、Ⅳ级病变与X线的诊断价值相同。如满足诊断要求，CT扫描并非必需。X线平片与CT检查具有互补性，在临床工作中应以X线平片为基础，必要时进行骶髂关节CT检查。常用的X线平片检查方法有骨盆正位和骶髂关节斜位。骨盆正位相是首选，斜位片的诊断价值不如正位片。在骨盆前后位片上骶髂关节的上下段均可显示，以中上段暴露最好，但重点观察中下部（彩图40-1），这是我们将钡粉涂抹在耳状面上拍照所示。最早的影像学表现几乎均为骶髂关节中下部（滑膜部）髂侧关节面受侵蚀，可能与此处关节软骨较薄，又属于纤维软骨和滑膜附着有关。以后逐渐出现关节糜烂、增生、硬化。随病程延长，向骶骨侧与韧带部发展，可有小囊变，进一步发展可见关节间隙改变与关节强直。

　　CT不仅能提供准确的解剖学情况，并能显示X线平片难以发现的早期关节面下骨质侵蚀、硬化和囊变等细节以及观察测量关节间隙，故CT更有利于发现骶髂关节的早期病变。一般来说，CT对0~Ⅱ级骶髂关节炎的诊断比常规X线检查敏感一个级别。对于早期病变检出，特别是病变的分期方面应作为骶髂关节病变临床诊断的首选方法。但是CT不能显示关节软骨的异常和骨髓水肿等，对骶髂关节炎的早期病变诊断仍有局限性。CT分级0~Ⅰ级的病理检查均可见骨髓炎、软骨下骨板炎、软骨基质变性及软骨细胞减少，而滑膜无病理改变。推断骶髂关节炎可能最早自骨髓开始，既而血管翳形成，软骨下骨板破坏。通过AS骶髂关节活检、尸检与正常组对照发现，最早骶髂关节炎病理改变以滑膜炎及关节旁骨髓炎为主要特点。由于早期病变组织获得和病变进展的跟踪观察较难，关于早期骶髂关节炎的病理研究及临床报道较少。多数认为骨髓炎、软骨下骨板炎、软骨下骨板破坏等病理改变为早期骶髂关节炎的病变特征，而关于滑膜炎是否为骶髂关节炎的最早改变尚存在争议。骶髂关节炎早期影像学征象与早期病理改变之间的关系有待进一步阐明。

MRI是最敏感、最具特异性的骶髂关节炎检查手段，可直接显示软骨异常，包括软骨信号强度和形态的异常改变。软骨异常为早期骶髂关节炎较为可靠的征象。软骨的炎性改变可继发骶、髂骨的骨髓水肿，表现为关节周围骨髓腔内T_1WI低信号、T_2WI高信号区。也有文献报道骨髓水肿出现于软骨改变之前。不论谁先谁后，软骨异常以及关节旁骨髓水肿都是骶髂关节炎最早期的改变之一。软骨破坏后可出现软骨下骨侵蚀。病变继续发展，MRI可显示关节周围骨髓内脂肪蓄积，表现为T_1WI、T_2WI高信号区，增强后信号无改变。局限性和非对称性且伴有骨侵蚀的脂肪沉积是骶髂关节炎早期的改变之一。但由于MRI显示骨皮质不敏感且空间分辨率较CT差，故在观察骨皮质侵蚀、缺损及硬化的敏感性方面不如CT，且在骶髂关节炎分级方面也不如CT敏感。

二、骶髂关节影像学检查特点

骶髂关节间隙宽度均在2mm以上（95%滑膜关节中部1/3在2mm以上，1~2mm者仅占5%）。但实际上，骶骨和髂骨的耳状面相互紧贴，其间的"关节腔"并不存在。X线和CT片上所见的关节间隙，实际上是骶髂关节面之软骨影，包括了滑膜关节部和韧带连结部两部分。滑膜部，即骶髂关节（耳状面所在部位，表面有软骨覆盖，软骨边缘有滑膜）位于骶骨和髂骨间隙的前下部，在骨盆X线正位片上约占骶、髂骨间隙之下1/2~2/3。韧带部位于骶粗隆和髂粗隆之间，占据骶、髂骨间隙之后上部。AS时关节间隙变窄实际上是软骨破坏、骨化所致。

骶髂关节的耳状面不在同一平面上，不规则，凹凸不平，但彼此对合紧密，不同个体关节面的形态差异很大。关节间隙呈裂隙状斜行，在前后位X线片中骨质相互重叠较多，细微结构显示欠佳。骶髂关节炎早期特征性改变主要表现为关节面前下方滑膜部的骨质侵蚀及囊变，早期较小病变由于X线平片关节面前后重叠而难以显示。加之盆腔其他组织结构的影响，使得X线早期诊断存在不少困难。幼儿骶髂关节间隙较宽，边缘也较模糊，老年人骶髂关节骨关节炎可表现为间隙狭窄、增生等退变；加之骶髂关节韧带部分没有软骨、关节囊及滑液，其炎症表现为韧带炎和钙化等。X线对于骨皮质下的小囊变显示不清，对Ⅰ~Ⅱ级病变不敏感，检出率较低。

在骶髂关节的上半部和下半部之间，存在明显的弯曲；不同平面耳状面前后缘连线与矢状面的夹角各异，部分个体耳状面呈螺旋状扭曲。研究表明，在任何角度均不能显示完整的骶髂关节间隙。X线显示的骶髂关节间隙，只是与射线平行的部分，而与射线不平行的关节间隙就不能显示出来。提示骶髂关节斜位片诊断价值不大。X线空间分辨力差，对前后位置关系难以确认，对于轻微重叠的分辨也有困难，无法反映真实的骶髂关节间隙。骶髂关节的水平断层，自上而下滑膜部在骶、髂骨间隙的比例逐渐增加，至中下1/3处最大，再向下滑膜部占据整个骶、髂骨间隙，中1/3骶、髂骨间隙大多为滑膜部。因耳状面在该段弯曲，其凹陷边缘后面有一小段间隙为韧带部。骶骨和髂骨的耳状面覆盖着厚薄不一的软骨，故骶髂关节间隙不规则。如CT扫描层面经过此处，易误认为是关节侵蚀，实际是韧带在骨的附着点，这一点值得注意。

由于骶髂间隙形如长梭状，呈直线或S形低密度线影，故在骨盆X线前后位片上，骶髂间隙投影出模糊双线影，即呈单或双间隙。呈直线者，X线平片上显示一个间隙；呈S形者，显示双间隙（彩图40-2），其外侧间隙代表骶骨与髂骨在前面形成的间隙，其内侧间隙代表二者在后面形成的间隙。因为骶骨关节面在上，髂骨关节面在下，互相以斜面重合，因此骶髂关节呈双间隙时，其外侧的一个间隙代表骶骨与髂骨在前面形成的间隙，其内侧的一个间隙代表骶骨与髂骨在后面形成的间隙。外侧的间隙叫作前间隙，由髂在外、骶在内的关节面前缘构成。前间隙是诊断时的观察对象，一般均能显示。而内侧的间隙叫作后间隙，由髂在外、骶在内的关节面后缘构成。后间隙只有30%可部分显示，不属于主要观察对象，意义较小。耳状面就介于内、外间隙之间。间隙前部构成外侧线，后部构成内侧线。前、后间隙之间的较大区域代表整个耳状关节面的投影。由于骨结构的重叠，这个区域一般不形成对比，意义有限。但这个区域的大范围密度增加，则标志着整个耳状关节面出现病理性改变，提示病变累及的范围和发展的程度。骶髂关节呈单或双间隙与患者的体位或X线是否与关节间隙方向一致有关。由于上述特点，对骶髂关节疾患认识和诊断的难度增加。

骶髂关节常规X线检查包括正位和斜位片，对于哪种检查方法更优，文献有争议。骨盆X线左、右前斜位片并不能比正位片更早诊断骶髂关节炎，但二者相互参考可为骶髂关节炎的诊断提供更多的信息。有研究认为，临床所谓"清晰关节间隙"的X线正、斜位片并非真正显示完整关节间隙的情况。X线斜位片有时还可掩盖小的侵蚀、皮质中断和小囊变，甚至造成假性硬化，不利于早期诊断，因此对斜位片予以否定，建议拍摄骨盆正位片作为常规检查方法。有研究建议除X线后前位（正位）片外，左、右骶髂关节应分别摄取3张斜位片，可较好地显示骶髂关节。另有研究认为，在X线片上观察骶髂关节全部情况，必须将X线球管向患者头侧倾斜，将骶髂关节的影像拉长、拉直。随着数字化放射学的不断发展，特别是CR和DR的广泛应用，常规X线检查完全可以成为AS筛选诊断的首选。

我们用细铅丝环绕耳状面和副耳状面的边缘并固定，分别拍摄骨盆X线前后位及斜位片。观察骶骨和髂骨耳状面及副耳状面边缘在不同体位X线片上的变化情况。在X线正位片上可观察到骶髂关节的前间隙和后间隙，根据固定在耳状面边界的细铅丝可以判断骶髂关节前间隙为耳状面的前边界，而后间隙为耳状面的后边界（彩图40-3）。因骶髂关节骨性结构边缘重叠影较多，故无法清晰地分辨出副耳状面的边界，仅表现为轻度的类似骨质增生像。在X线斜位片上，可清晰地显示投照侧的骶髂关节耳状面及副耳状面的范围和边界，以及整个骶髂关节间隙（彩图40-4）。我们这项研究显示，骶髂关节正位片可较完整地观察骶髂关节，并可大致观察耳状面的前边界和范围；对于后边界则观察不清。如果没有用细铅丝环绕耳状面边缘，则在X线正位和斜位片上都无法准确地判断骶髂关节的上界，仅能观察到骶髂间隙。由于骶骨与髂骨的重叠，斜位片无法准确观测骶髂关节前间隙，也即无法清晰地显示骶髂关节耳状面前缘的变化。因此，单纯从观察骶髂关节间隙来讲，正位片基本可以满足要求。

三、AS 的影像学分期

临床上将AS分为早期、进展期和稳定期，而X线影像学诊断标准按骶髂关节炎的病变程度分为5级（表40-1）。对骶髂关节炎的CT表现，目前尚无统一的分级标准，通常亦参照X线分级标准分为0~Ⅳ级。

表40-1 骶髂关节炎的X线诊断分级

0级	正常。骶髂关节各骨形态、大小、骨密度正常；骨质结构完整，无增生及破坏；软组织正常
Ⅰ级	可疑骶髂关节炎。两侧骶髂关节面模糊、毛糙、不规则；关节附近骨质疏松，软组织未见肿胀
Ⅱ级	轻度异常，可见局限性侵蚀、硬化，但关节间隙无异常。骶髂关节面模糊、毛糙、不规则；关节附近骨质疏松，可见斑点状及小囊状骨质破坏区及少许骨质增生硬化影
Ⅲ级	明显异常，为中度或进展性，伴有以下1项或1项以上改变：侵蚀，硬化，关节间隙增宽或狭窄，或部分强直；骶髂关节面模糊、毛糙、不规则；关节附近骨质疏松，可见斑点状及小囊状骨质破坏区及少许骨质增生硬化影；关节间隙狭窄；软组织未见肿胀
Ⅳ级	严重异常，完全性关节强直。骶髂关节间隙狭窄，部分骨性融合；双髋关节间隙变窄，关节面增生、硬化，关节面下见囊状低密度骨质破坏区

根据骶髂关节区和关节旁的表现，MRI骶髂关节炎诊断分为5级：①0级，无炎症改变；②1级，骨髓局限性脂肪堆积和（或）局限性软骨下硬化和（或）≤2处侵蚀；③2级，中度脂肪堆积和（或）中度软骨下硬化和（或）>2处无融合的侵蚀；④3级，关节间隙假性扩大和（或）轻度部分强直，严重软骨下硬化和普遍脂肪堆积；⑤4级，完全强直。1级提示可能存在骶髂关节炎。2级（或）以上者，可诊断为骶髂关节炎。

影像学检查结果能为临床诊断提供依据。研究显示，在强直性脊柱炎骶髂关节病变早期的临床诊断中，采用X线诊断容易漏诊，而采用CT和MRI诊断可清晰显示骶髂关节病变，提高AS骶髂关节病变早期的诊断准确性。相比于CT诊断，MRI在AS早期骶髂关节炎诊断中的准确率更高，能清晰显示骶髂关节病变，并对病变进行量化分级。也有研究认为，AS早期诊断中肌腱附着点超声的应用价值高，研究显示病例组超声检出的股四头肌肌腱止点、髌腱起点、髌腱止点、跟腱止点、肱二头肌长头腱止点、冈上肌肌腱止点的异常肌腱端数、异常项目数均显著多于健康组。

第四节　骶髂关节物理检查在强直性脊柱炎诊断中的应用

从某种意义上讲，AS可以被定义为有症状的非特异性骶髂关节炎，临床上几乎所有病例均累及骶髂关节。炎症性腰痛是早期诊断的重要线索。体格检查对于发现AS早期骶髂关节炎有非常重要的意义，如"4"字试验、骨盆挤压和分离试验以及叩击痛等。其他体格检查，如直腿弯腰试验、指地距离、Schober试验以及检查有无板状腰等都可以反映腰椎活动情况。

至今通用的AS诊断标准均要求具备X线AS炎症特征性骶髂关节炎改变。但AS的X线征象较临床症状晚出现，一般认为在发病数月乃至数年后，始有阳性X线征象。如果仅将X线检查作为诊断AS的依据，那就会使患者失去早期治疗的机会。现有的诊断标准无论是在特异性或是在敏感性方面均不尽如人意，尤其不适于早期诊断。而临床医生多注重放射学表现，很少有以体格检查方法作为诊断或筛选依据的。临床上常用的检查骶髂关节的方法多是以检查力传导至骶髂关节，根据有无疼痛来判断骶髂关节是否存在病变。骨盆挤压、分离和"4"字试验是临床常用的检查方法。但这几种检查方法的作用力各异，比如骨盆挤压和分离试验的目的是使骶髂关节分离，从而诱导出疼痛。但这种检查方法作用于骶髂关节的力量并不是很大。且骶髂关节四周包绕着坚韧的韧带组织，构成一个复合体。骶骨和髂骨的结构、骶髂关节面的大小和形状以及附近的韧带、肌肉组织等这些解剖结构的作用是增加骨盆环的稳定性，使骶髂关节的活动减至最小。因此有时这种常规的临床物理检查方法无法引出疼痛。根据我们的临床实践，骶髂关节叩击试验不失为一种简便实用的检查方法。检查时，患者取俯卧位或坐位，沿着髂嵴向后触摸，在S_{1-2}水平所触及的突起的骨性标志即为髂后上棘。然后术者握拳，以小鱼际为接触部位，用力叩击患者的髂后上棘和骶骨部。解剖上，髂后上棘平对S_2平面的骶髂关节处。经测试，叩击力可达800N。叩击直接作用于髂后上棘，使构成骶髂关节的髂骨耳状面产生相对骶骨的运动，从而诱发疼痛。有研究观察了74例AS患者的骶髂关节，其中仅有髂骨改变，但无骶骨改变的12例，两者均有的62例，无单纯骶骨改变。"4"字试验时，骶髂关节的后间隙减小，而前间隙增宽，由于力臂关系，本检查方法作用于骶髂关节的作用力远大于骨盆挤压分离试验的作用力。作者研究显示，各种检查方法的疼痛评分存在明显的差异，其中以"4"字试验和叩击试验的阳性率最高，而骨盆分离和挤压试验次之。这些骶髂关节的临床检查方法可以互为补充，以提高临床检查的阳性率。骶髂关节临床检查时早期患者的疼痛量化评分明显高于晚期患者，提示其在早期初步诊断中起着不可替代的重要作用。

第五节　风湿五项在强直性脊柱炎诊断中的价值

对于AS的早期诊断，除了注重病史、体格检查和影像学检查外，实验室检查也是很重要的内容。但至今还没有特异性的实验室检查来明确诊断AS，其病程中呈异常的指标不多。AS急性期ERS和CRP可升高，且与关节放射学改变明显相关，可作为反映其活动性的最简单和最经济的检查。研究显示，HCA-B27阳性组ERS、CRP均明显高于HCA-B27阴性组，两者可作为评估AS病情活动性的参考指标，其中以CRP意义较大。HLA-B27与AS患者HLA-B27呈强相关，90%的AS患者HLA-B27为阳性，并有明显的家族聚集性，对诊断有一定的参考意义。但HLA-B27也不具有特异性，虽然其在AS患者中阳性率很高，但阳性结果并不能诊断为AS，更无法用于早期诊断，10%左右的患者HLA-B27阴性，故其阴性也不能除外本病。另一方面，正常人群中4%~8%HLA-B27阳性，故不能单凭其阳性作为AS诊断依据。AS早期，由于骶髂关节改变不明显而难以明确诊断，因而寻找包括实验室检查证据在内的AS早期诊断指标成为临床亟待解决的问题。ESR和CRP是两项非特异性检查项目，为机体有无活动性病变的参考指标。随着病情的逐渐改善，这些指标也逐渐恢复正常。

很多医院都将一些所谓的"风湿"检查项目组合成"风湿三项"或"风湿五项"套餐用于风湿性疾病的检查。这些检查项目分别是ASO、RF、ESR，或在此基础上增加CRP和UA。虽然都是检查所谓的"风湿"，但各项指标的临床意义却不尽相同，如ASO全称为抗链球菌溶血素"O"，人体感染A群溶血性链球菌之后，血清中即可出现大量的抗链球菌溶血素"O"的抗体，测定此抗体效价，可作为风湿热、急性肾小球肾炎等与链球菌感染有关的一些疾病的辅助诊断。UA是检查高尿酸血症和痛风的一项重要指标，而痛风与AS在病因、病理以及治疗上有着本质的区别。RF是诊断RA的一项相对特异性的检测指标，在RA患者中有较高的阳性率。20世纪60年代，人们发现AS与RA都是独立的疾病，有着各自的病因和病理。因此从以上论述可得知，ASO、UA、RF检测对AS无诊断意义。我们的研究也证明了这一点，即在AS患者中，CRP增高者最多，达68.32%，其次是ESR，增高者达48.71%，这两项检查共同增高者达41.58%。因此，在检查AS时，不应单独进行CRP或ESR检查，而应同时进行这两项检查，以免遗漏有参考价值的实验室检查结果。

CRP是第1个被发现的炎症急性期反应蛋白，其与ESR一样都是炎症组织病变的标记物，其水平的高低与疾病的炎症反应程度关系密切，当有炎症存在时CRP会明显升高。ESR作为临床常规检查，与CRP都是较为敏感的炎症反应标志物，虽然对AS的诊断无特异性，但对体内发生的感染和炎症有很高的敏感性。当发生感染和损伤时，CRP在数小时内迅速升高，而病变改善后，又迅速恢复正常。CRP和ESR增高可反映炎症或组织损伤的存在，对机体有无活动性病变等多种疾病的诊断和治疗有较好参考价值。AS的发病与细菌感染有一定的关系，细菌感染可引起炎症。AS患者多系统、多器官表现出不同程度炎性症状，可导致CRP和ESR的升高。CRP或ESR浓度越高，机体病变的程度越重。此外，CRP或ESR还可帮助进行劳损性或退变性疾病与结缔组织病的鉴别诊断，如腰椎间盘突出症和肌筋膜炎很少有CRP或ESR升高。CRP和ESR虽不能作为AS的确诊依据，但可与其他检查方法互补，作为AS的补充诊断依据。

第六节　强直性脊柱炎的早期临床特征

长期以来，临床上一直在寻求如何早期对 AS 做出诊断。如寻求 AS 在早期可能出现的一些特征，希望通过一些检查能够提早发现，但均没有取得实质性的进展。1984 年修订的 AS 纽约标准，也要求必须有肯定的放射学骶髂关节炎的存在。很多文献探讨了早期 AS 的诊断及意义，但其早期诊断标准却鲜有文献加以介绍。患者在出现放射学骶髂关节炎以前，骶髂关节炎肯定早已存在。临床上，病史的详细询问和详细的体格检查对 AS 的诊断很有帮助。只要有骶髂关节炎症的存在，那么凡是能刺激到该关节的检查手法，均可引发患者的疼痛，这样可提醒临床医生做出初步诊断，进而选择必要的手段进一步检查，以明确诊断，利于患者的早期治疗和康复。

AS 发病较隐匿，腰骶痛、不适、僵硬或腰椎活动受限及胸廓活动度减少是其典型的临床表现，也是本病最常见和最具特征性的症状和体征。疼痛多为持续性夜间痛或晨起痛或僵硬。而晨僵是 AS 最常见的早期症状，其持续时间也是病情轻重的指标之一。AS 性腰痛与劳损性腰痛的区别在于这种腰痛和晨僵不因休息而缓解，活动反可使其缓解。晨僵和休息后疼痛加重以及活动后缓解是 AS 早期重要的临床症状。骶髂关节检查和指地距离具有较高的阳性率。所以，对临床上出现的晨僵、休息后腰背痛加重以及活动后症状缓解等表现，应引起足够重视，尤其是 40 岁以下的青壮年，出现无确切证据可以解释的腰背部发僵和疼痛的症状，应高度怀疑 AS，给予骶髂关节 X 线检查，必要时进行 CT 扫描和相关实验室检查。对一时难以确诊，但临床又怀疑有 AS 的患者应进行追踪随访或诊断性治疗。有些患者脊柱及胸廓活动受限并非骨性强直所致，NSAIDs 抗炎治疗可使之明显改善。应重视询问患者对治疗的反应，因为虽然只是缓解，但专著把 NSAIDs 缓解症状作用良好作为 AS 的特征之一，而 NSAIDs 是公认的缓解 AS 症状的有效药物。炎症性腰痛，特别是炎性骶髂关节炎对 AS 的诊断有重要意义，它是所有 AS 的诊断标准之一；同时也是 AS 早期的重要线索，因为 AS 患者在出现放射学骶髂关节炎以前，骶髂关节炎早已存在。

AS 早期诊断必须建立在详细的问诊和体格检查之上，不能单纯因为影像学无异常而误诊、漏诊。通过认真地对病史和临床表现进行询问，有针对性地做腰椎和骶髂关节方面的体格检查，辅助必要的实验室检查，可以明显提高对 AS 的早期筛选。对于可疑 AS 的患者，应该给予及时的骶髂关节影像学检查，这样可对早期 AS 患者做出及时、正确的诊断。

第七节　强直性脊柱炎两种临床诊断标准的比较

AS 目前尚无有效的根治方法，若能及早诊断并合理治疗，则可达到控制症状和改善预后的目的，故对 AS 的早期诊断和及早的干预治疗是改善预后的必要条件。目前通用的 AS 诊断标准对于诊断中后期 AS 有很大的指导作用，对于 AS 诊断的贡献是不可否认的，但它忽视了AS的早期症状和体征，特别是没有针对骶髂关节进行旨在发现骶髂关节炎的体格检查。国际通用的AS诊断标准不能满足早期诊断的需要，原因在于其要求必须有双侧Ⅱ级（或以上）放射学骶髂关节炎，而此时炎症早已存在相当长的一段时间。如1984年修订的纽约标准：临床标准：①腰痛、僵硬3个月以上，活动改善，休息无改善；②腰椎额状面和矢状面活动受限；③胸廓活动度低于相应年龄、性别的正常人。放射学标准：双侧骶髂关节炎达到或超过2级或单侧骶髂关节炎3~4级。符合放射学标准和1项以上临床标准，可确诊为AS。若缺乏明确的骶髂关节炎，AS的诊断就难以成立。早期诊断方向是在肯定的放射学骶髂关节炎出现以前进行诊断，早期诊断的任务就是尽可能地发现骶髂关节炎。通常认为临床诊断AS是不可靠的，但我们在临床实践中发现，几乎所有的AS患者，特别是早期患者，具有更明显的双侧骶髂关节体格检查的阳性发现。以往的临床研究也强调不可忽视AS早期的临床症状。因此，需要改变目前对AS诊断的认识，即必须有骶髂关节影像学上的改变才能诊断AS。鉴于此，正确认识和评价AS的传统诊断标准，包括1984年修订的纽约标准、欧洲标准及其他常用标准的使用范围和诊断方法是有必要的。因此，临床需要一种敏感度高、操作简单、实用、花费少的筛选方法或诊断标准来发现早期AS患者。为此，我们在以往相关文献报道的基础上，通过临床实践和研究，抓住早期本病100％累及骶髂关节的病理特征，进行针对性的骶髂关节的体格检查，完善了AS临床诊断标准，对其诊断的灵敏度和特异度进行了研究，以期为AS的诊断提供依据。

我们修订后的诊断标准：①40岁以前发生的原因不明性腰腿痛/不适；②隐匿发病；③病程＞1周；④晨僵、静止或夜间痛，活动后缓解；⑤"4"字试验阳性及骶髂关节和骶骨部叩击痛；⑥骶髂关节影像学检查有炎性改变。在⑤的基础上符合①~④中的1项临床标准即可考虑为AS；在⑥的基础上符合1项临床标准，即可确诊为AS。

我们制定了一个临床诊断AS的模型，以改变目前过分注重和依赖骶髂关节影像学改变来诊断AS的现状。根据患者的病史和体检，来设置诊断模型的主要依据点和次要依据点，重点是炎性腰骶部痛的临床症状和骶髂关节的体检，具体见表40-2。

表40-2　临床诊断AS的依据

	病史	体检
主要依据点	腰晨僵、静止或夜间腰骶部痛，活动后缓解	"4"字试验阳性 骶髂关节或骶骨部叩击痛
次要依据点	原因不明性腰骶痛超过1周 下肢大关节痛	板状腰或弯腰活动受限 直腿抬高受限
	隐匿性跟腱炎	Schober试验阳性

根据诊断和评估结果，借助AS诊断模型对其做出评估和诊断，按照可能发生AS的概率，将患者分为高、中、低三组。如果患者有2个主要依据点，且无其他诊断，则被评估为高度疑有AS；1个主要点加1个以上次要点，为中度疑有AS；2个以上次要点，为低度疑有AS。研究表明，在临床诊断认为患AS低概率者中，AS阳性率只有12.73％。在高概率

组中，患AS者达到99.20%。依据这一结果，我们有理由认为，AS临床诊断是有诊断价值的。高概率组基本可以确诊为AS，而中、低概率组需要加以排除，特别是低概率组。这种针对骶髂关节的临床诊断方法为早期和初步诊断AS提供了有价值的线索和依据，具有很好的敏感度和特异度，使AS的早期诊断成为可能，也使影像学检查有的放矢地进行，减少了不必要的花费，使诊断更加明确。

研究发现，早期AS患者均符合修订后标准的⑤和①~④中的1项临床标准，其中⑤的强阳性率为80.37%。这都为AS的早期诊断及进一步的影像学检查提供了重要的线索。如果按照修订的纽约标准来诊断，则这些患者均无法被确诊为AS，有可能被认为是"正常"，而被误诊和误治。以往的AS临床筛选标准，即①40岁以前发生的腰背不适；②隐匿发病；③持续3个月以上；④伴晨僵；⑤活动后改善。符合上述5项之4项或以上者，临床诊断为AS。其敏感性达95%，特异性为85%。将AS诊断标准中的病史定为>3个月是不妥的。多数软组织劳损或损伤性疼痛病程少于1周，而结缔组织病病程多大于1周，故我们将诊断标准中的病史定为>1周。AS病变影响到胸廓活动度时，病情多已为中晚期，而骶髂关节炎在早期即可出现。因此，选择可发现骶髂关节炎的早期检查法，如"4"字试验和骶髂关节叩击痛等，可较胸廓活动度检查更快捷和更早地发现。故以这些骶髂关节检查法来取代胸廓活动度检查。

综上，完善后的临床筛选标准可弥补原有标准的不足，具有操作简便的特点，有很高的灵敏度，对AS的早期诊断和筛选有很好的帮助。对于符合修订后诊断标准的患者，特别是符合⑤和①~④中的1项临床标准，而X线检查无明显改变者，应予CT或MRI检查，以明确诊断。

对早期AS的诊断要以炎性腰痛为切入点，寻找与脊柱关节病相关的其他临床特点和实验室检查结果，参考HLA-B27的诊断意义，首选X线或骶髂关节CT平扫检查评估骨性结构，继而选择MRI检查以评估X线检查阴性者的早期炎性改变，以做出早期诊断。

参考文献

［1］赵征，黄烽.强直性脊柱炎的早期精准诊断策略［J］.中华内科杂志，2020，59（7）：559-562.

［2］曾庆馀.强直性脊柱炎和其他血清阴性脊柱关节病［M］.北京：华夏出版社，1994：11.

［3］陈焕亮，李庐娟，屈燕铭.强直性脊柱炎的早期临床特征研究［J］.实用骨科杂志，2009，15（5）：336-338.

［4］李璐，张敏.强直性脊柱炎骶髂关节病变早期诊断现状［J］.风湿病与关节炎，2017，6（12）：77-80.

［5］屈燕铭，陈焕亮，李庐娟.骶髂关节检查法在强直性脊柱炎诊断中的应用［J］.中国中医骨伤科杂志，2007，15（10）：14-16.

［6］叶淦湖，陈焕亮，刘小红.一种初步诊断强直性脊柱炎的方法［J］.中国中医骨伤科杂志，2006，14（6）：40-41.

［7］曾庆馀.着力强直性脊柱炎早期诊断的研究［J］.中华风湿病学杂志，2000，4（6）：335-336.

［8］王红，冯成堂，严心红，等.骶髂关节平片检查位置的正常X线解剖研究［J］.新疆医科大学学报，2004，27（5）：514-516.

［9］周以钦，陈玉珍.强直性脊柱炎早期X线诊断［J］.放射学实践，2000，15（3）：206.

［10］关敬范，方美云，彭洪菊.ESSG分类标准对早期诊断AS的意义［J］.医师进修杂志，2003，26（5）：34-35.

［11］丁健.女性强直性脊柱炎与女性致密性骶髂关节炎患者临床特点比较［J］.浙江医学，2004，26（4）：299-300.

［12］孟庆鑫，于涛，赵梓君，等.肌腱附着点超声对强直性脊柱炎早期诊断的应用价值［J］.中国现代医生，2021，59（19）：124-127.

［13］张佳.强直性脊柱炎早期骶髂关节炎的磁共振诊断价值［J］.影像研究与医学应用，2021，5（9）：127-128.

［14］李媛.强直性脊柱炎早期骶髂关节病变的MRI研究［J］.中国医疗器械信息，2020，26（2）：16-17.

［15］梁保安，王胜利，陈朝辉，等.强直性脊柱炎临床早期诊断与治疗的研究现状［J］.风湿病与关节炎，2016，5（9）：77-80.

［16］赵敏菁，林智明，张萍萍，等.放射学阴性脊柱关节炎和强直性脊柱炎患者的临床特征比较和磁共振早期诊断价值［J］.中山大学学报（医学科学版），2015，36（1）：12-17.

（李义凯，张英琦，朱洪民，梁善浩，胡永祥，冯沃君，何杰光）

第四十一章　发育性髋关节发育不良、髋关节撞击综合征和股骨颈疝凹

可引起髋关节疼痛的疾病不仅包括已为大众熟知的股骨头缺血性坏死，本章介绍的3种疾病均为髋关节相关疾病。目前国内对这些疾病的研究和报道并不多，故不为大众重视，临床误诊、漏诊率高，治疗上有难度。本章就这3个疾病的概念、流行病学、病理机制、诊断、鉴别诊断及治疗做一文献回顾。

第一节　发育性髋关节发育不良

一、概念

发育性髋关节发育不良（developmental dysplaisa of the hip，DDH）是髋臼和股骨头结构异常发育导致的髋关节稳定性下降或丧失，严重时出现髋关节半脱位或者完全脱位，是新生儿常见的肌肉骨骼疾病。其中部分婴儿在出生前就已经发生髋关节的完全脱位，所以DDH曾经被称为先天性髋关节脱位（congenital dislocationof the hip，CDH）。从20世纪80年代开始，DDH的诊断逐渐取代了CDH，这是因为该病是一个动态病理过程，可能随着婴儿生长发育自行好转或加重，同时DDH还包括除髋关节完全脱位以外的其他异常情况。

二、流行病学

DDH是儿童骨科最常见的髋关节疾病，该病全球发病率在0.3%左右，女孩的发病率是男孩的6倍，左侧约为右侧的2倍，双侧约占35%。DDH的危险因素包括胎位不正（臀位）、胎儿性别为女性、首次妊娠、错误的襁褓方式、DDH家族史、羊水过少、胎儿出生体重过大等，其中臀位产婴儿出生时髋关节临床不稳定的发生率可能超过10%。同时，错误的襁褓会限制婴儿的髋关节体位，使其长期处于伸直位，不能踢腿或自由弯曲，这对婴儿髋关节发育非常不利。

三、病理机制

DDH可能是多种遗传和环境因素（宫内和产后）共同造成的。在宫内，妊娠第11周时髋关节已经完全形成。此时股骨头是球形的，深深地嵌在髋臼内。然而，股骨头的生长速度比髋臼快，所以到妊娠末期，股骨头被髋臼覆盖的比例不到50%。在妊娠的最后4周，髋关节容易受到机械力的影响，使股骨头远离髋臼的中心部分，如臀位胎儿时，这加重了髋关节的机械力，可能导致股骨头和髋臼之间的偏心接触。产后新生儿时期，韧带的松弛使发育中的髋关节容易受到其他外部机械力的影响。臀部伸展的姿势（如襁褓）可导致股骨头在髋臼内滑行或移出髋臼时产生偏心的髋关节接触。如果这些因素持续存在，异常的髋关节接触会导致解剖结构的改变。如果股骨头没有深深地坐在髋臼内，则盂唇可能会变平，韧带会拉长，髋臼发生异常骨化，形成浅的髋臼。随着时间的推移，关节内结构肥大、增生（多包括关节盂、韧带、纤维脂肪组织增生），内收肌发生挛缩，这进一步降低了股骨头自行缩入髋臼的可能性。

DDH常伴有髋关节软骨发育不良，其分子机制尚不明确。近年来，细胞凋亡与发育性髋关节脱位软骨发育不良的关系受到了广泛关注。细胞凋亡是由多基因调控、多因子参与的细胞自主死亡过程，发展过程精细，呈多样性。

四、诊断

DDH的临床特征取决于患儿的年龄和异常的严重程度。其表现范围从新生儿查体时发现的关节不稳，到婴儿时轻度的内收受限，到幼儿时的不对称步态（Trendelenburg步态），到青少年时与活动相关的疼痛，最后到成人的骨关节炎。越早发现DDH，治疗就越简单、越有效，长期疗效就越好。婴儿DDH的诊断通常是通过体格检查显示髋关节不稳定和（或）外展受限，对于体检结果不确定的婴儿，可以用超声或其他影像学检查来辅助诊断。以下从症状、体征、辅助检查几个方面详述DDH的诊断方法。

（一）症状

婴儿或儿童DDH症状表现不明显，若不进行体检或辅助检查，则不易被早期发现。患儿可直立行走后常表现出局部症状，早期可有髋部隐痛或酸胀、长时间行走后髋关节疼痛、大腿根部或臀部深部酸胀等，以上症状常可通过平卧休息缓解。中晚期由于股骨头半脱位或脱位可发生肢体短缩而跛行，髋关节功能障碍、活动受限、疼痛进行性加重等。

（二）体征

不同年龄应该使用不同的体检方法诊断DDH（表41-1）。

表41-1 不同年龄的DDH体检表现

DDH表现	单侧	双侧
出生到3月龄		
髋关节不稳（由Ortolani或Barlow检查阳性证明）	√	√
腿部褶皱不对称（腹股沟、臀部、大腿或腘窝）	√	×
股骨明显缩短（即Galeazzi征阳性）	√	×
3到12月龄		
髋关节屈曲90°时外展受限	√	√
股骨明显缩短（即Galeazzi征阳性）	√	×
俯卧位时躯体呈现侧向旋转姿势	√	√
腿部褶皱明显不对称（腹股沟、臀部、大腿或腘窝）	√	×
Klisic试验阳性	√	√
可直立行走后		
过度的脊柱前凸	×	√
大转子突出	√	√
Trendelenburg步态	√	√
Trendelenburg征阳性	√	√
短侧腿跛行	√	×
髋关节内收挛缩加剧，伴有代偿性膝外翻	√	√

具体而言，Ortolani检查是将婴儿髋关节外展至90°，食指置于大转子处，向前方用力，以使大转子上抬，股骨头复位回髋臼而产生复位感；Barlow检查是将婴儿髋关节内收并施加轻、中度的后向力，以使不稳定的髋关节在后向脱位。Barlow检查阳性表明股骨头位于髋臼内，但存在髋关节不稳定；Ortolani阳性比Barlow阳性的髋关节病变更严重，因为Ortolani阳性表明股骨头在静止状态下脱臼。另一方面，体检时髋关节发出碰撞声（hip clunk）对于诊断DDH是有价值的。髋部咔嗒样弹响声（hip click）被认为是由良性软组织运动引起的，多项研究表明，它与DDH无关，无须进一步评估。Ortolani检查（减少髋关节后脱位）和Barlow检查（促使不稳定髋关节脱位）是早期筛查婴儿DDH最常用的体格检查，然而其对超过3个月的患儿不敏感，此时髋关节外展检查（外展受限的征象包括髋关节屈曲90°时，外展小于60°；与对侧髋部相比，双侧外展角度差异≥20°）是首选方法。Galeazzi征（婴儿取仰卧位，屈髋屈膝90°，观察膝关节高度差异）也可评估＞3个月患儿的髋关节发育情况。类似的Klisic试验是指髂前上棘与大转子两点的连线正常应该穿过或高于脐部（Klisic试验阴性），如果髋关节脱位，连线会通过脐部以下（Klisic试验阳性），因为大转子处于更高的位置。除此之外，若患儿存在单侧髋关节脱位，儿童行走时可能出现Trendelenburg步态（施加重量时躯干向受影响髋关节侧倾斜），如果存在双侧脱位，则可能出现蹒跚步态（躯干向负重侧倾斜，在整个步态周期交替）。

（三）辅助检查

出生时髋关节体格检查结果不明确的婴儿可在两周内复查，复查后结果仍然模棱两可，婴儿可以接受髋部超声检查。临床上常使用体格检查（Ortolani 和 Barlow 检查）及超声检查来筛查早期婴儿 DDH，但有时二者结果相互矛盾。

对于小于 4 个月的婴儿，超声检查是推荐的辅助检查方式，因为婴儿髋关节主要由软骨构成，无法进行清晰的放射学显示。超声可以显示股骨头相对于髋臼的位置和特定的解剖参数，如髋臼的深度等。静态超声可检查关节解剖结构（即股骨头、髋臼的形状和关系），在动态超声检查过程中，可通过应力动作来评估髋关节稳定性。关键的超声测量指标包括 α 角（由骨性髂骨和髋臼骨顶形成）、β 角（由骨性髂骨和唇纤维软骨形成），α 角比 β 角更具临床意义，α 角＜60°提示髋臼较浅。超声检查既可用于婴儿 DDH 的初始筛查，也可用于监测正在接受积极治疗的 DDH 患者。常用 Graf 分级系统评估髋关节发育不良的程度，从 I 级（无异常）到 IV 级（明显脱位）进行分级。

因为新生儿髋关节主要是软骨性的，为避免辐射影响软骨骨化发育等问题，6 个月以内的婴儿不宜进行 X 线检查，6 个月以上的患儿首选 X 线片评估和监测 DDH。骨盆 X 线正位片常常用于评估此类疾病，常用的测量指标如下。

1.髋臼角/髋臼指数（acetabular angle/acetabular index）（彩图 41-1A） 骨盆 X 线正位片上，两侧髋臼 y 型软骨中心连线（Hilgenreiner's line）和骨性髋臼顶部内外侧缘最突出点连线的夹角即髋臼角，也称髋臼指数。不同年龄及性别的正常髋臼角度数如表 41-2 所示，若髋臼角大于正常值，提示髋臼发育不良。

表 41-2 正常髋臼角（°）

年龄	女性	男性
刚出生	28.8 ± 4.8	26.4 ± 4.4
3个月	25.0 ± 3.5	22.0 ± 4.0
6个月	23.2 ± 4.0	20.3 ± 3.7
1岁	21.2 ± 3.8	19.8 ± 3.6
2岁	18.0 ± 4.0	19.0 ± 3.6

2.外侧中心边缘角（lateral center-edge angle，LCEA）（彩图 41-1B） 也叫 CE 角，由 Wiberg 医生在 1939 年提出，用于评估骨盆正位片上股骨头被髋臼覆盖的程度，LCEA 大说明髋臼深，反之说明髋臼浅。此角是通过股骨头中心点的垂直线与股骨头中心点和髋臼顶部硬化承重区最外侧点连线的夹角。3~17 岁应＞20°，成人＞25°。＜20°时提示 DDH，＞45°时提示髋臼有过度覆盖倾向。

3.Shenton 线（彩图 41-1C） 正常闭孔上缘的弧形线与股骨颈内侧弧形线相连在一个连续的抛物线上，若不连续常提示髋关节脱位。

4.Perkin 象限（彩图 41-1D） 儿童两侧髋臼 y 型软骨中心连线，及通过髋臼最外缘的该线的垂线（Perkin's line）组成了一象限，正常股骨头应位于内下象限（即Hilgenreiner线下方、Perkin线内侧）。

5.头臼指数（AHI）（彩图41-1E）　反映髋臼对股骨头覆盖情况，为骨盆正位X线片上股骨头内缘至髋臼外缘距离与股骨头最大直径的比值，正常为0.83~0.85。

6.Tonnis臼顶倾斜角（彩图41-1F）　通过在骨盆正位X线片上画3条线来测量，A线为两侧泪滴最低点连线，B线平行于A线且经过髋臼顶部硬化承重区最低点，C线为髋臼顶部硬化承重区最低点与最高点的连线，此角为B线、C线的夹角，正常为0~10°，＞10°考虑DDH，角度越大髋关节稳定性越差；小于0°说明髋臼有过度覆盖倾向，与钳夹型髋臼撞击综合征有关。

根据以上观测值，可利用Tonnis分型对DDH进行分型（表41-3）。

表41-3　Tonnis分型

分型	描述
Ⅰ度	股骨头骨骺中心位于Perkin线内侧
Ⅱ度	股骨头骨骺中心位于Perkin线外侧，但仍位于髋臼顶部外上缘最突出点水平以下
Ⅲ度	股骨头骨骺中心位于髋臼顶部外上缘最突出点水平
Ⅳ度	股骨头骨骺中心位于髋臼顶部外上缘最突出点水平以上

其他成像方式，如关节造影、CT和MRI，对DDH的诊断作用有限，但可用于评估手术后的复位情况。

（四）准确性

在不同诊断方法的准确性上，有研究使用超声作为参考标准，测量了Ortolani和Barlow检查的准确性，发现其确有临床敏感性，Ortolani和Barlow检查诊断DDH的灵敏度约为54%。然而即使在这些检查中发现异常，通过重复体格检查或超声检查，发现超过一半的患者在1个月内髋部恢复正常。相比体格检查，超声检查对于DDH的检出率更高，然而婴儿的髋部超声检查难度大，这是因为对婴儿进行超声筛查可以发现髋关节的许多轻微异常，这些异常大多数都会自行消失，因此超声检查的准确性很大程度上取决于超声医生的临床经验。

五、鉴别诊断

主要鉴别导致下肢不等长（Galeazzi征阳性）的其他疾病：

1.**股骨近端局灶性缺损**　是一种不常见的先天性疾病，表现为部分或全部股骨近端发育不良；平片显示股骨短小，头颈部变形或消失。股骨头骨化中心延迟出现或不出现。MRI能够早期识别不完全骨化的股骨头，以及股骨的中间部分是否缺失。

2.**髋内翻**　股骨颈和股骨干之间的角度小于120°，导致大转子抬高，X线检查即可鉴别。

3.偏身肥大症 如Beckwith-Wiedemann综合征（一种小儿生长过快的疾病，有肿瘤发生的倾向，除了下肢不等长外，还有巨舌、突脐的表现）。

4.尾部退化综合征（caudal regression syndrome，CRS） 包括尾部的一系列结构缺陷，如骶骨的不完全发育，有时也包括腰椎的不完全发育。这种疾病可能与闭合性或开放性脊柱发育不良有关，大多数患者还伴有脊髓栓系综合征。

六、治疗

DDH治疗的目标是实现并维持髋臼股骨头的同心复位，以使髋关节正常发育。DDH延续至成年与髋关节炎的早期发生密切相关，因此，改善婴儿期和幼儿期髋关节发育十分重要。

对6个月以下伴有髋关节脱位的DDH婴儿通常使用诸如Pavlik矫形器之类的装置进行屈曲外展夹板固定治疗。对不伴有髋关节脱位的DDH婴儿，推荐观察，每2个月检查1次，共6周，因为轻度DDH自发性好转的可能性高。如果超过6周复查仍为阳性，应进行屈曲外展夹板固定。对于屈曲外展夹板固定数周后髋关节仍不稳定的婴儿（约5%），通常的治疗方法是在麻醉下行闭合复位，并于髋关节外展石膏中固定6周。如果闭合复位不成功，则进行开放性手术治疗。不同年龄段治疗方案可参考表41-4。

表41-4　DDH治疗方案

年龄	治疗方案	评价
<6个月	屈曲外展夹板固定（Pavlik矫形器）	—
6~12个月	全麻下髋关节石膏闭合复位术	同样适用于<6个月Pavlik矫形器失败的个体
12~18个月	髋关节切开复位术	同样适用于<1岁闭合复位失败的个体
>2岁	开放性髋关节复位术伴或不伴股骨缩短截骨术	股骨截骨术可能，由需要缓解的张力是否够髋关节复位决定
3~8岁	开放性髋关节复位术伴或不伴股骨缩短截骨术和骨盆截骨术	骨盆截骨术可能，以解决残留的髋臼发育不良
>8岁	开放性髋关节复位与关节成形术	有争议；8岁以上儿童尝试髋关节切开复位的疗效不佳

有研究表明，屈曲外展夹板固定治疗也存在风险，最显著的是股骨头缺血性坏死的发生率增加。同时也有研究表明，患有发育性髋关节发育不良的婴儿，无论是否接受治疗，成年后早发性髋关节骨关节炎的发病率都较健康人高，因此一些研究人员对DDH筛查的效用提出了质疑，然而目前尚没有临床研究证明应该放弃DDH临床筛查。早期筛查DDH也存在困难，这是因为DDH没有统一的病理学特征，其定义既包括轻度髋臼发育不良，也包括髋关节脱位。正常的未成熟髋关节也可表现出不稳定性，如Barlow检查或动态超声检查可在新生儿早期发现由于韧带松弛及髋臼的不成熟导致的髋关节不稳定，但随着时间的推

移，此类异常可自发消失。

第二节　髋关节撞击综合征

一、概念

髋关节撞击综合征也称股骨髋臼撞击综合征（femoro-acetabular impingement syndrome，FAIS），由 Ganz 等人于 1999 年和 2003 年报道并正式提出，是指在髋关节功能活动范围内，股骨头颈部交界处与髋臼边缘发生异常接触导致髋关节盂唇和股骨近端反复撞击而引起相关症状的疾病。几乎所有的髋关节都会在运动的极限位置发生撞击，而发生在髋关节功能活动范围内的股骨头与髋臼的异常接触才称为股骨髋臼撞击（femoro-acetabular impingement，FAI），这常由股骨头的非球形（凸轮型/Cam 型）、髋臼的过度覆盖（钳夹型/Pincer 型）或两种形态兼有（混合型）所致。发生 FAI 的人只有一小部分会出现症状，在这种情况下可诊断为 FAIS。

二、流行病学

在出现 FAI 的人群中，凸轮型股骨头在男性及足球运动员等常参加高冲击运动的人群中更普遍，且凸轮型股骨头比其余两型更容易引起相关症状。对于无症状的 FAI，凸轮型占 37%，钳夹型占 67%。混合型也在运动员群体中常见，但不易引起相关症状。对于普通人群 FAIS 总发病率的研究较少，一项前瞻性研究调查了 19185 名 15 至 60 岁的个体，84 人出现腹股沟疼痛（0.44%），其中 14 人（17%）被诊断为 FAIS。

三、病理机制

有队列研究显示，男性在青春期的激烈运动（如冲刺和跳跃等）与凸轮型股骨头形态的发展之间存在强烈的关联，但具体机制尚不清楚。对钳夹型 FAI 的病理发展目前了解较少，可能会是未来研究的一个方向。

四、诊断

（一）症状

FAIS 的早期临床表现是隐蔽的，往往具有欺骗性，容易被忽视，从而导致误诊或漏诊。FAIS 早期常表现为轻微的腹股沟疼痛，并可能持续很长一段时间，然后突然加重以致行走活动困难。通常情况下，疼痛在髋关节屈曲至 90°，如久坐后最为明显，当患者站立后疼痛可减轻。随着病情发展，正常体育活动受到影响。当疼痛持续超过 12 个月时，就会出现骨关节炎的症状，疼痛与行走的距离相关联，髋关节活动越来越受限，特别是外旋和屈曲。

FAIS的疼痛主要表现为与运动或姿势有关的腹股沟疼痛，疼痛可从髋部深处放射到腹股沟，较少累及臀部。有些FAIS患者可因髋关节盂唇撕裂而表现为腹股沟处的剧烈疼痛，这种情况常常发生在髋关节屈曲和外展时，如短跑、运动中快速改变方向或踢球等活动中。随着功能障碍的发展，许多患者会继发大转子疼痛综合征（greater trochanteric pain syndrome，GTPS）或腰痛，后者是成人髋关节外侧疼痛的最常见原因之一，常由臀中肌或臀小肌肌腱病变引起。

（二）体征

由于FAIS的表现较为隐匿，且需进行鉴别诊断的疾病也较多，所以对髋部和腹股沟区进行仔细体检是很重要的。这包括步态评估、单腿平衡和力量评估、髋部周围软组织的触诊、髋关节活动范围测试及一些特殊检查。

1. **步态评估**　步态评估是在行走或跑步时多个步态周期内对全身各部位姿势的评估，而不仅仅是对下肢姿势的评估。步态周期是行走或跑步运动的重复模式，每个完整的步态周期是从一只脚最初接触地面开始，到同一只脚再次接触时结束。对于行走来说，每一个步态周期都被细分为每只脚的站立阶段和摆动阶段。对于跑步来说，还要加上一个浮动阶段（双脚均不与地面接触时）。步态评估应按照以下顺序进行：摆臂、头部和躯干的位置和运动、骨盆位置和旋转、髋部位置和运动、膝关节的位置和运动、踝关节和脚的位置和运动。此处详述髋部的步态评估：在行走时，从侧面观察髋关节的屈伸，应注意髋关节活动范围及是否跛行（常由疼痛引起）。在最初接触地面时，负重的髋关节被动地内收。然后在站立后期，臀中肌主动内收股骨，准备接受对侧触地时身体重量的负荷。跑步时也从侧面评估髋部运动，观察髋部屈伸的程度，运动的对称性，及是否存在关节弹响。在进行步态评估时观察到的一些异常姿势可能反映了一些病理情况（表41-5）。

表41-5　步态异常相关的病理情况

临床观察	相关病理情况
头部或肩部过度移动或不对称	多种下肢病症；步态效率降低
手臂运动不对称	肩部或肘部关节受限；腹痛；跑步效率降低；脊柱侧弯
肢体长度不一致	髋关节疼痛；膝关节疼痛；胫骨内侧压力综合征；应力性骨折；足底筋膜炎
骨盆外侧倾斜	对侧髋关节外展无力；腘绳肌拉伤
在步态周期时髋部过度内收	胫骨应力性骨折；臀中肌损伤
膝外翻	胫骨内侧压力综合征；膝关节内侧线疼痛；髌骨、股骨疼痛；髂胫束综合征
膝内翻	髂胫束综合征；腓骨应力性骨折；外侧膝关节线疼痛
足跟外翻	胫骨后肌腱炎；足底筋膜炎；小腿肌肉损伤

2.单腿平衡和力量评估　主要检查Trendelenburg征，该试验评估髋关节稳定性和髋外展肌对骨盆的稳定能力。患者单腿站立，正常情况下，对侧骨盆应该上升，这提示试验阴性。如果对侧骨盆下降，提示试验阳性，表示臀中肌力量较差或髋关节不稳（如髋关节脱位等）。

3.髋部周围软组织的触诊　在患者站立时，就可进行腰骶部和骶髂关节的压痛检查。这些部位的压痛可能提示脊柱或骶髂关节而不是髋部或腹股沟的病变。但髋关节疾病的患者也可能同时存在脊柱或骶髂关节疾病，这种情况被称为"髋关节–脊柱综合征"。其原因可能是下肢长度不齐、髋部疼痛和髋部活动减少会导致脊柱应力失衡。因此，发现脊柱病变并不能排除髋部或腹股沟病变。在患者仰卧时，检查局部皮肤是否有明显的肿胀、瘢痕、瘀斑、变色或其他病变。通过测量从髂前上棘到胫骨结节的距离，评估患者下肢长度。另外，股骨大转子、髂嵴、腹直肌的外侧下缘、内收肌腱、股四头肌的肌肉和肌腱、耻骨联合也应该在患者仰卧时触诊。

4.髋关节活动范围检查

（1）被动活动：患者仰卧，单侧髋关节外展可达45°，内收达20°~30°。检查屈曲功能时常为双侧同时检测，方法是被动极度屈髋屈膝，一般可达120°。评估髋关节内旋和外旋的方法是被动地将髋关节和膝关节屈曲到90°，然后内旋和外旋。正常的髋关节内旋度数为20°~35°，外旋为30°~70°。另一种方式是被动地使完全伸直的下肢做"滚木"样运动，使髋部内旋和外旋。一侧活动度明显较对侧减少或活动时出现疼痛，提示有FAI可能。髋关节过度内、外旋提示关节活动度过大，研究显示这可能属于一种髋关节的轻微不稳定，是导致髋关节疼痛的潜在原因，而全身韧带的松弛是导致这种轻微不稳定的可能原因。全身性韧带松弛在年轻女性或体重指数较低的患者中更常见。

（2）主动活动：主要评估肌肉力量和产生疼痛的可能原因。评估髋关节屈肌的方法是让患者在膝关节完全伸展的情况下做直腿抬高动作，如果他们能够轻松地完成这个动作而不感到疼痛，则让他们再次顶着阻力抬起腿，髂腰肌和股直肌都可以通过这个动作进行评估，同时股直肌也是一个伸膝肌，可以通过抵抗伸膝来测试。Stinchfield测试（仰卧屈髋抗阻）用于评估髂腰肌的力量，而Thomas测试用于评估髋关节屈肌、膝关节伸肌的紧张程度。

5.其他特殊检查　髋关节屈曲–内收内旋试验（FADIR）对FAI很敏感（即当其为阴性时能准确排除FAI），但没有特异性（即当其为阳性时不能确诊FAI）。其具体操作是，患者仰卧，极度屈曲患侧髋关节，医生抓住患侧膝关节和踝关节，被动地将髋、膝关节屈曲到90°，然后内收和内旋髋关节，髋部出现疼痛即为阳性，提示FAI可能。检查者还可用一只手沿股骨纵轴方向下压，同时用另一只手稳定骨盆，则可以在该试验中加入轴向负荷。如果当检查者将膝关节从中立位转到内旋位时，轴向压迫引起疼痛，则提示髋关节内软骨损伤或盂唇损伤，这个动作又被称为轴向压缩试验。除此之外，"4"字试验时腹股沟的疼痛提示髋关节骨关节炎、髂腰肌病变、FAI可能（FADIR试验是识别FAI的首选）。

此外，临床医生应仔细检查腰腹，注意是否存在任何与腰椎病变有关的体征，如直腿抬高时的疼痛、下肢无力或自腰椎部放射的根性痛。由于FAIS常有腹股沟部痛，故触诊腹部是否有压痛、肿胀或其他异常情况也是有必要的。

（三）影像学检查

骨盆X线正位片和髋关节X线侧位片是常用的影像学检查方法（彩图41-2A、彩图41-2B），但即使经过这两项检查，也有1/3左右的凸轮型FAI有漏诊可能，因为凸轮改变一般于股骨颈前上方最明显。因此，髋关节影像学检查应始终结合患者的病史、症状等。以下阐述在X线片上量化评估FAI的方法。

1.凸轮型 最常用于量化凸轮型FAI的指标是α角（彩图41-2C）。确定股骨头轮廓的最佳拟合圆，其圆心与股骨颈中点和股骨头轮廓第1次偏离最佳拟合圆的点的连线之间的角度被称为α角。有人提出将60°或更大的α角作为凸轮型FAI的诊断参考，但在临床上并不以此为诊断标准，通常是结合症状、体格检查来共同评估。同时，α角的增加与盂唇损伤有关。

2.钳夹型 钳夹型FAI可能是由于局部过度的髋臼后倾（后方覆盖过多），也可能是由于整体的髋臼深陷。

（1）CE角：最常用来量化钳夹型FAI的指标是LCEA（详见本章第一节），若LCEA＞40°，应警惕钳夹型FAI。

（2）交叉征（crossover sign）（彩图41-2D）：用于评估是否伴有髋臼后倾，方法是观察骨盆X线正位片上髋臼前后缘线，若两线从内侧到外侧达到髋臼顶部硬化承重区最外侧点前有交叉，呈现"8"字样，提示髋臼后倾，后倾常伴有髋臼覆盖过度，和FAI的钳夹型相关。

（3）髋臼深度：用于评估是否有髋臼深陷。正常情况下，髋臼底与髂坐线不重叠且位于髂坐线外侧。若髋臼底与髂坐线重叠或超过髂坐线，称为深髋臼；若股骨头内侧缘与髂坐线重叠或超过髂坐线，称为髋臼内陷，又称髋臼陷入症。

（4）骨盆X线正位片上耻骨联合上缘中点与髋臼外上缘的连线距离髋臼底的最大距离，成年男性为7~18mm，女性为9~18mm，大于18mm常提示髋臼过深，临床上此值常与LCEA配合使用。

除此之外，还可以通过骨盆X线正位片对凸轮型和钳夹型FAI进行分度。对于凸轮型FAI而言（彩图41-2E），需在X线正位片上绘制A、B、C 3条线，3条线均垂直于股骨颈纵轴线，A线为股骨头颈交界最上缘（穿股骨头圆形弧度丢失点），C线穿过股骨颈峡部，B线经过A、C线之间中点。若股骨颈异常凸起在A、B线之间，为1°，在B、C线之间为2°，超过C线为3°。其中C线的确定需找到股骨颈峡部，但在临床实践中并不容易，故可先找到股骨颈内侧皮质最凹点，过此点做股骨颈纵轴垂线，即C线。对于钳夹型FAI（彩图41-2F），首先做出LCEA，再在此角外侧做两个角度为LCEA一半的角，分别标记A、B、C线，若髋臼畸形位于A、B线之间，为1°，位于B、C线之间为2°，超过C线为3°。

此外，有时可在FAI个体的影像学检查中发现股骨颈疝凹（详见本章第三节）。随着对FAI研究的深入，股骨颈疝凹已经被认为是诊断FAI的一个指标。

CT可以对髋关节进行三维评估，可准确观测到骨的形态，但其有电离辐射，且在没有关节造影的情况下不能同时观察到软组织的情况。MRI亦可以对髋关节形态进行三维评估，并能对周围软组织进行评估，观察是否有盂唇损伤或软骨损伤等。推荐使用3.0T的MRI检查，其精度与1.5T同时关节造影相当。

总之，FAIS的诊断是在了解病史、体格检查的基础上，根据影像学结果做出的。需要指出的是，许多从影像学结果上看具有符合FAIS诊断的股骨颈或髋臼形态的患者是没有症状的。FAIS一般起病隐匿，最初表现为间歇性腹股沟疼痛，因特殊姿势（一般涉及长时间的髋关节屈曲）或运动而加剧，病情发展缓慢，但呈进行性加重并影响活动。FADIR试验诊断FAI较为敏感，但特异性差。

五、鉴别诊断

具体见表41-6。

表41-6 FAIS鉴别诊断

疾病	区别于FAIS的临床特征	需要的辅助检查
其他髋关节疾病		
DDH	髋关节疼痛不明显，有时伴有弹响；可伴有髋关节脱位	骨盆X线正位片
关节盂唇病变（可伴发于FAIS）	髋部尖锐性疼痛，并伴有咔嚓声和关节交锁；在髋关节运动的极点上有疼痛感；FADIR和"4"试验阳性	MRI
软骨病变（可伴发于FAIS）	髋部疼痛，常为夜间疼痛	MRI
骨关节炎（可伴发于FAIS）	与活动有关的疼痛，可能有夜间疼痛；髋关节内、外旋困难；站立后疼痛加重	骨盆X线正位片
缺血性股骨头坏死	腹股沟和大腿疼痛持续时间超过6周；疼痛在负重和运动时加重；危险因素（过量饮酒、类固醇治疗、镰状细胞病）	骨盆X线正位片/MRI
Legg-Calvé-Perthes病	单侧髋关节或膝关节疼痛和跛行；患者通常为4~8岁的男孩	骨盆X线正侧位片
股骨头骨骺滑脱症（slipped capital femoral epiphysis）	急性或慢性发作的单侧髋关节或膝关节疼痛；跛行；发生于青少年；强制性髋关节外旋	骨盆X线正侧位片/MRI
髋部和腹股沟周围肌肉/肌腱疾病		
内收肌相关的腹股沟疼痛（如内收肌拉伤）	FADIR试验阴性；内收肌局部触痛/压痛	超声/MRI
髂腰肌相关的腹股沟疼痛（如髂腰肌拉伤）	FADIR试验阴性；髂腰肌触痛/压痛；主动/被动屈髋时疼痛	MRI

续表

疾病	区别于FAIS的临床特征	需要的辅助检查
腹股沟本身疾病	FADIR试验阴性；腹股沟处触痛/压痛；或观察到腹股沟疝气	超声
耻骨联合相关的腹股沟疼痛	FADIR试验阴性；耻骨联合局部有压痛；叩击耻骨联合时可能有疼痛	X线/MRI
骨头相关疾病		
髋部/骨盆的应力性骨折	活动相关的髋部和（或）腹股沟疼痛的急性发作	X线/MRI
骨骺炎	常见于喜爱运动的青少年；与运动有关的腹股沟疼痛和压痛	X线/超声
神经损伤		
髂腹股沟神经卡压症	下腹疼痛通常放射到腹股沟和大腿；腹股沟内侧（男性的阴囊上部和女性的阴唇）感觉异常	髂前上棘局部注射麻醉剂可缓解疼痛
闭孔神经卡压	腹股沟深部疼痛	肌电图；用封闭治疗可缓解疼痛
其他		
肿瘤	与运动无关的疼痛；无外伤或急性损伤史；夜间疼痛；休息时疼痛	X线；MRI；血液检查
类风湿疾病（如类风湿关节炎）	起病急骤的关节疼痛，往往涉及一个以上的关节；疲劳；发热；晨僵或疼痛在活动后改善	X线；血液检查
泌尿生殖系统疾病（如前列腺炎、尿路感染、肾结石）	腰部、下腹、腹股沟或盆腔疼痛和（或）肾区叩击痛；发热；尿频、尿急、尿痛；血尿	泌尿系统检查；CT
腹腔内疾病（如阑尾炎、憩室炎）	下腹疼痛和压痛；肠道症状；发热	CT
妇科疾病	妇科症状和体征	盆腔超声检查
腰椎疾病	常有根性疼痛	CT/MRI

六、治疗

治疗方案包括保守治疗、康复或手术。保守治疗包括教育、观察、改变生活方式等。运动康复治疗是以改善髋关节稳定性、增强肌肉力量、改善关节运动范围为目的。除此之外，非手术治疗方案还包括使用非甾体抗炎药（NSAIDs）进行抗炎镇痛，有时辅以关节内注射糖皮质激素。手术包括开放或关节镜手术，以改善髋关节形态和修复受损组织，术后也需要进行运动康复治疗。

对于年轻、爱好运动的患者，保守治疗与物理运动康复治疗结合可以更有效地减轻症状并改善功能。一项前瞻性队列研究跟踪了青少年和青年的FAIS治疗方式与疗效，82%的FAIS患者采用非手术治疗，2年后随访显示其功能结果评分均有明显的改善。因此，目前建议患者在手术治疗前尝试物理运动康复治疗，如果6个月后症状不能改善，可考虑手术治疗。

FAIS的手术治疗包括切除引起撞击的骨质和解决邻近关节盂唇和关节软骨的损伤。对于凸轮型，手术方式是磨掉撞击骨，以恢复股骨头–颈部交界处的凹陷。对于钳夹型，股骨头被过度覆盖，可以通过切除多余的部分实现症状缓解。手术可为开放式或在关节镜下进行，不过由于关节镜并发症发生率较低，效果较好，现在大多数病例都在关节镜下进行手术。

有3项随机对照试验比较了关节镜髋关节手术和物理康复治疗对改善FAIS症状的差异，发现关节镜治疗在改善患者症状方面优于物理康复治疗，且在8~12个月的随访中组间差异有统计学意义。因此，关节镜手术在改善FAIS患者短期结果上优于物理康复治疗。然而，对于症状的改善是否持续及后期能否减少骨关节炎发生概率目前尚不清楚，需要进行长期的随访研究。

综上，对于FAIS患者，基于运动的康复治疗是推荐的初始治疗方案，可配合NSAIDs药物、关节内注射糖皮质激素进行抗炎镇痛。如果患者在此治疗方案结束3~6个月后，症状和功能仍不能改善，可考虑手术治疗。很多FAI是无症状的，对于此类人群没有干预的必要。

第三节　股骨颈疝凹

一、概念

股骨颈疝凹（herniation pits，HPs）或叫股骨颈疝窝、滑膜疝窝、"股环"、股骨颈前上部的纤维囊性灶等，是位于股骨颈前上方偏外侧的良性椭圆形或分叶状的凹陷病变，该疝凹被认为是机械应力的结果，由于局部骨缺损导致软组织和滑膜疝入。Michael J.Pitt于1982年首次对其进行了描述，因此本病又称Pitt pits。

二、流行病学

一般人群的发病率为5%，中、老年男性发病率较高。

三、病理机制

本病病因尚不明确，多认为是由于相关联的前部关节囊高压以及与之相邻的股骨头与股骨颈交界区外侧皮质之间长期存在着相互摩擦和压迫，形成一个由骨胶原纤维结缔组织、新生软骨和反应性新骨组成的反应区，局部的滑液、纤维结缔组织在髂腰肌、髂股韧带和前部关节囊的机械性压迫下由骨皮质疝入松质骨内，终致股骨颈疝凹形成。目前，FAI被认为是本病的病因之一。有一项回顾性研究比较了117个FAI髋关节和132个DDH髋关节X线片，发现FAI组中，33%出现股骨颈疝凹，而DDH组没有发现股骨颈疝凹。此外，也有研究发现凸轮型FAI发生股骨颈疝凹的概率较大。病理上，其主要由致密纤维结缔组织构成，并可伴黏液样变。

四、诊断

临床多无症状，大多数是在影像学检查时偶然发现，有时可出现髋部区域的疼痛。通常，股骨颈疝凹的大小保持稳定；然而，在对运动员的追踪随访中发现，这类人群的股骨颈疝凹可逐渐扩大，这可能是频繁的机械应力所致，特别是髋关节过度后伸可能导致股骨颈疝凹的发展。

在骨盆X线正位片中，股骨颈疝凹通常显示为一个小的椭圆形、圆形或分叶状（"8"字形）的透亮区（彩图41-3），通常在股骨颈前上方偏外侧区域，直径3~15mm，多数直径小于10mm，并伴有边缘硬化的良性改变。CT上病灶呈界限清晰，周边伴薄层硬化环的低密度影。MRI上病灶呈T_1WI低或中高信号影，T_2WI及脂肪抑制序列高信号影，周围可见低信号带。

五、鉴别诊断

1.**骨样骨瘤**　病因不明、生长缓慢的特殊类型良性骨肿瘤。好发于5~20岁的儿童和青少年，男女发病率之比约为2∶1。常见于下肢长骨，其次是上肢骨，脊柱、手、足等部位则较少见。临床特征是进行性疼痛，从间歇性到持续性，从局部疼痛发展到放射痛；疼痛性质多为钝痛，以夜间疼痛为特征性表现。X线可见"牛眼征"及骨膜反应。

2.**骨内腱鞘囊肿**　邻关节软骨下的良性囊肿，为纤维组织构成的多房性病变伴广泛的黏液样变。影像学上表现为边界清晰，边缘有硬化的溶骨性病变。好发于20~40岁，常见于髋、膝、踝等位置。症状为肿胀伴钝痛，活动后加重。

3.**不典型骨转移瘤**　有时显示和股骨颈疝凹相似的影像学信号，但其周边硬化，常多发，有恶性肿瘤病史。

六、治疗

本病无症状者无需干预，若出现髋部疼痛，临床常对症治疗，如口服非甾体类药物，也有放射学引导下关节内类固醇注射及手术刮除的报道。目前尚没有公认的系统治疗方案，同时也有不经治疗自发好转的病例报道。

总之，由于髋关节的解剖结构特征，即典型的杵臼关节，髋臼的周缘有纤维软骨构成的髋臼唇，增加了髋臼的深度，股骨头关节面约为球形的2/3，几乎全部纳入髋臼内（彩图41-4）。加之髋关节以负重为主，除了股骨头无菌性坏死多发外，本章所介绍的盂唇和髋臼的病变也是十分常见的。

参考文献

［1］Quader N, Schaeffer EK, Hodgson AJ, et al. A systematic review and meta-analysis on the reproducibility of ultrasound-based metrics for assessing developmental dysplasia of the hip ［J］. Journal of Pediatric Orthopaedics, 2018, 38（6）: e305-e311.

［2］Nguyen JC, Dorfman SR, Rigsby CK, et al. ACR appropriateness criteria® developmental dysplasia of the hip-child［J］. Journal of the American College of Radiology, 2019, 16（5）: S94-S103.

［3］Godley, David R. Assessment, diagnosis, and treatment of developmental dysplasia of the hip.［J］. JAAPA: Official Journal of the American Academy of Physician Assistants, 2013, 26（3）: 54-58.

［4］Tennant SJ, Hashemi-Nejad A, Calder P, et al. Bilateral developmental dysplasia of the hip: does closed reduction have a role in management? outcome of closed and open reduction in 92 hips［J］. Journal of Pediatric Orthopaedics, 2019, 39（4）: e264-e271.

［5］Pascual-Garrido C, Guilak F, Rai MF, et al. Canine hip dysplasia: a natural animal model for human developmental dysplasia of the hip［J］.Journal of Orthopaedic Research®, 2018, 36（7）: 1807-1817.

［6］Dezateux C, Rosendahl K. Developmental dysplasia of the hip［J］.The Lancet, 2007, 369（9572）: 1541-1552.

［7］Shaw BA, Segal LS. Evaluation and referral for developmental dysplasia of the hip in infants［J］. Pediatrics, 2016, 138（6）: e20163107.

［8］Palmer AJR, Ayyar Gupta V, Fernquest S, et al. Arthroscopic hip surgery compared with physiotherapy and activity modification for the treatment of symptomatic femoroacetabular impingement: multicentre randomised controlled trial［J］. BMJ, 2019（364）: 1185.

［9］Chopra A, Grainger AJ, Dube B, et al. Comparative reliability and diagnostic performance of conventional 3T magnetic resonance imaging and 1.5T magnetic resonance arthrography for the evaluation of internal derangement of the hip［J］.European Radiology, 2018, 28（3）: 963-971.

［10］Kemp JL, King MG, Barton C, et al. Is exercise therapy for femoroacetabular impingement in or out of fashion? We need to talk about current best practice for the non-surgical management of FAI syndrome［J］. British Journal of Sports Medicine, 2019, 53（19）: 1204.

［11］Young JL, Wright AA, Rhon DI. Nonoperative management prior to hip arthroscopy for femoroacetabular impingement syndrome: an investigation into the utilization and content of physical therapy［J］. Journal of Orthopaedic & Sports Physical Therapy, 2019, 49（8）: 593-

600.

［12］Saadat AA，Lall AC，Battaglia MR，et al. Prevalence of generalized ligamentous laxity in patients undergoing hip arthroscopy：a prospective study of patients' clinical presentation，physical examination，intraoperative findings，and surgical procedures［J］. The American Journal of Sports Medicine，2019，47（4）：885-893.

［13］Youngman TR，Wagner KJI，Montanez B，et al. The association of α angle on disease severity in adolescent femoroacetabular impingement［J］. Journal of Pediatric Orthopaedics，2021，41（2）：88-92.

［14］Kim C，Han S，Yang C，et al. Correlation between the presence of herniation pit and femoroacetabular impingement：a systematic review and meta-analysis［J］.Knee Surgery，Sports Traumatology，Arthroscopy，2020，28（10）：3365-3373.

（李义凯，薛凡，霍少川，陈润琪）

第四十二章　股外侧皮神经卡压综合征

股外侧皮神经为纯感觉神经，经髂肌前面下行，通过髂前上棘和腹股沟韧带外侧端两层之间的一条狭窄性裂隙，即股外侧皮神经骨纤维管，此管出口距髂前上棘较近，周围结构致密，使得股外侧皮神经在此处易遭卡压，产生病变。此外，髂前上棘为肌肉、筋膜和韧带等软组织的附着处，加之局部活动性大，此部受到较大的应力牵拉，易造成局部的急慢性损伤，导致无菌性炎症的产生，从而影响到股外侧皮神经。股外侧皮神经卡压综合征是由于股外侧皮神经在穿过髂腹股沟部的筋膜与腹股沟韧带处受到卡压所产生的以大腿前外侧疼痛或感觉异常为特征的一种疾病。其发病机制与股外侧皮神经的解剖学特征密切相关，神经走行的解剖变异和局部性创伤是重要因素。本病临床表现易与附近解剖结构的病变相混淆，诊断主要依据症状和体征，治疗则根据病因和病情采取手术及非手术疗法。目前对股外侧皮神经卡压损伤尚未形成统一、规范的诊断标准，对针刀和手术的术式选择与疗效评价尚存在争议。

第一节　概　述

股外侧皮神经（lateral femoral cutanous nerve，LFCN）卡压综合征又称Bernhardt-Both综合征、感觉异常性股痛和股外侧皮神经炎等。股外侧皮神经在其走行的任何一处，由于炎症、肿块、异物、纤维组织粘连或先天解剖变异等导致压迫或刺激，都可引起股外侧皮神经卡压综合征，表现为以大腿前外侧部皮肤麻木、疼痛和感觉异常为特征的一组症候群。本病已被认识100余年，Bernhardt于1895年首先报道股外侧皮神经疾患引起股前外侧皮肤麻木、刺痛的症候群。Roth将此症候群命名为感觉异常性股痛。病因包括多种因素，如由于腰带过紧、裤袋内的硬物及侧卧硬板床等，挤压或研磨髂前上棘处，使腹股沟韧带变性肥厚，进而使髂前上棘处骨-纤维管因充血、水肿或日久所致的瘢痕、挛缩而狭窄，从而卡压或刺激从其中经过的股外侧皮神经而发病。从解剖学上看，股外侧皮神经自盆腔斜行穿出盆腔之前，紧靠髂前上崤，出骨盆后，穿过腹股沟韧带，多呈锐角下行。在下肢过度活动或体位不当等情况下，神经周围软组织受到持续性牵拉或反复摩擦，造成纤维鞘管充血、水肿而增厚，致使神经受到卡压。异位的神经紧附在髂前上崤的内侧，如行髂骨取骨术时在距髂前上崤2cm以内取骨，易损伤此神经。有作者认为股外侧皮神经损伤在临床上并不常见，但实际上本病并不罕见，只是临床对此关注不够，常诊断不清而延误治疗。目前，临床上表现为股前外侧疼痛和麻木的患者多被诊断为股外侧皮神经炎，卡压因素易被忽视，而实际上卡压致病更为多见。

第二节　解剖结构特点

一、神经来源及分支

股外侧皮神经（彩图42-1、彩图42-2）来自$L_{2~3}$神经前支后股，在股部分为主干型和无主干型两类。主干型以一粗大支跨越腹股沟韧带至股部，在缝匠肌之前或后，或穿过该肌上部，再分为前、后两支或前、中、后支；无主干型在股部直接以前、后支或在腹股沟韧带下缘以前、中、后支两种形式出现。主干出现率为42.5%，前支出现率为100%，中间支出现率为40%。前支和中支一般沿途发出2~3个分支，在终末处呈爪形。后支在髂前上棘下5cm穿出阔筋膜的固有神经裂孔，前支由后支穿出点下5cm穿出深筋膜的固有神经裂孔，分布于大腿前外侧皮肤。上述这两点均是易遭受卡压的解剖部位。股外侧皮神经穿出腹股沟韧带下缘处距髂前上棘的距离较恒定。前支的主干长9.5cm，全长平均34.5cm，远端走向髌骨中点者占70.6%。神经浅出点位于髂前上棘下（4.21±1.39）（2~6.7）cm，距体表（0.72±0.41）（0.30~2.3）cm，经腹股沟韧带后分为前、后两支，前支为主干延续，分布于膝关节以上、大腿前外侧区皮肤，后支解剖较恒定，穿出阔筋膜后分布于大转子及大腿中部外侧面皮肤。

股外侧皮神经在皮肤的分布范围，远比解剖教科书中所推论的要广泛。临床实践表明，其麻醉部位和麻醉面积的大小存在很大差异。麻醉面积常呈垂梨形，顶部在大转子上方或下方，麻醉向下延伸，前面稍朝向膝盖。感觉缺失面积的变化，反映了大腿的不同皮神经支配区域的重叠现象。故股外侧皮神经阻滞仍要结合其他神经阻滞，才能达到股部完全麻醉的效果。

任何一条皮神经必然有一条轴型动脉伴行，而股外侧皮神经接受深部穿支血管营养供应。穿支血管呈节段式分布，间隔4~5cm即有一支，亦被称为节段血管，它发出上行支及下行支伴随神经走行，并与邻近的上行支和下行支吻合，通过这种口径基本一致的链式吻合，节段血管构成神经旁血管网。神经旁血管网以小短支入神经，沿外膜构成外膜动脉，继而发展为神经干内血管网。两列血管网向邻近组织发出无数筋膜皮支，参与支配区域的皮肤血液供应。节段血管来自旋髂浅动脉、股外侧肌肌皮穿支、缝匠肌外缘动脉、阔筋膜张肌肌皮穿支和股直肌肌皮穿支。根据解剖研究，股外侧皮神经不适合带血管神经移植。

股外侧皮神经近端主干与其表面走行的旋髂深血管交叉毗邻，其中，交叉点在旋髂深动脉腹股沟段者占84.6%，在血管束的髂骨支段者占15.4%，两者的这种解剖关系较为恒定。虽然旋髂深血管起始处各有不同，但股外侧皮神经主干几乎总是在中间将旋髂深血管分为内、外侧两部分，借助该皮神经极易显露旋髂深血管。

二、神经走行

股外侧皮神经位置表浅、恒定，容易显露切取，临床可应用长度14~20cm。股外侧皮神经在腰大肌的外侧缘几乎位于肾下，极斜向外下走行，右侧在升结肠和阑尾之后，左侧在降结肠之后。在骨盆侧壁于筋膜之下横过髂肌和髂腰动脉发出的髂支。经髂肌前面，在髂前上嵴处，神经越过旋髂深动脉，于髂前上棘内侧下方1~1.5cm或腹股沟韧带外端附着点下方通过，或穿过腹股沟韧带外端附着点，经过由髂筋膜与腹股沟韧带组成的长约3cm（2.5~4cm）的骨纤维管道，穿出深筋膜前，走行于阔筋膜深、浅两层之间，到达股外侧面至膝关节附近的皮肤。纤维性管道内的神经干较为固定，在髂前上棘内侧，与髂筋膜紧密连在一起，有纵横交错的纤维组织包裹着神经，并与髂前上棘内侧附着成一片。神经在髂前上棘下穿过腹股沟韧带时，几乎由水平位骤然转变成垂直位下降。再往下神经行走于缝匠肌浅层或深层，或者穿过缝匠肌的上部分，然后进入阔筋膜纤维管。股外侧皮神经从腹股沟韧带深部下行，越过或穿过缝匠肌后在缝匠肌与阔筋膜张肌间的浅沟内下降，行于阔筋膜浅层与深层之间。阔筋膜深层甚为薄弱，在手术中，如果切口深达阔筋膜深层以内，则找不到股外侧皮神经。股外侧皮神经在腹盆腔内行程长，穿出骨盆后进入股部成角以及各种解剖变异等，均可成为引起股外侧皮神经卡压的因素。

以腹股沟韧带为标志，股外侧皮神经可分为3段，即腹股沟韧带上段（腹段）、后段（骨纤维管或纤维管内段）及下段（股段）。股外侧皮神经在距髂前上棘1.5cm处的后方是骨盆肌，前方是后腹膜，外侧是髂骨，下方是腹股沟韧带，上方是平行走行的髂腹股沟神经。有作者将股外侧皮神经出骨盆时的行径与髂前上棘的位置关系分为4型（图42-1）：A型，在髂前上棘后2cm以远处通过髂嵴（2.5%）；B型，在髂前上棘后2cm以内通过髂嵴（10%）；C型，经髂前上棘处通过（32.5%）；D型，经髂前上棘前（内）侧、腹股沟韧带外1/3深面通过髂筋膜与腹股沟韧带（或韧带外侧端两层）之间的骨纤维管道出骨盆入股部（55%）；D型，经盆壁前（上）行出骨盆转向下入股部时形成近直角的角度。A、B及C型股外侧皮神经经深筋膜与髂骨构成的骨纤维管道或经髂骨出骨盆，也存在近似直角转折。在通过骨盆出口处均为1支，72.5%的神经呈圆形。高明堂等2006年的研究发现股外侧皮神经出盆部位与髂前上棘的位置关系并不恒定。

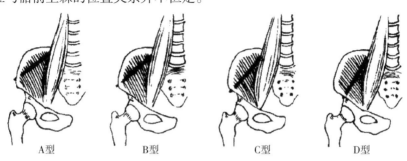

图42-1　LFCN出盆部位及其与髂前上棘位置关系分型

股外侧皮神经从腹股沟韧带深面穿出后，至缝匠肌和阔筋膜张肌之间的浅沟内下降，继而沿髂径束的前缘行向髌骨。在股外侧皮神经循行的路线上，阔筋膜为一双层结构，该神经走行在阔筋膜的浅、深两层之间。阔筋膜浅层在股下部较薄，腱质减少，纤维疏松，但结构致密，明显地与结构疏松的皮下组织不同，两者易于区别。位于浅层深部的股外侧皮神经逐渐浅出，进入皮下组织中，多无穿出阔筋膜的明显孔道。

骨纤维管出口越靠近髂前上棘，神经与骨纤维管出口之间的距离就越小，受卡压的机会就更多；如果骨纤维管出口远离髂前上棘，神经与骨纤维管出口之间的距离就大，受卡压的机会就少。骨纤维管出口要比入口靠近髂前上棘，所以神经在骨纤维管出口处遭受卡压的机会可能比入口处为多。此外，髂腰肌和腹壁三层扁肌的坚强程度及腹股沟韧带外侧端形成骨纤维管的二层腱膜的厚薄情况也是影响卡压的因素。当这些肌收缩时，有可能导致骨纤维管内的神经遭受卡压，或者是由于股部阔筋膜张肌坚强，也有可能压迫经过该肌的股外侧皮神经，引起感觉异常性股痛。

三、体表定位及投影

股外侧皮神经的特点是位置表浅，距体表仅（0.73±0.41）cm，位置相对恒定，其浅出点一般在髂前上棘下（4.21±1.39）cm。这里位置表浅，神经干稍粗，有一定个体差异。由于该神经横径不粗，且通过部位脂肪稍多，故较难寻找。前支及后支在男性或瘦体型较易辨认。

（一）股外侧皮神经在腹股沟部的体表定位

在腹股沟区，距髂前上棘内侧（10.9±2.9）mm范围内是股外侧皮神经的定位区。髂前上棘内侧10~15mm处为股外侧皮神经主要的浅出区域。股外侧皮神经于髂耻连线上浅出的位置距髂前上棘之距离为0~30mm。1984年吴先国等研究发现，股外侧皮神经在髂耻连线外1/10范围内者，占56%；在1/5范围内者，占90%；在l/3范围内者，占100%（图42-2）。股外侧皮神经在腹股沟韧带处的经过形式包括：穿经骨纤维管、穿经纤维管、穿经腹股沟韧带中部深面、穿经双管（外侧为骨纤维管，内侧为纤维管）等。

（二）股外侧皮神经在股部的体表定位

取髂髌连线的上1/3段作为定位的标准线。在股部，股外侧皮神经均在髂髌连线的内侧，并与之平行，两者相距（4.16±4.24）（0~20）mm。

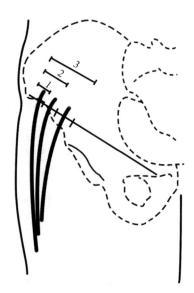

图42-2　股外侧皮神经与髂耻连线的关系

1.髂耻连线外1/10　2.髂耻连线外1/5
3.髂耻连线外1/3

股外侧皮神经前支基本上与此线段平行向下，沿髂髋连线分布。股外侧皮神经与髂耻连线上1/3重合者占42%，在该连线（分布在以标志线为中心）1cm范围内者占90%，在2cm范围内者占100%。股外侧皮神经的上段全部分布在以髂髋连线为中心的宽2cm的带状区内，并向中线密集，即其上段行于髂髋线内侧平行的一条狭长区域内。此区域可作为股外侧皮瓣和带血管蒂的神经移植体的选择部位，因为该神经的营养血管在股上部几乎全部由内侧进入该神经。瞿佐发等2001年的研究证实，股外侧皮神经及其前支体表投影为髂前上棘至髌骨外侧缘连线，后支体表投影在髂髋连线外2cm处。

四、解剖学变异

股外侧皮神经的分支、走行及横径和长度有一定的变异发生率。股外侧皮神经骨盆出口位点介于髂前上棘后2cm以远与腹股沟韧带外1/3之间，此处存在变异。解剖学资料显示，55%的股外侧皮神经经髂前上棘前（内）侧，腹股沟韧带（外1/3）的深面出骨盆。其经骨纤维管出口与髂前上棘内侧缘间的距离，男性平均值为（6.52±3.77）（1~17）mm。98.3%的骨纤维管位于髂前上棘的内侧，仅1.7%位于髂前上棘的外侧。

研究报道，有25%的股外侧皮神经存在解剖变异，值得关注。一项200例尸体股外侧皮神经的解剖研究证实，其正常解剖走行占74.5%，其余为解剖变异走行，包括穿过腹股沟韧带外侧端、髂前上棘表面或其后方和缝匠肌等。其中，跨过髂前上棘表面或外侧至股部者占5.3%；而在盆腔内侧分为内、外侧支者占4.7%，其内侧支较细，常经腹股沟韧带中部入股部，外侧支则经髂前上棘的内侧入股部；在腹股沟韧带中部即分内、外侧支后入股部者仅占2.0%。另有资料介绍，13%的股外侧皮神经位于髂前上棘内下0.5cm以内，约有3.3%的股外侧皮神经不是从腹股沟韧带下通过，而是直接从髂嵴上跨过。这些解剖学变异提示在暴露髂骨时应认清髂嵴表面有无神经跨过，此点应引起重视。股外侧皮神经异位时可横跨于髂嵴上。尤其是于髋关节取髂骨或是按常规暴露创口时，都有误伤它的可能。将该神经切断后，会造成大腿前外侧一块皮肤感觉的丧失，从而给患者带来不应有的伤害。有人术中发现2例股外侧皮神经异位，分别在髂前上棘后方3.5cm和5cm处横跨髂嵴越过阔筋膜张肌表面，进入股部前外侧入下脂肪层。

纪荣明等在1982年的研究中就发现50侧标本中有4侧（8%）的股外侧皮神经不穿腹股沟韧带，而是越过髂前上棘下降，表面被腹外斜肌、缝匠肌和阔筋膜张肌起点腱的部分纤维覆盖。股外侧皮神经穿腹股沟韧带的具体部位，个体差异较大，即使是同一个体，两侧也不尽相同。尽管股外侧皮神经在髂前上棘下穿出深筋膜（阔筋膜）的位置变化较大，但也有规律可循，70.27%前支在髂前上棘下50~100mm范围内穿出深筋膜（彩图42-3、彩图42-4）。

有研究表明，LFCN的走行存在解剖学变异，但最常见的走行是经髂前上棘内侧进入大腿区域，髂前上棘附近又是LFCN最常见的嵌压部位。LFCN在髂前上棘处位于腹内斜肌腱膜内。该筋膜鞘是由腹内斜肌和髂筋膜的纤维环绕形成。除腹内斜肌外，髂筋膜也通过腹横肌腱膜加强。在髂前上棘附近位于腹内斜肌腱膜内，腹内斜肌–髂筋膜膈膜和LFCN筋膜鞘使LFCN易受髂前上棘附近机械嵌压。因此，腹肌（特别是腹内斜肌和腹横肌）的拉伸可能会收紧和缩小LFCN的筋膜鞘，对LFCN的机械嵌压有显著影响。

第三节　发病机制

本病病因尚不十分清楚。1885年Hager认为本病是继发于局部创伤性神经炎。1895年Bernhardt和Roth报告病例并予命名，延续至今。此后对其病因进行了探讨，认为解剖、遗传、机械性损伤和感染等均可引起发病。股外侧皮神经自椎间孔，经盆腔至阔筋膜纤维管的行程中，任何一点受累（受压或外伤等原因）影响到股外侧皮神经时，即可能发生本病。股外侧皮神经解剖行程长，创伤和其他因素易于使神经受累。常见受累部位包括：通过髂窝、越过骨盆缘和在阔筋膜纤维管内，少见的是在越过腹横肌游离缘处受累。临床症状的发生与外伤、受压和受寒等原因引起局部血液循环不良、神经缺血和缺氧有关，如神经于出骨盆处被持续性牵拉或因摩擦等轻微创伤引起神经炎。骨盆骨折、石膏围腰、妊娠和骨盆肿瘤等明显因素可压迫或损伤神经而发病；局部手术或创伤所引起的髂筋膜增厚和瘢痕、粘连等也可压迫或刺激股外侧皮神经。行走时，缝匠肌反复收缩，可卡压股外侧皮神经，产生无菌性炎症。中老年患者发病可能与其肌肉退化、纤维组织和腱性组织相对增多，对神经产生压迫有关。总的来说，本病的发生与以下病因有关：腰椎骨折、椎间盘损伤、腰椎骨赘、肥胖、盆腹腔手术、骨缺损、动脉硬化、糖尿病、中毒（药物、酒精）、长途旅行、家族倾向、寒湿刺激、髋关节手术切口、井下作业职工的特殊体位、全髋置换术、髂骨取骨术、推拿、腰椎前路手术、支具治疗、腱鞘囊肿和骨盆倾斜等。但还有些患者无明显诱因而发病。研究发现，皮神经的压迫性神经病变患者有时存在中枢神经的改变。具体病因如下。

一、牵拉损伤

主要是髂前上棘处骨纤维管内轻微损伤、髋关节过伸活动，如跨栏动作、体操和舞蹈等活动时，由于股外侧皮神经在腹股沟段髋关节前有两处相对固定点，髋关节活动可导致该段神经及出口处受到牵拉和推挤，是该神经受到卡压的解剖基础。髂肌大部分纤维起于髂窝部，部分起于髂筋膜、髂前下棘和髂骨翼。内侧部并入腰大肌，部分止于髋关节囊及股骨小转子。外伤可造成：①髂肌肌纤维断裂；②髂骨翼及髂前上棘骨骺分离；③髂肌与髂嵴骨膜分离；④髂骨膜小静脉出血。以上损伤出血，流向髂窝，在髂骨与髂肌下形成血肿，使髂肌凸起，压迫股外侧皮神经及股神经，致使神经干局部缺血而产生麻痹。有报道髂肌下与髂骨之间的脓肿（脓肿仅20ml）即可导致症状产生。

髂前上棘撕脱骨折多发生在生长发育期，即骨骺线未完全闭合时。由于突发性起跑，缝匠肌猛烈收缩，使肌附着点处骨骺撕脱分离，骨块随肌收缩向下移动，压迫股外侧皮神经。

二、慢性压迫损伤

股外侧皮神经在髂前上棘下穿出阔筋膜时被其紧紧包绕。当出现管内轻微损伤或盆腔内压迫时，如穿戴紧身衣裤、腰围、石膏围腰，扎宽而硬的腰带（武装带），盆腔内异物，盆腔内占位性病变（巨大肿瘤或囊肿），或裤袋内的钥匙等硬物顶压于髂前上棘处，睡硬板床并压于髂前上棘处等均可使神经在管口处受到挤压，导致阔筋膜充血水肿或瘢痕形成，进而加重卡压。俯卧位手术时偶可因髂前上棘骨隆突处受压，局部肌肉和脂肪较薄，衬垫较硬，以及受压时间长等引起股外侧皮神经损伤。

腰椎间盘突出症发生后，由于突出物对神经的刺激和压迫，产生无菌性炎症，发生腰及下肢的疼痛，继而产生包括髂腰肌在内的腰肌痉挛，使髂筋膜张力增加，在股神经穿出处形成卡压，从而产生腰椎间盘突出症伴发股外侧皮神经卡压。

三、医源性损伤

手术损伤，如髂骨植骨术、疝修补术、子宫和前列腺切除及肾移植术等术中操作不当或术后瘢痕形成均易引起股外侧皮神经损伤及卡压，这是髂骨植骨术中最易出现的并发症。髂嵴表面与骨膜粘连紧密，骨膜下骨面粗糙，给骨膜下剥离带来困难，髂骨的冠状面呈扇形，髂嵴宽，骨体窄。手术在骨膜下剥离时应顺其扇形弧度的解剖特点进行，不然若稍有疏忽，易将剥离器滑向深面软组织，造成神经损伤，此种不慎操作引起的损伤是较为常见的。据报道，髂骨植骨术62例，其中16例（25.8%）发生本症。另有报道取髂骨时约有10%的股外侧皮神经存在损伤。其原因是取骨时未紧贴骨膜剥离、动作过大致神经受到牵拉、止血不彻底、筋膜缝合过紧、术后瘢痕形成等。植骨时植骨块的大小与股外侧皮神经损伤亦存在一定的关系。研究发现，植骨块最佳尺寸为长 × 深小于30mm × 30mm，此时损伤概率为6%；而如果长度 ≥ 30mm，则发生率为16%；长度 ≥ 45mm，损伤发生率增至20%。肾移植术中牵拉、压迫和低温等可能是并发股外侧皮神经卡压综合征的原因。据报道，行同种异体肾移植473例患者术后股外侧皮神经损伤11例。腹腔镜下疝修补术、肾移植术以及髂骨植骨术后患者出现股外侧症状时应首先考虑股外侧皮神经损伤。最常见的损伤部位在腹股沟韧带下方出骨盆的范围。因为在腹股沟韧带下方出骨盆处有28.3%的股外侧皮神经已经发出了分支。因此，取骨操作部位应选择距髂前上嵴2cm以外为宜。

腰麻和下腹部横切口伤及股外侧皮神经。原因有2种可能：①手术切口的牵拉对该神经的损伤，或切口缝合对该神经造成卡压，或切口过长造成损伤；②腰麻术后并发症，腰椎穿刺或椎管内注药均可造成脊神经损伤。此外，推拿治疗中，手法强迫直腿后伸抬高动作，亦可牵拉股外侧皮神经，造成损伤。

患者出现大腿前外侧痛，易误诊为高位椎间盘突出症。对于医源性神经损伤的最好治疗就是预防。严格遵守外科操作常规，操作要有步骤地循序进行，层次分明，术前熟悉手术部位的神经解剖特点，是预防医源性股外侧皮神经损伤的关键。

第四节　临床表现

本病男多于女，见于各个年龄段，但多发于中年，常为慢性或亚急性发病，病程数天至十余年。多为单侧发病，发病侧别无差异。

一、症状

股外侧皮神经是感觉支，内含交感神经，故受累后以分布区感觉障碍为主要表现。典型临床表现为患侧大腿前外侧皮肤针刺或烧灼样痛、皮肤感觉减退或麻木、异样感或过敏、发凉、蚁走感或压迫感、接触裤子时因麻木而难以忍受，患者常有不愉快的感觉。行走时症状加重，卧床休息症状可缓解。程度重者不能行走，个别病例感觉膝关节前方痛。

二、体征

患者自髂前上棘下方至股前外侧区约8cm×16cm大小区域痛觉、触觉、温觉均可减退，但深压感觉仍存在，后伸髋关节活动时可使疼痛症状加重。髂前上棘内下方2~3cm处叩诊时疼痛加重（Tinel征阳性）并有麻木感，而急性发病者则表现为感觉过敏。利多卡因注射试验均为阳性。髂前上棘内下方（3~6cm）和髂前上棘内侧（1~5cm）可有明显的压痛或不适感。一般无运动障碍或肌肉萎缩。

三、辅助检查

体感诱发电位（SEP）可作为诊断本病的主要辅助检查。虽有较独特的诊断意义，但个体差异大，因为只有91%的患者出现SEP的改变。故不能仅依靠SEP来诊断股外侧皮神经卡压，需要结合临床，综合考虑。

第五节　诊断及鉴别诊断

一、诊断

本病目前尚缺乏客观诊断依据。诊断主要根据病史、发病部位及典型症状、体征，并除外因骨盆骨折、肿瘤、妊娠、外伤与手术等引起的卡压，参考SEP检查结果，即可确诊。股外侧皮神经为纯感觉神经，故股前外侧片状区域感觉异常具有重要的诊断意义。

确立本病应有以下要点：①患侧大腿前外侧痛、酸沉不适、麻木或痛觉过敏，行走后加重，严重者行走时患侧髋关节屈曲，不敢伸直，休息或屈髋位休息可减轻；②患侧大腿前外侧感觉较健侧减退、迟钝，股四头肌肌力和腱反射正常；③患侧髂前上棘内下方有明显压痛点，典型者按压压痛点可诱发与患者病史所述相同的症状；④诊断性治疗，于痛点或Tinel征阳性处行封闭治疗，症状可立即缓解；⑤骨盆X线片和神经肌电图检查一般无异常发现。其中Tinel征阳性和利多卡因封闭试验是确诊本病的关键。

二、鉴别诊断

由于本病在检查上缺乏客观依据，易被误诊为其他疾病，应注意鉴别。为了明确诊断，应进一步做X线检查，以了解腰椎、骨盆及髋部有无骨性病变。如怀疑为腰椎间盘突出所致，应行CT或MRI扫描，亦要除外髂窝部占位病变压迫。需要鉴别的疾病包括：臀上皮神经炎、腰椎关节突关节病变、髋关节疾病、肌肉拉伤及肌筋膜炎、腰椎间盘突出症、腰椎管狭窄症、阔筋膜损伤、梨状肌综合征、AS、周围神经炎和皮肌炎等。本病并非罕见，误（漏）诊的主要原因是医生对此病缺乏认识。提高对本征的认识，掌握其临床表现及诊断要点，是提高诊断率，减少误（漏）诊的根本。有资料表明，本病误（漏）诊时间为1~20个月，平均8个月。股外侧皮神经炎危害不大，但继发性异常性股前痛则不然，有的可危及生命，如骨盆肿瘤压迫，首发症状可能是异常性股前痛。因此遇到这种患者，不但要全面检查，而且要继续密切观察，以便找出原因。如曾有1例患者连续观察1年半才发现骨盆肿瘤。

第六节　治　疗

本病有自愈倾向，以非手术治疗为首选，多数患者经非手术治疗可治愈或好转。根据不同病因进行治疗，如局部瘢痕增生或肌筋膜鞘管狭窄者，可先行非手术治疗，如按摩、针灸、营养神经药物和理疗等。对病程短、症状轻，特别是腹股沟韧带处有激痛点的患者，封闭治疗效果较好。对经正规非手术治疗无效者，可行手术治疗，多采用神经松解或神经切断术。

一、非手术治疗

（一）理疗和针灸等

严重者可休息或应用非甾体类药物以及冷敷等。卧床休息，减少髋关节活动，可减轻对股外侧皮神经的刺激，缓解症状。理疗具有舒适、安全、无创伤、无副作用、无后遗症等特点，如红外线、激光、感应电、音频电和共鸣火花等疗法。针灸以近处取穴为原则，以足阳明胃经和足少阳胆经穴位为主。取患侧髀关、伏兔、阴市、风市、梁丘、膝阳关及阿是穴等进行治疗。临床多采用综合疗法，如盐酸川芎嗪注射、局部浅刺加TDP照射，水针结合推拿，中药配合封闭，梅花针与拔罐加灸法等。有研究筛选出的针灸治疗股外侧皮神经炎的最优方案为以细火针迅速点刺皮肤感觉异常区域，速进疾出，重复操作，多点密集成片散刺。基于现有临床证据，细火针点刺感觉异常区域为针灸治疗股外侧皮神经炎的最优方案。梅花针叩刺、浅刺多针法等符合股外侧皮神经炎的疾病特点，适宜临床选用，主穴选取病变局部皮肤感觉异常区域的阿是穴或足阳明和足少阳经穴，并联合腰夹脊穴。

（二）推拿

推拿可提高患处组织的痛阈、减轻疼痛、促进患处血液循环、解除肌紧张、松解粘连、调节神经功能。重点用点按弹拨法，施术应深沉有力，且以患者能忍受为度。治疗时主要是根据股外侧皮神经的体表投影和压痛点进行施术。先从髂嵴腹股沟侧至大腿前外侧用按、揉、擦法疏通筋络，再重点于髂前上棘下压痛点处用一指禅推法和揉法。触到条索或包块时，配合使用弹拨法，拨理紧张之筋。最后用擦法，擦其股外侧，以透热为度。也有人介绍用拇指顺股外侧皮神经走行方向触寻滚动或条索状物，再仔细触寻原位的沟痕，将股外侧皮神经拉起后压回原位，然后嘱患者伸直髋膝关节，对复回原位的股外侧皮神经进行按揉放松，但此法可能缺乏解剖学基础的支持。腰椎间盘突出症中伴发股外侧皮神经卡压综合征的患者并不鲜见，后期少量残余症状消退不容易。手法治疗时要抓住股外侧皮神经卡压与腰椎间盘突出症所致腰肌痉挛存在密切关系这一关键点，以治疗腰椎间盘突出症为主，使用以扳法为主的手法解除腰神经根受压，减轻腰肌痉挛，从而从根本上解决神经卡压问题。

（三）封闭

神经受卡压后易出现无菌性炎症反应。封闭属神经阻滞疗法，可阻断痛觉的神经传导，阻断疼痛的恶性循环，同时有抗炎作用，可有效地改善局部血液循环，消除软组织的充血、水肿，以解除或缓解对神经的压迫，延缓肉芽组织生成，防止粘连和瘢痕形成。封闭具有很好的疗效，是首选疗法之一。一般是以痛点注射为主，但易复发。

封闭多是在髂前上棘内下1~1.5cm，贴近腹股沟韧带下缘处进针，也有的是在髂前上棘前下内侧2~3cm，股外侧皮神经出口处，腹股沟韧带深面及髂前上棘下方3cm处进针（彩图42-5）。进针点一般选择股外侧皮神经走行部位明显诱发激痛点处，或诱出局部胀痛感并向大腿前外侧放射后推注；或在叩痛最显著处，注药以进针后诱发麻痛为准。注射深度有的要求须穿透深肌膜，抽吸无回血后在局部和呈放射状浸润给药；有的是穿至深筋膜处（无需异感）回抽无血即可注药；有的是要求当针尖穿透肌膜后即注药；还有的是要求针向外下达髂骨内侧面或阔筋膜深层注药。对腹股沟韧带处有诱发激痛点者，在腹股沟韧带下缘处进针或沿腹股沟韧带上、下方浸润注射。封闭药物为利多卡因+维生素B_{12}+泼尼松龙、醋酸泼尼松龙+普鲁卡因或利多卡因注射液、利多卡因+曲安奈德注射液等。此外，股外侧皮神经局部阻滞麻醉是作为一种有效的臀部手术后止痛方法被提出的，也用于糖尿病患者股部感觉异常时的股外侧痛的治疗。有人比较了髂前上棘阻滞和腰丛神经阻滞的疗效，发现前者功能评分明显高于后者，临床效果更佳。

有作者指出，与传统的盲法相比，神经电刺激器辅助下和超声引导下的神经阻滞方法具有较高的成功率。股外侧皮神经阻滞一般有两种入路，第一种入路在髂前上棘内侧，第二种入路在髂前上棘下方，推荐第二种入路方法，即在缝匠肌和阔筋膜张肌之间的脂肪垫处寻找神经，此处的股外侧皮神经位置相对固定。

（四）针刀

针刀是介绍较多的治疗方法，按各作者报道，均有很好的治疗效果。一般是以髂前上嵴内侧或下方的压痛点为进针点进行纵横松解治疗。但针刀治疗操作有很多矛盾之处，如针刀是快速进刀到皮下还是缓慢刺入；刺入的深度是阔筋膜深层，还是髂嵴骨面、硬结或阔筋膜处；是与髂嵴平面垂直，还是与皮肤垂直刺入；操作是在酸胀感最明显处纵行切割，还是在筋膜处左右横剥。"手下有阻挡感时先纵行疏通剥离，然后纵行切开，感觉针下无阻挡后，再将针体左右摆动几次，针下有松动感时出针"，这样的操作主观性较强。此外，将滚动条索状结节切断是否正确等许多问题都有待于进一步的研究。

除针刀外，还有用铍针治疗。不少作者是采用封闭与针刀结合的方法，封闭可在针刀术后立即进行。使用针刀须注意勿损伤股外侧皮神经、股神经、股动脉、旋髂浅动脉和静脉等。如遇到神经有触电感时，不要做剥离，应提起针刀或向旁边移开少许至不出现触电感后再操作。

二、手术治疗

对于病程长，症状明显，非手术治疗无效者，应采用手术治疗。对神经受压变形，或触之有硬感者，或疼痛症状剧烈者，应行神经松解术。有作者介绍的手术指征是：①症状重，非手术治疗效果不明显；②腹股沟部斜疝修补术后发病；③髂腹股沟外伤后发病。术前首先应确定神经受压部位，找出病因，不可遗漏可能存在的多处神经卡压。选用髂前上棘内侧沿股外侧皮神经行径切口，于髂前上棘内下2cm处找到股外侧皮神经，向远处显露并查看神经穿出阔筋膜处有无卡压；然后逆行向近段显露，往往可见神经干被卡压于腹股沟韧带与增厚的髂筋膜之间。被卡压的神经干肿胀变硬、外膜瘢痕增生，切开神经外膜，使神经松解。手术的关键是彻底松解神经，解除多部位的卡压因素，不要遗漏，否则疗效不好。与周围筋膜粘连明显，分离困难者，可在仔细分离出2支主干后，将髂前上棘至穿出深筋膜处之间的2~3cm长的神经段切断。目前对手术松解及神经切断争论较大，有人认为手术松解易致复发，以及继发性瘢痕形成而造成再次卡压的风险，而复发后再次手术往往无效。也有人认为神经切断复发率低，疗效较佳，但易遗留股外侧片状感觉缺失区，其恢复的可能性不大。究竟以何方法为佳，有待于进一步的探讨和研究。

参考文献

［1］张宝庆，李光照.国人股外侧皮神经在腹股沟韧带处的解剖观察［J］.解剖学通报，

1981, 4（4）: 382-385.

［2］杨学斌, 陈德松, 李忠, 等.股外侧皮神经的临床解剖［J］.中国临床解剖学杂志, 1993, 11（2）: 106-109.

［3］吴先国, 鲁若迅.股外侧皮神经的体表定位［J］.临床应用解剖学杂志, 1984, 2（4）: 257-258.

［4］纪荣明, 范溥生, 周世臣, 等.股外侧皮神经在股部的显微外科解剖［J］.解剖学通报, 1982, 5（4）: 38-42.

［5］宋敏, 王玉泉, 陈长春.股外侧皮神经卡压综合征的诊治进展［J］.颈腰痛杂志, 2006, 27（3）: 245-246.

［6］柴志文, 冯桂敏, 王俊江, 等.医源性股外侧皮神经损伤的预防和治疗［J］.中国骨伤, 2006, 19（6）: 369.

［7］李卫红, 徐绍.川芎嗪股外侧皮神经注射治疗对Bernhardt-Both综合征疗效及红细胞参数的影响［J］.长春中医药大学学报, 2008, 24（4）: 389-390.

［8］屠海林, 孙建良, 黄兵, 等.股神经复合股外侧皮神经阻滞与蛛网膜下腔阻滞用于高龄老年膝部手术比较［J］.临床医学, 2007, 27（2）: 68-70.

［9］杨晨辉, 张洁, 刘星, 等.股外侧皮神经炎的电流感觉阈值和体感诱发电位测定［J］.脑与神经疾病杂志, 2021, 29（4）: 202-206.

［10］马晓慧, 郑言言, 徐朝阳, 等.股外侧皮神经在髂前上棘附近的解剖学和超声观察［J］.解剖学报, 2020, 51（3）: 416-419.

［11］郭晓丽, 何睿林, 黄佑庆, 等.股外侧皮神经阻滞疗法中国专家共识（2019版）［J］.实用疼痛学杂志, 2019, 15（4）: 242-249.

［12］胡泊, 郑留柱.神经阻滞联合超声波治疗股外侧皮神经卡压综合征疗效分析［J］.中国疼痛医学杂志, 2019, 25（9）: 703-705.

［13］杨宗润, 冯树贵, 周天, 等.股外侧皮神经炎的中医治疗概况［J］.世界最新医学信息文摘, 2019, 19（8）: 143-143, 145.

［14］张晶晶, 杜元灏, 李晶, 等.针灸治疗股外侧皮神经炎的优势方案筛选研究［J］.中国针灸, 2019, 39（3）: 323-328.

［15］李杰, 李彦平, 杨同文.不同股外侧皮神经阻滞对治疗股外侧皮神经卡压综合征的疗效对比观察［J］.临床和实验医学杂志, 2018, 17（21）: 2345-2347.

［16］史佳, 唐南淋.针刺结合隔姜灸治疗股外侧皮神经炎临床观察［J］.海南医学, 2017, 28（21）: 3574-3575.

（李义凯, 容英潮）

第四十三章　髌骨软骨软化症

　　本病是引起年轻患者髌骨痛的常见原因，是多种致病因素综合作用的结果：髌骨及其软骨面的解剖学和生物力学特征以及伸膝装置的作用特点，加之各种病因所导致的髌股关节压力异常，在自身免疫反应、软骨营养障碍和骨内压改变等病理因素的作用下而发病。髌骨内压升高、退变及炎性产物刺激滑膜、髌周支持带受到牵拉或被撕裂以及累及软骨下骨等是产生疼痛的病理学基础，或许本病可视为膝骨关节炎的前期改变。目前对本病的发生发展及病理还有许多尚未阐明之处，加之关节软骨损伤后的自身修复及再生能力差，对此无特效的治疗方法，多为对症治疗，未来或许可以期待组织工程学技术的发展带来的新方法，但近年来关于本病的研究进展不大。

第一节　概　述

　　髌骨软骨软化症（chondromalacia patella，CP）又称髌骨软骨病、髌骨软骨炎、髌骨张腱末端病等，是指髌骨软骨的软化与进行性破裂且伴有疼痛的髌股关节紊乱症。临床上本病是引起膝前痛的常见原因之一，患病率可高达36.2%，约占膝部创伤性痛的2/5以上，占北京运动医学门诊的10.5%。1906年由Büdinger首先描述髌骨软骨软化症的病变。1919年Axhausen及1939年Karlson分别对此病做了较为详尽的描述。1924年Koenig首先使用"髌骨软骨软化症"这一术语，实际上髌骨软骨软化是描述髌骨软骨肿胀、皲裂、糜烂、碎裂、剥脱等一系列病损的病理变化。另一种说法是，髌骨软骨软化这一名词最早见于1928年，出自Aleman的文章，介绍了髌骨关节软骨的退变，而他宣称自己从1918年在临床病历中就使用这一术语。Kulowski（1933年）在文献中首次提出髌骨软骨软化。

　　本病多见于女性，在膝部活动较多的运动员中发病率也较高。病变不仅造成髌骨深面疼痛，尤其在屈膝、久坐、做下跪或下蹲等动作时加重，且引起髌骨边缘压痛，髌股摩擦活动时疼痛或出现摩擦音等。早期X线片一般无异常，膝关节镜对髌骨软骨软化症的诊断有重要的意义。由于本病的病变不仅仅局限于髌骨关节面软骨的病损，股骨髁滑车软骨也有损伤，因此有人认为将它称为髌股关节软骨病更为恰当。由于髌骨软骨软化症与髌骨张腱末端病二者的损伤机制基本相同，症状也有相似之处，同时又多合并发生，故临床上又常以髌骨劳损一名统称之。

本病是指髌骨关节面软骨的一种退行性病变，多与外伤、劳损有关。创伤被认为是最常见之因素，但真正的病因至今仍不太清楚。青年人不明原因的膝关节痛中，本病是最常见的病因。有人认为，30岁左右者几乎均患此症，但不一定有症状。也有人认为本病常见于中老年重体力劳作或从事剧烈运动者，女性多于男性。本病起病渐缓，主要症状是髌骨深面痛，屈膝、久坐或做下跪和下蹲动作时症状加重。由于本病是膝前痛的常见原因，易把上述症状与髌骨软骨软化等同起来。事实上，膝部很多伤病都可引起相似的症状。而髌骨软骨软化症的真正含义是有髌骨软骨软化病理改变，同时具有髌骨痛、髌骨摩擦音及股四头肌萎缩等症状与体征者，其病变程度与疼痛程度并非一致。因此，不能仅根据临床症状来判断髌骨软骨病变程度，必须结合体征及必要的辅助检查才能做出准确的判断。目前临床诊断主要依靠髌下摩擦痛。治疗方法较多，但效果不一，至今尚无统一意见。从文献来看，本病目前已淡出研究的热点。

第二节　解剖生理

髌骨连接于股四头肌与髌腱之间，位于膝关节前方。髌骨是人体最大的籽骨，正常髌骨呈尖向下、不规则、扁平、倒置的三角形，前面粗糙而凸隆，后面光滑，为髌股关节面（彩图43-1、彩图43-2）。其骨化中心一般在2~3岁出现，也有迟至6岁者，17~18岁骨化完成。髌骨自身没有骨膜，股四头肌的肌腱包绕髌骨，部分腱组织与髌骨边缘相长合，形成所谓的髌骨张腱。腱的中间部分从髌骨前面越过，自髌骨下端的髌尖起，抵于胫骨粗隆的部分移行为髌韧带，或称为髌腱。

髌骨的生理功能是传递股四头肌力量至髌腱作用于胫骨，完成伸膝的功能，发挥保护膝关节的"链带"作用来增加膝的回转功能。髌骨最重要的一个功能就是与股四头肌共同保护和维持膝关节在半屈曲位的稳定性。因为膝关节在半屈曲位时，两侧的膝关节侧副韧带、肌肉以及关节内的十字韧带都呈松弛状态，此时关节的稳定只有靠股四头肌与髌骨来维持，防止膝关节之过度内收、外展及屈伸活动。髌骨具有保护膝关节，特别是股骨下端关节面及股骨髁的作用，并能使髌韧带远离轴线，以增加股四头肌的作用力距，从而加强其伸膝力量。由于胫骨结节是位于股骨和股四头肌长轴的外侧，髌骨易受向外牵拉的力量。髌骨的静态稳定是由关节囊和髌骨两侧的髌股韧带所保持。外侧支持带是股外侧肌筋膜的扩张部，其斜行的浅表层和深层的横行纤维层组成外侧髌骨韧带的大部分。若外侧支持带过分紧张，可使髌骨向外倾斜，髌骨外侧倾斜大多为髌外侧支持带过紧所致。在外侧髌股关节面产生高压，最终导致软骨软化。

从轴位像上看，髌骨近似扇形，其后面的关节面与股骨髁构成髌股关节。当膝关节伸直时，髌股关节面彼此不相接触，其接触面积将随着屈膝角度而改变。屈膝15°时，接触面积平均为230mm^2；屈膝60°时，髌股关节面接触面积平均为380mm^2。髌骨软骨可分为7个面，中央嵴将其分为内外两部分，每部分各有上、中、下3个面，加上内侧尚有1个小面，共7个面。髌骨的关节面是外侧宽平，内侧隆突，内侧缘近于垂直的大关节面，而其下1/4为非关节面。

当膝关节处于不同的屈伸位置时，不同的面相接触，如髌骨在膝关节伸直位时，位于股骨髁间沟的上方，屈膝20°~30°时进入股骨髁间沟，此时髌骨关节面的下部与股骨关节面接触。随着屈膝角度的增大，髌骨与股骨髁间沟的接触区上移，接触面积不断加大，60°时为中面；当屈膝到90°时，股四头肌腱开始与股骨髁近侧边缘发生接触；120°时为小面与股骨内髁相接触。随着屈膝角度的增加，从髌骨至股骨的传导力亦增加。膝关节接近伸直位时，股四头肌的等长收缩和步行时髌股关节间的压力小于体重；而上下楼梯时压力最大，为体重的2.5倍。当屈膝时髌骨关节面所承受的压力相当于体重的3.5~7.6倍。人体在半蹲位运动时膝关节的稳定主要靠股四头肌与髌骨维持，而软骨面承受的压力又最大。正是由于髌股之间的这种精细配合，保证了在屈膝过程中，虽然髌股关节负荷不断加大，但压强无明显增高。髌股关节适合程度、髌骨和股骨髁的解剖形态都会影响髌骨的滑动。适当应力环境对维持关节软骨的完整性具有非常重要的作用，缺乏足够的应力，即使保留关节活动，软骨仍不能有效地获得营养，髌股关节压力分布失衡是软骨退变的最主要原因。伸膝发力时髌股关节面接触面积最大，且发力点又集中，髌骨软骨面承受很大的应力。在膝关节伸屈过程中，髌骨内侧面习惯与髌股关节接触，因此磨损机会高于外侧面。髌骨稳定的运行轨道，完全依赖周围软组织的相互协调。如果其周围组织因损伤而发生挛缩或弛缓，将影响到髌骨关节面与股骨关节面之间的吻合，继而引起髌骨与股骨关节面之间的相互摩擦和撞击，使髌骨的软骨面缺乏滑液，并造成微循环障碍，最终导致膝关节的退变、软化和功能障碍。

髌骨的血液供应来源于由膝上内、下血管组成的髌骨血管丛，主要供至髌骨中心及下极内。具体是由髌骨周围的髌上、下动脉弓和内、外侧髌旁动脉弓连成的髌周动脉环发出的分支供给。位于髌骨表面的主要动脉大多数穿过髌骨中1/3表面的血管孔进入骨内，向中部以及后上部呈丛状分布，直至骨-软骨结合处。下极动脉穿行于脂肪垫，从髌骨下极与关节面之间的粗面血管孔进入，布于髌底。髌骨边缘，髌底前区以及外缘区为相对"乏血管区"，即髌骨的血供主要在中部、内侧和髌尖区。由于髌周动脉环和髌前丛（髌网）的分布特点，在膝前软组织损伤或膝关节过度活动时易受损，从而影响髌骨内血供和静脉回流，发生骨内静脉淤阻，产生骨内高压，导致髌骨软骨的退变和CP的形成。

滑液是位于关节腔内的少量淡黄色、清亮的液体，膝关节内有1~2ml。滑液的基本成分为血浆渗出液，并有透明质酸、胶原蛋白和蛋白多糖等。当关节活动时，软骨受压变形，基质内的细胞外液被挤压出，当负重解除，压力消失，则软骨因其弹性而恢复，软骨由此获得营养。相反，若压渗作用消失，则关节软骨因不能获得足够的营养而发生退变。软骨周围血供障碍是导致软骨退变以及CP发生的不可忽视的病因。透明软骨是组成滑膜关节的核心，其光滑的表面便于运动，富有弹性，能吸收震荡，表层有丰富而稠密的胶原使之具有韧性和抗磨损功能，可保护关节软骨；加上滑液之润滑作用，使之成为任何材料都不能替代的关节结构。由于滑膜具有潜在的造骨作用，在髌上滑膜内有可能形成骨软骨瘤，但少见。

髌骨位置表浅，居下肢活动的中心，膝关节经常受伸屈挤压，活动量以及载荷摩擦大。股骨和胫骨又是人体最长的骨，上、下两个长的杠杆臂更加重了髌骨所承受的压力，使之受伤及劳损机会增多。髌骨软骨是人体最厚的关节软骨，可达6~7mm（彩图43-3）。膝关节屈伸活动时，髌骨在股骨滑车上滑动，形成了移行轨迹，彼此间产生摩擦。在股骨干前侧，骨皮质与关节软骨交界处，有一高约3~8mm之边缘，这条边缘横跨股骨内、外髁。当屈膝15°~30°时，髌骨下移，使髌骨内侧面与此缘接触，反复伸屈活动易造成局部磨损。髌骨中心血供较差，关节软骨没有血管，其营养来自滑液和骨板终末血管之渗透，加之软骨细胞不能再生，创伤、劳损及随年龄增长的自然磨损等都会使软骨软化和退变。当作用力超过了髌骨软骨所能承受的压力时，软骨可失去光泽，表面凹凸不平或出现深浅不一的裂痕，严重时软骨碎裂、糜烂、剥脱，出现症状即可发病（彩图43-4）。本病在人体诸多软骨损伤中发病率最高，久之退变而形成骨关节炎。

第三节　髌骨软骨软化症的病因病理

一、病因及相关学说

本病具体病因不详，相关学说有骨内压增高、软骨溶解、软骨营养障碍、自身免疫、髌骨不稳和创伤等。各种假说的发病机制都与先天不足、直接/间接暴力导致髌骨软骨损伤以及血液循环动力学发生变化有着密切的关系。

（一）髌骨位置异常及髌骨不稳学说

髌骨的稳定性依靠髌骨、股骨髁的几何形状，韧带、关节囊及髌韧带的静力性平衡和股四头肌的动力性平衡来维系。髌骨位置异常与软化的关系越来越受到重视，是髌骨软骨软化症的潜在病因之一。膝关节屈伸时，髌骨在股骨内、外髁间由近到远呈"S"形滑动。由于位置异常，髌骨经常在不正常的轨道内滑动，必然会使髌骨面受到创伤。当外伤、先天性或后天性疾病使平衡遭到破坏时，髌骨可偏离正常位置及运动轨迹，发生倾斜、半脱位或脱位。主要有高位髌骨、低位髌骨、髌骨倾斜、髌骨半脱位或脱位及股四头肌角增大等，这些改变均可造成髌骨不稳、髌股关节压力分布异常，久之形成髌骨软骨软化。

1.髌骨错乱排列（PM）　也叫轨迹综合征、排列错乱综合征和髌股异常轨迹综合征等，是指屈膝过程中髌股关节排列异常而引起的关节不适应。由于位置异常，髌骨经常在不正常的轨道内滑动，必然会使髌骨面受到创伤，可表现为股四头肌角（Q角）的改变。Q角是由股四头肌和髌韧带的延长线形成。测量时，取髂前上棘至髌骨中点连线和胫骨结节至髌骨中点延长线的交角，正常为15°或14°，20°或20°以上者为不正常。据统计，CP患者中约75%存在PM。由于Q角的存在，膝关节在伸直过程中，髌骨受到股四头肌肌力牵拉的同时也产生一向外的分力。Q角大小影响髌骨的稳定性，Q角越大，髌骨向外分力也越大，髌骨越不稳定；同时也造成髌股关节压力的异常分布，使得髌股间合力偏向外侧。实验证明，Q角增大10°时，髌骨接触面外移，在外侧关节面的内侧半有一峰压力，内侧关节面几乎无负重。髌骨的压力梯度变化在屈膝120°到150°之间最大，从2.4兆帕猛升至4.1兆帕，而髌骨的另一局部可能失载荷。发生在髌骨关节面的大范围的压力差可能是CP高发的主要原因，而压力过低与过高都是CP发病的重要因素。

2.高位髌骨　髌韧带过长引起髌骨不稳定，称为高位髌骨。在这种情况下，髌骨不能被牢固地限定在股骨沟内，易引起习惯性半脱位，或压迫髌上囊，影响滑膜分泌，导致髌骨软化症。诊断依靠X线侧位片：取髌骨最长距（P）与髌韧带长度（髌骨下缘和胫骨粗隆间距）（PT）之比，正常情况下两者长度应相等。如PT超过P15%（1cm以上），即可诊断为高位髌骨。有统计发现，100例CP和髌股关节病的患者中，40%有高位髌骨。在同年龄没有关节病的患者中，仅20%有高位髌骨。高位髌骨者髌股压力增加20%~40%。正常膝关节屈曲时股四头肌与股骨髁接触，髌骨关节面上的压力被分散。而对于高位髌骨者，在同一屈曲角度股四头肌不能和股骨髁接触，这样髌骨关节面上的压力就增大。高位髌骨还可使髌股关节活动障碍，致髌股关节不稳。

3.低位髌骨　低位髌骨是指髌韧带过短或髌骨过长所导致的髌骨较正常生理位置低的情况，也是CP的发病因素之一。在伸膝过程中，由于低位髌骨的存在，增加了伸膝装置的张力，也增加了髌股关节的压力；同时低位髌骨导致髌骨轨迹改变，软骨表面承受的应力不均匀，使髌骨软骨受到损害。逐渐导致髌骨软骨变性和CP的形成。

（二）营养障碍学说

髌骨软骨无血管、神经和淋巴管，其营养来源有二：一是由软骨下血管供应，这一途径在骺板愈合后即不作用；二是由关节囊的血管提供，滑膜下有丰富的血管网，营养物质由此有选择地被输送到滑膜液。膝关节活动能产生一定的压力变化，使髌骨软骨不断受到水泵样的唧筒作用挤压，从而从滑膜液中摄取营养物质。一旦膝关节长期缺乏活动，如长时间石膏固定或习惯性废用，即会影响营养物质的摄取。任何使软骨失去弹性的因素均能影响软骨从滑膜液中摄取营养。膝关节活动过度可使髌骨面磨损，软骨的弹力纤维被破坏，长距离自行车运动员易患此病。如系髌骨高位者，则更易因过度活动或压迫而受损，滑膜损伤后失去黏多糖，不能分泌正常的滑膜液，因而影响髌骨营养。有研究将供应髌骨的周围血管结扎后，造成髌骨软骨供血障碍，术后12周髌骨软骨发生了明显的退变，故软骨周围血供障碍是导致软骨退变和CP发生的不可忽视的病因。

（三）软骨溶解学说

滑膜受伤后渗透压发生改变，血中较多的纤维蛋白溶酶进入滑膜液中，其活性也随之增高，从而破坏软骨基质中的蛋白，使软骨溶解。此时，软骨中的硫酸软骨素大部分进入滑膜液，软骨本身硫酸软骨素含量降低，因而变性，失去弹力。创伤引起的关节积血应及时抽吸干净，否则会引起蛋白溶解酶性损伤，数月后可发生髌骨软化症。胶原酶以酶原形式存在，一旦被激活，其破坏胶原作用则显著增加，即使少量胶原酶也会造成软骨基质的严重破坏。胶原酶含量与应力降低的髌骨内侧面软骨的变性严重程度相一致，软骨变性越严重，胶原酶含量越高。因此胶原酶在接触应力降低的髌骨内侧面软骨软化过程中起重要作用。

（四）自身免疫学说

正常关节软骨表面有一层由胶原纤维和蛋白多糖组成的没有细胞的所谓无形层组织，其具有阻止抗胶原抗体进入软骨深层组织的功能，对深层软骨组织有保护作用。机械性因素引起关节软骨损伤的病理过程中有自体免疫机制参与。研究发现，关节软骨损伤患者的关节液中有抗Ⅱ型胶原抗体，以及软骨组织损坏区域和残存的软骨细胞上有免疫球蛋白IgG、IgA、IgM和补体C3附着。关节软骨表面组织本身在抗Ⅱ型胶原抗体作用下可发生退变，这种退行性改变具有一定的可逆性，即在停止抗Ⅱ型胶原抗体的作用后，软骨表面组织的形态变化可恢复正常。但如果这种抗体作用长期持续下去，则关节软骨表面结构改变有可能成为不可逆的。

（五）创伤学说

创伤为本病的重要致病因素之一的学说渐趋公认。直接创伤、间接创伤及各种超过关节软骨生理范围的反复作用的物理应力，均可造成髌骨软骨损害。异常高应力可导致关节软骨退变，其机制为高应力首先导致软骨基质的破坏，使胶原纤维网架断裂，蛋白多糖丧失。软骨基质破坏使正常微环境发生变化，导致软骨细胞的退变。软骨细胞退变又加重基质的损害，形成恶性循环。

（六）髌骨及其他结构先天缺陷或异常学说

髌骨本身可能有先天缺陷存在而致病。但此种学说未被广泛接受，因为它难以解释病变为何仅发生在髌骨，而不发生在其他部位。正常股四头肌与髌韧带的相对轴线会产生促使髌骨向外移位的力，然而它可被股内侧肌的拉力所阻遏。若股内侧肌的附丽过高，不能对抗向外移位的力，可引起髌骨不稳或髌骨半脱位，导致CP的发生。此外，胫骨旋转与髌股关节退变性关节病关系密切。胫骨旋转时，同侧髌股关节接触压峰值呈非线性递增，对侧髌股关节压力呈非线性递减。胫骨旋转畸形扰乱了髌股关节的正常排列结构，使髌股关节的应力分布严重失衡，出现软骨软化，从而出现CP。

二、髌骨软骨病的病理

（一）本病病理过程

关节软骨由软骨细胞和基质组成，软骨细胞顺胶原纤维方向排列。软骨基质中的胶原纤维排列是有规律的，由软骨下骨板向上延伸，斜向上达软骨表面，方向各不相同的纤维共同组成无数个"网状拱形结构"。达软骨表面的胶原纤维平行于关节软骨呈切线方向走行，形成一切线纤维膜，类似于"薄壳结构"，软骨细胞也按切线方向于胶原纤维之间排列。胶原纤维呈"网状拱形结构"及"薄壳结构"的排列对关节软骨承受重力有重要意义。压力作用于关节软骨某一点时，一方面通过软骨变形减耗压力，更重要的是胶原纤维的"网状拱形结构"及"薄壳结构"将承受的压力沿胶原纤维方向分散传递于髌骨软骨下骨板，以免压力集中于局部，从而减少了局部的压强。关节软骨受伤后，基质中胶原纤维组成的"网状拱形结构"及"薄壳结构"被破坏，承重时不能向周围传递压力，则压力不能分散。局部压强增大的结果是：①改变了软骨正常压力分布，使局部基质胶原纤维进一步被破坏，不能保护软骨细胞；②生理性压力改变，基质失去正常弹性，软骨营养障碍，软骨基质和软骨组织退变、坏死、细胞减少，反应性增殖；③软骨细胞受损后不能再分泌基质产生胶原纤维，使软骨进一步被破坏；④承受的压力直接传递到受压处的软骨下骨，由于压力仅施于小范围内，压强大，刺激骨反应性充血，骨髓纤维结缔组织增生纤维化，纤维结缔组织由骨髓进入软骨层反应性修复软骨，软骨纤维化，刺激骨增生活跃，成骨细胞增多，形成新生骨，骨小梁增多、变粗，髓腔狭窄，骨坏死，以及黏液囊肿形成。曲绵域等在兔髌骨软骨摩擦实验中发现，45h后软骨明显退变，硫酸软骨素严重丢失。

本病有髌骨内静脉淤积现象。正常髌骨内压为19mmHg，病变时平均髌骨内压为44mmHg，由此提出本病与髌骨内高压有关。髌骨内的临界压为30mmHg，其增高与血液动力学的改变，特别是骨内静脉回流受阻有关。在髌骨边缘、髌底前区以及外1/3区，为相对"乏血管区"。由于髌骨动脉环和髌前丛（髌网）的分布特点，膝前软组织损伤或膝关节过度活动使髌网受损，从而影响髌内血供和静脉回流，发生骨内静脉淤阻，产生骨内高压，导致髌骨软骨的退变和CP的形成。

本病的基本病理与外伤性关节炎不同。在髌骨软骨软化中，髌内侧面CP多数由软骨深层的基质成分和胶原纤维的改变开始逐渐向表层发展，由"闭合型"向"开放型"转化。一般病损范围小，应力去除后病损停止发展。而外侧面CP则由表层向深层发展，CP范围大，发展快，软骨下骨易于暴露，为反复受到持续应力作用所致。相反，骨关节炎的最初变化发生在软骨表面，横行纤维的连续性丧失，随之出现表面毛糙。值得注意的是本病病变是发生在关节活动时关节面互相接触较少的部位，即病变主要发生在髌骨的内侧和多余关节面的接合部位，有微纤维化，继续发展可侵入内侧关节面的大部分。有时，病变起自软骨的中层和深层，而表面软骨光滑完整。临床上患者主诉的压痛点也都在髌骨下极及内侧的髌骨边缘。CP的病变多发生在髌骨关节面中间区与内侧区交界部分，此处软骨厚约8mm。

（二）CP疼痛机制

软骨本身没有血管和神经末梢，因此没有感觉，其本身病变不会产生疼痛症状。目前认为疼痛与下列因素相关：滑膜组织有丰富的神经末梢，软骨退变产物如组织蛋白酶等化学物质可刺激滑膜神经末梢引起疼痛；髌骨周围支持带受到牵拉或被撕裂时亦可致痛，常见于急性或习惯性髌骨脱位患者；软骨下骨神经末梢丰富，在髌股关节排列错乱时，软骨下骨承受的载荷过大或者发生软骨下骨轻微骨折均可刺激其神经末梢引起疼痛；髌骨内静脉淤血引起骨内压升高，亦可刺激骨内神经导致疼痛，表现为胀痛。异常应力一旦解除，病损愈合后疼痛则消失。既然疼痛由应力引起，而不是软骨本身，那么，软骨手术不能解除症状，只有纠正PM，消除异常应力，恢复髌股关节正常排列，才能根除症状。

第四节　临床表现

对于CP发病年龄段等一般情况，各家报道不一。有人认为本病多发于青少年，中年人相对较少；也有报道认为本病多见于30~50岁的中青年。本病男女比例有明显差异，女多于男，也有人认为男女发病比例相同。左右侧均可发病，或单侧多于双侧，或右侧多于左侧，或双膝多于单膝。病程不等，可有膝部受伤史或劳作史。本病在普通人群患病率为36.2%，不同职业人群患病率亦不同，其中士兵患病率最高（47.5%）。本病占膝关节运动创伤的40.5%。

一、症状

本病的症状变化较大。早期感觉膝关节部不适和酸软无力，以后出现髌骨后酸痛，症状时轻时重。开始为间歇性，有时关节僵硬，休息后缓解，多数表现为"前膝痛""髌股痛"及"髌痛"。随着病情的发展，疼痛部位明确，且程度逐渐加重，深在持久，严重时影响关节活动。少数患者有膝关节"假绞锁"现象，部分患者有"打腿软"（give away）症状。以爬坡、下蹲、下跪、久坐后、半蹲位和上下楼梯时疼痛明显。剧烈运动后疼痛加重，而膝全伸或全蹲时不感疼痛，这是本病的重要症状。晚期可出现髌股摩擦音、跛行，严重者膝关节伸屈活动受限，不能单腿站立。

二、体征

1.按压髌骨试验　患者仰卧伸膝，检查者一手将膝垫起，微屈曲，以放松腘绳肌，避免因压髌造成腘绳肌紧张产生疼痛而形成假阳性。另一手从上向下按压髌骨，疼痛者为阳性。

2.研磨髌骨试验　体位同按压髌骨试验。检查者用双手拇、食指按住髌骨上、下极，行上、下、内、外和环形推移髌骨，同时微施压力，若有粗糙的摩擦感、摩擦声和疼痛，以及髌下脂肪垫处压痛不适为阳性。髌骨摩擦音（erepjtus）的程度与髌骨软骨病损的严重程度不一致，有些患者髌骨摩擦音不很明显，但髌骨软骨病损却较严重。

3.屈伸闻声试验　令患者主动屈伸患膝，检查者一手轻放在髌骨上，若感到或听到摩擦音为阳性。应注意初动时有响声，屈伸活动几次后声响消失或改变属正常，而髌骨软骨软化之摩擦音为持续存在。

4. 髌周指压痛　检查者一手将被查髌骨推向一侧（上、下、内、外），另一手的手指从对侧髌股之间扪触髌骨边缘。如果把髌骨比喻为钟，尤其应注意触查5点、7点和12点位，以及外上角和内缘，若有疼痛为阳性。

5. 屈伸叩击试验　患者仰卧，被查膝从伸到屈分别置于30°、60°和90°位，同时检查者用中指叩击髌骨，若有明显疼痛则代表在该角度时髌骨与股骨相接触的软骨面发生软化。

6. 屈伸音叉试验　患者体位及做法同屈伸叩击试验，只是不用中指叩击而代之以音叉。若关节软骨损伤，则其对音叉震颤感减弱，为阳性。临床意义同屈伸叩击试验。

7. 伸膝抗阻试验　患者仰卧，从屈膝120°位开始逐渐伸膝，检查者以手按压其足背，施以一定阻力。若在某个角度出现疼痛，为阳性，代表该角度时与股骨相接触的髌骨软骨面损伤。

8. 推髌伸膝抗阻试验　患者取坐位，屈膝90°，小腿下垂，检查者坐在其患肢外侧椅凳上，以一侧小腿压其足背施以阻力，令其伸直膝关节，看有无疼痛。然后检查者再用双手从前后抱膝，前侧手掌推髌骨向内（外），令其再重复上述动作，再推髌骨向外（内），同样做伸膝动作。看有无变化，若由不痛变成疼痛，或由疼痛变为不痛，疼痛程度发生变化，均为阳性。这是由于推髌改变了髌股接触关系，故疼痛情况发生变化。同时还可以判断病变位于髌骨内侧还是外侧。

9. 髌骨触按抽动试验　患者仰卧，伸膝放松，先令其学会主动收缩股四头肌拉紧髌骨。待患者充分理解并能完成时，检查者以拇、食指按压其髌骨上极向下向后，使髌股接触，再令其主动收缩股四头肌，牵拉髌骨在股骨上滑动，产生明显疼痛为阳性。不痛或微痛为阴性，代表关节软骨完整。阳性提示髌骨软骨软化或退行性变，但可能出现假阳性，即正常者也可能出现疼痛。这是髌骨软化症的一个特殊症候。

10. 单足半蹲试验　患者单足站立，逐渐屈膝下蹲。检查者以手放置于其髌骨上，若感到摩擦音、错动感，或患者主诉疼痛、打软欲跪等为阳性。也可由下蹲位逐渐站起，再重复验证一遍。半蹲位发力时，患者多出现疼痛或膝软无力，甚至可突然跌倒坐地。此检查仅适用于青壮年，老年人则因股四头肌萎缩力弱而难以完成。屈膝20°~30°时，若髌骨内外移动范围超过髌骨横径的1/4，则提示有髌骨半脱位。

11. 恐惧试验（apprehensire test）　即将髌骨推向一侧，在屈膝活动时因恐惧膝痛而停止屈膝动作。检查方法是患膝屈曲30°，检查者试将髌骨向外侧脱臼，患者即感疼痛。再嘱患者用力收缩股四头肌，使髌骨回复原位，此时患者常会抓着检查者的手，以阻止其进一步向外侧施加压力，因而称为"抓着征候"（grab sign）。

三、辅助检查

1. X线检查　不能直接显示软骨病变，对早期诊断意义不大。晚期可见髌骨关节面软骨下骨质致密，软骨表面粗糙、不光滑，有时可见囊性变，髌骨边缘出现骨赘，髌骨和股骨关节间隙变窄等现象。但X线检查可观察髌骨位置、髌股关节排列，X线侧位片观察髌骨纵轴长度与髌韧带长度之比值，有助于发现高位髌骨与低位髌骨。本病X线征象的演变进程不尽一致，缺乏一定规律性，总是由轻到重。CR片能发现髌骨后缘轻微囊状骨质吸收。X线片测量内容：①髌股指数，髌股关节内、外侧间隙之比；②外侧偏移率，经股骨外髁作股骨内、外髁连线的垂线，该垂线到髌骨外缘的距离与髌骨横径的百分比；③相称角，股骨沟角的平分线与股骨沟角最低点和髌骨尖最低点连线的夹角；④双中心角，股骨沟角的平分线与股骨沟角最低点和髌骨横径的中点连线的夹角；⑤倾斜角，髌骨内、外关节面两端点的连线与股骨内、外髁最高点连线的夹角；⑥外侧髌股角，股骨内、外髁连线与髌骨外侧关节面连线的夹角；⑦股骨沟深度指数，股骨内、外髁间的距离与股骨内、外髁连线到股骨沟角的垂直距离的比值；⑧髌骨深度指数，髌骨内、外侧端点间距离与髌骨内、外侧端点连线到髌骨最低点的垂直距离的比值；⑨髌韧带和髌骨长度比值指数。有作者认为，髌股指数用于检测髌骨的微小倾斜度，是诊断CP的敏感指标。

2.放射性核素骨扫描 侧位片上髌骨局限性核素浓聚有早期诊断意义。

3.造影 髌骨钻孔后注入造影剂，可见髌骨内扩张的静脉网及髌骨外静脉，造影剂消失时间明显延长，提示髌骨内骨内压升高。膝关节双侧对比关节造影可显示软骨面厚度减少及髌软骨表面不规则，造影剂吸附于不光滑的软骨表面，晚期可显示软骨缺损及骨皮质暴露。可间接显示髌骨软骨病损的程度与范围，阳性率达90%，确诊率50%。但本法具有一定的损伤性，一般在即将手术之前才可应用此方法检查。

4．CT 屈膝20°以内的检查，对诊断髌股关节排列错乱及股骨髁发育不良有诊断价值，可作为X线片诊断的补充手段。

5.MRI 对CP诊断价值最大，为一种无损伤性检查方法。在MRI片上信号不同于半月板的纤维软骨，因其含氢质子数为中等量，在MRI图像上显示为中等信号，略高于肌肉，低于松骨质。除可判断有无髌股关节排列错乱及股骨髁发育不良外，还可较早显示髌骨软骨病损的程度、范围、大小以及膝关节腔内其他重要组织结构情况，有诊断价值。

6.关节镜 是本病早期诊断与治疗的有效手段，可直视下明确有无CP、决定治疗方案，同时可行镜下手术治疗，具有疗效好、创伤小、关节功能影响小等优点。有人将其作为术前常规。关节镜检查的正确率可达100%。

第五节 诊 断

根据膝前痛、髌骨压痛、髌骨抽动痛、磨髌试验阳性等一般即可做出初步诊断。确诊和分期须行关节镜检查，直视下明确软骨的病变状态、程度、范围和部位。

一、诊断标准

对具备以下4项中一项以上者，即考虑为本病：①下蹲或上下楼梯（或上下坡）时髌骨深面痛；②髌股关节挤压痛或摩擦感；③患膝关节肿胀，抗阻力伸膝痛。

更为严格的诊断标准是按王庆良和曲绵域等人提出的：①髌后痛；②髌骨压磨试验阳性；③单腿下蹲试验阳性；④股四头肌阻抗试验阳性。具备以上4项条件者才能确诊。

结合影像学检查的诊断标准：①有膝关节呈半蹲位抬重物时旋转所致损伤史；②劳累时加重，休息后疼痛即缓解或消失；③半蹲位（45°）疼痛加重；④Zohlen征阳性；⑤Q角>20°；⑥X线检查早期正常，关节造影可显示髌骨软骨变薄或软骨面粗糙不平。晚期可见软骨下骨硬化及囊性变、骨赘形成、关节间隙变窄等；⑦MRI早期软骨区信号增高不均，晚期显示髌骨软骨区有信号减低的骨化影，有其中3项以上即可确诊。

二、鉴别诊断

依据体征及实验室检查，排除膝部结核、肿瘤、风湿病、半月板损伤、髌下脂肪垫炎、滑膜皱襞综合征、反射性交感神经性营养不良、痛风、髌前滑囊炎和骨关节炎等疾病。

1.脂肪垫损伤　单纯脂肪垫损伤只有伸膝痛及脂肪垫压痛，而无髌骨症状。

2.半月板撕裂　两者都有过伸或过屈痛，麦氏试验及研磨试验阳性，加之患膝可有咔嗒响声、交锁感及僵硬，易被误诊为半月板破裂。咔嗒声可能是髌骨周围组织与股骨边缘摩擦或软化面粗糙不平之故，但有时在正常人亦可出现响声。交锁现象可能是从髌骨分离下来的软骨被卡着，或因有高位髌骨存在，髌上滑囊受压产生疼痛，从而限制了膝关节的活动。

3.滑膜皱襞综合征　表现为髌骨内侧痛，下蹲或上下楼梯时较剧烈，关节活动时常有弹响声，体征是股骨内髁前方有压痛及推动髌骨时清脆的弹响声等。

三、分型

Outerbrige将CP的病理改变分为四期。Ⅰ期：软骨肿胀或软化的直径小于0.5cm；Ⅱ期：软骨破碎呈裂隙状，直径0.5~1.0cm；Ⅲ期：软骨表面破溃，软骨下骨骨质暴露，直径小于或等于2.0cm；Ⅳ期：破溃的软骨下骨致密化，直径大于2.0cm。临床上，可根据损伤程度的轻重分为三度。Ⅰ度：膝酸软无力，不影响运动，髌骨内侧压痛；Ⅱ度：走路不痛，上下楼梯和半蹲痛，活动开后疼痛减轻，运动后加重，关节内摩擦音，伸膝抗阻试验、单腿下蹲试验、髌骨研磨试验阳性；Ⅲ度：走路痛，静止痛，除Ⅱ度阳性体征以外尚有股四头肌萎缩或关节积液等。病损过程划分为三度（膝关节镜下）及三期（光镜病理检查），尽管都不是超微水平的概念，但为理解髌骨软骨软化的表现及进程，提供了有意义的依据。

第六节 治 疗

关节软骨损伤后的自身修复及再生能力极低，因此至今尚无特效的治疗方法，大多数治疗方法都属于对症治疗。临床常用的治疗方法包括：透明质酸钠或玻璃酸钠关节腔注射、休息制动、NSAID、氨糖、推拿、针刺、熏洗、中药离子导入、针刀、封闭、理疗、外敷药、股四头肌等长收缩练习、关节镜和手术等。急性期要避免能引起疼痛的各种活动，如剧烈运动、过度屈膝、爬山、球类运动、下跪和下蹲等，症状严重者可制动1~2周。关于石膏托固定尚有争论，因制动会失去唧筒作用，妨碍营养物质摄取，症状虽暂时消失，一旦去除石膏托后又会疼痛。

中药熏洗，即将药物置于锅或盆中加水煮沸后熏洗患处，具有疏通关节筋络、调畅气血、活血止痛的作用。推拿亦具有较好的效果，包括有理筋手法、痛点推揉、膝眼推揉、髌骨研磨、单手拇指掐髌和刮髌等。在髌周痛点或穴位处进行推拿，如将髌骨向内侧及下方推挤，使其侧缘翘起，另一拇指尖反复刮、掐翘起之髌骨缘；或点揉髌周8点，即髌骨上、下缘正中点，左、右缘正中点，髌骨上缘正中点两侧及髌骨下脂肪垫两侧处。研究显示，提拿和推拨髌骨以及膝关节牵伸手法能改善患者的症状，提高生活质量。推拿可放松膝周软组织、松解髌股关节囊粘连、增大髌股关节间隙、改善关节内血运。手法要轻柔和缓，以酸胀发热为度，过重易致损伤加重，反不利于疾病的恢复。有人认为本病多有L_3棘突向右偏歪，故以腰椎旋转复位手法治疗。虽然Meta分析中医外治疗法治疗CP总治愈率和总有效率均高于西医对照组，但大多为单纯临床观察和不完全随机对照试验，不能避免高偏倚风险的安慰剂效应，缺乏高质量文献，客观性较差，证据等级不高。由于纳入文献质量不同，所以结果的信度水平欠佳。

软骨细胞损伤后，失去正常代谢功能，不能产生硫酸软骨素，或晚期出现软骨下骨脱钙，继发髌骨边缘骨赘，骨质疏松，是引起疼痛的一个重要原因。可进行抗骨质疏松治疗，女性患者试用雌激素替代疗法，或加服安宫黄体酮，可防止子宫内膜增生脱落，更为安全。CP疼痛也可能与髌骨内高压及髌骨面高压有关，可试用甘露醇脱水及减少活动等。有报道指出，玻璃酸钠是治疗本病的有效药物，早期治疗及选择合理进针点是保证疗效的关键。

非手术治疗无效或反复发作者，可考虑手术治疗。髌股关节排列错乱在本病的发生中占据了很重要的位置。因此，改善髌股关节关系是治疗CP所致疼痛的关键。手术目的是纠正韧带病变，恢复髌股关节正常排列，减少病变髌股关节软骨接触压力。纠正PM的手术有上百种，多数效果不满意。目前认为疗效较好的术式有外侧髌支持带松解术、胫骨结节移位术及髌骨截骨术。髌骨切除后有21%~50%患者的股四头肌肌力减退，膝伸屈功能丧失18°左右及不稳，故只有当其他手术失败后，才将髌骨切除作为一种补救手术。而胫骨结节成形术在骨骺未融合前禁忌施行，以免影响骨骺生长。手术不适用于髌股关节排列正常者。常用手术方法如下。

1.髌骨软骨面的处理

（1）髌骨削平手术：较简单，将不正常的软骨面削除，直至暴露正常组织。过去认为，由于髌骨软骨面有病变，单纯处理软骨面理应获得理想效果。事实证明，单纯处理软骨面的效果不够满意。但软骨面的处理并非不需要，对一些严重、广泛、表面粗糙不平、呈蟹肉样改变的软化面，不论病变范围大小，均应同时行软骨面削平手术。

（2）髌骨软骨成形术：将髌骨软骨面平行切除，然后在髌骨下缘作一"U"形带脂肪垫滑膜瓣，将瓣膜翻转覆盖于髌骨粗糙面，利用髓内血管逐渐伸入而修复，最后形成纤维软骨。

（3）髌骨软骨面重建术等。

2.重排列手术　髌骨位置错位排列是CP发病的重要因素，须予纠正。方法有外侧松解术、髌韧带内侧移位术、远侧重排列手术、近侧重排列手术和胫骨结节成形术等。远侧重排列手术疗效不如近侧重排列手术好。因前者属解剖位置的纠正，对关节功能有一定扰乱，术后骨关节炎的发病率为20%。

3.外侧支持带松解术　髌外侧支持带过度紧缩可致髌骨倾斜或半脱位，使髌骨软骨接触面应力异常，导致髌骨软骨损伤。适当应力环境对维持关节软骨的完整性非常重要，缺乏足够的应力，即使保留关节活动，软骨仍不能有效地获得营养，而导致软骨退变。因此，纠正应力失衡，恢复关节面的均匀接触是治疗各种病理力学因素导致软骨退变的根本方法。常用的有松解过紧的髌骨外侧支持带，以恢复髌股关节正常的排列关系，恢复髌骨内、外侧面软骨的应力平衡，阻止软骨变性软化的进一步发展，为关节软骨的修复创造条件。髌骨外侧支持带松解术有切开松解术、经皮松解术、关节镜下松解术、关节镜辅助松解术等不同术式。

4.髌骨软化区钻孔术　将髌骨软化区刨削后钻孔须穿过软骨下骨板，这样来自软骨下骨的出血就导致了缺损处的血肿形成；同时松质骨内有多种功能的间充质细胞增殖，尔后缺损由含红细胞、白细胞和未分化细胞的纤维素凝块填充，该凝块进一步形成肉芽组织，再由肉芽组织化生成纤维软骨，然后成熟到不完善的透明软骨而修复缺损。

5.骨膜移植　因为骨膜是由多种成分的中胚层细胞组成，具有成骨或成软骨的特性。

参考文献

［1］孔祥清，张辉.髌骨软骨软化症的病因研究［J］.中国矫形外科杂志，2003，11（7）：487-489.

［2］张世明.髌骨软骨病疼痛发生机制探讨［J］.中国运动医学杂志，1998，17（3）：251.

［3］姚作宾.髌骨血供及其临床意义［J］.中国临床解剖杂志，1998，6（2）：65.

［4］张辉，孔祥清，赵彦峰，等.3072名大学生髌骨软骨软化症患病率及其与运动创伤的相关研究［J］.中国矫形外科杂志，2003，11（13）：910-912.

［5］潘若惠.髌股相称性与髌骨软骨软化症［J］.骨与关节损伤杂志，1995，10（5）：277-279.

［6］亓建洪，孙贵新，王信胜，等.关节镜辅助下经皮髌骨外侧支持带松解术治疗髌骨软骨软化症［J］.中国运动医学杂志，2001，20（3）：280-282.

［7］张庆胜，王立涛，刘玉民，等.骨膜移植治疗髌骨软骨软化症［J］.实用骨科杂志，2000，6（4）：262-263.

［8］张允，涂豫建，张林辉.髌骨软骨软化症病因的生物力学分析［J］.实用医院临床杂志，2004，1（1）：81-83.

［9］武惠珍，扈文海，刘贵生，等.髌骨软骨软化症的超微病理变化［J］.中华物理医学与康复杂志，2000，22（3）：190-192.

［10］徐炳福，刘兰.髌骨软骨软化症的早期X线表现及CR技术的应用［J］.吉林医学，2009，30（5）：458.

［11］吴林生.触按叩听诊断髌骨软骨软化症［J］.中国骨伤，2001，14（7）：434-435.

［12］孔亮，李薏，邢伟鹏，等.中医外治法对髌骨软骨软化症患者干预效果Meta分析和试验序贯分析［J］.风湿病与关节炎，2019，8（8）：36-40.

［13］周涛斌，饶泉，谢邦椰，等.不同能量体外冲击波治疗髌骨软骨软化症的临床疗效和安全性［J］.中国康复.2021，36（4）：222-225.

［14］曹礼，肖潇.中医手法治疗髌骨软骨软化症100例疗效观察［J］.中国社区医师，2015，31（12）：112-112，114.

［15］严浩然，蔡俊丰，沈彬，等.玻璃酸钠治疗髌骨软骨软化症［J］.中国组织工程研究，2014，18（52）：8525-8528.

［16］高尚明，赵晓峰，郭海，等.对髌骨软骨软化症的质疑与思考［J］.中国骨与关节杂志，2013，2（8）：478-480.

（李义凯，陈荣庄）

第四十四章 半月板损伤的基础与临床

半月板损伤发病率高，治疗棘手，近年来成为研究的热点，主要集中在MRI、手术和组织工程等方面。半月板完全切除会继发关节软骨的损伤和破坏，导致膝关节发生不同程度的骨关节炎以致丧失运动功能，最大限度地保留半月板是半月板损伤的治疗目标。目前已从单纯半月板全切，到部分切除，再发展到尽可能对损伤的半月板进行缝合修补和对不能缝合修补的半月板进行切除后的移植重建。移植体以冰冻保存同种异体半月板为主，但移植后常会出现移植体萎缩、变性及坏死等情况。造成这种变化的可能原因有免疫排异反应和半月板结构致密不利于再生细胞长入等，最终导致半月板移植的效果不理想。目前替代假体有带细胞的活性假体（如骨膜和脂肪垫等）和无细胞的载体（如合成高分子聚合物等），但这些假体由于这些原因都达不到理想的效果。尽管在材料选择、动物实验长期结果、解剖学及流行病学等方面还需要进一步的观察和研究，但随着组织工程、基因工程、生物力学及材料学等的发展和成熟，半月板损伤的完全修复将成为可能。

第一节 概 述

随着社会生活、劳动以及运动水平等方面的转变，半月板损伤在发病年龄、职业分布、就诊年龄等方面也发生了较大改变。半月板损伤可发生于任何年龄，多数损伤与直接外伤有关，文献报告有外伤史者占41%~94%。膝关节受损的发生率高，临床上以半月板和交叉韧带的损伤最为常见。在膝关节受损病例中，约80%的病例有半月板受损，50%的病例有交叉韧带受损，半月板和交叉韧带同时受损率也高达40%。

半月板损伤的恢复是医学界未能解决的难题之一。半月板的自身修复能力极为有限，其治疗是一个世界性的难题。长期以来，人们认为半月板表面无滑膜被覆，内部缺乏血管和神经，加之对半月板的生物力学功能认识不足，其损伤的治疗一直以全切除为主。尽管半月板切除术具有操作简单、短期疗效好、功能恢复快等优点，但由于载荷紊乱，远期将不可避免地加重关节软骨退变以及更为严重的骨关节炎等并发症，尤其是对于青少年患者，将严重影响其膝关节的功能。因此，寻求更安全有效的疗法是研究的方向，手术治疗从半月板切除、半月板部分切除，发展到半月板缝合术、修补术、移植物替代术以及血管通道-滑膜瓣植入修复，即解剖修复阶段。但这些研究必须有丰富、完善的基础理论作为依据。因此，了解半月板的解剖及组织形态学，对明确半月板损伤的生物力学机制及其修复都有重要意义。近年来，就膝关节半月板的解剖、病理、生物力学等方面进行了大量研究，对其损伤的发生机制及处理方法提出了许多新的概念和见解。

第二节 解 剖

一、组织胚胎学

胚胎干细胞增殖形成软骨支架，进一步分化为关节软骨、生长板和半月板，这3种软骨具有共同的细胞发生来源。但随着动物个体的形成和不断生长，这3种软骨具备了各自独特的组织形态学、生物化学和生物力学性质，发挥完全不同的生理功能。脊椎动物胚胎形成过程中，首先出现的骨骼成分是软骨支架。未分化干细胞集聚，其中心细胞分化为软骨细胞，而周围的纺锤形细胞呈鞘状包绕着软骨。随着软骨细胞增殖和基质沉积，细胞外基质成分发生改变，导致来自软骨膜的血管入侵。骨髓细胞和成骨细胞伴随血管化过程出现，成骨细胞附着于软骨细胞提供的软骨支架上，通过骨化作用将软骨转化为骨，形成初级骨化中心。肥大软骨和骨化区域不断向初级骨化中心两端发展，同时在骨端软骨骺中出现二级骨化中心，并逐渐扩大形成骨骺，此时在骨骺与骨化的干骺端之间构成一层软骨，即生长板。骨骺表面的软骨细胞组成关节软骨，而软骨支架在早期分化中一部分逐渐转化为性质迥异的半月板。半月板是妊娠7~8周时形成的独特结构。最早是由下肢芽股、胫骨原基间的间充质细胞分化而来，逐渐形成内/外侧半月板，约在第14周与膝关节周围的组织形成完整的附着。由于胎儿在母体内膝关节为屈曲内翻位，胫骨内髁所受的压力较外髁大，导致胎儿胫骨外髁呈拱顶形，胫骨髁形态的差异引起内/外股胫髁间周围间隙局部解剖形态的不同，起垫圈作用的半月板按髁间周围间隙形态发育，产生内/外侧半月板在形态及大小上的显著差异，表明半月板的形态发生与髁间周围间隙的局部解剖形态有重要的关系。

半月板是一种外观柔软、多水的纤维软骨组织，其结构紧密，细胞成分少，胶原和细胞外基质较多，细胞不易分离。主要由纤维软骨细胞、基质和胶原纤维3种成分构成，在生物学性质上有其特殊性。其中胶原纤维是其主要的构成，这是一种黏弹性物质，在受外力拉伸时可产生两种变形：可复性变形和不可复性变形。

对于将半月板细胞归类于软骨细胞还是成纤维细胞，一直存在争议。形态学上，因其类似于关节软骨细胞，即清晰的胞外基质包绕半月板细胞，细胞周围及胞间染色有丰富的糖蛋白，故很多学者支持将其归类为软骨细胞；又因这些细胞主要产生Ⅰ型胶原，不同于关节软骨的Ⅱ型胶原，故将其称为纤维软骨细胞似乎更为合适。半月板的力学特性依赖于其特殊的细胞外基质成分及由两种细胞构成的骨架（位于半月板表层的梭形成纤维细胞样细胞和卵圆形软骨样细胞）。光学纤维镜下半月板细胞外基质呈陷窝状，其内为半月板细胞，即纤维软骨细胞，其形态学特征介于透明软骨细胞与纤维软骨细胞之间，其细胞外基质主要由Ⅰ型胶原纤维及少量的Ⅱ、Ⅲ、Ⅴ和Ⅵ型胶原纤维组成。

半月板由70%的水和30%的有机物组成，有机物中主要为胶原。半月板中胶原成分占60%~70%，主要位于内侧1/3，占胶原总量的90%左右。胶原的排列方式不同，分为3层：浅表层呈放射状排列，中层呈圆周状排列，最深层则呈与半月板外缘走行方向一致的环状排列，其间有斜行的纤维束连结。此排列方式有利于半月板将压力转化为圆周应力。放射状纤维以半月板的后角分布最多，并且也较粗大，前后角处纤维束交错排列。半月板的这种纤维排列方式以及纤维直径的可变化性有助于半月板适应不同的膝关节运动，适应不同的载荷变化，有利于膝关节的稳定。

半月板黏弹性与年龄密切相关，年龄越大，应力或应变的变化越缓慢。45岁以上年龄段尤为明显，比20~30岁年龄段松弛或蠕变速度低5%左右，达到相对平衡点时间多7%左右。45岁以上年龄段松弛量比20~30岁年龄段低0.173Mpa，蠕变量低6.87%。半月板黏弹性也与性别密切相关，女性病态组半月板比男性病态组半月板应力松弛，蠕变速度变化缓慢。半月板所处生理解剖位置实际上主要承受压应力，在压应力作用下，半月板纵向受压，横向受拉，半月板外侧承受的应力以张应力为主。压应力在纤维母细胞转变为纤维软骨方面起到重要作用。半月板不同区域细胞的形态、增殖特性以及对外源基因导入的反应各不相同。内侧区的半月板细胞属纤维软骨细胞样表型，分裂增殖较慢；外侧区则以成纤维细胞样细胞为主，分裂增殖相对旺盛。而红-白交界区则是两种细胞类型的混合群体，两种细胞也遵循各自的生长特性。

二、半月板的稳定结构

膝关节是人体最大、结构和功能最复杂的滑车关节，由外侧胫股关节、内侧胫股关节和髌股关节3个部分组成（彩图44-1）。组成膝关节的主要骨骼包括股骨、胫骨和髌骨。股骨和胫骨作为人体最大的两个骨杠杆，在人体的运动过程中起着杠杆力臂的重要作用。膝关节作为两根长骨之间运动的支点，是造成膝关节损伤的重要原因之一。从关节类型上分析，膝关节属椭圆滑车关节，可做两个运动轴的运动，既可做绕额状轴的屈、伸运动，也可做绕垂直轴的内旋、外旋运动。膝关节在人体运动时的重要作用和其关节类型是膝关节易发生损伤的根本原因。

膝关节的韧带主要有3条，在髌骨的前方有髌韧带（股四头肌肌腱形成）、外侧有腓侧副韧带（起于股骨外上髁、止于腓骨头）、内侧有胫侧副韧带（起于股骨内上髁、止于胫骨内髁）（彩图44-2）。内、外侧副韧带在伸膝和内旋时紧张，屈膝和外旋时松弛，前、后交叉韧带位于关节囊内。由于膝关节的关节囊坚韧紧缩，各部厚薄不一，且附于各关节面周缘，所以易造成拉伤或撕裂伤。

半月板为膝关节的缓冲装置，并弥补膝关节面的不相适应。膝关节股骨关节面曲度较大，胫骨关节面很浅，彼此不甚适合。半月板是膝关节中胫股关节间，垫在股骨与胫骨之间的2个半月形纤维软骨板（盘），切面呈三角形，分别位于胫骨内侧髁与外侧髁的关节面上，由此分为内侧半月板和外侧半月板。半月板的结构可概括为"三面一缘"：即与股骨髁相关的凹形的上表面、与胫骨平台相关的下表面、借冠状韧带与关节囊和胫骨平台相连的周围面以及位于关节腔中央呈弧形的游离缘。

半月板外缘肥厚，内缘锐薄。外侧半月板呈"O"形，前角、体部及后角的宽度比较近似，而内侧半月板的前、后角则附着于胫骨平台前后边缘部，呈"C"形（彩图44-3）。内侧半月板周径较大，呈半月形，前窄后宽，其两端相距较远；外侧半月板周径小而面积大，其两端相距较小。内、外侧半月板分别覆盖相应胫骨平台的50%和70%，也有报道为60%和80%，或外侧为75%~92%，内侧为51%~74%。半月板上面凹陷，下面平坦，以适应于股骨髁的形态。半月板横断面呈楔形结构，因而加深了胫骨平台关节面，使两个突出的股骨髁和胫骨髁能很好地匹配。上面的凹面容纳股骨髁，并在其中积蓄关节液，通过关节的运动均匀分布于股骨关节面而起润滑作用。半月板的稳定结构是其运动的基础，除由前、后角韧带固定于胫骨髁间区外，还有板髌韧带、膝横韧带、冠状韧带和关节囊韧带等稳定结构。

内、外侧半月板的厚度差异并不明显，并且都与内、外侧胫股关节的间隙无关；内侧半月板的长度与外侧半月板相比，有明显差异。同样，外弧长也差异明显。实际上外侧半月板并非都呈"O"字型，有的呈新月型，有前、后两角，两角之间有一距离不大的缺口。外侧半月板平均宽度为12mm，厚度为4~5mm。与内侧半月板相比，外侧半月板与外侧副韧带不相连，故其在膝关节屈伸活动过程中的平均活动度更大。内侧半月板前、后角亦附着于胫骨髁间棘前后区，与胫骨平台及关节囊有较强的连接，同时内侧半月板外缘的中间与关节囊纤维层和胫侧副韧带相连。因而内侧半月板运动不如外侧半月板灵活，且幅度较小。内侧半月板的后角与内侧副韧带的深层牢固附着，并有纤维与半膜肌相连（彩图44-4）。

正常情况下，外侧半月板的活动度为1cm，而内侧半月板的活动度为3mm。外侧半月板坚固地附着于胫骨平台前后缘和肌腱。外侧半月板前角在前交叉韧带之后，后角位于内侧半月板后角及后交叉韧带附着点之前。外侧半月板与胫骨及关节囊之间仅有松散的韧带连接，与腓侧副韧带之间隔有肌腱，外缘的后部与肌腱相连（彩图44-5）。约70%的外侧半月板后角通过1个或2个板股韧带与股骨内侧髁连接，后方的板股韧带称Wrisberg韧带，前方的称为Humphery韧带，其中以Wrisberg韧带出现较多，约在6%的膝关节两韧带同时出现。外侧半月板中后1/3处有肌腱将半月板与关节囊隔开，形成一个间隙，称肌囊。

在负重过程中，压力作用于楔形的半月板产生周向应力（箍形应变），在前、后角之间呈放射状牵拉胶原纤维束。半月板胶原纤维的完整性和方向，前、后角附着和半月板之间相互连接均影响其箍形应力作用。对半月板结构的电镜研究表明其胶原纤维有3层，主要的胶原纤维密集分布于半月板中心部，呈环形方向。这些胶原纤维在承受轴向负荷时可稳定半月板，防止半月板过度伸展。

内、外侧半月板前角之间以半月板横韧带相连，其对内侧半月板前角后移的限制更明显。有实验研究了横韧带对半月板运动的影响，切断横韧带前后比较，半月板的运动范围有显著差异，进一步证实了其对半月板运动的限制作用。半月板的主要作用是传递负荷，又由于其断面呈楔形，因而负载时一定会受到向四周的推力，由此形成半月板的运动；同时外侧半月板后角有肌腱附着，屈膝时，肌收缩拉动半月板后移。板股韧带附着于外侧半月板后角，可使外侧半月板的后部在膝关节屈曲并胫骨内旋时向后移动。而内、外侧半月板与胫骨及关节囊的附着以及与半月板横韧带之间形成的环状结构又限制了半月板的过度外移（彩图44-6）。

半月板的形状及中央缘的形状具有明显的可塑性增长特点。无论是外侧半月板还是内侧半月板，它们各部分的增龄性增长呈现为不同步，并且是各具规律的快慢交替式生长。

三、半月板的血液循环

半月板的血液循环系统由位于半月板上、下表面滑膜中的血管网和分布在半月板软骨内面的血管所组成。半月板周边部血运丰富，中、内1/3在成年后为少血管区或无血管区，这些区域靠滑液获得滋养。内侧半月板的边缘嵴部有来自膝内、外侧动脉的毛细血管网，穿透分布范围约为整个半月板的10%~30%。外侧半月板的后外侧角为游离缘，其血液循环仅穿透整个半月板的10%~20%。半月板上、下面的滑膜缘含有丰富的血管网，如撕裂部与外周相通，则损伤可能愈合。研究发现，胎儿半月板内的血管相当丰富，出生后没有大的变化。从胚胎发育期到出生，整个半月板都有血液供应。而出生后至10岁期间，半月板血管由内至外逐渐退化。出生后9个月，半月板中心部1/3无血液供应，2岁时仅外侧1/3有血管，50岁以后仅外侧1/4有血管分布。电镜扫描观察发现半月板表面有许多微细的小孔或空隙，有开口于其表面的管状结构存在，这些小孔可能具有运输关节滑液的作用，将滑液中的营养物质转运到深层的无血管区或少血管区。半月板的血管分布和微循环状况直接影响到半月板损伤的修复，改善损伤区的血液循环是半月板损伤愈合的关键，足够的血液营养供应是半月板损伤愈合的前提和保证。通常认为发育成熟的半月板体部破裂不能发生修复过程。近年来，研究者对半月板的血液及营养供应情况进行了研究，提出了许多新的概念及见解。

半月板是位于股骨远端和胫骨平台之间的两个半圆形、楔形的纤维软骨组织，主要功能在于分配负荷和保护关节软骨。半月板周边部分的血液供应尚充分，营养供应除部分来自滑液外，大部分还来自血液供应。其余部分血供差，缺乏修复再生能力。在组织学上，依据半月板组织血供情况，在水平面上可以将半月板分为两个截然不同的区域：外侧（红-红区）含有血管和神经，包含细长的纤维母细胞样细胞和大量的 I 型胶原蛋白，此区位于半月板滑膜缘1~3mm的范围内，有丰富的血液供应，来自膝动脉的内、外、中间支，具有完全愈合的能力，适宜行缝合修补术。内侧（白-白区）为半月板的非血运区，缺乏血管和神经，包含的主要是纤维软骨样细胞和 II 型胶原蛋白，一旦损伤，修复能力极为有限。半月板无血运区靠滑液获得滋养，主要由无氧糖酵解产生能量。损伤后，不能自然愈合，缝合后愈合能力差，但通过其他改善血液供应的技术方法可以促进愈合。位于红-红区与白-白区之间的是红-白区（相对有血运区，位于血运区边缘，即红-红区内侧3~5mm范围）由半月板红-红区毛细血管的终末支供应血液，有愈合潜力，伤缘经锉修等处理后，可行缝合修复术。半月板主要通过圆周排列的胶原纤维来分配负荷。在半月板撕裂的情况下，这种功能也相应地受到破坏，后期往往会导致骨关节炎的发生。

四、半月板的神经分布

膝关节由胫后神经的后关节支及闭孔神经和股神经的终末支支配，这些神经与血管伴行进入关节腔内，支配部分半月板。有髓及无髓神经纤维分布于半月板的前、后角及体部的边缘表面。半月板分布有Ruffini小体、Pacinian小体和Golgi腱等3种力学感受器，主要分布在前、后角及体部的中外1/3，且前、后角多于体部。这些感受器可以感受来自关节囊及周围肌肉的运动，是膝关节感受损伤信息的第一道防线，在膝关节本体感觉中起重要作用。通过免疫组化法对鼠的膝关节滑膜内及滑膜毗邻组织中的神经纤维进行研究，发现半月板的滑膜附着处有大量的P物质（SP）及降钙素基因相关肽（CGRP）阳性的感觉神经纤维存在，在滑膜的血管附近有大量的Y神经肽（NPY）阳性的交感神经纤维存在，这些纤维与关节炎的发病有关。研究膝关节半月板的神经分布及类型，有助于探求神经系统对膝关节运动的调控机制，有助于理解半月板的运动适应机制及半月板伤病的发生机制。

五、半月板的滑膜被覆情况

长期以来对半月板的滑膜被覆情况一直存在争论。一些人认为半月板表面无滑膜被覆，仅半月板边缘部分有滑膜附着。近年来，通过观察发现半月板的上、下表面均有滑膜被覆，是关节滑膜层的延续。对半月板超微结构的研究发现：半月板表面发生撕裂后，新的表面结构可完成再生过程。损伤半月板具有修复能力，主要先兆是滑膜细胞的长入。半月板滑膜被覆及滑膜中血液循环的研究，促使人们重新思考半月板损伤的愈合机制问题，为非手术修复治疗半月板损伤提供了有益的理论依据。研究发现半月板的滑膜被覆情况具有随年龄变化的特点。

六、半月板的年龄解剖学研究

儿童及青少年半月板损伤手术切除的效果较成年人差，更易发生创伤性关节炎。研究证实，幼犬手术切除损伤半月板后，早期即出现严重的软骨退变。这与幼年期半月板基质中的胶原纤维的拱形结构不够成熟与坚韧有关。临床对半月板损伤的处置，应考虑到不同年龄阶段的解剖特点，采取相应的措施。

第三节　半月板的功能

半月板是膝关节结构中一个不可缺少的重要组成部分，具有传导载荷、缓冲、调节关节压、分布滑液并协助增强润滑关节作用等重要功能。正常半月板有滚珠样作用，使膝关节易于伸屈、旋转及传递负荷。半月板附着于胫骨平台，通过增加股骨与胫骨之间的接触面积，可有效地将压力负荷分布于更宽广的关节软骨上，避免了应力集中对关节软骨的破坏。由于半月板呈楔形充填关节边缘的间隙，使膝关节更加严密、稳定。半月板上凹下平，静止时半月板的楔形充填可增加股骨髁在胫骨平台上的稳定性，使得膝关节的关节面成为最理想的轻度不吻合关节面。在动力负荷时传递应力并吸收震荡，通过加深胫骨平台而维持和增加膝关节的稳定性。所有这些功能均是在膝关节活动中显现出来的。运动时半月板可起限制和制动作用，防止股骨髁在胫骨上的过度前滑移动及防止过度屈伸和旋转。

膝关节的各种运动使半月板承受传导负荷的垂直压力、向周缘移位的水平拉力及旋转时的剪式应力。压力主要由各种载荷成分传经膝关节产生的压力和通过关节周围软组织而产生的张力组成。半月板能够分担40%~70%通过膝关节的负荷，其中外侧半月板承担外侧负载的70%，内侧半月板承担内侧负载的50%，剩下的部分通过关节软骨直接接触传递。内侧半月板切除后，关节内侧的应力比正常增加3~5倍，且有应力集中现象。8月龄胎儿半月板的表面有条状隆起，切面上可见胶原纤维粗大呈束状，排列方向与应力方向一致。说明在发育过程中，半月板结构和功能不断成就，使得半月板具有良好的延展性、可扭动性和弹性，可有效地吸收广幅频率的振荡。半月板的楔形填充作用在发育过程中不断地完善，使其传导载荷和稳定关节的功能不断增强。

第四节　半月板的损伤机制

半月板损伤与年龄、职业、运动水平等因素密切相关，半月板受到损伤的机会、损伤的特点或类型等也各不相同。半月板损伤可分为退变性和创伤性两种。退变性半月板损伤多见于40岁以上的中老年人，是长期累积性损伤的结果。半月板随年龄增长而逐渐退化，使得膝关节的负载能力下降。因此即使是轻微的损伤，也会造成磨损、松动、变性或撕裂。半月板之所以会逐渐出现退化变性，主要是由于半月板内长时间缺乏血供以及在直立位时半月板承受较大的压力。内侧半月板的后角尤其容易发生退化变性。

创伤性半月板撕裂多由于膝关节运动的突然变化和由此导致的半月板被动性矛盾运动。膝关节屈曲时，突然附加的扭转负荷使半月板不能及时、有效地协同股骨髁而移动，其所承受的复合性应力超出半月板的承受水平时，半月板即可发生撕裂。破裂的半月板如部分滑入关节间，可使关节活动发生机械障碍，妨碍关节伸屈活动，形成"交锁"。在严重创伤病例，半月板、交叉韧带和侧副韧带可同时损伤。引起半月板损伤的外力因素主要有撕裂性外力、研磨性外力、嵌顿性外力和扭转性外力等4种。在正常生理状态下，半月板除了受到来自股骨髁与胫骨平台的压力和膝关节运动时的张力外，还存在着一种自然张力，即由于与周围组织结构的连接关系，半月板本身的形态以及其长度与附着点之间的差别造成的张力。半月板生理状态下的自然张力可保持其表面平整和紧张，利于滑液的分布。但是，半月板的自然张力却使其在生理状态下即有一基础张力，如遇强大的外力作用，更易发生撕裂。

膝关节半月板损伤包括半月板挤压伤和半月板破裂。半月板损伤是膝关节常见运动损伤之一，多见于球类运动中，如篮球和足球等。损伤主要是由间接暴力引起，造成半月板损伤的力量可分为压迫、旋转、外展和内收、屈曲和伸直4种。损伤是其中1种或数种作用力复合作用的结果。运动中的突然变化，如当膝关节伸屈过程中同时出现旋转，半月板既要完成伸屈时的移位运动，又要完成旋转时的移位运动，或再加上正常运动中所不具备的侧向移动，就会出现矛盾运动。由于半月板上、下面运动不一致，致使半月板在股骨髁与胫骨平台之间发生剧烈研磨，造成撕裂。半月板被挤于股骨髁和胫骨平台之间，在承受垂直压力的同时，又遭受牵拉或剪式应力，从而引起半月板损伤（彩图44-7）。

半月板前、后角固定较为牢固，而其关节囊附着缘连接较为疏松，加上半月板关节中央缘呈游离状态，从而构成了半月板桶柄状撕裂的解剖学基础。半月板的抗张强度随年龄增长而增加，所以青壮年比老年人的半月板更容易发生纵行撕裂。桶柄样撕裂为纵行撕裂的一种特殊类型，是半月板发生纵行破裂后，其内侧片段发生移位，部分半月板后角向前翻转，移位或翻转的片段类似于桶的柄，而未移位的片段为桶，故称为桶柄样撕裂。它常为急性外伤所致，大部分见于年轻患者，内侧半月板桶柄样撕裂的发生率是外侧半月板的3倍。

半月板根部损伤是指半月板附着部嵌入点撕裂或者该嵌入点1cm范围内的完全性放射状撕裂。半月板根部对半月板功能至关重要，对胫骨的附着能防止轴向应力将半月板挤向四周，将轴向载荷转化成向四周的横向环形应力。内侧半月板后根损伤更常见于中老年人膝关节退行性病变，也与年龄、女性、久坐、肥胖和膝内翻等因素有关。半月板根部撕裂多指后根部撕裂，占半月板撕裂的10%~21%。内侧半月板根部胶原纤维断裂导致膝关节软骨的接触面积减少、膝关节表面的接触压力过大和胫股关节生物力学异常，无法通过诱导内侧半月板径向位移将轴向载荷转换为环向应力，最终导致内侧半月板突出。

半月板囊肿最早于1904年由Ebner详细报道，临床发病率并不高，总发生率为1.2%~19.5%。半月板囊肿形成的具体病因尚不明确，目前普遍被接受的观点是创伤和退行性改变引起半月板撕裂，特别是半月板水平裂后炎症或组织的修复均可刺激滑膜增生，滑液通过裂隙进入半月板包膜下或半月板内，进而形成囊肿。也有人认为是先天因素所致，即胎儿发育过程中滑膜细胞在半月板内局限性残留，半月板受到创伤刺激，滑膜细胞分泌液体并导致囊性膨胀。还有人认为是滑膜细胞分泌黏液所致。另外也可能与半月板黏液样退行性变以及半月板手术有关。本病是关节液在半月板内或邻近关节囊包膜下异常积聚所形成的囊性病变，主要临床表现为膝关节疼痛及局部肿物，可伴有关节肿胀、弹响等。目前普遍认为半月板囊肿形成多与外伤有关，常合并半月板撕裂。病变发生于半月板内及半月板周边，主要分3型：半月板内囊肿、半月板旁囊肿及滑膜囊肿。大多数位于半月板前外侧，但也可发生在任一半月板的边缘。外侧半月板囊肿的发生率是内侧的2~4倍。

半月板外突是指关节MRI冠状位半月板体部中间平面，测量半月板周边缘距胫骨平台关节面边缘的最大距离，膝内侧半月板超出胫骨平台边缘3mm、外侧半月板超出胫骨平台边缘1mm即可明确。严重者会导致骨关节炎、骨坏死和骨髓病变等。但目前缺乏对本病的研究，半月板外突的核心是半月板环状结构的稳定性被破坏，使其失去稳定膝关节和缓冲震荡的功能而产生病理性外突。从病理机制分析造成半月板外突的原因有半月板自身结构性因素、半月板周围附着韧带相关因素和膝关节整体性因素。正常和病变膝关节的内侧半月板位置存在差异，而外侧半月板则无。半月板突出与关节渗出、肿胀及骨赘形成有关。膝内翻畸形时通过内侧的负荷增大，使得内侧半月板较外侧半月板更易发生突出。内侧半月板突出程度较重也可能与内侧半月板的关节囊附着比外侧半月板附着较紧有关，当内侧关节囊由于关节渗出或骨赘受牵拉时，可牵拉内侧半月板。一般外侧半月板不移位。如果半月板突出于胫骨平台边缘，使半月板失去作用，可能产生类似半月板切除的后果。

半月板发生位置变化可能与半月板附着结构松弛有关。因为半月板体部仅有半月板胫骨韧带和半月板股骨韧带，这些韧带是由关节囊内层形成，较为薄弱。半月板内部周围方向的胶原纤维提供抵抗箍形应力的作用，防止半月板向外移位。如果因边缘微小的径向撕裂使箍形应力不能产生，半月板则发生向外的位移。研究显示，内侧半月板突出大于3mm与内侧半月板退变和撕裂程度等有关，这些半月板不稳定，从而导致半月板突出。半月板前、后角牢固地附着于胫骨髁间隆起，前角有横韧带相互连接。外侧半月板有Wrisbergi韧带和Humphrey韧带与股骨髁相连。在膝关节负重过程中，半月板的前、后角附着处和纤维束提供张力维持其解剖位置，半月板附着处撕裂或（和）纤维束断裂也有可能导致半月板突出。

膝关节OA患者比正常人有较大半月板突出和较高半月板半脱位的发生率。内侧半月板突出与膝关节退变性疾病有关，是引起或促进内翻膝OA进展的因素之一，退行性膝OA可继发于半月板突出，导致相应关节软骨损伤。半月板半脱位导致胫股关节面单位负荷增加，可加速退变性关节炎的进展。而内侧半月板撕裂类型是内侧半月板半脱位的独立相关因素。与水平撕裂相比，放射状撕裂和复杂撕裂更易导致内侧半月板半脱位。

有研究探讨了下肢力线与半月板的关系，发现二者互相影响，内翻力线会导致内侧半月板膨出，半月板膨出代表半月板纤维环断裂，内翻力线和半月板膨出共存则是OA进展的危险因素，故内侧半月板损伤与内翻力线的关系密切。因此仅考虑膝关节局部而忽视下肢力线因素可能会导致治疗失败，建议在半月板损伤的诊疗中，将下肢力线作为常规的考量指标，以制订更科学合理的治疗策略。

第五节　临床表现和诊断

半月板损伤引起的临床症状缺乏特异性，患者一般都有明确的受伤史，局部疼痛、肿胀、关节活动障碍，出现相应体征，如弹响、关节交锁、关节间隙压痛、跛行、打软腿和关节屈伸活动受限等。X线可排除骨折、脱位，而膝关节镜检查确诊率超过90%。

一、症状

1.疼痛　是最典型的临床症状，来源于3个方面：半月板本身分布有大量的神经末梢、半月板活动时牵拉刺激周围的关节囊和滑膜组织、机械性刺激。所以即使进入慢性期后，关节在一定范围内活动时仍会引起疼痛。

2.弹响感　为关节在某一范围活动时，关节相互挤压滑动所致。病史较长的患者常可明确指出这一活动范围和弹响（感）的具体部位。

3.交锁、解锁　交锁系由活瓣状撕裂的半月板卡住股骨髁阻止其继续伸直而造成的关节嵌顿，在屈曲膝关节时左右旋转小腿可以解除嵌顿，即是解锁。

4.打软腿感　指在膝关节运动过程中出现关节脱离原位或半脱位产生的不稳定感。上述症状迁延可并发股四头肌萎缩和广泛的滑膜炎等表现。

二、体征

1.关节间隙固定性压痛。这是半月板损伤患者最常见和最重要的体征。

2.回旋挤压试验（McMunay征）。

3.研磨挤压试验（Apley试验）。

4.下蹲试验（Ege's试验）。

5.膝关节过伸试验。是检查半月板前角损伤的主要体征，但须排除髌下脂肪垫炎等的干扰。

6.股四头肌萎缩。半月板损伤后逐渐出现股四头肌废用性萎缩，尤其是股内侧肌萎缩明显。本体征仅可说明膝关节的慢性、复发性病变，不能提示引起萎缩的原因，因而对诊断帮助不大。

7.膝关节肿胀。急性外伤后的肿胀可能来源于关节出血，往往合并其他结构的损伤。长期反复膝关节肿胀是膝关节滑膜炎的表现。

临床上，由于半月板损伤缺乏特异性检查，因此不是所有的半月板损伤都具有上述典型的症状和体征，临床报道差异较大。报告疼痛和弹响所占比例较多（100%和76.8%），回旋挤压试验阳性率78.9%，而交锁、解锁和跛行比例较低（25.4%和25.8%）。针对伴有ACL损伤或膝关节退行性变的半月板损伤患者设计5项指标：①关节交锁病史；②强迫伸膝疼痛；③极度屈膝疼痛；④麦氏征疼痛或弹响；⑤关节间隙压痛。这5项指标阳性对半月板撕裂的阳性预测值达92.3%。

半月板撕裂的类型：根据病因分为慢性退变性撕裂和急性外伤性撕裂。根据MRI成像分为5种类型：①水平撕裂：高信号方向与胫骨平台平行，内缘达半月板的游离缘，此型少见；②垂直撕裂：高信号的方向与胫骨平台垂直；③斜行撕裂：高信号的方向与胫骨平台成一定角度，此型最常见；④纵行撕裂：高信号的方向与半月板长轴方向平行；⑤放射状撕裂：高信号的方向与半月板的长轴方向垂直，好发于外侧半月板的内1/3部。此外，桶柄状撕裂为纵行撕裂的一个特殊类型，鹦鹉嘴样撕裂为半月板游离缘的水平撕裂和垂直撕裂的复合体。

将半月板MRI信号分为4级：①0级：半月板呈均匀一致的低信号，内部无异常信号；②Ⅰ级：半月板内部出现孤立的、圆形或球形的未达到关节缘的异常高信号；③Ⅱ级：半月板内出现线状异常高信号，高信号可达半月板关节囊连接处，但未达关节缘；④Ⅲ级：延伸至关节缘的半月板内异常高信号，表示真正的半月板撕裂。0级信号表示正常半月板；Ⅰ级信号表示半月板内部出现黏液样变性的病理学改变，表明半月板发生退变，而非真正的半月板撕裂；Ⅱ级信号是Ⅰ级信号的进展，但并非一定会发展成为Ⅲ级信号（撕裂）；Ⅲ级信号表明半月板发生真正的撕裂，撕裂可发生在任何部位，如前角、后角、体部及半月板关节囊缘，表现为半月板内部横形、纵形或放射状、线状高强度信号，某些碎裂严重的半月板可能无法分辨其破裂的形态。

MRI诊断膝关节半月板撕裂具有很高的准确性和敏感性（75%~100%），阴性预测值可达100%。但MRI结果并非总是有益于诊断，不应将MRI列为诊断半月板撕裂的常规检查，根据MRI的描述应该仔细考虑关节镜手术的决定。需要鉴别：①外侧半月板与关节囊之间的腘肌腱及其腱鞘；②半月板前角前方横行的膝横韧带；③起自外侧半月板后角向内上斜行附着于股骨侧髁的半月板股骨韧带；④半月板外缘与胫骨髁缘间的冠状韧带；⑤膝关节正常解剖结构所致伪影及部分容积效应存在等，如半月板周围的脂肪滑膜组织、血管结构及与关节囊之间的上、下隐窝等。这些结构在MRI影像上有时被误认为半月板撕裂。此外，还有半月板变性、半月板损伤后瘢痕愈合和外伤后骨关节炎形成等。半月板解剖结构较小，存在一定比例的假阴性和假阳性问题，关节镜检查为最终确诊半月板损伤提供了清晰的镜像和依据。

第六节　治　疗

半月板损伤的传统治疗方法有非手术治疗、半月板部分或全切除术、半月板修补缝合术等，能否改善损伤区的血供是影响预后的关键。开放性半月板次切除和全切除术会破坏半月板周围的环形纤维环，而使半月板失去正常的生物力学功能，术后膝关节常发生退变。由于半月板在血运及力学环境方面的特殊性，其修复和再造是一大难题。半月板白区由于缺乏血运，损伤后无法自我修复。健全的半月板是保证正常膝关节功能的基础，而切除15%~34%的半月板会使关节面的接触压增大350%，因此治疗观念已经发生很大转变，包括缝合和各种生物学方法在内的修复成为主流。对于半月板的损伤更主张以修复，即修补缝合代替切除。但半月板能够再生的部分仅限于外1/3的红区。

一、非手术疗法

一般认为部分沿半月板长轴裂伤、<5mm的全层垂直或斜形裂伤、<5mm的放射状裂伤可采用非手术疗法治疗。

1.固定　有人主张行膝关节伸直位外固定数周，待其自行愈合。观察发现此疗法疗效与半月板缝合修补术相同，甚至优于缝合修补术。但长期固定可导致膝关节强直或肌萎缩，影响功能恢复。

2.药物　主要是非甾体类药物、活血化瘀或补肾壮骨类中药以及外敷膏药等。

3.关节穿刺、灌洗和关节腔注射疗法　①关节穿刺和关节腔灌洗：关节积液较多或量过大时，可行关节穿刺，将积液和积血完全抽净并进行关节腔灌洗。②关节腔注射药物：常于关节穿刺后向关节腔注射润滑剂，有润滑，吸收震荡，缓解关节疼痛、肿胀与改善关节功能的作用，从而保护病变半月板。药物有透明质酸钠和玻璃酸钠注射液，也有向关节腔内注射生长因子，如血小板生长因子（PDGF）、肝细胞生长因子（HGF）、骨形态蛋白（BMP-2）、胰岛素样生长因子（IGI-1）等。还有向关节腔注射碱化药液等（碳酸氢钠、泼尼松龙、地塞米松、维生素B_1、维生素B_{12}、利多卡因）。但这仅是缓解症状，无助于半月板的修复，且这些药物注射至关节腔是否有毒副作用，有待于进一步研究。

4.物理疗法　物理疗法可扩张血管、促进血液循环、减轻组织水肿、诱导和加快软骨细胞分化及增殖、加速胶原和基质合成、促进损伤愈合。可采用TDP、红外线、微波、短波、干扰电、电刺激、半导体激光照射和超短波等。

5.中医疗法　有止痛、消肿、改善新陈代谢、促进血液循环的作用，并可能促进损伤半月板的愈合。方法有中药内服、外敷和熏洗，针灸和手法。推拿适用于半月板急性嵌顿或轻度撕裂伤者。

6.康复训练　早期以加强患侧膝关节股四头肌内侧头肌力为主，从而改善髌股关节接触面外侧倾斜，降低外侧接触应力。后期目的是提高股四头肌与腘绳肌的肌力比值，增加膝关节稳定性，全面增强其他肌群的力量。

二、半月板切除术

自Brodhurst首次报道切开关节行半月板切除术，100多年来一直将其作为半月板损伤的常用治疗方法，且近期疗效满意。1962年日本的渡边正义成功地利用关节镜进行镜下半月板切除术后，膝关节半月板损伤的治疗进入了内镜时代。随着关节镜技术的日趋成熟，关节镜诊治半月板损伤已成为一种趋势，以往的膝关节开放性半月板全切术已逐渐被淘汰。但随着随访时间的延长以及对半月板结构、功能及损伤机制研究的深入，发现半月板全切除术后将导致膝关节载荷传导紊乱和关节不稳，从而加速关节软骨的退变，引起长期膝关节功能不全及骨关节炎的发生。这使医生对大面积的半月板全切或次全切除的疗效产生怀疑。

目前，半月板全切除术、次全切除术仍应用于临床，但对手术的选择应谨慎。半月板切除后，引起膝关节周围应力的改变，使膝关节周围骨密度出现再分布，导致膝关节适应性的骨重构。半月板切除术后，胫骨和股骨的接触面积减少，接触应力增加，没有半月板吸收能量的作用，关节软骨的接触应力将增加，导致软骨破坏，发展为膝关节OA。同样，半月板突出也会产生类似的后果。骨关节炎产生使骨赘形成，关节渗出又促使了半月板的移位。研究发现，半月板切除术后压力增加3~5倍，这将大大加速软骨的磨损退变，此为骨关节炎发生的重要诱因。随访发现，术后80%的患者会出现骨关节炎，下肢运动量受限可达50%，部分患者最终不能参加体育活动。因此，尽可能减少半月板切除范围，最大限度地保存半月板原有结构，以半月板部分切除术取代全切除术，已成为共识。半月板部分切除术只切除不稳定的裂瓣，修整后使其边缘相对平滑稳定。切忌过度追求边缘的光滑而过度切除半月板组织。现对半月板损伤的治疗以保留或恢复半月板的功能为原则，能部分切除者就不要次全切除，能次全切除者就不要全切除。仅对损伤严重的半月板进行全切，如半月板边缘的横裂、斜裂、变性严重而无法保留的损伤。

儿童及青少年半月板损伤手术切除的效果较成人差，且青少年正处于身体发育阶段，关节软骨的拱形结构不够成熟和坚韧，关节软骨更易受关节负荷的影响，切除半月板后关节软骨更易受损而发生创伤性关节炎及软骨退行性变。在胎儿期半月板血运和滑液运输良好，推测可能在儿童及青少年期半月板仍能保持较好的营养供应和较强的代谢活动。故认为儿童和青少年半月板有较强的再生修复能力，损伤时应尽可能保留半月板而行非手术治疗。

三、半月板的缝合修复

半月板缺损后会引起膝关节不稳定和骨关节炎等一系列并发症，故半月板修补缝合术渐受重视，这是治疗半月板损伤较为理想的方法。其可对损伤半月板进行解剖修复，从而克服了半月板全切、次全切或部分切除的各种弊端，目前成为半月板损伤的标准治疗方法之一。关节镜下半月板缝合术是最常使用的方法，缝合方式包括3种：由内到外、由外到内、全内缝合。随着关节镜技术的日益成熟，激光及其黏合剂也被运用到关节镜手术中，进行半月板缝合和"焊接"。对于红-红区、红-白区的损伤，以上的缝合修复方法即可取得良好的疗效，但对白-白区的损伤，单纯缝合是无法愈合的。半月板修补缝合术的成功率为67%~92%。半月板边缘撕裂、撕裂长度<2.5cm、损伤至手术的时间在8周以内、年龄<30岁者的预后较好，手术成功率也较高。外侧半月板修补术的成功率比内侧高。

随着关节镜技术的发展，关节镜下手术修复损伤的半月板逐渐成为主要的治疗手段，但对缝合后半月板的愈合形式及愈合时间尚存在争议。半月板损伤经关节镜治疗进展：①为了避免和减少半月板全切除后的不良后果，经关节镜损伤半月板的全切除改为部分切除术。②除已破损的或力学性能不稳定的部分外，不应更多地切除半月板；同时尽可能保留一个凹形光滑的半月板边缘及半月板周围的纤维环，尤其是靠近外侧半月板腘肌孔处。半月板部分切除优于全切，提出宁可保留退变但无破裂的半月板甚至破裂但不影响正常关节生物力学功能的半月板也不做切除的观点。③半月板部分切除后，虽可保留一定的半月板功能，但肯定不及完整的半月板。即使切除一小部分半月板，也会导致承受压力异常而引起早期的半月板软骨退变。半月板应该保留越多越好，最好的方法是缝合破裂口，使之愈合（彩图44-8）。有研究显示，与内-外缝合法相比，关节镜下全内缝合并无优势，仅缩短了手术时间。

四、半月板原位修复

由于半月板无血运区损伤不能自然愈合，因此，研究半月板无血运区损伤愈合的条件就具有重要的意义。最具争议的问题是半月板的细胞——纤维软骨细胞损伤后是否具有自我修复的能力。最早由King在1936年进行的研究结果表明：半月板纤维软骨细胞本身不具有修复与再生能力。而1989年Webber的研究结果却显示：纤维软骨细胞能进行自我修复，只是它们的修复能力在体内环境中不能得到激发。如果按照第一种理论，半月板切除（部分或全部）将仍然是治疗半月板无血运区损伤的一个主要治疗手段。然而，后一种理论却将促使我们把重点放在寻找其他能激发并支持半月板原位修复的一些治疗途径上，从而尽可能地避免半月板被切除及切除后的后遗症。为了促进半月板白-白区损伤后的愈合，临床使用过的方法包括单纯建立血液通道、带蒂滑膜瓣植入、游离滑膜瓣植入、血凝块植入、多孔聚合物植入、纤维蛋白凝块植入等，企图改善白-白区的营养供应，提供再生、修复组织的细胞来源。有研究发现，关节镜下应用自体纤维血凝块植入半月板裂伤部，使白-白区缝合修补术的失败率由41%降至了8%。

半月板纤维软骨细胞非惰性细胞，在一定条件下也能分裂增殖，进行基质合成和细胞迁移等。半月板无血运区损伤后不能自行愈合，只是由于半月板纤维软骨细胞与血液隔绝，没有暴露于参与损伤修复的细胞因子和足够的营养供应之下，而关节滑液仅能维持其正常的营养代谢，对损伤修复的能力有限。这为半月板损伤后的修复提供了新的思路，如增加损伤区域细胞的营养供应、给予外源性细胞因子和刺激因素、提供细胞生物支架等，有可能使损伤的半月板得到修复。透明质酸（HA）是近年研究较多的氨基糖类，其在促进创伤愈合方面有独特作用。胎儿创伤愈合的速度和质量明显高于成人，其原因之一是胎儿组织中富含HA，HA能创造一个有利于伤口愈合的细胞微环境。研究表明，HA能促进体外培养成纤维细胞增殖和胶原合成。

然而半月板损伤修复后愈合的质量和生物学性能等问题仍未明确。如何加速半月板损伤后的原位修复，逐渐成为研究的热点。目前虽然从单纯使用某些生长因子到采取干细胞、转基因及使用支架等方法取得了很大的进步，但这些研究大多数是体外实验，只有很少数涉及体内实验，而体内实验更具有意义。半月板损伤切除后虽然可以"再生"，但再生半月板外观苍白菲薄，力学特性远不如正常半月板组织。

五、半月板重建术

目前半月板重建替代材料可分为异体（同种和异种）半月板、自体移植物和组织工程化半月板等3大类。

（一）自体半月板移植术

鉴于异体半月板来源有限，人们开始着眼于自体移植物替代，但结果各异。自体移植物无生物相容性问题，且易塑形，无需进行异体半月板移植前所必需的精确尺寸匹配。如能解决移植物体内分化、应力刺激及手术技术操作等问题，自体移植物重建半月板在临床上会有相当广泛的应用前景。可采用自体游离滑膜、股四头肌肌腱、关节滑膜、肋软骨、肋骨膜、半膜肌和髌前脂肪垫等组织移植于膝关节内，由此化生为半月板。虽然取材方便，但效果不肯定。移植组织在化生的过程中常不尽如人意，且移植化生的组织在生物力学功能上无法与正常半月板组织相比拟，达不到既抗张力又抗压的作用，症状改善不明显。目前的技术尚不能阻止移植物出现影像学退行病变表现，且移植物不匹配及前、后角的固定不当仍是很大的问题。

（二）异体半月板移植术

半月板全切除后，由于目前尚无性能可靠的人工半月板可供替代，同种异体半月板移植有可能是重建半月板功能的唯一方法。同种异体半月板移植已经比较成熟，其临床疗效和预后已经被证实。由于半月板血供少，对免疫反应有屏蔽的功能，故免疫排斥反应较少，短期内可改善症状和膝关节功能。但仍存在供体来源不足，供体半月板的大小、形态与受体膝关节不匹配（供体半月板和受体的胫骨平台不匹配），潜在传播性疾病的危险，贮存及远期疗效尚不明确等问题。异体组织移植的材料成本低、取材简单、塑形方便，且易于保存，有一定的发展潜力。但半月板移植技术尚处于试验阶段，许多关于半月板移植研究的效果并不理想。

20世纪70年代，就有人利用异种异体组织进行半月板的修复和重建，但由于所用组织与人体半月板组织在结构和组织学特性上相去甚远，导致试验失败。如今，同种异体半月板移植已经被应用在临床实践中，全世界每年有超过800例已经被切除半月板的患者接受同种异体半月板移植手术，至2003年底已经有4000例以上的患者接受了同种异体半月板移植手术。10年随访研究发现内、外侧异体半月板移植后的累积存活率分别为74%和69%。异体半月板移植术的平均失败率为20%，失败原因主要与关节软骨退变及生物力学等因素有关。半月板移植涉及供体的来源、保存、灭菌，供受体的匹配，手术固定方法、适应证、移植免疫以及术后康复等多方面的问题。半月板移植成功的关键在于：①应选择大小合适的半月板；②关节损伤应在最小限度；③半月板前、后角位置应精确；④前、后角的坚实固定；⑤应确实牢固地与关节囊缝合。手术可开放进行，也可在关节镜下完成。但不管怎样，前、后角的坚实固定最为重要。大多数学者认为前、后角带骨栓或骨桥固定较好。

理想的半月板替代物应尽可能接近正常半月板的特性，具有与其相同或相近的摩擦系数和弹性强度，并能与受体的胫骨平台相匹配，同种异体半月板在此具有绝对优势。因有传播疾病的可能，临床上对供体的选择非常谨慎，且不主张使用新鲜的半月板进行移植，故如何保存半月板尤为重要。低温冷冻虽然保存期限长，但会破坏半月板原有的支架结构。低压冻干会导致整个半月板基质的退变及抗原物质、活性酶的破坏，更为严重的是术后会造成半月板2/3以上面积的皱缩。目前常用的同种异体半月板供体有3种，即深低温保存的半月板、新鲜半月板和低温冻存的半月板。这3种半月板各有优缺点，但移植后均出现不同程度的退变、萎缩或断裂情况，其原因可能与保存方法及免疫反应等有关。研究显示，液体保存和液氮保存半月板在形态和力学特征方面均明显优于冷冻保存半月板。

目前半月板重建和替代仍有一定的适应证，即年龄在20~50岁、半月板切除术后膝关节持续疼痛、患膝力线无偏移、膝关节韧带稳定、半月板切除侧的胫骨关节有退行性变的患者。而膝关节有严重退行性变、力线不正、有严重软骨病变、影像学检查见股骨髁扁平或边缘大量骨赘形成，则是手术的绝对禁忌证。

（三）组织工程化半月板

组织工程技术的快速发展为半月板损伤的再生修复提供了新的可能，成为有前景的课题。半月板种子细胞、支架材料和细胞活性因子是组织工程的3大关键要素，其中支架材料在再生修复过程中发挥着不可替代的作用。

1. 半月板种子细胞　组织工程概念的提出为损伤半月板的修复重建带来可能，选择合适的"种子细胞"是关键步骤之一，其中体外获得足够数量的细胞是半月板组织工程研究的前提和基础。组织工程学的基本原则就是准确复制原有组织细胞，修复损伤的组织器官，故种子细胞是制约组织工程化半月板临床应用的首要因素。检测细胞增殖和胶原分泌量以及蛋白多糖等的表达，是筛选半月板种子细胞的重要依据。软骨组织工程的种子细胞可以来源于自体细胞、同种异体软骨细胞和干细胞。主要有间充质干细胞（如骨髓细胞、滑膜细胞等）、多功能纤维细胞、半月板纤维软骨细胞和转基因细胞等。目前成肌细胞逐渐受到重视，体外培养的成肌细胞具有肌细胞量大，来源丰富，位于体表、容易获取，在体外生存能力强、繁殖快的优点，是一种理想的供体细胞，从取材、操作方法及临床应用角度考虑，优于其他干细胞。种子细胞依附于基质不仅仅是形态上与基质结合，还要建立起细胞功能代谢和分化的基本调节物。

2. 支架材料　随着材料学、生物化学及组织工程学的发展，相继出现将一些材料作为支架填补半月板缺损区的方法，并取得了较好的效果。主要有透明质酸、纤维蛋白、聚乙烯醇-水凝胶（PVA-H）、糖胺聚糖（GAG）、胶原（collagen）、聚磷酸钙（CPP）、聚乳酸

（PLA）、聚乙酸（PGA）、聚乳酸/羟基乙酸聚合物等。支架材料不仅为特定的细胞提供结构支撑作用，也起到模板作用，引导组织再生和控制组织结构。为种子细胞提供附着的支架材料也是组织工程研究的重要方向之一。合适的组织工程支架是种子细胞生长分化的基石，理想的支架应具有以下特性：①三维结构和高孔隙率；②可控降解率和吸收率；③可供细胞黏附、增殖和分化的表面特性；④较好的生物力学性能。

3. 细胞因子 目前用于种子细胞增殖和分化的细胞因子主要有成纤维细胞生长因子（FGF）、胰岛素样生长因子（IGF）、肝细胞生长因子（HGF）、转化生长因子（TGF）和血小板衍生生长因子（PDGF）等，细胞因子的调控是组织工程技术的关键。研究证明，一些因子能增加关节软骨细胞DNA的合成，促进半月板软骨细胞或纤维软骨细胞的增殖；或增加半月板胶原和非胶原蛋白的合成。目前，对这些细胞因子的作用机制和调节作用尚不完全清楚。可能是直接作用，或与种子细胞、支架材料复合，或通过支架材料、转基因种子细胞控制释放等发挥作用。随着组织工程学的发展与组织工程材料的不断成熟，研究将各种支架材料结合体外生长因子应用于半月板纤维软骨的增殖与愈合。利用基因技术治疗损伤半月板引起人们广泛的兴趣。基因转移可以加速半月板细胞增生和基质合成，促进损伤半月板修复和愈合。但细胞因子调控的准确度和精确度还有待进一步探讨；采用何种细胞因子对促进半月板损伤愈合更有效以及采取哪种途径能使该细胞因子到达损伤局部并能在局部持续表达等，都是亟待解决的问题。

生物工程技术的迅猛发展，大量有价值的研究以及新技术和新材料的应用，使得组织工程的生物材料用于半月板的移植或修复再造成为可能。未来半月板损伤后治疗的研究方向将是选择合适的细胞因子，采用合适的治疗途径，如转基因治疗、细胞治疗、组织工程学方法或是几者的结合，以促进半月板类软骨样组织的愈合，改善愈合质量，缩短愈合时间。组织工程化半月板以其无抗原性、来源不受限制、可按预先设计塑形、具有生命力等特征，可为半月板修复提供一种新的治疗模式。将人工高分子生物材料制成的半月板假体移植到体内，可能取代自体或同种异体半月板移植，具有广阔的应用前景。随着半月板组织工程技术成熟地走出实验室，进入临床应用阶段，同种异体半月板移植可能就没有必要了。

半月板组织工程学的发展，生物分子和纳米材料的进一步开发，以及可精确控制的三维多孔支架结构技术，为半月板再生提供了各种新的策略。基于原位组织工程再生理念应用于半月板再生领域中的需要，可利用3D生物打印技术构建一种有效结合招募性生物活性因子和优良材料的支架。在过去十几年中，基于干细胞的治疗方法得到了广泛的应用，有关这一课题的研究数量迅速增加。最近的几项研究表明多潜能干细胞存在于半月板内，有可能在半月板愈合中发挥关键作用。干细胞因其强增殖能力和全能性而被作为种子细胞广泛应用于组织工程半月板研究，且能很好地修复动物半月板损伤，但目前还无法确定其在临床上是否有同样的效果。组织工程半月板的耐用性、生物相容性及材料力学强度等尚处于临床试验阶段，且价格昂贵，临床操作较复杂，加之半月板功能特殊，所处的力学环境复杂，因此半月板损伤修复的研究仍然有很长的路要走，离临床应用还有一定的距离。

附：盘状半月板

膝关节盘状半月板又称盘状软骨，是因半月板的宽度和高度异常增大呈盘状，覆盖胫骨平台的面积显著增大而得名。正常半月板为新月状，盘状代表异常。实际上，盘状半月板并不少见，是半月板的一种发育异常形态，绝大多数发生在外侧。由于其形态的异常（增大和增厚等），使得膝关节在伸曲旋转过程中出现非生理性运动，加之盘状半月板自身结构缺陷和较大的体积、特殊的形态，因此较正常半月板更易发生损伤或撕裂。

一、盘状半月板的研究历史和流行病学

1889年，Young最早在1具尸体标本上发现了膝关节外侧盘状软骨。1910年Kroiss用盘状半月板解释弹响膝综合征的发病机制。Watson Jones在1930年首次报道了内侧盘状半月板。1948年Smillie依据盘状软骨吸收停滞时间早晚的不同将其分为3型：原始型、中间型、幼儿型。而目前广为使用的分型是Watanabe在1967年制定的，分为完全型、不完全型和Wrisberg韧带型。1998年Monllau在Watanabe分型的基础上又提出了环型盘状软骨。作为一种半月板的畸形，盘状软骨有着很高的发病率。外侧盘状半月板的发病率为0.4%到17%。白种人外侧盘状半月板的发病率不高于5%，而亚洲人则更为普遍。外侧盘状半月板是外侧半月板的一种解剖学变异，这种变异不仅改变了半月板的形状及运动，也改变了膝关节表面的机械关系，从而成为一种致伤因素。

二、盘状半月板的病因病理

机制不明，有先天性和后天性两个学说。先天性学说是由Smillie在1948年最先提出的盘状软骨先天发育停滞假说。认为胚胎期间胫股间被一完整软骨板间隔，随着交叉韧带的发育，软骨板中心吸收形成内、外侧软骨板，半月板中央部分受股骨髁压迫，出生后逐渐发育形成半月形。如果受某种因素影响，中央部分未吸收或吸收不全，则呈不同程度的盘状半月板。但后来的解剖观察并没有发现膝关节半月板在人体胚胎发育的任何阶段呈现盘状。后天学说是由Kaplan提出，认为外侧盘状半月板无后角附着点，由半月板股骨韧带固定，半月板长期受膝关节异常运动和研磨的影响而增生肥厚，成为盘状。但1例年仅6个月的盘状软骨患者报告，则难以用劳损增生来解释。这个理论也不能解释有正常附着的盘状软骨的形成，即完全型和不完全型，这两型约占盘状软骨的76%~100%。

外侧半月板的变异比内侧半月板多，外侧盘状半月板不仅使覆盖胫骨平台的面积增大，而且厚度也会增加。盘状半月板厚度为4~14mm。外侧盘状半月板中部（特别是游离缘）比正常的厚，但是外周并不厚。另外，盘状半月板与膝关节的其他解剖学变异相联系。如外侧股骨髁发育不全或平坦、外侧髁间棘发育不全、高位腓骨头、外侧胫骨平台杯口样

变、外侧关节间隙增宽等。如果幼儿胫骨上端骺板的外侧部分生长速度受到影响使胫骨髁间间隙增大，充填髁间周围间隙的外侧半月板产生适应性生长，使之与间室间隙解剖形态相吻合，则会形成各型盘状软骨。

完全型盘状半月板由于过于肥厚，当膝关节伸直到一定程度时即充填于关节间隙前侧，不能继续前移，如果膝关节继续伸直，股骨髁则越过盘状半月板的阻挡，突然将其挤向后方，出现弹响和弹跳，从而完成了膝关节的伸直动作，反之亦然。这种不同于生理活动的反向运动，导致了完全型盘状半月板水平裂较多。膝关节在屈曲时做强力外翻或内翻、内旋或外旋，半月板上面随股骨髁活动幅度较大，而其下面与胫骨平台之间形成旋转摩擦力。突发动作力量很大，旋转碾挫力超过了半月板所能允许的活动范围时，即可引起盘状半月板边缘的撕裂或者合并水平裂。不完全型盘状半月板因介于正常形态半月板和完全型盘状半月板之间，故损伤类型也介于两者之间。Wrisberg 韧带型盘状半月板因其后角缺少胫骨的附着点，在膝关节活动过程中后角移动度大，容易出现后角及后体部边缘破裂。

三、分类

最常用的盘状半月板分类系统是 Watanabe 基于其形状和与胫骨平台的附着提出的。这种分类是根据关节镜观察，将盘状半月板分为 3 型：完全型、不完全型、Wrisberg 韧带型。完全型和不完全型有正常的后附着点。Jordan 基于关节镜和临床所见提出了一个新的分类。这个系统对盘状半月板进行了更完整的描述并且提出如何分类可能影响治疗。在这个分类系统中，完全型和不完全型盘状半月板被保留，因为它们有着牢固的胫骨前、后附着点，属稳定型。稳定型进一步根据有无症状和有无撕裂分类。这个系统中不稳定型又分为盘状半月板的不稳定和正常半月板的不稳定，然后再根据有无撕裂和有无症状进一步细分。不稳定型的本质特征是缺乏胫后附着点造成运动幅度过大，这个分类系统的主要区别是半月板是否稳定和是否有症状。所有的不稳定型分为一类，因为不管半月板形态是否正常或后板股韧带（Wrisberg 韧带）是否存在，它们的临床表现和治疗都是相似的。

四、临床特征

盘状半月板的症状很多，如膝痛、关节间隙压痛、绞锁、弹响、活动受限、关节积液和股四头肌萎缩等。有症状的盘状半月板的典型临床表现是膝关节弹响。然而，事实上这种现象与半月板的类型和是否有损伤相关。弹响膝的症状通常是与不稳定型盘状半月板相联系的，且多出现在儿童和青少年，没有特别的创伤原因，其发病通常十分隐匿。稳定型盘状半月板通常没有症状，除非有半月板损伤。对无症状膝关节行关节镜及 MRI 检查时偶然被发现。一些研究认为，疼痛为儿童盘状半月板的主要症状。临床或 X 线片疑似为外侧盘状半月板者需要 MRI 和关节镜的确诊。MRI 矢状位像 5mm 层厚，连续 3 层或 3 层以上为前、后角相连，则提示盘状半月板。

与常规仰卧位MRI相比，负重位MRI可检测生理学条件下的形态变化，定量MRI技术可以无创地标准化测量内部成分的具体变化。未来将形态学MRI与功能学MRI更多地结合起来，实现盘状半月板MRI的一体化全面评估，对盘状半月板的诊断、术前指导和预测都具有重大意义。另外，一些目前仅限于定性的形态学研究也可以进一步具体到定量测量而成为精准有效的预测指标，如对盘状半月板移位的距离和周缘不稳的相关测量，半月板切除量对术后骨关节炎的影响等。

五、治疗

方法有观察、部分切除、不稳定边缘修复、关节镜下或开放半月板全切术。治疗方式的选择依据半月板变异的类型、患者的年龄、是否并发损伤、症状持续的时间和程度。虽然有人认为外侧盘状半月板对骨软骨结构的异常压力可能造成外侧股骨髁的剥脱性骨软骨炎，但现在的观点认为患者偶尔的膝关节弹响不伴有疼痛、绞锁、积液，只需要观察，除非症状进展，否则进行外科手术是没有依据的。此外，偶发的无症状盘状半月板并不伴有损伤，对这些患者不需要进一步治疗。随着关节镜技术的进步，许多外科医生建议修复胫后附着点的分离，因为这种变异多见于青少年，半月板全切后增加了患关节炎的风险。通过关节镜对盘状半月板周围附件的稳定性做出完整的评价是十分必要的。如果不稳定，在半月板部分切除术时，应修复不稳定的周边组织。对于有症状的、稳定的完全型和不完全型盘状半月板的治疗还存在争议。传统的半月板全切术是一种治疗的选择，因为残留的组织有内在异常。另外一些人认为全切术后退行性骨关节炎的发病风险会增高，并认为需要尽力保留稳定的外周边缘。

六、预后

许多研究发现不同年龄、性别、损伤类型在长期随访观察中的影响无显著差别。但是关节软骨退变和半月板切除的范围是有关联的。半月板切除术后的退行性改变已经被很多研究报道。特别是儿童外侧盘状半月板全切除后会出现外侧不稳定。长期随访证实，完全切除的预后不如部分切除。由于盘状半月板的厚度异常、血供不充分、与关节囊附着不紧密以及胶原纤维数量减少、排列异常，导致其容易破裂。

参考文献

［1］马登越，杜颋.膝关节半月板应用解剖学研究［J］.包头医学院学报，2008，24（3）：242-244.

［2］赵章伟，周凯，李琪，等.膝关节半月板根部附着区的解剖学测量［J］.中国骨伤，2020，33（3）：234-237.

［3］张莽，李联祥，张丽萍，等.胎儿膝关节半月板的形态学观测及其临床意义［J］.

解剖与临床，2002，7（4）：145-147.

［4］岳黎敏，郭新华，关华，等.胎儿膝关节内侧半月板的增龄性形态学观测［J］.承德医学院学报，2006，23（1）：10-12.

［5］赵章伟，周凯，李琪，等.膝关节半月板根部附着区的解剖学测量［J］.中国骨伤，2020，33（3）：234-237.

［6］吴铮，任静，万建杉，等.步态周期下半月板损伤对膝关节生物力学性能的影响［J］.中国组织工程研究，2020，24（21）：3299-3303.

［7］朱文辉，王予彬.膝关节半月板损伤后愈合的细胞分子生物学研究进展［J］.中国微创外科杂志，2008，8（8）：752-754.

［8］张伟佳，王予彬，章亚东，等.半月板缝合修复对半月板愈合影响的实验研究［J］.中国修复重建外科杂志，2000，14（2）：77-79.

［9］王建，杨志明，秦廷武，等.培养软骨、关节软骨、生长板和半月板的超微结构研究［J］.中国修复重建外科杂志，2003，17（3）：247-250.

［10］赵玉鑫，王洪.半月板移植供体选择［J］.中国矫形外科杂志，2006，14（4）：301-303.

［11］潘险峰，林月秋，张正治，等.透明质酸对体外培养半月板纤维软骨细胞的影响［J］.第三军医大学学报，2004，26（18）：1658-1660.

［12］姚禹，钱军.半月板外突病因的研究进展［J］.中华骨与关节外科杂志，2021，14（5）：432-436.

［13］王新亮，赵太平，邵林，等.自体半月板移植固定方法的实验研究［J］.中国临床解剖学杂志，2006，24（1）：93-95.

［14］熊建义，王大平，陈其勋，等.纤维蛋白粘合剂治疗半月板无血运区损伤的实验研究［J］.中国现代手术学杂志，2000，4（3）：191-192.

［15］张文涛，黄英，卢世璧.三种下蹲试验对半月板损伤的诊断意义［J］.实用骨科杂志，2006，12（6）：511-513.

［16］傅德杰，杨柳，郭林.半月板损伤与下肢力线［J］.中国矫形外科杂志，2021，29（4）：330-333.

［17］刘清宇，石伟.半月板后根部损伤的诊断和治疗进展［J］.中国微创外科杂志，2021，21（6）：540-544.

［18］靳波，甄俊平.盘状半月板周缘稳定性的MRI评估［J］.医学影像学杂志，2021，31（3）：527-528，538.

［19］魏立伟，高燕，桑亮，等.关节镜手术治疗半月板囊肿的处理策略［J］.中国骨与关节损伤杂志，2021，36（4）：407-409.

［20］边文瑾，甄俊平.MRI在盘状半月板诊疗中的应用进展［J］.磁共振成像，2021，12（1）：118-120.

［21］田海泉，李璐，张鹏，等.关节镜下半月板全内对比内-外缝合疗效的Meta分析

[J].中华关节外科杂志：电子版，2021，15（4）：450-457.

　　[22] 李浩，杨振，高仓健，等.载血小板衍生生长因子3D生物打印半月板支架的制备流程 [J].中国组织工程研究，2021，25（28）：4465-4472.

　　[23] 郑守超，石晶，王峰，等.关节镜下半月板成形术治疗膝关节半月板损伤患者的效果观察及对Lysholm评分、关节生理功能的影响 [J].解放军医药杂志，2021，33（3）：82-86.

　　[24] 仇建军，邹翰林，张磊，等.富血小板血浆修复半月板损伤的研究进展 [J].国际骨科学杂志，2021，42（5）：305-309.

　　[25] 乔凌晖，刘炀，周佩玲，等.半月板组织工程学研究进展 [J].江苏医药，2020，46（10）：1059-1063.

　　[26] 青婉怡，王星星，周圣梁，等.组织工程半月板中干细胞的研究进展 [J].中国组织工程研究，2020，24（19）：3071-3077.

　　[27] 耿彩云，李众，周路，等.三种方法保存半月板的形态与生物力学比较 [J].中国矫形外科杂志，2020，28（23）：2170-2174.

　　[28] 庄传记，陈文昭，江新民.临床阳性体征与膝关节半月板损伤的相关性研究 [J].中国当代医药，2020，27（35）：122-124.

（李义凯，陈荣庄）

第四十五章 滑膜皱襞综合征

膝关节滑膜皱襞综合征是关节镜技术出现后逐渐被认识的一种病症，是由于滑膜皱襞的病变或异常所导致的膝关节功能紊乱性疾病，表现为膝前痛、弹响、交锁、打软腿、积液和功能障碍等。膝关节的滑膜皱襞本身不产生症状，为不恒定的胚胎残留物。在受到外伤、长期磨损和慢性炎症等诱发因素作用时，皱襞可炎性变而充血水肿、纤维化，失去原有弹性，产生临床症状，并可损伤关节软骨等其他膝内结构。由于本病的症状和体征与其他膝部病变相似，且体格检查方法较少，易被漏诊、误诊，需要借MRI和关节镜检查等方法协助确诊。早期可采用非手术治疗，无效时可行最为有效的关节镜治疗。需要在滑膜皱襞的具体形态、空间位置、与周围软组织和软骨的关系、神经血管的具体分布等方面进行进一步的研究，但上述领域研究成果不多。

第一节　概　述

膝关节滑膜皱襞综合征（plica syndrome）是膝关节内扰乱症中占较大比例的疾患之一，但由于对其认识不足，或因诊断技术条件所限，以往认为本病是一种罕见的病症，以致大量患者被误诊或漏诊。关节镜兴起之后，本病日益受到关注，它实际上是膝关节紊乱症的常见原因。早在1904年Hoffa报告了膝关节髌下脂肪垫嵌顿，即所谓Hoffa综合征。髌上滑膜皱襞首次由Mayeda在1918年描述。1950年，Pipkin指出了髌上滑膜皱襞的纤维化、钙化或玻璃样变可产生病变。此后，相继有膝关节滑膜皱襞综合征、滑膜顶架综合征、滑膜皱襞嵌顿综合征、滑膜组织挤挟综合征及病理性滑膜皱襞引起的膝内扰乱症等一系列概念近似的病例报告或描述。1985年刘尚礼在国内首次报道2例。有关本病症众多的命名，从另一侧面反映了本病症尚未有一个较完整的现代概念。滑膜皱襞的同义词很多，如滑膜襞、褶、叠、架、台及重迭等（synovial plica, fold, pleat, shelf, ledge and duplication, etc），因而也就出现过许多命名。由于国内解剖学上的统一用词为"滑膜襞"，而临床上又惯用"滑膜皱襞"一词，故本病症应以滑膜襞或滑膜皱襞综合征（synovial plica syndrome）命名为妥。以往对本病症的许多命名，可视为广义的滑膜皱襞综合征的次分类或亚型。

膝关节的滑膜皱襞是胚胎发育中不恒定的残留物。胚胎发育在9周左右时，滑膜间质在膝关节处形成纤维性关节囊，到12周时滑膜间质退化形成髌骨上间隙和两个胫股前间隙，然后进一步退化逐渐形成膝关节腔。有些人此滑膜组织因未完全退化，残留形成滑膜皱襞，或滑膜间隔吸收不完全而形成突出于关节腔的条索状物。滑膜皱襞解剖学形态及病理改变与滑膜皱襞综合征的发生有关。但滑膜皱襞的存在不一定产生临床症状，只是在损伤后才引起膝关节痛、假性绞锁、积液肿胀、肌肉萎缩和功能障碍等一系列综合征，即滑膜皱襞综合征。

髌内侧滑膜皱襞（mediopatellar plica，MPP）是膝关节的正常结构，发生率18.8%~80%。因MPP退化不全、形态异常，或因外伤、慢性劳损、炎症等刺激致其增厚、水肿、纤维粘连、失去弹性等，则为病理性MPP，可引起髌内侧痛、弹响、关节屈曲受限等临床表现，称髌内侧滑膜皱襞综合征（mediopatellar plica syndrome，MPS），发病率3.8%~5.5%。病理性MPP可引起髌股关节面软骨磨损，导致关节退变，是膝关节退行性变的独立危险因素。MPS的临床表现及影像学表现缺乏特异性，不易与膝关节其他疾病相鉴别，尤其易被误诊为半月板损伤、髌骨软化、髌股关节紊乱等，故诊断困难。随着临床经验的积累、影像学的支持及关节镜技术的推广普及，本病的确诊率将显著提高。诊断有赖于详细病史及体格检查，而关节镜是最可靠的诊断方法。早期以非手术治疗为主，部分患者需手术治疗。

第二节　组织胚胎学

滑膜皱褶起源于胚胎发育时的滑膜间隔结构，在后期滑膜间隔消失后溶入膝关节腔，如果间隔至成人阶段时仍不消失，则称为滑膜皱襞。关于滑膜皱襞的成因尚存在分歧，有多种观点，尚需进一步研究和探讨。但不管怎样，滑膜皱襞是膝关节内广泛存在的"正常"结构之一，是一种解剖变异组织，或发育中的遗留组织。在胚胎的第7周时，胫股之间被非软骨性的芽基所分开。一般在胚胎第9周之前，在实心的胚胎滑膜间质内尚不存在关节腔。继续发育下去，才产生纤维性关节囊。滑膜组织又将关节囊分为一个髌股上间隙和两个胫股前间隙。大约胚胎第12周，这些分隔关节腔的间质进一步退化，开始形成单个关节腔，而残留部分便形成了滑膜皱襞。第13周时，在肢体胚芽中，形成内、外两个间隔，将来形成膝关节间隙，上面的陷凹形成髌股关节间隙。这3个原始滑膜腔被细小滑膜彼此隔开，然后小的滑膜被吸收掉，形成一个整体滑膜。膝关节腔内存在髌骨上、髌骨下、髌骨内侧及髌骨外侧等多个隔膜腔，到胎儿后期隔膜逐渐消失，渐而融合成一个腔隙，即膝关节腔。如果这些隔膜在胎儿出生后仍未消失或吸收不完全，其上的滑膜索状物就会突入关节腔形成分隔，并可能在发育全过程一直维持，直到成人时依然存在，便形成滑膜皱襞。根据滑膜皱襞发生部位的不同可分为髌上、髌下、髌内、髌外滑膜皱襞。最常见的是髌下滑膜皱襞，其次是髌内及髌上滑膜皱襞。髌内滑膜皱襞更易导致滑膜皱襞综合征，髌下滑膜皱襞一般认为是非病理性的，很少引起症状。光学显微镜下，髌内侧皱襞由外层的单层或复层滑膜细胞和其下的疏松结缔组织、众多的毛细血管和小静脉、近似正常的滑囊组织组成。深层为致密的胶原组织，没有弹性纤维。研究发现，髌上和髌下滑膜皱襞与胎龄无明显相关性。髌内滑膜皱襞的发生率与胎龄则密切相关，胎龄越大，髌内侧皱襞的发生率越高。滑膜皱襞主要由弹性组织及疏松结缔组织组成，可随膝关节屈伸运动而拉长、变形。

第三节　解　剖

膝关节滑膜皱襞是胚胎期关节内滑膜发育退化不全的残留物，多数不引起症状。在胚胎发育到第8周时膝关节内被滑膜分化成3个间隔：胫股内侧隔、胫股外侧隔、髌上囊。这些滑膜间隔在几周后会被部分吸收，从而形成完整的关节腔。如果吸收失败，残留下来的滑膜就形成了滑膜皱襞。滑膜皱襞是向膝关节腔内突出的滑膜折叠，正常的滑膜皱襞薄而柔软。根据滑膜皱襞的分布情况及其与骨的关系，分为两大类。一类在股骨与胫骨间（股胫关节），称为股胫间襞；另一类介于髌骨与股骨间（髌股关节），称为髌股间襞。股胫间襞主要为两侧的翼状皱襞。髌股间襞依其与髌骨的方位关系，又分为4型：髌上皱襞、髌外侧皱襞、髌内侧皱襞和髌下皱襞。滑膜皱襞的位置及类型与临床表现密切相关。髌上皱襞位于髌上囊与关节腔间，较常见。有研究报道，318例滑膜皱襞手术中，髌上皱襞发生率为57.8%；并根据关节镜下观察到的皱襞位置及形态特征将髌上皱襞从部分到完全型分为10个分型。尽管髌上皱襞发病率高，皱襞形态各异，但是极少发生滑膜皱襞综合征。因此，髌上皱襞是膝关节内的正常组织结构。本病的病理生理学机制仍不清楚。

一、髌上皱襞

髌上皱襞位于髌上囊与膝关节腔邻接处，起于股骨干骺端前方髌骨上窝内侧或外侧间隔的滑膜，斜向下走行到股四头肌腱后方，止于髌骨上缘。髌上滑膜皱襞是胚胎髌室与髁室之间分隔的残迹，该分隔如果是完整的，则其前方起于股四头肌的后面，并沿髌上区由后方延伸而形成完整的隔板型髌上皱襞，可完全封闭髌上囊，即将髌上囊与其下的关节腔完全分开，称完全型髌上滑膜皱襞。髌上滑膜皱襞的位置和形态有很大变异，形态有右上方、外上方、内上方、半弧形、中孔形和完全隔膜形。部分中间有孔的髌上皱襞更为多见，关节液可通过孔隙流动于髌上囊与膝关节腔之间。但由于中孔形和完全隔膜形较其他类型的皱襞厚、紧张度大，弹性又较差，运动中易破裂或因髌上囊积液而引起症状。内侧和外侧各遗留一半月形的皱襞，称为双皱型。只有内侧半月形皱襞者称为单皱型。胎龄越小，隔板型皱襞的发生率越高。髌上隔板型皱襞，可能会对防止髌上囊与膝关节腔之间疾病的相互浸润起到一定的作用。常见是起于股四头肌腱并与髌上囊内侧壁相连的粗壮滑膜索条状物，极少见的类型是其将髌上囊与其他关节间隙分开，髌上囊仅通过小口与其他关节间隙相连。髌上滑膜皱襞发生率很高，有人观察了752例膝关节镜检所见髌上滑膜皱襞的镜下形态并对其进行分型：髌上滑膜皱襞出现率为98.3%（739例），其中完全隔膜型

5.81%（43例）、双囊型0.41%（3例）、中孔型3.78%（28例）、双襞型34.24%（253例）、单襞型55.75%（412例）。

二、髌内侧皱襞

髌内侧皱襞，又称滑膜棚架或内侧棚架，是一种滑膜增厚形成的纤维带。这种结构在所有正常膝关节中均有发现，其具有分泌黏液的功能。髌内侧皱襞是最易引发临床症状的膝关节皱襞之一，解剖学上大约有50%的发生率。它起于髌关节内上侧髌上囊滑膜壁，斜向下跨过髌骨，止于与髌下脂肪垫相连的滑膜上，也可连接髌上皱襞，但单独存在的髌内侧皱襞更为多见，一般是双膝对称存在。宽大的髌内侧皱襞可覆盖股骨内髁软骨面，甚至可以进入髌股关节之间（彩图45-1）。1939年Lino第一次通过解剖髌内侧滑膜皱襞描述了4种类型。在此基础上Koshino对100例患者进行膝关节镜检查，发现45例有髌内侧滑膜皱襞，并归结为4种类型：A型：类似角状内侧滑膜隆起；B型：皱襞样，但并不全覆盖股骨内侧髁前内侧；C型：皱襞样结构稍大，但并未覆盖全部股骨内侧髁等；D型：与C型类似，但在皱襞与滑膜壁之间有分隔，类似桶柄状。目前，较公认的髌内侧皱襞分类法为Sakakibara分类法：A型：位于膝关节腔滑膜壁上，呈索带状；B型：形如棚架，未覆盖股骨内侧髁关节面前部；C型：形如棚架，覆盖股骨内侧髁关节面前部；D型：形如棚架，覆盖股骨内侧髁关节面前部，皱襞中央有缺损。A型和B型皱襞有产生症状的可能；C型和D型皱襞位于髌股关节间，屈曲位时肥厚或纤维化的滑膜皱襞与髌股软骨产生撞击，极易产生症状，甚至引起关节内其他结构的损害。宽厚且较坚韧的滑膜皱襞是临床上发生滑膜皱襞综合征的解剖学基础。据测量，髌内侧滑膜皱襞长度为（30.6±6.2）mm，宽度为（4.4±1.8）mm。研究发现，髌内侧皱襞发生病理性改变和造成股骨关节面软骨损伤的比例最高。

三、髌下皱襞

髌下皱襞也称黏膜韧带或翼状韧带，是位于髌下脂肪垫后面的水平帘状物，为最常见的膝关节滑膜皱襞，是由脂肪垫延伸而成的一个韧带样的残余结构，通常呈铃形。髌下皱襞起点处较狭窄，起于股骨髁间窝前缘，附着在髌上脂肪垫远端，向前下方走行，跨过关节间隙前部，然后逐渐下行变宽呈带状，走行于前交叉韧带的前方并与之相连，呈束状或带状，附着于髌下脂肪垫（彩图45-2）。关节镜新手很难将其与前交叉韧带区别开。某些异常宽大、肥厚的髌下皱襞甚至可将膝关节腔分隔为内、外侧两个腔室，如不做关节镜检查很难发现。胎儿的髌下皱襞如细丝，故称丝状型。皱襞大部分为脂肪组织环绕者称为脂垫型。也有的上端为带状，下端环绕较多脂肪，仍归为带状型。髌下滑膜皱襞突入长度最长，但其位于髌韧带与股骨髁间窝之间，膝关节运动，如伸屈活动时皱襞会随之伸展或皱缩，不会使其伸延到与骨的接触面中，故很少发生病理改变。

四、髌外侧皱襞

髌外侧皱襞为最少见的皱襞，呈纵行，非常细薄，位于髌骨外侧1~2cm处。起于膝关节腘肌腱裂孔上方，髌上囊的外侧壁，经膝关节外侧壁下行，止于髌下脂肪垫。髌外侧滑膜皱襞的突入长度不足以引发临床症状。应注意的是，某些位于外侧隐窝的滑膜结构不属于髌外侧皱襞，亦很少产生症状，如外侧翼状皱襞、外上皱襞及横向弧形皱襞。

膝关节内滑膜皱襞的形态及体积差异很大，可能是细小滑膜、粗大的纤维索条，线状、翼状、索条状或片状皱褶等。常见的膝关节滑膜皱襞多为不完全性的隔膜。在膝关节滑膜皱襞残存率方面，报道的数值亦存在较大差异。据统计，多达60%的膝关节存在滑膜皱襞，10%的膝关节内无任何皱襞。关于髌上皱襞，尸检发现残存率为89%，临床报告为18%~70%；而髌内侧皱襞的残存率为18.5%~55%；髌下皱襞为100%，多数不产生临床症状，故是正常的滑膜折叠。

第四节　病因病理

膝关节滑膜面积是全身大关节中最大者，正常情况下为适应关节的各种活动，滑膜自身形成许多小的皱襞，可随膝关节的伸屈活动而延展变形，顺应关节的活动。滑膜内有感觉神经末梢，在受到刺激后可引起疼痛。当皱襞大且受到反复磨损等生物学刺激，或因外伤发生炎症、充血、水肿、纤维变性而失去弹性，则其在膝关节伸屈运动时与关节软骨发生摩擦，发生滑膜皱襞和软骨的损伤，导致症状产生。表现为膝上方的慢性间歇性疼痛，爬楼梯及久坐后疼痛加重。髌上和髌下皱襞虽出现率较高，但由于有脂肪垫、滑囊或韧带等软组织保护，不易产生症状，不过近来有作者质疑这种见解。髌上皱襞如果是完整的隔膜，将髌上囊和关节腔分隔开，则称为完全型髌上皱襞。完全型髌上皱襞很少引起临床症状。髌内侧皱襞出现率最低，但髌内侧滑膜皱襞综合征发生率最高。有人认为，髌内侧滑膜皱襞是导致膝关节前内侧疼痛及膝骨关节炎的重要因素，与膝关节软骨损伤呈正相关。关节活动时，滑膜皱襞易进入关节间隙，导致滑膜皱襞反复炎症及瘢痕增生，并引起周围软骨和半月板结构继发性损伤。滑膜皱襞在膝骨关节炎的发病过程中扮演重要角色。有研究发现，滑膜皱襞者的关节病变发病风险高于无滑膜皱襞者，100%的严重内侧室骨关节炎患者存在滑膜皱襞。滑膜皱襞是关节镜下手术治疗内侧半月板损伤临床效果的重要影响因素。即使滑膜皱襞在早期未引起临床症状，也不能忽视其潜在的危险性。

髌内侧滑膜皱襞纵行于髌股间，由于髌骨内侧缘大多有一斜面，使此皱襞得以发育较长。但正常情况下，此皱襞并未延伸至髌股关节的接触面上，不影响膝关节的屈伸功能。若此皱襞因创伤、炎症和瘢痕化而出现异常增大或肥厚时，常越过髌骨关节面的内侧嵴而被挤压于髌股关节之间，导致膝关节滑膜皱襞综合征。髌内侧滑膜皱襞综合征发生率较高与下列因素有关：①该皱襞位置表浅，紧靠胫股关节，缺少组织保护，极易损伤；②该皱襞稍有病理改变，很容易引起胫股关节面不适当的摩擦和机械性阻挡，反过来又可加重皱襞病变，产生或加重症状。

滑膜皱襞通常位于关节各骨间的缝隙处，起填充空间和缓冲震荡的作用。一般不会导致临床症状。有资料表明，150例膝关节镜检查中有详细记录存在滑膜皱襞者62例，而产生滑膜皱襞综合征症状者仅6例。然而，各种皱襞的位置与发育情况不同，以及各种其他原因可能破坏滑膜皱襞的正常形态结构或使其出现炎症肿胀与增生，尤其当其被挤压至两骨之间时，就会产生疼痛、弹响，引起关节功能的障碍。其病因包括：①直接创伤，皱襞受到钝性撞击；②间接损伤，运动过量，膝关节被迫反复屈伸或扭转，皱襞受到牵拉及髌股关节面的反复挤压、摩擦；③膝内其他病变引发慢性炎症，累及皱襞。损伤和劳损可使皱襞充血水肿、变厚变硬、纤维变性而失去弹性，这种结构变化破坏了皱襞与关节间隙之间原有的协调性，所以在关节伸屈活动时很容易与关节软骨发生摩擦，甚至嵌夹于关节间隙中而产生炎性反应。反复发作的滑膜炎可波及滑膜皱襞，使其充血水肿、变性粘连，最终形成无弹性的纤维束样组织，这种变硬的纤维束样结构紧如弓弦，很容易发生皱襞嵌夹及软骨磨损。膝关节屈伸活动时，纤维化的皱襞不能随之变形拉长，形成对股骨髁的机械性刺激，轻者引起股骨髁边缘的滑膜出现继发性炎症，重者导致髌骨及股骨髁软骨的蚀损。软骨退变往往是由于正常软骨承受了不适当的力学环境而致使软骨发生进行性破坏，而肿胀、增厚、变硬的滑膜皱襞伸入关节所形成的物理填塞作用，可以直接干扰髌骨的运动轨迹，造成关节表面应力分布不均衡，致使接触应力增高的部分发生软骨磨损，而接触应力减少的部分出现软骨退变表现。同时，增生肥厚、变硬、纤维化的髌内侧皱襞的填塞推挤作用，可使髌骨发生外倾或外移，久之则内、外侧支持带张力失衡而最终导致外侧支持带挛缩，从而进一步加重髌骨的外移、外倾及应力失衡。这可能是部分内侧皱襞患者出现髌骨外侧软骨面严重磨损的原因。随着炎症的持续，滑膜皱襞组织逐渐被纤维组织取代而变硬，从而加剧了软骨的磨损。严重者股骨髁软骨相应部位磨损，甚至出现深沟。病理性滑膜皱襞发病机制中对软骨的破坏还有基质金属蛋白酶的参与，病理性滑膜皱襞可产生MMP-1和TIMP-1，两者分布不平衡，可能是导致软骨破坏的生物学因素。

发病早期，症状多来自产生炎症的症皱襞本身。晚期症状则多由皱襞受牵拉引发的纤维化和关节软骨的损伤所致。滑膜皱襞退化不全、形态异常是发病的基础和内因，而创伤、炎症、摩擦退变只是其诱因。儿童滑膜皱襞综合征的发生机制有别于成人，后者多数是继发性改变，而儿童则多为原发性皱襞损伤。

有人认为髌上滑膜皱襞与髌上囊引起膝关节紊乱的症状是相似的。膝关节类似水泵，髌上滑膜皱襞类似于单向瓣膜，将进入髌上囊的关节液挡住。髌骨脂肪垫好像一个"活塞"，即在每一次运动时，液体都对髌上囊产生撞击。这样一个不正常循环的建立，导致髌上囊受撞击增大而发病，临床上皱襞综合征更符合撞击理论。膝关节屈曲超过70°时髌上皱襞可损伤股骨髁部。

解剖研究证明，许多膝关节内的滑膜皱襞存在变异，先天即表现为粗厚、宽大、纤维化，质较硬而缺乏弹性，大部分人认为此种皱襞更易发生病理变化，导致临床症状的产生。有报道1例15个月大的女婴的右膝发现病理状态的滑膜皱襞。其膝关节屈曲挛缩40°。关节镜探查发现髌股关节间有一肥厚而宽大的髌内侧皱襞，并在屈膝40°时与髌骨内侧面紧密接触，妨碍关节进一步伸直。皱襞切除后，伸膝获得进展。但为什么一些滑膜皱襞有症状而另外的却不引起症状，值得进一步研究。

第五节　临床表现

一、症状

患者常主诉膝关节间歇性钝痛和肿胀，疼痛有时不能肯定，一般随活动而加重，尤其是上下楼梯、外伤、屈膝久坐后可使疼痛加剧或引起膝前痛。弹响为另一个常见的主诉，这是由于滑膜皱襞跨过股骨髁而产生。其他非特异性症状包括股四头肌无力、打软腿、肿胀、绞锁、无力及僵硬等。髌内侧髌皱襞最易引发症状，特别是在爱好运动的青少年。髌内侧皱襞病变时疼痛位于股内侧髁或髌内侧，类似内侧半月板损伤。髌外侧皱襞通常较细薄，很少产生症状，其临床表现与髌内侧皱襞相似，但疼痛、弹响均发生于髌骨外侧关节线上方。滑膜皱襞也可引起无创性关节积血，但罕见。

二、体征

髌骨内侧压痛、弹响，关节可有肿胀，运动功能部分丧失，McMurray征可阳性，膝关节过屈或过伸痛。有时在髌骨内侧可触及滑动的索状物，患病时间较长者，可伴有不同程度的股四头肌萎缩。膝关节屈伸活动时则感觉更明显，但内侧索条并不是特异性物理检查体征。如果确实有内侧索条，可支持诊断，但如无，也不能排除滑膜皱襞之诊断。查体在髌骨外围1cm区域内有压痛，压痛点多不在关节间隙而偏股骨一侧。有时关节屈伸过程中在压痛点处皮下可摸到一纵行索条滑动，甚至有低沉的弹响。

第六节　诊断及鉴别诊断

一、诊断

迄今为止，滑膜皱襞综合征的临床诊断仍是个难题，许多症状和体征在大多数膝关节结构紊乱中普遍存在，缺乏特异性，且大多数滑膜皱襞不引起临床表现。滑膜皱襞综合征可根据病史及物理检查做出初步诊断，需要详细地了解病史，全面、仔细地查体，尤其要注意膝关节前内侧的压痛点、弹响的部位及压痛处是否可触及痛性条索，且条索随膝关节屈曲而滑动，无半月板或十字韧带损伤体征。但实际上，只有少数病例可在髌内侧触到条索状物。本病常有髌内侧压痛，有两个诱发试验可帮助诊断：一是手指压在髌骨内侧缘，使膝关节外翻及内、外旋，如诱发疼痛可提示诊断；二是患者膝关节伸直放松，检查者一手把髌骨推向内侧，一手用手掌抵住髌骨下半部向后上方挤压，这时皱襞则挤夹于髌股之间，可出现明显疼痛。在排除了髌股关节病变和髌下滑膜炎的情况下，有参考价值。诊断标准：①具有膝痛及髌内侧压痛伴有压迫股内髁膝关节屈伸试验阳性、可触及痛性条索、麦氏征阳性中任何1项，即可初步做出临床诊断；②具有膝痛及髌内侧压痛伴有压迫股内髁膝关节屈伸试验阳性、可触及痛性条索、麦氏征阳性中任何2项或3项，即可诊断；③膝痛及髌内侧压痛伴有胶着、弹响、交锁、髌骨压痛等指标中有2项以上时，应高度怀疑滑膜皱襞综合征。

　　X线检查可排除其他原因导致的膝痛，特别是骨性改变，但对确诊该病无帮助。CT及超声为非介入性检查，对诊断有某些帮助。MRI可清晰分辨滑膜皱襞，并可确定皱襞大小及位置。MPP为富含纤维、血管成分的线样结构，MRI上一般表现为低信号，在矢状位PD-T$_2$W序列高信号背景衬托下，即使关节腔无或仅有少许积液，也可清晰显示。研究显示，矢状位PD-T$_2$W序列诊断MPP的敏感度为100%，特异度为63.6%，与关节镜检查结果一致性好，提示矢状位PD-T$_2$W序列是观察MPP的最佳序列。

　　关节镜是诊断本病的金标准，也是诊断滑膜皱襞综合征最直接和最准确的手段，应列为首选检查方法，但为有创操作。关节镜可直视皱襞的形状、大小、病理改变程度及与髌骨、股骨的对应关系，了解髌骨、股骨是否有继发性改变。正常皱襞柔软、有血运，并有滑膜覆盖。增厚、圆条状、纤维化，且有白色内侧边者被认为是病理性的。典型的可见到髌内侧残留的隆起或大片的滑膜皱襞，有炎症、出血、破裂、增厚、纤维化等病理变化，纤维化的皱襞有时将股骨髁软骨面磨损而出现沟槽。很多滑膜皱襞是在行关节镜检查时偶然发现。经关节镜证实，超声诊断滑膜皱襞的敏感度为86.9%，特异度为70.0%。与关节造影、CT、MRI相比，超声敏感性高，特异性稍低。

　　关节镜观察内容：①动态观察滑膜皱襞的宽度，看其是否超过股骨内、外侧髁的1/2～1/3。但需要注意部分滑膜皱襞粘连返折，虽然增宽不明显，但关节软骨磨损却较严重，所以不能仅以宽度作为标准。②皱襞色泽，看有无充血或缺血苍白。③皱襞厚度，看有无充血水肿及变厚。④皱襞弹性，看有无变硬及纤维化，屈伸关节以观察伸缩性。⑤皱襞与关节面的关系，看活动时是否伸入关节面间隙、是否挤夹舌瓣。⑥皱襞对应区的软骨变化，观察软骨有无毛糙、软化或剥脱现象。⑦因粘连、反折、变硬及纤维化，钩探时弹性下降或消失。

　　根据关节镜检查结果把髌内侧滑膜皱襞分为7型。Ⅰ型。不完全退化型，仅于膝关节囊内壁隆起部分可见到皱襞的痕迹和残余；Ⅱ型：膜状型，髌内侧关节囊壁可见到突出的白色片状透明膜状物；Ⅲ型：条索型，沿关节囊内壁走行至股骨内髁内侧逐渐消失，呈窄条带状；Ⅳ型：摩擦型，沿关节囊内壁向下呈斜形走向，位置较低，弧形跨过股骨内髁前方或内侧，与翼状皱襞相延续或直接延伸至关节前方，呈半弧形棚状物；Ⅴ型：挤夹型，沿关节囊内侧壁走行，位置较高，呈半弧形棚状物，遮挡于股骨内髁前方，并伸入髌股关节内受到挤夹而形成衬垫；Ⅵ型：滑膜增生型，在外伤急性期或合并有风湿性关节炎、脂肪垫挤压综合征等时，往往可见到皱襞上披附较厚的、增生明显的滑膜，皱襞水肿，连同增生的滑膜一起填塞于髌内侧间隙或伸入髌股关节间隙，形成嵌顿；Ⅶ型：弓弦型，较少见，髌内侧皱襞自中内部断离分叉，游离缘抬起，呈弓弦状伸入并且跨过髌股关节间隙，呈条带状，宽窄不一，只有起止点与关节囊相连。

二、鉴别诊断

本病易与许多引起膝关节紊乱的疾病相混淆，如髌骨软化症、伸膝装置损伤、半月板损伤及游离体等，故诊断滑膜皱襞综合征宜采用排除法，逐步排除其他膝部病变。但因其临床表现与其他膝部病变相似，故鉴别诊断较为困难。

1.**内侧半月板损伤** 两者在病史、症状、体征方面存在许多相似之处。由于内侧皱襞嵌入引起交锁、膝软和不稳，可表现为半月板损伤的体征，很容易与其混淆。半月板压痛点一般位于关节间隙，而髌内侧滑膜皱襞综合征压痛点偏上，在髌骨下内侧。做麦氏征检查时要注意弹响性质，半月板弹响是清脆音，而滑膜皱襞综合征则表现为低音弹响。半月板损伤有真正的绞锁，而后者除髌内侧滑膜皱襞有裂孔所致绞锁外多为卡住的感觉，而不是真正的绞锁，且其卡住时伴有疼痛，不产生活动范围的绞锁，为假性绞锁。半月板损伤多有明确的外伤史，如膝关节半屈曲旋转致伤。

2.**髌骨软骨软化症** 往往与髌内侧滑膜皱襞综合征同时存在，所以有时很难鉴别。滑膜皱襞综合征使软骨产生的软化多位于髌骨内侧面，以单膝为多；而髌骨软化症多为双侧，且疼痛在膝半蹲位时明显，髌骨有明显的挤压痛和摩擦感，痛点不限于髌骨内侧面。髌内侧滑膜皱襞综合征疼痛部位在髌骨内侧并有明显压痛点，髌骨研磨可引起疼痛，但无髌骨软化的摩擦感。

3.**膝关节骨关节炎** 多为膝关节内侧痛，且广泛，髌骨研磨试验阳性，关节活动有摩擦感，但无外伤史，逐渐发病。麦氏征阴性。X线检查可见关节退变征象。膝骨关节炎病变的整个过程不仅影响到关节软骨，还涉及到整个关节，包括软骨下骨、韧带、关节囊、滑膜及关节周围肌肉，最终导致关节疼痛和功能丧失，病理性滑膜皱襞所造成的机械性摩擦和髌股关节对合关系紊乱，也是引起膝关节骨关节炎的重要病因。

4.**髌下脂肪垫炎** 本病是由于髌下脂肪垫病理性肥大而受到髌股关节的挤压，特别是膝关节伸直时更明显，产生充血、水肿等炎性反应所引起的疼痛，压痛点在髌尖的髌下脂肪垫处。

5.**髌股关节病** 诊断滑膜皱襞综合征最困难的是将髌股关节病或髌股关节运动轨迹不正常与该病区别开来。髌股关节炎要多于滑膜皱襞综合征，并且常被忽视。多数膝前的弹响是由髌骨不正常运动引起。对每个主诉膝前痛的患者应仔细检查髌骨及其运动轨迹。膝关节屈曲时施力于髌骨、挤压股骨引起疼痛也提示髌股关节的异常。X线检查可见股骨髁间沟增大、外侧倾斜及髌股松弛、外髁发育不全，或其他类型髌股关节病及力线不正。应在排除髌股关节病后才能诊断滑膜皱襞综合征。

6.伸膝装置损伤　多有过量体力活动或运动史，各年龄段均有发病。可有髌周伸膝装置肿胀、压痛，紧张时仍无缓解。髌骨研磨试验和髌骨抽动试验多为阴性。

7.游离体　它所造成的膝痛通常为发作性，一些患者在出现交锁的同时，在膝关节表面可触及"肿物"，而在缓解期无任何表现，体检时可以有髌内侧压痛，但在不同时间反复做压迫股骨内髁膝关节屈伸试验，可发现病变并不固定于髌内侧。

第七节　治　疗

诊断越早，治疗效果越好。对本病的治疗可采用非手术和手术治疗。一般症状轻，没有绞锁的患者适用于非手术治疗，主要有休息、制动、理疗、按摩、封闭、温针、消融、射频、肌肉力量训练（以静力训练为佳）、非甾体类抗炎镇痛药，或将药物直接注射于病变皱襞等疗法。药物注射是采用局麻针头穿刺到膝关节腔内，在关节镜监视下，将泼尼松龙直接注入滑膜皱襞中，根据皱襞体积大小，注射点可选择一点或数点。要避免药液误入关节腔，导致治疗效果不佳。若病程长，非手术治疗疗效差，则应采用手术治疗，关节镜手术为首选，这是诊断和治疗本症最简单和最有效的方法，也是一种根治性手术。手术时，需要切除病理状态的皱襞，避免其导致膝关节内其他结构，特别是关节软骨的损伤。切除皱襞时，应从其附着部切除其全长，使之完全去除，如仅从中部剪断，皱襞可自行愈合，再次出现症状。此外，还要将增生的脂肪垫切除。研究表明，切除髌内侧皱襞，可预防软骨进一步被皱襞损伤，但不宜做预防性切除。关节镜对本病的诊断及治疗有着其他方式不可替代的优势，它能发现病变的皱襞而且能直接观察皱襞的病理改变，指导治疗。施行关节镜下滑膜皱襞切除术应特别注意系统探查关节腔，依次检查髌上囊内侧隐窝、内侧软骨及半月板、髁间窝、交叉韧带、后关节囊、外侧软骨及半月板、外侧隐窝，再次为髌股关节、脂肪垫。这样可以了解滑膜增生情况及皱襞的病理形态，更重要的是可完善诊断，除外其他的病变。滑膜皱襞的镜下切除，对关节损伤小，术后恢复快。要注意：①即使通过彻底的关节镜下检查，仍有可能检查不到髌内皱襞，可能与关节镜操作技术有关，仍需完善关节镜技术；②如术中存在翼状韧带，切除后可减轻疼痛；③术后加压包扎，并进行股四头肌功能锻炼；④内侧关节囊切除太广泛可导致薄弱，从而产生髌骨外移，切除皱襞时必须在关节囊基底部停止；⑤单纯皱襞刨刀切割可引起皱襞再形成，应结合症状片状或整块切除。此外，关节镜毕竟是一种有明显创伤的关节内介入性检查，有些患者不愿意接受。

也有作者采用针刀盲切治疗，方法是用手感触到髌内侧条状物的弹跳滑动，明确条状物的部位后，维持半屈膝位，使条状物处于紧张状态并标记。用针刀于股骨内髁表面进行横行剥离。当感觉针下紧张条状物或硬结松解后拔针。但这种治疗方法盲目性大，易切伤关节软骨及血管，其准确性和安全性值得商榷。

附：其他滑膜病变

滑膜皱襞是滑膜关节中的重要内容物，因退化或在其他病因的刺激下，滑膜皱襞可萎缩、纤维化，缓冲能力下降，可造成疼痛。关节突关节的滑膜皱襞形态有片状、绒毛状和条索状，片状包括叶片状、舌状和新月状。叶片状和新月状占大部分。

组织学研究发现，滑膜皱襞主要由滑膜细胞、脂肪组织、纤维组织和血管组成，滑膜细胞层覆盖于表面。根据组成成分把滑膜皱襞分为5型：①单纯滑膜型；②滑膜纤维型；③纤维型；④脂肪型；⑤脂肪纤维型。前3型形态不规则，可呈片状、新月状或盘状，后2型可呈舌状、叶状或瓣状。也有依据脂肪组织和纤维组织比例及分布不同，把滑膜皱襞分为3型：Ⅰ型是以脂肪为主型，纤维组织极少，脂肪组织遍布皱襞的基底、中部和尖部，间有血管、神经；Ⅱ型是以纤维为主型，脂肪组织少，纤维以自基底向尖端纵向排列为主，血管较Ⅰ型丰富；Ⅲ型为混合型，纤维和脂肪组织各占约50%，脂肪位于基底及中间，纤维围绕脂肪组织分布于外周，形成纤维帽样结构，部分皱襞显示为混杂排列。Kawabe等则将皱襞含血管量作为分型依据，将皱襞分为两类；Mercer和Bogduk等将关节内容物分为3类，即脂肪垫、含纤维脂肪的类半月板（皱襞）和关节囊内陷缘。由于目前尚无有效的方法检测活体的颈椎滑膜皱襞，故缺乏相应的临床分类方法。

滑膜皱襞作为关节内重要结构，其生理作用包括：①作为关节间隙填充物，并起到压力分散作用；②参与产生和吸收滑液，润滑和减少关节面之间的摩擦；③减少关节面间的直接磨损；③在椎间关节面之间起衬垫作用，保护关节面软骨；④滑膜皱襞产生的滑液还有营养关节面软骨的作用。在关节突关节囊内层的滑膜皱襞中存在着直径约0.2μm并与毛细血管伴行的有髓神经纤维，且滑膜皱襞中存在直径为0.6~12μm的不与毛细血管伴行的有髓神经纤维，此种神经末梢具有伤害性感受器的功能。有研究证实关节突关节囊和滑膜皱襞上的神经末梢，不一定需要卡压刺激传到关节囊的神经感受器才引起疼痛，其本身受到卡压也会引起疼痛。

研究证实，无论是成人还是儿童，各腰椎椎间关节均可出现滑膜皱襞。两者比较，成人滑膜皱襞的出现率高于儿童，且成人以大、中型滑膜皱襞为主，而儿童以小型为主。成人滑膜皱襞主要出现在外上、外下及外侧，而儿童主要出现在上或下缘。成人与儿童滑膜皱襞的形态均以片状为主。在相邻关节突关节之间，滑膜皱襞以双层滑膜突入形成，其根部连于关节侧缘关节囊壁。在腰椎椎间关节发育生长过程中，滑膜皱襞也有一个发生和生长过程。因此，儿童的滑膜皱襞出现率低。腰椎椎间关节是脊柱三柱结构中后柱的重要组成部分，是脊柱稳定的重要环节，其承受了相当的重力，在下位腰椎尤其如此。在腰椎的运动过程中，腰椎椎间关节毗邻关节面的挤压摩擦，刺激了滑膜皱襞生长。滑膜皱襞增加了毗邻关节面的贴合，缓冲了毗邻关节面的挤压和磨损。滑膜皱襞的适应性生长，使成人滑膜皱襞出现率大大提高。这很可能是腰椎椎间关节滑膜皱襞嵌顿多见于成人，而儿童少见的解剖学基础，也可能是成人较儿童腰背痛多见的原因之一。腰背痛作为临床中常见的病症，与滑膜皱襞的关系仍存争议。有人认为当脊柱姿势不正、运动不协调，特别是从弯腰到身体直立或腰部扭转或转向一侧时，如突然伸腰过程中，可能会出现关节的运动与多裂肌收缩不协调，未及时牵动滑膜皱襞回到正常位置，使滑膜皱襞离开滑膜皱襞的凹窝或夹在相对较高的两个关节面之间而产生滑膜嵌顿，导致突发性剧烈腰痛。特别是片状皱襞，嵌顿于两个关节面之间，刺激滑膜皱襞中的神经纤维引起疼痛，或者嵌顿的皱襞肿胀，引起不适。

除寰枢后正中关节外（寰枢后正中关节是不完全骨性关节，齿突与横韧带相关节），其他关节均有滑膜皱襞存在，滑膜皱襞总出现率为66.7%。寰枢前正中关节中皱襞位于上关节间隙，寰枕关节、寰枢外侧关节的皱襞主要分布于前外侧，多数皱襞呈月牙形，多以单片形式存在，其中所有的寰枢前正中关节中的滑膜皱襞均为单片月牙形。与成人相比，小儿皱襞数量多，且以大、中型皱襞为主，成人以小型皱襞为主，无大皱襞。镜下观察儿童滑膜皱襞有3种不同的组织学类型，其中以脂肪型和纤维脂肪型为主。在外伤或炎症作用下，皱襞肿胀变大，位置改变，发生嵌顿，这很可能是小儿好发某些上颈椎疾病，如寰枢椎旋转畸形的解剖学基础。小儿的滑膜皱襞以脂肪组织为主。随年龄增长，由于受压力或关节疾病等影响，脂肪型的皱襞有一部分转变为纤维脂肪型或纤维型，因而在成人颈椎关节中纤维型的皱襞比例增加（彩图45-3）。由于儿童的颈椎关节滑膜皱襞相对宽度（相对于关节腔直径）要比成人大，因此儿童比成人的滑膜皱襞更易发生嵌顿、破裂等病理情况，因而出现疼痛、活动受限等。AARD是小儿斜颈最常见的原因之一，多并发于上颈部感染，目前多推测其发病机制是上颈椎的感染通过各种途径传递到枕寰枢间关节，导致各关节局部充血、水肿、炎症和积液，关节囊和韧带松弛造成寰枕关节间半脱位，或者是由于上颈部感染直接导致颈部肌肉痉挛，韧带受持续牵拉松弛所致。Coutts在1934年提出AARD由寰枢关节滑膜皱襞嵌顿引起的可能。1987年Yu证实了寰枢关节中存在滑膜皱襞。1989年Kawabe对17例患儿及95例对照者进行颈部X线检查，结合尸体解剖，发现6例胎儿和婴儿的寰枕、寰枢关节中均有新月形滑膜皱襞，而在成人中则未发现，认为皱襞炎症或破裂可引起AARD。有研究表明，在滑膜层及滑膜皱襞中存在游离神经末梢，这种神经末梢可能是伤害性痛觉感受器，受到刺激时可产生颈痛。推测AARD的发病机制是，上颈部或咽喉部的感染或外伤等累及滑膜皱襞，使富有血管的皱襞充血、水肿或破裂，柔韧性和活动度变小，一旦皱襞因关节活动或压力的变化进入侧方的关节囊间隙，则不能自动回复至关节面间的正常位置而发生嵌顿，继而发生挤压，加上炎症本身的刺激，故出现疼痛和颈部肌肉的保护性痉挛，上颈椎韧带发生松弛，最终导致旋转畸形的发生。同时，寰枢前关节滑膜皱襞的炎症、水肿甚至嵌顿也可出现疼痛，为减轻对其压迫，头部出现前倾而导致寰枢前关节间隙增宽，出现影像学上寰枢椎半脱位的征象。

儿童髋关节滑膜唇皱襞嵌顿症的临床特点为突发性髋关节痛、活动受限、痛性跛行、骨盆倾斜、患肢假增长、患髋前内侧局限性压痛。影像学检查发现内下隐窝增宽、积液或发现软组织占位性病变，无骨损。本病多为髋关节内下髋臼缘滑膜唇皱襞嵌入股骨头与髋臼之间的内下隐窝内所引起的突发髋关节疼痛。髋关节囊内有3个部位存在滑膜皱襞：
①关节内侧下方唇盂外缘，位于内侧中下份髋臼缘的滑膜皱襞为滑膜唇皱襞，其大小各
异。4~14岁儿童中约88.10%存在该皱襞，而该皱襞在髋关节运动中可发生嵌顿并产生相
应症状、体征。②股骨头韧带基部。③股骨颈滑膜反折处。分别称为唇皱襞、股骨头韧带
皱襞和颈皱襞。唇皱襞呈片状和绒毛状两种类型。胎儿从5月龄起就有唇皱襞的雏形出现；
片状唇皱襞的出现率始终保持在70%左右，增长部分则全部是绒毛状皱襞。唇皱襞及其附
近滑膜在病理情况下，可能成为儿童髋关节滑膜嵌顿症等疾患的解剖学基础。

参考文献

［1］赵忠标，单云官，魏焕萍，等.膝关节滑膜皱襞综合征解剖和临床的研究现状
［J］.解剖与临床，2004，9（4）：282-283.

［2］孙可，尹东，金先跃.髌上滑膜皱襞关节镜下分型及其临床意义［J］.中国临床解
剖学杂志，2007，25（6）：711-713.

［3］岳德波.滑膜皱襞综合征［J］.医学综述，2003（S1）：38-39.

［4］孔禄生，陈日景，梁鹿章，等.200侧胎儿膝关节滑膜皱襞的形态观察［J］.解剖
学杂志，1991，14（2）：161-163.

［5］李国，李建军，陈峰，等.膝关节髌内侧滑膜皱襞分型及软骨损伤分级：MRI与
关节镜对比［J］.实用医学杂志，2017，33（7）：1164-1167.

［6］李跃，刘帅，安淑红.膝关节滑膜皱襞综合征及相关的解剖学观测［J］.泰山医学
院学报，2008，29（8）：589-590.

［7］钟世磐，戴绍业，林道资，等.膝关节滑膜皱襞综合征的解剖与临床研究Ⅰ、膝
关节滑膜皱襞综合征现代概念的探讨［J］.中山医科大学学报，1985，6（3）：60-63.

［8］邱玉华，贾育松，李晋玉，等.关节镜下膝关节清理术联合髌内侧滑膜皱襞松解
术治疗膝骨性关节炎临床效果观察［J］.临床军医杂志，2021，49（5）：571-572，575.

［9］付允，张文宙，白印伟，等.完全型髌上滑膜皱襞病例报道1例［J］.中华关节外
科杂志(电子版)，2020，14（2）：259-260.

［10］吕嘉玲，李顶夫，林帆，等.MRI诊断病理性髌内侧滑膜皱襞［J］.中国医学影
像技术，2018，34（8）：1254-1257.

［11］公伟，杨红梅.膝关节滑膜皱襞综合征的临床诊断和关节镜疗效分析［J］.生物
骨科材料与临床研究，2018，15（5）：57-59，64.

［12］郑桂玲，郝建华.肿瘤相关性低血磷骨软化症误诊为滑膜皱襞综合征［J］.临床
误诊误治，2016，29（1）：59-61.

［13］俞阳，刘利君，彭明惺，等.腰椎椎间关节滑膜皱襞的解剖学研究及成人儿童的
比较［J］.中国临床解剖学杂志，2006，24（5）：518-521.

［14］王永明，史晨辉，董金波，等.膝关节滑膜皱襞综合征发生机理探讨［J］.中国

矫形外科杂志，2003，11（22）：1533-1536．

［15］陈日景，吴养，孔禄生，等.膝关节滑膜皱襞综合征的解剖与临床23例观察［J］．骨与关节损杂志，1996，11（5）：261-263．

［16］唐学阳，彭明惺，刘利君，等.寰枕、寰枢关节滑膜皱襞解剖观测及临床意义［J］．中国临床解剖学杂志，2003，21（6）：556-560．

［17］傅之屏，彭明惺，彭庆思.髋关节滑膜皱襞的应用解剖学研究［J］．四川解剖学杂志，1995，3（2）：92．

［18］刘菊，刘利君，彭明惺，等.儿童髋关节滑膜唇皱襞嵌顿症超声表现特征［J］．中国医学影像技术，2007，23（1）：116-119．

（李义凯，陈荣庄）

第四十六章　膝关节软组织痛的解剖与临床

膝关节是典型滑膜关节，也是人体最复杂的关节之一，因具有特殊的辅助结构，如半月板，前、后交叉韧带，内、外侧副韧带，滑囊，滑膜皱襞和脂肪垫等，关节内、外任何组织结构的损伤或病变，均可引起膝痛，因而病变复杂，诊治难度大。在各年龄段，膝痛都是较常见的症状。由于认识上的不足，多将膝痛误认为是风湿。引起膝痛的疾病不同，治疗方法也不尽相同，故膝痛的诊断对确定治疗方案非常重要，也直接影响疗效。膝关节的常规骨科检查和膝周以解剖学为基础的压痛点确定，对明确诊断具有重要的临床意义。重体力劳动和剧烈跳跃者易出现诸如内侧副韧带或交叉韧带断裂、半月板损伤和软骨劳损等病变。膝关节也是风湿性疾病（如 AS 和 RA）以及代谢性疾病（如痛风）等病变症状首发的部位。随着人口老龄化的加剧，退行性骨关节炎的患者日益增多。此外，一些少见的病变也会引起膝痛。

第一节　概　　述

膝关节是由股骨下端的内、外侧髁，胫骨上端的内、外侧髁以及髌骨构成的滑车关节。关节腔内的辅助结构有膝交叉韧带，内、外侧半月板以及关节外的内、外侧副韧带和髌韧带等。膝关节位于下肢中部，是由股胫关节和股髌关节构成的椭圆屈戌关节，即①股胫关节：由股骨和胫骨相应的内、外侧髁关节面构成的椭圆关节；②股髌关节：由股骨的髌面和髌骨关节面构成的屈戌关节。股胫关节头大、关节窝浅，使两关节面不相适应，关节囊薄而松弛。膝关节功能为负重，其次为运动。膝关节可做屈伸运动，屈膝时可进行少许旋转。膝关节是人体关节中最大、负重最多、运动量最大和构造最复杂的关节，故也是损伤机会最多的关节。

第二节　膝关节的解剖及生理

一、膝关节骨性结构

膝关节主要结构涵括股骨下端（femur）、胫骨上端（tibia）及髌骨（patella）之关节面。

1.股骨下端 股骨下端向两侧和后方膨大，分别形成股骨内侧髁和股骨外侧髁。两髁的下方为髁关节面，其前方形成一个浅凹，即髌面，与髌骨构成滑车关节。股骨内髁上方为收肌结节。

2.胫骨上端 胫骨上端膨大，向两侧突出，形成内、外侧髁，其上面平坦，称胫骨平台。内、外侧髁的上面各有一微凹的关节面，分别被覆于其上面的内、外半月板加深，并与股骨内、外侧髁的关节面相对应。胫骨内、外侧髁关节面之间，各有一骨性结节融合成髁间隆起，隆起的前、后方各有平坦的小区域，分别为前、后交叉韧带的附着处。

3.髌骨 为人体最大的籽骨，由股四头肌肌腱骨化而成。籽骨即指由人体肌腱骨化而成的骨。髌骨略呈三角形，前后扁平。髌骨后面的中间部有纵行的骨嵴，将其分为内、外两部，与股骨的髌面相对应。

二、韧带、半月板及滑膜囊

（一）韧带

膝关节囊的周围有韧带加固，其韧带众多，有"膝为筋之府"之说。膝关节的韧带分为囊外和囊内两个部分，囊外韧带有腓侧副韧带、胫侧副韧带、髌韧带、髌支持带及腘斜韧带等，囊内韧带为膝交叉韧带。膝关节之所以能活动自如又不会发生脱位，主要是有这些韧带、关节囊及附着于关节附近的肌腱保障了关节的稳定。此外，关节内、外侧各有一块重要的半月板，除了可以吸收部分关节承受的负重外，亦可增加关节的稳定性。另外，借由位于关节前、后肌肉群的拉动，让关节可以弯曲及伸直。

1.腓侧副韧带 位于膝关节外侧稍后方，是独立于关节囊外的圆形纤维束，不参与关节囊的构成，起自股骨外上髁，止于腓骨小头。作用是从外侧加固和限制膝关节过伸。

2.胫侧副韧带 位于膝关节的内侧偏后方，为扁带状。起自收肌结节，向下放散编织于关节囊纤维层，并有部分纤维加入内侧半月板，止于胫骨内侧髁。作用是从内侧加固膝关节和限制膝关节过伸。

3.膝交叉韧带 膝交叉韧带占据了髁间隙，根据附着于胫骨前、后的不同分成前、后两支，交叉如十字。前交叉韧带起于胫骨上端非关节面髁间隆起前部及外侧半月板前角，向上后外呈扇形，止于股骨外髁内侧面之后部。后交叉韧带起于胫骨上端非关节面髁间隆起之后部及外侧半月板之后角，向上前内在前交叉韧带之后方，止于股骨内髁外侧面之前部。后交叉韧带比前交叉韧带大、短、直，更坚强，后部宽大呈扇形。膝交叉韧带很重要，因为它能使股骨及胫骨维持稳定。在膝关节屈曲时，后交叉韧带可防止胫骨在股骨上向后移位，防止过度伸直及屈曲。前交叉韧带能防止胫骨在股骨上向前移位，即股骨向后移位，并防止膝关节过度伸直。腿部固定不动时，能防止股骨内旋（彩图46-1、彩图46-2）。

4.髌韧带 髌韧带位于膝关节的前方，为股四头肌肌腱的延续部分。髌韧带从髌骨下端向下延伸附着在胫骨粗隆。从前方加固膝关节并限制膝关节过屈。在髌韧带的两侧，有髌内、外侧支持带，为股内侧肌和股外侧肌腱膜的下延，并与膝关节囊相编织，参与其构成。

5.腘斜韧带　膝关节的后方有腘斜韧带加强，由半膜肌的腱纤维部分编入关节囊所形成。

（二）半月板

见第四十四章相关内容。

（三）滑膜囊及脂肪垫

1.滑膜囊　膝关节囊较薄而松弛，附着于各骨关节软骨的周缘。膝关节囊的滑膜层是全身关节中最宽阔和最复杂的，附着于该关节各骨的关节面周缘，覆盖关节内除了关节软骨和半月板以外的所有结构。滑膜在髌骨上缘的上方向上突起，形成深达5cm左右的髌上囊，位于股四头肌腱和股骨体下部之间。在髌骨下方的中线两侧，部分滑膜层突向关节腔内，形成一对翼状襞，襞内含有脂肪组织，充填关节腔内的空隙。还有不与关节腔相通的滑液囊。整个关节有关节囊包裹成为关节空腔，为独立封闭的内环境。在关节腔内，位于髌骨下方的两侧、含有脂肪的皱襞填充关节腔。作用是增加关节稳固性，缓冲震动和减少腱与骨面之间的相互摩擦。

正常关节内有少量的关节液，一旦受伤或因炎性刺激可出现血性积液或关节积液，积液超过50ml时，可出现浮髌试验阳性，即手指向下按压髌骨时有漂浮感并能感到髌骨与下方股骨碰撞。若关节腔积液的时间较久，可变成黄色黏稠的液体。关节囊内含有本体位觉感受器，当人体处于黑暗环境或无意识状态时，仍可确知我们肢体之位置与活动之方向。每个人关节松紧度都不一样，有的人很松适合做柔软的动作，有的人则很紧；关节松的人，本体位觉感受器较不灵敏，当关节被拉扯时较迟引发自卫性的肌肉收缩以保护关节，因此较容易导致关节损伤。

2.髌下脂肪垫　位于膝前区髌骨及其上方的股四头肌腱以及下方髌韧带两侧，女性比男性略丰满，前界为髌韧带，后界为胫股关节间隙（彩图46-3）。髌下脂肪垫为三角形，有滑膜覆盖，随关节屈伸运动而发生动态改变，脂肪垫内有血管、神经丛。劳损和创伤等均可引起脂肪垫的渗出、水肿或出血，导致无菌性炎症的发生，造成膝痛。

三、腘窝

腘窝位于股骨下端及膝关节后方，为肌肉围成的菱形间隙（彩图46-4）。解剖学上将腘窝分为4个壁和1个窝：上外侧壁为股二头肌；上内侧壁为半腱肌和半膜肌；下内、外侧壁分别为腓肠肌内、外侧头（外侧壁尚有不恒定的跖肌）；腘窝的顶，即浅面为腘筋膜；窝底自上而下分别为股骨腘面、膝关节囊后部及腘斜韧带、腘肌及其筋膜。腘窝呈菱形，由上、下两个三角组成，上三角位于膝关节平面上方，其内上界为半膜肌和半腱肌，外上界为股二头肌短头及长头；下三角位于膝关节平面下方，下内及下外界分别为腓肠肌内、外侧头，其中由半膜肌与腓肠肌内侧头围成的浅沟为肌内侧沟。屈膝时，深筋膜松弛，腘窝界限清楚。参与组成腘窝四壁的肌腱均可触及。腘窝的内容，由浅至深分别为胫神经、腘静脉、自上内斜向下外走行的腘动脉以及窝上外缘的腓总神经。腓总神经沿腘窝上外缘经股二头肌内侧缘下行，至腓骨头后方并绕过腓骨颈，向前穿腓骨长肌起始部，分为腓浅神经和腓深神经两终支。腓总神经绕行腓骨颈处位置表浅，易受到来自外部的压迫而受累，导致足下垂。

四、鹅足腱

由缝匠肌、股薄肌和半腱肌在胫骨内髁共同止点处形成的"扇形"区，形似鹅足状，故称为"鹅足"区。这几块肌肉均由不同的起点伸向膝关节内侧。缝匠肌还绕过股骨内髁，最后都止于胫骨粗隆内侧面。各腱间排列紧密，相互复嵌，肌腱之间互相有相通的滑囊组织（彩图46-5）。鹅足腱基底部紧贴胫骨内髁，并止于胫骨粗隆的内侧面。组成鹅足腱的各条肌肉虽然止点相同，但它们的起点和神经支配却不同。鹅足囊和鹅足区的境界：前以胫骨粗隆内侧缘为界、后至胫骨的内侧缘、上距胫骨平台5cm、下距胫骨平台9cm之间的区域。在此区域内有大腿肌前群的缝匠肌、内侧群的股薄肌、后群的半腱肌和胫侧副韧带附着。3条肌腱互相连接成两层，浅层是缝匠肌腱膜，深层为互相连接的股薄肌和半腱肌腱，紧贴骨面的是胫侧副韧带。股薄肌和半腱肌腱与胫侧副韧带之间有一个 $32 \times 25\text{mm}^2$ 左右的腱滑液囊，也叫鹅足囊。囊内的滑液具有润滑作用，可减少肌腱和韧带间的互相摩擦。过度刺激或劳损易引起鹅足腱滑囊炎。

相关各肌的解剖：

1.缝匠肌 起于髂前上棘，止于胫骨上端内侧面及小腿筋膜。其纤维自外上方斜向内下方，在胫骨内侧髁附近移行为缝匠肌腱膜后，止于胫骨粗隆的内侧缘。腱质部长（37.2 ± 7.2）mm，上缘与髌内侧支持带相续，覆盖于股薄肌和半腱肌腱的表面。支配神经为 $L_{2\sim3}$ 的股神经，作用是内旋小腿屈髋、屈膝及内旋膝关节。

2.半腱肌 起于坐骨结节，止于胫骨上端内面，支配神经为坐骨神经。作用是屈小腿、伸大腿，协助臀大肌伸直躯干。

3.半膜肌（不构成鹅足腱） 起于坐骨结节，其前束止于胫骨上端内面，下束止于腘肌筋膜，内侧束止于腘斜韧带。半膜肌肌束向下，在股骨内侧髁上方移行为肌腱。其腱质平均长（$121. \pm 5.9$）mm，宽（3.3 ± 0.4）mm，厚（2.9 ± 0.5）mm。肌腱走行至胫骨内侧髁上方处与股薄肌腱伴行，从胫骨内侧髁下方转向前，止于股薄肌止点的稍下方。支配神经和作用同半腱肌。

4.股薄肌 起于耻骨下支，止于胫骨粗隆内下方及小腿筋膜，股薄肌纤维下行至股骨内侧髁上方，移行为肌腱，绕胫骨内侧髁转向前，止于胫骨粗隆处缝匠肌止点的稍内侧。股薄肌腱平均长（114.4 ± 8.9）mm，宽（3.0 ± 0.7）mm，厚（2.2 ± 0.4）mm。支配神经为起于 $L_{2\sim4}$ 的闭孔神经，作用为使大腿内收、稍外旋。

五、内侧副韧带复合体

膝关节内侧支持结构包括内侧副韧带复合体（MCL complex）和半膜肌复合体等结构。前者分为浅、深、斜3个部分。浅层又分为前纵束、后上斜束及后下斜束。前纵束起自收肌结节及其下方，止于胫骨内侧，为鹅足腱所遮，主要于膝伸直位时紧张，防止膝外翻；后上斜束起自内收肌结节，向后下方止于内侧半月板、关节囊及胫骨内侧髁后缘；后下斜束部分纤维是半膜肌腱的延续，向前下与前纵束于止点汇合。后上和后下斜束在屈膝30°时紧张，有防止小腿外旋的作用。深层起自股骨内上髁下缘，止于胫骨平台内侧缘，是膝内侧关节囊的加厚部分，其中段与内侧半月板相连。斜行纤维（层）始于股骨内侧髁浅层纤维的后方，向下呈扇形散开，止于关节线下方的胫骨内侧髁后半部，亦与内侧半月板相连。膝关节由屈曲逐渐伸直的过程中，膝内侧副韧带向前滑动；屈膝过程中，则向后滑动。在膝屈伸过程中，膝内侧副韧带始终有一部分纤维处于紧张状态，以保持膝关节的稳定，使股、胫骨贴近而不能远离，起到将膝关节的活动度有效地限制在一定范围的作用。

余正红教授对内侧副韧带复合体的3层结构进行了非常详细的观测。第1层为筋膜平面（彩图46-6），由股四头肌远端筋膜的后下扩张部，覆盖腓肠肌内、外侧头和腘窝内侧结构的筋膜，包被缝匠肌的筋膜等融合而成。向前方，在MCL浅层前纵部前方10mm处，与髌内侧支持带、MCL浅层前纵部纤维融合，难以分离。向下方与胫骨内侧筋膜融合。缝匠肌未见骨性止点，与这些筋膜之间的融合形成广泛、弥散分布的止点。

第2层为MCL浅层平面，由MCL浅层前纵部和后斜部两部分纤维组成，与第1层筋膜平面之间有少量脂肪组织，与内侧髌股韧带位于同一层面。依据MCL浅层结构特点可分为两种类型。Ⅰ型（彩图46-7）：MCL被垂直分为两个条带部分，两部分之间较薄弱，形成清晰的分界线。在关节间隙处，后斜部纤维与其深面第3层（内侧关节囊）愈着，被半月板、冠状韧带固定。Ⅱ型（彩图46-8、彩图46-9）：MCL浅层前纵部和后斜部两部分纤维没有明确的分界线，形成整体，仅能根据纤维大致走行方向分为两部分。伸直位时MCL浅层后斜部纤维紧张，前纵部纤维相对松弛，紧张度较小；合并施加外翻（外旋）应力时，前纵部纤维紧张。屈膝位时MCL浅层后斜部纤维松弛，前纵部纤维紧张。

第3层（MCL深层）实际上为膝内侧关节囊，其前侧部与MCL浅层前纵部之间有滑液囊存在，易分离，而后侧部关节囊同MCL浅层后斜部纤维紧密融合，没有自然的分层界线。自股骨内上髁下半周缘骨面垂直向下走行，连接内侧半月板，止于胫骨平台内侧缘中点关节面下1cm骨面，并与半膜肌腱横行的止点部融合。这部分增厚的致密纤维称MCL深层，其半月板-胫骨部因半膜肌腱横行的止点部将其与MCL浅层纤维分开，称冠状韧带。

半膜肌复合体：膝关节后内侧区域为半膜肌腱鞘和半膜肌腱的9处附丽加强（彩图46-10、彩图46-11）。半膜肌腱鞘在近侧端与MCL浅层后斜部融合，在外侧与后斜韧带相连接，向下方与覆盖比目鱼肌的腱膜相融合，在内侧与MCL浅层前纵部纤维融合，在深面与MCL深层融合，形成坚固致密的鞘管结构。半膜肌腱为扁平状肌腱由内向外折叠而成，向下止于胫骨平台后内侧角，距离胫骨平台关节面8~15mm。另外形成3处腱性的止点结构：向外侧近端走行，与后侧关节囊融合，形成腘斜韧带；向内侧，于胫骨内侧平台关节面下8~10mm，并与其平行，形成长22mm、宽10mm的宽阔止点带；向远侧延续，融入胫骨上端后内侧骨面的骨膜。半膜肌腱及其腱鞘结构类似一只张开的手掌，将股骨内侧髁、胫骨平台后内侧角连接到一起。屈膝位时，通过半膜肌肌力牵拉，加强膝后内侧角的稳定。伸直位时，即使不计半膜肌肌力牵拉，通过半膜肌腱及其腱鞘强大的扩张结构的紧张，亦可帮助膝后内侧角的稳定。膝关节后内侧关节囊形成致密、厚达3mm的盂状结构，覆盖股骨后髁关节面，止于股骨髁上后侧骨面。

六、膝关节后外侧复合体（PLC）

1.PLC（彩图46-12）是膝关节较晚被认知的重要解剖结构之一，包括腘肌腱、外侧副韧带、腘腓韧带、弓状韧带、豆腓韧带、腘半月板筋膜和髂胫束等重要组成部分。作用是防止胫骨后移，对抗膝关节内翻、外旋，是膝关节重要的稳定结构。PLC损伤可导致膝关节不稳、半月板损伤、关节软骨退变，并可能引起膝痛和严重功能障碍。膝关节后外侧复合体是取代膝关节后外侧韧带结构的一个全新结构概念，它包括一组静力性稳定结构和一组动力性稳定结构。其中静力性稳定结构包括外侧副韧带、腘腓韧带、弓状韧带、豆腓韧带和后外侧关节囊；动力性稳定结构包括股二头肌腱、髂胫束、腘肌膜复合体（腘肌腱、腘半月板筋膜和腘腓韧带），其解剖结构较复杂。腘肌腱、外侧副韧带和腘腓韧带是提供膝关节后外侧稳定的关键结构。

2.在腘肌的肌肉-肌腱移行处有腱膜分别与外侧半月板和腓骨相连，即腘半月板筋膜和腘腓韧带。腘腓韧带为一梯形致密结缔组织束，起自腘肌-肌腱（PM-PT）移行处，止于腓骨头尖前内侧。

3.膝关节外侧副韧带为一致密条索状结构，起自腓骨头外侧结节，位于股二头肌腱腓骨附着处深、浅两层腱膜之间，向上经髂胫束扩张部深面止于股骨外侧髁的外侧面，腘肌腱止点上方。

4.豆腓韧带为一细小条索状致密结构，起自腓肠肌深面的小豆骨，向下跨越膝下外侧血管，止于腓骨头尖、股二头肌腱止点内侧；弓状韧带起自腓骨头后面，向上呈扇形分开，跨越膝下外侧血管，分为内、外侧脚，其中内侧缘向上内侧与腘斜韧带下缘相延续，外侧缘向前上方与外侧关节囊融合。

七、运动功能特点

膝关节长骨两端为关节面，有软骨覆盖，正常关节软骨为自然界能找到的摩擦系数最低的物质，加上关节囊所分泌的关节液，保证关节灵活运动而且不磨损。此外，关节液还可提供关节软骨所需之养分，以及可形成液膜吸收传至关节的撞击力量。

1.膝关节完全伸直时，胫骨髁间隆起与股骨髁间窝嵌锁，侧副韧带紧张，除屈伸运动外，股胫关节不能完成其他运动。

2.当膝关节屈曲时，股骨两侧髁后部进入关节窝，嵌锁因素解除，侧副韧带松弛，股胫关节才能绕垂直轴做轻度的旋转运动。

3.膝关节运动时，半月板可发生位移，屈膝时向后移，伸膝时向前移；小腿旋转时半月板随股骨髁位移，一侧滑向前，另一侧滑向后。当膝关节屈曲，半月板后移时，股骨髁曲度较大的后部与半月板肥厚的外缘接触。若此时急剧伸膝，如做踢球动作，半月板退让不及，可导致挤压伤或破裂。

4.膝关节位于人体两个最长的杠杆臂之间，在承受负荷和参与运动时易于损伤，股骨和胫骨以宽大的内、外侧髁关节面增大关节的接触面积，可提高关节的稳固性和减少压强。

第三节　膝关节软组织痛的诊断

引起膝痛的原因较多，病因不同，治疗方法也不同。对于膝痛，应注意进行鉴别，有时仅依靠单一手段较难诊断，应综合多种辅助检查如CT、MRI或实验室检查等进行鉴别诊断，才能做到对因治疗。多数膝痛患者依靠病史、症状和体征即可做出诊断，辅助检查是用来印证临床的判断，或是对临床判断进行补充，不能单单依靠辅助检查进行诊断，否则易造成误诊与漏诊。如果病史、症状、体征及辅助检查均无明确的诊断提示，则说明该病可能为非典型的疾病或少见病，可进行会诊。膝痛诊断应遵循骨科疾病诊断的一般规律：①详细地询问病史，包括起病时间、诱因、外伤史、疼痛持续时间、疼痛性质、加重或缓解的因素等；②细致的体格检查：视、触、动、量及各种特殊检查；③恰当的辅助检查：如X线、CT、MRI、外周血及关节液检查等。在诊断膝痛时如能掌握年龄、外伤史、疼痛部位、典型体征等要点，可提高诊断准确率。在对膝痛进行诊断时，需要注意以下要点。

一、年龄和性别

各年龄段膝痛的病因不同。儿童多为生长痛，少数为RA或AS以及风湿热等。青少年膝痛多为髌骨软化症、创伤及胫骨结节骨骺炎。青年人膝痛多为半月板损伤、髌骨软化症等。中老年膝痛者一般为劳损性疾病，如骨关节炎、半月板损伤、鹅足滑囊炎及代谢性疾病，如痛风性关节炎等。女性在绝经前一般不会发生痛风，故青年女性膝痛很少考虑为痛风所致。

二、外伤史

如交叉韧带断裂，急性半月板撕裂，胫骨平台、髁间棘及髌骨骨折等。如果患者否认有外伤史，诊断这些损伤要慎重。另外，还要了解受伤当时的具体情况，如受伤的原因和姿势，以及疼痛的部位等，同样有助于诊断，如膝内侧副韧带损伤多由膝外翻引起，髌骨骨折多由屈膝跪地受伤所致。

三、典型体征

引起膝痛的各种病变有其特征性体征，如半月板损伤的麦氏征（＋）、研磨试验（＋）以及交锁与解锁特征，前交叉韧带损伤的抽屉试验（＋）和Lachman试验（＋），内侧副韧带损伤的研磨试验（＋），痛风性膝关节炎的红肿热痛及浮髌试验（＋），髌下脂肪垫损伤的髌骨下极压痛（＋），髌骨软骨软化症的挺髌试验（＋）和髌骨摩擦感（＋），滑膜皱襞综合征的弹响等。各种关节炎或创伤引起关节积液（水或血）时浮髌试验（＋）。

积水是滑膜炎所致，老年人则多继发于骨关节炎，主要是因软骨退变与骨赘产生的机械性、生物化学性刺激，继发滑膜充血和渗出，造成积液。青壮年多因急性创伤和慢性损伤所致。急性外伤包括：膝关节扭伤、半月板损伤、侧副韧带或交叉韧带损伤。如果抽取积液或者手术时没有严格执行无菌操作，可能会引起关节腔内感染，加重患者的痛苦。

四、疼痛部位

首先确定疼痛部位，排除不可能引起该部位疼痛的疾患。确定膝痛的具体部位对诊断至关重要，不同的疼痛部位代表不同结构的损伤，如各种类型的关节炎多引起全关节疼痛；内、外侧半月板损伤疼痛部位在膝内、外侧间室，髌股关节病疼痛部位在髌骨的后方，游离体引起的膝痛部位不确定，可随游离体位置的不同而发生改变。髌下脂肪垫劳损性痛的部位在髌尖；腘窝压痛多考虑腘窝囊肿或腘肌筋膜炎等。凡膝痛患者，都不应忽视对髌尖压痛点的检查。

五、压痛点

与其他部位软组织劳损一样，膝部软组织劳损所致疼痛都有其特定的部位、敏感的压痛点和疼痛反应区。压痛点既是诊断软组织损伤的客观依据，又是进行治疗的具体部位。敏感的压痛点是有规律、符合解剖学特点的。膝关节容易发生损伤的部位包括：膝关节的内、外侧关节间隙，髌尖，股直肌腱附着处，股内、外侧肌腱附着处，髂胫束膝外上附着处，半腱肌或半膜肌膝内上附着处，腓肠肌内、外侧头，腘窝，膝内、外侧副韧带和收肌结节处等。这些部位也是触诊检查压痛点的位置。膝关节退行性骨关节炎的压痛点主要分布在髌尖、收肌结节、鹅足部和腘窝等处，其中以髌尖和收肌结节压痛最明显且发生率最高，这两处压痛点的疼痛量化评分与其他压痛点相比差异有显著性（彩图46-13）。膝关节内侧的疼痛发生率及严重程度都明显高于外侧。膝关节退行性骨关节炎患者的压痛点有其分布规律及特征，在诊疗中这些压痛点值得重视。变形性膝关节炎以膝关节内侧痛较多，有压痛的患者初期为60%、中期多于80%，且最易出现鹅足和内侧关节间隙部的压痛。

第四节　引起膝痛的常见病变

引起膝痛的疾病包括创伤性、劳损性、退行性、结缔组织性、代谢性、先天性、感染性和血液性等。具体病变有交叉韧带断裂、内或外侧副韧带损伤、滑膜皱襞综合征、半月板撕裂、退行性骨关节炎、创伤性滑膜炎、AS、RA、贝赫切特综合征、腘窝囊肿、风湿热、痛风、化脓性关节炎、血友病性关节炎、色素沉着绒毛结节性滑膜炎、股四头肌腱炎、滑囊炎、髌下脂肪垫劳损和胫骨结节骨骺炎等，还有以膝痛为首发的肺癌等。

一、腘窝囊肿

腘窝滑膜囊肿又称Baker囊肿，它是位于膝关节后方腘窝处充满滑液的囊性肿物。1829年Dupuytren最早提出腘窝肿块。1840年Adams首先发现半膜肌腱滑囊与膝关节相通。1877年Baker对它予以描述并以他的名字命名为Baker囊肿，认为腘窝囊肿是与膝关节腔相通的膨大滑液囊。正常情况下，在膝关节周围存在数个滑膜囊与关节腔相通，因囊液潴留而呈囊肿状。腘窝囊肿多发生在半膜肌与腓肠肌内侧头滑液囊（GSB），并常与关节腔相通。本病的发病机制和治疗方法至今仍存在争议。一般认为腘窝滑膜囊肿有两个来源，即滑囊及后关节囊。首先是由于肌腱摩擦刺激引起，多数为刺激性滑囊炎，滑囊黏液膨胀。滑液囊可减轻组织损伤，但也可成为损伤的产物，即形成囊肿。囊肿未感染时抽出液为清亮淡黄色液体，感染后为混浊深黄色液体。有人认为腘窝囊肿应命名为"腘窝滑膜囊肿"更加准确。

对本病的发病机制，较流行的观点是单向流通的"阀门机制"，滑囊通过"瓣膜"与膝关节腔相通。由于某些膝关节内的疾病引起关节积液，关节积液增多引起关节囊内压增高，通过平股骨髁腓肠肌内侧头处的横向裂隙样结构进入GSB，但不能从GSB流向关节腔，导致囊肿的形成和持续存在。滑膜囊肿可分为原发性和继发性，前者主要见于儿童，以关节腔为主。囊肿常不与膝关节相通，一般没有关节内病变，发病原因不清。继发性腘窝囊肿见于成人，多由关节周围炎症所致，以滑囊为多见。外伤是造成滑膜囊肿的常见原因，其次为关节炎。半月板撕裂、前交叉韧带撕裂和关节内感染等均可能导致腘窝囊肿。随着年龄的增加，腘窝囊肿的发生率亦增高。由于关节置换术的普及，全膝关节或单髁置换术后假体磨损碎屑也可引起腘窝囊肿。按腘窝滑膜囊肿部位，分为内侧型及外侧型，也有分为单纯型、交通型及混合型。交通型有疝口与关节腔相通，而单纯原发于腘窝周围滑膜而不与膝关节相通者为单纯型，两种类型并存的为混合型。根据患者的症状、体征进行诊断并无太大困难，CT和MRI检查可提供更详细的资料，有利于明确诊断和鉴别诊断，及制订治疗方案。MRI可作为腘窝囊肿的最佳研究手段和诊断标准。对儿童原发性腘窝囊肿，无需特殊治疗。如果诊断明确，也可进行穿刺治疗。如果保守治疗无效，包块不消退而且有增大趋势或有不适症状时，应手术切除囊肿。术中应注意将通向关节腔的蒂一并切除。本病预后良好。

二、鹅足区损伤

鹅足区肌腱之间互相复嵌，排列紧密，收缩时的相互摩擦与挤压也可产生损伤，慢性劳损是其发病的主要原因，同时又在劳损的基础上产生了无菌性炎症，由此导致一系列的临床表现。由于参与鹅足区组成的肌肉起点各不相同，接受的神经节段分布各异，运动功能也不一样，运动时要完成各种复杂动作，在瞬间复杂的应变协调活动中，容易失去平衡而发生运动损伤。损伤发生的部位常为贴近骨面易受摩擦处。在鹅足区内，缝匠肌腱浅面有筋膜覆盖，深面是股薄肌腱和半腱肌腱，不与骨性结构直接接触，故不容易发生损伤。股薄肌腱和半腱肌腱质部均呈条索状，两肌腱下降至股骨内上髁处互相接近，在绕胫骨内侧髁时，两肌腱均贴近骨面。当肌肉收缩时，两肌腱均有可能与骨面发生摩擦。尤其是股薄肌腱，当肌肉收缩时，肌腱由于内侧腱的影响而导致上提受限。所以在胫骨内侧髁下方的股薄肌腱和半腱肌腱是鹅足区最易发生损伤的部位。

临床表现为股骨内侧髁或胫骨内侧髁处肿胀、压痛，鹅足肌腱处亦有肿胀、压痛，急性发作时可出现跛行。局部皮肤温度可增高，充血，膝关节伸屈活动受限，屈膝时疼痛加重、伸膝时减轻，运动时疼痛加重、休息后减轻。膝内翻挤压试验局部疼痛加重。相似的病名有"鹅足囊炎""鹅足肌腱末端病""胫骨内侧髁炎""运动膝"和"鹅足肌腱炎"等。治疗上，大多数患者采取非手术治疗即可获得很好的效果，如封闭、敷药及制动等。

三、膝内侧副韧带损伤

膝关节内侧的解剖结构复杂，许多肌腱、韧带间接与关节囊、肌肉、肌腱、内侧半月板相连。其中内侧副韧带是膝关节部最重要的韧带之一（彩图46-14）。据统计，MCL合并其他结构损伤的发生率约为73%。在过度旋转时，特别是伴随外翻应力时内侧副韧带易被撕裂。撕裂可发生在任何部位，但最常见的是在股骨或胫骨的附着点。

膝内侧副韧带损伤的分类：①按损伤的时间分为急性和慢性损伤；②按损伤的程度分为完全性和不完全性损伤。美国医学会把韧带的损伤按断裂严重程度分为3度：Ⅰ度是少量韧带纤维断裂，对膝关节的创伤反应及功能影响小，局部压痛，但无关节不稳，分离试验稳定性好，X线片示膝内侧间隙无明显增宽；Ⅱ度是较多韧带组织断裂，关节的软组织反应较大，稳定性受影响，出现小腿外展松动，膝内侧间隙增宽小于5mm；Ⅲ度损伤是韧带完全断裂，膝关节肿胀明显，松动失稳，X线片见膝关节内侧间隙增宽大于5mm。膝内侧副韧带损伤后，膝关节主动、被动运动时不能伸直或屈曲。损伤部位可出现肿胀、皮下淤血，膝内侧部明显压痛。在股骨内侧髁和胫骨缘间任何一段的撕裂，均可导致异常活动。小腿外展时疼痛加重，若韧带断裂，在关节间隙可以触及韧带中部凹陷处及两端之结节。若合并半月板损伤，膝部还可出现交锁痛。如合并半月板、前交叉韧带和胫骨髁间隆起撕脱损伤，则为膝部的严重损伤，称为"膝关节损伤三联征"。

单纯内侧副韧带损伤，多采取非手术治疗。但有人认为非手术疗法修复韧带将产生较多瘢痕，手术修复韧带并给予恰当的制动，瘢痕形成很少。手术治疗不能迟于10日。损伤严重而难以原位修复或缝合时，需要借助临近的腱性组织移位修补，其手术方式多样，应根据具体情况而定。有研究经组织学观察指出，非手术或手术治疗韧带撕裂的愈合速度是一样的，手术治疗可确保韧带修复的质量，而不是愈合的速度。韧带修复后类似于Wolff定律，1年内不能做高强度的运动。须在6个月后逐渐恢复有力的活动。

四、腘肌损伤

1975年李桂桐著《简易按摩疗法》一书，首先提出腘肌损伤这一病证，但记载较为简单。腘肌为扁平、三角形的小肌，位于膝关节后侧，有股骨外上髁、腓骨小头、关节囊外侧半月板3个起点。其中腘肌的外上部以3cm的较细的肌腱起自股骨外上髁。肌束斜向内下方，肌腹长7.6cm，止于胫骨后面比目鱼肌线的上方，附着点长为5cm。腘肌中部的后面紧贴腘血管和胫神经，并由胫神经支配。腘肌是小腿的一个重要的屈肌，有使胫骨内旋、控制膝过伸、保持膝关节稳定的作用。从单个肌肉体积与关节体积的比例关系看，关节越大，肌肉越小，则越易损伤。腘肌的解剖特点是体积小，部位深，起点为腱性，止端为肌性。腘肌是屈小腿的肌群中除缝匠肌、半腱肌、半膜肌、股二头肌、腓肠肌之外最小、最短且力量最薄弱的一块肌肉，所以在同样应力的作用下腘肌受牵拉致伤的机会较多。

腘肌损伤后产生的瘢痕组织与胫神经粘连，当肌肉收缩时刺激胫神经，产生胫神经分布区激惹性疼痛，如小腿后面及足底痛。腘肌损伤最重要的特征是腘窝下方有明显的压痛，表现在3个部位：①腘肌在胫骨后面的肌腹；②外侧半月板后角及腘肌腱与关节囊之间的腘肌下隐窝；③腘肌在股骨外侧髁外方的起点。一般前两处压痛较明显。检查时按压的力量要适中，不可太重，尤其要注重双侧对比。诊断要点：①主要症状是下蹲、起立或上、下楼梯时，膝关节内或膝关节周围或小腿后面及足底部疼痛。②于腘窝处腘肌所在部位有明显压痛。③多有跛行。④Kendall腘肌功能检查阳性。检查方法如下：令患者坐于高凳上，患侧小腿悬垂，脚尖向外，然后令患者小腿向内旋转，若腘肌部位产生疼痛，即为阳性，可诊断为腘肌损伤。阳性率约占本病的1/3。由于胫神经在腘窝上部发出膝关节支，与膝中动脉伴行入膝关节，所以腘肌损伤常伴有膝关节痛，易误诊为脂肪垫劳损、半月板损伤、肌肉损伤等。治疗以舒筋为主。腘肌位于小腿肌的深层，其上有腓肠肌和跖肌覆盖，手法太轻则不能深透到腘肌，手法太重又可使腓肠肌紧张痉挛，引起患者恐惧。按揉和弹拨方向应与肌纤维方向应垂直，由外下向内上点揉，用力均匀，持续5分钟左右，弹拨后用顺肌纤维的理筋手法按抚该肌3~5遍。也可服用非甾体类药物，行中药熏洗及封闭。封闭时注意避免刺伤血管。也有通过放松腘肌来治疗膝骨关节炎的报道。

五、膝横韧带损伤

随着关节镜技术和MRI在膝关节疾病诊治过程中的广泛应用，膝横韧带的损伤日益受到临床重视。膝横韧带为一扁平状的弹性纤维组织。起于内侧半月板的前缘，起点处呈扁圆形，水平位横行向外侧，止于外侧半月板的前缘，止点处呈圆索状。韧带的上面构成股骨髁的承受面。正常时，韧带表面光滑，富有弹性，起稳定两侧半月板前角和缓冲股骨髁对胫骨平台碾压的作用。当两侧半月板强力牵拉或股胫关节过度碾压时，易造成该韧带损伤，失去对两侧半月板前角的固定作用。甚至韧带的断端嵌入股胫关节间隙内，引起膝前痛。本病易被误诊为半月板损伤。

六、滑囊炎

1.髌前滑囊炎 患者常有长期跪姿病史，且髌骨表面皮肤增厚。急性病例中，髌前滑囊肿胀呈凹陷性，并有压痛，易诊断。慢性病例则很少有阳性体征。服用非甾体类药物或封闭多可治愈。

2.髌下滑囊炎 膝关节外侧有一个较小的滑囊，位于胫骨结节的近端和髌腱的深面，发生炎症也会引起症状。膝关节完全伸直且股四头肌放松时进行触诊会引起急性压痛，有时为剧痛。压痛点封闭疗效较好。

3.鹅足滑囊炎 在胫骨近端内侧干骺端的联合附着处的深面可有压痛，依此即可做出诊断。非甾体类药物及封闭治疗效果较好。

七、AS 或 RA 膝关节病变

AS是主要累及骶髂关节的结缔组织病，致残率高。但很多患者，特别是幼年型AS患者初发关节表现却以单或双侧膝关节疼痛、肿胀、活动受限等为主，并无明显的骶髂关节症状，早期常被误诊。膝关节也是RA多发的大关节，早期即可出现膝关节受累，大约13%的患者以膝关节病变为首发表现，主要症状包括关节僵硬、疼痛、运动困难。浮髌试验阳性，由于关节腔内积液，可致腘窝囊肿，患者主诉膝后痛和发胀感。

八、髌股关节病变

髌股关节病变是导致膝痛的常见原因，该类疾病主要包括髌骨软骨软化症、髌股关节骨关节病、髌骨半脱位、高位髌骨、髌骨急性或复发性脱位、髌骨倾斜挤压综合征等。

九、其他

如骨关节炎，是中老年患者最常见的膝痛原因。此外还有半月板损伤、交叉韧带断裂、髌下脂肪垫劳损、滑膜皱襞综合征、髂胫束摩擦综合征、骨软骨瘤和血管瘤、痛风、结核、过敏性紫癜性膝关节病变、炎性肠病膝关节病变、病毒肝炎性膝关节病变、红斑肢痛症膝关节病变或膝关节色素沉着绒毛结节性滑膜炎等，也是引起膝关节痛的病因。由于膝部神经分布的特征，腰和髋部病变也可能造成膝前的牵拉痛（彩图46-15、彩图46-16）。此外，随着人们生活水平的提高，痛风引起的膝关节痛也越来越多（彩图46-17）。

女性除了易患类风湿关节炎、干燥综合征、骨质疏松症、骨关节炎等病外，还有一些少见的女性特有的膝关节病。

1.不宁腿综合征（restless leg syndrome，RLS）　17世纪由英国医生Thomas Willis首次描述，并于1945年由瑞典的神经病学家Ekbom对一系列患者进行了全面的描述之后，被正式命名为不宁腿综合征。本病分为特发性和继发性两种。前者与先天性基因异常所导致的脑内多巴胺能神经功能不全有密切的关系。后者多见于正常妊娠的女性（发病率约11%~33%）、肾病终末期患者（发病率约20%~40%）以及缺铁性贫血患者（因为铁是多巴胺能神经递质合成酶的辅酶）等。目前普遍认为本病与脑铁缺乏有关。关于脑铁含量的变化是本病的致病因素还是伴随现象目前尚有争论，但是监测深部灰质核团铁沉积的空间分布和动态变化将有助于了解不宁腿综合征的发病机制。此外，甲状腺功能减退、糖尿病、类风湿关节炎、帕金森病、抑郁情绪、代谢疾病和某些药物所致的疾病等也可发生不宁腿综合征。诊断完全依靠症状，必须符合4个条件：①有活动双腿的强烈愿望，且常常伴有腿部的不适感觉；②多于休息或静止状态如坐位、卧位时出现症状；③持续运动腿部，如走动、屈曲双腿、捶打等可使症状得到部分或完全缓解；④症状在晚上或夜间加重，或仅发生在晚上或夜间。

传统的药物治疗为左旋多巴类药物和铁制剂等。本病可能是一种类似于帕金森病的睡眠障碍综合征，使用抗帕金森病的药物进行治疗可取得明显的疗效。其他可选择的药物有西比灵（选择性钙通道阻滞剂）、硝苯地平（钙通道阻滞剂，具有扩张冠状动脉的作用，能选择性地扩张周围小动脉）、丙戊酸钠（抗癫痫药物）、卡马西平和维生素E等。急性脑梗死后继发RLS的常见梗死部位为脑桥（多为脑桥核受累）、半卵圆中心和基底神经节。与原发性RLS相比，急性脑梗死后继发RLS多为单侧发病，可累及上肢，多巴胺能药物治疗有效。

2.月经前水潴留综合征　这是一种因月经前水潴留而引起的双侧髌下脂肪垫的病变，为妇女特有。病程较长，突出症状是活动时膝前痛或深部痛，休息后缓解，膝关节完全伸直时疼痛加重，稍屈则减轻，发作时局部皮肤温度升高。本病开始时每月复发一次，但久之脂肪垫纤维化，就有可能出现长期疼痛。如果膝痛与月经周期同步，很可能患此病。治疗应加强股四头肌锻炼。收缩股四头肌可促进淋巴回流，增强血液循环，减轻脂肪垫的水肿，缓解症状。

3.红斑肢痛症　多见于女性，属于周围血管紊乱性疾病。虽可发生于任何部位，但最多见于妇女足部和小腿的下1/3皮肤。轻者屈曲膝关节，髌前皮肤颜色变白，重者可出现疼痛、局部肿胀，压痛明显，屈曲受限，不能跪下。关节和紫绀区比正常皮肤温度低，升高气温也不缓解。膝前皮肤感觉过敏也是常见的症状。治疗为对症治疗。

4.绝经期关节炎 多累及膝关节，出现红肿热痛，功能受限，但血沉检查大多正常。绝经期关节炎同体内雌激素锐减有关。适当补充雌激素可减轻症状。有人认为绝经期关节炎与骨质疏松也有一定关系，因而经常进行体育活动、摄入富含钙质的食物或适当补充维生素D都是必要的。

参考文献

［1］余正红，蔡胥，李鉴轶，等.膝内侧稳定结构的解剖特征与软组织平衡的关系［J］.中国临床解剖学杂志，2009，27（4）：371-374.

［2］马慎谨，周泽滇.髌韧带劳损引起的膝痛及其治疗［J］.上海第一医学院学报，1981，8（6）：455-457.

［3］李汉云.鹅足区运动损伤的解剖学基础临床应用［J］.解剖学杂志，1985，3（4）：218-219.

［4］陈元川，庞坚，石印玉，等.膝骨关节炎膝痛分布及其与影像学特征的关系研究［J］.中国中医骨伤科杂志，2018，26（5）：39-43，48.

［5］胡永祥，冯沃君，曾广南，等.膝部穴位推拿治疗的解剖学基础［J］.中医正骨，2007，19（12）：63-65.

［6］曾广南，冯沃君，胡永祥，等.膝关节退行性骨关节炎常见压痛点的临床观察［J］.中国中医骨伤科杂志，2007，15（11）：18-20.

［7］赵樑，丁清和，张翅.常见膝痛相关疾病的诊断［J］.新医学，2009，40（7）：488-490.

［8］樊云.青年膝痛临床特殊辨析［J］.中国误诊学杂志，2007，7（1）：195-196.

［9］周奉皋，唐小波，曾勇.髌下脂肪垫损伤与全膝痛关系的临床研究［J］.中医正骨，2005，17（10）：26-27.

［10］李政杰，汤臣建，董晓慧，等.针刺治疗膝骨性关节炎膝痛症状中枢机制研究现状与展望［J］.中华中医药杂志，2018，33（2）：618-621.

［11］姜文斌，孙诗竹，宋亭薇，等.腘肌肌腱复合体的解剖学观察及其临床意义［J］.解剖学杂志，2021（S1）：34-35.

［12］王磊，李琦，王丰哲，等.腘肌和腘肌腱损伤的MRI影像特征［J］.中国医学影像技术，2015，31（1）：118-121.

［13］李佳，臧杰，徐忠龙.关节镜下治疗腘窝囊肿［J］.临床骨科杂志，2020，23（4）：518-519.

［14］朱敏，丁晶.腘窝囊肿的研究现状［J］.中国矫形外科杂志，2010，18（7）：565-567.

［15］王昊，王振常.脑铁沉积MRI定量技术在不安腿综合征中的应用进展［J］.放射

学实践，2021，36（4）：560-563.

　　［16］杜艺彤，田泽龙，许晓娇，等.急性脑梗死后继发不安腿综合征20例分析及文献复习［J］.神经疾病与精神卫生，2021，21（6）：429-433.

　　［17］郑桓，魏子峰，吕志伟.膝横韧带的应用解剖［J］.华北煤炭医学院学报，2002，4（3）：293.

　　［18］陈小龙，赵衡，胡蓉，等.髌下脂肪垫水肿与滑车及髌股关节形态相关性的MRI评估［J］.中国组织工程研究，2021，25（15）：2410-2415.

（李义凯，陈荣庄）

第四十七章　踝关节扭伤

由于踝关节的解剖和生物力学特点，故在踝跖屈时易发生足内翻，从而造成腓侧副韧带等限制足内翻运动的结构损伤。随着关节镜技术和MRI的发展，人们对踝关节扭伤病理改变的认识，也不再局限于肌腱、韧带和关节囊，下胫腓前联合和距骨软骨损伤及病理变化逐渐引起重视。治疗主要是疗效确切的冷敷、制动、固定和康复等，但还有很多细节问题需要加以研究，予以明确。而针灸、推拿、药物外敷以及综合疗法等，特别是各类手法和冠以特色名称的各种膏药在构成了治疗特色的同时，也带来了很多争议和疑问，这些都是值得思考和深入研究的现实问题。由于踝关节扭伤的多发性以及较多的后遗症，我们需要关注踝关节扭伤后的正确治疗，以减少后遗症的发生。

第一节　概　述

作为下肢三大运动关节之一，踝关节是人体负重最大的屈戌关节和最为重要的关节之一。在运动过程中受到自身压力的同时也受到地面反作用力的作用，因此，踝关节也是运动损伤常见部位。踝关节的扭伤一般发生在跖屈、足急剧内翻的情况下，这和它独特的解剖结构密切相关。急性踝关节扭伤多由意外引起，这是人体各关节中最易发生扭伤的一个关节，在全身各关节韧带扭伤中居首位，约占80%以上，占踝和足部损伤的1/3以上，约占整个运动损伤的8%。据报道，美国每天发生踝关节扭伤者达2万余人。某部1324名新兵训练中，踝关节扭伤者达574名，占43.35%。据统计，踝关节扭伤发生率为每日1/1万人。运动多者，踝关节扭伤的比例相对较高。右踝扭伤的人次数是左踝的2.3倍。由于大部分人使用右手打球，在行进间上篮时左脚为起跳脚，力量多强于右脚，右腿为摆动腿，右脚为落地支撑脚，这在一定程度上增加了右踝关节扭伤的概率。伤后轻者可坚持行走，重者需卧床休息，严重影响患者的日常生活和工作。扭伤多是瞬间发生，如在行走、下台阶或由高处跳下足着地时，引起踝关节突然极度内翻或外翻，造成踝关节扭伤。由内翻造成的损伤约占90%，外翻造成的损伤约占10%。内翻扭伤导致外侧韧带的牵拉损伤，内侧韧带亦可由于挤压而造成损伤；外翻扭伤主要导致内侧韧带的牵拉损伤，外侧韧带亦可由于挤压造成损伤。轻则部分撕裂，重者完全断裂，并可有踝关节半脱位，或伴发骨折及脱位。病程长短决定于损伤的程度和处理是否得当。治疗不当，可遗留踝关节长时间肿胀、疼痛及活动受限等。有的可致韧带松弛，瘢痕形成。由此遗留不稳，以致反复扭伤，易发生创伤性关节炎。踝关节扭伤 1 次后，更易发生第 2 次，甚至第 3 次扭伤，形成习惯性踝关节扭伤。因此，及时、有效和正确的治疗至关重要。临床对此以止痛为主，常予冷敷、NSAIDS、固定、外敷药物、针灸、推拿和穴位注射等治疗。

第二节　踝关节的解剖特点

一、独特的关节面

踝关节由小腿内侧胫骨和外侧腓骨的下端及距骨共同构成。胫、腓骨下端构成关节窝，距骨可视为关节头（彩图 47-1、彩图 47-2、彩图 47-3）。距骨有两个侧关节面和一个可以前后滚动的，呈前宽后窄的上关节面（距骨滑车）。跖屈时，距骨在踝穴中有 1~2mm 的横向运动，使踝关节相对不稳。胫、腓骨下端两侧向下突出的内、外踝及胫骨下关节面，分别与距骨的两个侧关节面及上关节面相关节，构成踝穴。内、外踝分别限制足的内、外翻运动。内踝短、宽、扁，位置高而靠前，外踝细长，位置低而靠后，相差约 1cm。故外踝对足外翻运动的限制比内踝对足内翻运动的限制要强。踝关节又称距上关节或胫距关节，距骨上面的鞍形关节面位于踝穴中。背伸时较宽的距骨体前部进入踝穴，使踝关节稳固（彩图 47-4）。踝关节内侧的内踝与距骨间的关节间隙较大；而外踝与距骨间的关节间隙较小。因此，足向内侧活动的范围比向外侧活动的范围大。

二、韧带特点

踝关节周围的韧带主要有内侧韧带、下胫腓韧带和外侧韧带 3 组。内侧韧带又称三角韧带，分深、浅两层，浅层又分为 3 束，由前向后依次为胫舟韧带、胫跟韧带、胫距后韧带；深层为胫距前韧带。三角韧带多由于外翻或外旋暴力而引起损伤。外侧韧带也分为 3 束，前束是腓距前韧带（anterior talofibular ligament，ATFL），中束是跟腓韧带（calcaneofibular ligament，CFL），后束是腓距后韧带（posterior talofibular ligament，PTFL）（彩图 47-5）。3 束中前束最为薄弱，后束最为坚强，多由于内翻或内旋暴力而引起损伤。内、外侧的三角韧带和腓侧副韧带，分别限制足的外翻和内翻。三角韧带从内踝开始向下呈扇形附于舟骨、距骨和跟骨，坚固、强大，并被胫骨后肌和趾长屈肌所加强。三角韧带的深、浅两层，分别止于载距突上部和呈三角形止于距骨颈及体部。三角韧带浅层的跟胫韧带，止于载距突的上部，深层呈三角形，尖朝上，底朝下，止于距骨颈及体部的全部非关节部分。从解剖特点上看，内侧三角韧带更牢固。外侧韧带不如三角韧带坚强，故内侧的三角韧带限制足外翻的作用比外侧的腓侧副韧带限制足内翻的作用要强。胫、腓骨下端有坚强而有弹性的骨间膜，胫腓下前、后联合韧带及横韧带将胫、腓骨连接在一起（彩图 47-6）。

有人对ATFL和CFL进行了解剖研究，根据ATFL分束数目，将其定义为Ⅰ型（单束）、Ⅱ型（双束）和Ⅲ型（三束），各占27.9%、65.1%和7.0%。根据ATFL和CFL纤维在腓骨止点部位的浅-深层关系，分为浅表型（18.6%）、平行型（44.2%）、深层型（20.9%）和混合型（16.3%）；根据其上-下关系，分为完全型（9.3%）、上部型（34.9%）和下部型（55.8%），有复合体结构占总数的16.3%。

三、肌肉

踝周肌有3组，即小腿前群、外侧群和后群肌。其中可使足内翻的肌有胫骨前肌和胫骨后肌，协助足内翻的肌有拇长屈肌和趾长屈肌；使足外翻的肌有腓骨长、短肌。腓骨长、短肌腱经外踝后下方转至足底，止于内侧楔骨及第5跖骨粗隆。从数目、体积和力量等方面来说，使足内翻的肌均超过使足外翻的肌。使足背伸外翻的第3腓骨肌较弱，而使足背伸内翻的胫骨前肌较强，因而使足内翻的力量大于外翻的力量。

四、踝关节活动特点

踝关节属于单轴屈伸关节。跖屈时，距骨滑车后部（窄部）滑入到踝穴内，造成距骨关节面和胫、腓骨下端关节面的接触面积减小，关节腔隙增大，由此产生一定的侧向运动和较大的内翻运动，导致踝关节不稳，故踝关节扭伤多发生在跖屈状态。踝穴并非完全坚固，胫、腓骨间的胫腓横韧带纤维斜向外下方，止于外踝的内侧面，同时外踝内侧面的关节面也比较侧斜，因此腓骨下端能向上或向外做少许运动。踝关节囊前后松弛，两侧有韧带加强，内侧韧带较强厚，外侧韧带较薄弱。站立时，足仅以跟骨结节与第1、5跖骨头3点着地，如同"三角架"，保证站立稳定，人体重力线通过踝关节将体重放到这个"三角架"上。如果踝关节有伤，将不能承受整个身体的重量，长久站立时就会产生疼痛，或者患者为减轻载重时的痛感，就会出现跛行。

第三节　踝关节扭伤的发生机制及病理

一、发生机制

1.踝关节承受的压力大，其所承受压力是人体各关节中最大的。踝关节将人体重力由垂直柱状转化为弓状平面。站立时承受人体全部重量，运动时承受人体几倍的体重；且人体运动多是两脚交替进行的，所以较大的冲击力作用在单脚上。一旦情况突然发生，思想准备不足，就可能发生扭伤。正常踝关节，距骨稳定地固定在踝关节榫眼内；但在离开踝穴时，即跖屈时踝关节不稳。踝关节是一个单方向运动的铰链式关节，靠周围韧带维持其稳定，踝关节背伸和跖屈发生于胫距关节，内、外翻发生于距下关节。在足跟突然承受超出人体体重数倍以上的重力作用于关节时，外侧韧带最易损伤。

2.踝关节活动灵活是因为踝周韧带较松弛，尤其是外侧韧带比内侧韧带长。在背伸诸肌肉中使足外翻背伸的第3腓骨肌，远不如足内翻背伸的胫骨前肌强大，因此使足内翻的力量大。足屈肌力量比伸肌大，足内翻肌力约相当于外翻肌力的2倍。两者共同作用易造成足内翻损伤。由于导致足内翻的因素多，加之外侧韧带薄弱，故易引起外侧韧带的撕裂伤。

3.膝关节有一定的生理内翻角，从高处落地，着地时都会习惯性地伸直脚，先用脚尖或前脚掌着地，并且大都是轻微内翻位上足外侧先落地，目的是充分利用足弓的弹力以减轻自身重力对人体的震动。若负重过大、行走不慎、下楼梯、从高处突然失足或跑跳时，一只脚踏在不平的地面上，或踩在别人足上、球上时，向一侧倾斜，就会使足前外侧着地，造成足突然剧烈内翻。加之离开地面的腾空阶段，足就处于跖屈内翻状态，极易产生足内翻位扭伤。如果落地时身体重心向内侧偏移，会使踝关节突然外翻。临床所见踝关节扭伤，多是外踝扭伤，单纯内踝扭伤极少见。

4.跑跳时，人体会产生一种保护性屈肌反射，使肢体弯曲的肌肉反射性收缩。在小腿三头肌等屈肌应急性收缩的情况下，导致足跖屈更加明显，踝关节更加不稳。踝关节在足落地时易发生侧向活动而扭伤。

5.穿高跟鞋时，踝关节处于跖屈位，高而尖的鞋跟与地面接触面积小，增加了不稳定性，因此女性更易发生踝关节扭伤。

踝关节扭伤多见于：①起跳后身体下落重心不稳或是脚落地踩在凹凸不平的场地上；②准备活动不充分，踝关节没能充分进入运动适应状态；③踝关节较细，本身力量较弱，受伤的概率大；④训练技巧不熟练，在身体失重时，都会在瞬间对足产生一种压力，造成踝关节的扭伤。球类运动的特点是人员密集，对抗激烈，加上踝关节的稳定性差，易发生扭伤。篮球和足球运动由于对抗激烈，比赛时间长，技术要求复杂，故踝关节扭伤较多。调查显示，体育专业大学生是踝关节扭伤的高发人群。按发生率高低排列分别为篮球、足球、体操、排球、健美操和田径等项目。篮球项目中受伤人数最多，且多为男生，主要是因为男生运动的对抗性、竞争性较女生强，且在运动中热衷于表现自我，争强好胜，亦缺乏防伤观念与预防知识。此外，还与思想疏忽、准备活动不足、跑跳多、落地不稳、动作不规范、运动量过大、身体机能状况不良、场地不平及气候不佳等有关。

二、病理

75%的脚踝损伤都会累及外踝，常导致踝关节外侧韧带撕裂。其中，90%的踝关节扭伤累及距腓前韧带（ATFL），50%~75%累及跟腓韧带（CFL），只有10%累及距腓后韧带（PTFL）。扭伤是在暴力作用下引起的关节囊、韧带、肌肉、肌腱或软骨等软组织的一种损伤。绝大多数都是肌腱和韧带等软组织损伤，发生骨折者较少。有文献报道，574名踝扭伤者中，软组织损伤者556名，占96.86%，骨折者仅18名，占3.14%。受伤组织可有不同程度的撕裂和组织间出血、淤血，继而出现水肿和渗出等损伤性反应，严重者可导致撕脱骨折，踝关节或胫腓下关节脱位，关节稳定性丧失，部分滑膜、关节囊等软组织可能嵌入关节内，以及局部肌肉和韧带挛缩等。表现为受伤部位皮下瘀斑、关节肿胀、疼痛、功能障碍或无法行走等。

踝关节扭伤主要分旋后、旋前和外旋损伤。旋后损伤造成的外踝损伤占大多数，其中以 ATFL 与下胫腓前韧带损伤多见，其单独损伤占 70%，另有 20% 同时合并 CFL 损伤。ATFL 是防止距骨向前移动的重要结构。实验表明，切断该韧带，踝关节前后可松动 4.3mm，旋转活动增加 10.8°。单纯 CFL 断裂，X 线正位应力摄片仅显示距骨轻度倾斜，距骨无向前半脱位。当合并 ATFL 断裂时，距骨出现明显倾斜和距骨向前半脱位。单独 PTFL 断裂，踝关节无明显变化及不稳。

很多踝关节扭伤会遗留踝关节不稳。踝关节不稳分为机械性不稳和功能性不稳。功能性不稳并不全部由韧带损伤引起。对有外伤、症状及体征典型者应加拍踝关节的 X 线应力片，以提高对急性踝关节不稳的诊断率。在踝关节扭伤中，内侧韧带损伤将出现踝关节侧方不稳，外侧韧带损伤将出现各方向不稳。

对严重的单侧踝关节扭伤者进行踝关节振动觉和伸肌群活动及恢复过程肌电图检查发现，单侧严重扭伤可导致局部振动觉和双侧伸髋肌群功能的改变。有研究发现家兔踝关节外侧韧带中有丰富的本体感受器，其中 93% 的本体感受器位于韧带的两端。韧带损伤后，失去正常张力，本体感觉受损，在踝关节过度活动时失去有效的保护机制。因此，对于严重的外侧韧带损伤，应手术修复，以恢复韧带的正常张力，这是重建关节本体感觉的基础。至于如何恢复该本体感觉，仍在探索中。

关于习惯性踝关节扭伤的具体界定尚缺乏相应的依据。与偶发性踝关节扭伤相比，对习惯性踝关节扭伤的界定，应包括下列要素：①习惯性踝关节扭伤发生的次数较频繁，1年数次至 1 日数次不等。②多数患者于平地活动时即可扭伤，遇凸凹不平的地面则更易扭伤。③扭伤后的踝关节大多不痛或轻度肿痛，片刻自消或很快自愈，个别肿痛较明显，极少导致骨折。④多为内翻扭伤。

陈旧性踝关节扭伤（病程超过 15d 或 20d 未愈者）的分类：①踝关节不稳，或称踝习惯性半脱位，由踝内侧韧带陈旧性断裂所致。②踝关节内侧韧带钙化，韧带由止点部撕脱时其下一部分腱止装置骨化所致。韧带钙化会刺激周围组织产生慢性炎症，如腱鞘炎和滑膜炎等，影响踝的功能。③韧带残端或瘢痕组织嵌入关节，一般内侧韧带断裂多由残端嵌入，而外侧韧带多是新生瘢痕组织嵌入。症状多为用力踏跳痛，是由踝两侧肌腱紧张时将嵌入组织挤压进入较狭窄的关节隙而致。④韧带断端瘢痕挛缩引起胫骨前肌腱鞘炎。由于胫骨前肌腱变形，活动时与其他肌腱互相错动，所以有时也可产生弹响。原有组织成分被破坏，造成踝关节局部酶谱等内环境的改变，致使踝关节内组织病变。

韧带损伤包括各种程度的距腓前韧带、跟腓韧带、距腓后韧带受伤以及关节囊的损伤，其主要征象是踝关节外侧痛、肿胀、淤血、不能负重、功能丧失，及严重的关节松弛和不稳现象，并导致关节组织变性退化。按损伤严重程度予三级划分：一级通常是距腓前韧带的扭伤，其征象是轻度的疼痛和功能丧失，负重能力不减弱，轻微肿胀，没有关节松弛、不稳的现象；二级损伤是距腓前韧带、跟腓韧带受伤，这种扭伤发病率最高，可出现关节不稳，伤后中等程度的疼痛和功能丧失，负重困难，关节积血和瘀斑。此种损伤可出现持续的关节松弛现象，从而导致创伤性骨关节炎的发生；三级损伤是距腓前韧带、跟腓韧带、距腓后韧带相继受伤，常有胫腓前韧带的损伤，这种损伤相对来讲不常见，一旦出现，则功能完全丧失。作用在踝关节的暴力较大时才能引起这级扭伤，同时会引起踝关节半脱位。

根据韧带损伤的部位和严重程度分为4型：①韧带起点处损伤（距腓前韧带、跟腓韧带、距腓后韧带在腓骨连接处的损伤），包括增厚、部分撕裂、完全撕裂以及胶原纤维排列不齐；②韧带止点处损伤（距腓前韧带和距腓后韧带在距骨连接处的损伤，跟腓韧带在跟骨连接处的损伤），包括增厚、部分撕裂、完全撕裂以及胶原纤维排列不齐；③韧带体部损伤，包括增厚、瘢痕化以及胶原纤维排列不齐；④韧带结构完全消失。

有人将踝关节受伤到完全康复分为7个阶段：①从受伤至肿胀不再增加为止；②从肿胀不再增加至正常走路不痛为止；③从正常走路不痛至肿胀完全消失为止；④从肿胀完全消失至75%踝关节各方向活动度都不痛为止；⑤从75%踝关节各方向活动度都不痛至恢复75%的肌力为止；⑥从恢复75%的肌力至所有各方向的踝关节活动度都完全不痛为止；⑦从所有各方向的踝关节活动度都完全不痛至恢复100%肌力为止。

踝关节撞击综合征是指由各种原因引起关节内或关节周围组织间发生摩擦而产生疼痛的一组疾患。目前认为胫腓前下韧带远侧束肥厚或损伤、滑膜过度增生和软骨损伤卡压于胫距关节外侧沟间隙，是引起踝关节前外侧痛的主要原因。由于增生滑膜或韧带组织形成半月板样组织卡压于外侧沟中，可继发距骨软骨及胫骨软骨损伤。后踝关节撞击综合征又称距后三角骨撞击综合征，指踝关节过度跖屈导致踝关节后方的骨性结构及软组织受压而出现疼痛症状的疾病，因其多见于与拇长屈肌肌腱病变有关的舞蹈者，故称"舞蹈足"。

踝关节扭伤时需要注意有无骨折，常见的骨折发生部位是外踝和第5跖骨基底部。据统计，老年踝关节骨折者60~69岁年龄段占比最高，女性骨折风险高于男性，男性踝关节骨折发病右侧多于左侧。

第四节　治　疗

一、基本治疗原则

调查显示，多数人医学知识较缺乏，认为踝关节扭伤是软组织伤，不需制动。仅少部分人知道伤后应冷敷，还有不少人急性期采用热敷和按揉等错误的处理方法。

扭伤后，应立即坐下，检查受伤部位。要避免人为的进一步损伤，包括禁止按摩及运动，不可随意转动踝部而加重损伤。鉴于足踝部血管、肌腱和支持带众多（彩图47-7、彩图47-8），伤后抬高扭伤的踝关节，使其高于心脏，是必不可少且行之有效的方法，这样可减少通向损伤部位的血液及体液压力，促进静脉回流，减轻淤血。如果受伤严重或出现畸形或肿胀较甚，应行X线检查以明确有无骨折和关节脱位。韧带撕裂或断裂者必须限制活动，采用石膏固定，甚至手术修补才能达到满意疗效。特别要注意踝关节扭伤所致的第5跖骨基底部骨折（彩图47-9）。

早期是指伤后1~3天。宜活血祛瘀、制动、消肿止痛。将踝关节固定在中立位，使两侧韧带处于松弛状态，先用冷敷药物，然后外敷药物，绷带包扎。卧床，禁止伤足活动，可抬高患肢。若韧带撕裂或撕脱损伤严重，用绷带或石膏固定踝关节于中立位4~6周。轻度损伤者可在7~21d后恢复运动。X线应力位踝穴摄片有踝关节不稳时应予石膏固定，以防出现创伤性骨关节炎。

中期是指伤后3~10天。宜舒筋活络，温经止痛。热敷患部或采用理疗、内服及外敷中药，在活血消肿的基础上加用舒筋活络的药物。对于单纯韧带挫伤和韧带部分撕裂者，可进行手法理筋治疗。包扎制动下做不负重活动及踝关节轻度屈伸锻炼。

后期是指伤后10天以上。治疗以通络止痛，恢复关节功能为原则。此期多为较严重或双踝韧带损伤，或早期处理不当、过早活动，或延误治疗的患者。韧带撕脱断裂伤者，要固定4~6周，解除固定后，开始锻炼踝关节的功能，并逐步练习走路。

二、制动、固定及加压包扎

伤后要限制活动和不负重。制动和有效的加压包扎是加快消肿止痛的基本条件。固定使踝部结构维持稳定，支持和保护撕裂的韧带，使踝关节充分休息，从而给韧带的修复创造了一个稳定良好的环境，可有效地促进修复。伤后应马上进行绷带加压包扎，越快越好，24小时后拆除。对损伤严重、肿胀明显者，更应以弹力绷带加压包扎。加压包扎时，视末梢循环情况，要保证血液畅通，及时调整绷带松紧度。加压包扎可减轻出血和体液的渗出，减轻肿胀。固定外翻型损伤者，踝关节应固定在内翻位；内翻型损伤者，应固定在外翻位。损伤24h以上者不需加压包扎。制动可控制肿胀和炎症、减轻疼痛，最大限度地减少出血。卧位时，垫高患肢，使其高于臀部。韧带在愈合过程中，胶原纤维在伤后5~6天开始出现，第2周达高峰，以后逐渐变慢。伤后过早下地行走，容易造成新生胶原纤维的反复损伤，从而使韧带愈合不良，出现各种后遗症。因损伤后关节力量较差，结构较受伤前松弛，如果马上参加训练会造成重复受伤，加重伤情。故应3~4周后逐渐恢复活动，但禁止剧烈运动。锻炼应循序渐进，不能过早、过急、过猛，否则易留有后遗症，如踝关节不稳和骨关节炎等。应用粘胶带、弹力绷带和各类护踝支具等可显著减少踝关节损伤的发生。高帮运动鞋亦有预防作用，穿高帮鞋的篮球运动员的踝扭伤率是穿低帮鞋者的50%。

三、冷敷

关节内压力通常比大气压低 5~10mmHg，这使关节囊及其韧带更紧地附在关节周围。关节积液时，积液向各个方面施加超过大气压的压力，扩张关节囊，进而产生神经性抑制，损害踝关节的稳定性。创伤后炎症反应在 24~48h 达到高峰，但创伤后炎症反应的程度也与受伤时间、受伤部位，尤其是创伤的严重程度密切相关；而且即使相似的创伤也可因个体差异而呈现不同的炎症反应。应用较多且能有效控制炎症反应的方法是冰敷。伤后 24 小时内冰敷对软组织损伤有益，在损伤处冰敷 10min 后可产生保护性的血管舒张。延长制冷时间可保护损伤组织，减轻相对缺血，此被称为 Lewis Hunting 效应。冰敷可使毛细血管收缩，血流减慢，出血和渗出减少，降低神经传导速度和神经终板的兴奋性，提高痛阈，降低组织温度，减缓组织代谢，减轻炎症反应，起到消肿止痛的作用。研究表明，持续冷敷的疗效明显优于短暂冷敷。有研究对踝关节扭伤患者采用冷冻硫酸镁绷带外敷，并在伤处涂抹一层甘油。硫酸镁具有高渗作用，加上冷敷能使血管收缩，起到快速止血、止痛和消肿的效果。甘油具有脱水、保护皮肤、防止冻伤和减轻硫酸镁刺激等作用。

伤后持续冷敷 24 小时或 48 小时后方可热敷。建议每次冰敷的时间为 15~20min，每天 1~4 次，共 3 天；也可冷敷 20 分钟，间歇 10 分钟，如此反复。也有人推荐每 3h 冰敷 10min。文献报道的时间为 5~40min 不等。冰袋冷敷是最简单方便的冷疗方法，用塑胶袋或专用冰敷袋，装碎冰块平铺于伤处，加上弹性绷带加压固定即可。也可用冷水敷、毛巾包裹冰袋、冷冻喷剂。冷敷时，要注意观察局部皮肤颜色，防止局部冻伤。冰敷时要在伤部轻轻环形滑动，不能把冰块直接放到损伤部位不动。

四、外敷药

这是目前临床治疗踝关节扭伤最常用的方法之一，深受患者的欢迎和信赖。有作者指出，外敷药治疗踝关节扭伤的疗效优于石膏托（靴）或宽胶布外固定。汇总相关文献，外敷药组方基本取自如下药物，组成各自的经验方或协定方：黄连、黄柏、布荆、五灵脂、合欢皮、皂角刺、旋覆花、刘寄奴、皂荚、肉桂、虎杖、延胡索、透骨草、侧柏叶、薄荷、雪上一枝蒿、独角莲、三七、三棱、泽兰、威灵仙、乌梅、玄明粉、白芥子、猪牙皂、猪苦胆、芒硝、伸筋草、牛黄、紫荆皮、黄荆子、五加皮、丹参、防风、牛膝、威灵仙、防己、秦艽、连翘、黄芩、地榆、板蓝根、木通、木瓜、木香、芙蓉叶、桂枝、栀子、田基黄、骨碎补、续断、忍冬藤、鸡血藤、宽筋藤、丹皮、细辛、丁香、莪术、青皮、茜草、麻黄、羌活、大血藤、麝香、山茶、白胡椒、降香、干姜、血竭、生香附、贝母、茴香、肉桂、生地黄、冰片、积雪草、姜黄、独活、鹿角霜、生桑白皮、白及、白芷、当归、木芙蓉、徐长卿、赤芍、川乌、草乌、生天南星、生半夏、生蒲黄、生白附子、生大黄、自然铜、广地龙、马钱子、红花、地骨皮、川续断、川厚朴、川黄柏、川椒、川芎、蒲公英、土鳖虫、乳香、没药、香附、桃仁、苏木、金银花、地肤子、制巴豆等。选定组方后制成粉，加入各种基质拌匀成膏备用。常用基质包括醋、凡士林、蜂蜜、黄酒、酒精、樟脑粉、橄榄油、鸡蛋清、香油、红糖、饴糖和石膏粉等。

对上述药物的各个组方，冠以不同的名称，如消炎止痛膏、消肿膏、消炎镇痛膏、消瘀止痛膏、化瘀膏、加味双柏膏、活血止痛膏、金黄膏、七星膏、血余膏、Ⅱ号外敷药、三色敷药、三黄栀子膏、扭伤灵、伤科Ⅱ号膏、Ⅰ号新伤药、黄柏散、栀黄膏和白药膏（石膏粉、凡士林混合煮成膏状）等。这些众多膏药名称中，有的是名同药不同，有的是药同名不同，仅散瘀膏就有3种不同的组方。也可单用成药外敷，如云南白药药粉和跌打丸等。

使用时，将膏摊平在牛皮纸或纱布、纸棉、厚布或棉垫上。厚薄均匀，0.2~1.0cm厚，面积稍大于患处。纱布四边向中间卷起3~5cm，以防药物流失。将纱布盖在药膏上，防止药膏与皮肤直接接触而发生粘贴。再外包一层塑料纸或薄膜，以防药液过快蒸发。最后用绷带做"8"字固定，也可用塑形硬纸板作为压力垫，再用绷带固定，或用橡皮膏或绷带将踝关节固定于中立位，类似于石膏样的固定。注意要松紧适度。24h后去除，隔日1次，6或7天为1个疗程。敷药期间，可用醋、酒或温水喷洒，以保持药物的湿润性。冬天可加适量液状石蜡，以增加软度。也可取冰片末少许撒于药糊表面。敷药后如出现红疹、瘙痒、水疱等过敏反应应停敷。二甲亚砜凝胶可分解、灭活炎症中的氢氧根物质，减少对组织的刺激，改善患部的物质代谢状况，有利于水肿的消除，还可减慢周围神经刺激的传导速度，达到止痛的效果。其能通过皮肤吸收，涂药后5分钟就出现在血流中。

有研究观察了同一中药方剂制成不同剂型对踝关节扭伤的疗效：A组制成粉末，用酒浸泡，于伤处外涂；B组将中药原形用酒浸泡，于伤处外敷；C组将酒泡的原形中药制成药袋，于伤处加压包扎。结果是C组的消肿和痊愈速度显著优于B组和A组。酒泡中药原形与其粉末疗效无明显差异。局部按压可降低神经兴奋性，即有止痛作用；另有止血作用，可防止局部组织的进一步肿胀。因此，药袋加压包扎除了有中药的作用外，尚有其药袋重量所致的适当压力作用。还有研究比较了自制消肿膏加弹力绷带外固定（A组）、小腿石膏托外固定（B组）和伤湿止痛膏（C组）对踝关节扭伤的疗效。结果是A组和B两组疗效接近，且均明显优于C组。B组各度损伤的痊愈率明显高于A、C两组，其中Ⅲ度损伤更为显著。说明石膏托的局部制动效果较肯定。

五、熏洗方

古今熏洗方不少，多是传统经验方，主要用乳香、没药、红花等活血祛瘀之品，还有栀子、大黄等苦寒止血之药。熏洗的温热有利于药物的渗透吸收。汇总熏洗文献方药，多从以下药物中组方而成：青风藤、桑寄生、荆芥、花椒、血竭、土鳖虫、艾叶、川续断、川芎、延胡索、自然铜、赤芍、威灵仙、羌活、桃仁、马钱子、生甘草、骨碎补、生半夏、茜草、麻黄、蒲公英、紫花地丁、丹参、白芷、五加皮、防风、莪术、桑枝、千年健、刘寄奴、川乌、草乌、生白附子、生天南星、青皮、陈皮、姜黄、秦艽、牛膝、独活、细辛、三棱、伸筋草、透骨草、苏木、木瓜、红花、栀子、大黄、鸡血藤、桂枝、海桐皮、当归、乳香、没药、干姜、地龙、冰片等。使用时，将熏洗药用纱布包裹后加水2000ml，煎15min，先用药液热气熏患处，以有热感，皮肤微红为度，待药液凉至可以耐受温度后洗患踝，最后用药包裹湿热敷患踝，或用药渣热敷患处。一剂可洗2~6d。整个熏洗热敷时间约30min，2次/d，5~10d为1个疗程。以皮肤红润、有温热感为宜。心功能不全、高血压、局部皮损或化脓者禁用，孕妇慎用。

六、针刺

临床常用，目前在针具的选择上逐渐趋向多元化，已由传统的单一毫针，转向电针、梅花针、三棱针、磁圆针、温针、气针、长圆针、手针、腕针、浮针和水针等，但关于针具相互之间的疗效对比和相互结合治疗踝关节扭伤的研究性文献还很少；在针刺配穴方面，依据经络学说，有的侧重辨证取穴，有的侧重辨病取穴，有的讲究远近配穴，有的讲究上下配穴，还有的采用简便快捷的单穴疗法。归纳发现，阿是穴、丘墟、申脉等是最为常用的穴位。在使用各种针法治疗的同时多配合冷敷、推拿、外敷药和固定等疗法。综合治疗方法已逐渐取代单一疗法成为主流。按照文献报道，综合疗法的疗效明显优于单一治疗。中医古籍中针灸治疗本病使用频率较高的腧穴集中于外踝部的五腧穴（输穴、经穴和合穴）、原穴和八脉交会穴等。有效腧穴聚类为申脉-昆仑、丘墟-太冲和阳陵泉-三阴交-足三里-侠溪-悬钟-条口-承山-阴陵泉三大类。其中，阴陵泉、阳陵泉、三阴交、悬钟、太冲五穴之间的关联程度最高。应注重循经取穴和局部取穴相结合，旨在通络止痛消肿。

七、推拿

目前多认为，急性扭伤的24~48小时内手法宜轻柔和缓，或最好不施用手法。推拿时可采用一点、二摩、三拉、四挤、五动、六固定或三步六法等推拿法。多是在一些相关穴位上进行理筋和点按，如血海、梁丘、阳陵泉、足三里、悬钟、解溪、委中、承山、昆仑和太溪等穴。而后行对抗拔伸运踝手法。通过双向牵引加大踝穴宽度，使距骨体之宽部进入踝穴，纠正距骨前移以及其他关节内结构紊乱。拔伸运踝时常有"嘀嗒"响声，表示纠正了关节的错缝或筋络的异位。和针灸一样，推拿也多配合其他疗法，如手法后药膏外敷和固定等。手法时动作应轻柔，幅度不宜过大，时间不宜过长，防止加重损伤及出血和渗出增多，致使肿胀加重。但推拿文献对其病因病理没有仔细进行区分，导致手法缺乏针对性。既往认为，踝关节扭伤24小时内禁止按摩，否则会加重损伤。但有研究认为各种损伤必然造成组织结构的紊乱，使其失去正常的解剖位置，需要通过手法恢复组织原来的位置，因此有人认为应在48小时内对患踝进行一次性手法复位治疗。

八、热敷

早期热敷，包括中药热敷或红外线照射，弊大于利，不宜应用。伤后24小时内应用，会造成局部毛细血管扩张，通透性增加，加重局部出血，充血水肿，增加了后遗症的可能，给治疗造成困难。热疗和各种理疗适用于损伤之中、后期，能使局部皮肤温度增高，循环改善，消除局部代谢产物及炎性介质。热敷时皮肤表面温度保持在40~42℃，以患部感觉热而不烫，舒适为宜。

九、康复训练及预防

伤后的恢复训练很重要，要注意踝关节力量、柔韧性、灵活性练习，以加强踝关节肌肉的力量和韧带的牢固性。训练能对关节形态、结构产生积极影响。预防是防止踝关节扭伤的根本方法。应养成运动前做好充分准备活动的习惯。准备活动要有针对性，尤其是寒冷季节，以自感发热，微微出汗为好。科学安排运动量，避免过度疲劳，要保证场地清洁平坦。加强技术训练，提高运动能力，可减少踝关节损伤。负重提踵练习和负重用脚尖走等练习，可使肌腱和韧带增粗，关节面增厚，增加关节的稳定性。注意自我保护，要养成正确的落地姿势。落地时，膝关节应微屈，踝关节紧张，控制身体的重心，尤其是在腾空的瞬间，不要使身体失去平衡，避免侧倒。要学会滚翻等自我保护技术，以减轻损伤程度。腓骨长、短肌肌力弱，本体感觉缺失等都可以导致再扭伤。因此，平时可进行本体觉和踝关节力量的训练，如平衡板锻炼对改善力量、灵活性、柔韧性、肌肉的弹性、膝和足趾间的肌腱和韧带的弹性有效。这些解剖结构在踝部受到冲击时会帮助稳定和控制足踝部。

第五节　存在问题

实际上，踝关节的临床治疗并不总是以病变为基础的，不同作者使用的方法迥异，同时也造成了一些误治。早期误治会造成治疗上的困难及后遗症，主要包括：①强力反复手法；②重力反复搓擦药油；③热敷；④照射红外线；⑤受伤踝关节不予制动及负重；⑥忽略下胫腓前联合损伤及骨折等。这些都会加重局部损伤，导致毛细血管破裂和通透性增加，加速局部出血及水肿，形成血肿。后期血肿机化、瘢痕及粘连形成而使距骨活动受限，形成创伤性关节炎。若损伤早期强力反复将踝关节内、外翻，跖屈，背伸，则可加重韧带撕裂和骨折移位，或因局部出血、充血水肿增加，不利于损伤组织的修复，造成关节不稳。初伤时应冷敷而不能热敷和按摩，只有这样才能减少出血，减轻血肿。有人认为，初伤时应冷敷，伤后6~7小时也可使用热敷。但多数认为新伤24小时内只能冷敷，而不能热敷。也有人认为12小时内冷敷；超过12小时出血停止后，用热疗。但多数人认为伤后24或48小时后才能热敷。

有证据显示，踝关节扭伤时使用弹性管状绷带起不到物理支持作用，是无效的，仅有心理安慰作用，因为使用弹性管状绷带不能达到足够的压力。研究证明，用双倍的弹性管状绷带治疗Ⅰ度和Ⅱ度踝关节扭伤似乎并不能缩短功能恢复的时间，而且还可导致疼痛加重。

有证据显示在48小时内使用NSAIDS可能会延长治愈时间。NSAIDS抑制前列腺素的合成，导致炎症减弱而不是消除。在炎症反应过程中，前列腺素可使血管舒张，增加血管通透性，因此，在早期应用NSAIDS镇痛可能会延迟治愈时间。比较而言，对乙酰氨基酚没有明显的抗炎作用，并且由于其不引起胃痛，故有很好的耐受性。可待因和对乙酰氨基酚联用可增强镇痛效果。

中医外治法尚存在一些问题和不足，如大多是来自临床观察或个人经验，实验研究较少，且客观指标不足，入选标准不够明确。科研设计亦不够完善，许多临床报道缺乏对照或对照不合理，有的仅仅以自身治疗前后的情况作为对照，而没有与现行常规治疗方法进行对照比较，随机和盲法原则未普遍采用，疗效标准不统一，研究过程缺乏质量监控，统计学处理不能体现客观性，因而缺少可比性，使其可信度降低。

研究某种疗法，只用这种方法处理若干对象，就将病程发展变化当作是它的"疗效"，这在逻辑上违反了充足理由律，一先一后并不一定就是一因一果的关系。比较是人类认识事物的最基本的思维方法，比较研究是导致科学发现的基本方法。而要进行比较就必须有对照，对照是比较的必要基础。所以对治疗方法的研究，一般都要求设立对照组，特别是对可以自愈的伤病，进行对照研究更有必要。但有对照研究的踝关节扭伤论文仍有很多问题。首先是对照研究不合理：对能自愈、又有有效的常规治疗方法的踝关节扭伤，进一步研究治疗方法的目的，应是为了寻求疗效更佳的方法。所以这种治疗方法的研究，属于发展性研究，要发展前人或他人已取得的成果。这样的研究是在方向明确的道路上继续前行。对任何新疗法，不仅要评价其是否"有效"，更重要的是评价其与已通用的常规疗法的疗效高低，而且要从医学、社会学、经济学等多方面进行综合评价。如要看它是否更安全合理，是否能迅速减轻病人痛苦，缩短疗程，加快功能恢复，以及是否经济实用，减少卫生资源的消耗，并便于推广。如新方法从整体上优于原来通用的疗法，或疗效上无显著性差异，但在某一点上优于原疗法，这样才能说明新方法具有实际意义和价值。

单一治疗不可能对所有的损伤或损伤引起的各种病理变化都有效，而且每个人对各种疗法的反应也存在差异。因此比较理想的处理方案是各种疗法的有机组合。对急性踝关节扭伤，目前常规的治疗方法是制动、冰敷、加压包扎、抬高患肢和止痛。《实用运动医学》指出："较轻的韧带损伤以粘膏支持带固定并以弹力绷带包扎后即应敦促其活动""一般公认支持带及早期活动是最好的方法""较重的外侧韧带损伤，肿胀及肌肉痉挛多较明显，消除肿胀是首先要考虑的问题。以海绵垫或较大的棉花垫压迫包扎非常重要"。其他如药物、手法、针灸和电疗等，只可作为综合治疗的一部分。但在许多研究中，不论损伤的轻重（未区分Ⅰ、Ⅱ、Ⅲ级），也不论损伤的病理阶段，均采用单一疗法，如单纯的针刺、按摩、药物外敷和电疗等，这在理论上和实践中，都已被证明难以取得最佳的疗效。有的仅采用伤湿止痛膏、万花油、正骨水等非正规的简单处理，以及不论伤情的轻重一律用石膏固定等。与这样的疗法进行对照，即使在疗效上有显著差异，也无意义和价值。几乎所有对照组，都有"无效"病例，即在治疗1个疗程（6~7天）甚至几个疗程（21~30天）

后，症状和体征仍无明显改善。如研究药膏外敷，对照组"采用石膏托外固定或弹力绷带包扎，局部制动，3周后开始功能锻炼"，在治疗2周后评定疗效，症状无改善，无效率高达46.7%。对于完全可以自愈的伤病，经2周的治疗后，居然有如此高的无效率，这是需要认真反思的。不能机械地认为有效率高于无效率，就说明该疗法有效。更应注意的是不能用不可靠和不适宜的疗法作为对照。

其次是效应指标的选择。对照研究是对处理因素产生的效应进行比较，因此必须有能反映处理效应并能进行准确比较的指标。对治疗方法的研究，常用"有效率"（病情好转以至痊愈）作为效应指标。多数论文是选用这样的一般指标。对"痊愈""显效""好转""有效"等病例进行统计，1或2个疗程，甚至1个月后进行评定和比较。实际上，对常见的、大多可以自愈的踝关节扭伤，这样的效应指标并不能真正反映"疗效"。因为只要没有错误处理或者再次受伤，损伤部位的组织经过自身的修复，症状肯定会减轻或痊愈，这不是处理因素作用下的特征性变化。而且"好转""有效"这类指标主要依靠主观判断，其无偏性、灵敏性较差，不能从中获得准确、丰富的信息。研究急性踝关节扭伤疗法的目的，是为了寻求疗效更佳的方法，须与现行的常规疗法进行对照，并选择可客观测量的特征性效应指标。只有这样，才能对各种疗法的意义和价值作出客观、准确的评价。

附一：踝关节扭伤所致腓总神经麻痹

一、解剖学基础及病理

腓总神经自腘窝上角分出后，沿股二头肌内侧缘斜向外下，达股二头肌腱与腓肠肌外侧头之间，在通过腓骨颈附近的腓骨长、短肌腱膜弓处，分为腓浅神经和腓深神经。前者向下行，穿过小腿中下1/3处深筋膜至皮下，支配足背及小腿远端皮肤感觉，并发出分支至腓骨长、短肌。后者绕腓骨颈进入小腿前侧间隙，行于趾长伸肌与胫骨前肌之间，贴骨膜下降，沿途发出胫骨前肌支、趾长伸肌支、拇长伸肌支、第3腓骨肌支、踝关节支、拇短伸肌支、趾短伸肌支、第2骨间背侧支、第1骨间背侧支和趾背神经等，终止于第1趾间蹼，支配该处皮肤感觉。

腓总神经紧贴于腘窝外侧沟，呈小弧形或直线走行（彩图47-10）。其外侧为股二头肌腱，前内侧为腓肠肌外侧头，后方为致密的腘窝筋膜及髂胫束的移行部。腓总神经走行于三者围成的致密沟内，这是其易受损伤的主要原因。腓总神经在股部呈斜形下降，有成角，且行程在腓骨颈处相对固定。股二头肌腱处于紧张状态时，腓肠肌收缩可对腓总神经产生挤压而导致损伤。腓总神经在腓骨颈的后外侧与腓骨骨膜相贴进入腓管，即由少许筋膜和腓骨长肌纤维与腓骨颈所形成的骨纤维隧道，也称腓骨长肌纤维拱，长度约为1cm。腓管多为混合性或腱性，因而可看作是相对致密狭长的隧道。基于以上解剖特点，腓总神经在此处易受卡压而引起损伤。足强力内翻或膝关节长时间反复屈曲下蹲位劳动、足过度跖屈时，腓深神经支配的小腿前、外侧肌被过度牵伸，由于上端相对固定，腓总神经受到很大的牵张力，其在进入腓骨长肌两头之间的肌性弓状间隙处易受到牵拉性压迫或卡压而损伤。腓骨上端有一恒定的膝返神经，水平走向膝关节，多数源于腓总神经。由于其恒定，相对限制了腓总神经移动的范围。当足强力内翻时，腓骨长肌和腓总神经随之下移，而膝返神经阻止腓总神经的移动，因此，牵拉时易造成腓总神经损伤。

腓总神经本身结构也易损伤，其神经干由大而少的排列紧密的神经束组成，束间支持性结缔组织少，对机械性损害的耐受程度差。腓总神经在腓骨颈部处，其神经束数及结缔组织含量比腘窝部明显增大近一倍。而同水平的胫神经却无此变化，因而在同样一个区域内腓总神经所能承受的最大负荷远不如胫神经，所以同样外力下腓总神经易损伤。

腓总神经受到牵拉后，神经营养血管断裂，血肿压迫及腱膜弓紧张压迫等多种原因综合致病。①牵拉：内翻引起腓总神经在腓骨颈处牵拉致神经麻痹。尸体研究发现：当用血管钳向远端牵拉腓浅神经皮支时，腓总神经向下移动 10~25mm，而一旦胫腓骨下 1/3 发生螺旋形骨折或踝关节内翻，此时伤力更大，可造成腓总神经及其分支牵拉性损伤。②压迫：踝内翻时，拉紧腓骨长、短肌腱膜弓，压迫腓骨颈处腓总神经。③牵拉与压迫同时存在：当踝内翻或胫腓骨下 1/3 骨折时，由于伤力严重，致腓总神经在腓骨颈分叉处受到过度牵拉，神经鞘膜内营养血管断裂，神经鞘内出血、血肿压迫，致迟发性腓总神经麻痹。术中神经鞘内见有含铁血黄素沉着，提示有陈旧性出血吸收。早期病理表现为神经的局部缺血和炎性水肿，中晚期可致结缔组织增生和变性。

二、临床表现及诊断

慢性腓总神经损伤起病缓慢，早期一般为小腿乏力、小腿外侧及足背感觉异常，小腿外侧及足背皮肤感觉减退。胫骨前肌、拇长伸肌、趾长伸肌、腓骨长短肌肌力减弱及足下垂。肌电图显示腓总神经传导速度减慢，潜伏期限长。病程越长，症状越严重。

三、诊断

主要依据为"原因不明"的小腿外侧及足背感觉减退，胫前肌、腓骨长/短肌、拇长伸肌和趾长伸肌的肌力减弱和足下垂。Tinel 征阳性是突出体征，肌电图改变具有确诊及定位价值。但腓总神经源于 L_4~S_2 神经根，须与腰骶管内病变相鉴别，如腰椎间盘突出症、椎管狭窄症、肿瘤、神经纤维瘤及梨状肌综合征等。

四、治疗

踝关节扭伤致腓总神经麻痹并非罕见。凡踝关节损伤者，需要注意观察是否存在腓总神经损伤。治疗分为非手术和手术探查松解。一旦诊断明确，用石膏固定踝关节于外翻和背屈位。观察神经恢复情况。病程短、症状轻者，考虑为一过性牵拉或压迫所致的腓总神经损伤，可予非手术治疗，如封闭、按摩、针灸、熏洗、理疗和神经营养药物等综合治疗。中药熏洗可改善局部血液循环，软化瘢痕，减轻粘连，促进炎性水肿的消退，缓解肌肉和神经紧张。手术适应证：①踝内翻扭伤3个月后，症状未见缓解；②典型临床症状，行走呈鸭步、垂足、伸拇及伸趾肌力减弱、皮肤感觉减退；③肌电图记录有明显异常。也有作者认为经非手术治疗无效，观察2~3周后可行松解术。早、中期以切除腓总神经外周瘢痕、增厚的外膜及其他致压物，行神经外膜松解为主。如术中发现神经变形、存在结节或变性，需要切开外膜减压和行神经内松解。若神经已经严重变性，即使精确进行神经松解术，效果也难尽如人意。症状重、病程长者应行神经束间松解，可提高疗效。术中注意：①腓骨颈处有较多瘢痕组织，由近端向远端剥离显露腓总神经，易牵伤腓总神经，可沿腓骨干上段行骨膜下剥离，可显露腓总神经及其分支而不导致损伤。解剖神经束时应注意保存神经束间的血管，以保证其供血。②暴露要充分，松解要彻底。松解后神经置原位，用邻近肌肉覆盖。

预后取决于腓总神经的损伤程度及减压是否彻底，嵌压时间越长，预后越差。有的表现为同侧肢体3个部位神经卡压同时存在：踝管综合征、腓总神经卡压及胫神经在比目鱼肌腱弓处卡压。这是典型的周围神经多个部位的卡压综合征。临床表明，腓总神经探查、腓骨长、短肌腱膜弓切开减压术不失为一种行之有效的方法。

附二：慢性踝关节不稳定

踝关节外侧韧带损伤也具有一些内在和外在危险因素。踝关节扭伤发生后，一些患者会出现踝关节反复扭伤并合疼痛、持续肿胀、"打软腿"、关节不稳定等后遗症。资料显示，55%~77%踝关节外侧扭伤的患者长期伴有残余症状，即慢性踝关节不稳定，主要是踝关节外侧慢性不稳定（chronic lateral ankle instability，CLAI），病理包括机械性不稳和功能性不稳。机械性不稳是由急性损伤或慢性重复性应力引起的韧带的解剖学改变。通过临床检查或应力位影像学检查可确定存在韧带松弛所引起的不稳，为踝关节病理性松弛，如距腓前韧带和（或）跟腓韧带陈旧性撕裂，并常合并或导致滑膜炎、软骨损伤、骨赘形成、退变等。功能性不稳是指由本体感觉和神经肌肉控制功能下降引起的关节不稳感觉以及踝关节不稳症状重复发生的临床现象，临床和影像学检查并没有发现韧带松弛，但患者仍存在踝关节不稳定的症状，其病理机制包括本体感觉的障碍、神经肌肉控制的变化、肌力障碍以及姿势控制能力下降等。然而，两种机制并不是独立作用的，往往两者共存。虽然非手术治疗具有较好的疗效，但仍有10%~30%的患者需要手术治疗。术式的选择主要基于韧带的损伤类型、数目及严重程度等。慢性踝关节不稳中，超声发现跟腓韧带被完全吸收的病例并不常见，即使当距腓前韧带被吸收后，也只有约1/5的跟腓韧带需要重建，并不需要在所有的踝关节外侧韧带手术中都常规修复或重建跟腓韧带。目前，CLAI患者的踝关节外侧副韧带的重建术式较多，移植物的选择依据也有很多，但目前还没有学科公认的最佳手术方式。

附三：距骨骨软骨损伤

本病是指距骨关节面软骨和软骨下骨损伤，较为常见。以往有不同称呼，如距骨剥脱性骨软骨炎、经软骨距骨骨折、分离性骨软骨炎、距骨骨软骨骨折、距骨顶骨折、距骨骨软骨缺损、距骨骨软骨病、隐匿性骨软骨骨折等。目前多使用距骨骨软骨损伤（osteochondral lesions of the talus，OLT）。距骨位于内、外踝和胫骨下端构成的踝穴内（彩图47-11）。距骨软骨面的任何部位都可能发生距骨骨软骨损伤，但好发于距骨滑车关节面的后内侧和前外侧。研究显示，创伤是本病的最常见病因。临床研究显示，98%的距骨穹隆外侧骨软骨损伤和70%的距骨穹隆内侧骨软骨损伤与创伤有直接关系。而非创伤因素包括血管或滑膜损伤、韧带松弛、骨化异常、微损伤、栓塞性疾病、慢性踝关节不稳定、遗传因素、自发坏死、体质异常、激素失调、先天性因素和激素及酗酒等。X线片会遗漏50%以上的骨软骨病变。CT已广泛应用于本病的检查，而MRI敏感度高，可清晰显示距骨软骨、软骨下骨病变、水肿范围，是非创伤性骨软骨损伤最好的诊断方法。对有踝关节扭伤病史并持续踝关节痛者，应怀疑有距骨骨软骨损伤，MRI有助于早期诊断。儿童患者适用非手术治疗，成年患者的症状改善不代表受损软骨的生理愈合，故易复发。如非手术治疗效果不佳，可选择手术。微骨折、钻孔、镜下联合富血小板血浆等骨髓刺激技术适合较小的病变，而自体和异体骨软骨移植适合骨髓刺激失败或较大的病变。许多新疗法目前多处于试验阶段。

参考文献

［1］杨时光.踝关节扭伤的中西医治疗进展［J］.内蒙古中医药，2021，40（1）：153-155.

［2］朱文峰，施凤超，孙焕建，等.踝关节撞击综合征的关节镜治疗［J］.南通大学学报（医学版），2021，41（1）：55-57.

［3］王雪姣，朴荣.针灸理疗治疗踝关节扭伤患者的价值［J］.中华养生保健，2021，39（1）：18-20.

［4］彭家声.踝关节内翻扭伤致腓总神经损伤的诊治［J］.临床骨科杂志，2000，3（2）：128-129.

［5］王传年.中药不同剂型外用治疗急性踝关节扭伤的疗效观察［J］.中外健康文摘，2007，4（8）：49-50.

［6］王法利，张立强.浅论习惯性踝关节扭伤的界定［J］.中华中医药杂志，2006，21（9）：574-575.

［7］匡军，陈勇.踝关节扭伤的中医外治法研究概况［J］.实用中医药杂志，2008，24（1）：63-64.

［8］王栋，谷福顺，王爱国.“筋骨肉并重”原则治疗踝关节损伤理论探究［J］.湖北中医杂志，2021，43（6）：41-44.

［9］王磊，张宇航，申琳，等.急性踝关节外侧制带损伤的中西医诊疗现状［J］.中国城乡企业卫生，2021，36（6）：33-35.

［10］廖俊辉，陈明亮，冯海清.急性踝关节扭伤研究的知识图谱与可视化分析［J］.宁德师范学院学报：自然科学版，2021，33（2）：179-185.

［11］庄艺，杨怡，陈昊，等.《中华医典》中针灸治疗踝关节扭伤的取穴规律研究［J］.中医药导报，2021，27（5）：168-173.

［12］陈波，潘跃，雷钧，等.踝关节镜联合富血小板血浆治疗距骨软骨损伤［J］.中国矫形外科杂志，2021，29（6）：570-572.

［13］单洁玲，李倩茹，蔡叶华，等.慢性踝关节不稳定840例制带损伤类型的超声评估［J］.中国医学计算机成像杂志，2021，27（3）：253-258.

［14］连晨宇，王安鸿，熊世凯，等.踝关节外侧副制带慢性损伤的治疗策略［J］.足踝外科电子杂志，2021，8（1）：47-52.

［15］吴繁，庄汝杰.后踝关节撞击综合征的诊治进展［J］.中医正骨，2021，33（8）：59-62.

［16］王洪宾，李凤娟，刘帅，等.踝关节周围皮神经应用解剖学研究及意义［J］.局解手术学杂志.2021，30（5）：376-378.

［17］周云烽，徐达政，陈仲，等.踝关节外侧制带的形态学分型及临床意义［J］.中国临床解剖学杂志，2021，39（2）：121-125.

［18］陈言智，张洪涛，程宇，等.距骨骨软骨损伤的诊疗现状［J］.足踝外科电子杂志，2021，8（2）：52-55，62.

（李义凯，陈荣庄）

第四十八章　跟痛症

跟痛症的概念模糊，同义词有很多，但并非单一疾病的名称，而是一种症状，是一个综合征，其原因多且较复杂。以往认为足跟痛是由跟骨骨刺引起的，现已基本否定这个观点，骨刺与足跟痛的关系存在争议。跟痛症与跟骨骨刺的大小、方向及形状无关。引起足跟痛的疾病很多，其中跟骨滑囊炎和跖腱膜劳损是跟痛症最常见的原因（前者可能是引发跟痛症的最主要原因），而跟骨内高压是顽固性足跟痛的主要原因。跟骨滑囊炎和跖腱膜炎与跟骨高压症是两种截然不同的疾病。压痛是最可靠的体征，跟骨高压症整个足跟部均有压痛，而跟骨滑囊炎和跖腱膜炎所致压痛局限于跟骨结节中央及跖腱膜附着处。对于跟骨高压症，轻者可予泡足及熏洗，重者可行跟骨钻孔减压；而对于跟骨滑囊炎和跖腱膜炎，封闭等疗法效果最佳。

第一节　概　述

跟痛症又称"足跟痛"，即足跟底部局限性疼痛，这是由一系列疾病导致的以足跟部疼痛为主症的症候群。本症是中老年人的常见病和多发病，体型肥胖妇女尤为多见，多由跟骨底面急性损伤或慢性劳损、炎症、退变等所引起。跟痛症起病缓慢，病史较久，单侧或双侧发病，可分为跟内痛、跟后痛和跟下痛。跟下痛为跟骨跖面多种组织慢性损伤所致，临床最为常见。跟痛症是站立工作者、运动员及老年人的常见病，其同义词有跖腱膜炎、跖腱膜劳损、跟骨骨刺、跟骨结节滑囊炎和足跟痛等。跟痛症并非疾病名称，而是一种症状，是一个综合征，其原因多且较复杂。实际上，引起足跟痛的病因有很多。文献记载其发病原因有20余种。20世纪50年代以前，人们认为足跟痛是由跟骨骨刺引起的。近40年来，已基本否定了上述观点。然而，目前仍有许多人认为跟骨骨刺是引起足跟痛的原因。

引起足跟痛的疾病很多，其中跟骨滑囊炎和跖腱膜劳损是跟痛症最常见的原因，而跟骨内高压是产生顽固性足跟痛的主要原因。目前跟痛症的病名混乱，见于文献报道的有跟骨痛、跟骨骨刺、跟骨痹、足跟痛病、足跟疼痛及足跟跖侧疼痛等名称。跟痛症的概念也较为模糊，表现在定义与分类上，如《中医骨伤科学》关于跟痛症有如下的论述："跟痛症是以跟部疼痛而命名的疾病……一般分为以下三类：跟后痛……跟下痛……跟骨病……";《中医筋伤学》亦有与此近乎相同的定义与分类，两书均将跟骨病（如跟骨骨膜炎、骨结核和骨肿瘤等）归于跟痛症的范畴。《现代医学词典》和《实用中西医结合诊断治疗学》对本症的定义分别为"足跟部承重时疼痛"和"在行走或站立时足跟发生疼痛"。此二者未将跟骨病作为跟痛症范畴，但其定义则与跟痛症互相矛盾。这些都给跟痛症的临床和科研带来很大的不便，因此，很有必要对此做进一步的探讨并加以规范、统一。

第二节 引起跟痛症的常见疾病

（一）跖腱膜炎或劳损

跟骨结节前侧有内、外两个侧突。外侧突较小，为小趾展肌的起点。内侧突较大，上有拇展肌、趾短屈肌和跖腱膜附着。跖腱膜也叫足底腱膜，即足底增厚的深筋膜。跖腱膜在足底深筋膜浅层覆盖足底肌的浅面，由3个部分组成。内、外侧带既小又薄，分别覆盖外层肌和小趾外层肌。中央带最厚，最强韧，呈三角形，受力也最大，其深面与趾短屈肌密切结合，向前逐渐增宽、变薄，于跖骨头处分为5束，分别伸向第1~5趾，在平跖趾关节处各束又分为浅、深两层，分别抵止于足底前端皮肤和移行于各趾腱鞘。

有人认为跖筋膜炎是成人跟痛症近年来最常见的病因，约占全部跟痛症患者的80%。跖筋膜炎的发病率越来越高，尤其是在运动人群中。跖筋膜炎已成为竞技性运动员及健身爱好者最常见的运动损伤。目前普遍认为跖腱膜炎的根本发病原因是足的生物力学机制异常。当足跟着地时，其所承受的力很大，约为体重的2~3倍。分散这一力的关键是足的旋前机制。跖腱膜是维持纵弓的重要结构，任何作用于纵弓的扭力均牵拉跖腱膜，特别是对其附着于跟骨结节内侧突起点处产生最大的牵张。紧张的跖腱膜犹如弓弦维系着呈拱形排列的足部诸骨。有限元模拟研究发现足底腱膜后部承担着最大张拉应力，其次是足底长韧带。正常步态中，跨步向前时，跖腱膜受到三重牵拉，使之异常紧张：①跖趾关节的背屈；②趾短屈肌的收缩；③体重的下压。牵拉力相当大地集中于跟骨跖面结节上。长期积累性持续牵拉，产生慢性损伤或轻微撕裂，致骨膜炎或纤维组织炎，造成疼痛。有报道，骨刺也可刺激跖腱膜引起炎症，跖腱膜炎患者骨刺的出现率为58.8%。由此可见，炎症引起跟痛的观点说服力较强。中年后跖腱膜逐渐发生退变，纤维组织失去弹性，更易受到损伤，形成炎症而产生疼痛。这种高张力刺激是诱发足底腱膜炎与跟骨骨刺的力学因素。当跖腱膜承受了超过其生理限度的作用力时，这种反复、长期的超负荷将诱发跖腱膜炎。由于跖腱膜紧张而导致足弓升高，可使跖腱膜在起点处受到牵拉，这种反复的牵拉应力在跖腱膜跟骨结节附着处造成轻微的撕裂。行走时，跖腱膜经历了从足跟着地时的旋前力到全足着地、足趾离地时的旋后力这种松弛、紧张循环交替的过程。在全足着地时，跖腱膜张力增加，在足趾背伸蹬离地面时达到最大。这样，跖腱膜不仅处于一种恒定的牵张应力之中，而且在人体负重行走时会稍被拉长以吸收震荡，但这种延长能力比较小。由于反复的牵张应力和重复损伤等因素，使得跖腱膜在跟骨部的附着点出现轻微的撕裂和出血，从而在该处产生局部的无菌性炎症，导致足跟痛。跟腱张力与跖筋膜负荷应力密切相关，患者如果有足底肌群过度紧张和腓肠肌挛缩导致的踝关节活动范围减小，那么跖筋膜炎的风险也会增加。

跖腱膜急性损伤多表现为足跟着力处疼痛，不敢行走，尤其畏行凹凸不平道路。典型的体征是跟骨结节内下方的跖腱膜起点处压痛。慢性损伤者起病缓慢，可有数月甚至数年的病史。患足跟下及足心痛，晨起时疼痛较重，行走片刻后疼痛减轻，但行走或站立过久疼痛又加重。多数为单足发病，患部一般无红肿。跟骨结节前缘有压痛，牵扯跖腱膜可使疼痛加重。X线检查一般无特殊发现，在侧位片上多可见跟骨底面结节前缘有大小不等的骨刺。

治疗可采用局部按摩、针刺、针刀、热敷、封闭，以及外用或内服药物。患者宜穿软底平跟鞋，并在鞋内足跟处垫以海绵软垫。应尽量减少足跟的承重，减少行走及站立时间。

（二）跟骨骨刺症

跟骨是足骨中最大者，近似长方形，位于距骨下方，前2/3承托距骨，后1/3形成足跟部的隆凸。跟骨上面有3个关节面，分别称为前、中、后距关节面（彩图48-1）。跟骨前端有关节面与骰骨构成的关节，称跟骰关节。跟骨后端向下突出，称跟骨结节。站立时，足骨以跟骨结节和第1、第5跖骨头3点着地，而跟骨结节是主要的承重点。跟骨骨刺症多发生于跟骨底面结节部的前缘。由于跖腱膜和足底肌在其附着处受到反复牵拉引起慢性损伤性炎症，炎症刺激进而诱发骨刺形成。有时跟骨骨刺并无症状。实际上，引起足跟痛的原因有多种，跟骨骨刺只是足跟痛的可能原因，不是引起足跟痛的直接原因，在骨刺继发炎症时才会引起足跟痛。

本病多见于40岁以上中年人，女性较男性多发。足跟部有明显压痛，压痛点位于跟骨结节内侧。X线片结合痛点检查是确诊的重要依据。只有当骨刺方向与着力点成斜角时才会引起疼痛。急性期应多休息，减少承重，减少站立和步行时间。与足跟部压痛点接触处的软垫部分宜挖空，以减少局部刺激和压迫。

（三）跟骨高压症

跟骨高压症是指因跟骨内压力增高而产生的足跟部疼痛，由于跟骨由海绵样松质骨构成，髓腔内静脉窦大，且跟骨处于身体最低处，受重力影响，动脉易注入而静脉回流困难（彩图48-2）。正常情况下，跟骨内注入的动脉血与回流的静脉血是平衡的，跟骨内的压力也是平衡的。长期站立负重使跟骨产生慢性劳损，或由于跟骨外伤后、骨折、出血、粘连等造成血流动力学改变，跟骨内微循环障碍，导致跟骨内血液淤积，骨内压增高。随年龄增加，跟骨内亦可出现淤血或充血，使骨内压升高。在下肢活动时，跟骨内的静脉血液正常回流，防止了血液在跟骨内的淤积，血液在跟骨有限的容腔内，保持一稳定状态，骨内压也就处于一恒压状态。反之，在休息时，跟骨内血液淤积，骨内压增高。当跟骨内血液淤积发生失代偿时，骨内压进一步增高，骨内血管也进一步扩张。在骨内高压状态时，骨髓内小动脉、血窦、小静脉扩张，造血组织水肿，毛细血管增生。加之休息时，副交感神经紧张性增强，致使周围血管及骨内血管扩张，刺激痛觉神经纤维释放神经递质，从而发生休息痛或夜间痛。

从运动学角度分析，跟骨周围缺少促进静脉回流的"肌肉泵"。在静息状态下，静脉血回流更加困难，这是导致跟骨内压增高的又一因素。微循环变化和血液流变学异常是引起跟骨高压症的主要原因，跟骨内微循环淤滞，组织缺氧，毛细血管通透性增加，间质水肿等引起跟骨内高压而造成足跟痛。虽有上述多种观点，仍不能解释以下两种临床现象：为什么跟骨高压症患者大多数为单足发病？为什么仅极少数人患跟骨高压症？跟骨侧位与跟骨轴线位X线片，多未见明显骨折，但可见跟骨骨小梁排列紊乱或骨小梁有中断现象。这可能是由于过度负重行走或足部外伤造成了跟骨的骨小梁微骨折或疲劳骨折，使跟骨血流变得更加滞缓，而产生了跟骨高压症。这可解释上面提出的两个问题。

跟骨内高压和跟骨内静脉淤滞是引起足跟痛的主要原因。正常人群跟骨内压为（12.5±5.2）mmHg，跟骨高压症患者则为（30.8±14.5）mmHg［（4.22±1.91）kPa］，最高者达49mmHg。不论由于何种原始诱因，足跟痛的性质有两种：一种是负重痛、活动痛；一种是休息痛，即在坐卧期间，患侧不负重，但仍有足跟痛。凡有休息痛者，其跟骨内压平均超过20mmHg，而且休息痛与跟骨内压增高、跟骨内静脉淤滞、跟骨摄取放射性核素异常增高有相关性。故将具有休息痛、跟骨内压在20mmHg以上的顽固性足跟痛命名为跟骨高压症。骨内压的失代偿和髓内无菌性炎症，无论哪一种原因，或两种原因同时存在，都可导致休息性跟痛症，而主要的原因仍是骨内压的增高。

封闭对跟骨高压症有效，但不持久，且易感染。跟骨钻孔减压术对重症患者效果尤佳，症状越重，骨内压越高，手术效果越好。经临床观察，远期效果比近期效果为好。这是因为：①减压后跟骨内、外静脉恢复通畅。②骨钻孔减压术后有新生血管经减压孔长入骨内。这样，增加了新的循环通路，进一步改善了骨内外血流动力学平衡，使骨髓微循环由病理状态向正常逐步改变。所以，即使减压孔骨性愈合，骨内压仍可保持正常，术后效果则越来越好。

（四）神经卡压

有报道认为，足踝部细小神经，特别是足底小趾展肌神经支卡压是引起足跟痛的主要原因。在正常情况下，由于跟骨运动轴的偏心性，即跟骨呈外翻状着地，着力点主要在内侧突部，支撑着人体大部分重力。因此，跟骨骨刺、跟下软组织炎及慢性劳损等病变多发生在跟骨的内侧部，提示足跟痛与跟内侧皮神经支有更直接的关系。对跟内侧神经和跟下神经的解剖发现，跟下神经大部分分布于足底方肌内侧缘的浅层。跟内侧神经发出分支至拇展肌并支配足跟内侧面的后部，于足跟下部终止于足跟垫的浅层（彩图48-3）。不管跟内侧神经起源于胫神经还是足底外侧神经，其分支通常恒定分布于足拇展肌浅层。足跟部的支配神经还包括胫神经跟内侧支及腓肠神经跟外侧支。跟内侧神经在内踝上2~3横指处起自胫神经，穿过足跟底部的纤维脂肪垫，分布于整个足跟部及跟骨内侧骨膜。胫神经在内踝与跟骨结节内侧突之中点，分为足底内侧和外侧神经（彩图48-4）。内侧神经走向跟骨脂肪垫内，外侧神经又分为浅支与深支，支配小趾展肌，此神经常在展肌深筋膜与跖方肌内侧头内下缘之间受到卡压。跖外侧神经支配小趾展肌，部分神经纤维进入趾短屈肌、跖方肌、跖韧带和跟骨骨膜。跖内侧神经和跖外侧神经还各自通过收肌孔并继续前行，向跖趾方向分布。因此，由跟骨骨刺刺激引起的跟跖部痛往往并不局限在跟跖侧局部，同时可以在跟跖内侧部和足腰部也可同时存在疼痛和压痛。外侧神经在足底外侧、跟骨前有几条细支分布于跟骨跖面骨膜（感觉支）（彩图48-5）。跟骨骨赘、滑囊炎、肌腱炎和骨膜炎等也可压迫或刺激内侧或外侧神经之分支，慢性刺激导致跖腱膜炎，造成顽固性跟痛。有人对此神经卡压所致跟痛症患者行手术松解，术后89%的患者跟痛症状缓解或消失。

小趾展肌神经在分裂韧带深面，于内踝尖端的后方由足底外侧神经后缘发出，下行至足底，于跟骨结节内、外侧突的跖腱膜和趾短屈肌附着点深层，由内向外横行，终于小趾展肌。小趾展肌神经除末端支配该肌外，沿途发出2~4支感觉支，其中3支者占66.3%。小趾展肌之支配神经支周围纤维化是导致跟痛的原因，即由于受到周围有慢性炎症的软组织的卡压或刺激而造成疼痛，如跖腱膜的慢性炎症是神经卡压的重要前提因素。小趾展肌神经为混合神经，感觉纤维分布于跟骨骨膜、足底的韧带；运动纤维分布至跖方肌、屈趾短肌及小趾展肌。行走时，反复的应力通过无弹性的足底筋膜对内侧跟结节产生牵拉，致使内侧跟结节处反复轻微的撕裂及足底筋膜、足固有肌本身反复的疲劳损伤，产生无菌性炎症。跟骨骨刺常发生于跟骨的趾短屈肌止点处，足底外侧神经第1支从内向外恰走行于此肌表面。该神经卡压的特有体征是压痛点位于拇展肌深筋膜与跖方肌内下缘之间。内踝最高点至足跟顶点连线的中点为小趾展肌神经起始部的表面解剖标志，此定位方法简单，但不精确。一旦切断小趾展肌神经主干，势必影响小趾展肌的运动功能及足弓的维持。

（五）跟骨脂肪垫病变

跟骨脂肪垫是跟部的一种特殊组织，它在解剖学方面有其自身特点。首先，足底皮肤致密坚厚，移动性差。以足跟、足外侧缘及第1跖骨头支持重量部位显著，其皮肤大部分为角化层，而浅筋膜结构致密，含有较多脂肪，且有皮肤与深筋膜的纤维束分隔相连，平均厚4.6mm，含丰富的血管及神经。血供主要来自足底内、外侧动脉和足背动脉的足底深支，对足底皮肤具有营养供给和支持作用。切片可见脂肪组织及大量结缔组织、毛细血管，而其他部位的皮下脂肪切片仅有脂肪组织及少量毛细血管，故足底脂肪垫与其他部位的脂肪组织的结构及血供不同。其次，在重力支撑点的足跟、皮肤和跟骨之间，向上至跟骨，向下至皮肤，向前至跖腱膜，其内有弹性纤维组织形成的致密间隔分隔脂肪组织，形成一个个密闭的小房，每个小房及其内的脂肪组织均与相邻的小房隔开。跟骨脂肪垫的特殊结构决定了其压缩特性。随着年龄的增加，脂肪垫弹性组织退变，久病长期卧床的患者，跟底皮肤和脂肪垫可发生废用性萎缩。长途行走、跑跳或反复跳跃者，由于跟底反复撞击，可导致脂肪垫结缔组织网带断裂，脂肪间隔小房从跟底接触地面处被压向外侧，脂肪垫变性变薄，其保护跟骨的功能随之减退，此时足跟在行走负重时出现疼痛。研究表明，脂肪垫弹性无性别差异，随体重和年龄的增长而降低。既往有报道指出，跟痛症患者脂肪垫厚度和其对压力的抵抗及压缩系数比正常人高，并因此断定脂肪垫压缩系数增高预示其弹性降低，从而使跟痛症的风险增加。脂肪垫病变引起压缩性降低，这些病变包括其内脂肪减少及纤维间隔破坏。压缩性降低使跟骨结节承受压力增高，因此易产生疼痛。

（六）跟骨滑囊炎

在跟骨和脂肪垫之间有一个滑膜囊，在长期站立、行走时跟骨与地面反复挤压、碰撞，可发生滑囊炎，引起行走时足跟痛，这可能是引起跟痛症的主要原因。研究表明，跟腱周围有3个滑囊：1个位于皮肤与跟腱之间，称跟腱后滑囊；1个位于跟腱与跟骨后上角之间，称跟骨后滑囊；1个位于人体站立时跟骨承重部与足跟脂肪垫之间，称跟下滑囊。跟腱与跟骨之间的滑囊，可因受刺激而产生炎症，多见于长跑运动员，因跟腱与跟骨上部过度摩擦而引起活动痛。因位置深，肿胀不一定明显，紧靠跟腱一侧有压痛。跟骨隆突和跟腱之间的间隙存在跟骨后滑囊。在行走、跖屈或压迫等诱因的作用下，滑囊可受到挤压和摩擦等机械性刺激，产生充血、水肿、渗出等无菌性炎症而出现疼痛。异常突起的跟骨隆突使其和跟腱之间的间隙明显狭窄，对其间跟骨后滑囊的机械性刺激持续存在，可导致炎性反应，造成组织粘连和退变。发病因素不能消除，则跟痛迁延不愈。

（七）其他

跟痛症还与以下疾病有关，如AS、RA、Reiter综合征、骨关节炎、牛皮癣关节病、跟腱炎、跟腱滑囊炎、足跟感染、跟骨骨突炎（Sever病）、跟骨结核、跟骨肿瘤、跟骨骨髓炎、跟骨骨折、畸形足、高足弓、扁平足、距跟关节炎、畸形性骨炎、肥胖、糖尿病、白血病、血清阴性关节炎、大骨节病和痛风等。

第三节　跟痛症与跟骨骨刺的关系

关于跟骨骨刺是否是足跟痛的直接原因目前存有争议。医学专著及教材并没有单独把骨刺作为一个病种来看待，认为这只是一种正常的退变现象。但跟骨骨刺引起跟痛症的观点已持续了几十年，至今仍牢牢地存在于人们的脑海中。早在1915年，就有人认为足跟痛与跟骨骨刺有关。20世纪60年代，有人提出足跟痛与跟骨刺无关，大量的临床资料表明，有的患者经封闭后足跟痛消失了，但骨刺仍然存在；也有患者X线片显示有跟骨骨刺，但无跟痛症状；骨刺的大小也与跟痛的程度也不成正比。在足跟痛患者中，约50%有跟骨骨刺存在，但许多有跟骨骨刺的人并无足跟痛。观察发现，在有跟骨骨刺的人群中，仅5.2%发生过足跟痛。100例无足跟痛者中16%有跟骨骨刺，跟骨骨刺仅是一个X线片表现。这说明，足跟痛与跟骨骨刺无必然关系。跟骨骨刺与跟痛症之间不存在明确的因果关系，有骨刺者可无症状，有症状者可无骨刺。

骨刺或骨赘是发生在骨表面上肌肉、韧带、关节囊附着点的退变，也是骨关节炎必有的过程。它包括发生在关节边缘的骨刺，也包括发生在关节面的片状或蘑菇样增生。内服或外用药物都不会对它有任何影响。跟骨骨刺是发生在跟骨跖面的骨嵴。关于跟骨骨刺的形成，过去认为是由于长期行走和长时间站立而引起的退行性病变，但这一理论对很多因骨质增生而产生的临床表现无法做出确切的解释。现认为足部力学的动态平衡失调，跖长韧带和跖腱膜的牵拉，可引起跟骨附着点处持续性的牵拉性损伤，韧带与筋膜的纤维不断地被撕裂。与此同时，由于人体的代偿机制及反应，在此附着点处形成钙化，以加强韧带和筋膜附着点，使其不被拉伤或撕脱，从而产生跟骨骨刺。跖腱膜的起点是跟骨跖面的全宽，在此处可形成横跨跟骨跖面的片状骨赘，但在跟骨的X线侧位片上，由于位置关系，其恰呈现为一种尖刺状影，即"骨刺"。这种骨刺呈水平生长，即牵拉性骨刺。这只是在腱膜受牵拉损伤过程当中的一种保护性反应，大多不引起症状，不应将其看作是病变。因此，跟骨X线侧位片显示有无骨刺不应作为诊断跟痛症的主要依据。

跟骨骨刺常发生在跖腱膜在跟骨结节内侧嵴的附着处，或跟腱在跟骨结节后面的附着处。这与跟痛症患者足内侧局限性压痛点位置一致。说明二者有一定关系，但足跟痛并非完全由跟骨骨刺引起。故跟骨骨刺与跟痛症的关系需要进一步的研究。有研究显示，跟痛症患者的跟骨内侧突骨刺，左侧骨刺长度小于右侧，两侧骨刺厚度无明显差别，不同类型骨刺的长度及厚度均无明显差别；男性发病年龄小于女性，55岁以上患者中女性患者比例较高；跟骨内侧突骨刺的形成可能与激素水平变化有关。

第四节　跟痛症的病理机制

目前关于跟痛症的病理机制主要有3种学说，各种学说都有其理论依据，但均不能全部概括跟痛症。

1.慢性无菌性炎症学说　此学说很早即取得学界的认可，并一度作为跟痛症的主要病因指导着临床。此学说认为：跟痛症是由于足内侧肌群肌力下降，或长久行走或站立时，通过跖腱膜牵拉引起跟骨结节处的慢性炎症和损伤所致。虽然依据此学说很难根治跟痛症，尤其是重症患者，但仍有其立足依据：局部病理切片有炎性病变；封闭及理疗后症状缓解（适用于轻、中型跟痛症，且病程较短者）。

2.骨刺学说　骨刺学说源于慢性无菌性炎症学说。在过去很长的一段时间里，很多人认为骨刺也是导致跟痛症的一个主要因素，认为跟痛症是由于创伤或足内侧肌群的牵拉引起跟骨结节处骨质异常增生所致。治疗上主张切除骨刺，并配合理疗或神经切断术。骨刺不一定引起疼痛，但骨刺与跟痛症并非全无关系，这与骨刺的位置和形态有关，故在临床上应认真观察骨刺的位置与形态，确定疼痛是否缘于骨刺，不应盲目切除骨刺，否则疗效不佳。

3.髓内压增高学说　由于前两种学说不能完全解释跟痛症，有学者提出了髓内压升高这一新学说，认为跟痛症是由于创伤或久立使跟骨内静脉淤滞、内压升高所致。给予穿刺减压并注射泼尼松龙治疗，优良率达90%左右。症状越重，病程越长，预后越佳，且远期效果优于近期效果，适用于中、重型跟痛症。

跟痛症是指跟骨跖面痛这一症状，并非一种独立的疾病。跟痛症多是跖腱膜炎及跟骨高压症的共同症状，而二者是截然不同的疾病。有回顾分析发现，668例跟痛症中，648例为跖腱膜炎，占97%；另20例为跟骨高压症，占3%。有研究探索了跟骨脂肪垫厚度、弹性与中老年跟痛症的关系。结果发现跟骨脂肪垫增厚与跟痛症发生有相关性，但跟骨脂肪垫压缩系数和体重指数与中老年跟痛症无直接相关性。放射性核素骨显像诊断跟痛症具有其特异性的表现，并有一定的鉴别意义。

压痛是临床最常见而且是诊断最可靠的体征。跟骨高压症患者整个足跟部均有压痛。足底外侧神经第1支卡压的特有体征是压痛点位于展肌深筋膜与跖方肌内下缘之间。内侧跟结节跖腱膜止点的骨膜炎，压痛点仅局限在内侧跟结节处。孤立性跖腱膜炎压痛点位于足底中部。损伤所致的跟下脂肪垫炎症，压痛点位于内侧跟结节外侧，不累及跖腱膜及其附着点。跖腱膜炎所致压痛点局限于跟骨结节中央及跖腱膜附着处，其他部位无压痛。

第五节 分　型

跟痛症目前没有统一的分型标准。

1.临床将跟痛症分为囊性跟痛和骨性跟痛两类。囊性跟痛包括跟骨脂肪垫萎缩、跟骨滑囊炎和跖腱膜炎等，多见于年轻且爱好运动者。而老年人跟痛属骨性跟痛，多发生于体胖不爱运动的老年患者。跟痛症与跟骨骨刺的大小、方向及形状无关。女性发病率高，可能与内分泌改变有关。跟痛症与骨质疏松具有一定的相关性。

2.根据患者的临床症状和体征将跟痛症分为3型。

（1）Ⅰ型跟痛症（跖腱膜型）：跖腱膜的紧张可使足弓升高，也使跖腱膜的起点受到牵拉，随着年龄增长及反复的牵拉，起点处出现造成轻微的撕裂伤，发生囊状退行性病变。而在病理上发现跟骨结节跖腱膜起始部非常致密，这正是检查时最常发现的压痛点。局部的反复牵拉损伤，形成慢性炎症，由于慢性炎症的存在，使组织胺类物质释放，刺激神经、血管，引起疼痛。晨起后足跟着地时痛，行走后缓解，再休息后可又缓解，疼痛性质为刺痛。体征：大部分患者足跟局部无红肿，皮肤温度正常，压痛局限于跟骨结节中央及跖腱膜附着处，其他部位无压痛。X线检查：大部分患者有跟骨骨刺。治疗可采用活血化瘀中药熏洗，以改善局部血液循环，消除局部的炎症。效果差者行跖腱膜切断，以去除局部慢性损伤因素，但有创，需慎用。

（2）Ⅱ型跟痛症（骨内压增高型）：由于跟骨内静脉回流障碍，使血液淤积，骨内压增高。典型症状是休息痛，也有少部分患者是活动痛，活动量越大疼痛越重，疼痛的性质为酸痛。体征：整个足跟部均有压痛。X线检查：大部分患者跟骨正、侧位片和轴位片正常，少部分患者有跟骨骨刺。跟骨钻孔后，淤血得到引流，压力迅速下降，疼痛消失。随时间推移，从孔内又有新的毛细血管逐渐长入髓腔，改善了跟骨的血运。

（3）Ⅲ型跟痛症（神经卡压型）：足底外侧神经第1支发出小趾展神经，沿途发出3~4条细支分布于跟骨跖面骨膜、跖长韧带及跟骨骨刺所在范围（彩图48-6、彩图48-7）。由于行走时的反复应力通过无弹性的足底腱膜对内侧跟结节产生牵拉，致使内侧跟结节反复撕裂及足底腱膜、足固有肌本身反复的疲劳损伤，产生无菌性炎症，使足底外侧神经第1支卡压于拇展肌深筋膜与跖方肌内侧头下缘之间。疼痛位于跟骨内侧，行走时痛，但不随行程的增长而加重，疼痛的性质为钝痛。体征：跟骨内侧面有一局限性压痛点，而其他部位无压痛。X线检查：少部分患者有跟骨骨刺。应用皮质激素能减轻神经及周围组织的炎症，可降低周围神经的渗透性，减轻神经周围的粘连，抑制结缔组织增生，软化瘢痕，减轻压迫，从而达到治疗目的。

3.将跟痛症分为跟骨隆突周围炎和跟骨内高压症两大类。对跟骨隆突周围炎主要采用理疗、骨刺及滑囊切除或隆突周围松解术，以及以上3种方法的不同组合治疗。跟骨内高压症则采用食醋加热水泡足的醋疗、活血化瘀中药治疗或跟骨钻孔减压术，以及以上3种方法的不同组合治疗。

第六节　治　疗

治疗方法应根据具体病因加以选择。一般先使用正规非手术治疗。目前，跟痛症的治疗方法主要有药物（非甾体类药物为主）、休息、理疗、鞋垫、中药熏洗、胶布贴敷矫正、封闭、推拿、针灸、红外线微波、体外冲击波、偏振光照射、富血小板血浆注射、痛点注入骨水泥、手术及综合疗法等。手术治疗方式是切除部分跖筋膜和增生骨质，如采用关节镜下骨刺切除与足底跖筋膜松解术联合治疗足跟痛，因有创，现已较少应用。封闭是不错的选择。规范抗OP药物治疗能有效提高骨密度，缓解中老年跟痛症。鞋垫治疗时，可在痛点的鞋垫处挖一小洞，以避开对痛点的压迫，可减轻疼痛。还可适当垫高鞋后跟部，以减轻足跟的负重压力。通常鞋后跟的高度以2cm为宜，在此高度，足的前部和足跟部的负重各占体重的1/2。对于跖腱膜炎，以休息、中药浸泡和封闭为主；而跟骨高压症，轻型可进行中药泡足及熏洗、服用活血化瘀药物或跟骨骨髓穿刺减压，重型则进行跟骨钻孔减压。

顽固性跟痛症往往有几种致病因素同时存在，用传统的、单一的治疗方法只能暂时缓解症状，不能消除病因和病理因素，疗效多不满意。跟痛症与骨质疏松有密切的关系，对有原发性骨质疏松症，合并顽固性跟痛症者，可给予抗骨质疏松结合抗炎治疗。

手术方法较多，目前尚有争论。具体方法包括：跟骨赘切除、跖腱膜切断、足异常结构矫正、跟骨内侧结节切除、跟骨体钻孔、神经卡压松解、综合手术方法等。有跗管综合征者行跗管松解。内侧跖神经切除易致足跟内侧麻木，现已较少应用。

足跟部皮神经局部封闭是治疗足跟痛的有效手段。跟内侧皮神经支体表定位：内踝尖连接跟骨结节内侧突后最突出处连线中点稍下方。跟外侧皮神经有1~3支，均起自腓肠神经，与小隐静脉的外踝属支伴行。体表定位：外踝尖至跟腱后缘水平线中点稍下方。跟内侧皮神经支封闭治疗跟痛症的治愈率明显高于跟外侧皮神经支封闭治疗，这也支持了足跟痛与跟内侧皮神经支有更直接的关系。因此，临床上大部分足跟痛患者只须行跟内侧皮神经支封闭就可有良好效果，一般不单用跟外侧皮神经支封闭治疗足跟痛。跟内侧皮神经支局部封闭时应注意做扇形浸润。具体操作：于内踝尖连接跟骨结节连线中点垂直进针约0.5cm（明显突破深筋膜）后便可注药，并向四周约1~2cm范围做扇形浸润，若出现与足跟痛范围相符的麻、痛感，则效果即现；若无麻痛感，则数分钟后也有明显效果。注药前应注意回抽，避免药液注入胫后血管。作者的经验是对于跖筋膜炎和跟骨滑囊炎所致的跟痛症，在足跟压痛点处封闭即可获得很好的疗效。

本病属中医学"痹证"范畴，多因年老肝肾亏虚，筋骨失养，复感风、寒、湿邪，或因慢性损伤，伤及筋骨，导致气血瘀滞，痰瘀内阻，致病程缠绵，久病伤肾入络，入侵于骨，致跟骨关节活动受损。临床多用补肝肾、祛风湿、补血壮骨、活血化瘀、散寒止痛等中药治疗。外用相关中药细末或研末加酒、醋垫鞋或装袋垫鞋。也可将中药水煎熏洗、热敷及泡足。

分析各医家所用方药，重点不外乎两个方面，一是"补益"，强调补益肝肾；二是"祛邪"，强调祛风、散寒、除湿。从疗效评定的结果分析，中医药治疗跟痛症所用方药，或温补肾阳、益气活血，或温经散寒，或祛风除湿。内服药以补益肝肾为主，外用药以活血化瘀为主。但在临床上不同的患者有着各异的临床表现，即有不同的证候，而不同的医者，经验与看法不同，治疗的切入点也不一样，所以才表现为方药上的千变万化。但是治法越多，越说明本病的复杂性和疗效的不确切性，表明本病需要更加深入的临床研究。

统计显示，中药外用，尤其是熏洗法在跟痛症的治疗上得到了广泛的应用，效果也得到了一致的肯定。有文献研究了跟痛症中药熏洗方的组方用药规律后发现，无论从单味药、药对还是药物分类看，祛风湿药和活血化瘀药均占了绝大多数；就方剂药物性味来看，温性、平性，及辛、苦味药所占比例最高；单味使用频次前16位的药物，包含了《医宗金鉴》海桐皮汤的全部药物。苦、温的祛风湿药配伍活血化瘀药为最常用配伍方法，海桐皮汤是跟痛症康复治疗的基本方。但临床还有很多自拟方，这就显得杂乱而不便推广，一定程度上影响了其研究的深度。建议对其中使用频率较高的药物，如川乌、草乌、红花、川芎、防风、当归、乳香、没药、羌活、独活、牛膝、透骨草、伸筋草等进行专门研究，最好利用现代科技手段对其活血化瘀、通络止痛的功效进行深入的药理探讨，将有利于今后组成配伍更加合理、更有效果且相对固定的处方。Meta分析表明，针灸和针刀治疗跟痛症对于提高临床疗效、降低VAS评分均有效，但纳入文献质量偏低、样本较小，大多数文献缺乏远期随访，结论尚需要一些高质量的随机对照临床试验进一步验证。纵观现有资料可以发现，虽然中医在治疗跟痛症方面效果较好，但都有一个共同的缺陷，那就是都将患者的临床症状作为诊断标准和疗效评定的标准，而没有建立起统一的诊断标准和疗效评定标准，所以在一定程度上影响了文章的说服力，这一点应该引起重视。另外，现有资料多为回顾性的经验总结，而横向性的可比性研究较少。今后要在课题的设计、样本的选择、诊疗标准的评价、统计分析等方面下功夫，以促进中医治疗跟痛症更上一层楼。

参考文献

［1］赵幼麟，梁遂安，赵安民，等.跟骨骨质增生与跟痛症［J］.中华骨科杂志，1994，14（12）：746-747.

［2］王心.跟骨骨质增生与跟痛症无关？——与赵幼麟等商榷［J］.中华骨科杂志，1995，15（12）：872.

［3］王义生.足跟痛与跟骨刺无关［J］.中原医刊，1984，11（3）：27.

［4］李甲振，王义生.跟骨钻孔减压术治疗跟骨内高压症（附143例报告）［J］.中级医刊，1998，33（21）：29-30.

［5］路继科，欧阳甲，王孝先，等.足底外侧神经第一支卡压所致跟痛症［J］.新疆医学院学报，1994，17（2）：118-120.

［6］潘曦东，张玉和，姚班，等.足跟痛手术治疗的解剖学研究［J］.武警医学，1993，4（5）：267-269.

［7］廖小波，辛宗山，邹召权，等.跟痛症病因病机的解剖研究进展［J］.中国现代医药杂志，2007，9（11）：133-134.

［8］朱敏.586例"跟痛症"临床治疗回顾性分析［J］.安徽医学，2000，21（4）：28-29.

［9］梁军，钱洁，周家钤，等.跟部神经的局部解剖与足跟痛的治疗［J］.中华外科杂志，2001，39（7）：522.

［10］潘亚林，左立新，吴秀全.顽固性跟痛症的分型手术治疗［J］.中国矫形外科杂志，2000，7（7）：696-697.

［11］单垚焜，刘秭慧，崔彩雯.小针刀治疗跟痛症的系统评价［J］.按摩与康复医学，2021，12（3）：52-57.

［12］黄鲁丰，贺华勇，李杰华，等.跟痛症患者跟骨内侧突骨刺的解剖学研究［J］.中医正骨，2021，33（4）：51-54.

［13］徐梦鸽，谭朝坚.传统针灸疗法治疗跟痛症随机对照试验Meta分析［J］.实用中医内科杂志，2021，35（4）：34-38.

［14］周游，杨明宇，陶旭，等.跟痛症发病机制新见解与治疗策略［J］.中国运动医学杂志，2017，36（9）：829-833.

［15］杨文普，刘超，胡俊祥，等.关节镜下骨刺切除与足底跖筋膜松解术联用治疗足跟痛的疗效［J］.黑龙江医药，2021，34（4）：928-929.

［16］马木提·阿木丁，张旭，陈平波.跟痛症的中西医研究进展［J］.新疆中医药，2020，38（2）：108-111.

[17] 唐伟华, 顾联斌, 徐明.跟痛症中药熏洗方用药规律探讨 [J].按摩与康复医学, 2020, 11（11）: 51-53.

[18] 肖军, 彭建光, 杨云峰, 等.《成人跟痛症: 跖筋膜炎的诊断和管理共识》的解读 [J].足踝外科电子杂志, 2020, 7（3）: 1-5.

[19] 雷昱, 徐永发, 范夏女, 等.规范抗骨质疏松治疗对中老年人跟痛症的临床应用 [J].当代医学, 2019, 25（27）: 165-166.

[20] 美国物理治疗协会骨科分会.《国际功能、残疾和健康分类·足跟痛/足底筋膜炎: 2014修订版》临床实践指南 [J].康复学报, 2019, 29（1）: 2-20.

（李义凯, 陈荣庄）

第四十九章　跖痛症

跖痛症是指发生于跖骨头下方的前足痛，可由解剖结构异常、病理性或医源性因素诱发。本症并非单一疾病的诊断，而是多种疾病所共有的症候群，多由跖神经瘤所致。跖痛症的病理机制主要是由于步行过程中前足集中的局部应力负荷反复作用及横弓塌陷等因素而导致疼痛。就大部分跖痛症而言，采用非手术治疗即可取得较好的效果。若非手术治疗无效，应根据患者个体情况选择适宜的手术方法，一般可取得较好的疗效。手术设计以分散前足应力为目的，但跖痛症的最佳治疗方法目前仍存在争议。本章重点介绍Morton跖神经痛。

第一节　概　述

跖痛症多表现为跖（趾）蹼间、跖骨头或跖侧软组织痛，属前足痛。由创伤、炎症、足部畸形、足部皮肤损害、内分泌代谢性、神经性和肿瘤等多种病因所致，如骨折脱位、肌肉及肌腱病变、创伤性骨关节炎、RA、感染、痛风、跖神经瘤、发育异常或畸形等。跖痛症不是单一疾病，而是多种疾病所共有的症候群。但多数跖痛症是由跖神经瘤所致。跖神经瘤又称为跖趾神经纤维瘤、Morton综合征、Morton跖痛症或Morton跖神经痛。欧美报道较多，国内报告较少。Morton跖神经痛由Morton于1876年提出，是由于局部跖神经长期受牵拉或压迫等异常刺激造成的，如跖横韧带前缘自然摩擦和刺激，第1跖骨短缩致使第2、3跖骨过度负重，穿高跟鞋行走或跑跳时足趾背伸加剧致第4趾神经损伤，都可造成间质性神经炎或神经瘤。主要表现为足底跖骨头间局限性阵发性痛，多发生在第3、4跖骨头间。本症好发于中、老年体弱的妇女，从事非体力工作的男性或慢性消耗性疾病之后过多行走者等。跖痛症可严重影响患者的正常生活、工作以及运动。

充分认识前足的生物力学机制及跖痛症的病理变化过程和类型，是明确诊断和选择正确治疗方法的前提。要根据不同的病因及具体病理机制选择适宜治疗方法，这是取得最佳疗效的关键。

第二节　解剖及生物力学

足弓前部呈微型拱桥状，主要是由5根跖骨并排构成。跖骨细长，位于脚趾后面的跖骨头明显膨大凸起（彩图49-1）。因此，整根跖骨看起来有些像鼓槌。跖骨之间的缝隙，有神经分支走行，分布于足底跖侧和脚趾的底面（彩图49-2）。

腓浅神经支配足背及足趾的皮肤感觉（彩图49-3）。胫神经于内踝后方穿屈肌支持带深面入足底，分为足底内、外侧神经。足底内侧神经先分出一条趾足底固有神经至拇趾内侧缘，然后在跖骨底分出3条趾足底总神经，行于足底腱膜与趾短屈肌之间，又各分为两条趾足底固有神经。足底外侧神经于第5跖骨底分为浅支及深支，浅支分出2条趾足底总神经。外侧支分布于小趾外侧缘，内侧支又分为2条趾足底固有神经，分布于第4、5趾相对缘。由足底侧神经发出的第3趾足底总神经与由足底外侧神经发出的第4趾足底总神经之间存在吻合，由第4跖骨间隙斜向第3跖骨间隙，横在趾短屈肌深面。足底内、外侧神经分支汇合形成第4趾神经，走行于第3跖骨沟，该神经较其他神经粗且固定。当足跖屈时，重量集中于跖骨头，使趾足底总神经受远端足趾牵拉，此时跖神经受压于其上面的跖骨坚强韧带，该处神经长期累积性损伤是产生疼痛的主要原因。

步行过程中前足集中的局部应力负荷反复作用是造成损伤性前足痛的主要因素。行走时，超负荷的应力可影响整个前足。应用"摆动周期"概念进行步态分析有助于研究跖痛症的病因学。"第一摆动期"（占0%~10%）包括足跟着地及前足与地面初步接触，受踝关节背屈的控制，胫骨可绕跟骨结节旋转。"第二摆动期"（占10%~30%）为足踩地、胫骨滑动至距骨上方的阶段。在该期，跖痛症的常见原因为1个或多个跖骨头负荷增加，通常为1个或多个跖骨头跖屈增加，使前足超负荷应力趋于集中所致。"第三摆动期"（占30%~60%）是从足跟抬起开始，受比目鱼肌收缩控制。此期跖痛症发生于足跟抬高时，与跖骨长度有关，过长的跖骨可使相应的跖骨头和周围软组织负荷增大而产生劳损。

第三节　病因及病理

跖痛症是指前足横弓劳损或跖神经受压或刺激而引起的前足跖骨干及跖骨头跖面痛，即前足底痛。临床分为松弛性和压迫性，以松弛性跖痛症多见，常见诱因为慢性劳损。松弛性跖痛症主要是由于第1跖骨先天发育异常导致横弓慢性损伤所致，为原发性跖骨内翻症和跖骨过度活动症。跖痛症的发病部位通常在第2~4跖趾关节跖侧。本病多发于中老年妇女和足部狭瘦松弛者，因年老骨质疏松，肌力减弱，韧带和筋膜的弹性下降，足弓连接松弛，可发生横弓塌陷。引起跖骨痛的因素包括：①鞋：脚趾部位，即前部太紧的鞋会引起跖骨的挤压痛；高跟鞋会给被挤进狭小空间的脚掌增加压力，加重跖痛的风险。②体重：超重可给足底带来更大的压力，跖痛的风险也会相应增加。③年龄：随年龄增长，保护足底部的脂肪垫会变薄，跖痛的发生概率会增加。④高强度运动：因脚吸收高强度的地面冲击力，跑步等高强度运动会增加跖痛风险。⑤脚和脚趾的形状：高足弓或第2个脚趾比大脚趾长，则会导致第2、3跖骨头的压力增加，使跖痛风险增加。⑥应力性骨折：行走蹬离期施加压力时，跖骨骨折断端可产生疼痛；⑦脚踝僵硬：若患者胫距关节僵硬，跖屈受限，也会增加跖骨压力，造成跖痛。

此外，还有一些原因也会引起跖痛，如：①扁平足及长期穿尖头高跟鞋、体重增加，或病后软骨间肌萎缩无力等，都可以导致足弓塌陷。特别是扁平足纵弓塌陷导致横弓塌陷而发病。②类风湿关节炎或痛风导致的关节肿胀会引起跖痛症。③糖尿病患者足底末端神经受到挤压刺激时会导致跖痛症。④一些创伤导致的足部积液也会引起跖痛症。⑤外翻也是跖痛症的一种病理表现，有些外翻（包含遗传性和非遗传性）伴随滑囊炎也会导致跖痛。

由于跖骨头粗大，跖骨头之间的缝隙比跖骨干之间的缝隙狭窄，经过此处的神经分支易遭受牵拉或挤压刺激而损伤。有些人天生足部狭窄，韧带松弛。站立和行走时，身体重心前移至跖骨头，跖骨间韧带和足底深筋膜被拉紧，日久可造成足底横韧带劳损、充血、水肿，严重者可致韧带纤维变性和弹性减弱，甚至消失。

以上原因，加上繁重劳动、剧烈运动、局部外伤、站立或行走过久、负重过多，或鞋帮过硬、鞋跟过高等，可致跖骨头部及其周围的软组织发生慢性损伤性无菌性炎症，并使走行于深筋膜和横韧带之间的趾足底总神经受到压迫、牵拉和摩擦刺激，反复机械性损伤造成趾足底总神经缺血，神经内膜水肿，神经内压升高，导致恶性循环。若长期反复刺激，会引起神经增粗，最后神经变性，束膜增厚，严重者形成病理性的结节状神经瘤。患者在行走时感到前足底部疼痛，感觉异常，影响站立和行走，鞋袜不适时尤其明显。跖神经长期受牵张或压力的作用，导致跖神经退变；神经周围及神经内纤维化，神经内水肿，束间毛细血管壁增厚及产生玻璃样变，神经轴突脱髓鞘并伴有黏液囊，而这种病变并不是真正的神经瘤。

关于跖趾神经纤维瘤的病因及发病机制，目前主要有两种学说：①直接外伤说；②营养障碍说。此外，趾神经在足的跖侧面和跖骨间韧带前缘之前反复挤压也可导致其功能障碍。Morton跖神经痛从病变性质看，应称为跖骨间神经瘤较为恰当，其发病与解剖存在一定关系：①第3、4趾足底总神经间存在吻合，纤维含量多，较粗大；②趾足底总神经居跖骨深横韧带下方，站立时趾短屈肌收缩，使神经相对固定；③向前行进步态周期中，前足背伸及外展时，趾足底总神经在深横韧带处受挤压和牵拉，久之神经纤维增生致使神经瘤形成而产生症状；④体力劳动者及运动员的发病可能与其前足使用过多导致慢性损伤有关。在跑跳运动中，每次腾空均由前足猛力蹬地，产生反作用力，才能使身体腾空。在前足推离地面时，跖趾关节过度伸展、足纵弓及横弓紧张、跖骨头间距离减小、跖趾神经被动牵拉后夹在两跖骨头间的跖侧，如此反复牵拉、挤压可引起神经外膜增厚，逐渐形成球状增生，同时神经周围形成创伤性滑囊炎，从而产生临床症状。

根据光镜和电镜研究，发现相关病理改变包括：神经纤维束膜可完全正常，可有神经丛状增生及变性或神经周围纤维增生、血管壁增厚、神经纤维增生部变性及炎症细胞浸润。从病理过程来看，早期神经纤维可正常，随着病情的加重，逐渐产生神经束膜的部分变性、炎症细胞浸润以及神经纤维变性，使得神经周围组织的血管壁增厚和变性。上述病理改变的过程因人而异，这可能是跖趾神经纤维瘤的特点之一。神经受压后最多见的是受压的神经呈球形增大，通常如蚕豆大小，趾神经由球形肿大处"发出"。此神经瘤质地较硬，表面光滑，与周围组织不粘连，很容易剥离；其次是受压神经增大呈长菱形，周围可有创伤性滑囊，切开时可流出黏稠的液体；也有的受压神经处看不到典型的球状增大，而是充满紊乱的纤维结缔组织；有时可见呈瘢痕状，比较坚硬的受压神经纤维穿行其中。

第四节　分型与临床表现

一、分型

（一）原发性跖痛症

先天性解剖结构异常导致相应跖骨头超应力负荷引起的原发性跖痛症为"第三摆动期"跖痛症。其疼痛局限于突出的跖骨头下方，足底软组织可发生肿胀及炎症。若应力持续作用，可发展为难治性足底角化病（胼胝）。骨不连或锤状趾畸形引起的跖骨跖屈也可造成原发性跖痛症，表现为"第二摆动期"跖痛症。"第二摆动期"角化病常位于相应跖骨头下方；而"第三摆动期"角化病则位于跖骨头背侧。与第一跖列失常（如拇外翻和第1跖骨过短等）相关的角化病表现为特征性的"第三摆动期"跖痛症，但若伴有跖趾关节半脱位，则在"第三摆动期"跖痛症出现之前，即可出现"第二摆动期"跖痛症。其他导致原发性跖痛症的病因有跖骨头或软骨非正常增大，常由感染、肿瘤、先天性畸形（如前足马蹄样畸形）或其他遗传性因素造成。

（二）继发性跖痛症

系统性疾病如痛风、关节炎、Morton神经瘤、跗管综合征和跖骨头骨软骨炎（Kohler-Freiberg病）等，可间接导致前足应力超负荷，继而引起继发性跖痛症。创伤常导致跖骨短缩、抬高或骨折脱位及软组织损伤，造成跖痛症；而严重痛风和类风湿关节炎等疾病可引起跖趾损害，如产生关节半脱位或过伸，导致足底压力转移至跖骨头处，足底应力转移和脂肪垫向远端移位可造成跖痛症。

（三）医源性跖痛症

跖骨截骨术后跖骨列线、长度改变或跖骨头切除术造成的医源性跖痛症较为复杂，且发病率高。重建术后跖骨骨不连及延迟愈合、畸形愈合或截骨术后内固定，均可造成负重力线转移及相邻跖骨应力超负荷。最常见的医源性因素是骨不连、骨折或第2至5趾截骨术造成的第2跖骨过度短缩。跖列抬高可引起"第三摆动期"跖痛症，而跖列短缩可引起"第二摆动期"跖痛症。跖骨头部分切除造成的骨赘残留可引起皮下点状受压，趾骨基底不恰当的切除也可引起跖痛症。拇外翻手术造成的第1跖骨过度短缩、第1跖列抬高及生物力学改变造成的第2跖骨骨髓水肿，常引起足底压力向其他跖骨头处转移，导致转移性跖痛症。因此，在拇外翻截骨矫形术中，在保证较小拇外翻角的同时，应避免第1跖骨过度短缩。

二、Morton跖神经痛临床表现

1.症状　本症女多于男，多见于中年女性。一般右足多于左足，病程不等。发病部位多为第3、4跖骨头之间，也可在第4、5跖骨或第1、2跖骨间。疼痛呈阵发性、局限性或烧灼样，且向邻趾间放射，有时向小腿或膝部放射，或夜间起夜下床时痛甚。运动时加剧，休息后减轻，行程长时疼痛严重，迫使病人停止行走，通过休息缓解，才能继续行走。横向挤压足内、外侧时疼痛加重；伸跖趾时疼痛出现，屈曲时疼痛缓解。可伴有足趾感觉异常，如足趾窜麻和灼痛等。严重者不能起跳和足尖着地跑，影响行走或训练。穿高跟鞋疼痛加剧，穿宽松鞋缓解。疼痛剧烈时病人无法忍受，只得停止站立或行走，脱去鞋袜揉搓止痛。

2.体征　检查时于第3、4跖骨头之间或跖侧、背侧均有压痛及窜麻感，受累足趾皮肤感觉正常或轻度减弱。严重者第3、4趾感觉异常或消失，皮肤干燥无汗，Tinel征可为阳性，足趾背伸时疼痛加重。在第3、4跖骨头跖侧加压，再加横弓挤压，出现典型窜麻痛。跖骨头间可有肿胀和压痛，伴趾尖放射痛。足趾过伸、横弓挤压可诱发疼痛。有的病人行走时有趾尖的放射痛或足趾远端皮肤感觉减退及消失。

3.其他　实验室、X线检查多无异常，足X线片偶尔可见第1跖骨短缩和内翻。

第五节　诊　断

评估患足畸形程度必须先让病人处于站立负重位，再检查足趾及踝关节活动范围，评估伸屈肌腱和腓肠肌挛缩情况。检查患足有无爪形趾畸形或跖趾关节半脱位，确定足底角化病部位和范围，并注意有无脂肪垫移位，仔细评估血管、神经情况。负重位足X线正、侧、斜位片对前足评估有重要作用，需要测量每一跖骨相应长度及排列关系。MRI检查可协助诊断隐匿性跖痛症，并有助于评价周围软组织情况。超声检查可发现滑膜炎、滑囊炎、跖神经瘤等病理变化，操作简单，准确性也较高。步态分析有助于确定跖痛症类型及应力超负荷区域。

Morton跖神经痛的诊断主要依据病史及体征。最早出现的症状为第3趾蹼间疼痛，并向足趾远端放射。行走时加重，休息后可缓解。症状进一步加重时，表现为持续性剧痛。Morton征是最常用的检查方法：检查者同时用双手指在前足背及跖侧做跖骨头间挤压，引起局部疼痛，且向趾远端放射，为阳性。鉴别诊断要除外跖骨头无菌性坏死、跖趾关节滑膜炎、拇趾籽骨炎等。

第六节 治 疗

1.患者平时注意避免或减轻导致足部慢性损伤的相关因素，有利于预防跖痛症的发生与发展。非手术治疗对于尚不严重的跖痛症疗效较佳，如伸展练习、矫形鞋治疗、胼胝体剔除、皮质类固醇注射及口服药物等。症状轻微者可采用跖骨头制动、跖底垫软垫、局部封闭等非手术治疗，有一定疗效。为减缓疼痛，患者应适当休息，减少负重，避免过久站立或行走，长途跋涉及久站后宜休息，用热水泡足，体弱者加强营养。穿鞋要合脚，宜宽松、柔软，忌穿尖头鞋、高跟鞋和硬底鞋。可自我按摩前足底部，或将患足踩在某些光滑的凸物上，滚动摩擦前脚，如月球车滚轮按摩器和足底按摩器等保健用品都可使用。疼痛严重者，可选服抗炎镇痛类药物，如芬必得、扶他林和营养神经药物等。也可配合理疗、热敷、中药外洗、按摩和针灸等，能促使症状缓解。理疗有镇痛、促进局部血液循环、消炎、软化瘢痕、松解粘连的作用。温热疗法可改善局部血液循环，促进新陈代谢，降低肌张力，缓解肌痉挛，镇痛及减轻粘连，能阻断足部病变组织"损伤→无菌性炎症→再损伤"的恶性循环。足底胼胝体的局部剔除可减少难治性角化病跖侧压力，缓解疼痛，但很易复发。

2.可使用矫形鞋（垫），常用的矫形鞋是低跟、软底、前部宽。在鞋底相当于跖骨头的后方置0.5~1cm高的横垫——跖骨垫（metatarsal bar）支托在跖骨颈上，这样可以重新分配足部负担，减少跖骨头负重。矫形鞋（垫）可减轻跖骨头的负重，限制跖趾关节背屈，恢复横弓形态，避免牵张足底神经，使跖痛减轻，趾神经不被牵张后病损可逐渐吸收而痊愈。也可在跖痛部的鞋垫上挖空，以减少跖骨头与地面间的挤压。弓形矫形支具和矫形鞋是跖痛症的有效治疗方法。矫形鞋可使前足及跖骨头处的应力再分布，较低的鞋跟、较贴合患足的鞋内垫设计可有效改善症状。在应力峰值最大的跖骨头近端放置特殊的鞋内垫，可有效分散应力，最大程度地减少前足负荷。

矫形鞋垫通过对患者立姿跟骨中立位的调整，减少距下关节的旋转，从而减少踝关节的扭转，使人体重心能够准确落于舟、楔、骰骨构成的承重位置，从而重建人体良好的生物力学姿势，通过减少不符合生物力学的跖骨负重，有效缓解跖痛及减少复发。有评估采用跖骨垫治疗13例（18足）继发性跖痛症患者，发现跖骨垫可显著减少整体应力作用时间及最高应力峰值，显著改善疼痛。通过伸展练习治疗腓肠肌或腓肠肌–比目鱼肌挛缩可延长小腿三头肌，从而降低前足应力。经理疗师指导的伸展练习可达到最好疗效。研究发现，6周的伸展练习可增加踝关节最大背屈角度及伸展长度，一定程度上增强了肌力。

3.可采用体疗，主要是积极训练跖屈肌的肌力以及改善步态等。让患者学会足肌收缩的方法，即步行或站立时，训练诸趾向内侧滚动、距下关节内翻、前足用趾腹触地步行。每次30min，每天3次。足内、外肌的运动训练，可使足和趾的跖屈力量增强，增高横弓，减轻跖骨头上的负重，减少对趾总神经的牵张。

4.针刀和银质针治疗也有报道。操作时在患足背侧跖骨间隙寻找到敏感压痛点并标记。取直径1.5mm针刀，垂直于足背进针，使刀口线与跖骨骨间神经平行进入，达病所时病人有酸、麻、胀感，并向足趾放射，局部行纵向松解剥离数次出针，压迫针孔3分钟，用创可贴外敷，不愈者7天后再做1次，最多不超过3次。也可配合局部封闭。一般是针刀闭合切断跖间韧带。Gauthier1979年介绍200多例，认为离断跖骨间韧带能够有效缓解Morton神经瘤所致的疼痛。针刀操作时从标记点垂直皮肤沿第3跖骨外侧骨皮质进针，抵骨皮质前行剥离约1cm后用手指顶推底侧趾蹼，感觉针尖位置已超过跖骨间韧带后，将针刀向外斜约45°，贴骨皮质稍用力切断跖骨间韧带。检查第3、4跖骨头之间已松动，证明手术成功。术毕刀口无需缝合，用无菌敷料包扎，同时在足底侧、背侧各置一小纱布卷用绷带加压包扎以利止血、分隔。术后口服抗生素3d预防感染，24h后反方向推分第3、4跖骨头以防粘连。但趾蹼部神经、血管分布密集（彩图49-4），于此处进行针刀和银质针松解时要谨慎，加之是有创治疗，更需慎重。

5.经非手术治疗3个月以上无效者，症状严重、不愈者以及Morton神经瘤均应考虑手术治疗。Morton神经瘤的治疗以消除跖底深横韧带炎症及其对趾足底总神经的压迫、牵伸和减轻神经无菌性炎症水肿为目的。手术治疗的目的在于恢复前足正常的应力分布。手术必须恢复Maestro曲线，为跖骨头提供足够的触地面积。文献报道中提及大量跖痛症手术治疗方法，如跖骨远端斜形截骨术（Weil截骨术）、跖骨干斜形截骨术、跖骨头切除术及跖侧髁部切除术等。手术切除神经瘤，疗效肯定。但手术对患者产生的创伤较大，过程复杂，恢复较慢，易引起神经损伤等并发症，不易被患者接受。手术入路有足背和足底两种途径。足底途径较浅，暴露清楚，容易发现其他病变，切除彻底，并利于伤口的低位引流，可避免因引流不畅导致血肿机化或感染。国外报道神经松解术仅局限于间质性神经炎，即神经增粗处色泽正常，触之柔软，弹性好。如神经瘤已经形成，则必须切除，且需切断跖骨头横韧带。手术时病人取仰卧位，硬膜外麻醉或局麻下在第3、4跖骨头之间背侧面或跖面，以触痛最敏感处为中心，作3cm纵行切口，分层切开皮肤和皮下组织，止血结扎。牵开跖骨头，充分显露跖骨头之间的深横韧带，切断该韧带。将跖骨向两侧牵拉，在第3、4趾屈肌腱间，即可看到肿大呈圆球状的跖趾神经瘤，从该处游离远侧端向趾神经分别切断之，然后牵拉增粗的神经，向近端游离。在手术视野暴露的范围内尽量靠近端正常的神经纤维处切断，近端也有两根神经，注意分别切断之。伤口留置引流条。术后24~48h拔除，用弹性绷带包扎伤口。将切除的标本放在水中检查有无遗漏，切除的标本行常规病理切片检查。

其他一些手术方法有应用跖骨颈截骨术结合近节趾间关节成形术治疗跖痛症；应用微型外固定支架延长术治疗跖骨短缩引起的医源性跖痛症，术后症状明显缓解，并恢复了第1跖骨长度，且无相关并发症。报道应用肌腱镜技术治疗腱鞘炎引起的跖痛症，可去除引起跖痛症的病因。

总之，跖痛症的最佳治疗方法目前仍存在争议。就大部分跖痛症而言，采用非手术治疗即可取得较好的效果。若非手术治疗无效，应根据病人个体情况选择适宜的手术方法。

手术设计以分散前足应力为目的，可通过截骨术重置跖骨头，纠正跖趾关节半脱位，以缓解病人疼痛症状，改善步行功能，这往往能取得较好效果。

参考文献

［1］武勇，范向阳，曹磊，等.生物力学矫形鞋垫治疗跖痛症的疗效［J］.足踝外科电子杂志，2019，6（3）：7-10.

［2］孙卫东，李晏乐，温建民，等.基于X线分度的跖痛症临床治疗方案研究［J］.中国骨与关节损伤杂志，2017，32（2）：168-171.

［3］冯久成，张玉平，刘芳.Morton跖痛症5例的手术治疗［J］.实用骨科杂志，2007，13（3）：141.

［4］郭永昌.自制小针刀治疗摩顿跖痛症22例报道［J］.中国现代医生，2007，45（15）：78.

［5］石真安，张加光，景传生.小针刀治疗跖骨骨间神经痛［J］.中医正骨，1996，8（5）：10.

［6］陈华，高谦，王福根，等.银质针松解术治疗跖底总神经卡压综合征［J］.中国临床康复，2002，6（18）：2744.

［7］刘伟.运动员跖趾神经纤维瘤手术治疗19例报告［J］.中国医师杂志，2000，2（4）：232.

［8］雷英，石捷，黄龙模，等.电脑中频与温热疗法运动训练综合治疗跖痛症［J］.中国康复理论与实践，2003，9（11）：693-694.

［9］何跃，廖阳琴，杨郦郦.矫形鞋垫矫形治疗跖痛症的临床疗效观察［J］.新疆医学，2016，46（9）：1189-1191.

［10］赵向民，薛松涛，杨晓灿.趾底神经与Morton跖骨痛［J］.中国局解手术学杂志，2001，10（2）：201.

［11］顾文奇，施忠民，柴益民.跖痛症治疗新进展［J］.国际骨科学杂志，2009，30（3）：179-180，183.

（李义凯，陈超，付小勇，刘凯，杨俊）

第五十章 拇外翻

足拇外翻是一种中老年女性常见的，以第1跖趾关节疼痛和畸形为主要表现的足部疾病，严重者影响患者生活质量。对此有多种手术治疗方法，如远端软组织手术、截骨术和关节固定术等。近年来相关的保健矫正器成为热点，但尚无公认的标准治疗方案，各种方法有其不同的优点和缺陷，这就需要临床医师根据患者的具体情况制订治疗方案，严格掌握手术适应证，采取较为合适的术式，从而获得较好的疗效。

第一节 概 述

拇外翻（hallux abducto valgus，HAV）为足部常见病，也是足外科最常见的畸形和前足疼痛性疾病。拇外翻可发生于任何年龄，但以中老年女性多见，男女比例为1∶40。拇外翻在女性中的发病率很高，有些国家可高达50%。拇外翻可单侧或双侧发病，以双侧居多。本病的发病率仅次于膝骨关节炎和骨质疏松症。其发病与遗传因素、久站，以及穿尖鞋、紧鞋和高跟鞋等"时髦鞋"关系密切，故本病又是一种现代足病。本病主要表现为足拇趾外翻畸形和拇趾滑囊炎疼痛，影响行走功能以及足的正常负重，并使得足外形改变，影响美观以及导致择鞋困难。随着人们生活水平及对审美要求的提高，本病越来越受到重视。

拇外翻是一种常见的下肢结构性畸形，即足部第1趾线的复合畸形，也是足骨第1序列最常见的畸形，常伴有其他足趾的畸形和症状，如第1跖趾关节外偏和旋转，造成穿鞋困难、疼痛以及运动中前足生物力学完整性丧失。拇外翻畸形形成后，难以自行矫正。随着拇外翻畸形的发展和足部生物力学结构的紊乱，第1跖趾关节产生一系列的病理改变，第1跖骨内移，跖骨头内侧受到摩擦，出现拇趾滑囊炎。第1跖骨内翻后足横弓塌陷，第2、3跖骨头跖侧因负重和摩擦形成胼胝。第2趾因拇外翻挤压而形成锤状趾。严重者及疾病后期由于拇趾向外侧偏斜，而使第1跖趾关节处于半脱位的状态，在长时间的不正常应力作用下逐渐出现骨关节炎，造成顽固的持续性疼痛及拇指外翻畸形。

轻度拇外翻往往不易引起注意，只在导致疼痛和畸形，影响了正常生活后才受到重视，来诊时往往已较严重。非手术治疗已不能改善局部症状，通常要给予手术治疗。拇外翻手术方法非常多，文献记录有130多种，有的文献报道有200余种，多数已被淘汰。美观和缓解疼痛是患者的根本要求，但临床往往难以达到理想状态，治疗受到多种因素的影响。由于临床上遇到的具体情况不同，所以还没有哪一种方法可以作为通用的方法使用，缺乏公认的依据来选择统一的手术方法。从单纯的非手术治疗到各种手术治疗，所取得的临床疗效也有所差异。很多手术方法易发生并发症，疗效欠佳，且易复发。术后跖趾关节功能受影响以及外形不美观等问题一直未能得到很好的解决。

第二节　病因病理

一、病因

关于拇外翻的形成机制众说纷纭，其产生是多方面原因造成的，主要有力学因素、先天因素和炎性因素等。人与动物很重要的区别是能够直立行走，双足支撑人体完成各种活动。在此过程中，足受到应力的作用。内因与外因在拇外翻的发生中都起着重要作用。外因主要有急性损伤、慢性劳损、足部负重和鞋的挤压等；内因主要与年龄、体质、解剖结构（先天发育畸形和结构异常）和一些全身性疾病有关。内因包括两类：第一类内因是遗传因素所致足的某些结构异常，如前足或拇趾的旋前，第1跖骨头呈圆形，第1跖骨过长，扁平足，第1跖骨内翻畸形，第1跖楔关节明显向内倾斜，第1跖骨基底部外侧骨赘，第1跖趾关节囊韧带松弛，第1跗跖关节活动过大，足肌及韧带松弛，先天性或解剖异常而形成第1跖骨内收，第1、2跖骨颈骨折错位，游离足趾移植再造拇指与手指，切除第2足趾及第2跖骨颈后过紧的缝合常使拇趾发生外翻畸形。第二类内因是一些全身性疾病对足局部造成的一些影响，如RA、痛风性关节炎、神经肌肉障碍性疾病、脑瘫，及一些遗传性疾病如Down's综合征、Ehlers-Danlos综合征、Marfan's综合征等，导致足部软组织及骨关节失去正常平衡，结构韧带松弛，从而发生足部生物力学结构的改变，引起拇外翻。

外力是拇外翻发生的外因。除了地面对足的应力作用外，鞋对足部的挤压是另一重要外因。调查显示，穿鞋与不穿鞋人群的拇外翻发生率分别为33%与1.9%，且女性发病率为男性的9倍。菲律宾和中非的调查发现，当地人在不穿鞋前，足呈扇形，拇趾是直的。当他们穿鞋后，足趾因受到挤压而向中间靠拢。非洲的土著很少有足部的问题。古日本人的足印图中没有见到拇外翻畸形。由于穿西式鞋的人数不断增加，几十年间，日本的拇外翻发生率比过去穿传统木屐鞋的时代有明显的增加。穿小鞋和紧鞋可引起不同程度的拇外翻。同一个人，赤足和穿前端窄小的鞋分别拍摄X线平片，可发现鞋对前足有明显的挤压。新生儿拇外翻几乎为零度。随着年龄增长，穿鞋行走是造成拇跖角增大的主要因素。行走时足前方受力，拇趾被挤向外侧，促进和加速了拇外翻的发生。调查发现，拇外翻发生率与高跟鞋始穿年龄、鞋跟高度、穿鞋的时间有关。10~20岁是身体发育和骨骼结构定形的时期，软组织相对较松弛，骨骼发育迅速，身高增长。如果这时过早穿高跟鞋，可诱发拇外翻。芭蕾舞演员亦常患有拇外翻畸形。穿高跟鞋时，重心前移，足前部负荷增加，为保持跖趾关节及跖跗关节的稳定性，足内在肌的收缩加强，由于长期紧张而产生劳损，易形成拇外翻。鞋前部压迫拇趾使其外翻，导致拇长伸肌腱向外滑脱，与拇长屈肌腱及拇内收肌腱共同形成弓弦作用，收缩力量增大，牵拉拇趾而产生外翻畸形。因此在为孩子选择鞋时，要选择宽松鞋，避免高跟鞋，培养他们健康的穿鞋习惯，以避免拇外翻的发生。但在正常人群中，患拇外翻者毕竟是少数。很多穿高跟鞋者也并没有发生拇外翻。穿鞋并不是引起拇外翻的唯一原因，它可能只是加重了某些结构不良足的病理变化。

拇外翻的发病实际是外因通过内因作用于足的某个过程。有证据表明，遗传是最常见的内因，拇外翻多数有家族性，特别是青少年，多为母亲遗传给女儿。有人调查了224例9岁拇外翻患儿，发现全部有拇外翻家族史或有第1跖骨不稳定。如果一位女性在20岁以前拇外翻角仍然小于10°，那她以后发生拇外翻的可能就很小。本病的发生与关节囊、足部肌肉松弛及下肢骨的力线有关，足结构的改变使作用在拇趾的应力不平衡，导致拇外翻。老年性退变使足更易于受到外力的影响。因此，本病的发生多数认为与遗传和后期穿鞋不当有关。

此外，拇外翻的发病因素中还有步态因素，女性拇外翻发病率高，而女性中外旋步态的人较多。外旋步态使拇趾在长轴上旋前，以内侧缘负重行走，使肌力发生变化，导致第1跖骨内翻，进而发生拇外翻。拇外翻与扁平足和高弓足等有一定关系，而且与足横弓关系相当密切，很多拇外翻患者足横弓塌陷。拇外翻以围绝经期女性最为常见，拇外翻畸形在该年龄段会突然加快发展。

二、病理

（一）拇外翻的病理改变

拇外翻的形成主要是由于两方面因素，一是骨结构改变；二是因软组织逐渐发生肌力不平衡所致。拇外翻的基本病理改变包括：①在跖趾关节平面拇趾外翻畸形（>15°），有时发生近节趾骨基底部向外侧半脱位，即跖趾关节半脱位；②第1跖骨头内侧隆起处骨赘和拇囊炎形成；③第1跖骨内翻畸形（>10°），第2、3跖骨头处出现胼胝；④第2趾呈槌状趾；⑤第1跖趾关节炎、第1跖骨过长、拇收肌紧张异常牵拉，加重畸形；⑥前足增宽，籽骨脱位或半脱位，造成跖籽关节炎。

在拇外翻畸形的发病机制中，主要病变是拇趾外翻畸形，还是第1跖骨内翻畸形，两者因果关系如何，至今仍有不同看法。拇外翻患者大多于30岁左右开始发病。起初只是外翻角度稍增大，并无疼痛等其他不适。此后随着时间的延长，外翻角度逐渐增加，并出现疼痛等一系列临床症状，此过程需20~30年。60岁以后，拇趾外翻明显加重，与30岁年龄段比较差异有显著性。老年人严重拇外翻有其独特的病理因素：①病程较长，多有跖趾关节骨关节炎；②第1跖骨严重内翻，前足明显增宽；③第1跖骨旋前、抬升，导致足横弓塌陷、平足畸形，第2跖骨头过度负重，第2跖骨头下胼胝形成并引起疼痛；④籽骨复合体脱位；⑤长期拇外翻畸形，引起第1跖骨头处骨重建，第1跖骨头关节面发生外偏畸形。

临床上拇外翻大致分为两类，即位置性畸形及结构性畸形。单纯的拇外翻角度增大，属于位置性畸形；近端关节固定角及跖骨间角增大，属于结构性畸形。位置性畸形是单纯的软组织紊乱，可根据不同水平的关节失调加以确定。这种畸形经常是籽骨结构动力性失平衡的结果。

（二）拇外翻的发生

拇外翻好发人群为城市女性，与长期穿尖头高跟鞋有直接关系，赤脚者几乎无此畸形。正常人前足为方形，而尖头高跟鞋前方为三角形。这种鞋弹性较差，其压迫作用导致拇趾外旋，小趾内旋，使没有坚固腱鞘固定的拇长伸肌腱滑向拇趾外侧，其收缩对拇趾产生弓弦作用，成为加重拇外翻畸形的主要力量。正常拇趾即有轻度外翻，拇收肌和拇短伸肌的力线均在第1跖趾关节轴线的外侧。这些肌肉紧张，将牵拉拇趾外倾，而拇趾内侧对抗肌仅有拇展肌及拇短屈肌内侧头，力量较弱。穿高跟鞋时，重心前移，足前部负荷增加。为保持跖趾关节及跖跗关节的稳定性，足内在肌的收缩加强，鞋前部的压迫作用限制了拇展肌的作用，而拇收肌及拇短屈肌外侧头联合腱的收缩力量增大，牵拉拇趾而产生外翻畸形。足内在肌长期紧张，产生劳损，使前足横弓变平，这也是拇外翻发生的原因。足纵弓垂落，第1跖楔关节处于背伸位，第1跖骨远端向背侧移位，拇趾在拇收肌的牵拉下易形成拇外翻畸形。

内、外在因素引起正常足负重改变，造成第1跖骨头下压力增加，长期作用导致足内在肌力不平衡，第1跖骨头内翻、旋转，足横弓塌陷，前足增宽。拇外翻造成第2跖骨头下压力明显增加，足受力面积减少，最终导致第1、2跖趾关节疼痛，拇趾滑囊炎，胼胝，对其余4趾挤压占位引起穿鞋疼痛等症状。拇外翻静力性因素为第1跖骨的内翻。动力性因素有二，一为拇长伸肌腱及跖侧的拇长屈肌腱向外侧移位后，形成的弓弦作用；二为拇收肌的牵拉作用。二者可互为因果。其中第1跖骨内翻是影响疗效的重要因素之一。拇长屈、伸肌腱外移，形成弓弦样牵拉机制。继而跖楔关节、趾间关节匹配发生改变，关节面倾斜，导致拇外翻形成。

一旦拇跖角增大，将导致拇趾、第1跖骨受力失衡，拇收肌牵缩，牵拉拇趾挤压跖骨头外侧，同时内侧关节囊牵拉跖骨头内侧，二力共同作用，使跖骨头向内侧移位，导致跖骨内翻。此时拇伸肌和拇屈肌牵拉方向偏离第1跖骨轴线，形成弓弦，加大了拇外翻的力量。当外翻角超过30°~35°时，随之发生拇趾旋前，拇展肌腱向跖侧滑移，拇短屈肌及其内籽骨向外移位，外侧籽骨可部分或全部进入第1、2跖骨头间隙内。拇展肌是唯一能够对抗拇外翻的肌肉，它的变位使对抗力量大大削弱。拇外翻使第1跖骨头内侧高突，长期刺激导致拇趾滑囊肥厚、骨赘增生，形成拇趾滑囊炎。

（三）拇外翻的发展

尽管拇外翻发展在程度和发病速度上有所不同，但都会经历一个从拇趾向外偏斜到出现各种病理改变的过程。我们不知道拇外翻的发生到底是从哪里开始启动。但一旦畸形出现，就会引发不断发展的过程。畸形由轻变重，由可逆变成不可逆，由松弛性变成固定性。在正常状态下，那些维持关节平衡的力量在拇外翻后便成了加重畸形的力量。如拇展肌腱正常时位于第1跖趾关节内侧，和拇收肌腱保持平衡，是阻止拇外翻的力量。但在畸形的发展过程中，由于拇趾的内旋，其位置发生改变，失去了原有的作用，拇收肌失去拮抗，牵拉拇趾外翻。拇趾的所有肌腱均止于趾骨，第1跖骨头并无肌腱附着，这就如同一个重的棒槌置于一个吊篮中，一旦吊篮倾斜，棒槌的重量只会加重这种倾斜。第1跖骨基底部、第1楔骨以及第1跖骨关节始终受到胫前肌和腓骨长肌向外的拉力而向足的外侧凹陷，这可能也是前足向内侧偏斜的原因。

　　拇外翻是指足部第1序列的异常（即跖楔关节、第1跖骨、跖趾关节、近远节趾骨以及趾间关节），而不仅仅表现为跖趾关节的异常。在拇外翻发展过程中，由于拇趾向外倾斜，推挤第1跖骨头使其内翻，加大了第1、2跖骨间的夹角，跖骨头内移使其与籽骨的关系发生改变。拇趾外翻使第1跖趾关节内侧关节囊不断受到牵拉，关节囊反应性增厚，其附着部位的骨质在应力的作用下增生，形成骨赘。局部的皮肤突出，鞋面摩擦，在皮肤和关节囊间形成拇囊炎。跖骨头关节面在外翻拇趾的应力作用下，不断地发生改造，向外倾斜，以适应这种应力的变化。这种改变从一个侧面也反映了人体所具有的适应环境变化的能力。在青少年拇外翻患者或病史长的患者中，跖骨远端关节面固定角（DMAA）一般会增大。

（四）拇外翻疼痛的原因

　　拇外翻产生疼痛的原因是多源性的，归纳如下：①拇外翻时，第1跖骨头向内突出，因内侧长期摩擦和受到鞋的挤压而增生，产生骨赘并引起拇囊炎，引发疼痛；②拇跖趾关节骨关节炎；③拇趾负重功能下降，第2、3趾所受应力增加，跖骨头下产生胼胝，出现转移性跖骨痛；④拇外翻推挤第2趾产生锤状趾，趾间关节背侧受鞋面摩擦后产生胼胝，引起疼痛；⑤可合并第2跖骨头坏死和趾间神经瘤。

（五）拇外翻的生物力学

　　拇外翻畸形时，拇趾周围的肌腱、韧带、籽骨、第1跖趾关节面的压应力和关节瞬间转动中心，以及第1和第2跖骨间之夹角与足弓等都将发生相应的改变（彩图50-1）。

　　1.拇外翻的拇趾肌腱和韧带的变化　拇趾周围有6条肌腱，即拇长伸肌腱、拇短伸肌腱、拇长屈肌腱、拇短屈肌腱、拇收肌腱、拇展肌腱。在楔骨间和跖骨间有坚强的韧带连系，但第1楔骨和跖骨的连系较弱，因此当第1楔骨和跖骨受到非生理性的压力时，第1跖骨很容易向内移位。

　　2.拇外翻时第1跖骨头下的籽骨外移　正常的拇趾在拇屈短肌腱之内和第1跖骨头之间有两个籽骨，这两块籽骨的背侧与第1跖骨头之跖侧形成关节面。籽骨之功能不仅是将地面的反应力传导至拇趾，而且在拇趾背伸时由于籽骨的前移和支撑作用，可使拇短屈肌腱的张力瞬间增大，这一点类似髌骨的作用。当拇外翻畸形时，由于拇短屈肌向外倾斜，使籽骨也向外移动，因而影响到籽骨之正常功能。

3.拇外翻时跖趾关节面压应力的改变　拇外翻时由于拇趾向外倾斜，第1跖骨头内移，便形成第1跖趾关节半脱位，使跖骨头外侧关节面压应力增大，内侧关节面由于第1跖骨内移而脱离开拇趾近位的趾骨关节面，所以其负荷减小。由于拇外翻而引起关节面压应力和瞬间转动中心的改变，日久便会形成骨关节炎。

4.拇外翻时第1跖趾关节瞬间转动中心轨迹的改变　正常的拇趾从屈曲到过伸时，第1跖趾关节的瞬间转动中心轨迹是有规律的，呈直线状整齐地排列在第1跖骨头的中央区。当拇外翻畸形时，则第1跖趾关节的瞬间转动中心轨迹变得不规则而分散在第1跖趾关节周围，甚至有的瞬间转动中心从第1跖骨头向前移到拇趾近位趾骨基底。

5.拇外翻使第1、2跖骨间的夹角增大　拇趾向外翻时，其余4趾被推向外侧，同时拇趾的近位趾骨与第1跖骨头之外侧相互构成关节，这时拇长伸肌、拇长屈肌及拇收肌都加重了拇外翻，并推动第1跖骨头向内移。

6.拇外翻可形成足弓塌陷　拇外翻畸形时，足横弓增宽。因此跖骨间的肌肉与韧带张力增大，日久易发生劳损而松弛。当足载重时便可使足弓逐渐塌陷，使载重点落在中间的几个跖骨头上，破坏了足的正常三点负重关系，常在第2~4跖骨头处产生痛性胼胝。足弓塌陷严重者形成平足畸形。

（六）籽骨在拇外翻发展及治疗方面的作用

1.籽骨的解剖位置　大多数拇跖部有2个籽骨，由第1跖骨头下方的籽骨间嵴隔开（彩图50-2、彩图50-3）。内侧称胫侧籽骨，被拇短屈肌腱内侧头包绕，拇展肌纤维亦附着其上，外侧称腓侧籽骨（彩图50-4、彩图50-5）。在拇短屈肌外侧头肌腱中，拇收肌腱亦附着其上。其与第1跖骨头下方的2个小关节面接触，形成跖籽关节（彩图50-6）。每1个籽骨底被纤维软骨性的籽骨垫所包绕，可做前后滑动，趾短屈肌腱膜覆盖2个籽骨表面，形成凹陷，有屈趾长肌腱越过；籽骨上有来自跟骨结节的拇展肌附着，该肌包裹籽骨及近侧关节囊（彩图50-7）。拇短收肌止于拇展肌部分，拇短屈肌一头与拇展肌相连，一头与拇收肌相连。籽骨的功能是调节压力，减少摩擦，改变肌肉的前拉方向。籽骨在拇跖关节活动中的支点作用，以及拇展肌籽骨止点的动力作用，加之其他肌腱的协同，确保了拇跖活动的力量及稳定性。

2.籽骨对本病的影响　当籽骨与第1跖骨头的关系因各种原因而发生改变时，籽骨在拇跖活动中的动力支点发生移位，周围肌肉的疲劳和力量改变，导致拇外侧力相对大于内侧力。这就使得拇跖逐渐向外侧倾斜，改变了正常力线，跖骨头为了保持对足的支撑而尽力向内侧支撑，逐渐成为拇外翻发生的原因之一。籽骨半脱位被认为是拇外翻的重要病因。拇收肌起点附着在外侧籽骨，该籽骨在第1跖骨头下参与跖趾关节的组成，对第1跖骨头有保护作用。籽骨完全脱位，使足横弓变小，负重点转移，失去了保护跖骨头的作用，也破坏了正常足三角形负重的稳定性。具体包括：①籽骨外脱位使籽骨移位至第1、2跖骨间，改变了屈趾肌腱生理的牵拉方向。行走时由于windlass机制（Hicks绞车作用），拇外翻进一步加重，且这种病理作用可能是引起跖趾关节脱位的一个原因。这也使横弓短缩了7mm（因为切除籽骨的平均高度为7mm），导致足横弓的弧度及弦均变小，影响横弓稳定性，也使其失去了保护跖骨头的作用。②籽骨外移使拇收肌横头起点外移，维持横弓的拉力减少，使横弓的弧度变大，横弓塌陷，而拇收肌是维持足横弓的主要肌肉。③籽骨脱位使第1跖骨头直接负重，失去了原来籽骨的缓冲及保护作用，并使原三角形负重的稳定性遭到了破坏。④籽骨完全脱位致使第1、2跖骨间距增大，其间夹角变大，这些改变使正常足变成了扁平足。拇外翻与扁平足及足横弓关系密切，很多足横弓塌陷的拇外翻患者，足纵弓也塌陷。因此，恢复籽骨的力线位置及拇内侧的支持力是纠正拇外翻时要注意的。术后痛及拇外翻的纠正不佳或复发，除了内侧力量的支持不稳外，籽骨的力线位置恢复不佳或未将其拉向跖骨间内侧也是重要的原因。籽骨完全脱位的患者往往伴足底胼胝形成，走路酸胀感，不善于走远路。籽骨会随着肌腱的活动而发生位移，这种位移不足以使籽骨恢复到其原始位置，并且在拇外翻手术后也无法使籽骨保持在复位状态，所以目前需要切除籽骨。

第三节　诊　断

拇外翻是指拇趾向外偏离第1跖骨及拇趾超过关节的纵轴曲线，局部形成向内大于20°的成角畸形。但临床上将拇外翻超过25°，挤压第2趾、第1跖骨头处，伴有拇囊炎疼痛者诊断为拇外翻。

一、临床表现

患者多主诉鞋不适、痛性囊肿、美观上缺陷和跖痛症等。表现为第1跖趾关节疼痛、肿胀，拇囊炎及足底胼胝。要询问疼痛位置及家族史。若为足深部痛或跖肌痛，提示籽骨受累，而内侧痛提示滑囊炎。赤脚走路时痛则提示病变累及了更多的跖趾关节。

二、体格检查

患者取坐位和站立位。拇趾近节趾骨自第1跖趾关节处外翻、内旋，第1跖骨内翻及第1跖骨头内侧骨赘形成。可有外翻平跖足畸形、跟腱紧张、僵硬性或可矫正的外翻、足底胼胝、第2跖趾关节滑囊炎、趾间神经瘤及第1跗跖关节活动范围过大等。

三、放射学检查

包括足在负重状态下的X线正位、斜位和侧位片。还应摄取籽骨的图像来判断籽骨是否处于半脱位状态。若证实籽骨存在半脱位，那么就可判定存在退行性变化。测量第1、2跖骨间夹角以及跖骨远端关节角等。

四、拇外翻分型

根据测量结果将畸形的严重程度分级，正常第1、2跖骨间角（IMA）不大于9°，拇外翻角（HA）不大于15°。据此将拇外翻分为3种：轻度畸形（拇外翻角大于正常而小于20°，跖骨间角小于11°）、中度畸形（拇外翻角在20°~40°之间，跖骨间角在11°~18°之间）和重度畸形（拇外翻角大于40°，跖骨间角大于18°）。

按照病变特点分为单纯拇外翻型、拇趾旋转型、伴有跖骨内收型、伴有骨关节炎型和多种畸形型拇外翻等。也有的是对正常足与拇外翻足第1序列进行测量，将拇外翻分为6型，认为每一型各有不同的发病机制，并提出不同的手术方式。

第四节 治 疗

一、非手术治疗

对畸形和疼痛较轻，不影响生活和工作的，或合并较重的系统疾病，有明显的下肢循环障碍，可选择非手术治疗。首先应消除造成拇外翻的原因，如尽早更换合适的鞋或使用特制的鞋垫、进行理疗、服用非甾体类药物，或用胶布与夹板矫正拇外翻。若伴有拇囊炎，可热敷、休息及服用非甾体类药物等以使炎症消退。无论施行何种手术，若术后不注意拇趾锻炼或仍穿不合适的鞋，则不能收到预期的效果。矫形器对拇外翻有一定的矫正作用。术后康复训练非常重要，在很大程度上决定了预后效果。可向足内侧按摩搬动拇趾，锻炼足肌。

胶布与足弓垫的使用：①在前足部粘贴弹性胶布。用长约10cm的贴布，尽量拉长后，从足底向足背方向粘贴，在足背处要留下2cm的空隙，早晨粘贴，睡前取下，10d为1个疗程。②足弓垫外形类似鞋垫，不同的是，前者是根据足部的形状来设计，因为每个人的足大小、足弓高度不同，足弓垫最好取模定制。拇外翻专用足弓垫的主要作用是维持横弓和纵弓的三维立体结构。使用肌平衡贴布和足弓垫后，可将足部的三维立体结构维持在正常状态。

二、手术治疗

（一）概况

拇外翻手术早在18世纪末已得到广泛关注，但一直没有确切的方法。直到20世纪初，Keller术式出现，成为当时拇外翻矫正的主要手术方法。随后各种手术方法层出不穷，世界范围内公开发表的方法就有200多种，可见其复杂性。其中大多数弊大于利，因带来严重创伤、高复发率以及手术效果不稳定而遭临床弃用。一些术式被证实有效，经过不断改良，已融入现代治疗方法中。治疗拇外翻的手术方法包括软组织和骨性手术，以及两者的联合手术三大类。软组织手术方法以McBride术为代表，此类手术旨在纠正拇外翻角（HVA），切断挛缩的拇收肌在拇趾外侧基底的止点、切除第1跖骨内侧骨赘、松解拇跖关节囊外侧等。骨性手术方法为截骨术，以Keller、Wilson、Mitchel和Chevron术为代表，还有单纯骨赘切除及Mayo、Austin、Akin、Simmonds等各种第1跖骨截骨术等。解除疼痛和纠正畸形，即恢复跖趾关节的正常关系和足内侧序列的稳定性是治疗的目的。

手术治疗可矫正畸形、缓解疼痛，为主要治疗手段。近年来报道足拇外翻矫正手术的术式较多，主要有远端软组织重建术、第1跖趾关节手术、截骨术、微创技术及联合手术。但目前针对拇外翻精准化手术治疗的相关研究较少，其治疗方式的改进有待进一步研究。拇外翻手术一定要掌握好适应证，根据拇指畸形的程度和拇外翻的类型选择手术方法，这已形成共识。要根据拇外翻角、近端关节固定角、跖骨间角及畸形程度等，来确定最佳方案。避免某种术式本身的缺陷，并注意各种手术可能出现的问题，才能减少畸形复发，取得理想的效果。在《坎贝尔骨科手术学》中，Mann介绍了拇外翻手术选择的一般原则，但同时指出由于拇外翻手术方法众多，究竟选择哪种方法，并没有统一的模式。各种手术方法均有其适应证及禁忌证，也存在不同程度的并发症。目前仍无一种手术方法可以同时解决拇外翻的所有病理改变，何种手术方式疗效最佳，尚无定论。拇外翻手术的多样性及手术结果的不确定性归因于对第1跖趾关节与第1跖列病理及生物力学理解得不够透彻。

选择拇外翻治疗方案时应考虑下列几个因素：①畸形的严重程度。轻、中度者手术应尽量简单，可行单纯软组织手术。严重畸形者，通常需截骨矫形。②跖趾关节是否并发创伤性关节炎。若并发关节炎，应选择骨性手术，如截骨矫形或关节融合。③手术难度。采用简单手术能达到治疗目的者，不要运用操作复杂的手术。④术后下地时间。尽量选择能早期下地活动的术式；⑤跖趾关节功能。手术应尽可能保留关节功能。

拇外翻矫形属末梢手术，老年人组织愈合能力差，易出现愈合问题。因此术前应仔细评估患足血液循环、神经功能及皮肤状况，如有禁忌证，则暂缓手术。术后患肢抬高15°~30°，以减轻水肿。24h内注意观测足趾的血供及末梢感觉。

（二）常用的手术方法

1. Keller术　是第1跖趾关节成形术中的代表性手术，为20世纪初拇外翻畸形矫正的主要方法。适用于拇外翻畸形严重，伴有第1跖趾关节骨关节炎并有显著疼痛者。1904年Keller首先介绍了这种方法。具体方法是切除第1跖骨头内侧的骨赘和近端趾骨基底部2/3，造成第1跖趾关节的无痛性假关节，将关节囊及趾骨切除后所余的骨膜置于关节内，覆盖近节趾骨基底的切骨面。本术式较为简单，对软组织的修整较少，手术仅截除跖骨头内侧骨突，因而不会引起跖骨头的缺血性坏死，术后可早期下地行走。只要严格把握手术适应证，可避免或减少并发症的发生，因此Keller手术是目前治疗50岁以上的中、重度拇外翻畸形，即第1跖趾关节外翻角30°~45°，第1、2跖骨间角小于13°或更小，穿任何鞋时都有跖骨头内侧突起疼痛的患者的一种较好术式，尤其是合并拇跖趾关节退行性改变者。但手术缩短了拇趾，因而影响了外观。同时由于跖趾关节不复存在，导致第1序列的稳定性受到了影响，故会影响负重和行走。术后第1跖趾关节跖屈功能丧失40%以上。由于术后其余跖骨头的过度负重，有20%~40%的患者出现第2至5跖骨痛，甚至应力性骨折。有时切除拇趾的范围不易把握，若切除过多，可造成连枷趾，切除不足则疼痛不能缓解。

2. Chevron截骨术 该术式的适应证是拇趾的内侧突起或囊肿痛，伴有外翻畸形。有症状的轻度到中、重度的拇外翻畸形，不伴有明显骨关节炎的患者。轻、中度畸形是指第1和第2跖骨间夹角在足负重位X线片上小于16°。也适用于拇外翻手术失败的患者，如单纯滑囊切除、内侧关节囊紧缩术等。此手术不能矫正严重的畸形。明显的跖趾关节炎和第1、2跖骨间夹角大于16°的严重拇外翻是禁忌证。神经病变是相对禁忌证。缺点是截骨处不稳和骨接触不佳，由此导致骨折端延迟愈合和跖骨头坏死。Malal等确定了第1跖骨掌外侧是血管集中进入跖骨头的部位，认为Chevron截骨术中掌侧截骨面应该更长，向近端超过关节囊附着处，能够减少对跖骨头血供的影响。进行外侧软组织松解时，应该注意不要太深，防止损伤掌侧结构。

3. Simmonds术 该术式是在第1跖骨近端距跖跗关节约0.8cm处截骨。优点：①可按术前测量或要求用不同厚度的楔形骨块满意矫正跖内翻和内侧纵弓塌陷，缩窄前足宽度，减少第2、3跖骨痛性胼胝的发生；②截骨在松质骨内，骨块嵌入稳定，无需内固定，易愈合；③由于楔形骨块嵌入，使跖骨延长，拇趾也相应延长；④手术创伤小，未破坏关节的完整性，对肌张力无影响；⑤既弥补了肌性手术的不足，也无第1跖骨基底部楔形截骨造成跖骨短缩之虑。缺点是手术方法复杂，外固定时间长，负重活动晚，对老年跖趾骨关节炎严重者效果欠佳。

4. McKeever术 1894年Clutton最早提出了应用第1跖趾关节融合术来治疗一些较为严重的拇外翻患者。1952年，McKeever对此进行了改良，使这种手术方法得到了更为广泛的应用。适用于年龄大、畸形严重、骨质疏松以及跖趾关节骨关节炎的拇外翻患者。老年拇外翻患者就诊的目的是解除疼痛、恢复足的外形以利于穿鞋以及正常行走。因此，对老年拇外翻患者，如果畸形严重，伴有严重骨质疏松或第1跖趾关节骨关节炎，则第1跖趾关节融合术是首选术式。此术式维持了第1跖骨的长度，减少了跖骨外侧痛的发生，使其他趾免于发生进一步畸形。手术的相对禁忌证为趾间关节炎及第1跗楔关节炎或足部感觉迟钝。缺点是固定时间较长。并发症有骨不愈合或愈合不良。

5. 拇囊切除及软组织手术 代表性术式有Silver和McBride手术。1932年，Silver指出第1跖骨头内侧隆起实际上不是异常骨质增生的结果，而是跖拇关节向外脱位而导致的跖骨头内侧暴露。故建议尽可能少切骨，而保留完整的跖骨头关节面。手术就是简单的拇囊肿切除术。1928年，McBride首次介绍了去除拇外侧因素，即切除第1跖骨头内侧骨赘、紧缩缝合关节囊、切除外侧籽骨、切断外侧联合腱，移植到第1跖骨颈关节囊附着点并与骨膜缝合，将足拇收肌腱移至第1跖骨头外侧。这样不仅去除了拇趾畸形因素，同时又有一个能动的肌力去拉住第1跖骨，从而矫正内收畸形。优点是手术操作简单，不需截骨及内固定，对骨关节结构破坏小，术后恢复快，对改善症状、矫正外翻畸形效果可靠。适用于轻度和中度拇外翻。属软组织手术，对严重拇外翻畸形不适合，术后易复发。

6.第1跖趾关节假体置换　由于关节融合与Keller式的缺点，以及关节置换的发展，现开始用假体置换Keller术后缺损的近节趾骨基底，明显提高了Keller成形术的治疗效果。第1跖趾关节的人工关节置换术可使关节在拇外翻术后具有良好的功能，防止畸形复发，且术后无疼痛。目前这一方法被广泛用于治疗RA、严重拇外翻和创伤性关节炎等各种第1跖趾关节病变。从理论上讲，关节置换既不缩短足趾，又保留了关节的活动功能，可以提供更好的效果。但目前人工跖趾关节置换还有一些尚待解决的问题，全面推广尚需时日。

7.跖趾关节成形术　1871年，Heruer首次报道了通过第1跖骨头切除来矫正拇外翻畸形。Mayo于1908年指出该手术由于第1跖骨承重过度减少而引起其他跖骨痛，建议采用一种改进的第1跖骨头关节成形术。但拇外翻现代治疗方法中已很少用到Mayo手术，目前该手术主要在前足RA所致畸形的修复中使用。

8.拇趾近节趾骨截骨术　代表性手术是Akin手术。Akin于1925年首次介绍了拇趾近节趾骨楔形截骨以矫正拇趾外展、外翻畸形，要点是在拇趾近节趾骨基底干骺端做内收楔形截骨，以矫正严重的远端关节成角。目前倾向于把Akin手术作为一种重要的辅助手术与第1跖骨基底或远端截骨术甚至与软组织手术联合使用。适应证是拇外翻拇趾趾间关节夹角增大，而关节本身无骨关节炎者。对拇趾近节趾骨有明显畸形者或轻度复发的拇囊炎合并第2趾过度重叠的轻度无痛性拇外翻有效。其局限性是单独使用不能矫正真正的骨性畸形，在矫正严重的拇趾外展、外翻及跖骨间角增大时，效果不理想。

9.第1跖骨头截骨术　这类手术的一个主要特点是使跨过第1跖骨头、颈及跖趾关节的挛缩软组织松弛。截骨术可有效地减少跖骨头关节囊内部分的立体容量，而这种容量减少可消除跖趾关节跖外侧挛缩。另外，远端截骨还可以控制跖骨头的位置。缺点是造成第1跖骨短缩，改变了跖趾部分的负重功能，截骨后出现背侧移位，从而导致其他跖骨痛。具有代表性的有Austin和Mitchell手术。前者是一种第1跖骨头的移位变角截骨术。优点：①切骨面的形态及其远端顶点对负重移位产生一个短力臂，这种截骨术具有内在稳定性，甚至实行双侧手术也能早期负重；②有较大面积的松质骨间接触，不愈合或延迟愈合很少见；③切骨面在关节以外，使得术后有良好的关节活动度。适应证：①年龄50岁以下；②无周围血管、神经病变；③跖拇关节无关节炎或退变；④第1跖骨间角约16°。原则上Austin手术适用于轻、中度拇外翻。本术式可能是矫正拇外翻最有效及最可靠的远端干骺端截骨术。并发症是术后发生跖骨头缺血性坏死、跖骨短缩及由此引起的转移性跖骨痛。对于有关节炎或关节退变者，禁忌采用Austin手术。1945年Mitchel提出使用一种经典的横断矫形截骨手术治疗拇外翻，要点为切除第1跖骨头内侧骨赘，从跖骨头下切除梯形骨质，同时保留跖骨远端骨折块的外侧部分，使足外形得以改善，拇外翻角减小。由于保留了第1跖趾关节活动度，故足形自然，步态平稳，接近生理状态，远期效果好。优点是可同时矫正拇外翻及跖内翻，还可缩窄前足宽度，适用于第1跖趾关节炎表现不明显、年龄小者。第1跖趾关节僵直，X线检查有重度骨关节炎表现者为手术禁忌证。缺点：①第1跖骨的过度缩短及远节不稳，易使拇趾发生短缩，可能加重前足疾病；②手术操作较复杂，术后石膏固定，延迟足趾功能锻炼时间。可能发生骨不愈合和跖骨头缺血性坏死。

有文献对拇外翻分型与手术方法的选择进行了总结，具体见表50-1。

表50-1

分型	分型依据	手术方式选择
Ⅰ型	以IPA增大为主，IPA ≥ 22°，而PASA、IMA均在正常范围内	Akin手术
Ⅱ型	单纯HVA增大，HVA ≥ 20°，而IPA、IMA、PASA均在正常范围内	McBride手术或其改良术等软组织手术
Ⅲ型	以PASA增大为主，可以正常或轻度增大，PASA ≥ 11°而IMA ≤ 15°	跖骨头颈部截骨术
Ⅳa型	以IMA增大为主，10° ≤ IMA ≤ 15°	联合应用跖骨头颈部和跖骨基底截骨术
Ⅳb型	以IMA增大为主，IMA>15°，而PASA在正常范围内	
Ⅴ型	混合型，IMA>15°，而PASA ≥ 11°	跖骨基底截骨术
Ⅵ型	跖趾骨关节炎	Keller手术或人工关节置换术

（三）拇外翻的疗效评定

美国足踝外科协会Maryland评分系统中，拇跖趾关节标准评分，其中疼痛占40分，功能占45分（包括日常生活及体育活动10分、穿鞋情况10分、跖趾关节活动5分、趾间关节活动5分、关节稳定性5分、拇趾有无胼胝5分），外观占15分。90~100分为优，80~89分为良，70~79分为可，低于70分为差。

微创截骨手法整复术即小切口治疗拇外翻。手术有2~3个小切口，分别为切削骨赘切口（1cm）、第1跖骨颈截骨切口（0.5cm）、松解第1跖趾关节外侧结构切口（0.5cm），第3个切口根据患肢软组织情况选择是否采用。3个切口均≤1cm，因此不用缝合、愈合快、美观且瘢痕小，除术区有严重皮肤病变的患者外，对绝大多数患者均适用。三维仿真模型重建对拇外翻手术治疗具有指导意义：①利用软件进行三维仿真模型重建，在不同工况下模拟手术操作，分析矫形效果，这对于术前规划有着明确的指导意义，有利于降低拇外翻术后并发症的发生率，优化矫形效果；②利用计算机软件行三维建模及有限元足底应力分析，对于生物力学机制研究及术后临床疗效评估优势明显；③3D打印拇外翻截骨导板及骨骼模型的临床应用能够使拇外翻患者得到更精确、更个体化的治疗。

第五节　预　防

青少年女性应适时穿宽头平跟鞋，适当进行体育锻炼，避免拇外翻的发生。足部的其他畸形也是拇外翻的重要影响因素，故足部畸形者，应早期积极治疗，以预防拇外翻。有资料表明，妇女在妊娠期或中年时期过度肥胖也可引发拇外翻。

参考文献

［1］温建民，孙卫东."骨离缝、筋出槽"对拇外翻诊疗的指导意义［J］.中医杂志，2007，48（10）：877-878.

［2］温冠楠，佟云，张杰，等.微创截骨手法整复术治疗拇外翻［J］.中国骨伤，2021，34（5）：467-471.

［3］张志.籽骨在拇外翻中的作用及处理［J］.中医正骨，2000，12（10）：60.

［4］马文元，覃祥城，孙绍裘.脑瘫患儿足外翻临床研究概述［J］.光明中医，2021，36（17）：3011-3014.

［5］张建中.拇外翻畸形的发生、发展与外科矫正［J］.医学与哲学（临床决策论坛版），2007，28（5）：16-18.

［6］王文成，张兴飞，许亚军.数字化技术在踇外翻治疗中的应用［J］.中国组织工程研究，2021，25（12）：1911-1916.

［7］高战鳌，马顺前，贾晓龙，等.微创治疗拇趾外翻手术时机与疗效分析［J］.临床骨科杂志，2008，11（5）：410-412.

［8］高战鳌，马顺前，程斌等.微创治疗中重度拇趾外翻临床效果［J］.临床骨科杂志，2007，10（3）：205-207.

［9］张奉琪，龚素芬，杨查响，等.籽骨复位与拇外翻疗效的相关研究［J］.河北医药，2008，30（3）：303-304.

［10］许红钢.应用拇展肌移位治疗拇外翻45例分析［J］.中国误诊学杂志，2008，8（11）：2752.

［11］周雄华.Keller手术治疗拇外翻的疗效分析［J］.医药产业资讯，2006，3（11）：29.

［12］汪百川，周大鹏，田竞，等.拇外翻与扁平足影像学相关性研究［J］.临床军医杂志2021，49（4）：392-394.

［13］王聪，杨贤罡，李媛，等.肌效贴治疗轻中度拇外翻患者的临床观察［J］.当代体育科技，2021，11（5）：9-11，15.

［14］郭家良，张瑞鹏，侯志勇，等.拇外翻Chevron截骨术的发展［J］.河北医科大学学报，2020，41（7）：861-864.

［15］张政，黄建新.足拇外翻矫正手术治疗的研究进展［J］.四川解剖学杂志，2020，28（4）：198-199.

［16］郭大兴，李清，苏畅.多功能拇外翻术后外固定支具的研制［J］.实用医技杂志，2020，27（7）：943-944.

（李义凯，陈荣庄）

第五十一章 扁平足

足弓为身体稳定支点，具有平衡体重和减轻震动的功能。足弓的存在，使行走轻快，起步灵便。先天及后天的发育、废用、疾病或创伤等，有可能导致扁平足。扁平足的病理变化包括软组织、骨与关节等方面。扁平足时足底接触面积、足弓部位的冲量和峰值压强增大，足部易产生结构性损伤。目前对其病因、病理、临床分型和治疗方法的选择仍有不同的意见。功能锻炼及鞋垫对预防和治疗扁平足具有一定的效果。因缺乏发挥作用的解剖位置和力学环境，单纯的软组织手术不能纠正解剖学上的畸形；单纯的骨性手术虽矫正了某些畸形，但缺乏纠正后的动力支持和部分静力维持，仍无法完全避免并发症的发生和保持术后的长期效果。正确认识正常足及扁平足的生物力学特征，在生物力学研究指导下寻找更有效的手术方法，最大程度地减小由手术所造成的新的异常生物力学改变等问题尚需要进一步研究。

第一节　概　述

人类是唯一具有足弓的动物，足弓是人体最富于人类解剖特征的部分。正常人的足呈弓形，如同一个拱式桥梁，既有利于负重，又富有一定的弹力。但是，有些人由于各种原因没有足弓或足弓变浅，这种足就叫作扁平足。扁平足又称扁平脚、平脚板或足弓塌陷等，是一种较常见的足部姿势缺陷，是由于足弓塌陷造成足弓不够高，足底低平所致。扁平足是以足纵弓降低或消失为特征的畸形足。站立时足弓塌陷，足内缘接触地面。由于足弓塌陷破坏了正常足弓构造，使足部的天然弹性减小，易出现疲乏或疼痛。儿童发育未成熟，足部韧带不够坚实，易发生扁平足。行走或站立姿势不良，鞋的大小及形状不合适，长时间站立、行走或搬运重物等，都易导致足弓下塌，严重者可产生症状。据报道，我国学生中10%~30%患有扁平足。有的国家中小学生扁平足的发生率甚至达30%以上。我国扁平足的总体发生率为0.8%~3.7%，国外为2.7%~16.4%。

2003年全国脚型测量统计数据显示：与20世纪60年代第一次全国脚型测量的结果相比，我国人群中出现了相当严重的扁平足现象。特别是12~30岁的患者，在这期间竟然增加了20%以上。美国一项对鞋的调查中发现，有27%的足正常者自评为扁平足，这说明即使是在对足和鞋研究较多的美国，人们对扁平足的认识也不够充分。今天，人们对扁平足的知识一般仍局限于扁平足的人走路姿势不美观，易疲劳。虽然对鞋和足的运动生物力学研究逐渐增多，但对扁平足的研究依然不是很系统。

足纵弓丧失所致的扁平足是足部常见畸形，出现症状者为平足症。由于足肌和韧带过于松弛，不能约束与控制足骨，使足弓塌陷而平坦。出现平足畸形后，足弓吸收震荡的功能大大减低甚至丧失，因此弹跳和负重能力降低。由于双足缺乏弹性，故当长时间行走等，特别是从事跑、跳等运动时，足部酸胀、疲劳、疼痛和活动受限等症状相继产生。塌陷的足弓还可能压迫足部的血管、神经，使足底麻木、疼痛或怕冷。随着年龄的增长，又易发生创伤性骨关节炎、关节间隙狭窄，更加重了足痛，影响站立和行走。严重者可妨碍正常工作及生活。正常人的体重经腰椎向下传至两下肢，直到双足。扁平足可使这种负重力线发生变化，导致步态沉重，缺乏弹性，从而加重腰椎的负荷。时间一久，可造成腰部软组织劳损和韧带弹性降低等病理性改变，使髋关节和膝关节负重增大，引起或加重腰腿痛症状。

第二节　足的解剖及生理

一、足的解剖

足部以骨骼为框架，有7块跗骨、5块跖骨、14块趾骨和2个籽骨，共28块骨骼，这些骨骼由坚强的韧带和肌肉牢固联结在一起，构成凸向上方的弓形，称为足弓。为了负重，跟、距二骨体积较大。足骨是个统一的整体，尽管各自形态不同，处于不同平面上，但却按照一定的空间排列。由跟骨、距骨、舟状骨、楔状骨、跖骨和趾骨组成内侧纵弓，而中附关节和跖骨又组成一个张力横弓，使受力分布均匀。由跟骨，第1、5跖骨和趾骨决定足的平面。距骨是足弓的拱石顶，它承受体重，然后分传至足弓的两侧。因此，体重能传至跟骨及5块跖骨头，而第1跖骨头较其他跖骨头承受的重量更大。由胫骨传递而来的体重力主要作用于内侧纵弓的近端，即距骨的胫骨关节面，它位于足弓的最高点。内、外侧纵弓和横弓将体重力进行分布：跟骨着地点占51%，第1跖趾关节着地点占35%，第5跖趾关节着地点占14%。

跖腱膜起自跟骨内侧结节，其起点在趾短屈肌后方深面与趾短屈肌紧密结合，向前逐渐增宽、变薄，在跖骨头处分成1束，分别止于第1~5趾的肌腱纤维鞘、跖趾关节的两侧及近节趾骨。跖腱膜有维持足纵弓和保护足底肌、肌腱和关节的作用。以正常步态行走时，跖腱膜受到3种牵伸力，使之异常紧张：①体重下压，纵弓下沉，跖腱膜被牵伸，其跟骨内侧结节附着点承受相当大的牵拉力；②趾短屈肌的收缩；③跖趾关节在行走时的背伸动作，如同绞盘，牵拉跖腱膜。跟骨内侧结节既承担体重的压迫，又受跖腱膜的牵拉，集中于一点，日久便成为慢性损伤所在。由此可见足纵弓与跖腱膜关系密切。

弹簧韧带，即跟舟韧带，起自跟骨截距突，止于舟骨底部，厚而坚强有力，是支持距骨头、防止其下陷和内倾的主要组织，也是支持内侧足弓的重要结构之一。弹簧韧带分为跟舟内上韧带和跟舟下韧带两束。组织学研究发现，跟舟内上韧带具有明显的承重特性，而跟舟下韧带张力学特性明显。跟舟韧带中可见纤维软骨样组织，与舟状骨跖内侧面相关节。

在种系发展中，足底动脉与手掌相似，存在浅、深两弓。浅弓只存于低等哺乳动物中，深弓在灵长类中，包括人类，是足底唯一的动脉弓。亦有报道在人类中约30%有呈"毛细血管"状的浅弓，此弓虽细小，但在足底浅层中恒定存在，可分为完整型和不完整型。完整型由足底内侧动脉浅支和足底外侧动脉组成，占70%。不完整型由足底内侧动脉浅支与第3或第4跖足底动脉的分支吻合而成，占30%。由足底内、外侧动脉发出4支动脉链伴行趾足底总神经，分别与各跖底动脉连接。此外，足背动脉有时可缺失，出现率为4%。

二、足弓

跗骨、跖骨和趾骨借关节、韧带、肌肉等紧密连接构成一个拱桥样的足弓，并由腓骨长肌、胫后肌、趾长屈肌、趾短屈肌、足内肌、足底韧带、跖腱膜等结构所维持。正常足底有内、外2条纵弓和2条横弓，即内侧纵弓、外侧纵弓、第1横弓和第2横弓。

内侧纵弓较高，外侧纵弓较低。内侧纵弓架于跟骨结节内侧突与第1跖骨头之间，其后臂由跟骨和距骨组成，前臂为第1~3楔骨和第1~3跖骨，顶部为舟骨，距地面约15~18mm。体重负荷在内侧纵弓上的应力线汇合在距骨上，负重应力线在内侧纵弓诸骨上的分布与骨小梁的排列方向是一致的。内侧纵弓的弓高、后臂短、前臂长。正常人站立时，并不是完全"脚踏实地"，在足的内侧缘与地面之间可插入一个手指，赤脚走过布满尘土的地上留下的清晰足印，内侧总有一个半月形的缺损。内侧纵弓曲度大，顶点为距骨，弹性强，适应于动态的跳跃，并能吸收震荡。外侧纵弓架于跟骨结节外侧突与第5跖骨头之间，后臂是跟骨，顶部是骰骨，骰骨底与地面距离约3~5mm，前臂是第4、5跖骨。距舟关节、楔舟关节、第1跖跗关节维持内侧足弓高度，而跟骰关节和第5跖跗关节与外侧足弓的高度有关，距下关节则发挥着整合内、外侧足弓高度的重要作用。外侧纵弓曲度小，弹性弱，主要与直立负重时的静态支撑有关。

第1横弓是由5个跖骨基底、骰骨、3块楔骨和一对籽骨组成的向前、向上的横形拱桥形排列结构，位于前足和中足之间。楔骨和跖骨基底部背宽、腹窄，联合起来组成横弓，由强大的横弓间韧带和肌肉固定，稳定性强。足横弓是一个类似屋顶样的负重结构，亦是具有一定弹性缓冲作用的三维结构。第2横弓由5个近节趾骨基底和5个跖骨头构成，与前足对应。横弓通过足底韧带、肌肉及跖跗关节维系其三维形态与活动的稳定性。正常足横弓较为扁平，第1跖骨头坐于两粒籽骨之上，关节关系紧密。第1跖骨通常有轻度的旋前，其负重主要是通过下面的两粒籽骨。两粒籽骨抬高了第1跖骨头，加大了足横弓的弧度，第1跖骨-籽骨空间关系的紧密性很大程度地影响着足横弓的高度。足横弓向上、向前的弧形结构使得前足在负重行走的过程中，也就是在前足向前垂直于横弓方向滚动推进时，负重从两侧跖骨头开始，渐次向中央跖骨头转移，各个跖骨头动态达到其负重高峰，整个过程使足底应力达到动态平衡。均衡的负重体现在足底皮肤上，就是足底主要负重区胼胝厚薄均匀，无异常胼胝增厚区。

三、足弓的维持因素

骨与关节、筋膜、关节囊和韧带等构成了足弓的静态维持因素，胫后肌腱和足内在肌等构成了动态维持因素，其稳定因素又可分为软组织因素和骨性因素两个方面。

（一）骨性因素

构成足弓的骨性结构具有不同的形状和大小，依次排列，相互嵌合，构成形状和功能各不相同的关节，为足弓的稳定提供静态维持作用。足可分为内侧柱和外侧柱两大部分，距骨、舟骨、楔骨、内侧3个跖序列及其关节构成内侧柱，其在负重期具有适应功能，在起步推进期发挥稳定装置的作用。跟骨、骰骨、外侧2个跖序列及其关节构成外侧柱，其具有固有的稳定性。内、外侧柱共同维持着足弓的稳定。其中，距舟关节、楔舟关节、第1跖跗关节维持内侧足弓高度；跟骰关节和第5跖跗关节与外侧足弓的高度有关；距下关节发挥着整合内、外足弓高度的重要作用。第1、5跖骨不仅是维持足横弓的两块基石，也是足纵弓的重要组成部分。为了推动躯干和吸收震荡，足弓起弹簧作用，辅助推动躯干和吸收步行及跑跳等所产生的震荡。跟骨和距骨组成纵弓的后臂，以负重为主，跟距关节和中附关节可使足部内收、内翻和外展、外翻，以适应在不平道路上步行的活动。足弓在负重行走时产生弯曲，此时跖侧受牵拉，为张力侧，背侧受挤压，为压力侧，弯曲受力时离中位轴越近，所受应力越大。足弓复原时牵拉与挤压受力方向相反。

（二）韧带及腱膜因素

弹簧韧带、三角韧带胫舟部分、跖腱膜、跖长韧带、跖短韧带、距跟骨间韧带等对足弓，特别是内侧纵弓起重要维持作用。①弹簧韧带复合体包括跟舟内上韧带、跟舟内下韧带，起自跟骨截距突，止于舟骨底部，包绕距舟跟关节，是支持距骨头，防止其下陷和内倾的主要组织，是构成内侧纵弓的重要稳定装置。其作用不仅是悬吊距骨头，距舟内上韧带具有重要的负重功能，距舟内下韧带具有张力功能。胫后肌腱功能不全者多存在弹簧韧带复合体功能不全。②跖腱膜以绞盘牵引效应维持内侧纵弓的稳定，是矢状面上维持足弓的最重要因素。在离体标本上，切断跖腱膜可使足弓的坚硬性下降25%。③三角韧带胫舟部分对足弓也有重要的维持功能，其功能不全可加重平足畸形。研究发现对足弓稳定性的维持作用，跖腱膜最大，其次是跖韧带，再次是弹簧韧带。对避免足弓出现畸形最重要的结构是跖腱膜，切断跖腱膜，弹簧韧带和跖长韧带的负荷分别增加了52%和94%。

（三）足外在肌

1.胫后肌 胫后肌腱止于舟骨粗隆，舟楔关节下部，内、外侧楔骨，骰骨和内侧3个跖骨的基底部。为足最强的内翻肌，抵抗腓骨短肌，并通过控制中足的跗骨使前、中、后足相协调。其可促使前足内收，使舟骨紧抱距骨头，抬高内侧纵弓，保护并加强弹簧韧带，对后足内翻起到一定的支持作用，协助维持内侧纵弓。胫后肌腱功能不全在平足症的发生、发展中为最常见的病因。

2.胫前肌 止于内侧楔骨的内下面及第2跖骨底，可通过悬吊牵拉第1跖骨底和内侧楔骨而支持足内侧纵弓，且其止点落在足纵轴的内侧，故在踝关节背屈的同时可协助足进行内翻。肌电图显示站立时该肌活动轻微，而在行走和跑步等可使足弓变扁平的运动中，该肌的活动显著增强，其主动收缩可对抗内侧纵弓的下陷。

3.腓骨长、短肌 腓骨长肌腱斜行跨过足底，止于第1跖骨底外侧和内侧楔骨。腓骨长肌可使足从内侧向外翻转，发挥维持横弓的作用，同时可有效地跖屈第1跖列，维持内侧纵弓。腓骨短肌腱止于第5跖骨底外侧粗隆，参与足外翻，限制足内翻，其与胫后肌腱交替舒缩，使足内翻和外翻有序地进行，从而使跗横关节的锁定和去锁定过程在步态周期中协调有序地交替，使足弓在可屈性状态和坚硬杠杆状态之间协调转换，维持足弓的动态稳定，以利于行走中的起步推进和对不同地面的适应。

4.跟腱 关于跟腱对足弓的作用尚有争议，正常时跟腱对后足有轻微内翻的作用，通过对跟骨的牵拉而协调距下关节的运动，从而影响跗横关节的锁定状态，使足有效地进行力的传递，以维持足弓的动态稳定。体外研究发现，不论用什么测量方法，给跟腱施加力量都有使足弓变得更加扁平的趋势。因此，在对平足症进行骨性手术时常有必要进行跟腱延长。

以往多认为足弓的维持主要是依靠骨和韧带，肌肉是次要因素。试验证明，一般情况下足弓主要靠骨和韧带维持，且在负重期的大部分时间内，与足直接相关的肌肉都是不活动的，只有腓肠肌呈间歇性收缩以控制前后摇摆。肌肉只有在足过度负重时才发挥被动性作用，在推进期发挥动力稳定装置作用。有研究探讨了骨性和韧带结构对足弓的维持作用，发现63%由骨性结构提供，37%由弹簧韧带，跖长、短韧带和跖腱膜等韧带结构提供。

综上，多种因素共同维持足弓的稳定，其中，骨、韧带结构参与维持足弓的静态稳定，足内、外在肌为足弓提供动力支持，参与维持足弓的动态稳定。韧带结构可保证骨性结构的正确对位和对线，而骨性结构是足弓的基石，其为韧带和肌腱等结构正常发挥各自的作用提供了适当的解剖位置和力学环境。因此这些因素相互依赖，相互作用，共同维持足弓的稳定。

四、足弓的生物力学

足骨大部分是背侧宽、跖侧窄，使得跗骨、跖骨以及足底的韧带、肌腱共同围成拱形桥样的足弓。因此，站立时横弓可保护足底的血管和神经不受压。足的负重是由第1跖骨头、第5跖骨头、跟骨3点支撑，纵弓可把重力分散到这3个着地点。即人体站立时，足仅以跟骨结节、第1和第5跖骨头着地，3点着地可使身体达到最稳定的平衡。因为3点可在任何高低不平的地面上定出一个平面。足弓像一座前宽后窄的微型拱桥，宽的一头有两个主要支撑点，分别在拇趾和小趾的后方；窄的一头支撑点是足跟。足弓将身体的重量传递到足弓后，按一定比例分配到3个支撑点，同时发生轻微的变形。在高低不平的地面行走时，3点可以维持身体的重心平稳。向上凹陷的足弓弯窿能够"抓"住地面，利于行走。足的特定解剖结构形成足弓以维持足的静力平衡，第1、5跖骨与跟骨结节最低点形成一个三角形，其中任何一条边的改变皆会使三角形态发生改变，从而影响足的应力分布。静态体重负载下前足，足内、外侧与跟骨结节的负载相等。

足弓具有杠杆作用。足弓各骨之间的韧带和关节还允许足弓有一定的活动，且构成足弓的骨和韧带分别如一支弓的弓背和弓弦。所以，它不仅是"弓"，且更是"弹簧"，它可使地面作用于身体的冲击力减小。由于足内有较多的关节，能使体重分散负担于各点上，使人体站立或行走时保持平稳。正常足弓可使载荷由弓顶分散到前足及后足。足是负重、步行和吸收震荡的结构，起着支撑全身重量，均匀分散体重至全脚掌的作用，可保护脑和体内其他重要脏器，以及脊柱等，避免或减少其受到的震荡，有助于使大脑发达。足弓有很好的弹性，也是直立行走中不可缺少的"减震装置"，足弓使人的足成为一个具有弹性的"三角架"结构，维持人体直立时足底着地支撑的稳固性，在行走和跳跃时发挥弹性和缓冲震荡作用，有利于站立和各种运动中的跑、跳。良好的足弓是跑、跳的基础。

跖腱膜相当于抛物拱的拉杆，有拉杆的抛物拱稳定，无拉杆者不稳定，后者的受力由拱变成梁的受力。足部负载时，跖腱膜略被拉长，保持足弓的稳定，使足弓的内应力达到平衡。在跖腱膜不切断的情况下，抛物拱的两端有拉杆存在，则水平推力由拉杆来平衡，抛物拱在负载时的任何一个截面上只有和这点切线平行的分力，承受弯矩和剪应力大大减少，使截骨面稳定。

多数研究方法是利用尸体标本或足模型进行的，这与正常机体存在着差异。对足弓维持的研究基本是静态性研究，而对足弓在整个连续步态周期中的情况，如足弓形态在连续步态周期中的变化和维持、足弓各组成部分的运动规律和协调机制、足弓的三维动态运动规律及维持机制等，都不清楚。另外，在先天性或获得性扁平足的发生、发展机制中，肌腱、韧带和骨等结构发生病变的先后次序，何者占主导地位，三者间的因果关系等问题也不明确。

五、足横弓的生物力学

组成足横弓的5个跖骨头均是重要的负重结构，在不同的步态时均匀地承担不同比例的重量。在行走时，足横弓的主要作用在于负荷增加时变形，暂时储存能量，负荷减低时复原，将能量释放，以吸收震荡，减轻足底压力负荷。

对于组成足横弓的5个跖骨头的负重分布一直存在着争论，主要有3种观点：①仅由第1和第5跖骨头负重。认为横弓像纵弓一样，由组成弓形结构的两边负重。②主要由中央跖骨头负重。临床发现前足中央更易出现胼胝，因而认为中央跖骨是前足的主要负重结构。③所有的跖骨头均负重。第2跖骨通常是最长的跖骨，因此在足跟抬起时，第2跖骨头将首当其冲，过早、过多地承担体重。这就不难解释足横弓塌陷和第2跖骨过长的人，为何会出现前足底中央痛性胼胝了。

由于第1跖骨头的横截面积大于其他跖骨头，所以第1跖趾关节接触地面部分大于其他跖趾关节。从抗弯模量和内力弯矩比值来看，第1跖骨要比第2跖骨强4倍，由于2个籽骨的协助，增加了屈肌肌腱间的距离，使其易于且能够承担较高负荷。不负重时，足横弓以第2、3跖骨为顶，第1、4、5跖骨为臂，前足一旦负重受载，横弓顶下降，所有跖骨头即接触地面。足横弓负重后有不同程度的弧度压低，但仍保持一定的弧度；足跟略离地时中央跖骨头负重比例小于两侧跖骨头，在足跟完全抬起时负重明显增大。即足横弓不是一个永远存在的弓，而是只在前足腾空或刚接触地面时存在。当身体重心前移，足负荷增加时，横弓顶下降。第1跖骨主要通过下面的籽骨负重。两粒籽骨抬高了第1跖骨头，加大了足横弓的弧度，第1跖骨–籽骨空间关系的紧密性很大程度上影响着足横弓的高度。若第1跖骨–籽骨空间关系受到破坏，则第1跖骨不能通过其下籽骨负重，从而造成负重向外侧第2、3跖骨头移位，使第2、3跖骨负重增加，足弓塌陷。

第1跖骨头无论是在静态负重还是在行走过程中，在5个跖骨头中负重比均最大。在足跟刚离地时，前足负重，第1跖骨头约承担全部跖骨头压力总和的50%。前足在负重行走过程中，也就是前足向前垂直于横弓方向滚动推进时，负重从两侧跖骨头开始，渐次向中央跖骨头转移，足底应力达到动态平衡。在足底完全抬起时，第1跖骨头负重比为32%。穿高跟鞋时，前足负重应力因力臂缩短而增大，鞋跟越高，内侧纵弓与地面成角越大，则应力越大，同时前足得不到充分休息，这与拇外翻多发生于穿高跟鞋女性相关。

第三节 病 因

扁平足的病因复杂，概括起来有4个方面。

第一是先天性因素：①足骨、韧带或肌肉先天发育异常可引起扁平足，如跟骨内翻、内侧纵弓缺陷、第1跖骨过短，足底着地负重时，其他跖骨势必负重过多，因而发生扁平足；②舟骨结节发育过长、结节骨骺分离或舟骨出现副骨，影响胫后肌腱止点的坚韧性，也可引起扁平足；③先天性仰趾外翻足等；④遗传，有报道一个扁平足家系4代共8例患者，连续4代均有发病，系谱分析符合常染色体显性遗传。但有人认为遗传不是主要原因，而先天性足结构发育异常是主要原因。

第二是儿童体重增长过快，超过足肌的承受力，以致维持足弓的肌力不能适应体重的迅速增加，诱发扁平足。由于儿童维持足弓的肌肉尚未发育完善，多数有足弓下陷的现象，这是正常的，可自行矫治。随着年龄的增长，足底短肌逐渐发达拉紧，胫前肌使足内缘提高，从而形成足弓，并越来越明显。

第三是婴幼儿过早站立和练习行走、长时间行走、长期站立性劳动或经常负重过大的职业等，都可能诱发扁平足，如理发师、纺织工人、交警和哨兵等。发育尚未完全的青少年，足部虽无先天或后天异常，但因营养或休息不足，站立时间过久或负重过多，足部韧带和肌肉逐渐发生慢性劳损和损伤，亦可诱发扁平足。

第四是体质差，长期慢性疾病引起肌萎缩和韧带松弛，易引起扁平足。此外，肥胖、怀孕、卧床过久后骤然离床行走过多、骨结核、足骨髓炎、胫前肌或胫后肌麻痹、骨折或外伤、脊髓灰质炎和RA等均能导致扁平足。

在病因中，较常见的有胫后肌腱功能不全、足骨或韧带结构的创伤、足骨或韧带发育异常、神经肌肉病变及解剖异常等。

第四节　病　理

足弓的弧度和方向有赖于小腿和足部各有关肌肉极其精细的平衡，某一肌肉的功能不全或挛缩都可破坏这一平衡。足肌可分为内在肌和外在肌，是维持和加强足弓并防止其塌陷的最主要结构。因进化的缘故，足内在肌发生退化，对维持足弓不起决定性作用。对足弓起重要作用的外在肌，有胫前肌、胫后肌、腓骨长肌、腓肠肌以及足底的某些短肌等。儿童身体各部肌肉发育不均衡，大肌群比小肌群发育快，上肢肌比下肢肌发育快，躯干肌比四肢肌发育快。因此足肌发育较迟，且肌中水分多，而蛋白质、脂肪和无机盐少，耐力差，易疲劳。由于足弓大部是由小肌群起着牵拉和固定足关节，维持足弓形态的作用。这些足肌能在足部病变致足弓不平衡的情况下被动员起来，以维持足弓。过度的主动收缩，如三级跳和体操等爆发性项目，强度大，时间短，对发育不全的足肌易产生撕裂。长时间的走、跑、跳可引起足肌疲劳和痉挛，如不及时休息和调整就会产生肌肉劳损性萎缩，易导致足弓变形。当肌担负起维持纵弓的任务时，即使是平静站立，肌肉也可疲劳。立正姿势靠足肌来支持足弓，此时足趾转向外，足跟靠拢，体重落于足内侧，距骨向下、向内滑离跟骨，引起足内侧缘向下隆起。这种姿势置足于旋前（外翻）位，使足弓的内侧部承受很大的张力，易导致足弓塌陷。胫后肌腱功能不全导致对内侧纵弓的动力维持作用减弱或消失是成人获得性平足症的常见原因。胫后肌腱通过内踝后内侧弹簧韧带的底部，止于舟骨结节，加强弹簧韧带，以防距骨头下陷和内倾，且使前足内收。因胫后肌腱在踝管内处于最前方，故内踝处切割伤时最易被伤及。先天性跟腱缩短，或腓骨长、短肌的作用过强，也可使重力线发生变化，使足外翻，从而增加了负重韧带的负荷。

足部韧带是维持足弓的第一道防线。韧带和关节囊是连结各足骨，形成足弓的重要结构，骨与骨之间有很多长短不等的韧带将足骨紧密地联系在一起。有的韧带构成关节囊的一部分，其中主要的有弹簧韧带、三角韧带和跖腱膜等。这些足底韧带在足底部起着弓弦的作用，虽很坚韧，但缺乏主动收缩的能力，一旦被动拉长或损伤，则足弓塌陷，成为扁平足。扁平足所致疼痛是由韧带受到牵拉所致，主要是跳跃韧带和跖侧韧带；偶尔也有因踝内侧的三角韧带受牵拉所致疼痛。

婴幼儿跨步时脚掌的重心在内侧，骨骼中的软骨成分多，韧带和关节囊伸展性大，可塑性强，且韧带也无肌肉强力收缩的辅助。在外力的牵拉和撞击下易变形，尤其是肥胖儿。在承担体重的同时，如过早让孩子进行直立行走，或长时间站立、跑跳等爆发式用力时，除易发生韧带撕裂或拉伤，以及易使足底韧带被拉长，发生足底浅层致密结缔组织、跖腱膜的损伤外，还会造成腿部骨骼变形以及足部负荷过大，走路时脚外撇，摇摆似鸭行。肥胖或过早地穿硬底皮鞋也会使其足底韧带被拉长。足底韧带一旦被拉长或受到损伤，则有可能造成足弓塌陷，形成扁平足，故婴儿不宜过早进行直立行走。

年龄越小，扁平足检出率越高。由于发育尚不完善，自新生儿至婴幼儿阶段几乎100%为扁平足。幼儿足弓隆起不明显，足肌和脂肪发育较丰满，因而足底变平，加之年龄小，活动量少，也是造成扁平足发生率较高的原因。3岁以后出现足弓。3~12岁儿童的扁平足多为发育性的而非病理性的，为柔性扁平足，多数在发育过程中可以消退。即使持续也不是病理性的，不会影响日后成人阶段的生活质量，对这种扁平足无须进行矫正治疗。随着年龄增加，开始出现行走、跑跳和其他腿部活动，使腿、足得到锻炼，肌肉渐趋发达，弹力渐趋增强，促进了足弓形成、巩固和加强，扁平足得到减轻或纠正，扁平足发生率逐渐减少，这也说明这一年龄段为足弓的生长发育期。因此中小学生应积极参加适度体育锻炼，可预防扁平足的发生。研究表明：14岁以后进入青春期，体重增加，活动量又相对减少，扁平足检出率又出现回升。扁平足检出率男多于女，农村高于城市。低年级学生书包重量与扁平足发生率存在相关性。从幼儿到儿童时期，足弓的外弓角差异非常显著，扁平足发生率从70%降至15%，差异显著。5~11岁足弓的发育主要表现在外弓角的变化上，即随着年龄的增长，外侧足弓逐渐增高，而扁平足发生率则随着年龄的增长而降低。调查显示，右足扁平足发生率明显高于左足。右侧扁平足多见的原因可能与平时站立、劳动习惯等有关。

在长距离的耐力项目中，对足底施加重力负荷的积累时间很长，只能靠足底腾空的短暂时机得以调整和恢复。长此以往，势必导致足弓塌陷而形成扁平足。有研究显示，新兵强化训练后扁平足发生率由28.9%上升为33.2%。新兵强化训练与足弓密切相关的是队列、体能和战术动作训练，其训练特点是强度大，时间紧，超负荷的运动压力造成足底韧带松弛和肌肉疲劳，导致足弓下陷，出现运动型扁平足。

扁平足是在各种病变作用下引起的足弓下陷。多数人一般不会引起明显症状，少数人站立过久或跑跳过多时才有足跖部和小腿不适及痛感。站立时，会感觉身体的重量集中在双脚的内侧，行走表现为跟骨向外倾斜等。随着年龄的增长，足弓塌陷程度加重，若不予纠正，足的结构将改变，各骨间的相互关系发生变化。随之其他肌，如小腿肌，也可受累劳损，出现炎症而致痛。膝关节，甚至脊柱韧带也可因受到不适当的牵拉而引起疼痛。腰背痛在慢性足劳损中并不罕见，正常时并不接触地面的足部骨性隆起，在平足时可受压而形成痛性胼胝。若足劳损加重，可有韧带轻微撕裂，产生足痛与压痛。严重者，每走一步都将对大脑产生一次震荡，不仅给大脑的发育带来不利影响，而且体内脏器在震荡下还易出现下垂。严重扁平足的儿童跳不高、跑不远、走不快，稍走长路就会出现脚底痛。塌陷的足弓还会压迫血管、神经，使足底麻木、疼痛和怕冷等。

走路姿势不雅是扁平足引起的最直观的负面影响。拇趾外翻、后足外翻和X形腿等形象问题，只是表面上最轻的危害。从运动生物力学角度分析，长期扁平足可引发各种慢性病变。研究表明：在步态周期各个阶段，扁平足的第2跖骨动态应力比正常足增加了8%~21%，扁平足的足底腱膜动态应力比正常足增加了21%~51%。足底腱膜出现炎症或部分切除后，扁平足和正常足的张拉应力都发生了转移，最大相对量转移发生于足底长韧带，最大绝对量转移发生于第2跖骨底，但扁平足的最后应力始终超过正常足0.26~5.32MPa。因此，如果不采取治疗措施，扁平足者会出现全身多处包括足部的劳损及病变。此外，扁平足对胫距关节存在明显影响，可使踝关节面总接触区外移5.28mm，后移1.14mm，接触面积减少35%，平均压力增加14%，峰值增加13%，压力峰值分布区外移11.26mm。因此，扁平足畸形有引起踝关节退变的危险。

在步态周期中，足有效的运动依赖于跗横关节锁定和去锁定的协调交替。足内翻时跗横关节锁定而外翻时锁定解除，该重要功能由腓骨短肌和胫后肌的交替舒缩完成，胫后肌腱功能不全使这种协调作用丧失，导致步态异常。后足外翻畸形使内翻作用丧失，跗横关节不能锁定而处于活动状态。足弓在步态推进活动中不能发挥坚强的杠杆作用，使距跟舟关节复合体对线异常，距骨头向前、向下移位，造成中足的关节囊和韧带等软组织发生病理性结构改变，跟骨因距骨位置改变而出现代偿性外翻，造成跟腱止点外移。

典型扁平足畸形表现为跟骨外翻，足弓塌陷，前足旋前、外展。软组织因素中，胫后肌腱、弹簧韧带、三角韧带等结构变薄、变细甚至破裂，或伴跖腱膜松弛和炎症。骨性因素中，畸形最多出现于跗横关节处，常伴距下关节和距舟关节半脱位，跟骨前、中、后关节面与距骨接触面减少，舟骨相对距骨出现外展、外旋、背屈，内侧楔骨相对舟骨也可有不同程度的背屈或分离。舟骨结节出现肿胀和压痛。扁平足畸形是复合性的，存在于水平面、矢状面和冠状面3个平面。扁平足时负重从外侧柱移向内侧柱，第5跖骨承重由总重量的11%减少到1%，第1跖骨承重由总重量的12%增加到22%，内侧部跖腱膜所承受的力也比正常足增加7%，而外侧部跖腱膜承受的力减少，内侧柱的距舟关节和内侧舟楔关节的力矩增加，而外侧柱的力矩减小。足舟骨结节处的副骨最为多见，副舟骨的出现减弱了胫后肌的支持力和弹簧韧带的稳固性，致使距骨头下陷、内倾及足底外翻等，造成扁平足。

一般认为，扁平足会使劳动能力受到一定程度的影响，故一些兵种和专业不录取扁平足者。但有研究认为，扁平足对速度、耐力和弹跳力都无不良影响，也不会影响运动成绩，支持了扁平足是足的正常生理形态之一，不影响运动能力的观点。只要不是扁平足症，不应该作为某些限制条件。建议对足的功能有特殊要求的录用单位，另行设计关于足功能的体能测试以决定取舍。需要说明的是，扁平足不一定就是平足症，两者不是一个概念。有的人，如芭蕾舞演员，虽然足弓较平坦，但因足肌发育健壮，步态轻盈美观，富有弹性。故扁平足不一定就是平足症，但平足症患者的足弓总是低平的。影响运动能力的是平足症，属于病理性。

第五节　临床表现

一、症状

轻者或早期扁平足无不适感。一般来讲，扁平足发病早期多为姿势性平足，外观无异常，仅在负重情况下才出现足弓下陷、舟骨突出，行走和站立久时出现疼痛或疲劳感，休息后症状消失。严重者或病程较长者可成为痉挛性平足或强直性平足，此时足部变形，扁平足下塌程度加大，患者会感到足部不适、乏力。扁平足不仅走路姿态难看，呈内八字状，而且在水泥路或石板路上行走时症状加重，休息后减轻。严重者每当站立或行走时间稍久后，就感到两小腿及足部酸胀，甚至疼痛，行走不便，并有轻度腰痛等临床症状，影响正常的工作和生活。晚期足部骨骼可发生形态改变，并产生创伤性关节炎，足部僵硬，活动受限，跛行。有研究认为30多种病症与长期患有扁平足有关。

二、体征

扁平足是以足纵弓降低或消失为主要特征的足部疾患。站立时，扁平足的解剖学特征是距骨跖屈、距下关节过度外翻、跟骨相对胫骨跖屈、舟骨背屈并外展、足前部旋后、足印扁平、前足外翻、足跟外偏等。

三、分类

平足症的分类较多，按不同的分类标准可分为可塑性或称生理性平足症和僵硬性或称病理性平足症，症状性平足症和无症状性平足症，先天性平足症和获得性平足症，以及小儿期平足症、青少年期平足症和成人期平足症。还有人将其分为先天性扁平足和后天性扁平足，而后者又分为松弛型和痉挛型。

可塑性扁平足是指在站立时，体重的负荷使足弓塌陷或消失，而当没有体重负荷时足弓正常。这种类型的扁平足主要是由于足底的脂肪厚，肌肉和肌腱力量弱，在婴幼儿时期比较多见。研究报道，多数婴儿在出生时的足弓都较低，而且30%以上的婴儿出生时有跟骨外翻现象。随着发育的成熟，在10岁左右逐渐趋于正常，多数情况不需要治疗。

僵硬性扁平足则不管是负重还是不负重时，其足弓都存在塌陷或消失的现象。这种类型的扁平足主要是由于形成足弓的距骨、舟骨、楔骨及它们之间的相互位置畸形所致，尤其是跗骨联合。如果患者的距下关节活动受限，且跗骨处有痛感，可考虑是跗骨联合症状。此种情况成年人居多，较难矫正，手术治疗效果较好。

先天性扁平足：患足随着负重的增加，逐渐出现症状，其特点是足呈外翻状，能过度背屈，甚至足背贴住胫骨，但足不易内翻。舟骨结节部有轻度肿胀、疼痛和压痛。跑、跳或走路劳累后症状加重。一般需要手术治疗。

后天性扁平足：因病程不同，临床症状也不一样，可分为松弛型和痉挛型。松弛型患者自觉足部容易疲劳，负重时间较长或劳累后足部感到酸痛及疲累。严重时足内侧有肿胀。站立时可见足前部外展、距舟部向内突出、跟骨外翻、跟腱外移、足纵弓低平或消失。在发病初期，经休息且不负重时，上述症状及体征均可消失。痉挛型是在前者基础上，病情进一步发展或病久，膝部一些肌肉逐渐发生强直性挛缩，甚至变为永久性结构挛缩，即使在不负重情况下，体征也持续存在，被动内翻可引起剧痛和活动受限。

第六节　诊　断

要注意早期发现症状，有家族史的儿童易发生扁平足，尤其要注意观察。正常婴儿足心皮下脂肪较厚，看起来平坦。另外，初学站立、行走时，为了增宽基底，稳定身体，婴儿本能地采用两脚分开的姿势，使足内侧韧带负担较大，足轻微外翻，足底变平。不要把这些正常表现误认为是扁平足。两岁以后，幼儿学会独立行走后，两足自然内翻，足心皮下脂肪变薄，足弓才明显。如此时发现足弓塌陷，要引起重视，进行治疗。扁平足的检查方法如下。

一、简易检查法

观察双足外形。受检查者脱鞋，赤脚。正常者站立时在足的内侧缘与地面之间可插入一个手指。再检查鞋底，扁平足因足部处于外翻位，内侧鞋跟与地面磨损严重，显得低平，而外侧磨损较轻。

二、足印试验

患者站立，以足底踩印泥，然后在纸上印下足印。正常足印，其内侧为一个半月形的缺损，扁平足则为"印"出一个完整的足印。前脚掌与后脚掌的印记断开为高足弓；足弓印记连在一起，但没有超过足中趾连线，为正常足弓；超过中趾连线，即为扁平足。如果足印记前后脚掌通连，且几乎同宽，为平足。扁平足以一指间距分为轻度、中度、重度（图51-1）。

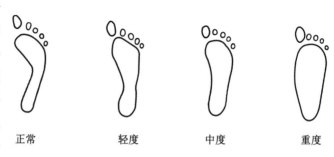

正常　　　　轻度　　　　中度　　　　重度

图51-1　正常足与平足分度示意图

方法包括:

1.比值法　在足印内缘前、后最突出部位连一直线作为基线,取足印内侧凹缘中点并向基线引一垂线,此垂线与基线,足印内、外侧缘分别相交于a、b、c 3点,测量ab和bc的距离,根据ab/bc的比值将足弓进行分型(图51-2)。

2.三线法　在足印内缘前后最突出部位连一直线作为第1线;足跟后缘中点至第3趾中心点连线为第2线;第1线和第2线之间夹角的分角线为第3线。足内缘在第2线外侧者为正常足,足内缘在第2、3线之间者为轻度扁平足,在第1、3线之间者为中度扁平足,越过第1线者为重度扁平足(图51-3)。

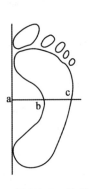
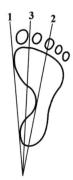

图 51-2　比值法　　　　　　　　图 51-3　足弓测量标线

三、足印测量

取拇趾尖A点至足跟后缘B点之连线作为足底长度(cm)。把AB线分为5等份,将前3/5与后2/5之交界点E作为测量足腰宽度的标准点。通过E点作一横线与足外侧缘垂直,并且与足底内、外缘的C、D点相交。CD线的长度(cm)即足腰的宽度。

足腰指数计算公式:足腰指数=足腰宽度/足全长 × 100

足腰指数愈低,足弓愈高;足腰指数愈高,足底愈平。

E点作为足弓最高点的足底表面定位是合理的。这基本上符合足弓的内侧由跟、距、舟骨,第1、2、3楔骨和内侧3个跖骨所组成,以舟骨为弓顶的解剖学观点。

四、X线测量法

拍摄两足X线侧位片,分别测量:①内侧纵弓角:自距舟关节间隙下方向前至第1跖骨头下缘引一直线,向后到跟骨结节下方引另一直线,两线之间的夹角,或距趾关节凸点–舟状骨结节凸点–跟骨底部构成的夹角,是评估内侧纵弓形态的重要参数,能准确反映足弓结构的形变程度;②外侧纵弓角:自跟骰关节间隙下方向前至第5跖骨头下缘引一直线,向后到跟骨结节下方引另一直线,两线之间的夹角;③舟骨结节距离:自舟骨结节下缘到地面之间的垂直距离。

比值法的测定关键是确定足印内侧凹缘中点,三线法测定关键是确定足印足跟后缘中点，两点也都容易产生误差，也易把足底脂肪较厚的正常足误判为扁平足。比值法是以线性测量比值来评定足印，而三线法则是半定量性的评定。研究发现，不同的调查者和不同的评定方法导致扁平足发生率的报告差异较大。因此，扁平足的测量必须是专人专项，在进行样本对比时必须采用相同的评定方法，否则没有可比性。

正常足印的足弓空白区的宽度与足印最窄区的宽度之比是2：1；轻度扁平足者为1：1；中度扁平足者为1：2；重度扁平足者无空白区。足印法的优缺点：①简便、经济、快捷；②显示的足印，评定后无法保留，不便于动态观察；③显示的足印，难以同时区分纵弓和横弓。

五、其他

此外，应用压力法分别测试足的前、中、后三部分压力。发现足中部内侧与足中部整体压力的比值大于24%即为扁平足。还可用声音判断法，扁平足者走路或跑步时足底接触地面发出的声音较大，发出"啪啪"的声音，而且姿态僵硬。利用MRI图像和计算机三维重建技术，对足骨组织结构和外形进行三维重建。此法用图像较准确地再现足的主要结构及形态，对扁平足的检验较准确，而且可检出用其他方法无法检出的畸形足。站立或负重时，根据舟骨下陷的程度可判断足纵弓的缺陷。研究认为：第一，舟骨下陷者支配足踝关节运动的肌力较弱；第二，舟骨下陷超过5.5mm者，支配跖屈、背屈、旋前、旋后等动作的肌力比正常组低28.7%；第三，舟骨下陷者的足比正常足更柔软。

第七节　治　疗

治疗旨在消除症状、矫正畸形。要达到这一目的，需要从根本上恢复足弓的生物力学性能。目前，国内多采用非手术治疗。国外多认为非手术治疗无法矫正严重的足部畸形、消除疼痛，应予早期手术治疗。目前扁平足的治疗方法较多且各有优缺点，尚无一种公认满意的治疗方法，应根据实际情况辨别选择，矫形器和手术是常采用的方法。对于保守治疗，矫形鞋垫应用广泛，其能支撑足弓，改善足底受力，材料硬度和支撑高度对足底压力有较大的影响。3D打印矫形鞋垫治疗扁平足的疗效优于定制矫形鞋垫，且能更好地分散足底压力。然而，目前国内外关于矫形鞋垫治疗扁平足影响其足底压力的因素探究相对较少，且现有研究中的研究人群和参数应用较少，实验结果较难推广，说服力较弱，有待日后进行更深入的研究。

一、一般治疗

疼痛严重者应休息，减少久站、负重及远行。可使用非甾体类药物，或在距舟关节处或其他痛点行封闭，配合理疗或热敷，以减轻症状。先天性扁平足可于生后立即行手法矫正，在尽量使前足跖屈、内收、内翻的同时，将距骨头向背侧和外侧推齐，每回反复几十次乃至数百次。满月后应用长腿屈膝石膏固定患足于矫正位。骨骼、韧带、肌肉构成足弓的三道防线。在骨弓正常稳固，韧带适当紧张时，主要依靠足内、外肌的收缩来协助韧带维持足弓。目前尚无能使韧带更为坚强的主动锻炼方法，因此肌肉成为最重要的，亦是唯一可采取一些措施使其更坚强的组织，故应加强锻炼足内、外在肌。

二、鞋垫

由于扁平足者走路的重心在足内侧，故可选用合适的内侧垫高的鞋垫来改善足部的力学机制。也可使用特制的平足垫或矫形鞋，以维持正常足弓，矫正畸形，或穿足底和足跟内侧加高 0.3~0.6cm 的鞋，使足略内翻，将负重线由足内缘移向外侧，以矫正平足的外翻倾向。矫形器（鞋）和鞋垫可改变运动过程中足各部的受力特点，从而缓解疼痛。随访发现：站立及行走时足底筋膜如绷紧的弓弦，对跟骨内侧结节造成牵拉。足弓垫可承托并抬高整个足弓，矫正足部变形，改善足部受力，增加足弓的减震缓冲作用。更主要的是使跖腱膜松弛，这样在站立及行走时可减轻对患足跖腱膜附着点的反复牵拉损伤，有利于炎症吸收。研究表明，穿戴足矫形器 3 个月后，有 75% 以上患者的膝、背、腰痛明显减轻，行走路程延长，足弓疲劳感降低，表明足矫形器对平足症患者具有显著疗效。

足弓鞋垫最好量身定制。对姿势性、无跟骨外翻及舟骨突出等结构性改变的青少年平足及年龄较大者的痉挛性平足，多采用成品足垫。足弓鞋垫材料要有弹性，软硬适中，多由胶海绵或聚氨酯等有一定弹性的软性材料制成。材料太硬会加重对足跟部的压迫，不利于疼痛缓解。内纵弓垫高 15~20mm，上缘至舟骨结节，跟部厚度约 10mm，足垫长度至跖趾关节近端，横弓垫高约 5mm。对有足弓下陷、跟骨外翻、前足外展及舟骨突出等结构性改变的青少年平足，需要按足部的石膏模型定制塑性矫形足垫，材料通常选用热塑板材。这种塑性足垫能使患足弓被撑起，足被置于正确位置。足垫内侧缘高出舟骨结节并以加压垫减轻舟骨突出，对患足有较好的固定矫形作用。随着足部变形的改善，可改用软性足垫，观察症状不再出现时即可停止使用或间断性使用。为及时调整或更换足垫，患者应每 3 个月至半年复查 1 次。

矫形鞋垫作为一种安全的治疗手段，已被广泛用于临床柔性扁平足的治疗。关于矫形鞋垫的原理以及设计制作已有较多的研究作为理论支撑，且现有研究已证实了扁平足矫形鞋垫在穿着过程中对人体步态及足底压力起着改善作用，但矫形鞋垫的长期作用效果还不明确。目前在研究中使用的矫形鞋垫设计较简单，定制鞋垫在满足患者脚型需求的同时未全面综合考虑到对患者步态的影响。

三、鞋的影响

鞋的形状、结构和大小对足的影响是十分重要的。有调查发现，扁平足发病与长期穿旅游鞋有关。旅游鞋是综合了皮鞋、胶鞋和布鞋等鞋类的特点而发展起来的一种适合旅游运动的鞋类。由于穿着轻便、舒适，受到人们，特别是青少年的青睐。旅游鞋为了方便运动和长期走路，在做鞋楦时前翘比较高，这样脚掌就会往下陷，时间一长就会产生疲劳感。而脚掌又是足弓的前支点，脚掌的疲劳损伤必然会造成足弓的损伤，久之可能会造成扁平足。此外，还有鞋底材质的影响。旅游鞋主要为运动而设计，鞋底材料较硬，可使人在行走中和地面摩擦时产生良好的反作用力。但硬鞋底易引起脚部疲劳，从而造成扁平足。因此，旅游鞋只适合在运动时穿，并不适合日常生活。但也有一些文献报道提倡扁平足患者多穿旅游鞋。

四、手术

对于久治不愈，症状突出，严重影响患者生活和工作者可考虑手术治疗。手术治疗应解决所有固定的和动力的畸形。手术治疗适用于有持续性疼痛或功能障碍者。重型扁平足的儿童，10岁后可选择手术治疗。手术的目的：①修复损伤的肌腱、韧带等软组织，或行肌腱转移及替代加强手术，以恢复足弓的正常动力维持，并平衡肌力而恢复其动力稳定；②行截骨移位或延长等骨性手术以纠正畸形，改善力线，恢复足的正常负重分布等生物力学特点，为软组织手术提供一个可以正常发挥作用的解剖位置和力学环境，并保护修复或转移软组织，使疗效得以保持；③行关节固定融合术以去除退变废用的关节并予以稳定，改善症状。目前大多主张对于有症状和畸形的平足症应行软组织和骨性的联合手术，骨性手术为转移的肌腱更有效地发挥作用提供一个适当解剖位置和力学环境。

治疗扁平足的骨性手术包括跟骨内侧移位截骨术、外侧柱延长术、关节融合术等。软组织重建/修复术包括撕裂肌腱的直接修复、肌腱转移固定术、弹簧韧带修复术、内侧韧带修复术和跟腱延长术等。

（一）趾长屈肌腱转移术

是将趾长屈肌腱固定于舟骨或内侧楔骨上，其依据：①可替代或加强胫后肌腱的作用，恢复足弓的动力稳定。②恢复软组织平衡。多数扁平足存在胫后肌腱、弹簧韧带、三角韧带等结构变薄、变细甚至破裂，维持作用减弱或消失，腓骨短肌过度牵拉，软组织失衡；趾长屈肌腱近端与胫后肌腱最近，与腓骨短肌大小和力量相似，最适合对抗腓骨短肌，将趾长屈肌腱转移可对抗外侧结构牵拉，恢复软组织平衡。

（二）跟骨内移截骨术

该手术已广泛用于治疗扁平足，是将跟骨后1/3横断截骨，截骨处于腓骨肌腱后约1cm，截骨平面与足底成45°角并与跟骨垂直，将截下的跟骨结节部内移1cm并用螺钉固定，其依据：①可纠正后足外翻畸形。②发挥肌腱转移的作用。通过跟腱止点内移，使腓肠肌和比目鱼肌的拉力方向内移，减小因畸形而形成的外翻力矩，使跟腱由外翻装置成为一个内翻装置。潜在性地减弱腓骨长、短肌腱的外翻和外展作用，使腓骨长肌更有效地跖屈第1跖序列，维持并稳定足弓。因此手术实际上起到双重肌腱转移的作用。③恢复足的负重分布特点。手术可减小距舟关节、内侧舟楔关节的力矩，并减少平足畸形中第1跖骨相对距骨的旋转和距下关节轴的旋转。研究发现，跟骨截骨内移10mm可使足的负重从内侧3个跖序列移向外侧2个跖序列，第5跖骨负重由原来平足时的1%增加到11%，第1跖骨负重从平足时的22%减小到13%，足负重分布特点可基本恢复正常。④保护弹簧韧带，使之不过度受力而避免发生功能不全，并通过减少后足外翻而减少加于已经变弱的内侧纵弓的力量。⑤可有效恢复踝关节的生物力学特点。跟骨截骨内移1cm，踝关节压力中心可内移1.58mm，胫距关节接触面积增加。⑥减少三角韧带的负荷。但研究证实，该手术并不能解决距舟半脱位或中足下沉，不能改变跖腱膜所承受的总力量，且可导致足在背屈时的内旋、内翻力线和活动度发生改变，造成踝关节炎过早发生。

（三）外侧柱延长术

外侧柱延长术主要有两种方法：一是在跟骨前部截骨并撑开延长；二是将跟骰关节撑开延长并融合，其依据：①外侧柱延长术可很好地恢复较内侧柱相对变短的外侧柱长度。②可纠正前足外展、后足外翻畸形，并能恢复内侧纵弓高度，改善足弓排列、跟距和跟骰关节对位，也能在矢状面减少舟楔、距舟关节的下沉，改善距跟角、距舟覆盖角、跟骨凹陷角等影像学指标。③使足恢复到一个较正常的解剖位置和生物力学状态，允许转移的胫后肌腱能够更有效地发挥作用，并减小内侧修复韧带的张力。

然而外侧柱延长术亦存在以下问题：①跟骨前部截骨延长术可使外侧柱压力增加，造成跟骰关节炎的发生，但也有该手术并不增加跟骰关节压力的报道。②对中、后足关节力学和运动学产生影响，两种延长手术相比，跟骰撑开延长术主要影响距舟关节面，而跟骨前部截骨延长术主要影响距下关节后侧和内侧关节面之间的关系。前者对足的运动功能存在影响，可使平均距下活动范围丧失30%，平均距舟活动范围丧失53%。③该手术可使跖侧韧带、跖腱膜变得松弛，这种效果比跟骨截骨内移更明显，故外侧柱延长术并不能通过紧张跖腱膜来增加足弓的维持力量。

（四）内移截骨术+外侧柱延长术联合手术

单纯的软组织手术不能纠正解剖学上的畸形，软组织缺乏发挥作用的解剖位置和力学环境。而单纯的骨性手术虽矫正了某些畸形，但缺乏纠正后的动力支持和部分静力维持，所以软组织和骨的联合手术可相互弥补不足。因此，目前认为跟骨内移截骨术+外侧柱延长术的联合手术在理论上可以解决扁平足的所有畸形问题。软组织手术为足弓提供动力支持，骨矫形手术主要是矫正畸形，并为软组织结构提供合适的生物力学环境，故现普遍采用软组织手术和骨性手术相结合的方法。但手术毕竟会造成人为伤害，存在手术风险及手术后遗症等问题，如何进一步正确认识正常足及扁平足的生物力学特征，如何在生物力学研究的指导下找到更为有效的手术方法，如何最大程度地减小手术所造成的新的异常生物力学改变等问题尚需要进一步研究。

（五）关节固定术

包括距下和距舟等单关节固定、双关节（跟骰+距舟）固定或三关节融合等。关于扁平足关节融合术目前仍存在很大的分歧。因为足部各个关节是统一而协调的功能单位，一个发生变化，必然导致其他关节力学机制发生改变。关节融合术存在的最大问题即术后不可避免地会导致中、后足活动功能部分丧失，从而使未融合关节出现退行性变，形成骨关节炎，引起足痛及足功能僵硬性减退。据报道，单纯距舟关节融合可使距下关节活动范围减少80%~91%，跟骰关节活动几乎完全丧失。单纯距下关节融合可使后足活动范围减少20%，跟骰关节活动范围减少44%，距舟关节活动范围减少74%。跟骰关节融合对后足关节活动的影响相对较小，但仍可使距舟关节活动范围减少33%，距下关节活动范围减少8%。单纯距下关节融合术后，跗横关节运动范围减少40%，踝关节背屈范围减少30%，跖屈范围减少9%。由于后足活动是多关节复合运动的结果，融合术不可避免地会导致中、后足活动功能不同程度的丧失。因此，目前对融合术持谨慎态度，多主张对畸形固定的三期平足尽量选择性地保留中、后足的部分活动功能。最新的距下关节制动术，作为一种微创手术，在跗骨窦中置入植入物来改变足弓诸骨的排列。相比于关节融合及截骨等手术治疗，其优势是创伤小、恢复快，保留了关节功能，对以后再次手术无影响。

五、存在问题

在平足症手术的术式选择及术式组合上仍存在争论，各种手术方法都有相应的适应证和禁忌证。如对先天性扁平足，可施行关节外距下关节垫起术。方法是在距骨下关节外侧嵌入一骨块，以矫正足外翻。对已发生创伤性关节炎或顽固性疼痛的扁平足，可采用距下三关节固定术。方法是将跟舟、跟距及跟骰关节截骨融合，以期矫正跟骨外翻及恢复正常承重功能。若为肌肉麻痹、先天性畸形或足骨骨折后引起的扁平足，可选用肌腱移植术或三关节固定术。对于由副舟骨造成的平足症，一般将副舟骨切除，胫后肌腱游离短缩，连同小片舟骨向外、向下移至舟骨的距面上固定。但现有手术本身的局限性也是造成术后并发症的重要因素之一，如趾长屈肌腱转移术治疗胫后肌腱功能不全所致的扁平足，术后2年复发率达50%。术后并发症包括疼痛、关节不融合、继发骨关节炎、矫正不足致畸形复发、肌腱炎、神经损伤和切口感染等。因此，不能针对某单一因素进行手术，须行骨性和软组织手术相结合的联合手术。骨性手术可提供足弓的静态维持，为软组织发挥正常作用提供力学和解剖学环境。软组织手术则为骨性手术提供动力支持并维持骨结构的正常对位。因此，二者互相弥补和支持，临床证实这种联合手术可取得持久稳定的疗效。

第八节　预　防

扁平足可预防和纠正，矫正操是一行之有效的预防方法。要避免肥胖，合理使用足弓，加强体育锻炼，使足肌和韧带发达，特别是维持内侧足弓肌的力量锻炼，有助于足弓的形成、发育和完善。重点训练胫前肌、胫后肌、屈趾长肌和足肌。维持足弓的韧带和足底肌腱的发育需要一定的应力刺激，故要保证儿童每天有足够的活动时间。让其练习足尖和前脚掌行走或赤脚玩耍，如跳绳和跳橡皮筋等。走路时脚要稍内翻，靠脚外侧行走。幼儿足弓尚未形成，过早练习走路，体重压在足部，易使足弓负荷过重而导致扁平足，故婴幼儿不要过早站立和走路。

劳累后，要及时休息或做恢复按摩。按摩时，轻揉足底即可。也可用热水泡脚，帮助恢复。但有人认为，热水泡足易使韧带松弛，不利于足弓发育形成和维持。因此，不要用过热的水给孩子洗脚，更不能用热水长时间泡脚，而应使用冷水洗脚。有扁平足家族史者，幼年期就应开始进行足肌锻炼，也可从幼年起穿特制平足鞋或矫形鞋垫。但有人认为对无症状的扁平足不应提倡穿用矫形足垫，因为它无助于自建足弓，而应积极地锻炼足跖部肌肉和韧带。家长要留意孩子足弓的发育情况，当发现孩子步态异常，如双脚明显外撇，走路迈步不是以从足跟到足趾的滚动方式将足离开地面而是抬起全脚时，应注意观察孩子的鞋底。若孩子鞋底及鞋跟的内侧缘磨损严重，且孩子经常自诉双脚灼痛，或出现肿胀，应及时带孩子就诊。

青少年的运动量要控制，应循序渐进，逐渐增加。要避免过久站立、行走，尤其是负重行走过多。活动时间过久，要休息一下。行走时要注意保持双足平行，注意纠正走"八字步"的习惯。15岁以前不宜行较大重量的负重练习。体育活动以克服自身体重的跑跳练习为主，做动作时注意落地姿势的正确性，要用前脚掌富有弹性地落地缓冲，避免进行对脚的落地冲击力过大的运动。参加劳动要适当，年龄太小、体质虚弱、疾病初愈后不宜参加劳动。一般负重不宜超过本人体重的1/3。远足和拉练时，一次行走的时间不宜过长。可途中多次休息来调节运动量，并且要控制负重。

鞋的形状和大小要合适，宽松、合脚、鞋底不滑、鞋尖不窄、鞋跟宽而不高，以保持足部正确姿势，有利于加强足部负重功能。足尖要有活动的余地，鞋帮后部高度应低于外踝，鞋帮要略硬些，以保护内弓，使跟骨不致外翻。鞋底应符合足弓弯曲度，鞋跟要有一定高度（1.5~2.0cm），使体重向前倾斜一些，可减少跟骨负重，使体重负荷尽量向足弓各支点分散。鞋子宜大不宜小，宜肥不宜瘦，鞋码以大半号至一号为佳。鞋面材料要透气柔软，鞋头部最好有相对坚硬的保护，鞋底要厚薄、软硬适中并有少许弹性。扁平足者不要穿没有鞋跟的平底鞋。青少年不宜穿厚底鞋，这样脚趾和脚掌无法活动，行走时没有扒地用力的动作，使足底肌肉和韧带得不到锻炼。女孩不宜穿高跟鞋。拖鞋多为平底、平跟或无跟，由于鞋跟矮，身体重心易偏向内侧，故易疲劳。

参考文献

［1］钟雨婷，吕婧仪，陈天午，等.上海市学龄儿童足弓指数及扁平足的流行病学研究［J］.中国学校卫生，2020，41（9）：1358-1361，1364.

［2］金理正，姚作宾，姜华东.足底浅弓的解剖学研究［J］.解剖学杂志，1999，22（1）：89-91.

［3］李海，张海瑞，张瀚元，等.扁平足检测方法研究及进展［J］.中国卫生标准管理，2018，9（9）：34-37.

［4］王宏业，何引飞.外翻足的足横弓塌陷力学分析［J］.中国矫形外科杂志，2000，7（9）：925-926.

［5］韩艳坤，霍洪峰.扁平足患者足型及步态特征研究［J］.中国康复医学杂志，2020，35（4）：434-439.

［6］韩长伶，姚双权，张奉琪，等.肌腱转移固定修复扁平足的生物力学研究［J］.中国骨伤，2006，19（6）：351-352.

［7］燕晓宇，俞光荣.跟骨内移截骨术在平足症治疗中的应用［J］.临床骨科杂志，2005，8（2）：187-190.

［8］张旭辉，魏宽海，曹飞.胫前肌移位动力性修复青少年可屈性平足症［J］.中国骨伤，2003，16（10）：602-603.

［9］易南，王冰水，王斌，等.新型足矫形器在成人平足症患者中的应用［J］.中华物理医学与康复杂志，2005，27（7）：434-435.

［10］姚晨，蒋青，陈东阳.成人获得性平足症的外科治疗［J］.中国矫形外科杂志，2008，16（3）：201-203.

［11］熊斌，任德胜，黄爱璐.小儿扁平外翻足早期诊断与手术治疗［J］.江西医药，2000，35（6）：326-328.

［12］燕晓宇，俞光荣.正常足弓的维持及临床意义［J］.中国临床解剖学杂志，2005，23（2）：219-222.

［13］回俊岭，陈树君，夏凤歧，等.扁平足X线片测量法与比值法、三线法的比较［J］.解剖学杂志，2007，30（2）：232-234.

［14］吴立军，钟世镇，李义凯，等.扁平足第二跖骨纵弓疲劳损伤的生物力学机制［J］.中华医学杂志，2004，84（12）：1000-1005.

［15］刘梦媛，刘浩，晏诗阳，等.扁平足矫形鞋垫的研究进展［J］.皮革科学与工程，2021，31（2）：54-61.

［16］叶嘉鹏，瞿玉兴.成人获得性扁平足手术治疗进展［J］.中外医疗，2019，39（8）：195-198.

［17］蒙雨，唐学阳，刘利君.儿童柔软型扁平足的治疗进展［J］.临床小儿外科杂志，2018，18（5）：390-393，397.

［18］赵碎浪，杨峰，曹中华，等.正常足与扁平足步行支撑期足弓角变化研究［J］.皮革科学与工程，2021，31（4）：55-58，92.

［19］胡晓梅，唐文静，马璐钰，等.扁平足及矫形鞋垫影响其足底压力的研究进展［J］.按摩与康复医学，2020，11（22）：33-34，38.

［20］刘冠杰，韩煜，赵康成，等.距下关节制动术治疗柔韧性扁平足的历史与现状［J］.中国矫形外科杂志，2018，26（1）：52-55.

（李义凯，陈荣庄）

第五十二章　手法治疗的生物力学

推拿手法临床应用广泛，但相关基础研究不多，且多集中在脊柱推拿方面。国外对此研究开展较早，近年来国内相关研究增多，本章就国内外推拿手法的研究进展做一介绍。国内从20世纪80年代开始研究推拿手法的生物力学效应，系统化的脊柱推拿研究从20世纪90年代开始。推拿是术者力作用的结果，而推拿作用的对象是人体，因此推拿手法的创立及改良都必须符合人体的生物力学特征及人体的解剖生理结构规律。对推拿的研究主要集中在与推拿有关的力、位移、能量和声响等几个方面。研究的手段从简单的解剖形态学和物理学分析到现代的影像学以及复杂的三维有限元分析等，渐趋多样化。这些研究对进一步理解推拿的作用机制以及改良推拿手法有着重要的意义。

第一节　概　述

临床使用推拿手法进行治疗已有悠久的历史。虽然近年来对推拿手法的研究逐渐增多，但是应用现实模拟关节运动性质的技术对手法的作用机制进行比较分析的研究还很少。完整全面的手法机制分析应当包括对所有相关组织的力学影响，同时也应考虑疾病或创伤时组织结构异常的影响，并可通过实验来验证。另外，还要考虑到不同推拿手法对治疗结果所产生的影响，预测不同手法可能出现的治疗结果，但可惜的是这类研究尚未进行。虽然对手法治疗时的某些要素已经进行过研究，然而，对推拿手法进行全面和完整的分析尚需要在许多不同领域进行研究。

根据应变和推拿时的载荷量，可将推拿手法分为两类：一类就是众所周知的"手法"，其手法力一般是单次的快速推按力。而另一类常常被称为松动术。松动术的载荷速度相对较慢，范围是从近似静态载荷至高达5~6Hz的循环载荷。然而完成松动术的频率一般低于2Hz，高的情况下可超过5Hz，且振动的幅度很可能非常小。因此，松动术作用时，组织的应变小于手法作用下的组织应变。另外，松动术的载荷速度较手法慢，循环载荷的次数以及作用的时间也较手法长得多。在本章中，将对这两种推拿技术分别介绍。

虽然严格地讲，术语"手法治疗"是指通过术者的手所进行的所有治疗，但本章所使用的该术语的范围是指直接针对关节所进行治疗的一组手法操作，这些关节包括脊柱关节或周围关节。本章的目的是回顾推拿治疗机制的研究现状，这些内容对推拿从业人员了解推拿疗法可能的作用机制、选择可能的最佳治疗手法和提高理论水平都有一定的参考价值。

第二节　关节运动和载荷的性质及测量

由于我们是在研究一种直接作用于关节的治疗方法，所以必须能够描述出手法对关节的力学作用机制。描述这种作用机制实际上要了解两种要素：第一是关节的运动学，即发生在构成所要治疗关节或者是其他可能所累及关节的两块骨骼之间的运动；第二是关节的动力学，即直接或间接作用至关节骨骼上的力和力矩及其在引发关节各种运动中的作用。

一、运动学

（一）生理性和附加性运动

在手法治疗时，推拿医师要使用一个力矩，使关节产生旋转，或施加一个力，使构成关节的其中一块骨产生位移。生理性运动是指由患者肌肉收缩所产生的，与推拿时相似的旋转运动。在正常情况下，患者肌肉的自主收缩无法使构成关节的两块骨骼产生分离性位移。因此，手法使关节骨骼间所产生的分离运动，被称为附加性运动。何种程度的推拿手法可产生生理性或附加性运动，目前尚不清楚。特别是在推拿脊柱关节时，更无法确定。尽管推拿医师试图在构成关节的两块骨骼之间造成单纯性的附加运动，但同时也会附带产生某种程度的旋转。同样，医生使患者的关节产生一个生理性运动时，可能也不会出现与由患者肌肉收缩所产生的相同类型的旋转和位移。

（二）关节和骨骼的结构

典型的滑膜关节有一个关节凸面和凹面，但是关节凹、凸面的曲面半径与关节面的关系并不是一成不变的。在任何给定的关节位置上，都可以锁定接触点处关节面所构成的弧的中心点（C点）。由于凹、凸关节面并不构成一个完整的圆形关节面，所以在关节活动时的不同位置上，C点将对应不同的接触点，即C点的定位将会不同。对推拿医师来讲，构成关节骨骼的大小和形状都是非常重要的变量要素。一部分治疗手法常常是对某块骨骼施加力矩。施加这些力矩是为了稳定骨骼，阻止骨产生移动或避免其产生旋转。长管状骨的解剖形态学特征使得推拿医师能够在其上间隔一定的距离施加两点作用力，因而可施加一个比较大的力矩。相反，较小的骨骼，像椎骨、足和腕部的一些骨骼，在受到推拿力作用时的特点都很相似，即作用力是通过一个点传递的。一些与构成关节的骨骼相连的组织，像韧带、椎间盘和关节软骨等，推拿力可通过其进行传递，作用到骨骼上，从而改变推拿力的作用点和方向，可使关节的旋转角度发生变化。

（三）躯体节段运动和关节面的运动

对于那些相信关节面有相对运动受限，而这种活动障碍可以通过手法治疗消除的医生来讲，骨骼运动和关节面运动的关系是其非常感兴趣的研究内容。理想的关节构成是关节内的两个关节面围绕相同中心点（C点）所形成的弧的曲率相同。可以想象，关节周围的韧带、关节囊和肌肉等组织，使得关节面紧密地接触。其中任何一块骨骼的生理性运动都是以活动骨骼上所有点围绕着关节弧面的中心点进行旋转的方式进行的。因此，如果某个关节符合这种理想的关节结构，那么仅从关节结构就可以推测关节骨骼的各种运动，包括关节面的各种运动。关节骨上任意一点，包括关节面在活动时都是环绕关节中心点所进行的圆形轨道运动。在旋转时，关节面相互滑动，产生所谓的"滑行"运动。应当注意的是，在理想关节中，两个关节面相交处的线性运动（滑行）的曲线距离是 $S = \gamma\theta$，这里 θ 是指两块骨之间的角运动（弧度法），γ 是指从关节面到C点（曲线的中点）的半径。也许，髋关节是最符合理想的三维关节结构的关节；而肘关节则是最符合理想的二维关节结构的关节。

在非典型关节中，由于两个关节面的曲径不尽相同，所以关节面不会紧密地咬合在一起，一个关节面可能在另一个关节面上"滚动"。当接触点处的两个关节面间没有滑动时，则可能会出现单纯的滚动。但在大多数情况下，两个关节面间既有滚动，又有滑动。滚动和滑动的相对曲线距离和方向决定着两块骨骼间接触点运动的方向和曲线的距离。接触点在一个方向上的滚动可伴有相反方向上的滑动，以保持在一个位置上进行接触。

（四）关节运动的描述

手法治疗的主要目的之一是扳动关节，也就是在两块骨骼之间产生一个相对运动。在多数情况下，很容易确定这两块关节骨。这样就可以部分检测发生在成功手法作用下两块骨骼之间的相对运动。以下将介绍用于检测这种生理性和附加性运动的各种方法。

在一些关节中，其构成的骨骼超过了两块。因此，需要特别介绍发生在这种关节内的相对运动。如，足部的运动可造成胫骨与跟骨之间的相对运动，以及距骨与跟骨、距骨与第1跖骨和其他骨骼之间的相对运动。这些骨骼之间不是单一的解剖关节。所以其间的相对运动值得研究。脊柱也是多关节，在手法作用下，也具有多个相对运动的特征。当以一个推拿力作用于脊柱时，椎骨关节间的运动值得关注，还有所要扳动椎体的近端、远端以及和其他骨骼之间的相对运动等。因此，想要全面描述手法扳动的效果，就要综合应用下面所介绍的方法。

1. 用于描述关节生理性运动的方法　由于正常自主关节的运动主要是某一躯体节段围绕另一节段做相对旋转运动，描述这些运动时最主要的焦点就是旋转。而在描述一个旋转运动时，最重要的是要介绍运动螺旋轴，应用螺旋轴可以三维立体地描述躯体的节段运动。描述时的关键是确定螺旋轴本身，这个螺旋轴是空间的一个虚拟轴，躯体节段围绕着这个轴进行旋转。由于人体关节的不规则性，所以这些轴几乎不可能与主要的关节平面，如关节的矢状面相互垂直。而且在这个关节生理性活动范围之内的运动全程中，该轴在空间位置上并不是固定不变的。要全面描述关节的生理性运动类型，就需要确定实际运动中尽可能多点上轴的定位。在一个生理性运动中，可能会沿着运动轴发生微小的位移。例如，人体在坐位屈膝时，屈曲运动是与近似向内后侧方向的位移相一致。显然，在正常关节中，沿着轴向所产生的位移是很小的。但如果出现异常位移，则很可能表示有关节损伤。在某些情况下，假设该轴与某点所在平面相垂直，则运动螺旋轴可简化为用该点来表示。假使运动螺旋轴真的垂直于相关平面，并且平面外（沿轴向外）的躯体节段运动可以忽略，则该点（称为旋转中心点）即为一种表达运动的有效方式。如果我们要进行被动性的生理性运动手法治疗，我们可以利用运动螺旋轴来描述手法作用下的关节运动。这种运动时的运动螺旋轴值可与在正常受试者身上完成的主动运动和被动生理性运动的运动螺旋轴值进行比较，以确定被动生理性运动的正常值。

描述运动的另一种方式是将总运动分为主运动和耦合运动。主运动是指发生在推拿医师的推拿外力作用（或力矩）方向上的运动。在推拿力作用下，椎体的运动受到由结缔组织所产生的束缚力影响。椎体除了受到推拿力的作用外，还受到许多其他组织力的影响。因此，椎体可在其运动范围内的任何方向上发生运动。伴随主运动而出现的运动被称为耦合运动，其运动方向与推拿力作用的方向不一致。一个椎体可在笛卡尔坐标上沿着3个方向进行位移（X、Y、Z轴）和进行3个方向上的旋转。因此，有6种可能的运动。换句话说，除主运动外，还有其他5个耦合运动。要想描述一个完整的运动，正像描述运动螺旋轴一样，需要用实际运动全过程中尽可能多的小步骤来表示。采用主运动和耦合运动方法时，即需要以整个运动中的每个小步骤来描述。

2.用于描述附加运动的方法 与生理性运动相反，一般完成附加运动的目的是要使躯体某个治疗节段产生位移。因此，如果我们要描述推拿所产生的运动，就必须强调位移，虽然同时也有一些旋转发生。在使用运动螺旋轴方法时，应当详细地描述发生在轴向上的位移，而与轴垂直方向上的位移是为了与轴的位置运动相适应而发生的。例如，沿着桌面上滚动的一个圆筒，采用运动螺旋轴方法，其运动可以看作是沿着位于圆筒和桌面之间接触线瞬间进行的。从圆筒后面看，运动螺旋轴仅是圆筒底部的一个点。圆筒滚动一会儿后，其运动是运动螺旋轴平行于原来位置进行的运动，在圆筒和桌面之间形成一个新的接触线。从最初运动螺旋轴到最终运动螺旋轴的运动方向是垂直于运动轴的。因此，如果附加运动伴有位移和旋转，那么，运动螺旋轴方法适用于描述这种附加运动。

然而，如果我们主要关注位移，那我们可能希望选择某种更能反映出位移的方法。如果治疗手法中含有一个特定方向的力，那么我们更为关注的变量是发生在手法施力方向上位移的大小。因此，最常用的描述运动的方法是将其分为主运动和耦合运动。耦合运动位移的大小可单独表示或可作为主位移的组成部分来表示。临床上，主位移通常是靠手工评定的，并假设耦合位移可以忽略。研究发现，目前临床常用的判断椎体旋转的触摸方法，即椎体棘突四条线法，是触诊有无棘突偏歪的有效手段之一，腰椎棘突偏歪以L_2最多，但偏歪程度以L_4最为明显。有研究探讨了颈椎旋转手法的扳动方向与颈椎旋转角度的关系，发现为了改善患者的颈椎主动旋转范围，颈椎旋转手法的扳动方向应与患者颈椎主动旋转受限的方向一致且仅扳动一次。

颈椎的旋转分为主动运动，被动运动和超过被动运动极限，而又不造成损伤的亚生理区。我们测量了颈椎旋转运动的亚生理区范围，探讨其在颈椎旋转手法中的临床意义。对受试者分别向一侧或两侧行颈椎旋转手法直至颈椎发出"咔嗒"声。颈椎旋转的同时用三维激光扫描仪采集两侧被动旋转极限和发出咔嗒声时的三维图像。结果：男性受试者颈椎左、右两侧的亚生理区分别为（3.39±1.53）°和（3.11±1.09）°，女性受试者左、右两侧亚生理区分别为（4.02±0.75）°和（2.56±1.66）°，男、女受试者两侧的亚生理区比较，差异无统计学意义。当颈椎向一侧扳动后再向另一侧扳动，左、右两侧的亚生理区分别为（2.93±2.02）°和（2.99±1.21）°。颈椎向两侧扳动与仅向一侧扳动的亚生理区比较，差异无统计学意义。因此行颈椎旋转手法时左、右两侧的亚生理区相对恒定，不受性别和旋转方向的影响。

二、动力学

（一）手法治疗时的关节载荷

在推拿治疗时，临床医生最想要知道的是推拿手法的作用结果。最为理想的是了解推拿手法对每一个相关解剖结构的载荷情况。在实际操作中，使用反向动力技术很容易估测出作用于关节的纯力和纯力矩。直接测量组织的应力和应变是可能的，也可以应用理论模型预测组织的各种载荷。通过在医生的手与患者皮肤之间放置插入式传感器，或将医生或患者置于力盘上以测量地面的反作用力，就可以测量推拿医师在推拿时使用的各种手法的载荷量。

（二）关节的力学特征

一般是通过描述施力（或力矩）与主运动（或耦合运动）之间的关系来表示关节的力学特征的。例如，对肘关节施加一个屈曲力矩，那么肘关节可以随着所施加的力矩而表现为不同的屈曲角度。而对于肩关节前后方向上的附加运动，肩关节的运动学特征在于施加于肩关节前后方向上的力与肱骨头前后方向上的运动间的关系。在临床实践中，推拿医师往往仅注意感觉推拿作用下的主运动。但是在实验研究中，则需要描述推拿过程中的耦合运动和主运动。

这种方法可用于生理性和附加性运动。关节的力学特征可以测量，或者在临床实践中，推拿医师要对某个手法进行评价。当完成某个手法的评定时，所研究关节的特征称为运动图解。运动图解显示推拿医师所能感觉到的关节活动度与关节运动所能达到的活动度成一定的比例。关于运动阻力，则可能与推拿医师的推拿力方向相反。在运动图解中，所发生的运动是推拿医师在所治疗骨骼的载荷点上施力所产生的该点的绝对运动。然而，为了更全面地了解运动图解的临床意义，我们也需要了解所要扳动的骨骼的运动与其他相关骨骼运动之间的关系。例如，在肩关节前后方向上的运动中，我们很希望知道肩关节中的盂肱关节在前后方向上的活动情况。同样也要了解相对于胸廓，肩胛骨的活动度以及肩锁关节的活动度。毫无疑问，对于推拿医师来讲，最关心的是许多推拿手法可使所要扳动关节所发生的绝对运动。然而，对于绝大多数关节，还没有进行相关的研究。

第三节 推拿手法的操作

一般手法治疗的目的是缓解疼痛。然而，关节的活动性下降与关节的疼痛之间可能有一定的关联。同样，一些患者所主述的症状多是某个或多个方向上的活动受限。因此，许多医生治疗的目的是增加关节的活动度。

根据推拿时作用于患者的推拿力，或者根据推拿的治疗结果，我们可以对推拿手法进行量化。若用传统的医学术语，则可用"剂量"来描述推拿治疗时手法按压的性质。使用各种力学仪器可以对手法治疗的"剂量"进行广泛的测量。然而，对疗效的评定还常常包括对疼痛和其他症状的观测，以及各种物理测量等内容。在本章中，仅考虑推拿时作用于某个关节上的各种推拿力测量结果的评价。其他测量手段，如疼痛得分或活动范围的测量等，可能是判断患者病情较为可靠的指标，但不是本章讨论的内容。

一、可能的测量方法

目前已经有一些方法用于定量测量推拿手法的治疗"剂量"，测量时以下4个要素必不可少。

（一）力

在手法治疗时，随时间而发生变化的推拿力是最常见的推拿要素，也是所要测量的力学"剂量"特征之一。力 – 时间曲线下所显示的区域是推拿力所产生的冲力，与单纯力的大小相比，这种推拿时所产生的冲力可能是更为重要的变量。瞬间或短时间的力的平均变化率可以被量化，用于描述推拿力的变化。据报道，推拿力的最大值有明显的差异。而在循环载荷条件下以及施行松动术时，推拿力的大小也差异明显。在循环载荷和单次猛推载荷时，使用主要治疗手法力之前，常常需要一个基本的推拿力作用，这种基本的推拿力的大小也是值得研究的。

（二）位移

推拿医师最感兴趣的是在推拿力的作用下，构成所要治疗关节的骨骼间的相对位移量（线性位移和角位移），手法治疗常可直接增加关节的相对位移量。因此，正如之前所详细介绍的，在研究手法治疗时，关节的运动学特征可以作为针对关节的推拿力作用的变量。

（三）能量

在载荷下，位于力 – 位移曲线下的区域表示推拿所产生的，传至所要扳动关节的能量，而这种能量是可以被测量的。在卸载时，卸载曲线下区域所表示的是返回能量，反作用于推拿医师。由于在生物材料中，卸载曲线与加载曲线的走行是不相同的（一般是前者低于后者），所以有一部分推拿能量净传递至所推拿的组织，所传导的能量相当于加载和卸载曲线之间的区域。

（四）声响

已经观察到当推拿力作用于关节时，有时可听到从被推拿的关节内发出的"咔嗒"声响。快速操作的推拿手法要比那些慢动作推拿更易产生这种声响。一些推拿医师认为出现这种咔嗒声响是手法成功的标志。

二、手法技术的评价结果

正如前面章节所介绍的，许多推拿医师应用手工操作的方法来评价推拿某个关节所产生的力-位移或扭矩-角度特征。在推拿前后，对这些力学特征进行评价以阐明推拿手法对所治疗关节力学特征的影响。一种手工评价的方法是阐述运动图解中推拿医师所感觉到的阻力大小（力或扭矩），但对这种主观性评定方法的准确性评价尚未进行。一些推拿医师常用一些"行话"来表达关节的力学特征的性质，而没有严格地定义这些术语的含义。例如，关节活动范围常被分为首停（first stop）前的运动和位于首停与终停（final stop）之间的运动，而这些术语没有明确定义。位于首停和终停之间运动的后半部分的力学特征，也就是对所推拿关节的最终感觉，被描述为"软""硬"和"坚硬"。这些术语所包含的意义是指存在于推拿医师手下的最终感觉与阻止进一步活动的组织之间存在某种关系。然而正如Riddle所指出的，没有证据支持活动受限的组织和推拿的最终感觉之间有什么明显的关系。而且，这些术语，如软、硬和坚硬等都是推拿医师的主观感受，无法严格地转换为可以测量的各种参数。

第四节　松动术

目前，对松动术不同"剂量"作用下关节的反应尚无系统化的研究。一些有用的资料大多是从腰椎实验研究中获得的。将来，相似的实验研究方法可应用至周围关节的检测，以便分析相关变量的影响，并能够进行量化。通过研究现有的腰椎实验资料，结合腰椎关节和各个组织的力学特征，在某种程度上，可确定一些推拿的作用原理。但到目前为止，还没有将这些原理应用至其他关节。

通常，推拿作用力的幅度和类型不尽相同，这取决于患者的病情和手法治疗的目的。已经有一些研究对松动术过程中的推拿力进行过测量。所有这些测量都是在脊柱上进行的，并且对健康人群、腰痛患者和一些物理模型进行过一些松动术的推拿力测量。

或许绝大多数研究所记录的与推拿力相关的参数都是其最大值，但这均取决于治疗的等级。Maitland根据所推拿关节在活动范围内的运动定位，制定了一系列的松动等级。根据Maitland的定义，松动术的Ⅰ级是指接近活动开始时的小幅度运动；Ⅱ级是指在活动范围内较大幅度的活动，尚未遇到明显的阻力；Ⅲ级是指较大幅度的活动，并且遇到了明显的阻力；而Ⅳ级是指接近关节活动末端的小幅度活动。由于这些分级概念具有主观性，如"明显的阻力"和"活动末端"等，导致不同推拿医师对这些等级规定的各种推拿力水平有着不同的阐述。

一组富有临床经验的物理治疗师应用平均最大为33.3N的垂直力作用于第3腰椎，完成了Maitland的Ⅱ级松动术。而使用相同的测量方法，也同样进行了Ⅱ级松动术，Matyas和Bach发现一组7名专业手法治疗者在松动第4胸椎时的作用力峰值从7.6N到87.1N不等。他们发现在这些推拿医师的测试过程中，推拿力的最大峰值存在着很大的差异。在对一组18例健康个体所进行的第3腰椎推拿研究中，一位有经验的物理治疗师所进行的Ⅳ级松动术的峰值是92.5N。Thedlkeld的研究中由2位有经验的物理治疗师来松动中胸段椎体，发现在Ⅰ级松动术时，垂直作用力的峰值分别为140N和206N，Ⅳ级松动术的峰值分别为232N和500N。Simmonds及其同事对利用弹簧制成的脊柱物理模型进行了研究。在实验中，刚度为22.2N/mm的弹簧可产生类似腰椎前后方向上刚度的峰值。10名物理治疗师按照Maitland的分级系统，在进行Ⅰ、Ⅱ、Ⅲ和Ⅳ级松动术治疗时，其平均最大推拿力分别为58N、86N、116N和108N。所有这些研究均发现，松动术的推拿力峰值在不同的推拿医师间有很大的差异，从10N到500N不等。这取决于所推拿的关节的位置、患者、推拿医师和松动的等级等因素。根据不同的治疗目的，使用不同等级的松动术。临床上，推拿医师使用相对较大的推拿力，其目的是增加患者关节的活动度；而对于以疼痛为主要症状的患者，则主要使用相对较小的推拿力。对于所有脊椎和周围关节，施加的推拿力与组织间所特有的力之间的关系尚未确定。虽然一般都认为较大的推拿力可产生较大的作用力，但由于组织的非均一性以及组织性质的非线性，被推拿组织间分担载荷的类型，将随着不同推拿力的作用而变化。

已经有研究证实在循环载荷时所施加的推拿力幅度要远远小于最大推拿力作用时的幅度。我们可以确定推拿力的大小，也就是在振动过程中最大推拿力与最小推拿力之间的差值。Threlked报告，在胸椎的Ⅰ级松动术时，其平均推拿力的大小相当于最大推拿力的39%；而在Ⅳ级松动术时，则为最大推拿力的27%。Pretty发现在对L_3进行Ⅳ级松动术时，其平均推拿力为最大推拿力的10%。Maitland把不同等级松动术的运动描述为既有小幅度，又有大幅度的运动，如在Ⅰ级和Ⅳ级松动术中，都可能有小幅度的运动；而在Ⅱ级和Ⅲ级松动术中可有大幅度的运动。但对使用特殊推拿力的原因尚不清楚，其中一个因素也许是期望使一定量的软组织在高于趾区（本区与小载荷和应变相对应）的水平上维持操作。如果载荷超出趾区一定范围，那么组织很可能会发生微损伤，但对此尚有争议。然而，正如之前所指出的："推拿力与被推拿组织内的张力之间的关系尚不明确"。

不同推拿医师所使用的推拿力的频率也各异。在一次推拿评价会上，与会代表认为：推拿医师可根据其对运动阻力性质的感觉，而改变其推拿力的大小。一项小样本研究对松动的频率进行了测量，结果从1.5Hz到5.5Hz不等。较大频率的载荷伴有全部反应组织的刚度增加，这可能也与局部过大幅度的运动有关，但这种假设的关系尚未得到证实。

亦可借助松动术时所产生的位移量、传导至患者的能量以及是否发出咔嗒声响来检测松动术的"剂量"。然而，还没有将这些方法用于检测松动术的研究报道。

第五节 患者对松动力的反应

一、松动周围关节所产生的骨运动

到目前为止，尚未见到在活体上所进行的，应用实际或模拟松动推拿的周围关节运动学特征的研究报道。所完成的一些观察并没有进行详细的运动学分析。由于推拿医师总是想要使所要推拿的关节产生位移，因而，在绝大多数的周围关节松动术时都会产生一些附加运动。运动学分析需要回答如下问题：在关节松动术的过程中是哪些关节面发生了运动？与主动运动相比，关节骨在松动术中的运动有怎样的不同？所谓的"固定"骨骼实际上真能静止不动吗？此外，如果松动术的目的是使构成关节面结构的一部分产生运动，而不出现其他运动（如只出现位移，而不发生明显的旋转），这些目的也需要用运动学分析来检验是否能够达到。

二、椎体的运动

在脊椎松动术时，许多脊椎发生的运动要比周围关节松动时复杂得多，因为周围关节松动时一般仅涉及2块骨骼。在推拿力作用至单个脊椎的某点上时，所要关注的主要问题是这个脊椎会发生怎样的运动。对此所进行的研究主要是在腰椎节段上进行的，也可将这些研究结论、原理应用至脊柱的其他节段。但在应用至其他关节时必须要考虑到这些节段本身所具有的特征。

Ward是最早研究手法推拿力作用下的腰椎运动情况者之一。Ward报告了应用静态100N的力作用于L_3棘突时的情况。采取定性研究比较分析了腰椎X线侧位片在加载和卸载时的情况，结果表明，在推拿力的作用下，腰椎后伸的幅度增加，而单个椎体的运动幅度很小。随后的一项实验研究中，研究人员在第3腰椎的棘突上分别垂直施加频率为0.5Hz和1.0Hz的循环载荷，对皮肤表面的运动测量发现，这两种频率的循环载荷都可造成远至T_8处产生可测量的反应。在另一项关于第3腰椎松动术的研究中，研究者使用了更低频率的松动手法，结果发现，骨盆也可出现旋前运动。每对第3腰椎施加100N的推拿力，骨盆可产生大约2°的旋前。

能更加详细描述推拿时脊柱运动状况的一种方法是使用相关的数学模型。数学模型能推测脊柱对推拿力的反应。Lee及其同事应用数学模型来模拟松动推拿时作用于腰椎棘突前后方向上的推拿力。这种验证性研究发现，在某种程度上该数学模型的特征与一般受试者的性质相似。这种模型显示每个关节的椎间旋转和位移很小，通常每100N推拿力作用下旋转不到1°、位移小于1mm。这样可预测出所要推拿骨骼的邻近关节将要发生的最大后伸度，所要扳动骨骼的上、下关节，也将发生相似幅度的旋转。在胸腰椎关节处，将会出现最大程度的剪切位移，而那些邻近所要扳动椎骨处的关节，其剪切位移则很小。这种模型显示腰椎松动术并不是一种只作用于局部的推拿技术。推拿时，许多关节会伴随着发生运动，这与教科书所述的情况截然相反。一般教科书都描述为，在从上到下或从下到上推拿所要治疗的椎骨时，单个脊椎的关节可发生椎间运动。

由于腰椎松动推拿可造成许多关节的运动和一些解剖结构的变形。因此，在推拿医师手法力作用部位的皮肤位移是相当大的，一般大约100N的推拿力可产生10mm的位移。推拿医师所关注的关节力学性质与其手下的总移动之间的关系尚无定论。对于腰椎松动术，一般最为关注的是椎间的剪切位移。这些位移与松动术过程中推拿医师的运动感觉有关联。虽然现代研究表明，椎间剪切位移很可能还不到总的前后运动幅度的10%，但椎间关节的这种性质可能明显影响着总运动。

虽然还没有进行过相关的运动学研究，但先前描述的腰椎松动术的所有运动类型，也可近似应用于脊柱的其他节段。发生在胸椎的运动很可能还受到胸廓的额外限制；而颈椎运动则受到上颈段灵活性和颈椎全长上不同限制的影响。在端提手法治疗时支撑患者头部运动的方式，或许也是推拿中的一个重要变量。

三、组织的载荷

在松动推拿时遇受各种解剖结构的作用，因而产生的各种载荷，都是影响组织生物学性质的重要因素。对于脊柱推拿，有关载荷的分布情况尚无任何直接的证据。Lee和Evans采用一个简单的腰椎模型来预测作用于第4腰椎后前方向上的150N推拿力所产生的腰椎后伸力矩变量以及后前方向上的剪切力类型。他们的预测结果是，在载荷点下腰段关节有120N的前剪切载荷，而上段关节则有30N的后剪切载荷，$L_5 \sim S_1$和$L_{4 \sim 5}$的后伸力矩分别为2Nm和6.5Nm。而在靶椎体上端的腰椎关节，后伸力矩则从$L_{1 \sim 2}$的5Nm变动到$L_{3 \sim 4}$的8Nm。由于装置简单，加之缺乏有效的研究验证，这些测量结果可能无法反映出真实的载荷分布情况。

四、组织对推拿的阻力

脊柱推拿松动术过程中的另一个重要方面是推拿医师所感觉到的在推拿时所产生的阻力类型。由于推拿力作用的速度较慢，推拿医师能够察觉到局部力学结构反应的性质。一般认为这种反应可以反映出相关脊椎关节的力学特征，但尚无资料支持这种推测。正如运动图解所示，推拿阻力的类型显示为推拿力和体表位移之间的关系。之前介绍了推拿时的运动刚度，即力-位移曲线的变化率情况。Latash和Zatsiorsky的术语学中指出，由于不清楚这种阻力的物理学性质，只能描述其外表上的准刚度，因而无法在平衡点上进行测量。应当强调的是，用这种方法所测得的运动刚度，必定不是组织单纯的弹性特征和组织弹性势能的直接反映。

现已发现力−位移曲线有两个相（区）：第一个区是刚度力−位移曲线的变化率，在开始时很低，而后迅速上升，产生一个非线性的反应。这个非线性区继续上升至20~30N，随后是一个线性区。一些研究发现这个线性区的范围从30~100N不等。但近来的一项研究发现，当较大力作用时（大约250N），也可观察到非线性变。同时也发现，随着作用力的增加，运动刚度也有一定程度的增大。如果施加较大的作用力，那么则需要用非线性函数，如抛物线来描述力−位移曲线之间的关系了。由于绝大多数的研究都是采用较小的作用力（<100N），大于30N的曲线部分则符合线性形状，与力−位移的直线关系相匹配。在这种情况下，整个力−位移曲线分为两个有特征的部分：第一部分是从趾区至30N（D30）这一段；第二部分是随后的线性斜形曲线（刚度系数为K）。对于正常年轻人群，推拿力作用于第3腰椎时，其平均K值为15N/mm（正常范围为8~29N/mm）。

五、影响腰椎推拿时活动刚度的因素

许多推拿医师都认为关节病变或功能障碍的一个征象是在应用松动推拿手法手工评价关节的功能时，可发现有关节刚度的改变。正如之前所介绍的，在推拿扳动过程中，推拿医师可感觉到许多组织的运动。可将腰椎视为一个柔韧灵活的，悬吊在两个支持结构（骨盆和胸廓）之间的复合性节段。许多椎间运动可造成腰椎后前方向上的运动，而且胸廓的变形和骨盆的运动也可影响其总位移。在推拿载荷（A）的作用下，腰椎在空间位移的程度部分取决于邻近椎间关节的刚度。椎间关节的柔韧性，使得靶椎体比与之邻近的椎体发生更大的运动。任何椎间关节的刚度对松动推拿刚度影响的程度尚不清楚。现已证实在腰椎松动推拿过程中，存在与刚度明显增加相关的一些因素。

（一）肌肉的活动

在腰椎推拿过程中，一个可能对腰椎刚度有很大影响的因素是腰部肌肉的活动度。当无腰痛受试者于俯卧位放松时，其腰部伸肌处于松弛状态。有报告指出，腰痛患者在处于准备接受推拿治疗的体位时，其肌肉有不同程度的收缩。但有关这种肌肉收缩表现的论点仅是基于临床观察，尚无验证。在固定骨盆和胸廓，以0.7Hz的频率推拿第3腰椎时，健康受试者最大限度地后伸竖脊肌，其前后方向上的平均刚度可增加350%。同时也发现，在各节段脊柱后伸肌尚未达到最大激活程度的情况下，有可能造成后前方向上的刚度增加，其增加程度与腰段竖脊肌激活的程度近似成正比。对这种效应机制的一种推测认为，这与腰椎较大伸肌，即竖脊肌的走向有关。

另外，腰段竖脊肌从起点向后下走行，止于骨盆，从而对腰椎产生向后的剪切力。因此，由于后前方向上的松动术使得腰椎相对骨盆产生向前的运动，被激活的一些竖脊肌趋于对抗这种运动。松动推拿可牵拉竖脊肌，其刚度与其激活的程度近似成正比。由此可见，推拿所产生的刚度取决于肌肉激活的水平。但问题是腰痛患者在松动推拿时是否也会由于这种作用机制而出现刚度的增加，或者是否由于实际被激活的肌肉水平太低，以致不可能产生明显的作用。在这点上，应当注意到现已经发现腰痛患者在后前方向上的刚度比其在无症状或疼痛基本消失时增加8%。

（二）松动术的频率

一般松动推拿时的频率可达3~5Hz。对于某个单一组织，对抗拉伸的阻力随着拉伸率的增大而增加。在腰椎松动推拿过程中，腰椎的刚度明显地增加。现已经观察到，当松动推拿的频率从很慢的载荷到0.5Hz时，其后前方向上的刚度平均增加25%。当推拿手法的频率从0.5Hz增加到1Hz时，其刚度平均也有小幅度的增加。Lee和Liversdge观察了在缓慢的加载条件下腰椎后前方向上的刚度反应，这与频率为0.5Hz的推拿手法作用时的刚度值密切相关。此时L_3的相关系数为0.82，L_4为0.91，而L_5为0.97。由于许多组织所产生的刚度仅是由推拿医师所感觉到的，因而尚不清楚是哪些组织随着推拿频率的增加而其刚度也增加的，这些变化都取决于组织的应变率。

（三）所要治疗骨骼的定位

在脊柱的松动推拿过程中，确定其刚度时，对所要推拿椎骨的定位是一项很重要的变量。有报告指出，靶椎体相对邻近坚硬骨盆是一个重要的因素。概念性模型所表示的：胸廓的变形和骨盆的位移使得整个腰椎发生运动，加上腰椎段的椎间运动，构成了所要推拿脊椎总的运动。假设的腰椎是一个连接在两个柔韧支撑物之间的坚硬横梁，因而也就没有椎间运动的发生。在沿着这条坚硬横梁的不同点上施加载荷时，如果这两个支撑物的柔韧性不同，当载荷作用于比较柔韧的支撑物上时，在施加载荷的作用点将发生最大的运动。在载荷作用于比较坚硬的支撑物上时，则运动趋于最小化。在沿着两个支撑物之间的这条坚硬横梁的不同作用点上施加载荷时，所发生的运动是介于两者之间的，随着所施加的载荷从较坚硬端的支撑物移向较柔韧端的支撑物，其运动逐渐增加。

在人体，由于肋骨和肋软骨的相对柔韧性，胸廓对腰椎的刚性支撑小于骨盆。如果所要推拿的椎骨靠近相对坚硬的骨盆，那么被推拿的椎骨在后前方向上的位移幅度肯定要小一些。因此，在后前方向上松动推拿的刚度将会增大。现有研究已经观察到，随着推拿载荷的作用点从骶骨移向胸廓，腰椎在后前方向上的刚度逐渐变小。由于腰椎本身不是刚体，这个简化的模型不能直接用于脊柱研究。因此，腰椎前后方向上实际运动幅度取决于腰椎椎间关节和支撑物的刚度。

（四）推拿力的作用方向

另一项可能影响所要推拿椎骨间刚度的因素是推拿力的作用方向。推拿力作用的方向受到矢状面上的腰椎曲度的影响。因此，推拿力作用的方向依被推拿椎骨的不同而变化。推拿方向的改变可造成载荷不同的分力作用于椎间关节。例如，一个推拿力向下作用于下腰椎时，可伴有一个相对较大的纵向作用力，造成许多椎间关节的力矩发生改变。作用力方向的变化，也可造成围绕压力中心的力矩发生改变，治疗床正是借此力支持骨盆，并由此改变了骨盆的旋转度。由于每秒力作用方向的改变，造成了这些因素引起某些刚度的变化。

支持这种假说的研究都是采用这种模型。Lee及其同事推测在对腰椎进行推拿时，推拿力是有些向下倾斜的，推拿力一旦向下改变，即可造成刚度的增加。因此，靶椎体及作用力方向改变，就可能造成刚度在一定程度上的增加。另一种可能是腰椎前后方向上刚度的增加反映出越往下，腰段椎间关节的刚度就越大。

由于腰骶关节在前后或后前剪切作用时的刚度低于上腰椎关节的刚度，而在屈伸时却又高于腰段关节的刚度。因此，目前还不清楚推拿力的作用方向对上述后前方向上刚度的系统性改变会产生何种程度的影响。

（五）腰椎前凸的程度

不同患者的腰椎在矢状面上的曲度各异，并且在治疗过程中，受到推拿医师对治疗床以及垫枕调节的影响。一项研究证实：在维持骨盆和下肢体位的前提下，上身躯干向上跷起可使腰椎的前凸度数增加。现已发现，这种使得腰椎曲度增加的体位，也会伴有前后方向上刚度的增加。但目前尚不清楚是否每秒时间内腰椎前凸度数的增加是造成这种刚度改变的原因，因为同时还有其他一些因素在发生改变。例如，推拿作用力与所推拿椎骨之间的角度以及分布至躯体前部的压力也可随着腰椎前凸度数的改变而发生变化。

（六）松动推拿力的大小

推拿力的大小随松动推拿的等级而各异。力-位移关系的梯度变化曲线和运动刚度在某种程度上取决于推拿力的大小。一项研究显示，如果推拿力相当大，力-位移曲线的线性相（区）实际上就是非线性区。而且还与松动推拿的等级有关联。一些推拿医师仅使用很小的推拿力（小于30N）即可使非线性区发生反应。因此，若对一些病例所使用的推拿力小于30N或者如果推拿力相当大，则松动推拿的刚度取决于推拿力的大小。在这种情况下，总的刚度系数是表示患者的反应。但是还应该采用更恰当的方法来评价刚度。第一种是使用非线性函数，如抛物线可能更适合这些数据资料的处理，这样就能够计算力-位移曲线上任意一点的正切刚度。现已证明抛物线非常适合低于20N和位于30~70N区间的非线性分析，但尚未证明是否单个非线性函数更适合整个力-位移曲线的分析。第二种方法是描述力-位移关系的线性分段。也就是将一个力-位移曲线分割成多个节段进行分析，每个节段可被简化为直线。如果知道推拿力的特定区间以及线性力-位移关系，那么后一种方法更适合推拿作用点的研究。如果比较患者间以及各种状态时的刚度系数，利用个体间各种推拿力的相同区间进行研究是必要的。

（七）呼吸

在吸气过程中，腰椎在前后方向上进行运动。因此，在评价腰椎的动力学特征时，应考虑到呼吸有可能产生的假象以及对前后方向上刚度真实变化的影响。一项调查发现，在正常呼气末屏气时以频率为0.5Hz的松动推拿手法作用于健康受试者的第3腰椎时，其前后方向上的刚度低于呼吸过程中所测得的刚度。这种结果很可能是由于受试者的吸气过程与推拿松动时的加载期相叠加所致。即吸气肌的作用导致了腰椎刚度的增加。想要评价推拿时的刚度情况，就需要知道呼吸因素对刚度变化可能产生的影响。

推拿专著介绍的胸椎双掌按法有2种操作，即按压时患者保持在呼气末或吸气末。众所周知，呼气和吸气可引起胸廓周径发生很大的变化，对胸廓刚度也有很大的影响。患者的呼吸影响其胸廓的生物力学性质和胸腔内的压力。在平静吸气时，膈肌的活动产生肺通气量的75%~80%，是最重要的呼吸肌，其总面积为280cm^2。膈运动的幅度，平静呼吸时约为1~2cm，深呼吸时则可达到4~6cm，膈肌每下降1cm可使肺容量增加近300ml。相比之下，肋间肌活动仅产生肺通气量的20%~25%。呼气和吸气可引起胸廓周径发生很大的变化，吸气时胸廓尺度增加得最多的是上下径。呼气末与吸气末胸围差可至少达5cm。由此，呼吸对胸廓刚度有很大的影响，在吸气末胸廓的刚度下降，弹性增加，而呼气末正好相反。那么呼气末和吸气末，胸廓分别处于最大刚度和最小刚度。此时施加胸椎的双掌按法，肯定会对按压施术（术者作用于患者胸椎由上至下）的按压力的作用力产生很大的影响。但关于究竟可以产生多大的影响，还没有进行过相关研究。由于无实验研究来证实，术者只能根据自己的临床经验以及患者的个体情况等来决定使用多大的按压力。故掌按法具有很大的主观性，操作时缺乏客观依据。因此，为明确两者之间的关系，我们采用压力检测系统研究胸椎双掌按压时，呼吸对术者施力的影响，目的是为临床精确操作提供实验依据。我们利用压力检测系统来实时显示并记录术者在使用胸椎双掌按压法作用于受试者胸背部时，存在于术者手掌与受试者胸背部皮肤之间的压力变化情况，按压手法分别于受试者的吸气末和呼气末进行。结果：以"咔嗒"声响作为胸椎按压法成功的标志，此刻，于呼气末作用于胸椎的按压力为（265.9 ± 9.7）N，吸气末的按压力为（245.1 ± 6.9）N，差异有显著性，于呼气末进行按压时的按压力明显大于吸气末。

（八）皮肤皱褶的厚度和体重指数

现已经观察到皮肤皱褶的厚度（在髂前或髂后测量）和体重指数（体重除以身高的平方）对推拿过程中线性区腰椎前后方向上的刚度是有意义的预测指标，也是造成腰椎节段刚度变异的主要原因。皮肤皱褶较薄或体重指数较小的患者，其刚度有增加的趋势。覆盖在所要推拿骨骼之上的皮肤和皮下脂肪受到推拿力的压迫，由于这些组织的非线性特征，绝大部分的压力都为相对较小的载荷。然而在超过趾区的部分，这些附属性的浅表软组织将承受更多的压力。推拿医师手下的软组织将比其他组织发生更大的位移。如果浅表组织非常肥厚，那么被压缩的软组织相对较多。因此，几乎所有的软组织都会发生位移。

患者躯体前部（腹部）对腰椎刚度所产生的直接影响也可用上述机制来阐述。腹部皮肤和皮下脂肪的厚度可能在推拿扳动骨骼结构中起着重要的附带性作用，可使推拿医师手下产生更多的位移感。例如，腹部较多的软组织可使骨盆产生旋转，使得所要推拿骨结构的位移增加，并造成腰椎在前后方向上的刚度降低。一项模型研究提示：松动推拿时，腰椎的刚度对限制（固定）骨盆的方式非常敏感，而这又与腹部软组织的力学性质有很大的关系。腹部软组织对骨盆的限制作用至少是通过以下两个途径实现的：第一是抵抗骨盆的前方位移；第二是抵抗骨盆的前旋转。腹部浅表的软组织越厚，那么对骨盆活动的限制作用就越小，因而推拿时的刚度就越小。虽然近年来的一些观察都已经明确地证实腹部软组织的厚度与腰椎前后方向上的刚度存在着非常明显的负相关关系，产生这种关系的假设机制仍未得到确证。

（九）治疗床垫

松动推拿治疗过程中，治疗床垫的厚度以及床垫表面的附属性质等都与皮肤受压时的机制相似，也可影响推拿医师对刚度的判断。一个标准的治疗床可使患者腰椎在前后方向上的刚度值平均下降19.2%。虽然在不同受试者，其对刚度变化的影响实际上各异。

（十）其他因素

其他许多变量也都可影响到组织结构对松动推拿的反应特征，这些变量包括组织变化中的昼夜差异、脊柱或脊旁组织的各种病理变化过程、不同患者的体位姿势和关节运动生理活动范围等的差异。然而，至今为止还没有直接的证据证明这些因素与推拿的反应有关联。

一些证据表明，胸椎在前后方向上对推拿的反应与腰椎相似。那些能够增加腰椎在前后方向上刚度的因素很可能也适用于胸椎。然而，尚无任何资料来支持这种推测。有关颈椎对推拿反应的研究资料就更少了。

六、周围关节对推拿松动术的阻力

目前已经进行了一些关节对推拿反应的实验，实验中应用各种力矩来确定关节对生理活动的正常阻力类型。即使有关数据是在没有特意去模仿推拿加载方式的情况下获得的，这些反应也可以表明周围关节对产生生理性运动的推拿的阻力的一般类型。周围关节对生理性力矩反应的一般性质是一条典型曲线。这个反应有两个特征：一是靠近中立位的低阻力区；二是阻力力矩向着运动范围末呈非线性渐进性增加。

在其他周围关节，也可见到这种特殊性质的反应类型，如膝、肩和踝关节，即使这种反应的某些方面依关节和运动的方向的不同而各异。例如，肩关节几乎可以在所有方向上进行运动，活动度大，且在接近中立位时，阻力很小。而踝关节在屈伸活动时可能并没有真正的阻力-活动区。

松动推拿时使用更多的是附加运动，而不是生理性运动。然而目前对这种附加运动阻力的类型却知之甚少，仅在膝关节进行过对抗大幅度附加运动阻力的研究。对胫股关节在前后方向上的力-位移关系也进行过研究，以了解交叉韧带的完整性。在正常的胫股关节，其前后方向上的力-位移关系仅是一个阻力很小的运动区，但在去除胫股关节的限制后，此区域增大。现已确定完整关节中肱骨在前后方向运动时的近似正常的阻力类型。由于环绕关节的结构使得关节能够发生各种运动，其生理性运动是由关节周围肌肉控制的，但其无法控制关节的附加运动，只能阻止不由肌肉控制的关节的附加运动。因此，从逻辑推断上讲，这种类型的阻力运动也适用于全身大多数的周围关节。关节附加运动时刚度增加的相关因素与前面所介绍的脊柱相关因素相同。所不同的是，跨越关节肌肉的活动度、覆盖关节之上的软组织的厚度、松动推拿的频率、推拿力（作用点、方向和力的大小）以及治疗床的限制程度等都可能影响患者的反应类型。

第六节 手 法

通常手法治疗主要用于脊柱疾患。虽然大多数是采用按脊疗法，但其他物理治疗师和其他专业的医师也采用脊柱推拿疗法（SMT）。尤其是包含特殊推拿点、短杠杆、高速和小幅度（HVLA）的脊柱调整手法，是最为常用的脊柱推拿手法。这种脊柱推拿手法使用快速的推扳力，按照特定的方向，作用于脊椎的突起部位，如横突、棘突、髂骨、坐骨或乳突等进行扳动。

推拿医师根据患者的某些征象，使用具有代表性的脊柱推拿手法进行推拿治疗。一般是采用手诊（触诊）和X线片来发现这些异常的征象，包括：异常的脊椎运动（如脊椎没有按照正常的运动方向活动，即脊椎在动力性的运动范围活动异常或运动方向异常）、异常的关节跳动或末端感（end-feel）（这些都是对关节被动活动的纯粹的主观判断，感觉关节的弹性感或是对关节在生理范围内运动的感觉）、软组织异常（触诊发现椎旁软组织的一些改变，如压痛点、肌肉痉挛和扳机点等）、肌肉的异常收缩情况或肌力不平衡（触诊确定协同肌群或拮抗肌群有无痉挛）等。

尽管脊柱推拿手法在消除疼痛和恢复脊柱功能方面具有较好的疗效，但至今为止有关脊柱推拿手法的作用机制仍不清楚。目前研究人员从推拿手法的力学性质、生理作用、精神作用和综合性作用等方面继续观察和研究脊柱推拿的作用机制。由于脊柱推拿手法是一个很明确的力学操作，因而一些研究小组正致力于应用生物力学的方法以了解脊柱推拿手法的作用机制、作用特点以及推拿手法的应用性、有效性并使之特征化，并验证手法的疗效。

从生物力学的角度来描述，推拿医师应用一个具有特定幅度、特定作用方向和特定作用时间的推拿力作用于患者的特定部位。推拿医师可以根据手法治疗的需要任意改变上述有关推拿手法的这些变量。因此，为了避免主观性，本书所述的内容多是采用推拿专业以外的研究结论。这些研究人员，如临床其他专业的医师和科学家从他们的视角来研究脊柱推拿手法的生物力学。现将相关的知识汇总如下。

一、作用力的大小和作用时间

最早对脊柱推拿过程中的推拿进行测量的医生是Adams和Wood。他们利用一副模拟推拿器来模拟并测量在推拿骶髂关节的过程中，不同水平推拿医师的推拿力和作用时间等特征。尽管已经认识到模拟推拿对了解推拿医师与患者之间真实的相互作用的效果是有限的，但他们所获得的这些研究结果在明确脊柱推拿治疗的多变性方面还是具有重要的作用。后来，Triano和Schultz利用一套动力学转换装置来估算推拿医师在对患者颈椎进行推拿时的间接推拿力的大小。但这种方法需要量化躯体节段所产生的加速度，因此，当快速、低幅度的推拿手法作用时就容易产生误差。但他们所进行的研究依然是在量化推拿医师和患者间作用界面的力学性质方面所做的首次尝试。

Hessel及其同事采用新型的测量方法——压力垫来直接测量在脊柱推拿过程中推拿医师对患者作用力的大小。这种压力垫最早是用来测量足和鞋垫之间的压力（德国慕尼黑，EMED公司）。压力垫可以清楚地显示脊柱推拿手法的作用特征，据此可将脊柱推拿分为3个阶段，即预载荷力阶段（prethrust phase）、快速按压阶段（thrust phase）和结束阶段（resolution phase）。在预载荷力阶段推拿医师的目的是将所要扳动的椎体扳至其生理活动范围的极限；快速按压阶段是使用快速、低幅度的特殊推拿手法扳动患椎以达亚生理区；结束阶段是指推拿医师与患者脱离接触，在此阶段外在的作用力（推拿力）最终降至零（有时称为消散）。图52-1模拟了一次推拿操作的力-时间曲线，并描述了推拿的3个阶段；表52-1提供了手法操作中生物力学参数的术语解释。

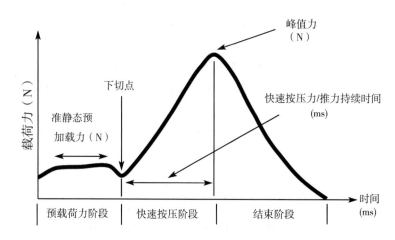

图52-1　推拿操作力-时间曲线

表52-1　推拿手法生物力学参数术语

术语	解释
预载荷力（preload force）	在预载荷力阶段施加的恒定力
预载荷力持续时间（preload duration）	预载荷力开始至结束的时间
快速按压力（推力）（thrust force）	在快速按压阶段垂直于皮肤表面施加的快速、低幅度力
峰值力（peak force）	在快速按压阶段施加的最大力
快速按压力（推力）持续时间（thrust duration）	快速按压阶段开始至达到峰值力之间的时间
施力速率（rate of force application）	使用以下公式计算：（峰值力-预载荷力）/快速按压力（推力）持续时间

（一）预载荷力

预载荷力是在提供快速、低幅度（HVLA）的快速按压力（推力）之前逐渐施加、持续数秒的初始力，用以消除椎间组织的松弛，让椎间盘等软组织完成准备过程以接受之后的推力，这避免了快速按压力的突然释放而造成的组织损伤，同时增加了施加快速按压力时患者的舒适度。同时，对关节施加预载荷力可将手法目标位置（如某一脊柱节段）带到其被动运动极限范围，从而防止推力和能量在推力阶段消散到其他区域。除此之外，在手法操作过程中，预载荷力阶段也可指导医师，如果患者在施加预载荷力时就抱怨疼痛或表现出保护性阻力，医师不应强行推动。

预载荷力与手法操作期间产生的峰值力呈线性关系。据报道，在快速按压力之前施加预载荷力会在快速按压力、持续时间和位移振幅之间产生复杂的交互作用。然而，当前文献中关于预载荷力如何影响节段生物力学的信息有限。虽然文献中可以找到在快速按压力前施加预载荷力的说明，但迄今为止，很少有研究调查不同预载荷力水平（预载荷力的大小、持续时间、下切点）的影响。

施加预载荷力可增加脊柱单元（两个相邻椎体及其紧密连接的部件）的刚度，这种刚度的增加最终有助于脊柱单位抵抗运动，并在施加快速按压力时将椎体位移降至最低。最近的一项实验研究证明了这一点，他们发现预载荷力大小与脊柱手法后产生不同的椎体位移和局部肌肉活动反应相关。在预载荷力阶段，随着所施预载荷力的增大，椎旁肌反应和椎体节段位移增加。相反，在快速按压力阶段，之前施加的预载荷力越大，肌电图（EMG）反应和椎体位移则显著减少。

预载荷力还包括另外一个力学特征，即下切点（downward incisural point，DIP）（图52-1）。DIP是施加快速按压力前预载荷力的短暂减小（5%~6%）。这种减少在生物力学上被认为是不可取的，因为它可能降低靶区特异性并增加组织松弛度，而在施加快速按压力的过程中保持皮肤松弛度有助于保持原始接触位置。DIP的存在也被认为会降低推拿过程中肌肉的反应性，从而影响疗效。然而，也有研究并不支持这一结论，他们认为在快速按压力阶段，预载荷力下降（约为峰值力的9%）不会减少肌梭放电，因而不会影响肌肉的反应性。因此，关于DIP还需进一步研究以明确其在推拿生物力学中的作用。

同时，预载荷力持续时间也很重要，其可能会影响手法过程中的感觉输入。然而，预载荷力施加速率与手法后神经、肌肉反应的关系尚不清楚。因此，需要对人体进行进一步的研究，以确定预载荷力的具体影响及其与施力速率的相互作用。

总之，预载荷力大小、持续时间、DIP可以改变之后快速按压力阶段手法操时的组织（如椎体）位移、肌电图反应和肌肉（椎旁肌）活动，进而影响疗效。且不同施加位置应该给予的预载荷力参数不同，例如，颈椎的脊柱单位比相对坚硬的胸椎和腰椎更容易受到损伤。因此，与胸椎或腰椎相比，治疗颈椎的力很可能会小得多。

（二）峰值力、快速按压力持续时间和施力速率

快速按压力大小和持续时间可能是手法操作中研究最广泛的生物力学参数。在过去10

年中，进行了动物和人类的相关研究，以确定快速按压力参数对手法操作结果的影响。评估脊柱手法操作的生理结果最常见的指标包括压力痛阈（PPT）和肌电图振幅反应。有两项关于人类的随机临床试验，研究了不同快速按压力"剂量"对临床结果的影响。他们发现目前没有证据表明在脊柱手法操作过程中调节快速按压力的大小和持续时间可能会改变PPT。然而随着峰值力的增加，肌电图振幅反应增加。有研究者使用特殊的定制装置，评估了不同快速按压力持续时间（125、175、225和275 ms）对20名健康成年人胸椎旁肌肉的影响。他们观察到，随着快速按压力持续时间减少，肌电图反应呈线性增加，但目标节段椎体位移无明显差异，而相邻节段椎体位移和加速度增大。在离体试验中，对动物肌梭活动的研究发现，在模拟手法操作时使用较短的快速按压力持续时间或较大的快速按压力，肌梭平均瞬时放电频率（MIF）增加。尤其是在100ms或更短的时间内，MIF增加的幅度最大。

在最近的一项研究中，有人对25名健康受试者施行手法，评估了施力速度的影响，发现在恒定的施力速率下，峰值力的调节不会增强神经、肌肉反应，但会引起组织（如椎体）位移的变化。这些发现表明，手法操作的神经、肌肉反应在很大程度上受施力速率的影响，即肌梭的MIF随着施力速率的增加而增加（有研究发现速率在大于300 N/s时更为明显）。

根据以上内容，快速按压力相关参数显著影响手法操作期间的短期生理反应。较高的峰值力和较短的快速按压力持续时间可引起更大的肌梭活动、肌电图反应。总的来说，这些研究提供了更多的证据支持手法操作的疗效与生物力学的一些参数密切相关，但仍然需要更多的研究来建立相关参数和手法临床效果之间的确切关系。

自Hessel及其同事所进行的研究后，其他一些研究人员也采用相同的压力垫系统进行脊柱推拿手法的测量。比较作用于相同脊椎节段的不同研究所采集的实验数据可以得出，通常推拿时的预载荷力、峰值力（最大推拿力）和快速按压力持续时间的量程都相当大，研究结果仅有部分重叠。这提示：不同推拿医师治疗同一患者时可产生相当大的差异。同样，在使用特殊的推拿手法治疗相同疾病的患者时也会产生较大的差异。尤其是在颈部进行脊柱推拿治疗时所采用的推拿操作要比胸椎和骶髂部的速度快，而推拿力则要小一些。通常预载荷力非常小，以致需要使用专门的压力垫才能采集到有效的、细微的改变。有经验的医生似乎通过直接的手法接触就能够判断推拿治疗所需要的推拿力的大小。颈椎是较为灵活的关节，因而所使用的推拿力要小于作用于胸椎或骶髂部的大而僵硬关节的推拿力。

然而究竟需要达到什么程度这种手法反馈机制才能够引起在使用快速按压手法治疗过程中关节刚度的这些变化呢？Herzog和其同事对颈、胸和腰骶部脊柱推拿手法治疗的大样本病例进行了研究。在获取预载荷力、峰值力和施力速度数值的基础上，分析了其内在关系。他们发现：这些结果中的峰值力有着明显的变异，这是由于所施加的各种相应的预载荷力的量值各异所致。据此，他们提出或许是在脊柱推拿治疗的预载荷力阶段，当作用时间足以引起推拿作用力或推拿接触部位发生变化时，推拿医师根据特殊关节的生理物理状况对大多数的手法反馈进行演绎。由于推扳前活动所产生的从预载荷力到最大推扳力的变化非常明显，所以他们的结论是：要想控制最大推扳力的变异，可能的简单方法就是精确地控制预载荷力。

在一项针对预载荷力和头部初始位置对头胸部在两种特殊的颈部脊柱推拿手法作用下运动影响的研究中，Trianohe和Schults得出与上述相似的结论：推拿医师可以很容易地变换脊柱推拿手法的操作以控制在推拿过程中所出现的躯体节段位移的大小和方向。他们认为这是一项很重要的临床技巧，特别是在想把最容易出现推拿意外的颈部操作的危险性降至最小时。

二、作用力的方向

到目前为止，对推拿力大小的研究仅是对直接垂直于测量平面的推拿力所进行的研究。例如，Herzog及其同事应用压力垫来记录由后向前按压第4胸椎左侧横突时的作用力，尽管这种特殊推拿作用力的传递似乎呈明确的单向性，但在脊柱推拿治疗中起重要作用的力很可能是整个向量力而不是压力垫所测得的作用力。为更为详细地研究几种不同类型颈部脊柱推拿手法的力–时间作用曲线的特征，Kawchuk及其同事很快就发现了特别是在各种颈部旋转手法作用时，对推拿所致的直接的剪切和侧向作用力的研究不够。他们所开发和研制的三维力测量装置将会对现有的脊柱推拿治疗过程中所出现的各种特异性推拿力的分析起到重要的作用，并对将来推拿医生的教学起着不可限量的作用。

三、其他后续的脊柱推拿手法研究

（一）重复推拿治疗

在推拿医师能够区分什么是成功和不成功的脊柱推拿治疗范围之内，可以选择即刻重复推拿治疗。Kawchuk和其同事曾要求推拿医师确定他们对所操作的脊柱推拿手法满意还是不满意，当允许重复即刻脊柱推拿治疗时（在1~2秒内完成），推拿医师一般能够较快地完成第二次满意的治疗，且峰值力更高。

与此相似的是Conway及其同事在对推拿过程中发出的咔嗒声响进行仔细的研究后，注意到这种咔嗒声响常被认为是脊柱推拿手法成功的标志，推拿医师常在未出现咔嗒声响的脊柱推拿后再选择另一种脊柱推拿手法进行治疗。第二次脊柱推拿手法（可产生咔嗒声响的脊柱推拿手法）的力–时间的量变曲线与第一次脊柱推拿手法的曲线不同。与第一次脊柱推拿手法相比，第二次推拿手法的作用速度更快，峰值力更大。因此，一旦开始操作，推拿医师似乎不大可能有能力改变脊柱推拿治疗时的推扳过程。如果推拿医师很擅长有效地察觉患者对推拿力的反应，则可以相应改变推拿的力学输入量来重复治疗，最终获取理想的治疗效果。

（二）咔嗒声

伴随脊柱推拿出现的可闻及的咔嗒声响很可能是患者对推拿力最普遍和最清晰的反

应。关于这种咔嗒声响对成功的手法治疗的临床意义有着截然不同的看法：一种认为没有什么意义；而另一种认为咔嗒声响是成功手法必不可少的。

针对推拿时发出关节咔嗒声响的生理机制的研究主要是在掌指关节上进行的。Sandoz在其综述中介绍了掌指关节咔嗒声响的某些特征，即关节的咔嗒声响可伴有X线下可见的关节间隙改变。此外，在最短无应期消失之前，掌指关节不会产生第二次咔嗒声响。最近Meal和Scott证实：当作用于手指的拉力不断增加时，会出现可闻及的咔嗒声响。同时可伴有整个掌指关节的抵抗阻力明显的下降。另外，利用麦克风他们还发现掌指关节所发出的咔嗒声响与颈部脊柱推拿手法时发出的咔嗒声响相似。

Herzog及其同事用胶带将单轴加速仪固定在皮肤上，即可直接测量在脊柱推拿治疗过程中被治疗关节所发出咔嗒声时伴随的振动。伴随推拿手法所出现的振动是低幅三相波形。重叠的低幅波形是咔嗒声响时的高频振动。在未出现咔嗒声响的推拿手法中，就缺少这种相应的高频加速波。随后，Conway及其同事利用高灵敏的麦克风记录这种咔嗒声响。证实这种高频加速仪的信号的确与咔嗒声响相对应。Herzog、Conway和他们的同事所得出的结论是不仅推拿医师能够明确地感受到脊柱推拿治疗时所出现的咔嗒声响，而且伴随咔嗒声响所出现的振动现象也与推拿手法本身有着明显的不同。因此，有理由进行更进一步的研究。

Conway的研究小组为确定在脊柱推拿治疗过程中引起咔嗒声响的特殊力-时间变量而进行了研究。他们利用压力敏感垫和单轴加速仪这两种仪器，在一组患者中对一系列脊柱推拿手法下的由后向前的推拿力和加速度进行了同步记录。在共计10次试验中，有8次所发生的咔嗒声响和相应的高频振动正好出现在推拿峰值力之前；在其余的2次试验中，所发出的咔嗒声响正好发生在峰值力之后。在一项试验中研究人员对在第一次脊柱推拿手法治疗时未出现咔嗒声响的患者立即进行了可产生咔嗒声响的第二次脊柱推拿治疗。研究发现：较第一次的脊柱推拿治疗，第二次脊柱推拿治疗时的速度更快，推拿的峰值力更高。对在最大推扳力作用下，所有相关的预载荷力、峰值力、施力速度以及推拿治疗时的冲量等资料进行分析之后，他们仍无法将产生咔嗒声响这一现象归因于某个单一的力-时间变量因素。他们指出：其中某些变量间相互的复杂作用是引起这种咔嗒声响的原因。如要阐明可能影响咔嗒声响的重要因素，还需要进行更加系统性的研究。令人感兴趣的是在近来的一项研究中，Reggar和Pollard指出，脊柱推拿治疗中的颈椎旋转手法在作用时，于旋转侧出现的咔嗒声响要明显地多于旋转的对侧。

虽然已经证明推拿时所产生的咔嗒声响是一种与脊柱推拿密切相关的物理现象，但仅是从近年来才开始对这种咔嗒声响的产生机制以及对这种咔嗒声响是否是某种脊柱推拿手法治疗成功的标志进行了研究和质疑。传统上一般认为脊柱推拿时发生的可闻及的咔嗒声响是脊柱关节突关节的气穴现象所致。这个过程中首先是滑膜关节的间隙或容积增加，伴随着滑膜关节内压力的下降，关节内滑膜液中的气体被释放出来，形成一个气泡。同时，关节腔内的关节液流到关节内压力较低的部位，引起气泡的崩解。气泡崩解时所产生的能量转化为可察觉的咔嗒声响。Brodeur对这种咔嗒声响的产生机制提出了不同看法。他指出滑膜关节内压力的下降，将会使关节囊韧带出现反折或套叠，进入关节腔。当关节囊韧带从滑膜关节的界面之间迅速地回缩时即可引发这种咔嗒声响。虽然对滑膜关节咔嗒声响产生原因的这些解释都还没有结论性的证明，但上述这两种解释在很大程度上都是依赖于关节囊的变形。

目前，推拿教材和专著在介绍旋转手法时，大都将出现咔嗒声响作为手法成功的标志。认为出现咔嗒声响即表示被推拿的关节已经旋转到了极限。一般认为关节声响主要决定于手法，响声多发生在推扳侧，与侧屈也有一定的关系，关节声响表示关节面分离。本研究团队在对颈椎定点旋转手法咔嗒声响与推扳力关系的研究中发现，正常和异常的关节突关节主动或被动活动到一定程度，都可能出现咔嗒声响。这种声响，可能是正常关节受到扳动时产生的气穴现象，也可能是异常关节复位（合臼）时的伴随现象。颈椎旋转手法时出现咔嗒声响与复位并无严格的一一对应关系，可能是复位成功的标志，也可能是与复位无关的普遍现象。同时我们发现推扳力的大小与咔嗒声响的发生无直接关系。在亚生理区范围内，用短促力实施快速旋转颈椎操作能产生较多的咔嗒声响，缓慢旋转颈椎产生的咔嗒声响次数较少；重复旋转颈椎产生极少的咔嗒声响；在轴向牵引下实施旋转手法出现单次声响的概率较高，在临床旋转复位施术时能提高复位的准确性，减少无关声响；定点旋转手法并不能减少咔嗒声响的发生，可见定点旋转施术只是相对的定点，而非精确的定点；颈椎旋转手法时有咔嗒声响发生者，其疼痛症状和生存质量改善情况要优于无声响者。

目前对于关节声响的发生机制尚无定论。有人对颞下颌关节疾病时出现的声响进行研究，发现其声响与颈椎推拿时发出的声响相似，作者推测这两种关节声响是关节相互摩擦所致。使用旋转手法时，要使颈椎关节突关节处于被动活动的极限，此时遇到的阻力是来自关节囊的张力。推拿时所用的力必须足以克服关节表面的相互摩擦力，使关节分离，出现生理空隙，但不破坏其解剖结构的完整性，将被动活动控制在生理范围内。由于关节面的突然分离，导致关节内气体流动，产生特殊的咔嗒声。这可使关节的主动和被动活动增大。

以往通过外在声响振动法记录所有关节的气穴现象，主要是采用微型麦克风，这种检测方法存在着无法准确地确定具体发出声响的关节的缺点。目前对声响的检测和收集可采用麦克风、声换能器、压电传感器和相位法等，就精确度而言相位法最为准确。旋转的节段和方向是手法治疗的关键，而目前一些研究和治疗中使用的手法无针对性。如果说关节声响很重要，认为它是手法成功的标志，并可推断手法的疗效，这就更有必要进行深入研究，以确定推拿时关节的声响与旋转方向的关系以及产生声响的确切节段，以阐明手法或推拿力是否决定关节产生声响的节段（即量效关系）和发生侧。临床多使用定点或定位旋转手法来治疗，如能检测出声响的确切关节，则可以知道手法作用的确切部位，这样对于提高手法的准确性非常有益。

（三）肌肉的反射性收缩

许多有关脊柱推拿治疗可以减轻腰痛和恢复脊柱运动功能的假说似乎都将滑膜关节

的变形看作是其假说的核心。例如，一般认为推拿治疗可以松解关节内粘连或解除滑膜皱襞的嵌顿，因而可以增大椎间关节的活动度。此外，还推测在脊柱推拿治疗过程中，脊柱关节突关节上的机械感受器和肌梭可能受到适宜的刺激，因此可反射性地抑制治疗部位的肌肉痉挛。感觉信息传入的增加也可减少伤害感受活动的传入，这可减少患者对痛觉的感受。

Brodeur提出，气穴过程为引发推拿治疗部位肌肉的反射性激活提供了一个简单的方法，若没有气穴过程，就很难对所要治疗的组织发力，容易造成肌肉组织的损害。因此，推拿时发出的咔嗒声响似乎是脊柱推拿治疗成功的一个重要反映，但是目前仍不清楚所观察到的反射性肌肉收缩是如何引发的以及其确切作用机制。若是能够引发肌肉收缩，那可能就是在脊柱推拿过程中脊椎关节的气穴现象所致。

Herzog及其同事为解决"关节气穴现象是引发肌肉反射性活动的先决条件吗？"这一特殊问题，进行了小样本的研究。研究中应用压敏垫来记录两种特殊的，由后向前的脊柱推按治疗手法的力－时间曲线。这两种脊柱推拿手法是前面所介绍的快速脊柱推拿手法，即常规的快速（30~200ms）脊柱推拿手法和在常规推拿后缓慢（数秒内）加力至最大推拿力的脊柱推拿手法。将一单轴加速仪固定在所要推拿脊椎棘突的皮肤上以记录气穴现象发生时的声响。另采用一对双极标准的表面涂有氯化银的银质针来记录推拿治疗部位对侧背肌的EMG情况。对于快速操作的脊柱推拿手法，研究人员连续观察到只要有气穴反应就能记录到独立出现的、明显的EMG信号。相反，在缓慢加力的推拿手法作用时，即使推拿医师清楚地感觉到或使用加速仪记录到一个气穴现象，也从未观察到EMG的反应。正如文献中所怀疑的那样，似乎这种可听到的咔嗒声响本身并不是引起肌肉激活或关节本体感受器反应的原因。

Suter及其同事采用大样本进行了相似的研究，研究内容包括EMG、推拿手法的作用部位以及一组无症状受试者的大样本。研究中对T_3、T_6和T_9进行了快速和缓慢的手法操作。实验时将双头电极安放在预先选择好的3处背肌的对侧。此外，还将第4个电极安置在下后锯肌上。记录结果显示，仅在规律性的快速脊柱推拿手法过程中，才能观察到这种反射性的肌肉收缩，其在快速按压力作用后的50~200ms才开始出现。这些突然出现的EMG典型活动持续约120ms，超过了所观察到的最大推拿力（峰值力）的作用时间，但在推拿力降至预载荷之前完全消失。研究不仅在快速推拿治疗部位对侧的背肌中观察到了这些突然出现的EMG，而且在最外侧的电极上也观察到了这些现象。通过在所有4个部位的电极上连续地观察每次EMG反应发作的时间、每次反应的持续时间等，这些研究者认为所观察到的肌肉活动很可能源于所伴随的位于脊椎关节囊内的Ⅱ型关节机械感受器的兴奋。

以上这些新的实验资料并不支持由Brodeur所提出的关节气穴现象和肌肉以及与肌肉的保护性反应之间的关系。因此，对推拿手法作用时关节发出的咔嗒声响的临床意义仍需要进行进一步的研究。

（四）椎体的运动

在脊柱推拿治疗过程中，一个椎体相对于另一个椎体发生运动的假设已成为公认的一项准则。推拿治疗对于改善或消除脊椎的病理改变是最有效的疗法，即推拿治疗能有效地恢复正常脊椎的位置以及恢复正常的椎间运动。然而，虽然脊柱推拿具有重要的治疗意义，但尚无定量研究脊柱推拿过程中椎体相对运动的研究报告。仅有的一些研究主要是针对推拿疗法中的松动推拿术过程中的脊椎变形情况，即本章开篇部分所介绍的内容。

典型的脊柱推拿时的推扳手法都是快速操作的，也就是脊椎也会随之发生同样的快速活动。这就使得研究无法使用一些骨影像学方法，如荧光镜、X线透视和MRI等检查，而这些影像学方法在研究静态或缓慢运动时则非常有用。因此，为研究快速运动时脊椎的运动情况，Gal和其同事利用了侵入性的研究手段和高速摄像机，其在经过快速冷冻处理的新鲜尸体上研究在脊柱推拿治疗时脊椎是否可发生明显的相对运动。

Gal在研究时将骨针从矢状面和横切面分别插至T_{10}、T_{11}和T_{12}。推拿医师双手重叠，用小鱼际从后向前按压T_{10}、T_{11}和T_{12}。其采用之前所介绍的压力垫来记录由后向前的按压力。试验时的快速按压尽可能地与临床操作时的推拿医师与患者之间的力–时间作用过程相似。试验时采用两台电子同步高速摄像机记录骨针的移动。这样就可以计算当脊柱推拿手法作用于T_{10}、T_{11}和T_{12}时，这些脊椎在前后方向上的位移和侧向位移，以及轴向旋转和在矢状面上的旋转情况。

一般来说，脊柱推拿时所出现的明确的相对运动幅度较小且有针对性。例如在对T_{10}进行脊柱推拿的过程中，观察到在T_{10}和T_{11}之间出现有统计学意义的相对运动，而在T_{11}和T_{12}之间却无。在记录每次脊柱推拿过程中的预载荷时，推拿医师在脊椎间的生理活动范围之内尽可能地扳动所要推拿的脊椎。Gal和其同事所观察到的平均相对位移和旋转的幅度分别是0.4~1.1mm和0.2°~1.6°，这些发现具有新的临床意义。令人感兴趣的是，在不考虑具体哪个椎体是所要推拿的脊椎时，相对矢状面上的旋转，脊柱推拿似乎可以使T_{10}、T_{11}和T_{12}处于持续的后伸状态。而且，甚至在快速按压力恢复至预载荷水平后，T_{11}和T_{12}的后伸状态仍可持续。

虽然这项研究的观察结果倾向于支持脊柱推拿可使位置异常的脊椎恢复至正常位置，但是仍不清楚这种效果可持续的时间。似乎在连续的推拿手法作用之下，脊椎绝对位移和旋转的幅度和方向均相似。这提示多次推拿手法（每次手法的间隔时间大约为10分钟）对尸体结构的积累性效应是很小的。因此，可以推断脊柱推拿后脊椎的重新对线仅是一种短期现象。不过本研究首次证实了推拿界长期怀疑的一个概念：即使是在推拿的预载荷力作用下脊椎被扭转至其生理活动范围的极限后，在脊柱推拿过程中也确可使脊椎间产生相对运动。通过在大量的新鲜尸体上进行全面的，三维空间和6个自由度的分析后提出：在今后的研究中要阐明脊柱推拿过程中外部快速按压力与所观察到的脊椎相对运动类型之间的关系。

（五）手法操作的位置

手法操作的位置可能会影响其临床疗效。迄今为止，很少有研究阐明手法的应用部位与组织反应之间的关系。目前研究这种关系的实验主要集中于动物模型，而解剖和生物力学上的差异限制了将这些结果推广到活体人类身上进行应用。

　　手法操作部位不同而临床疗效不同的现象，多是由于操作部位软组织厚度的差异，导致推力向更深层结缔组织的传递可能不同。另一方面，一些研究调查了施加推力时各组织承受的载荷。在脊柱手法操作时，力可能会优先加载到某些组织，并且载荷在这些组织的上升幅度比其他组织大得多，这可能与不同组织材料属性不同相关。一项针对猪尸体的研究证实了这一点，研究者观察到脊柱手法操作后椎间盘承受的载荷最大。因此这可能也是手法操作部位不同而疗效不同的一种解释。

　　推力操作的接触部位可能会影响治疗效果，但机制尚不确定，还需要更多的实验和临床研究来确定推力传递的解剖部位与组织产生的反应之间的关系。如果可以证明在特定部位应用手法优先改变某些组织的反应，则可以针对每个患者的情况在特定部位提供治疗，从而提高手法治疗的安全性和有效性。

　　目前，大多数评估手法的生物力学参数影响的研究都是基于动物模型。尽管这些模型在生物力学特征上与人类相似，并且研究中都试图再现手法操作过程中的力，但仍无法完全反映人类的真实生理和临床效应，这限制了将研究结果推广到人类身上。另一方面，大多数人体和动物研究主要使用机械装置来传递推力。然而，这些设备并不能代表医师临床实际的手法操作。因此，未来研究各种手法操作剂量参数的临床疗效时应考虑令临床医生应用该疗法来探讨真实的剂量-疗效关系。这些研究可能利用不同的力觉技术（例如强度计、人体模型和力觉表）来量化脊柱操作的力-时间参数。

　　手法操作研究遇到的另一个挑战是各种生物力学参数的定义仍然非常模糊，没有正式尝试将其标准化。手法操作的生物力学特征的高度可变性可归因于所使用的操作技术繁多，推力接触部位、患者身体症状以及患者和临床医生体型的不同。未来研究手法的生物力学实验应提供有关生物力学参数的详细信息，并使用力-时间曲线来描述这些参数。

　　在本节中，我们回顾了手法操作的各种生物力学参数对生理效应的影响。很明显，这些参数与手法操作的生理反应之间存在剂量-效应关系。在给定时间内施加的总力（预载荷力-推力）似乎会影响脊柱手法的生理结果。尽管这些反应被认为与手法操作疗效相关，但迄今为止，只有很少的研究评估了生物力学参数的真正临床意义。因此，不同剂量的脊柱推拿是否能产生显著的临床疗效尚不确定。

第七节　脊柱推拿基础研究的新思路：计算机模拟与可视化技术

　　自1879年Newten开始构思三维重建以来，三维重建技术已经历经了手工方法、光学方法、计算机方法大约100年的历史。20世纪70年代初Rakic借助计算机对胚胎猴脑连续切片进行脑细胞二维图像重建及定量分析。之后，计算机辅助的三维重建技术开始渗透到医学领域的每个角落，尤其在颅脑外科、五官科和骨科等方面的研究比较深入。

　　二十世纪七八十年代出现的CT和MRI能够清楚显示人体断层结构，可以帮助医生了解人体的内部结构。但它们提供的都是以二维图像形式表达的信息，要直观地了解腰椎旋转运动时的三维结构并不方便。医生只能通过观察CT或MRI图像并结合解剖学知识进行反复思考，在头脑中构想出腰椎在旋转力作用时的三维结构变化。这样就导致结果具有相当大的主观性，手法的选择几乎完全取决于医生个人经验和习惯，治疗效果受医生个人的经验、知识和习惯的影响大，缺少客观的科学分析与比较。由于没有直接可视化的观察和研究手段，很难对某种手法的优劣做出客观的评价。

计算机模拟与可视化技术的出现正是此领域迫切需要的技术。它是国际上的高科技前沿领域，代表21世纪推拿研究的发展方向。可视化技术是利用图像、图形等手段对计算数据和结果进行直观的表达。三维显示是可视化的核心，只有三维显示才能使可视化成为真正意义上的可视。最常用的三维显示算法有表面绘制技术和体绘制技术。目前，最新颖的研究应当是推拿手法与关节功能的计算机数学模型，它可清楚地重复实验内容，能在正常和病理状态下对治疗前后肌肉骨骼系统的功能状态进行定量、非侵入性的生物力学评价。它既有X线平片对腰部整体观察的优点，又兼有CT扫描对腰部附件骨及软组织的高分辨率。特别是在显示不同年龄段、不同疾病状况等条件下，其对骨性椎管及软组织的立体显示是常规方法无法比拟的。因而，此技术在推拿研究中具有广阔的应用前景。

目前，举世瞩目的人类基因组计划已得到人类DNA草图，生命之书的破译指日可待；与之对应，虚拟人体将为生命之书破译过程及之后的多学科研究与应用提供基础。虚拟人体，即综合运用现代信息技术，主要是计算机图形图像技术，与临床解剖学相结合，建立全数字化的人体三维几何模型。人体数据是一项重要的基础数据资源，它为医学研究、教学与临床提供形象而真实的模型，为疾病的诊断提供参考。

1993年美国发起"可视人"计划，先后获得一男一女两组的CT、MRI断层扫描和光学照片数据，片层间距最小0.33mm，片内分辨率最高分别为CT 512×512，12级灰度，MRI 256×256，12级灰度，光学2048×1216，24级彩色。自1998年开始，由美国橡树岭国家实验室牵头，酝酿虚拟人计划。主要设想是将人类基因组计划和可视人计划的研究结果结合起来。到2000年为止，美国已经建立了人类全身骨骼、肌肉和心脏等部分器官的三维模型。但是其所采用的技术为多年前的技术，获取数据的分辨率及精度有限，限制了进一步的发展应用。

国内在解剖学研究方面已经积累了丰富的知识和标本资源，有些研究成果已经达到国际先进水平。从20世纪90年代初开始，我国对科学计算可视化方面的研究，投入了相当大的人力、物力，在医学图像处理、图像配准、三维重构以及先进的医疗设备如X刀的研制等方面取得了可喜的成绩。首都医科大学罗述谦教授的研究组在医学图像的配准等研究中，取得了世界级水平的成果；中科院计算所原CAD开放实验室刘慎权研究员负责的科学计算可视化方法与应用获得1998年度国家科技进步三等奖；复旦医学院教授左焕琛和上海交大周源华教授主持研制的模拟手术刀已走进了教室。有学者已经开始探讨应用CT资料来分析手法治疗腰椎疾患的机制。

美国的虚拟人体计划尚在讨论之中，目前其数据精度以及研究深度均不够。国内的研究基础，包括模型制备和计算机软、硬件水平，基本与世界同步。如果我们迅速启动，联合各方面的研究力量，可能很快做出世界领先的成果，推动相关学科的发展以及进一步应用的开展，可达到领先一步的效果，摆脱多年来的被动局面。为此，2001年香山科学会议第174次会议专门探讨了中国数字化虚拟人体的科技问题，预见数字化虚拟人体模型具有广泛的应用前景。

脊柱某些结构的外在位移可以采用其他实验方法测得，但内在的应力改变只能通过数学方法如有限元测得。而且椎间盘内的应力改变比起外在位移来说具有更深远的临床意义，因为手法的作用多使椎间盘内的应力和载荷发生变化。利用计算机技术进行的有限元分析方法应用于脊柱的生物力学研究始于20多年前。在短短的1/4世纪时间里，有限元模型已由二维线性模型扩展为非线性问题，又由二维线性模型扩展至三维非线性模型。现今的研究成果使模型不仅能逼真地模拟椎骨、椎间盘，还能将周围的韧带、肌肉直接或间接地加入模型，使模拟更加真实与完善，而有限元方法本身也已不再是相对独立地研究脊柱的力学性质，而是与其他学科的多种方法巧妙地结合，使得研究结果更加准确、可靠。生物力学研究需要新鲜的尸体材料作为研究对象，而其来源日趋受限。在这种情况下，也需要我们开发出适合脊柱推拿研究广泛应用的研究平台。这种研究方法基本可以满足脊柱推拿和脊柱手术等领域的实验要求。

基于以上认识，我们进行了坐位旋转手法对正常腰椎间盘内在应力和位移影响的实时监测的实验研究。根据手法原理，将坐位腰椎旋转手法进行分解，把各项力学参数代入所建立的L_{4-5}三维有限元模型进行计算分析，即时显示手法作用时腰椎间盘的位移和内在应力的变化。结果：纤维环旋转侧的前部所受压力和旋转对侧的后部受到的张力都逐渐增加；旋转侧的前部出现明显垂直压缩，并向前、向外侧膨出移位；纤维环旋转对侧的后部出现拉伸变形，并向前、向内侧回缩移位。结论：模拟坐位腰椎旋转手法时，椎间盘旋转侧的前部为压力主要集中区，同时旋转对侧的后部为张力集中区。椎间盘的最大位移在旋转侧的前部上缘；旋转对侧的后部受到张力也相应出现拉伸。髓核内的应力和位移变化相对较小。另外，还对颈椎定点旋转手法"点"的三维空间解剖位置进行了研究。从颈椎定点旋转手法旋转中心点的角度探讨旋转手法的作用机制。取枢椎棘突偏歪尸体标本，通过计算机重建三维模型，模拟颈椎定点旋转手法，对图形结果进行分析。结果发现，做定点手法旋转时其中心并非施术者利手作用的枢椎棘突顶点，而是枢椎齿突垂直轴心；实际轴心旋转角大于术者观察角。结论是应建立颈椎定轴旋转的新概念，并掌握颈椎定轴旋转手法的原则，以指导临床正确应用脊柱旋转类手法。除此之外，我们利用三维有限元技术模拟对颈椎在左、右侧屈位下行旋转手法，探讨该手法在不同方向侧屈体位下对颈椎间盘位移、内在应力的影响，发现颈椎左侧屈位条件下向右旋转时对颈椎间盘位移、内在应力的影响均小于右侧屈位，更有利于保护同侧椎间盘，故使用旋转手法时让患者向健侧旋颈的同时应向患侧侧屈，可在缓解症状的同时降低患侧椎间盘二次损伤的风险。临床发现使用颈椎旋转手法治疗神经根型颈椎病可迅速缓解根性疼痛，但旋转方向失当可加重原有症状。故利用三维有限元模型模拟颈椎旋转手法，探讨旋转方向对颈椎间盘位移和椎间孔容积的影响。发现向左旋转时，椎间盘左侧后部向后位移0.46 mm，右侧后部向前位移0.77mm，左侧椎间孔容积变小，右侧椎间孔容积变大；向右旋转时，椎间盘左侧后部向前位移0.71 mm，右侧后部向后位移0.43 mm，左侧椎间孔容积变大，右侧椎间孔容积变小。即旋转侧椎间盘后部向后位移，旋转对侧椎间盘后部向前位移，旋转侧椎间孔容积变小，旋转对侧椎间孔容积变大。因此若使用旋转手法治疗神经根型颈椎病，应向健侧旋转。由于颈椎旋转手法作用机制多为推测，一些涉及推拿手法客观化和安全性问题的基础科学研究尚未得到应有的重视，以至于颈椎旋转手法在获得良好临床疗效的同时，也造成了一些医源性损害。颈椎旋转手法最常见的3种不良事件依次为脑卒中、脊髓损伤和神经根损伤，因此针对颈椎旋转手法的安全性也进行了相关研究。针对中老年脑血管硬化和动脉斑块多发的现状，我们利用VR技术和有限元分析技术，研究了Willis环变异时瞬态血液动力学的情况，发现对于颈动脉狭窄率<90%的患者，颈部推拿对Willis环的血流动力学无明显影响。这为分析颈椎旋转手法造成脑卒中等不良事件的原因提供了一定的依据。同时，利用有限元分析法模拟了前屈位、中立位、后伸位颈椎旋转手法对于颈脊髓的影响，发现3个不同体位颈椎旋转手法颈脊髓应力的最大值均出现在C_{1-2}节段，其中前屈位手法脊髓受到的应力值最小，中立位手法应力值最大。为了评估颈脊髓在椎管内的自由空间大小，测量了脊髓的矢状径和横截面积。实施前屈位和中立位颈椎旋转手法后颈脊髓矢状径和横截面积较后伸位手法后小，这表明在前屈位和中立位颈椎旋转手法的操作过程中脊髓有更多的自由空间来缓冲其他结构的影响。这一发现与基于MRI的单曲颈椎连续测量的研究结果相一致，即前屈位时脊髓矢状径与横向径的比值较低。因此就应力值和脊髓在椎管内的自由空间而言，前屈位颈椎旋转手法安全性相对较高。然而，由于脊髓颈膨大的存在，在3种不同体位的颈椎旋转手法操作前后，脊髓的最大横截面积都位于C_5和C_6节段，虽然前屈位或中立位的颈椎旋转手法后的总体横截面积较小，但在3种体位颈椎旋转手法施行后C_6节段的脊髓横截面积大致相等。也就是说，在施行前屈位或中立位的颈椎旋转手法后，C_6节段的脊髓自由空间也相对有限，若这一节段出现病变，脊髓很可能在这一节段受到压迫性损伤。我们还观测了颈椎旋转手法时颈脊髓在椎管内的前后偏心比值，发现脊髓跟随椎管运动，前屈位颈椎旋转手法中椎管后方的自由空间比后伸位和中立位时大。这可能是由于颈椎在前屈或后伸时，椎管的长度会发生变化，硬脊膜和脊髓会伸展或压缩以补偿这种变化。相应地，当颈椎屈曲时，硬脊膜和脊髓的拉伸张力将产生一个向前的力，使硬脊膜接近椎管前壁，脊髓受到齿状韧带的牵引，与硬脊膜平行移动。因此，当椎体后缘骨赘较大或椎间盘突出时很可能在前屈位颈椎旋转手法时影响脊髓。除颈椎之外，我们对骶髂关节是否能够被扳动的问题也进行了研究，建立了包含韧带的骶髂关节三维有限元模型，探究骶髂关节周围各韧带对骶髂关节稳定性的影响，分析了不同手法对骶髂关节及周围韧带应力-应变、位移的影响，发现骶髂骨间韧带对骶髂关节的稳定性影响最大，该韧带十分强劲，因此在骶髂关节周围韧带完好的情况下不太可能扳动骶髂关节。

第八节 结 论

为了解推拿手法和松动术两种疗法的可能作用机制，我们需要了解这些推拿手法操作步骤的运动学和动力学知识。推拿医师需要掌握在推拿力作用之下被推拿骨骼的运动形式，包括关节面的相对运动、关节骨骼标志点的相对运动以及推拿力对特殊组织所产生的载荷力等情况。现将过去20余年有关推拿疗法生物力学方面的主要进展分为3个部分汇总如下。

第一，在描述推拿作用力以及单次推拿治疗过程中与时间有关的变量因素方面取得了相当大的进展。这些方面的知识对于训练推拿医师是非常有用的。另外也有助于了解手法的可能作用机制。例如，所谓成功的手法治疗可以用力-时间特征来表达，在力-时间曲线中又可将一次脊柱推拿分为3个阶段，即预载荷力阶段、快速按压阶段和结束阶段，每个阶段包含不同的生物力学参数。这样学习者就可以按照相似的推拿力进行训练学习。同样，所使用的这些检查方法，如手法治疗中力-时间过程以及与临床疗效相关内容的检测，也很有可能被充分地应用在手法治疗方面。

第二，取得的主要进展还表现在描述推拿治疗过程中被推拿骨骼所产生的运动及肌梭平均瞬时放电频率的改变，这主要是在脊柱治疗方面。对在脊柱推拿和脊柱松动治疗过程中的某些手法作用时的椎间运动进行了测量。目前所进行的研究仍存在一些局限，但是有明确的证据表明：在由后向前推拿治疗时，主要的运动是局限性的椎间后伸。但对被推拿的骨骼在各种推拿手法作用下的敏感性或不同患者之间的差异等方面尚未进行过充分的研究。另外，在推拿手法作用下，被推拿骨骼所产生的各种运动是否能对脊椎疼痛产生理想的治疗效果，关于这个问题也未进行过研究。

第三，是近年来对松动推拿手法进行了相关生物力学的研究。使用松动推拿术的推拿医师可感觉到在推拿力作用下的骨位移情况，相关研究试图以此评价这种运动反应的刚度。近来的研究已确定某些因素可对脊柱松动推拿时的各种运动产生系统性的影响，不同颈、腰椎旋转手法对椎间盘、脊髓的影响不同。但对确切的脊柱松动推拿阻力机制仍不十分清楚，因此，在本阶段，所要阐明的影响松动推拿反应刚度中的某些因素显得有些含糊不清。特别是我们仍不清楚任何一个椎间关节的反射性反应的特征。

临床上，推拿被继续用于减轻疼痛并恢复肌肉、骨骼的功能。但是取得这种有益的效果的机制仍不清楚。无论怎样，我们有信心通过采用某种技术，对患者机体内部机械的变化进行更准确的定量观察和最终的判断，那么我们就将在这一研究领域取得实质性的进展。

参考文献

［1］Buttermann GR, Janevic JT, Lewis JL. Description measuring in vivo bone strain［J］.

J Biomech, 1994（27）：1087.

［2］Lee R, Evans J. Towards a better understanding of spinal posteroanterior mobilization［J］.Physiotherapy, 1994（80）：68.

［3］Hessel BW, Herzo W, Conway PJ, et al. Experimental measurement of the force exerted during spinal manipulation using the Thompson technique［J］. JMPT, 1990, 13（8）：448-453.

［4］Twomey LT. A rationale for the treatment of back pain and joint pain by manual therapy ［J］. Phys Ther, 1992（72）：885.

［5］Herzog W, Nigg BM, Read LJ. Quantifying the effect of spinal manipulations on gait using patients with low back pain［J］. JMPT, 1988（11）：151.

［6］Z Dvir. Clinical biomechanics［M］. USA：Churchill Livingstone, 2000

［7］Simmonds M, Kumar S, Lechelt E. Use of a spinal model to quantify the forces and motion that occur during therapists' tests of spinal motion［J］. Phys Ther, 1995（75）：212.

［8］Lee M, Lau T, Lau H. Sagittal plane rotation of the pelvis during lumbar posteroanterior loading［J］. JMPT, 1994（17）：149.

［9］Lee M, Latimer J, Maher C. Normal response to large postero-anterior lumbar loads——a case study approach［J］. JMPT, 1997（20）：369.

［10］Conway PJ, Herzog W, Zhang Y, et al. Forces required to cause cavitation during spinal manipulation of the thoracic spine［J］. Clin Biomech, 1993（8）：210.

［11］Brodeur R. The audible release associated with joint［J］. JMPT, 1995（18）：155.

［12］Suter E, Herzog W, Conway PJ, et al. Reflex response associated with manipulative treatment of the thoracic spine［J］. J Neuromusculoskeletal Sys, 1994（2）：124.

［13］刘小红，叶淦湖，李义凯，等.呼吸对胸椎掌按压法施力的影响［J］.中国中医骨伤科杂志，2005，13（4）：20-22.

［14］李义凯，查和萍，钟世镇.脊柱推拿基础研究的新思路：计算机模拟与可视化技术［J］.中国康复医学杂志，2003，18（7）：431-432.

［15］李义凯，陈建华，邱桂春.脊柱推拿时咔哒声响的测量技术分析与设计［J］.第一军医大学学报，2005，25（4）：419-422.

［16］李义凯，徐海涛，王国林，等.颈椎定点旋转手法所致咔哒声响与最大推扳力的量效关系研究［J］.中国康复医学杂志，2004，19（9）：644-646.

［17］陈肇辉，李义凯.计算机辅助的三维重建在骨伤科中的运用［J］.中国中医骨伤科杂志，2000，8（2）：52-54.

［18］李义凯，钟世镇.颈部推拿过程中小关节咔嗒声分析［J］.中国中医骨伤科杂志，1997，5（2）：57-58.

［19］万磊，陈静，李义凯.颈椎定点旋转手法"点"的三维空间解剖位置的研究［J］.南方医科大学学报，2008，28（4）：548-554.

［20］梅凌，李义凯，付小勇.颈椎旋转手法的扳动方向与颈椎旋转角度的关系［J］.中国康复医学杂志，2010，25（1）：9-18.

［21］梅凌，李义凯，付小勇，等.颈椎旋转手法的亚生理区范围及临床意义［J］.中国中医骨伤科杂志，2009，17（12）：8-10.

［22］李军朋，王志宏，李洪，等.椎体棘突四条线法在判定腰椎棘突偏歪中的应用［J］.中国临床康复，2003，7（6）：900-901.

［23］徐海涛，张美超，李义凯，等.坐位旋转手法对正常腰椎间盘内在应力和位移的实时监测的实验研究［J］.中国康复医学杂志，2005，20（8）：563-565.

［24］Gyer G，Michael J，Inklebarger J，et al. Effects of biomechanical parameters of spinal manipulation：a critical literature review［J］. Journal of Integrative Medicine，2021，20（1）：4-12.

［25］Nougarou F，Pagé I，Loranger M，et al. Neuromechanical response to spinal manipulation therapy：effects of a constant rate of force application［J］. BMC Complementary and Alternative Medicine，2016，16（1）：161.

［26］Nougarou F，Dugas C，Loranger M，et al. The role of preload forces in spinal manipulation：experimental investigation of kinematic and electromyographic responses in healthy adults［J］. Journal of Manipulative and Physiological Therapeutics，2014，37（5）：287-293.

［27］Downie AS，Vemulpad S，Bull PW. Quantifying the high-velocity，low-amplitude spinal manipulative thrust：a systematic review［J］. Journal of Manipulative and Physiological Therapeutics，2010，33（7）：542-553.

［28］Reed WR，Pickar JG，Sozio RS，et al. Characteristics of paraspinal muscle spindle response to mechanically assisted spinal manipulation：a preliminary report［J］. Journal of Manipulative and Physiological Therapeutics，2017，40（6）：371-380.

［29］Funabashi M，Nougarou F，Descarreaux M，et al. Does the application site of spinal manipulative therapy alter spinal tissues loading？［J］. The Spine Journal，2018，18（6）：1041-1052.

［30］Huang X，Ye L，Wu Z，et al. Biomechanical effects of lateral bending position on performing cervical spinal manipulation for cervical disc herniation：a three-dimensional finite element analysis［J］. Evid Based Complement Alternat Med，2018（2018）：2798396.

［31］黄学成，叶林强，江晓兵，等.旋转手法中侧屈方向对颈椎间盘位移、内在应力的影响及意义［J］.山东医药，2018，58（16）：5-8.

［32］黄学成，叶林强，梁德，等.三维有限元模型分析旋转手法中旋转方向对颈椎间盘位移和椎间孔容积的影响［J］.中国组织工程研究，2018，22（3）：404-408.

［33］Lin W，Ma X，Deng D，et al. Hemodynamics in the circle of willis with internal carotid artery stenosis under cervical rotatory manipulation：a finite element analysis［J］.

Medical science monitor：international medical journal of experimental and clinical research，2015（21）：1820-1826.

（李义凯，薛凡，徐准，陈肇辉，李军朋，徐海涛，李嘉，黄学成，王傅，梅凌，李丽，林蔚莘，邱桂春，万磊，王宁）

彩　图

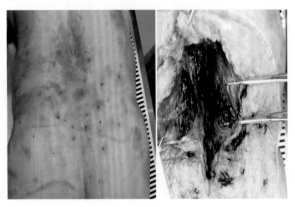

彩图4-1　银质针所致创伤

针孔周围及皮下脂肪出血，深部肌肉组织内大量出血

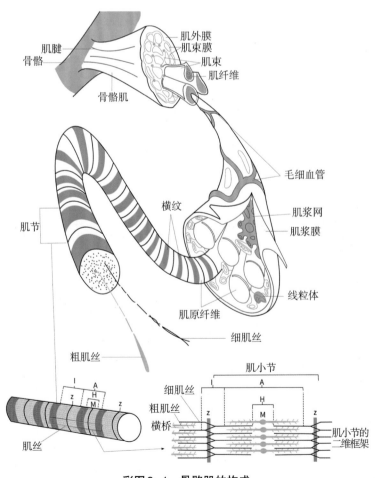

彩图9-1　骨骼肌的构成

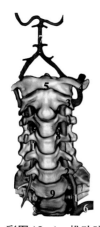

彩图13-1　椎动脉走行

1.椎动脉　2.C_6横突　3.C_2横突　4.C_1横突　5.C_1前结
节　6.锁骨下动脉　7.基底动脉　8.钩突　9.C_7椎体

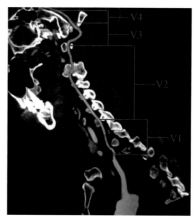

彩图13-2　椎动脉分段

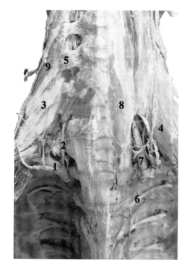

彩图13-3　椎动脉（1）

1.锁骨下动脉　2.椎动脉　3.臂丛神经　4.前斜
角肌　5.横突前结节　6.肋间神经　7.颈总动脉
8.颈长肌　9.中斜角肌

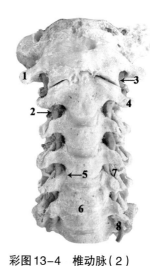

彩图13-4　椎动脉（2）

1.寰椎横突　2.椎动脉肌支　3.椎动脉　4.C_2横突
5.钩椎关节　6.椎间盘　7.颈神经　8.椎动脉

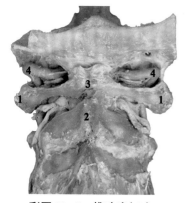

彩图13-5　椎动脉（3）

1.寰椎横突尖　2.枢椎棘突　3.寰椎后结节
4.椎动脉第二个转弯处

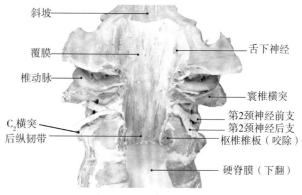

彩图13-6　椎动脉（4）

斜坡　覆膜　椎动脉　C_2横突　后纵韧带　舌下神经　寰椎横突　第2颈神经前支　第2颈神经后支　枢椎椎板（咬除）　硬脊膜（下翻）

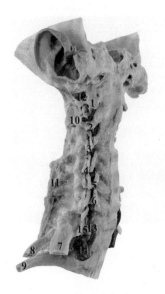

彩图 13-7　椎动脉（5）

1. C_1横突　2. C_2横突　3. C_3横突　4. C_4横突　5. C_5横突　6. C_6横突　7. 第一肋　8. 第二肋　9. 第三肋　10. C_2棘突　11. 项韧带　12. 椎动脉第三段　13. 椎动脉起始部　14. 锁骨下动脉　15. C_7神经根

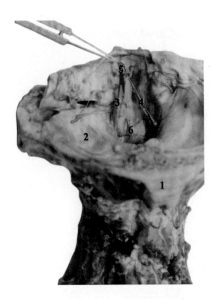

彩图 13-8　椎动脉口径（1）

1. 枕外隆凸　2. 后颅窝　3. 左侧椎动脉　4. 右侧椎动脉　5. 基底动脉　6. 枕骨大孔

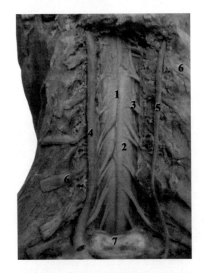

彩图 13-9　椎动脉口径（2）

1. 脊髓前动脉　2. 脊髓　3. 神经根丝　4. 右侧椎动脉　5. 左侧椎动脉　6. 神经根　7. 椎间盘

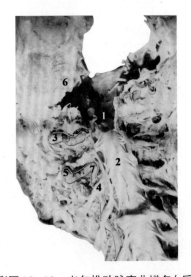

彩图 13-10　老年椎动脉弯曲增多（后面观）

1. 枕骨大孔　2. 脊髓　3. 椎动脉沟处后凸的椎动脉　4. 脊神经节　5. C_{2-3}处后凸的椎动脉　6. 枕骨　7. 弯曲的椎动脉

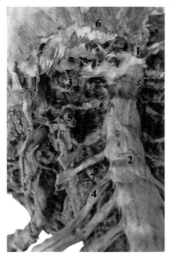

彩图 13-11 老年椎动脉的第2段向后凸起

1.枕骨大孔 2.脊髓（硬膜囊） 3.椎动脉沟处后凸的椎动脉 4.脊神经节
5.$C_{2\sim3}$处后凸的椎动脉压迫脊神经 6.枕骨 7.弯曲的椎动脉

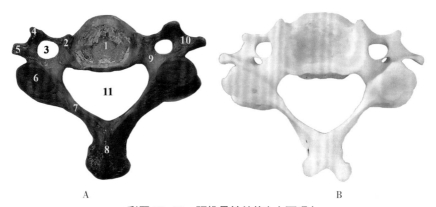

A   B

彩图 13-12 颈椎骨性结构（上面观）

1.椎体 2.钩突 3.横突孔 4.前结节 5.后结节 6.上关节突 7.椎弓板 8.棘突
9.椎弓根 10.横突（神经根通道） 11.椎孔

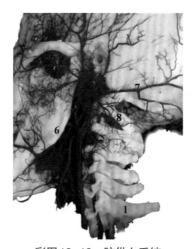

彩图 13-13 脑供血系统

1.C_6 2.椎动脉 3.颈总动脉 4.颈内动脉 5.颈外动脉 6.下颌骨 7.枕动脉 8.C_1

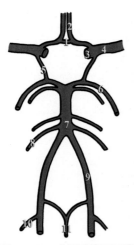

彩图13-14 大脑动脉环示意图

1.前交通动脉 2.大脑前动脉 3.颈内动脉
4.大脑中动脉 5.后交通动脉 6.大脑后动脉
7.基底动脉 8.小脑下前动脉 9.椎动脉
10.小脑下后动脉 11.脊髓前动脉

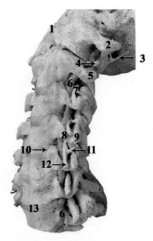

彩图13-15 椎动脉及颈神经

1.寰椎前结节 2.寰椎横突 3.第1神经后支
4.第2颈神经 5.枢椎横突 6.椎动脉 7.第3颈神经
8.横突前结节 9.横突后结节 10.钩椎关节
11.颈神经后支 12.颈神经前支 13.椎间盘

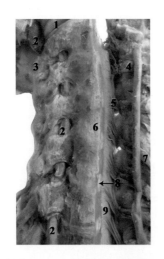

彩图13-16 椎动脉与颈神经

1.寰枢外侧关节 2.椎动脉 3.枢椎横突
4.前根 5.前根根丝 6.椎体 7.颈神经
8.椎间盘 9.脊髓

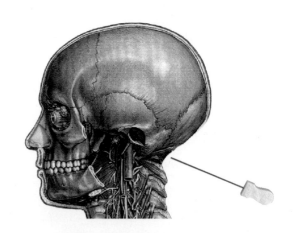

彩图14-1 对劳损的寰枕筋膜进行针刀手术

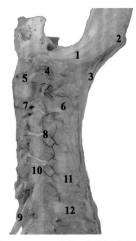

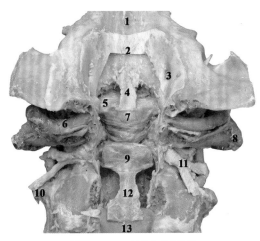

彩图14-2　寰枕后膜相关解剖

1.枕骨　2.枕外隆凸　3.项韧带
4.椎动脉　5.C₁横突　6.C₂棘突
7.C₂横突　8.脊神经后支　9.脊神经根（臂丛）
10.关节囊　11.棘间韧带　12.C₇棘突

彩图14-3　枕下深层结构

1.斜坡　2.覆膜（已切除）　3.舌下神经　4.齿突尖韧带
5.翼状韧带　6.椎动脉第3段　7.齿状突　8.C₁横突
9.寰椎横韧带　10.C₂横突　11.第2颈神经
12.寰椎横韧带上脚（下翻）　13.硬脊膜

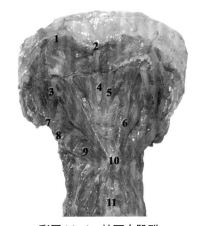

彩图14-4　枕下小肌群

1.上项线　2.枕外隆凸　3.头上斜肌　4.寰枕后膜　5.头后小直肌　6.头后大直肌
7.乳突　8.C₁横突　9.头下斜肌　10.C₂棘突　11.项韧带

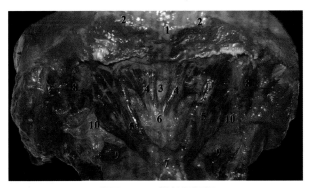

彩图14-5　椎枕肌解剖

1.枕外隆凸　2.上项线　3.寰枕后膜　4.头后小直肌　5.头后大直肌
6.C₁后结节　7.C₂棘突　8.头上斜肌　9.头下斜肌　10.枕下三角

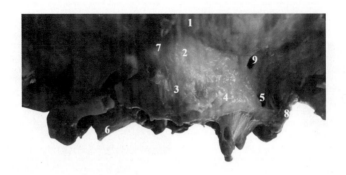

彩图14-6　寰枕后膜解剖（1）

1.枕骨　2.寰枕后膜　3.寰椎后结节　4.寰椎后弓　5.椎动脉沟
6.寰椎下关节面　7.头后小直肌　8.C_1横突　9.导静脉

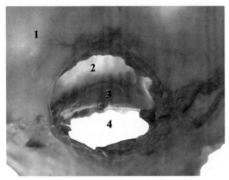

彩图14-7　寰枕后膜解剖（2）

1.小脑窝　2.寰枕后膜　3.C_1后弓　4.枕骨大孔

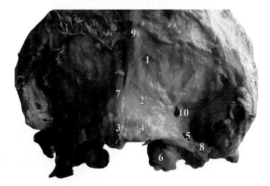

彩图14-8　寰枕后膜解剖（3）

1.枕骨　2.寰枕后膜　3.寰椎后结节　4.寰椎后弓
5.椎动脉沟　6.寰椎下关节面　7.头后小直肌　8.C_1横突
9.枕骨枕外隆凸　10.导静脉

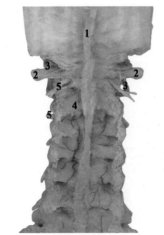

彩图14-9　枕下及椎动脉第3段的解剖

1.项韧带　2.寰椎横突　3.椎动脉
4.枢椎椎弓板　5.脊神经

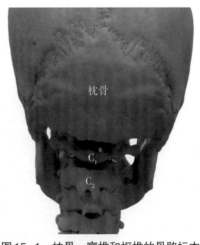

彩图15-1　枕骨、寰椎和枢椎的骨骼标本
（后面观）

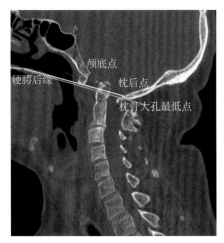

彩图15-2　BI常用测量指标（1）

红色直线为枕骨大孔线；黄色直线为钱氏线；
绿色直线为麦氏线

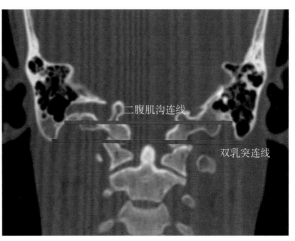

彩图15-3　BI常用测量指标（2）

红色直线为二腹肌沟连线；蓝色直线为双乳突连线

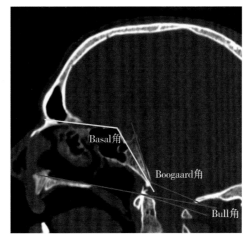

彩图15-4　BI常用测量指标（3）

红色为Bull角；黄色为Basal角；蓝色为Boogaard角

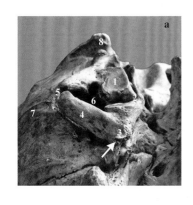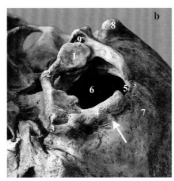

彩图15-5　寰枕融合（局部）

图a、b、c分别是颅底的左侧面观、右侧面观和前面观；
枕骨和寰椎的横突、后弓、前弓的全部或部分骨性融合（白色箭头所示），寰椎的后结节缺如
1.寰椎下关节面　2.前弓　3.横突　4.后弓　5.后结节（缺如）6.枕骨大孔　7.枕骨　8.乳突　9.横突孔

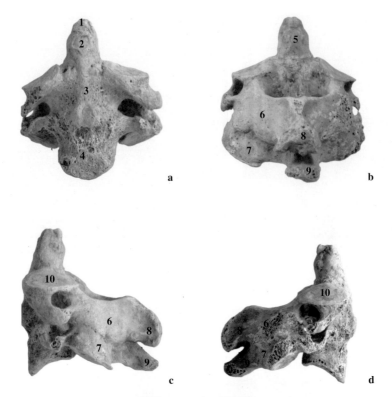

彩图 15-6　C$_{2\sim3}$ 阻滞椎

图 a、b、c、d 分别是 C$_{2\sim3}$ 阻滞椎的前面观、后面观、左侧面观和右侧面观；
C$_{2\sim3}$ 的椎体和椎弓完全骨性融合，棘突未融合

1.齿突尖　2.齿突前关节面　3.枢椎椎体　4.C$_3$椎体　5.齿突后关节面　6.枢椎椎弓
7.C$_3$椎弓　8.枢椎棘突　9.C$_3$棘突　10.枢椎上关节面

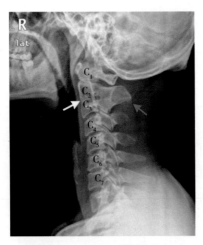

彩图 15-7　颈部 X 线侧位片（1）

C$_{2\sim3}$ 阻滞椎（白色箭头所示），C$_{2\sim3}$ 的棘突完全融合成一个棘突（红色箭头所示）

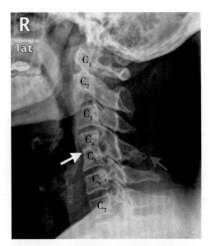

彩图 15-8　颈部 X 线侧位片（2）

C$_{4\sim5}$ 阻滞椎，融合的椎间盘水平呈腰形狭窄，形如"黄蜂腰"（白色箭头所示），C$_{4\sim5}$ 的棘突完全融合成一个棘突（红色箭头所示）

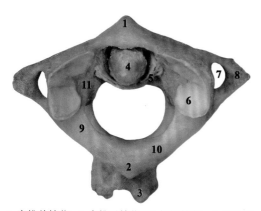

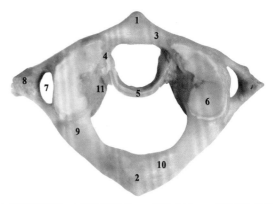

1.寰椎前结节　2.寰椎后结节　3.枢椎棘突　4.齿状突
5.寰椎横韧带　6.寰椎上关节面　7.寰椎横突孔
8.寰椎横突　9.椎动脉沟　10.寰椎后弓　11.侧块

1.寰椎前结节　2.寰椎后结节　3.寰椎前弓　4.寰椎侧块结节
5.寰椎横韧带　6.寰椎上关节面　7.寰椎横突孔
8.寰椎横突　9.椎动脉沟　10.寰椎后弓　11.侧块

彩图 16-1　寰枢椎解剖

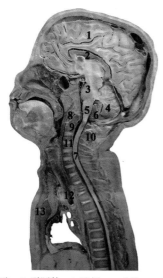

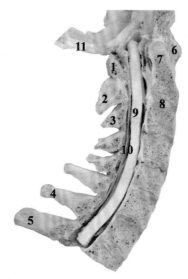

1.端脑　2.胼胝体　3.脑桥　4.小脑　5.延髓
6.小脑扁桃体　7.颈脊髓　8.寰椎前结节
9.齿状突　10.枢椎棘突　11.C_{3-4}椎间盘
12.气管　13.胸骨角

1.寰椎后结节　2.枢椎棘突　3.第三颈椎棘突
4.第七颈椎棘突　5.第一胸椎棘突
6.寰椎前结节　7.齿状突　8.C_{2-3}椎间盘
9.颈脊髓　10.硬脊膜　11.枕骨

彩图 16-2　颈椎管矢状面

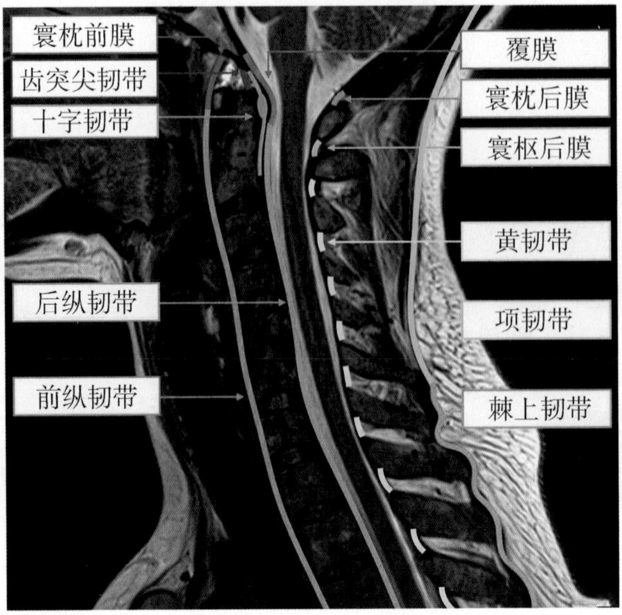
寰枕前膜
齿突尖韧带
十字韧带
后纵韧带
前纵韧带
覆膜
寰枕后膜
寰枢后膜
黄韧带
项韧带
棘上韧带

彩图16-3　颈椎管矢状面MRI

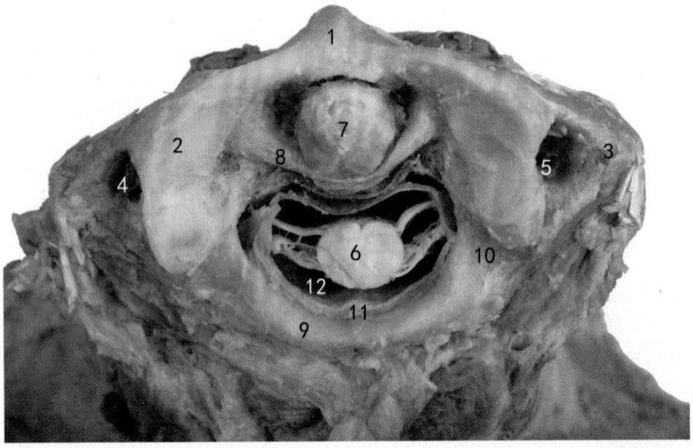
1
2
3
4
5
6
7
8
9
10
11
12

彩图16-4　颈椎管横切面

1.前结节　2.上关节面　3.横突　4.横突孔　5.椎动静脉　6.脊髓　7.齿突
8.横韧带　9.后弓　10.椎动脉沟　11.硬脊膜　12.硬膜下腔

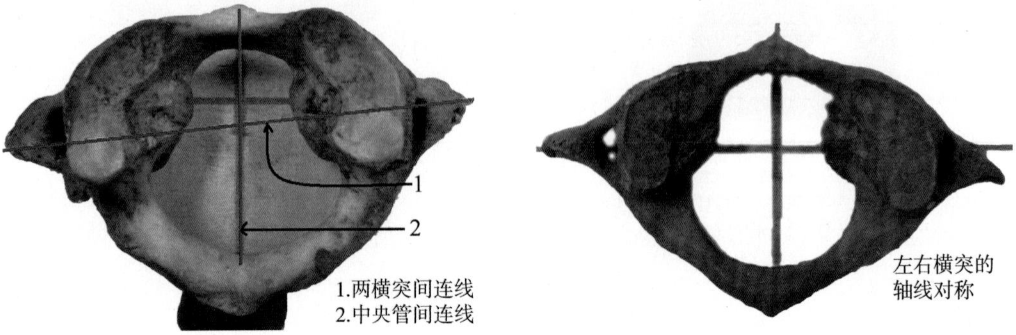
1
2
1.两横突间连线
2.中央管间连线
左右横突的
轴线对称

彩图16-5　C_1解剖结构变异

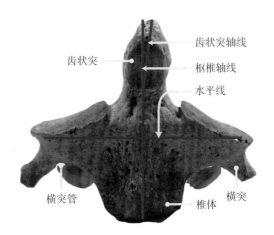

彩图 16-6　齿状突偏歪

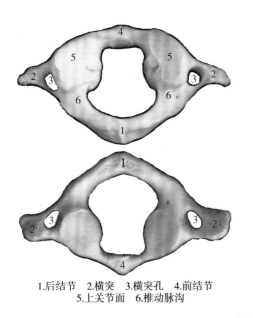

1.后结节　2.横突　3.横突孔　4.前结节
5.上关节面　6.椎动脉沟

彩图 16-7　寰椎上、下面观

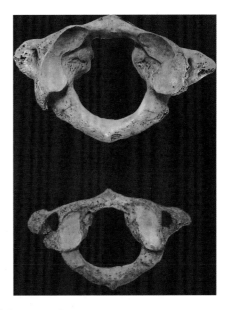

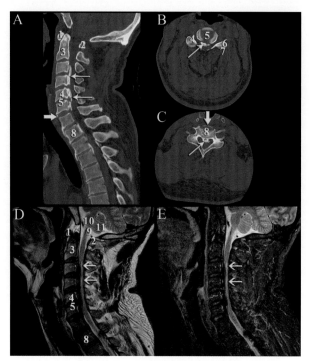

彩图17-1　后纵韧带骨化CT图像

男，50岁。A.颈椎CT矢状位图像：可见$C_3 \sim C_6$、$T_1 \sim T_3$后纵韧带骨化（粗箭头所示），相应节段椎管狭窄，以$C_{5 \sim 6}$节段最为狭窄，其占据50%以上的椎管矢状径，同时患者还伴有$C_6 \sim T_3$的前纵韧带骨化（细箭头所示）；B. $C_{5 \sim 6}$ CT横断位图像：可见后纵韧带骨化占据了50%以上的椎管矢状径（粗箭头所示）；C. T_1 CT横断位图像：可见后纵韧带骨化（粗箭头所示）同时伴有前纵韧带骨化（细箭头所示）

1.寰椎前弓　2.寰椎后弓　3.枢椎椎体　4.C_5椎体　5.$C_{5 \sim 6}$椎间盘　6.C_6上关节突　7.C_5下关节突　8.T_1椎体

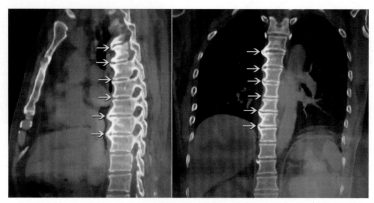

彩图17-2　DISH

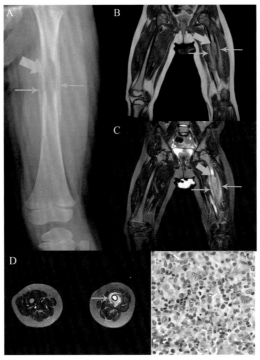

彩图 17-3　骨嗜酸性肉芽肿

女性，4岁。A：左侧股骨X线正位图像：左侧股骨干内可见椭圆形透亮影（粗箭头所示），周围有分层的骨膜反应（细箭头所示）；B：双侧股骨MRI T₁WI冠状位图像：左侧股骨中段可见团块状等信号影（粗箭头所示），周围可见骨膜反应和软组织水肿（细箭头所示）；C：双侧股骨MRI脂肪抑制序列冠状位图像：左侧股骨中段可见团块状高信号影（粗箭头所示），周围可见骨膜反应和软组织水肿（细箭头所示）；D：双侧股骨MRI脂肪抑制序列横断位图像：可见"套袖"征，即骨壁周围包绕着一圈较厚的骨膜反应及软组织水肿高信号区（细箭头所示）；E：EGB组织HE染色200倍镜下图：可见细胞胞浆丰富（粉色区域），散在有淋巴细胞（粗箭头所示）、嗜酸性粒细胞（细箭头所示），细胞核呈现核沟、核皱缩（咖啡豆样改变）（空心箭头所示）

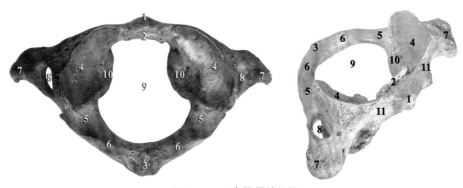

彩图 18-1　寰椎骨性结构

1.寰椎前结节　2.齿突凹　3.寰椎后结节　4.上关节面　5.椎动脉沟　6.寰椎后弓
7.横突　8.寰椎横突孔　9.椎孔　10.侧块结节　11.寰椎前弓

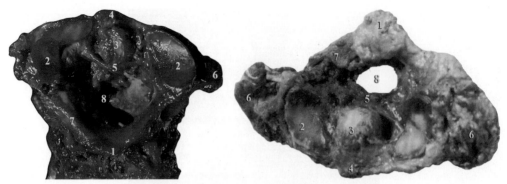

彩图 18-2　寰椎上面观

1.C_1后结节　2.C_1上关节面　3.齿状突　4.C_1前结节　5.寰椎横韧带　6.C_1横突　7.寰椎后弓　8.椎孔

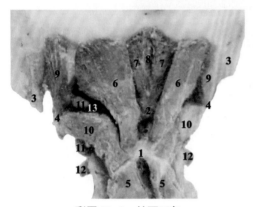

彩图 18-3　枕下三角

1.C_2棘突　2.C_1后结节　3.乳突　4.C_1横突
5.颈半棘肌　6.头后大直肌　7.头后小直肌
8.寰枕后膜　9.头上斜肌　10.头下斜肌
11.椎动脉　12.C_2横突　13.枕下三角

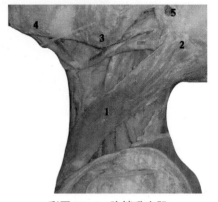

彩图 18-4　胸锁乳突肌

1.胸锁乳突肌　2.乳突　3.下颌角
4.下颌骨　5.外耳道

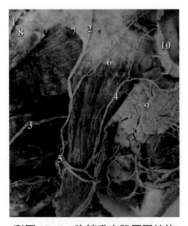

彩图 18-5　胸锁乳突肌周围结构

1.枕大神经　2.枕小神经　3.副神经　4.耳大神经
5.颈丛　6.胸锁乳突肌　7.头夹肌　8.上斜方肌
9.腮腺　10.耳廓

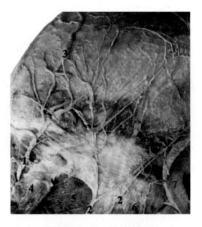

彩图 18-6　枕大神经

1.枕大神经　2.枕小神经　3.枕大神经与枕小神经吻合处
4.上斜方肌　5.头夹肌　6.胸锁乳突肌　7.耳廓

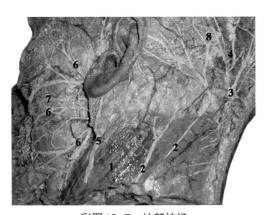

彩图18-7　枕部神经

1.胸锁乳突肌　2.枕小神经　3.枕大神经
4.枕动脉　5.耳大神经　6.面神经　7.腮腺导管
8.枕大神经与枕小神经吻合处

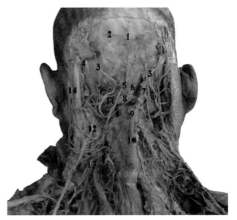

彩图18-8　枕部及邻近神经

1.枕外隆凸　2.上项线　3.枕大神经　4.枕动脉
5.第三枕神经　6.头后小直肌　7.头后大直肌
8.寰椎后结节　9.枢椎棘突　10.颈半棘肌　11.椎动脉
12.副神经　13.肩胛背神经　14.枕小神经

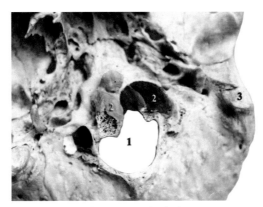

彩图18-9　颅底畸形

寰椎前弓及部分侧块与枕骨大孔前部及枕髁骨融合畸形
1.枕骨大孔　2.寰枕关节的骨性融合　3.乳突

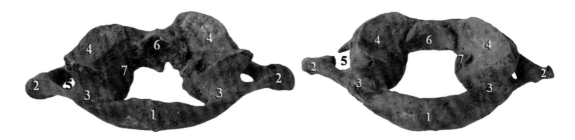

彩图18-10　齿突凹骨赘形成

1.寰椎后结节　2.寰椎横突　3.椎动脉沟　4.上关节面　5.横突孔　6.增生的齿突凹　7.横韧带附着点

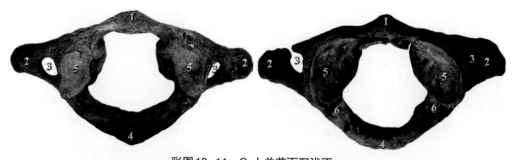

彩图18-11　C₁上关节面深浅不一

1.前结节　2.横突　3.横突孔　4.后结节　5.寰椎上关节面　6.椎动脉沟

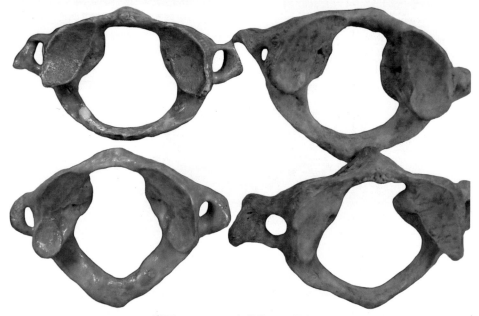

彩图18-12　C₁上关节面形状各异

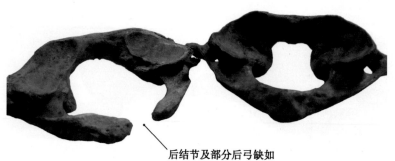

后结节及部分后弓缺如

彩图18-13　C₁后结节及部分后弓缺如

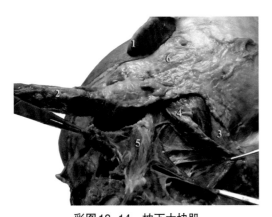

彩图 18-14　枕下大块肌

1.耳垂　2.胸锁乳突肌　3.上斜方肌　4.头夹肌
5.肩胛提肌　6.乳突

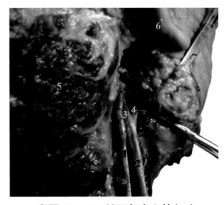

彩图 18-15　枕下部大血管（1）

1.颈内静脉　2.颈总动脉　3.颈内动脉
4.颈外动脉　5.胸锁乳突肌　6.耳廓

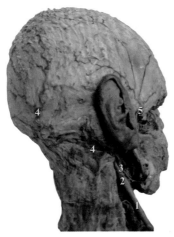

彩图 18-16　枕下部大血管（2）

1.颈总动脉　2.颈内动脉　3.颈外动脉
4.枕动脉　5.颞浅动脉

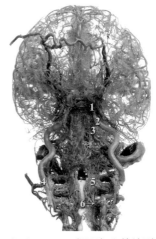

彩图 18-17　颅颈部血管铸型

1.颅内静脉丛　2.椎动脉（颅内段）
3.椎静脉（颅内段）　4.椎动脉（椎骨部）
5.椎管内静脉丛　6.椎动脉脊支

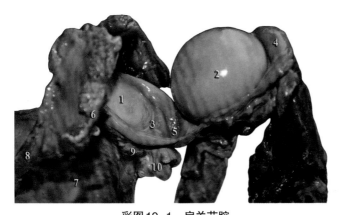

彩图 19-1　肩关节腔

1.关节盂　2.肱骨头（覆盖关节软骨）　3.关节盂唇
4.关节囊（滑膜）　5.关节囊隐窝部　6.肩峰　7.冈下窝
8.肩胛冈　9.盂下结节　10.肱三头肌长头

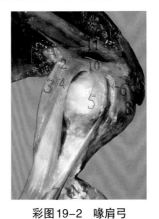

彩图 19-2　喙肩弓

1.胸小肌　2.喙突　3.喙肱肌　4.肱二头肌
短头　5.肱骨小结节　6.结节间沟　7.肱二
头肌长头　8.肱骨大结节　9.肩峰　10.喙
肩韧带　11.锁骨　12.肩胛冈　13.三角肌

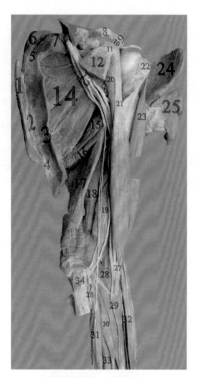

彩图19-3　肩前部肌

1.菱形肌　2.肩胛内侧缘　3.前锯肌　4.肩胛下角　5.肩胛上
角　6.肩胛提肌　7.冈上肌　8.锁骨　9.肩峰　10.喙
肩韧带　11.喙突　12.胸小肌　13.臂丛　14.肩胛下肌
15.小圆肌　16.大圆肌　17.背阔肌　18.肱三头肌长头
19.肱三头肌内侧头　20.喙肱肌　21.肱二头肌短头　22.肱
骨小结节　23.肱二头肌长头　24.三角肌　25.胸大肌
26.尺神经　27.肱二头肌腱膜　28.旋前圆肌　29.前臂外侧皮神经
和桡侧腕屈肌　30.掌长肌　31.尺侧腕屈肌和前臂内侧皮神经
32.肱桡肌和桡动脉　33.指浅屈肌　34.尺骨鹰嘴

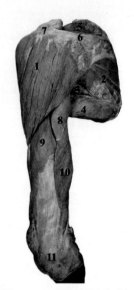

彩图19-4　肩胛部及臂后部肌

1.三角肌　2.冈下肌　3.小圆肌　4.大圆肌
5.冈上肌　6.肩胛冈　7.肩峰　8.肱三头肌
长头　9.肱三头肌外侧头　10.肱三头肌内
侧头　11.尺骨鹰嘴

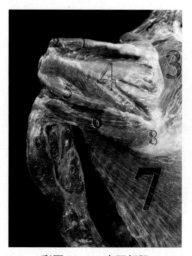

彩图19-5　肩胛部肌

1.肩胛冈　2.肩峰　3.菱形肌　4.冈下肌　5.小圆肌　6.大圆肌　7.背阔肌　8.肩胛下角

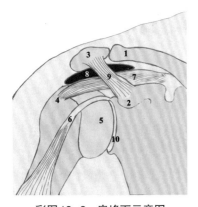

彩图19-6　肩峰下示意图

1.锁骨　2.喙突　3.肩峰　4.大结节　5.肱骨头
6.肱二头肌长头腱　7.冈上肌　8.肩峰下滑囊
9.喙肩韧带　10.关节盂

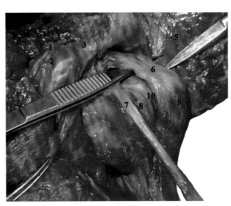

彩图19-7　肩峰下结构

1.喙突　2.肱二头肌短头腱和喙肱肌腱　3.喙肩韧带
4.肩峰下滑囊　5.三角肌　6.冈上肌腱　7.肱二头肌长头腱
8.肱骨小结节　9.肱骨大结节　10.结节间沟

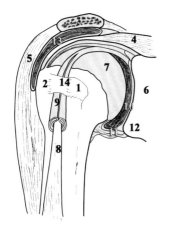

彩图19-8　肩前部及肩峰下示意图

1.小结节　2.大结节　3.肩峰　4.冈上肌　5.三角肌　6.关
节盂　7.肱骨头　8.肱二头肌长头腱　9.滑膜　10.关节
腔　11.关节囊　12.盂下结节　13.肩峰下滑囊　14.腱鞘

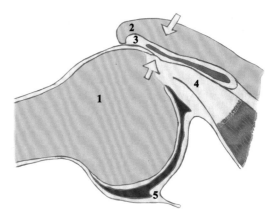

彩图19-9　盂肱关节外展示意图

1.肱骨头　2.肩峰　3.肩峰下滑囊　4.冈上肌腱　5.关节囊

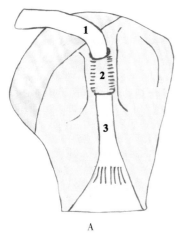

A

1.关节内段　2.鞘内段　3.鞘外段

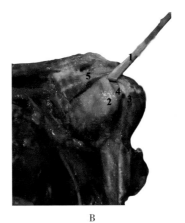

B

1.肱二头肌长头腱　2.小结节　3.大结节
4.结节间沟　5.喙肩韧带

彩图19-10　肱二头肌长头腱

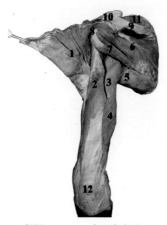

彩图 19-11　肩胛部解剖

1.三角肌　2.肱三头肌外侧头　3.肱三头肌长
头　4.肱三头肌内侧头　5.大圆肌　6.冈下肌
7.小圆肌　8.大结节　9.肩胛冈　10.肩峰
11.冈上肌　12.尺骨鹰嘴

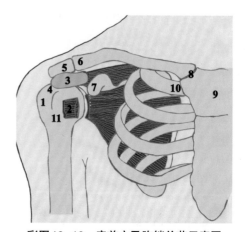

彩图 19-12　肩前方及胸锁关节示意图

1.大结节　2.胸小肌　3.肩峰下滑囊　4.冈上肌腱
5.肩峰　6.锁骨　7.喙突　8.胸锁关节　9.胸骨
10.第一肋软骨　11.结节间沟

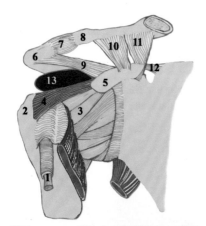

彩图 19-13　肩前方及肩锁关节示意图

1.长头腱及腱鞘　2.大结节　3.关节囊　4.冈上肌腱
5.喙突　6.肩峰　7.肩锁韧带　8.锁骨　9.喙肩韧带
10.斜方韧带　11.锥状韧带　12.肩胛横韧带
13.肩峰下滑囊

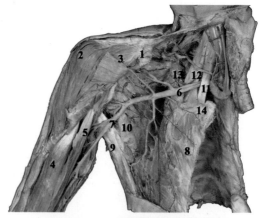

彩图 19-14　颈前及肩前部解剖结构

1.锁骨　2.三角肌中束　3.三角肌前束　4.肱二头肌
5.喙肱肌　6.锁骨下动脉　7.腋动脉　8.第二肋
9.背阔肌　10.肩胛下肌　11.前斜角肌　12.中斜角肌
13.后斜角肌　14.第一肋

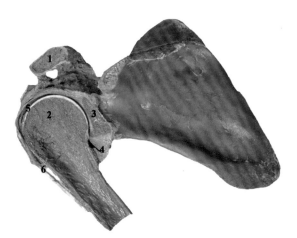

彩图19-15　盂肱关节冠状面

1.肩峰　2.肱骨头　3.关节盂　4.关节囊
5.肩关节腔　6.肱二头肌长头腱

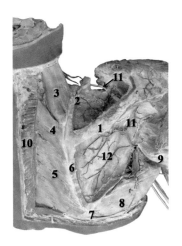

彩图20-1　肩胛部解剖

1.肩胛冈　2.肩胛上角　3.肩胛提肌　4.小菱形肌　5.大
菱形肌　6.肩胛骨脊柱缘　7.肩胛下角　8.大圆肌　9.肱
三头肌长头　10.斜方肌　11.肩胛上神经　12.天宗穴

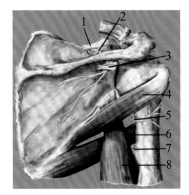

彩图20-2　肩胛上神经（1）

1.肩胛上横韧带　2.肩胛上神经　3.肩胛下横韧带　4.小圆肌　5.腋神经　6.大圆肌　7.桡神经　8.肱三头肌长头

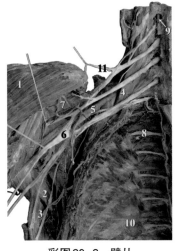

彩图20-3　臂丛

1.三角肌　2.肩胛下肌　3.背阔肌　4.后斜角肌　5.锁
骨下动脉　6.臂丛　7.胸小肌　8.肋间神经　9.椎动
脉　10.肋骨　11.肩胛上神经

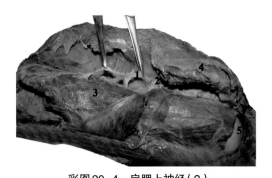

彩图20-4　肩胛上神经（2）

1.肩胛上神经　2.肩胛下横韧带　3.冈下肌
4.肩峰角　5.肱骨头

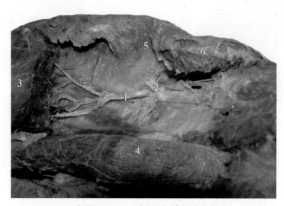

彩图20-5　肩胛上神经（3）

1.肩胛上神经　2.肩胛下横韧带　3.冈下肌　4.大圆肌　5.肩胛冈　6.三角肌

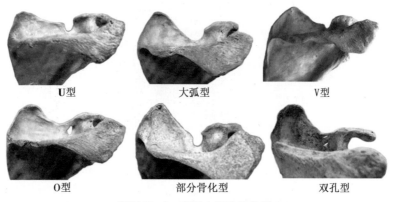

U型　　　　　　　大弧型　　　　　　　V型

O型　　　　　　部分骨化型　　　　　双孔型

彩图20-6　肩胛上切迹的分型

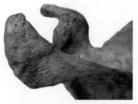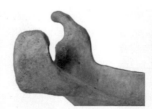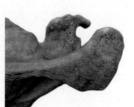

C型肩峰角　　　　　　L型肩峰角　　　　　　双角型肩峰

彩图20-7　肩峰角的分型

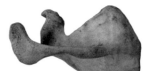

I型，呈梭形

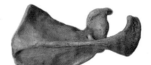

II型，呈细杆形

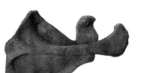

III型，呈粗杆形

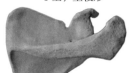

IV型，呈棒槌形

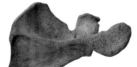

V型，呈横置"S"形

彩图20-8　肩胛冈的形状

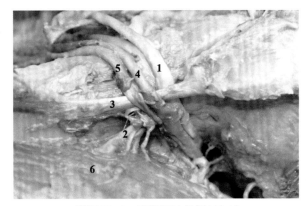

彩图20-9　肩胛切迹处解剖（1）

1.肩胛上神经　2.冈上肌肌支　3.肩胛上横韧带　4.肩胛上动脉　5.肩胛上静脉　6.冈上肌

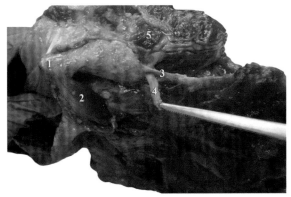

彩图20-10　肩胛切迹处解剖（2）

1.喙突　2.肱二头肌短头　3.肩胛上横韧带　4.肩胛上神经　5.冈上肌

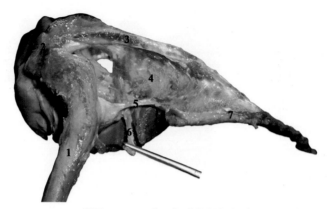

彩图20-11　肩胛切迹处解剖（3）

1.锁骨　2.肩锁关节　3.肩胛冈　4.冈上窝　5.肩胛上横韧带　6.肩胛上神经　7.肩胛上角

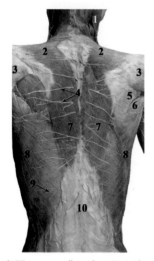

彩图21-1　背肌浅层及皮神经

1.胸锁乳突肌　2.中斜方肌　3.三角肌
4.脊神经后支（内侧皮支）5.冈下肌
6.大圆肌　7.下斜方肌　8.背阔肌
9.脊神经后支（外侧皮支）10.胸腰筋膜

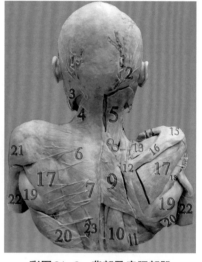

彩图21-2　背部及肩胛部肌

1.枕动脉　2.枕大神经　3.胸锁乳突肌　4.上斜方肌　5.头半棘
肌和头夹肌　6.中斜方肌　7.下斜方肌　8.小菱形肌　9.大菱
形肌　10.胸最长肌　11.髂肋肌　12.肩胛冈内侧端　13.冈上肌
14.锁骨　15.肩峰　16.肩胛冈　17.冈下肌　18.小圆肌　19.大圆肌
20.背阔肌　21.三角肌　22.肱三头肌长头　23.皮神经

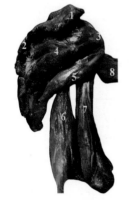

彩图21-3　肩胛部肌（1）

1.肩峰　2.肩胛冈　3.大结节　4.冈下肌
5.小圆肌　6.肱三头肌长头
7.肱三头肌外侧头　8.三角肌

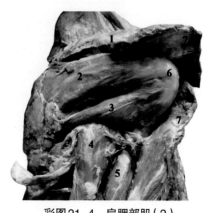

彩图21-4　肩胛部肌（2）

1.肩胛冈　2.冈下肌　3.小圆肌　4.肱三头肌长头
5.肱三头肌外侧头　6.大结节　7.三角肌

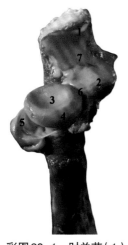

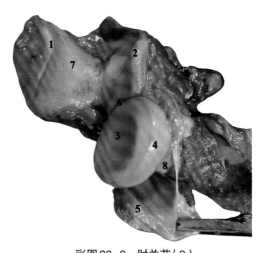

彩图23-1 肘关节（1）

1.鹰嘴 2.冠突 3.桡骨关节凹 4.环状关节面
5.桡骨环状韧带 6.桡尺近侧关节 7.滑车切迹

彩图23-2 肘关节（2）

1.鹰嘴 2.冠突 3.桡骨关节凹 4.环状关节面
5.桡骨环状韧带 6.桡尺近侧关节 7.滑车切迹
8.桡骨颈

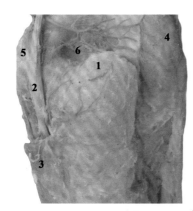

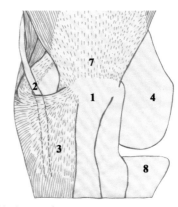

彩图24-1 肘管解剖及示意图

1.尺骨鹰嘴 2.尺神经 3.肘肌 4.肱骨外上髁 5.肱骨内上髁 6.鹰嘴窝 7.肱三头肌腱 8桡骨头

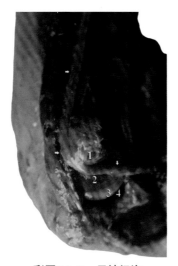

彩图24-2 尺神经沟

1.肱骨内上髁 2.尺神经沟 3.肱骨滑车 4.肘关节腔
箭头所示为尺神经

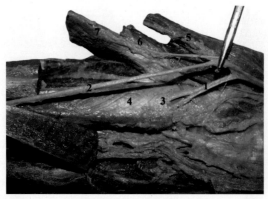

彩图25-1 Frohse弓(1)

1.骨间背神经 2.桡神经浅支 3.Frohse弓 4.旋后肌
5.肱桡肌 6.桡侧腕长伸肌 7.桡侧腕短伸肌(右)

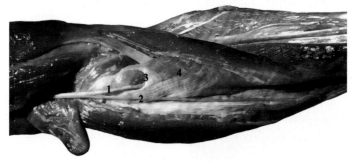

彩图25-2 Frohse弓(2)

1.桡神经深支 2.桡神经浅支 3.Frohse弓 4.旋后肌

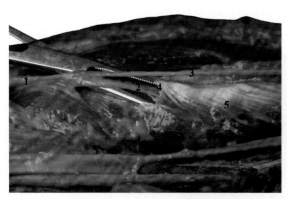

彩图25-3 旋后肌及桡神经

1.桡神经 2.桡神经深支 3.桡神经浅支
4.Frohse弓 5.旋后肌

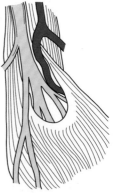

彩图25-4 Frohse弓与骨间背神经和
血管的关系示意图

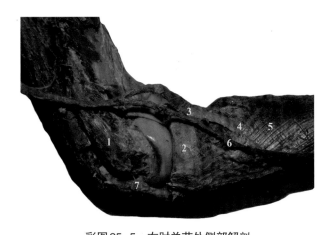

彩图25-5　右肘关节外侧部解剖

1.肱骨外上髁　2.环状韧带　3.骨间背神经　4. Frohse弓

5.旋后肌　6.桡神经浅支　7.桡侧副韧带（右）

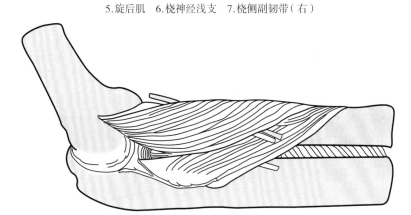

彩图25-6　旋后肌与骨间背神经示意图

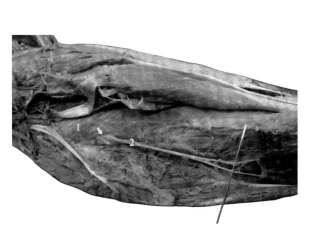

彩图25-7　骨间背神经出口（箭头所示）

1.旋后肌　2.骨间背神经

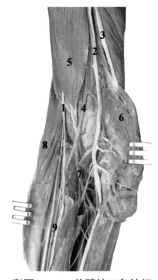

彩图25-8　前臂的三条神经

1.桡神经　2.正中神经　3.尺神经　4.肱动脉

5.肱二头肌　6.旋前圆肌　7.尺动脉

8.肱桡肌　9.桡动脉

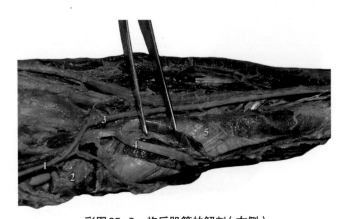

彩图25-9　旋后肌管的解剖（右侧）

1.桡神经　2.环状韧带　3.桡神经浅支　4.骨间背神经　5.旋后肌

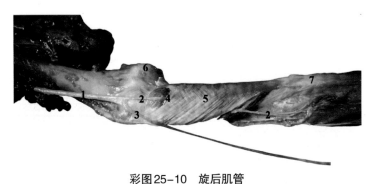

彩图25-10　旋后肌管

1.桡神经　2.骨间背神经　3.桡神经浅支　4.Frohse弓　5.旋后肌　6.肱骨内上髁

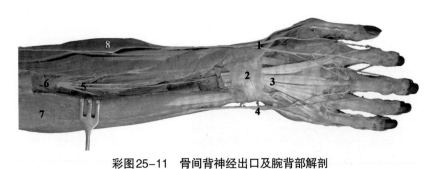

彩图25-11　骨间背神经出口及腕背部解剖

1.桡神经浅支　2.腕背支持带　3.伸肌腱　4.尺神经　5.桡神经深支　6.旋后肌
7.尺侧腕伸肌　8.桡侧腕长伸肌

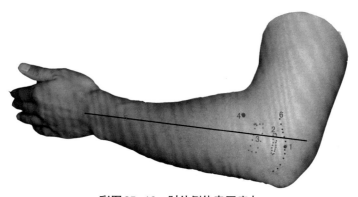

彩图25-12 肘外侧体表压痛点

1.肱骨外上髁　2.肱桡关节间隙　3.环状韧带　4.Frohse弓
5.前臂正中线　6.髁间连线

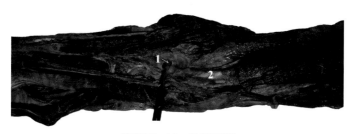

彩图25-13 肱桡滑囊

1.肱桡滑囊　2.肱二头肌肌腱

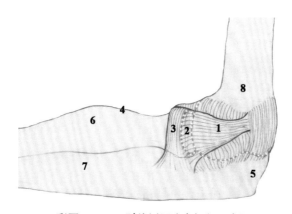

彩图25-14 肘外侧压痛点解剖示意图

1.肱骨外上髁　2.肱桡关节间隙　3.桡骨头环状关节面　4.旋后肌
5.尺骨鹰嘴　6.桡骨　7.尺骨　8.肱骨

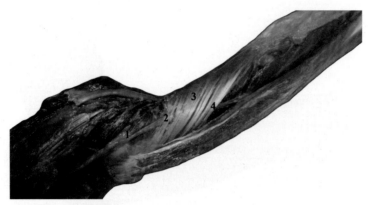

彩图25-15 桡神经深支与旋后肌（1）

1.桡神经深支 2.Frohse弓 3.旋后肌 4.旋后肌管出口

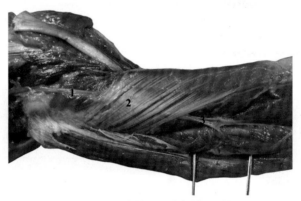

彩图25-16 桡神经深支与旋后肌（2）

1.桡神经深支 2.旋后肌 3.桡神经终末支

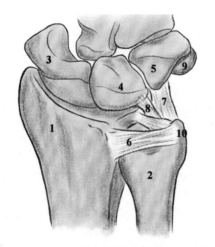

彩图26-1 三角纤维软骨复合体和腕关节

1.桡骨 2.尺骨 3.舟骨 4.月骨 5.三角骨
6.TFC 7.尺三角韧带 8.尺月韧带
9.豌豆骨 10.尺骨茎突

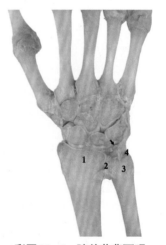

彩图26-2 腕关节背面观

1.桡骨 2.远侧尺桡关节 3.尺骨 4.尺骨茎突
箭头所示为三角软骨盘

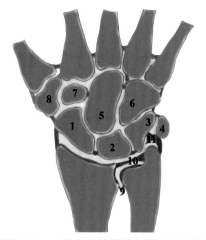

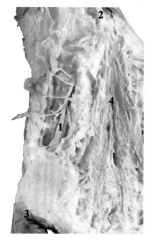

彩图26-3　三角纤维软骨复合体解剖示意图

1.舟骨　2.月骨　3.三角骨　4.豌豆骨
5.头状骨　6.钩骨　7.小多角骨　8.大多角骨
9.囊状隐窝　10.关节盘　11.半月板

彩图27-1　尺管处尺神经

1.尺神经　2.掌长肌腱
3.小指　4.掌腱膜

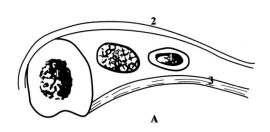

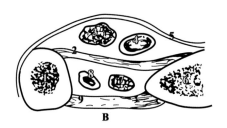

彩图27-2　尺管断面示意图

A入口断面　1.豌豆骨　2.腕掌侧筋膜和尺侧腕屈肌扩张部　3.腕横韧带　4.尺动脉　5.尺神经
B出口断面　1.豌豆骨　2.小鱼际肌腱弓　3.尺神经浅支　4.尺动脉　5.腕掌侧筋膜延续部和掌短肌纤维
　　　　　　6.钩骨钩　7.尺神经深支　8.尺动脉掌深支　9.腕横韧带

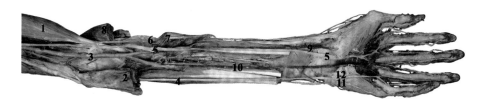

彩图27-3　前臂及掌指部屈面神经、血管

1.肱二头肌　2.指浅屈肌　3.肱动脉　4.尺神经　5.正中神经　6.桡神经　7.旋后肌
8.肱桡肌　9.桡动脉　10.尺动脉　11.尺神经浅支　12.尺神经深支

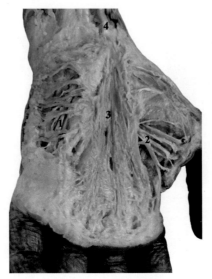

彩图27-4　掌面浅层结构

1.尺神经　2.正中神经　3.掌腱膜　4.掌长肌腱

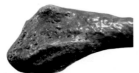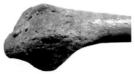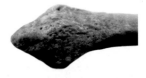

彩图28-1　桡骨茎突处骨沟（1）

左：双沟型　中：单沟型　右：平坦型

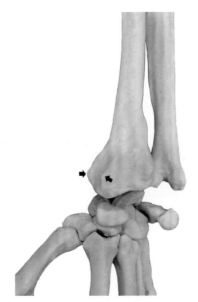

彩图28-2　桡骨茎突处骨沟（2）

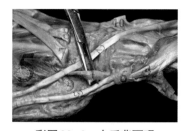

彩图28-3　右手背面观

1.桡动脉　2.拇长伸肌腱　3.拇短伸肌腱　4.拇
长展肌腱　5.骨间背侧肌　6.拇长展肌和拇短伸
肌腱鞘　7.桡侧腕长伸肌腱　8.桡侧腕短伸肌腱
9.第一掌骨底　10.伸肌支持带

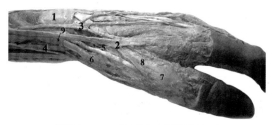

彩图28-4　桡骨茎突部解剖（1）

1.伸肌支持带　2.头静脉　3.桡神经浅支　4.桡动脉
5.鼻烟壶内桡动脉　6.拇长展肌腱　7.拇短伸肌腱止点
8.拇长伸肌腱　9.腱鞘

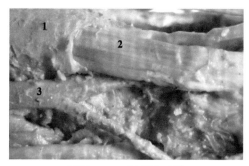

彩图28-5　腕部桡动脉

1.腱鞘　2.副腱结构　3.桡动脉

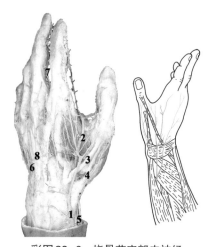

彩图28-6　桡骨茎突部皮神经

1.桡神经浅支　2.桡动脉　3.拇长伸肌腱
4.拇短伸肌腱　5.桡动脉　6.尺神经手背支
7.指掌侧固有动脉　8.指伸肌腱

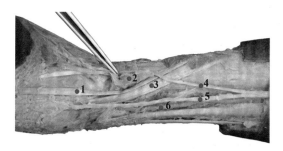

彩图28-7　桡骨茎突部解剖（2）

1.拇短伸肌腱　2.切开的腱鞘　3.拇长伸肌腱　4.桡神经
浅支尺侧支　5.桡神经浅支桡侧支　6.桡动脉

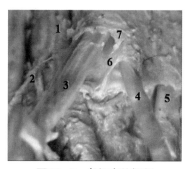

图28-8　鼻烟窝处解剖

1.桡动脉　2.桡动脉掌浅支　3.拇长展肌腱
4.拇短伸肌腱　5.拇长伸肌腱　6.纤维隔
7.第一骨性纤维鞘管

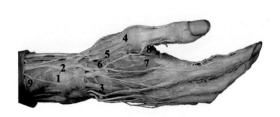

彩图28-9　右手侧面观

1.伸肌支持带　2.桡神经浅支　3.指伸肌腱　4.拇短
伸肌腱　5.拇长伸肌腱　6.桡动脉　7.骨间背侧肌
8.掌背动脉　9.拇短伸肌

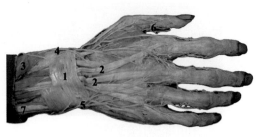

彩图28-10　右手背面观

1.腕背支持带　2.指伸肌腱　3.拇短伸肌　4.桡神经浅
支　5.尺神经　6.指动脉　7.尺侧腕伸肌腱　10.尺动
脉　11.尺神经浅支　12.尺神经深支

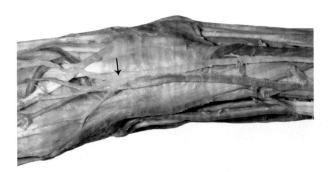

彩图28-11　桡骨茎突部神经、血管

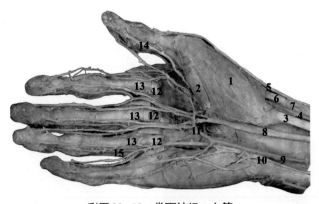

彩图28-12　掌面神经、血管

1.拇短展肌　2.拇对掌肌　3.桡侧腕屈肌腱　4.桡动脉　5.桡神经浅支
6.拇长展肌腱　7.腱鞘　8.正中神经　9.尺动脉　10.尺神经　11.掌深弓
12.屈肌腱　13.屈肌腱鞘　14.指神经　15.指动脉

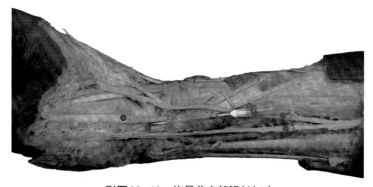

彩图28-13 桡骨茎突部解剖（3）

1.拇短伸肌腱 2.拇长展肌腱 3.桡神经浅支尺侧支
4.桡神经浅支桡侧支 5.桡骨茎突处腱鞘

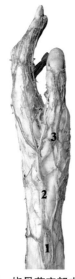

彩图28-14 桡骨茎突部皮神经和静脉

1.桡神经浅支 2.头静脉 3.手背静脉

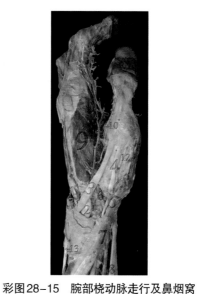

彩图28-15 腕部桡动脉走行及鼻烟窝

1.桡侧腕短伸肌腱 2.桡侧腕长伸肌腱 3.拇长伸肌腱
4.拇短伸肌腱 5.拇长展肌腱 6.桡动脉 7.桡骨茎突
8.桡侧腕屈肌 9.骨间背侧肌 10.拇收肌 11.拇主要动脉
12.拇短展肌 13.尺侧腕伸肌腱

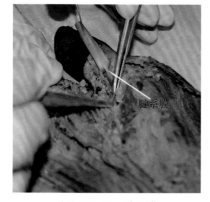

彩图28-16 腱系膜

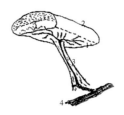

彩图28-17 腱系膜及屈肌腱血供示意图

肌腱掌侧由滑液营养，背侧由血管灌注

1.屈肌腱背侧 2.屈肌腱掌侧 3.腱纽 4.指固
有动脉 5.屈肌腱横断面

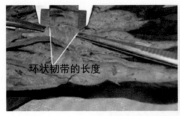
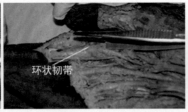
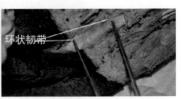

彩图28-18　环状韧带

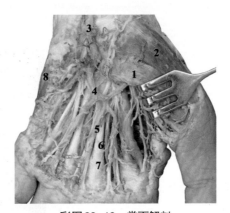

彩图28-19　掌面解剖

1.拇短屈肌　2.拇短展肌　3.尺动脉　4.掌浅弓　5.指掌侧总动脉

6.指屈肌腱　7.指屈肌腱鞘　8.小指展肌

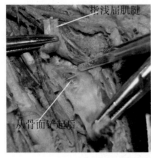
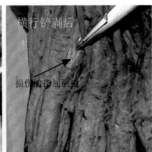
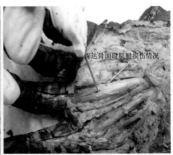

彩图28-20　针刀错误操作所致肌腱损伤

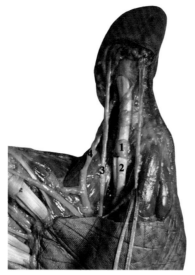

彩图 28-21　环状韧带的近侧缘与远侧缘

1.环状韧带　2.屈指肌腱　3.拇指固有神经　4.拇指固有动脉

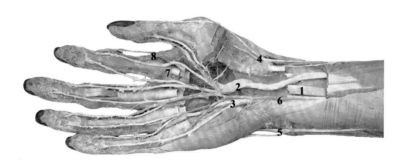

彩图 28-22　掌面的神经分布

1.指深屈肌腱　2.正中神经　3.尺神经　4.桡神经浅支　5.尺神经
6.尺动脉　7.腱鞘　8.指动脉

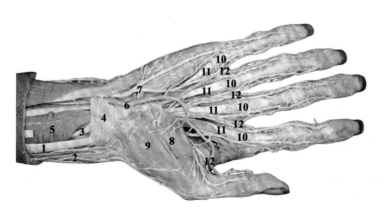

彩图 28-23　掌面的解剖

1.拇长展肌腱　2.桡神经浅支　3.正中神经　4.屈肌支持带　5.旋前方肌　6.尺动脉
7.尺神经　8.拇对掌肌　9.拇短展肌　10.屈肌腱鞘　11.屈肌腱　12.指神经、动脉

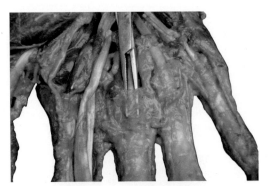

彩图28-24 环状韧带近侧缘

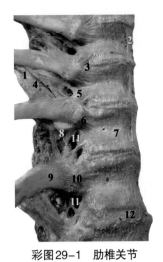

彩图29-1 肋椎关节

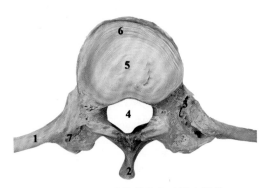

彩图29-2 肋椎关节和肋横突关节

1.肋间内膜 2.前纵韧带 3.肋小头辐状韧带中部
4.肋横突前韧带 5.肋小头辐状韧带上部
6.肋小头辐状韧带下部 7.椎体 8.肋横突后韧带
9.肋颈 10.肋小头关节 11.椎间孔 12.椎间盘

1.肋骨 2.棘突 3.肋椎关节 4.椎孔 5.髓核
6.纤维环 7.肋横突关节

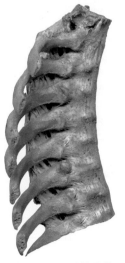

彩图29-3 肋椎关节

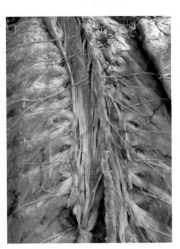

彩图29-4 脊神经后支

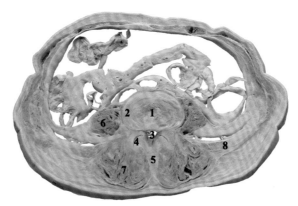

彩图 30-1　腰椎横切面解剖

1.髓核　2.纤维环　3.椎管　4.关节突关节　5.棘突　6.腰大肌　7.竖脊肌　8.腰方肌

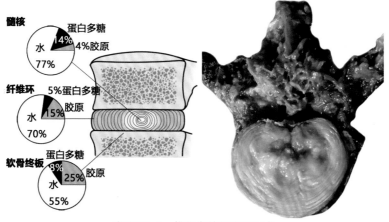

彩图 30-2　椎间盘的剖面及构成

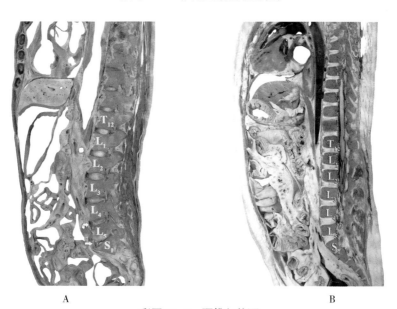

A B

彩图 30-3　腰椎矢状面

A：下方箭头所示为严重退变的椎间盘；B：所有椎间盘均无明显的退变

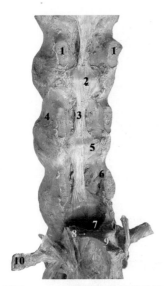

彩图31-1　后纵韧带及椎管前壁

1.椎弓根　2.后纵韧带（椎间盘部）　3.后纵韧带（椎体后部）　4.椎体　5.椎间盘　6.滋养动脉　7.椎管　8.椎弓板　9.棘突　10.横突

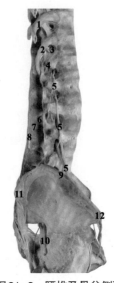

彩图31-2　腰椎及骨盆侧面观

1.第11肋　2.第12肋　3.椎间孔　4.L$_1$横突　5.脊神经前支　6.棘突　7.棘间韧带　8.棘上韧带　9.髂嵴　10.坐骨神经　11.髂后上棘　12.髂前上棘

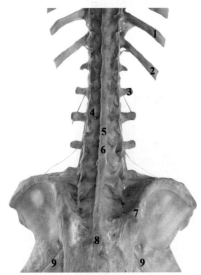

彩图31-3　棘上韧带及关节突关节

1.第11肋　2.第12肋　3.L$_2$横突　4.关节突　5.棘上韧带　6.棘突　7.髂后上棘　8.骶正中嵴　9.坐骨神经

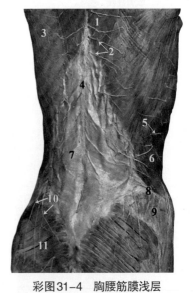

彩图31-4　胸腰筋膜浅层

1.下斜方肌　2.胸神经后支　3.背阔肌　4.棘上韧带　5.肋间神经外侧皮支　6.腹外斜肌　7.胸腰筋膜　8.髂嵴　9.臀中肌　10.臀上皮神经　11.臀大肌

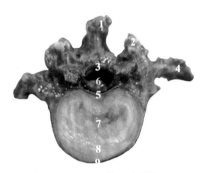

彩图31-5　腰椎间盘横切面
1.棘突　2.关节突　3.黄韧带　4.横突　5.后纵韧带
6.椎孔　7.髓核　8.纤维环　9.前纵韧带

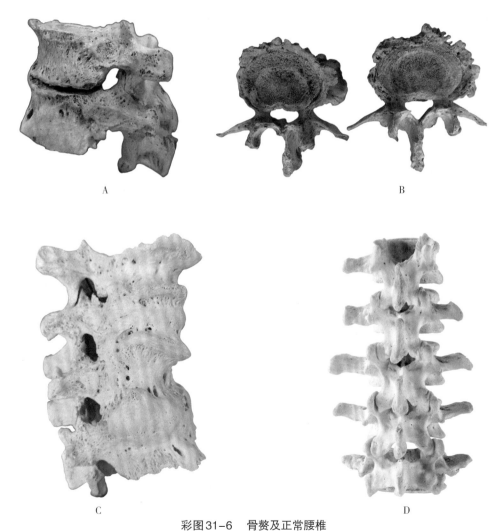

A

B

C

D

彩图31-6　骨赘及正常腰椎
A：阻滞椎及骨赘形成；B：椎体周缘的菜花状骨赘及椎管狭窄；
C：3个阻滞椎及骨赘；D：正常骨性腰椎

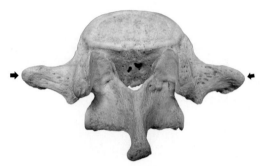

彩图31-7　第三腰椎横突

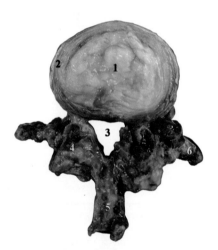

彩图32-1　腰椎间盘横切面

1.髓核　2.纤维环　3.椎孔　4.上关节突
5.棘突　6.横突

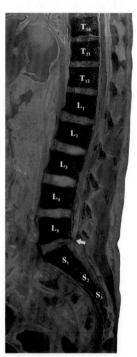

彩图32-2　腰椎矢状面

箭头所示为L_5~S_1突出的椎间盘

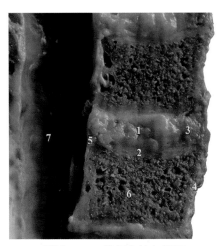

彩图32-3　椎间盘的矢状面

1.髓核　2.终板　3.纤维环　4.前纵韧带
5.后纵韧带　6.椎体　7.椎管

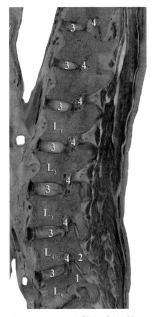

彩图32-4　腰椎间盘矢状面

1.上关节突　2.下关节突　3.椎间盘
4.椎间孔

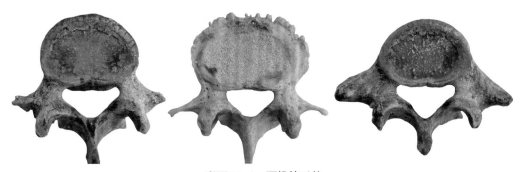

彩图33-1　腰椎管形状

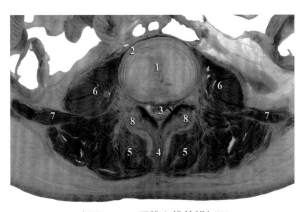

彩图33-2　腰椎和椎管横切面

1.髓核　2.纤维环　3.椎管　4.棘突　5.竖脊肌　6.腰大肌　7.腰方肌　8.关节突关节

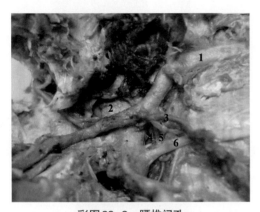

彩图33-3　腰椎间孔

1.节段腰动脉　2.脊神经节　3.横突前支　4.根动脉
5.窦椎神经　6.交通支

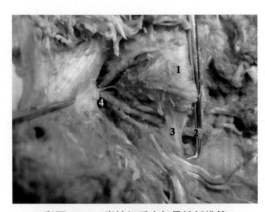

彩图33-4　脊神经后支与骨性纤维管

1.横突　2.脊神经后内侧支　3.上关节突副突韧带
4.椎间孔

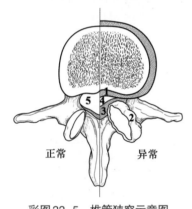

正常　　　异常

彩图33-5　椎管狭窄示意图

1.椎间盘向后外侧膨出　2.关节突肥大　3.黄韧带肥
厚　4.狭窄的椎管　5.正常的椎管
典型的退变性腰椎管狭窄一般继发于椎间盘膨出、关
节突肥大、黄韧带肥厚等。腰椎前屈可减轻椎间盘膨
出及黄韧带皱褶，因此可缓解椎管狭窄

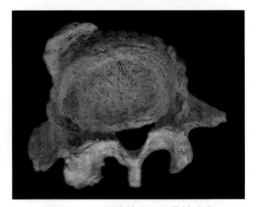

彩图33-6　腰椎管变形及骨性狭窄

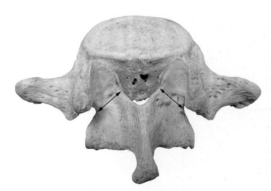

彩图33-7　腰椎峡部

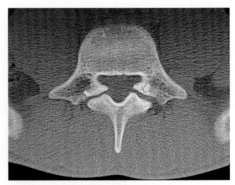

彩图33-8　腰椎峡部裂

箭头所示为峡部裂

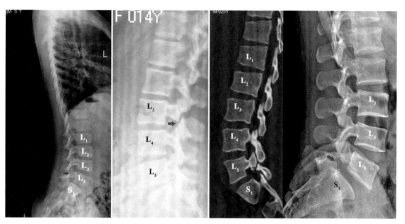

彩图33-9　儿童及青少年的腰椎峡部裂及滑脱

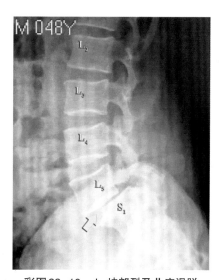

彩图33-10　L_5峡部裂及Ⅱ度滑脱

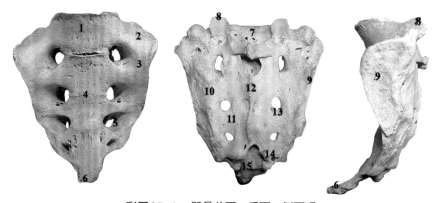

彩图35-1　骶骨前面、后面、侧面观

1.骶岬　2.骶翼　3.侧部　4.横线　5.骶前孔　6.尾骨　7.骶管　8.上关节突　9.耳状面　10.骶外侧嵴
11.骶中间嵴　12.骶正中嵴　13.骶后孔　14.骶角　15.骶管裂孔

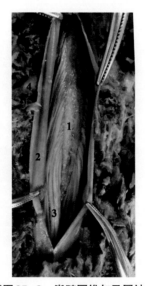

彩图 35-2　脊髓圆锥与马尾神经

1.脊髓圆锥　2.硬膜囊　3.马尾神经　4.脊神经根（从后向前看）

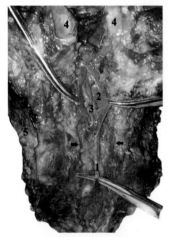

彩图 35-3　骶管

箭头所示为打开的骶管后壁骨质

1.终丝　2.硬膜囊　3.马尾神经　4.上关节突　5.耳状面

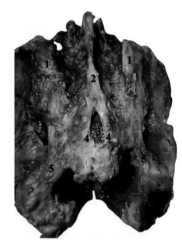

彩图 35-4　骶管裂孔

1.髂后上棘　2.骶正中嵴　3.骶管裂孔
4.骶角　5.骶结节韧带

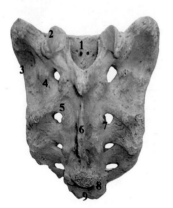

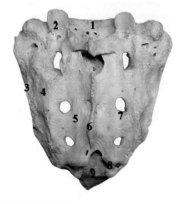

彩图 35-5　骶管裂孔形态变异

1.骶管　2.上关节突　3.耳状面　4.骶外侧嵴　5.骶中间嵴　6.骶正中嵴　7.骶后孔　8.骶角　9.骶管裂孔

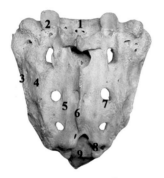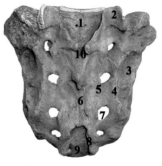

彩图35-6　Ⅰ度骶椎隐裂

1.骶管　2.上关节突　3.耳状面　4.骶外侧嵴　5.骶中间嵴　6.骶正中嵴　7.骶后孔
8.骶角　9.骶管裂孔　10.骶椎隐裂

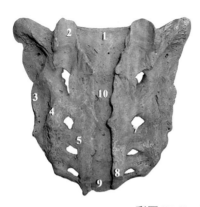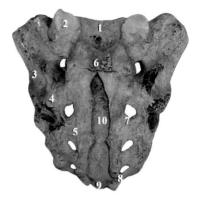

彩图35-7　Ⅱ度骶椎隐裂

1.骶管　2.上关节突　3.耳状面　4.骶外侧嵴　5.骶中间嵴　6.骶正中嵴
7.骶后孔　8.骶角　9.骶管裂孔　10.骶椎隐裂

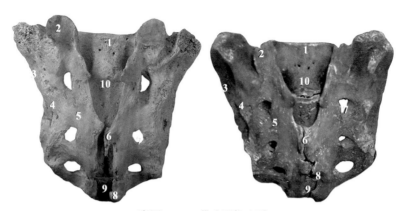

彩图35-8　Ⅲ度骶椎隐裂

1.骶管　2.上关节突　3.耳状面　4.骶外侧嵴　5.骶中间嵴　6.骶正中嵴
7.骶后孔　8.骶角　9.骶管裂孔　10.骶椎隐裂

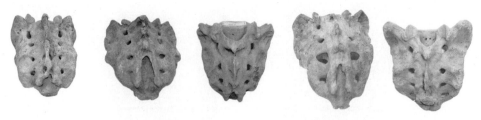

彩图35-9　形状各异的骶管裂孔

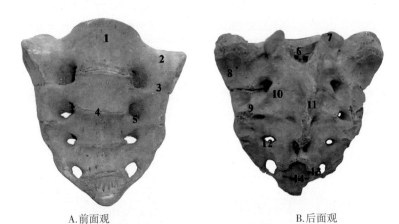

A.前面观　　　　　　　　　　B.后面观

彩图35-10　骶骨向左侧歪斜

1.骶岬　2.骶翼　3.侧部　4.横线　5.骶前孔　6.骶管　7.上关节突　8.耳状面　9.骶外侧嵴
10.骶中间嵴　11.骶正中嵴　12.骶后孔　13.骶角　14.骶管裂孔

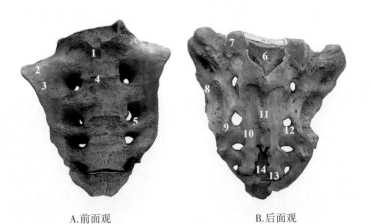

A.前面观　　　　　　　　　　B.后面观

彩图35-11　骶骨向右侧歪斜

1.骶岬　2.骶翼　3.侧部　4.横线　5.骶前孔　6.骶管　7.上关节突　8.耳状面　9.骶外侧嵴
10.骶中间嵴　11.骶正中嵴　12.骶后孔　13.骶角　14.骶管裂孔

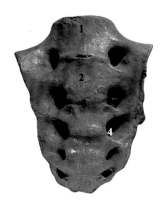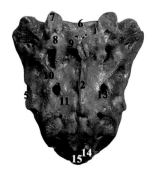

A.前面观　　　　　　　　　　　　B.后面观

彩图35-12　腰椎骶化（1）

前方椎体，后方椎板、关节突关节均融合

1.骶化的L₅椎体　2.S₁　3.横线　4.骶前孔　5.耳状面　6.骶管　7.骶化的L₅上关节突　8.融合的关节突关节　9.融合的椎板　10.骶外侧嵴　11.骶中间嵴　12.骶正中嵴　13.骶后孔　14.骶角　15.骶管裂孔

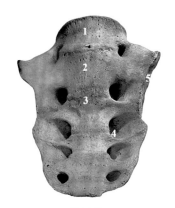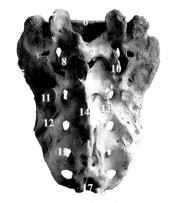

A.前面观　　　　　　　　　　　　B.后面观

彩图35-13　腰椎骶化（2）

前方椎体融合，后方椎板、关节突关节未融合

1.骶化的L₅椎体　2.S₁　3.横线　4.骶前孔　5.耳状面　6.骶管　7.骶化的L₅上关节突　8.未融合的关节突关节　9.骶化的L₅椎板　10.S₁上关节突　11.副耳状面　12.骶外侧嵴　13.骶中间嵴　14.骶正中嵴　15.骶后孔　16.骶角　17.骶管裂孔

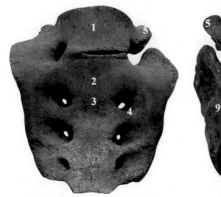

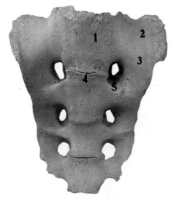 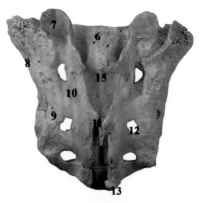

A.前面观　　　　　　　　　　　B.后面观

彩图35-14　骶椎腰化（1）

左侧横突游离

1.S$_1$　2.S$_2$　3.横线　4.骶前孔　5.腰化的S$_1$横突　6.骶管　7.腰化的S$_1$上关节突
8.关节突关节　9.骶外侧嵴　10.骶中间嵴　11.骶正中嵴　12.骶后孔　13.耳状面
14.骶角　15.骶管裂孔

A.前面观　　　　　　　　　　　B.后面观

彩图35-15　骶椎腰化（2）

骶骨数目变异，只有4个骶椎

1.骶岬　2.骶翼　3.侧部　4.横线　5.骶前孔　6.骶管　7.上关节突　8.耳状面　9.骶外侧嵴　10.骶
中间嵴　11.骶正中嵴　12.骶后孔　13.骶角　14.骶管裂孔　15.骶椎隐裂

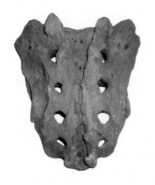 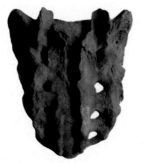 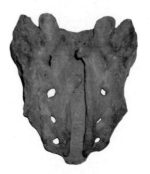

彩图35-16　完全性纵行隐裂

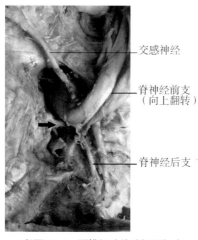

彩图37-1　腰椎间孔外孔解剖（1）

箭头所示为椎间孔横韧带

交感神经

脊神经前支
（向上翻转）

脊神经后支

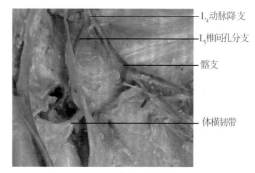

彩图37-2　腰椎间孔外孔解剖（2）

L₄动脉降支

L₅椎间孔分支

髂支

体横韧带

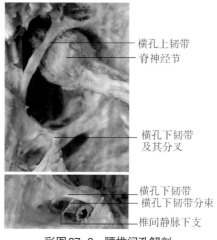

彩图37-3　腰椎间孔解剖

横孔上韧带

脊神经节

横孔下韧带
及其分叉

横孔下韧带

横孔下韧带分束

椎间静脉下支

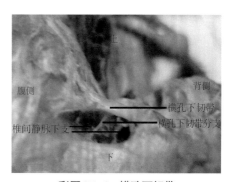

彩图37-4　横孔下韧带

横孔下韧带有分支至椎弓根上切迹（椎板部分已
咬除）

上

腹侧

背侧

横孔下韧带

椎间静脉下支

横孔下韧带分支

下

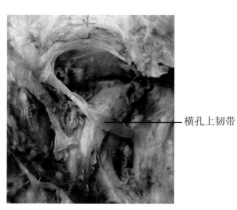

彩图37-5　横孔上韧带

横孔上韧带

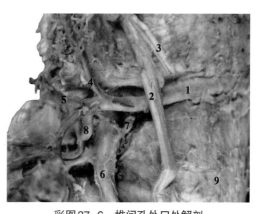

彩图37-6　椎间孔外口处解剖

1.节段腰动脉　2.L₃神经根前支　3.L₃神经根后支
4.节段腰动脉侧支　5.节段腰动脉背支　6.L₄神经根
7.L₄神经根交通支　8.节段腰动脉横支
9.L₅~S₁椎间盘

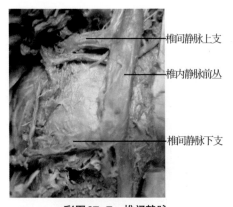

椎间静脉上支

椎内静脉前丛

椎间静脉下支

彩图37-7　椎间静脉

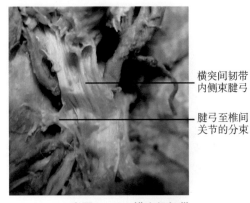

横突间韧带
内侧束腱弓

腱弓至椎间
关节的分束

彩图37-8　横突间韧带

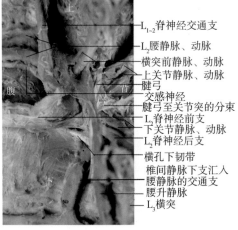

L$_{1-2}$脊神经交通支

L$_2$腰静脉、动脉

横突前静脉、动脉
上关节静脉、动脉
腱弓
交感神经
腱弓至关节突的分束
L$_2$脊神经前支
下关节静脉、动脉
L$_2$脊神经后支
横孔下韧带
椎间静脉下支汇入
腰静脉的交通支
腰升静脉
L$_3$横突

彩图37-9　腰椎间孔外孔处复杂的解剖

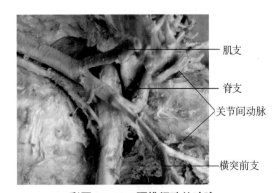

肌支

脊支

关节间动脉

横突前支

彩图37-10　腰椎间孔处动脉

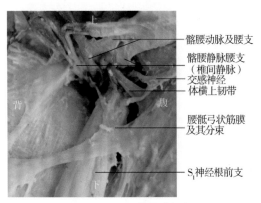

髂腰动脉及腰支

髂腰静脉腰支
（椎间静脉）
交感神经
体横上韧带

腰骶弓状筋膜
及其分束

S$_1$神经根前支

彩图37-11　椎间孔解剖

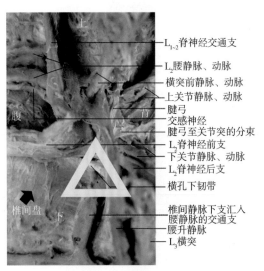

L$_{1-2}$脊神经交通支

L$_2$腰静脉、动脉

横突前静脉、动脉
上关节静脉、动脉
腱弓
交感神经
腱弓至关节突的分束
L$_2$脊神经前支
下关节静脉、动脉
L$_2$脊神经后支
横孔下韧带

椎间静脉下支汇入
腰静脉的交通支
腰升静脉
L$_3$横突

彩图37-12　安全三角处解剖

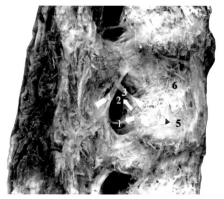

彩图 37-13　腰椎间孔韧带

1.横孔下韧带　2.横孔上韧带　3.体横上韧带
4.体横下韧带　5.椎间盘　6.椎体

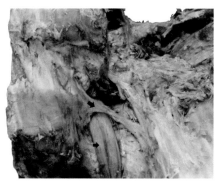

彩图 37-14　体横下韧带与神经根的关系

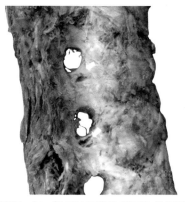

彩图 37-15　椎间孔韧带的肥厚和分叉现象
（小儿标本）

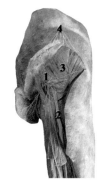

彩图 37-16

左图：1.梨状肌　2.坐骨神经　3.臀中肌　4.臀上皮神经
中图：1.梨状肌　2.骶结节韧带　3.坐骨结节　4.坐骨神经
　　　5.臀中肌　6.股二头肌长头
右图：从后向前看（右侧）

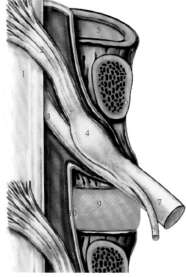

彩图 37-17

1.脊髓　2.后根　3.前根　4.脊神经节　5.椎体　6.椎弓根
7.前支　8.后支　9.椎间盘　10.硬脊膜　11.蛛网膜（从后向前看）

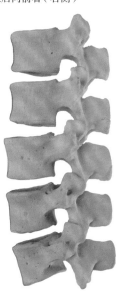

彩图 37-18

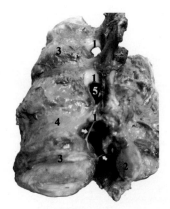

彩图37-19

箭头所示为椎间孔韧带

1.椎弓根 2.下关节突 3.椎间盘 4.椎体 5.椎间孔

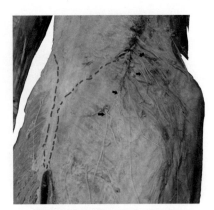

彩图38-1　臀上皮神经的解剖

红色虚线为两侧髂嵴至尾骨的连线，箭头所示为臀上皮神经

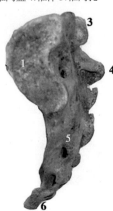

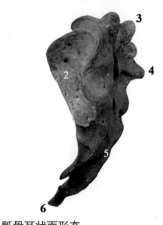

彩图39-1　骶骨耳状面形态

1."C"形耳状面　2."L"形耳状面　3.上关节突　4.骶正中嵴　5.骶后孔　6.尾骨

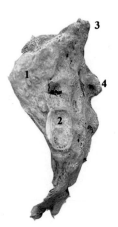

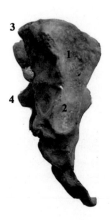

彩图39-2　骶骨副耳状面形态（位于耳状面下部）

1.耳状面　2.副耳状面　3.上关节突　4.骶正中嵴

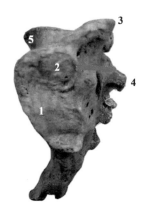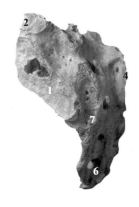

彩图39-3　骶骨副耳状面形态（位于耳状面上部）

1.耳状面　2.副耳状面　3.上关节突　4.骶正中嵴　5.骶岬　6.骶后孔　7.骶外侧嵴

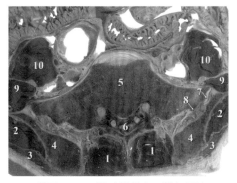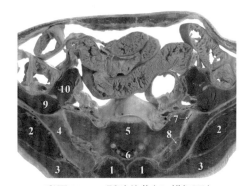

彩图39-4　骶髂关节（S₁横切面）

1.竖脊肌　2.臀中肌　3.臀大肌　4.髂骨　5.骶骨
6.骶管及马尾神经　7.骶髂关节滑膜部
8.骶髂关节韧带部　9.髂肌　10.腰大肌

彩图39-5　骶髂关节（S₂横切面）

1.竖脊肌　2.臀中肌　3.臀大肌　4.髂骨　5.骶骨
6.骶管及马尾神经　7.骶髂关节滑膜部
8.骶髂关节韧带部　9.髂肌　10.腰大肌

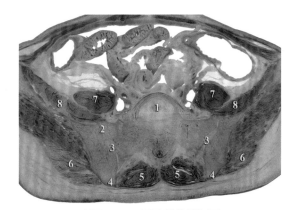

彩图39-6　骶髂关节横切面

1.L₅～S₁椎间盘　2.骶髂关节滑膜部　3.骶髂关节韧带部　4.髂后上棘
5.竖脊肌　6.臀大肌　7.腰大肌　8.髂肌

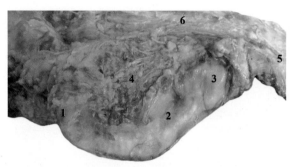

彩图39-7　骶骨耳状面

1.耳状面上部　2.骶骨耳状面凹状部　3.副耳状面
4.骶髂关节韧带部　5.尾骨　6.骶骨背面

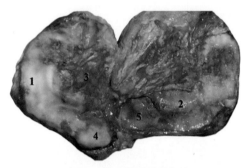

彩图39-8　骶髂关节（1）

1.骶骨耳状面　2.髂骨耳状面　3.骶髂关节韧带部
4.骶骨副耳状面　5.髂骨副耳状面

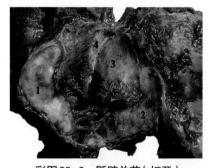

彩图39-9　骶髂关节（打开）

1.骶骨耳状面　2.髂骨耳状面　3.髂骨　4.从髂骨
面撕脱的骨膜　5.骨间韧带　6.L$_5$椎体　7.髂窝

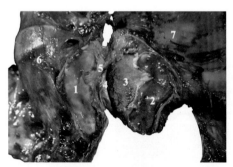

彩图39-10　骶髂关节（2）

1.骶骨耳状面　2.髂骨耳状面　3.髂骨　4.髂骨面撕脱骨膜
5.骨间韧带　6.S$_1$椎体　7.髂窝

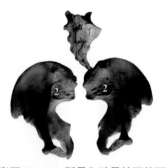

彩图39-11　骶骨和髂骨的耳状面

1.骶骨耳状面　2.髂骨耳状面

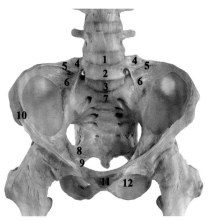

彩图 39-12　骨盆解剖（1）

1.L$_{4\sim5}$椎间盘　2.L$_5$椎体　3.L$_5\sim$S$_1$椎间盘
4.L$_5$横突　5.髂腰韧带　6.骶髂关节前韧带
7.S$_1$椎体　8.骶棘韧带　9.骶结节韧带
10.髂前上棘　11.耻骨联合　12.闭孔

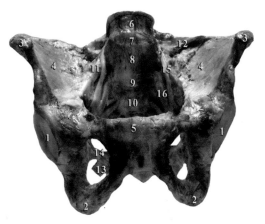

彩图 39-13　骨盆解剖（2）

1.髋臼　2.坐骨结节　3.髂前上嵴　4.髂窝　5.耻骨联合
6.L$_4$椎体　7.L$_{4\sim5}$椎间盘　8.L$_5$椎体　9.L$_5\sim$S$_1$椎间盘
10.S$_1$椎体　11.骶髂关节前韧带　12.髂腰韧带　13.骶结节
韧带　14.骶棘韧带　15.L$_5$神经根　16.S$_1$神经根

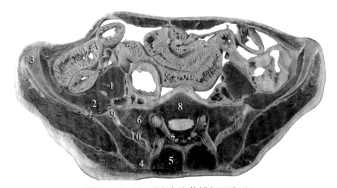

彩图 39-14　骶髂关节横切面解剖

1.腰大肌　2.髂肌　3.髂前上棘　4.髂后上棘　5.竖脊肌　6.骶骨　7.马尾神经
8.骶椎　9.骶髂关节滑膜部　10.骶髂关节韧带部（骨间韧带）

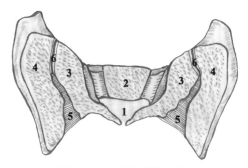

彩图 39-15　骶髂关节示意图

1.骶管　2.骶骨　3.髂骨　4.髂骨
5.骨间韧带　6.骶髂关节关节腔

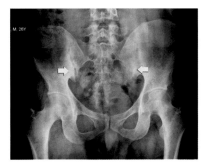

**彩图 39-16　表现为致密性髂骨炎的男性AS
病例**

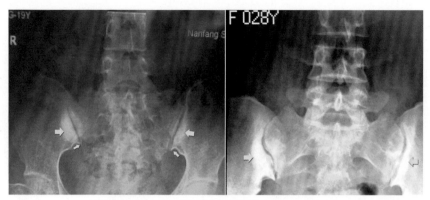

彩图39-17 表现为致密性髂骨炎的女性AS病例

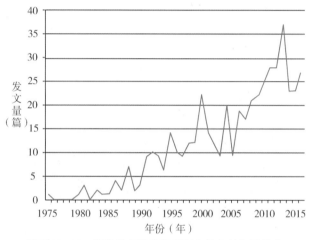

彩图39-18 骶髂关节错位相关研究的文献年代分布

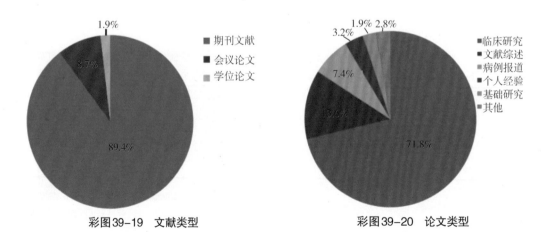

彩图39-19 文献类型

彩图39-20 论文类型

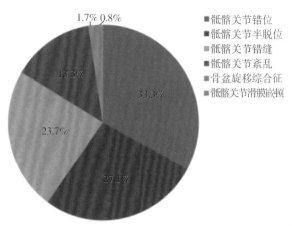

彩图39-21　骶髂关节错位相关研究的命名情况

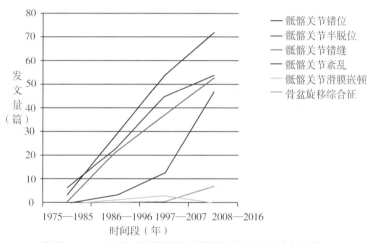

彩图39-22　不同时间段骶髂关节错位相关研究的命名情况

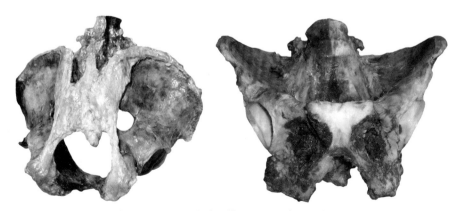

彩图39-23　强大的韧带结构维系着骨盆的稳定

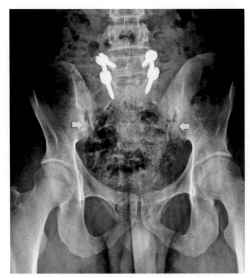

彩图39-24　因AS腰痛而行内固定的男青年

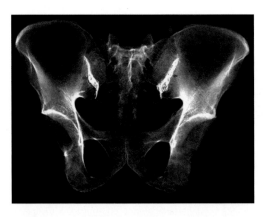

彩图40-1　骶髂关节耳状面（滑膜腔部分）

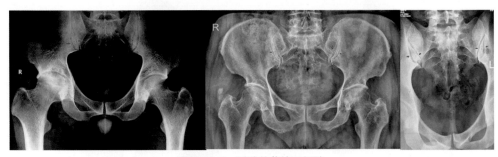

彩图40-2　骶髂关节的双间隙

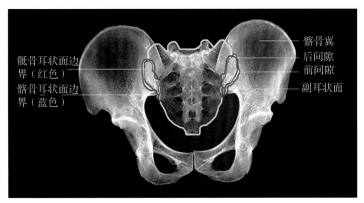

彩图40-3 骶髂关节的前间隙和后间隙（正位片）

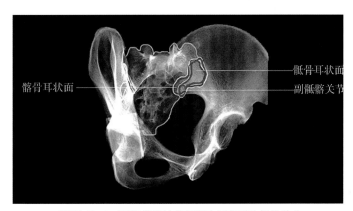

彩图40-4 骶髂关节的前间隙和后间隙（斜位片）

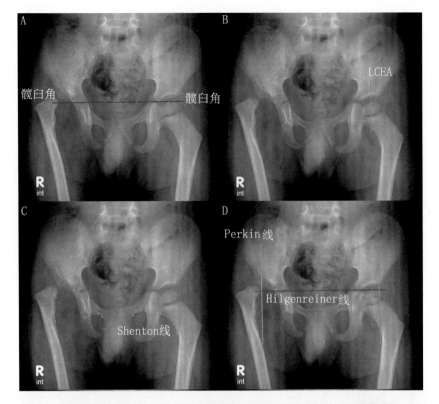

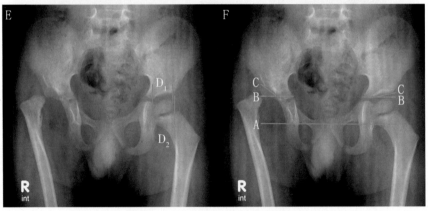

彩图41-1　DDH常用X线测量指标

A：红线为Hilgenreiner线，蓝线为髋臼顶部内外侧缘最突出点连线，两线夹角即为髋臼角。图中可见右侧髋臼角偏大。
B：外侧中心边缘角（LCEA），即通过股骨头中心点的垂直线与股骨头中心点和髋臼顶部硬化承重区最外侧点连线的夹角。C：右侧Shenton线不连续，提示右侧髋关节脱位。D：Perkin象限，正常股骨头骨化中心应位于内下象限，图中可见右侧髋关节脱位。E：头臼指数（AHI），股骨头内缘至髋臼外缘距离/股骨头最大直径，即D_1/D_2。F：Tonnis臼顶倾斜角，A线为两侧泪滴最低点连线，B线平行于A线且经过髋臼顶部硬化承重区最低点，C线为髋臼顶部硬化承重区最低点与最高点的连线，此角为B线、C线的夹角。图中右侧Tonnis臼顶倾斜角大于10°，提示DDH

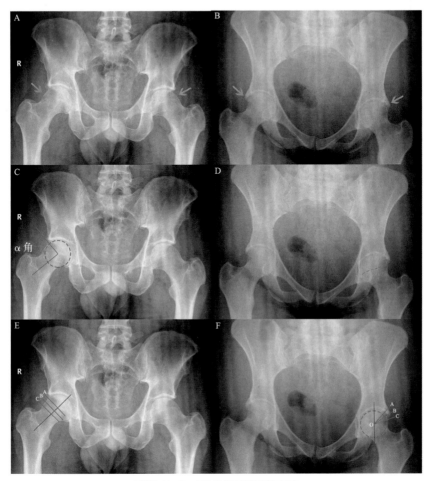

彩图41-2　FAI常用X线评估方法

A：凸轮型FAI，箭头所示可见股骨头颈交界处凸起；B：钳夹型FAI，箭头所示可见髋臼过度覆盖；C：评估凸轮型FAI的α角；D：评估髋臼后倾、钳夹型FAI的交叉征；E：凸轮型FAI分度，红线为股骨颈纵轴线，A线为股骨头颈交界最上缘（穿股骨头圆形弧度丢失点），C线穿过股骨颈峡部，B线经过A、C线之间中点；F：钳夹型FAI分度，红线为经过股骨头中心的垂直线，与A线形成LCEA，∠AOB=∠BOC=1/2LCEA

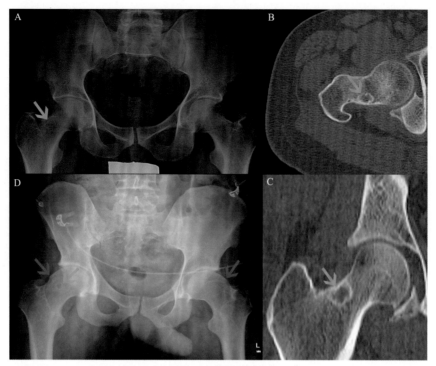

彩图41-3 股骨颈疝凹

A：骨盆X线正位片可见右侧股骨颈处有椭圆形透亮区，边缘硬化（蓝色箭头）；B/C：分别为CT轴位和冠状位，可见右侧股骨颈处有椭圆形低密度影，边缘硬化（蓝色箭头）；D：骨盆X线正位片可见右侧股骨颈疝凹及凸轮型改变

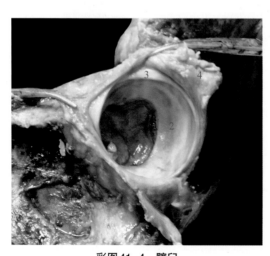

彩图41-4 髋臼

1.髋臼窝 2.髋臼 3.髋臼唇 4.关节囊

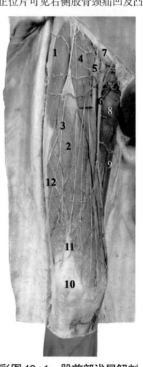

彩图42-1 股前部浅层解剖

1.阔筋膜张肌 2.股直肌 3.股外侧皮神经 4.缝匠肌
5.股动脉 6.股静脉 7.腹股沟韧带 8.长收肌
9.股薄肌 10.髌骨 11.股四头肌腱 12.股外侧肌

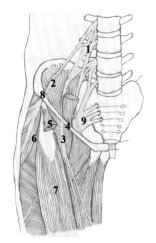

彩图 42-2　腰丛、骶丛及股外侧皮神经示意图

1.腰丛　2.股外侧皮神经　3.股神经　4.腹股沟韧带　5.缝匠肌　6.阔筋膜张肌　7.股直肌　8.髂前上棘　9.骶丛

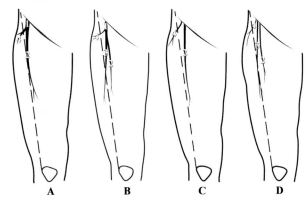

彩图 42-3　股外侧皮神经分支类型

A：主干分2支；B：主干分3支；C：无主干，2支；D：无主干，3支

1.主干　2.前支　3.中间支　4.后支

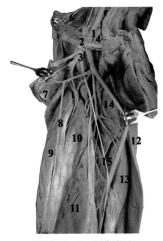

彩图 42-4　股部解剖

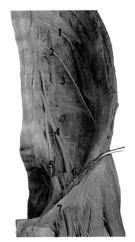

彩图 42-5　股外侧皮神经穿腹股沟韧带处

1.股动脉　2.腹股沟韧带　3.股神经　4.股静脉　5.髂前上棘　6.股外侧皮神经　7.阔筋膜张肌　8.旋股外侧动脉降支　9.股外侧肌　10.股直肌　11.股内侧肌　12.股薄肌　13.长收肌　14.耻骨肌　15.隐神经

1.肋下神经　2.髂腹下神经　3.腰方肌　4.股神经　5.闭孔神经　6.股外侧皮神经　7.腹股沟韧带

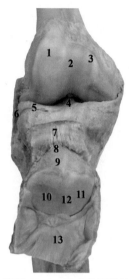

彩图43-1　膝关节及髌骨

1.股骨外侧髁　2.滑车　3.股骨内侧髁　4.前交叉韧带
5.外侧半月板　6.外侧副韧带　7.髌韧带　8.髌尖
9.髌骨粗面　10.外侧关节面　11.内侧关节面
12.垂直嵴　13.股四头肌腱

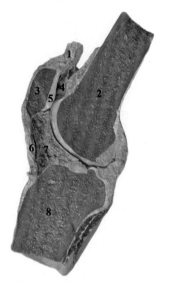

彩图43-2　膝关节（矢状面）

1.股四头肌腱　2.股骨　3.髌骨　4.膝关节腔
5.髌骨软骨　6.髌韧带　7.髌下脂肪垫　8.胫骨

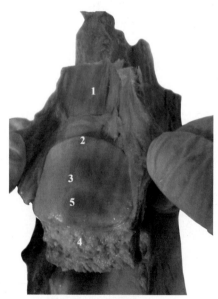

彩图43-3　膝关节内侧面

1.股四头肌腱　2.髌骨底　3.垂直嵴　4.髌下脂肪垫
5.软化的髌骨软骨

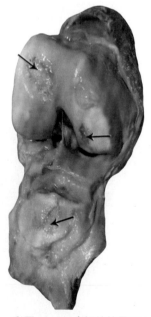

彩图43-4　磨损的软骨面

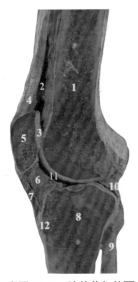

彩图44-1　膝关节矢状面

1.股骨　2.髌上囊　3.髌骨软骨　4.股四头肌腱
5.髌骨　6.髌下脂肪垫　7.髌韧带　8.胫骨　9.腓骨
10.后交叉韧带　11.膝关节腔

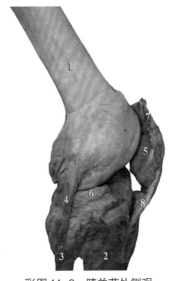

彩图44-2　膝关节外侧观

1.股骨干　2.胫骨　3.腓骨头　4.外侧副韧带
5.髌骨　6.外侧半月板　7.股四头肌腱　8.髌韧带

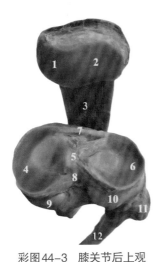

彩图44-3　膝关节后上观

1.髌骨内侧关节面　2.髌骨外侧关节面　3.髌韧带
4.内侧半月板　5.髁间隆起　6.外侧半月板
7.膝横韧带　8.后交叉韧带　9.胫骨内侧髁
10.胫骨外侧髁　11.腓骨小头　12.腓骨干

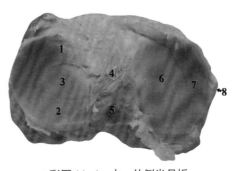

彩图44-4　内、外侧半月板

1.外侧半月板前角　2.外侧半月板后角　3.外侧胫骨平台
4.前交叉韧带　5.后交叉韧带　6.内侧胫骨平台
7.内侧半月板　8.内侧副韧带

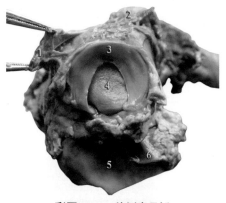

彩图44-5 外侧半月板

1.髌韧带 2.腓骨头 3.外侧半月板 4.外侧胫
骨平台 5.内侧胫骨平台 6.内侧半月板（残留）

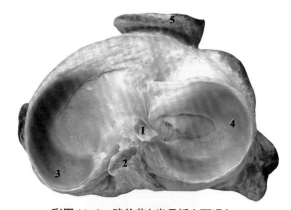

彩图44-6 膝关节（半月板上面观）

1.前交叉韧带 2.后交叉韧带 3.内侧半月板
4.外侧半月板 5.髌韧带

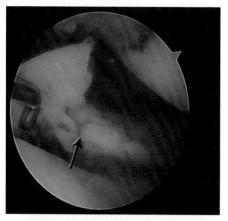

彩图44-7 外侧半月板后角小撕裂

箭头所示为外侧半月板后角小的撕裂

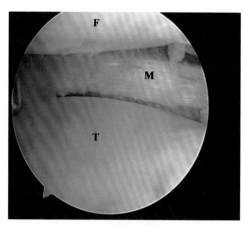

彩图44-8 修整后的外侧半月板

F：股骨髁；T：胫骨平台；M：修整后的外侧半月板

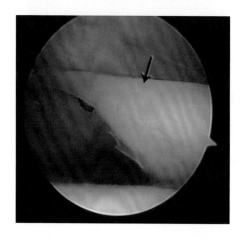

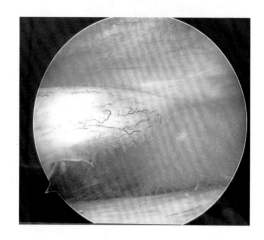

彩图45-1 膝关节滑膜皱襞

左图为膝内侧滑膜皱襞，右图为髌上囊内侧滑膜皱襞

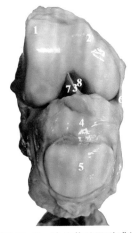

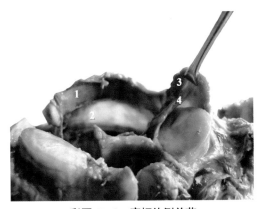

彩图45-2　膝关节腔及黏膜韧带

1.股骨外上髁　2.股骨内上髁　3.黏膜韧带　4.髌下脂肪垫
5.髌骨　6.内侧副韧带及关节囊　7.前交叉韧带　8.后交叉韧带

彩图45-3　寰枢外侧关节

1.C₁后弓　2.寰枕后膜　3.关节囊　4.滑膜皱襞

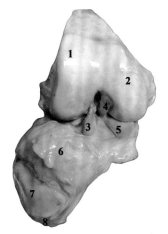

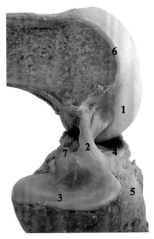

彩图46-1　膝交叉韧带（1）

1.股骨外上髁　2.股骨内上髁　3.前交叉韧带　4.后交叉韧带
5.内侧半月板　6.髌下脂肪垫　7.髌骨　8.股四头肌腱

彩图46-2　膝交叉韧带（2）

1.股骨外侧髁　2.前交叉韧带　3.内侧半月板　4.外
侧半月板　5.胫骨　6.关节软骨　7.后交叉韧带

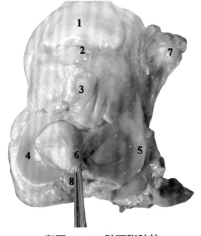

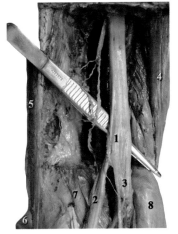

彩图46-3　髌下脂肪垫

1.髌骨　2.髌骨粗面　3.髌下脂肪垫　4.内侧半月板
5.外侧半月板　6.前交叉韧带　7.关节囊与外侧副韧带
8.后交叉韧带

彩图46-4　腘窝

1.坐骨神经　2.腓总神经　3.胫神经　4.大收肌
5.股二头肌　6.腓骨头　7.腓肠肌外侧头
8.腓肠肌内侧头

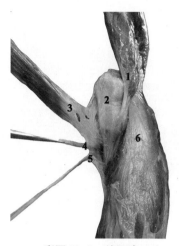

彩图46-5　鹅足腱
1.半膜肌　2.胫骨　3.缝匠肌　4.股薄肌
5.半腱肌　6.腓肠肌

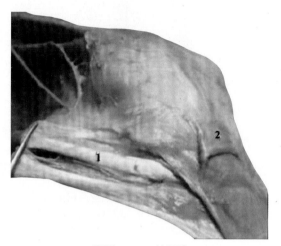

彩图46-6　鹅足腱
鹅足肌腱介于第一、二层结构之间
1.半腱肌肌腱　2.缝匠肌肌腱

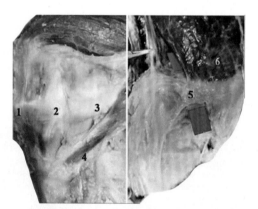

彩图46-7　膝内侧浅层结构（1）
膝内侧区第二层筋膜平面
1.MCL前纵部　2.MCL后斜部　3.半膜肌肌腱　4.股薄肌　5.内侧髌股横韧带　6.股内侧肌最内侧头

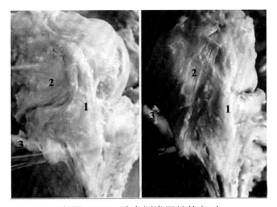

彩图46-8　膝内侧浅层结构（2）

左：MCL前纵部屈膝位紧张；右：MCL后斜部在屈膝位松弛，伸直位紧张

1. MCL前纵部　2. MCL后斜部　3. 半膜肌肌腱

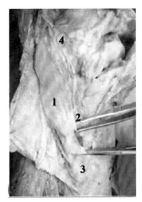

彩图46-9　内侧副韧带前纵部浅层与深层

1. 浅层　2. 深层　3. 鹅足肌腱　4. 股骨内上髁

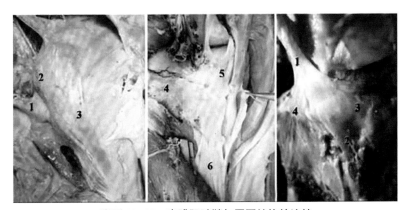

彩图46-10　半膜肌腱鞘与周围结构的连接

1. 半膜肌肌腱　2. MCL后斜部　3. MCL前纵部　4. 后斜韧带　5. 后内侧角关节囊　6. 比目鱼肌浅面腱膜

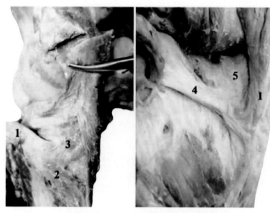

彩图46-11　半膜肌肌腱止点

1.半膜肌肌腱　2.第1止点纵行向下，与MCL融合，止于胫骨内侧骨面　3.第2止点横行向前，止于胫骨平台下8mm处骨面　4.第3止点形成后斜韧带　5.第4止点与后内侧关节囊融合

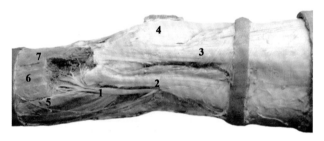

彩图46-12　膝关节后外侧复合体（PLC）

1.腓总神经　2.股二头肌腱　3.髂径束腱　4.髌骨　5.腓肠肌外侧头　6.腓骨长肌　7.胫骨前肌

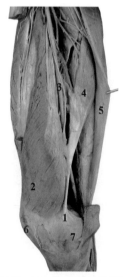

彩图46-13　股内侧及收肌结节

1.收肌结节　2.股四头肌　3.股动脉　4.大收肌
5.股薄肌　6.髌骨　7.胫骨内侧髁

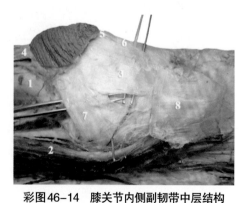

彩图46-14　膝关节内侧副韧带中层结构

1.胫骨　2.缝匠肌　3.内侧副韧带前纵部
4.股四头肌腱　5.髌骨　6.髌韧带
7.内侧副韧带后斜部　8.内侧副韧带浅层前纵部

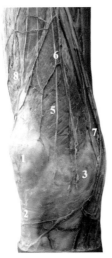

彩图46-15　股前及膝部皮神经

1.髌骨　2.髌韧带　3.胫骨　4.股四头肌腱　5.股内侧肌
6.皮神经　7.缝匠肌　8.股外侧肌

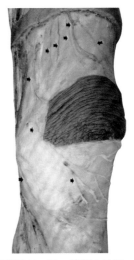

彩图46-16　膝部皮神经

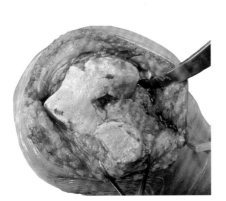

彩图46-17　关节面上的尿酸盐结晶

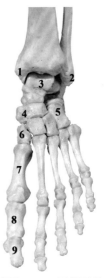

彩图47-1　足前面观

1.内踝　2.外踝　3.距骨　4.舟骨
5.骰骨　6.内侧楔状骨　7.跖骨
8.近节趾骨　9.远节趾骨

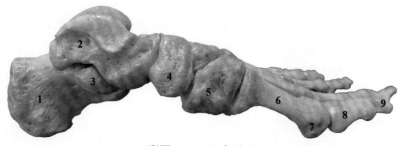

彩图47-2　足内侧观

1.跟骨　2.距骨　3.载距突　4.舟骨　5.内侧楔状骨　6.第1跖骨　7.距骨头　8.近节趾骨　9.远节趾骨

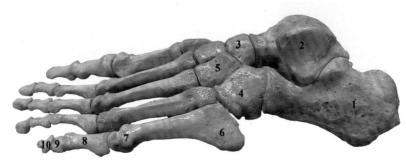

彩图47-3　足外侧观

1.跟骨　2.距骨　3.舟骨　4.骰骨　5.外侧楔状骨　6.第5跖骨基底部　7.第5跖骨头　8.近节趾骨
9.中节趾骨　10.末节趾骨

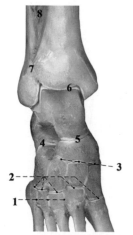

彩图47-4　踝关节及跗骨间关节

1.跖骨间关节　2.跗跖关节　3.楔舟关节　4.跟骰关节　5.距跟舟关节　6.距小腿关节　7.胫腓前韧带　8.小腿骨间膜

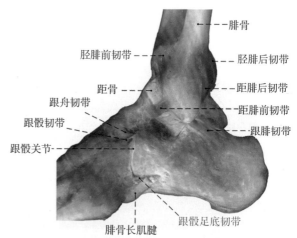

彩图47-5　踝关节外侧观

腓骨
胫腓前韧带
距骨
跟舟韧带
跟骰韧带
跟骰关节
腓骨长肌腱
胫腓后韧带
距腓后韧带
距腓前韧带
跟腓韧带
跟骰足底韧带

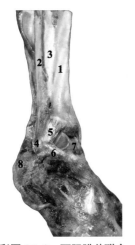

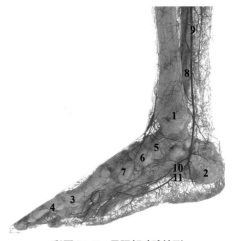

彩图47-6　下胫腓前联合

1.胫骨　2.腓骨　3.骨间膜　4.外踝
5.下胫腓前联合　6.距腓前韧带
7.距骨　8.跟骨

彩图47-7　足踝部动脉铸形

1.胫骨　2.跟骨　3.第1跖骨头　4.第1趾骨　5.距骨
6.足舟骨　7.内侧楔骨　8.腓骨　9.胫后动脉
10.足底内侧动脉　11.足底外侧动脉

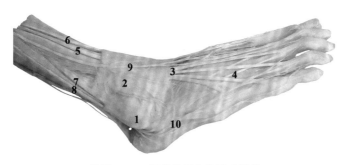

彩图47-8　足背伸肌和伸肌支持带

1.外踝　2.伸肌支持带　3.趾长伸肌腱　4.趾短伸肌腱　5.胫骨前肌腱　6.拇长伸肌腱
7.腓骨短肌　8.腓骨长肌　9.足背中间皮神经　10.足背外侧皮神经

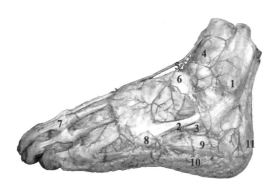

彩图47-9　足外侧解剖

1.外踝　2.腓骨短肌腱　3.腓骨长肌腱　4.胫骨　5.足背动脉　6.距骨　7.趾长伸肌腱
8.第5跖骨基底部　9.小趾展肌　10.足底脂肪垫　11.跟腱

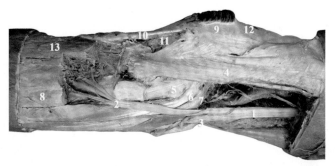

彩图47-10　腓总神经

1.坐骨神经　2.腓总神经　3.胫神经　4.股二头肌腱　5.趾长伸肌腱　6.腓骨长肌腱　7.腓肠肌外侧头
8.胫骨前肌　9.髌骨　10.髌韧带　11.髌下脂肪垫　12.股四头肌腱　13.胫骨前肌

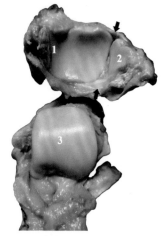

彩图47-11　踝穴

1.内踝　2.外踝　3.距骨关节面
箭头所示分别为下胫腓前联合和后联合

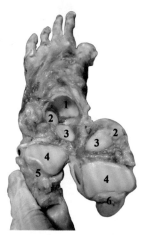

彩图48-1　距下关节

1.足舟骨关节窝　2.前距关节面　3.中距关节面
4.后距关节面　5.跟骨　6.距骨

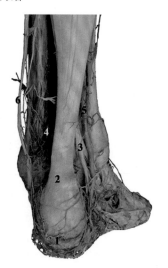

彩图48-2　足踝后部神经、血管

1.足跟网　2.跟腱　3.胫神经　4.腓动脉　5.胫后动脉　6.腓肠神经

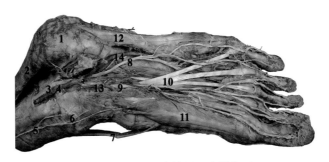

彩图48-3　足底神经、血管（1）

1.跟骨结节　2.跟腱　3.胫神经　4.胫后动脉　5.隐神经　6.内踝　7.拇长伸肌腱　8.足底外侧动脉

9.足底内侧神经　10.趾长屈肌腱　11.拇展肌　12.小趾展肌　13.足底内侧动脉　14.足底外侧动脉

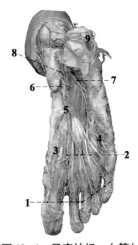

彩图48-4　足底神经、血管（2）

1.趾足底固有神经　2.趾足底总神经　3.拇胫侧趾底固有神经

4.小趾腓侧趾底固有神经　5.足底内侧动脉深支

6.足底内侧动脉浅支　7.足底外侧动脉及神经

8.足底内侧神经　9.足跟网

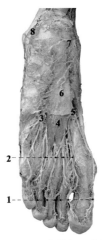

彩图48-5　足底神经、血管（3）

1.趾足底固有神经　2.趾足底总神经

3.足底外侧神经　4.趾短屈肌

5.足底内侧神经　6.足底腱膜

7.跟内侧神经　8.足背外侧皮神经

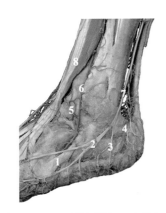

彩图48-6　足外侧神经、血管（1）

1.腓骨短肌　2.足背外侧皮神经

3.跟外侧神经　4.跟外侧动脉

5.外踝前动脉　6.踝上动脉降支

7.腓肠神经　8.趾长伸肌

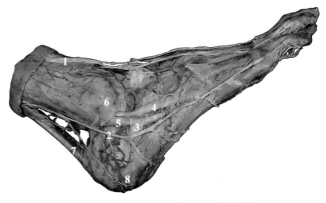

彩图48-7　足外侧神经、血管（2）

1.腓浅神经　2.足背外侧皮神经　3.外侧支持带　4.腓骨短肌腱

5.腓骨长肌腱　6.外踝　7.跟腱　8.跟骨

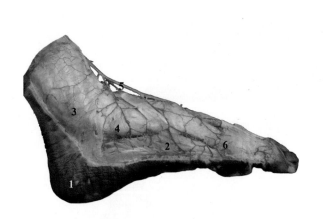

彩图49-1　足内侧浅层结构

1.足跟　2.拇展肌　3.内踝　4.足舟骨
5.足背动脉　6.第1跖骨头

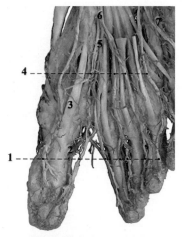

彩图49-2　足趾部血管、神经

1.趾足底固有神经　2.横动脉　3.长屈肌腱
4.趾足底总神经　5.第1跖底动脉
6.足底内侧动脉　7.足底外侧动脉

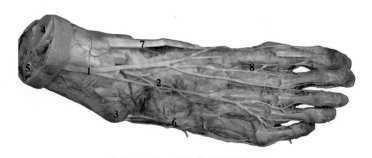

彩图49-3　足踝背侧浅层结构

1.腓浅神经　2.足背动脉　3.外踝　4.胫骨　5.腓骨　6.腓骨短肌腱　7.拇长伸肌腱　8.第1跖背动脉

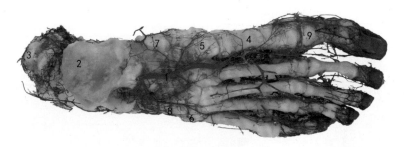

彩图49-4　足背动脉血管

1.足背动脉　2.距骨　3.跟骨　4.第1跖骨　5.内侧楔骨　6.第5跖骨基底部　7.足舟骨　8.骰骨　9.近节趾骨

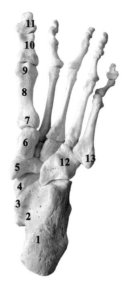

彩图50-1　左足骨底面观

1.跟骨结节　2.足拇长屈肌腱沟　3.载距突　4.距骨
5.足舟骨　6.内侧楔状骨　7.跖骨底　8.跖骨体　9.跖骨头
10.近节趾骨　11.远节趾骨　12.骰骨　13.第5跖骨基底部

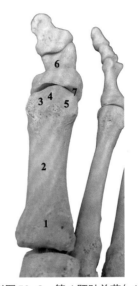

彩图50-2　第1跖趾关节（1）

1.跖骨底　2.跖骨体　3.胫侧籽骨关节面
4.籽骨间嵴　5.腓侧籽骨关节面　6.近节趾骨
7.第1跖趾关节

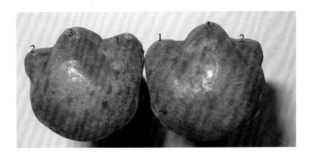

彩图50-3　第1跖骨头跖面（1）

1.胫侧籽骨关节面　2.腓侧籽骨关节面　3.籽骨间嵴

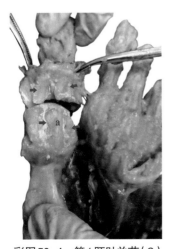

彩图50-4　第1跖趾关节（2）

上、下各2个红色箭头分别表示胫侧籽骨、腓侧籽骨及胫
侧籽骨关节面、腓侧籽骨关节面；a为籽骨间嵴

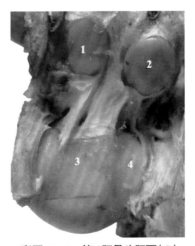

彩图50-5　第1跖骨头跖面（2）

1.胫侧籽骨　2.腓侧籽骨　3.胫侧籽骨关节面
4.腓侧籽骨关节面

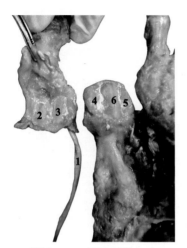

彩图50-6 跖籽关节(1)

1.足拇长伸肌腱 2.胫侧籽骨 3.腓侧籽骨
4.胫侧籽骨关节面 5.腓侧籽骨关节面 6.籽骨间嵴

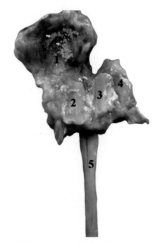

彩图50-7 跖籽关节(2)

1.关节窝 2.胫侧籽骨 3.腓侧籽骨
4.关节囊 5.足拇长伸肌腱腓侧
图中箭头所示为尿酸盐结晶